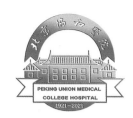

实用女性
生殖内分泌学 第3版

Practical Female
Reproductive Endocrinology

3rd EDITION

名誉主编　郎景和

主　　编　田秦杰

编　　者　（按姓氏汉语拼音排序）

曹冬焱	陈　蓉	陈蔚琳	邓　姗	邓成艳	丁蕾蕾
范光升	范宇博	冯鹏辉	葛秦生	郭丽娜	郭瀛瀛
何方方	黄　禾	黄尚志	金　滢	金利娜	郎景和
李宏军	连利娟	林　琳	林守清	刘明娟	刘欣燕
罗　敏	罗会元	潘凌亚	彭雅婧	孙爱达	孙爱军
孙正怡	唐瑞怡	田秦杰	王春庆	王含必	乌毓明
吴　洁	徐　苓	杨　爽	俞　瑾	郁　琦	张多多
张以文	甄璟然	周远征	朱燕宁	左萍萍	

人民卫生出版社
·北京·

图书在版编目（CIP）数据

实用女性生殖内分泌学 / 田秦杰主编 . —3 版 . —
北京：人民卫生出版社，2024.3
ISBN 978-7-117-35945-0

Ⅰ. ①实… Ⅱ. ①田… Ⅲ. ①妇科病 －内分泌病 －诊
疗 Ⅳ. ①R711

中国国家版本馆 CIP 数据核字（2024）第 026320 号

| 人卫智网 | www.ipmph.com | 医学教育、学术、考试、健康，购书智慧智能综合服务平台 |
| 人卫官网 | www.pmph.com | 人卫官方资讯发布平台 |

实用女性生殖内分泌学
Shiyong Nüxing Shengzhineifenmixue
第 3 版

主　　编：田秦杰
出版发行：人民卫生出版社（中继线 010-59780011）
地　　址：北京市朝阳区潘家园南里 19 号
邮　　编：100021
E - mail：pmph @ pmph.com
购书热线：010-59787592　010-59787584　010-65264830
印　　刷：北京盛通印刷股份有限公司
经　　销：新华书店
开　　本：787×1092　1/16　　印张：45
字　　数：1011 千字
版　　次：2008 年 6 月第 1 版　　2024 年 3 月第 3 版
印　　次：2024 年 4 月第 1 次印刷
标准书号：ISBN 978-7-117-35945-0
定　　价：198.00 元
打击盗版举报电话：010-59787491　E-mail：WQ @ pmph.com
质量问题联系电话：010-59787234　E-mail：zhiliang @ pmph.com
数字融合服务电话：4001118166　E-mail：zengzhi @ pmph.com

第 3 版序

我们欣然地把《实用女性生殖内分泌学》的第 3 版奉献给同道和读者,无限感慨!

2007 年,葛秦生大夫主编了这部书,吹响了向"生殖内分泌"进军的集结号。

2018 年,田秦杰大夫又主持再版。5 年后的今天,又推出了第 3 版。

这是一个值得振奋的历程,这是一个令人难忘的脚印。

这一版的生殖内分泌学有几个突出的特点:

一曰"新"。时代进步,科技发展。要突出新问题、新观念和新发展。遗传学、分子生物学、生物化学以及临床实践都有新的进步与发展,这在本书都得到了很好的体现。

二曰"全"。现今主张全生命周期的管理,在本书中,从发生、发育到成长、成熟;从儿童、少年、中青年,到围绝经期及至老年,有关的生殖内分泌问题都有周详阐述,体现了对生命链的全方位关注。

特别重视关于"生"的若干问题,表达了关爱妇女、保护母亲的基本观念。

三曰"多"。"多"不仅指内容丰富多彩,也在于其中体现的多学科合作。在生殖内分泌学方面,除了内分泌学、男科学等,还有基础医学以及妇产科学领域内的各个亚专业,比如涉及普通妇科的生殖器官发育畸形、子宫内膜异位症,以及有内分泌功能的肿瘤等。在治疗方面,除了内分泌调节、药物治疗外,甚至有外科处理,充分体现了全局的、整合的观念。可谓"整合"避免脱离,"拧绳"更为有力量。

四曰"用"。就是实用,就是应用,这是本书的宗旨。全书体现理论联系实际,转化成为应用。不仅是诊断、处理,甚至包括检验、影像的识读和应用,都没有忽视。内分泌学理论深奥,实验室检验繁多,尤应作为一个重点记述。

总之,俾使读者看得懂,认得清,用得上。

因此,我们可以郑重地说,本书是对妇产科学、生殖内分泌学大师与前辈们的纪念和怀念,对其精神与工作的传承和发展。几十年、几代人精诚团结、不懈努力,方结硕果。在其中,也造就了我们的队伍,一大批中青年学者应运而生,在本书中可以体现他们的聪明才智、勤奋不怠。

本书虽然基本由北京协和医院独家完成,但我们热诚地向国内外同道们学习,广为涉猎、旁征博引。力求臻于至善,还望匡正不吝。

郎景和

二〇二三年初冬

第 3 版前言

  《实用女性生殖内分泌学》(第 2 版)于 2018 年 1 月出版,至今已近 6 年,随着国家生育政策的调整和三孩政策的落地,人民群众对生殖健康的需求和对生活质量的要求也越来越高,对生殖内分泌的研究和发展提出了更深层次的要求,如高龄女性的生殖问题、卵巢储备功能减退、子宫内膜病变等,均是新面临的问题,需有临床医生面对和诊治。

  女性生殖内分泌是妇产科中最年轻的专业,近年来发展迅速,已成为妇产科的重要专业之一,全国从事女性生殖内分泌专业的医务人员人数也越来越多。女性生殖内分泌是研究女性一生从小到老、有关下丘脑—垂体—卵巢轴的各种生殖内分泌疾患的一门科学,如性发育异常、性早熟、异常子宫出血、闭经、多囊卵巢综合征、高催乳素血症、不育及围绝经期、绝经后治疗等,是妇产科学的内科学基础(工程院院士、北京协和医院妇产科名誉主任郎景和教授语)。

  20 世纪 50 年代,葛秦生教授在林巧稚大夫的安排鼓励下开始了女性生殖内分泌学的研究。在最初缺乏技术、缺乏测定、缺乏药物的艰苦条件下,她带领同事从最简单的基础体温了解排卵和诊治月经病;从阴道涂片分析激素水平的变化;重学中药,寻找促排卵的方法治疗不育等。在改革开放后,又最先引进了国际上标准的性激素测定方法;积极参与国际交流,率先在国内开展激素补充治疗(HRT),培养了一大批国内生殖内分泌的领头专家,极大地推动了中国生殖内分泌学的发展。并对妇科内分泌疾病从基础到临床都进行了深入的研究,达到了国际和国内先进水平。对生殖内分泌疾病从分类、诊断与治疗进行整理,取得了丰硕的成果,奠定了北京协和医院妇科内分泌在国内的领先地位。

  本版《实用女性生殖内分泌学》从生殖内分泌相关的基本理论和知识、生殖内分泌疾病的病史询问与检查、辅助检查的采用与评估,到各种疾病的诊治与临床思维方法,对女性生殖内分泌相关的内容进行了全面的介绍,并结合基层医生的需要,补充了激素六项的评估与应用等实用内容;对临床有关绝经后出血、绝经后无症状子宫内膜增厚的处理、绝经后激素治疗(MHT)与乳腺癌的相关性、卵巢储备功能减退(DOR)与卵巢反应不良(POR)、先天性肾上腺皮质增生的助孕、高龄女性的助孕治疗、性发育异常(DSD)的诊治流程、性早熟中常见卵巢囊肿的病因与治疗等进行了补充与更新,使本书更适合临床需求。

  习近平总书记在 2016 年的全国卫生与健康大会上提出,没有全民健康,就没有全面小康。要把人民健康放在优先发展的战略地位,以普及健康生活、优化健康服务、完善健康保障、建设健康环境、发展健康产业为重点,加快推进健康中国建设,努力全方位、全周期保障人民健康,为实现"两个一百年"奋斗目标、实现中华民族伟大复兴的中国梦打下坚实健康基础。2022 年党的二十大也提出,要促进人与自然和谐共生,推动构建人类命运共同体,创造人类文明新形态。增进民生福祉,提高人民生活品质。这都对广大的医务人员提出了殷切的希望和提高医疗水平的严格要求。

2007 年,第 1 版《实用女性生殖内分泌学》出版的时候,我主要是协助葛秦生教授工作。2018 年出版第 2 版时,葛老师的身体状况已不如前,但仍然亲自指导修订工作。在修订第 3 版的过程中,葛老师不幸离世,享年 104 岁。老人家对协和妇科内分泌的严格要求与追求完美的学术精神,我们作为后辈,丝毫不敢忘记,将不断努力,薪火相传。在此,对参与本书编写的已逝世的葛秦生老师、罗会元老师、乌毓明老师深表思念!感谢老人家们对协和妇科内分泌的奉献与指引。本书出版之际,恳切希望广大读者在阅读过程中将发现的问题及时反馈,欢迎发送邮件至邮箱 renweifuer@pmph.com,或扫描下方二维码,关注"人卫妇产科学",对我们的工作予以批评指正,以期再版修订时修正,促进本书的至臻完善。

中国医学科学院
北京协和医学院 ｜ 田秦杰
北京协和医院妇产科
二〇二三年十二月

第 2 版序

十年过去了,葛秦生教授主编的《实用女性生殖内分泌学》由田秦杰教授主持完成了再版,像是接力棒,不忘初心,继续前行。

十年过去了,女性生殖内分泌学作为重要的亚学科和专业得到了长足的发展。从遗传学、分子生物学到临床实践;从常见的不正常子宫出血到各种人工助孕技术;从围绝经期相关问题的管理到妇科肿瘤发生和治疗的内分泌改变……都出现了新概念、新理论、新技术,这些都在这次再版中得以重现和体现。而且坚持了本书的宗旨:理论联系实际,注重临床实用。

十年过去了,新人辈出。老一辈遗传学家、妇科及内分泌学家葛秦生、罗会元、连利娟、俞瑾、乌毓明、张以文等,为我们学科、为本书打下了坚实的基础。后来者接踵而上,传承发展,赋予本书以现代性、先进性。

因此,可以说,虽然这是一本书,却是北京协和医院妇产科老中青三代人前赴后继,努力耕耘的劳动结晶,是战役总结,是战略集结,表达了我们的信心和力量。所以,这部书是奉献给广大读者的 2018 年新年礼物,也是奉献给百岁老人葛秦生教授的祈福红烛。

一直以来,我对内分泌学有着特别的敬畏。垂体 - 卵巢与其他内分泌腺及其靶器官组织,是身体的另一个网络与江河湖海;激素像火种、火源,在各处燃烧产热,它们的产生、奔流、燎原和熄灭……我们有些知道,有些还不十分明了。可是,我们追求,我们探索。

感谢田秦杰教授及编著者们给我们的这部好书! 不仅是知识、技术和工具手册,也调动了我们的渴望、激情和兴趣。

是为序。

郎景和

二〇一八年元月

第 2 版前言

　　《实用女性生殖内分泌学》第 1 版已出版 8 年了,近年来女性生殖内分泌领域也有了很多新的进展,出现了很多大家关注的新内容。答应出版社再版已经过去三年了,主要由北京协和医院教授们撰写更新的内容最终成书,虽欣欣然,但仍心怀忐忑。

　　女性生殖内分泌是妇产科中年轻的专业,近年来发展迅速,全国从事女性生殖内分泌专业的医务人员人数也越来越多,每年在全国举办的女性生殖内分泌培训、巡讲、大会、国际交流也都是参加人数最多的。女性生殖内分泌是研究女性一生从小到老的学科,涉及性发育异常、性早熟、异常子宫出血、多囊卵巢综合征、闭经、高泌乳素血症、不育、激素避孕、辅助生殖技术、围绝经期与绝经后激素治疗等多方面内容。是以下丘脑 - 垂体 - 卵巢轴为中心,涉及甲状腺、肾上腺、肝肾代谢等多领域的一门综合学科,被我科前辈中国工程院院士郎景和教授称为妇产科的内科学基础。

　　1956 年,葛秦生教授就在林巧稚大夫的安排鼓励下开始了女性生殖内分泌学的研究。林巧稚大夫是我国现代妇产科学的奠基者之一,她高瞻远瞩,运筹全局,对学科建设和发展作出了巨大贡献。葛秦生教授领导生殖内分泌组的各位同道们,经过几十年的不懈努力,对女性性早熟、性发育异常、异常子宫出血、闭经、多囊卵巢综合征、高泌乳素血症、更年期综合征及骨质疏松症等方面,从基础到临床都进行了深入的研究,达到了国际和国内先进水平。对生殖内分泌疾病从分类、诊断与治疗进行整理,取得了丰硕的成果,并且在国内培养了一大批该领域的领军人物。近年来,随着科学的进展和某些研究领域的进展以及一些热点话题的出现,如异常子宫出血取代功能性子宫出血概念后的临床诊断与治疗、高龄妇女的妊娠问题、卵巢功能不足(POI)等,有必要将最新的知识和经验介绍给广大的同行,并突出实用、方便的特色。

　　本书虽然多数作者是北京协和医院妇产科的资深医师,但我们也邀请了北京协和医院外科的专家、中国医学科学院基础研究所的教授和上海的俞瑾教授、南京的吴洁教授参加了本书的编写和审核,有助于我们开拓视野和博采众长。本书的首任主编葛秦生教授是我做博士期间的导师,我到她身边已经二十多年了,她老人家现在已经是白发苍苍的百岁老人了,但她严谨求精的科学态度、寻根问底的临床思维、勇于探索不断创新的钻研精神、基础与临床相结合的科研思路,一切从病人出发、处处为患者着想的临床习惯,会一直激励着我们不断进取、探索,指导我们的临床工作。基础研究所的罗会元教授也已仙逝,但他对医学分子遗传学的贡献仍值得我们尊重和遵循。本书在保留第 1 版结构的基础上,补充了一些新的内容,在同样的标题下,又由年轻的学者补充、更新了新的内容和观念。我们清楚地了解,书的更新速度永远赶不上知识的更新速度,但我们仍然希望能不断地与时俱进、精准诊治。

  谨以此书献给终生为妇女生殖健康服务的前辈们和不断努力、辛勤工作的广大一线医师们。

中国医学科学院

北京协和医学院　田秦杰

北京协和医院妇产科

2018 年 1 月

第1版前言

历时三年,主要由北京协和医院老、中、青三代临床医生,数易其稿的《实用女性生殖内分泌学》终于完成了,像看到自己刚出生的孩子一样,有喜有忧。

女性生殖内分泌是妇产科中最年轻的专业,近年来发展迅速,已成为妇产科的重要专业之一,全国从事女性生殖内分泌专业的医务人员人数也越来越多。女性生殖内分泌是研究女性一生从小到老、有关下丘脑 - 垂体 - 卵巢轴的各种生殖内分泌疾患的一门科学,如性发育异常、性早熟、功能性子宫出血、多囊卵巢综合征、闭经、高泌乳素血症、不育及围绝经期、绝经后治疗等等。所以生殖内分泌学是一个既有年龄阶段性、又有发展连续性的科学。

1956 年我就在林巧稚大夫的安排鼓励下开始了女性生殖内分泌学的研究。林巧稚大夫是我国现代妇产科学的奠基者之一,她不仅医德高尚、经验丰富、技术精湛,而且高瞻远瞩,运筹全局,把学科发展推向前沿。经过几十年的不懈努力,我们对女性性早熟、性发育异常、功能性子宫出血、闭经、多囊卵巢综合征、高泌乳素血症、更年期综合征及骨质疏松症等的诊治,从基础到临床都进行了深入的研究,达到了国际和国内先进水平。对生殖内分泌疾病从分类、诊断与治疗进行整理,取得了丰硕的成果,多次荣获国家及卫生部级科研奖项,并已完成和出版了《临床生殖内分泌学:女性和男性》和《生殖内分泌与妇科疾病诊治手册》,受到了广泛的欢迎,尤其是后者,因为方便携带、内容简洁,已多次再版。近年来,随着科学的进展和某些研究领域的进展,一些热点话题的出现,如对绝经后激素治疗的争议,有必要将最新的知识和经验介绍给广大的同行,并将内容集中于女性生殖内分泌专业上,并突出实用、方便的特色,这是出版这本书的主要目的。

本书从基本的内分泌理论、生殖内分泌病史及检查、各种疾病的诊治到生殖内分泌的辩证思维方法,对女性生殖内分泌相关的内容进行了全面的介绍,既全面又简明,而且融入了新观念、新技术,是有协和特色的经验与总结。此外,对相关的乳腺疾病、性功能与性功能障碍也有专门章节阐述。所以,这本手册无论对青年医师抑或有一定经验的医师都有重要的理论与实践价值。

本书虽然多数作者是北京协和医院妇产科的资深医师,但也博采众长,邀请了北京协和医院外科的专家和上海的俞瑾教授从中西医的角度,对多囊卵巢综合征进行了独到、细致、全面的介绍,有助于我们开拓视野。基础研究所的罗会元教授对医学分子遗传学的内容也是亲自动手,认真修改补充内容,希望能让这些内容可以成为临床医师手头可查阅的参考资料,这种严谨、求精的态度也是协和取得成就的关键。

党的十七大提出要坚持科学发展观,要以人为本,要有创新思维,要走有中国特色的社

9

会主义道路。这些精神贯穿在这本书的立意和完成中，也体现在我们对自然科学的客观认识上、体现在对疾病的辩证认识和治疗中、体现在预防为主、改善妇女生活质量的努力中。希望这本书能起到抛砖引玉的作用，有更多的妇产科医生对生殖内分泌有更多的了解，以提高和改善妇女的生活质量。

中国医学科学院 |
北京协和医学院 | 葛秦生
北京协和医院妇产科 |
2007 年岁末于北京

目　录

目 录

实用女性
生殖内分泌学

Practical Female
Reproductive Endocrinology

3rd EDITION

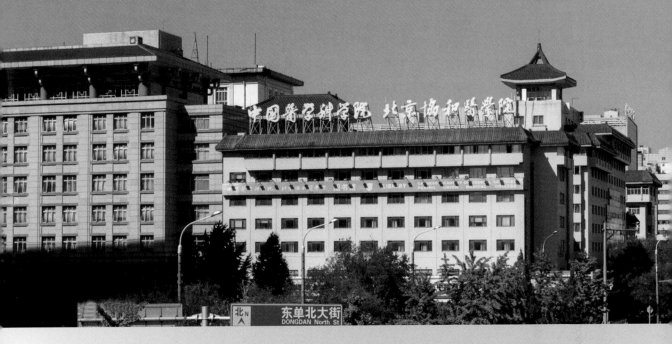

第一章

医学分子遗传学的基本概念

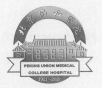

分子遗传学是探索遗传物质结构、功能与作用的一门学科,与医学相关的部分称为医学分子遗传学。人的基因组(genome)是指人体的全部遗传信息,这些信息贮存于 DNA(脱氧核糖核酸)中,而 DNA 则存在于细胞核内。在细胞核内,基因组的 DNA 与核蛋白(组蛋白与非组蛋白)共同组成 23 对(即 46 条染色体)。基因是染色体上含有遗传信息的 DNA 序列,是决定性状的遗传单位(细胞质中的线粒体也有少量基因 DNA)。人基因组的基因估计约2.5 万个,基因的突变及基因调控的变异是导致遗传病及常见疾病的遗传易感性的主要起因。目前医学分子遗传学正迅速渗入医学的各个分支,今后还将更深入地与之结合。为此,所有临床医生对分子遗传学必须有一定的了解;对于基础知识的理解有助于临床医生掌握临床表现的复杂性和处理原则。当然,并不要求临床医生对基础研究的技术和复杂过程有详细的掌握,但应了解一些最重要的原理和概念。

第一节　染色体与基因

一、染色体

人的 23 对同源染色体(homologous chromosomes)中有一对在性发育中起决定性作用,称性染色体(sex chromosomes),其余 22 对称常染色体(autosomes)。除性染色体外,每对由两条同源染色体组成,分别来自父亲与母亲;两条同源染色体的大小与形态完全相同。女性的两条性染色体,大小与形态也完全相同,称 X 染色体。男性的一条与 X 相同,另一条则小得多,称 Y 染色体。女性的染色体组成[即核型(karyotype)]为 46,XX,男性的则为 46,XY,故男性的性染色体只是部分同源。

染色体(chromosome)是由染色质(chromatin)组成的。染色质是细胞间期核内伸展的DNA- 蛋白质纤维。而染色体则是高度螺旋化的 DNA- 蛋白质纤维,是间期染色质结构紧密缠绕折叠的结果。人类体细胞的 46 条染色体包括 22 对常染色体和 1 对性染色体,也称双倍体(diploid)。而人类生殖细胞为单倍体(haploid),由 22 条常染色体和 1 条性染色体组成。

染色质又可分为常染色质(euchromatin)与异染色质(heterochromatin)。常染色质在间期细胞(interphase cell)的细胞核中,呈松散状,染色较浅而均匀;它相当于染色体的常染色区,或 Q 显带(quinacrine banding)染色体的暗带;常染色区的基因密度高,DNA 缠绕的程度较松散,其 DNA 的复制在细胞周期的 S 早期。在间期核中呈致密状的异染色质着色深,有时形成染色中心(chromocenter),相当于染色体的紧密区;它基本不含基因,也不被转录,但近来发现有些多拷贝基因,如 tRNA(transfer RNA,转移 RNA)与 rRNA(ribosomal RNA,核糖体 RNA)基因皆位于异染色质区。另外,人类女性胚胎的两条 X 染色体在胚胎期有一条被灭活(inactivation),在间期核中仍紧密缠绕,浓缩成 Barr 小体。它不被转录,复制,但在卵子生成前,又被激活。

染色体的长度不一,均有一狭窄区,称为着丝粒(centromere),将染色体分为两个臂(短臂 p 和长臂 q)。根据其长短与着丝粒位置,染色体被命名为 1~22 号,及 X 与 Y 染色体。随分带技术(banding technique)的问世,通过各自的特异带型,已能将每条染色体明确区分开来。

孟德尔通过研究豌豆的一些性状(如花色的不同,植株的高矮等)的遗传规律推断出,每种性状是由一对遗传因子(现称基因)所决定的。但在形成配子的减数分裂中(见后),每对因子分开,分别进入一个配子中(分离律,Law of Segregation)。决定两种性状的两对因子,各自在分开后,进入一个配子时的组合是随机的(自由组合律,Law of Independent Assortment)。这两个定律是公认的最根本的遗传规律。染色体在配子形成过程中的行为与基因的行为非常相似。它们在体内皆成双存在。在形成配子时相互分开,分开后又自由组合进入配子。

摩根等关于基因连锁现象的研究,证明染色体是基因的载体,基因在染色体上呈线性排列。两条同源染色体上的基因相同、座位也相同。同一条染色体上排列的不同基因连锁遗传,形成配子时就不可能出现自由组合,除非是由于互换,产生基因间的重组。若在一条染色体上的两个基因相距很近,它们之间也就不大可能产生互换而出现重组;它们是紧密连锁(linked)的。若相距很远,它们虽在同一条染色体上,但它们之间很可能发生互换,虽然是同线性的(syntenic),但可不表现为连锁。

二、基因

一个基因(gene)是染色体上含有遗传信息的一段 DNA 序列,是决定性状的遗传因子。一个基因在染色体上的位置,称为基因座(locus)。一对基因位于一对同源染色体的同一位置上,称为等位基因(allele)。在这一位置上可有多种等位基因,但就个体而言,只能有其中的两个,即一对基因。例如 ABO 血型基因位于 9 号染色体长臂末端。该基因座有三种主要等位基因:A、B、O。任何人只能有其中的两个,即 AA、AO(同为 A 血型)、BB、BO(同为 B 血型)、AB(AB 血型)或 OO(O 血型)。如果决定某一性状的一对基因是由相同的等位基因组成,称为纯合子(homozygote),如 AA、BB、OO;如果决定某一性状的一对基因是由不同的等位基因组成,则称为杂合子(heterozygote),如 AO、BO、AB。在杂合状态下表现出来的基因为显性(dominant)基因,不表现的为隐性(recessive)基因。隐性基因只是在纯合状态下才能得到表现。在 ABO 血型中,A 与 B 具共显性(co-dominance),两者对 O 而言皆为显性,O 属隐性。因此,AO 表现为 A 型,BO 表现为 B 型,AB 表现为 AB 型。机体的基因组成称为基因型(genotype),由某一基因型决定的外表称为表型(phenotype),不同的基因组可以产生相同的表型。

现已知某些基因决定某个蛋白质或酶蛋白分子。某些基因虽不决定具体的蛋白质或酶,但决定参与蛋白质合成的 RNA(核糖核酸),包括转移 RNA 与核糖体 RNA(见后)。这些基因统称为结构基因(structural gene)。还有一些基因控制其他基因的作用,称为控制基因(control gene)。

基因组 DNA 中的核苷酸序列,有的是单拷贝序列(single copy sequence),有的是重复序列(repetitive sequence)。结构基因多属单拷贝序列;重复序列的功能多不明,可能和基因功能的调节相关。某些重复序列拷贝数较少,只有 1~10 个,有的则很多,可达 5 万~100 万个。序列长的一般拷贝数较少,序列短的拷贝数大。人基因组 DNA 中的非编码区,大多是由这些重复序列以及内含子与拟基因组成。哺乳类动物的单倍体基因组约含 3×10^9 bp。人类基因的总数在 2 万左右。

第二节 人类的细胞分裂

一、细胞周期

所有的增殖细胞皆会经历一个细胞周期(cell cycle),即个体细胞的生活周期。它包括两个时期,即分裂期和间期(细胞增长期)。对体细胞(somatic cells)而言,细胞周期可具体划分为 4 个时期或时相。

1. G_1 期 又称为 DNA 合成前期(pre-DNA synthesis phase)。

2. S 期 或 DNA 合成期(DNA synthesis phase),有 DNA 复制和组蛋白的合成。

3. G_2 期 DNA 合成后期(post-DNA synthesis phase)。

4. M 期(mitosis) 即有丝分裂期。

对于增长的哺乳动物细胞来说,S 期、G_2 和 M 期的时间大致是一样的,分别为 7 小时、3 小时和 1 小时左右,最可变的是 G_1 期,可由 2~3 小时到数天。人体细胞的细胞周期大约是 24 小时,其中各期分别约为:G_1 期 8~12 小时、S 期 6~8 小时、G_2 期 3~5 小时和 M 期 0.5~1 小时。

二、有丝分裂

体细胞的增殖是通过有丝分裂(mitosis)。有丝分裂可分成 4 个时期(图 1-1)

(一) 前期

前期(prophase)阶段,细胞开始分裂,染色体逐渐收缩变粗,在显微镜下已清晰可见。每条染色体已一分为二,形成两条姊妹染色单体(sister

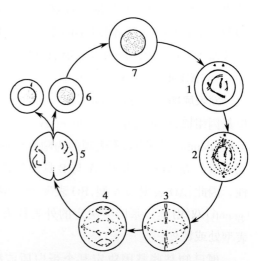

图 1-1 有丝分裂(图中只显示两对染色体)
1. 前期;2. 前中期;3. 中期;4. 后期;
5. 终末期;6、7. 间期。

chromatids),但着丝粒尚未分裂,两条姊妹染色单体仍通过着丝粒相连。中心粒(centriole)也自身复制,一分为二,向两极迁移。此时核仁已消失,核膜也逐渐消失。当核膜完全消失后,前期结束,进入中期。

(二) 中期

中期(metaphase)阶段,染色体已最大程度地收缩;每条染色体移行至细胞中部,着丝粒在赤道板上排列成线。自中心粒发出由微管蛋白组成的纺锤丝与着丝粒相连,形成纺锤。

(三) 后期

后期(anaphase)阶段,姊妹染色单体沿纵轴开始分开,着丝粒也一分为二,形成两条子染色体。纺锤丝收缩,把两条子染色体分别拉向两极。

(四) 终末期

终末期(telophase),当两套子染色体全部到达两极时,纺锤丝消失,核仁又出现,染色体则逐渐变细。核膜再次形成。于是细胞质与细胞膜也一分为二,形成两个子细胞。子细胞的染色体数与母细胞的相同。

三、减数分裂

原始生殖细胞(primordial germ cells)在形成成熟的配子时须通过减数分裂(meiosis)。它由二次细胞分裂组成,产生 4 个配子。但在这一过程中,DNA 只复制一次,染色体数只增加 1 倍,因此生成的 4 个配子的染色体数皆减为亲代体细胞的 1/2。

(一) 第一次减数分裂(图 1-2)

1. 前期　这一期的时间较长,可分 5 个阶段。

(1)细线期(leptotene):染色体的螺旋化逐渐加强,并收缩变粗。在显微镜下呈细线状,但已分裂成两条姊妹染色单体。

(2)偶线期(zygotene):通过联会复合体(synaptonemal complex),同源染色体(homologous chromosomes)配对,又称联会(synapsis)。每对同源染色体形成一个二价体(bivalent)。

(3)粗线期(pachytene):染色体进一步变粗,可清晰看到每个二价体是由四条染色单体组成,称四分体(tetrad)。

(4)双线期(diplotene):联会解体,二价体的两条同源染色体相互排斥,导致相互分离,但在一处或数处它们仍结合在一起,形成交叉(chiasma)。在交叉处同源染色体互换(crossing-over)遗传物质。然后交叉向两端移动,称交叉端化(terminalization of chiasmata)。一般情况下,每条染色体平均会出现一个交叉。

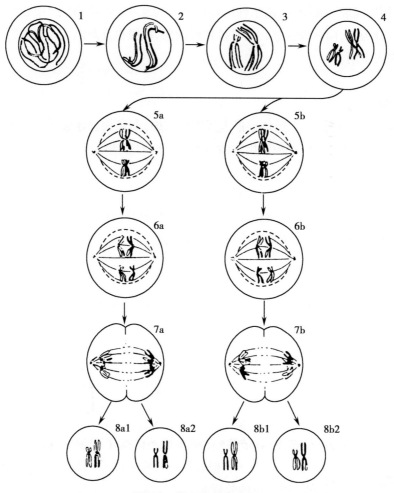

图 1-2　第一次减数分裂

图中只显示两对染色体,其中一对在前期的双线期有一个交叉。

1. 细线期;2. 偶线期;3. 粗线期;4. 双线期;5a 与 5b. 中期,示染色体对的两种排列;6. 后期;

7. 终末期,染色体数减半;8. 第一次减数分裂结束时,两对同源染色体可能形成的四种分布。

　　(5)终变期(diakinesis):染色体已最大程度地收缩,交叉端化已近于完成。核仁、核膜消失,纺锤体开始形成。

　　2. **中期**　二价体沿赤道板排列,形成纺锤。如图 1-2 中 5a、5b 所示,此时同源染色体可有两种不同的排列。

　　3. **后期**　当纺锤丝收缩,同源染色体分离,各向一极移动,如图 1-2 中 6a、6b 所示。由于同源染色体在中期的不同排列,同源染色体中的任何一条都可能向某一极移动。

　　4. **终末期**　形成的 2 个子细胞,其染色体数已减为 1/2,如图 1-2 中 7a、7b 所示。然而每条染色体已分裂成 2 条姊妹染色单体。由于着丝粒尚未分裂,它们仍连在一起,称为二分体(dyads)。

(二) 第二次减数分裂(图 1-3)

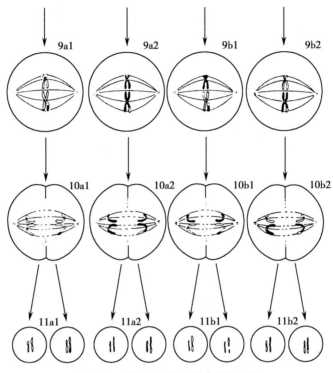

图 1-3　第二次减数分裂(接图 1-2)

9. 中期; 10. 后期; 11. 产生的配子,其染色体的组成可能有 8 种。

两次减数分裂的间期很短。第二次减数分裂很像一次有丝分裂。此时着丝粒分裂,形成的两条子染色体相互分离,各自向一极移动,最后形成 2 个子细胞。每个子细胞的染色体数为亲代的 1/2。

人有 23 对同源染色体,每对的一条来自父亲,另一条来自母亲,共 46 条(二倍体,diploid)。经过减数分裂,每个原始生殖细胞生成 4 个配子,各含 23 条染色体(单倍体,haploid)。受精时,卵子、精子结合,形成合子(zygote)。合子的染色体数又恢复二倍体数。

由于在第一次减数分裂的后期,每对同源染色体的成员可有两种分离方式,人的成熟配子就可有 2^{23} 种不同的染色体组合。合子染色体的组成就可有 $2^{23} \times 2^{23}$ 或 2^{46} 种。因此,除同卵双生子外,兄弟姊妹的外表没有完全相同的,也就不足为奇了。这种遗传组成的差别,由于同源染色体间在第一次减数分裂中的互换而进一步扩大。

第三节　基因的化学组成与结构

一、基因的化学组成

基因是含有遗传信息的一段 DNA 序列。20 世纪 40 年代末,人们已经知道,DNA 分子无论其来源,都含有磷酸与脱氧核糖。不同 DNA 分子的差别在于嘌呤与嘧啶(即碱基,base)含量的不同。各种 DNA 各自都含有两种嘌呤,即腺嘌呤(adenine,A)与鸟嘌呤(guanine,G),以及两种嘧啶,即胸腺嘧啶(thymine,T)与胞嘧啶(cytosine,C)。G 与 C 的数目相等,A 与 T 的数目也相等,也就是说,不同来源 DNA 分子的差别只在于 GC 对与 AT 对的比例不同。

碱基与脱氧核糖结合形成脱氧核苷,再与磷酸结合形成脱氧核苷酸(deoxynucleotide)(图 1-4)。

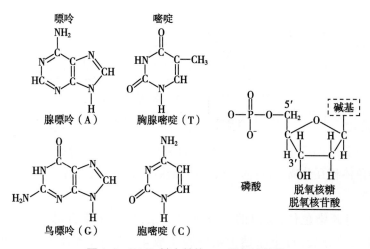

图 1-4　DNA 基本单位——脱氧核苷酸

脱氧核苷酸是 DNA 分子的基本单位。每个脱氧核苷酸通过其 5′ 端的磷酸与相邻核苷酸 3′ 端的羟基以酯键相连,形成磷酸二酯键(phosphodiester bond)。DNA 分子即脱氧核苷酸的多聚体。DNA 分子特别大,分子量约为 $10^6 \sim 10^9$ 碱基(bp)。分子中所含核苷酸皆为脱氧核苷酸。不同的 DNA 分子不但碱基组成不同,更重要的是,碱基的排列顺序也不同。

二、DNA 的立体结构与复制

1953 年,Watson 与 Crick 根据 DNA 的化学分析与 X 线衍射资料,提出了现今公认的 DNA 双螺旋结构模型(图 1-5)

根据此模型,DNA 分子由两条多聚脱氧核苷酸链组成。每条脱氧核苷酸链以磷酸脱氧核糖为骨架,并以右手螺旋方式绕着同一中心轴盘旋。但两条链的走向相反,一条的磷酸二酯键是 3′ → 5′ 走向,另一条则为 5′ → 3′ 走向。磷酸脱氧核糖骨架位于双螺旋的外部,嘌呤与嘧啶碱基则位于螺旋的内部,而且总是 A 与 T 成对,或 G 与 C 成对。A 与 T 之间有 2 个氢键,G 与 C 之间有 3 个氢键(图 1-6)。

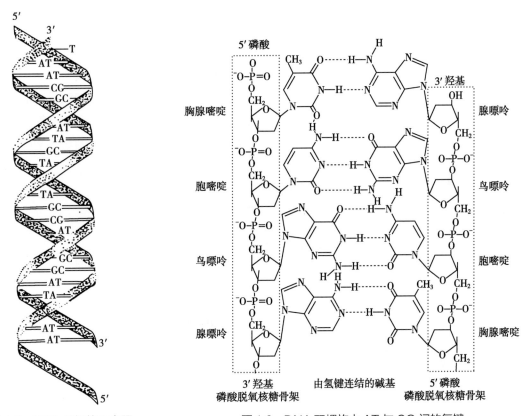

图 1-5　DNA 双螺旋示意图　　　　图 1-6　DNA 双螺旋中 AT 与 CG 间的氢键

每一个碱基对的碱基处于同一平面,并与螺旋的中心轴垂直。每对碱基之间的距离为 0.34nm。螺旋每一转沿其中心轴的距离长为 3.4nm,故螺旋每一转含有 10 个碱基对。螺旋的直径为 2nm。整个结构犹如一螺旋形阶梯,磷酸核糖可比作扶手,嘌呤嘧啶碱基对可比作其梯级。从 DNA 的双螺旋结构就很容易推断 DNA 是如何复制的。

DNA 的复制(replication)必须先暴露出双螺旋的 DNA 单链,以作为模板(template)。这是通过解螺旋酶(helicase)与拓扑异构酶(topoisomerase)的作用达到的。前者先切断连接碱基对的氢键(hydrogen bond),后者继而松开 DNA 双链以暴露单链。然后,DNA 聚合酶(DNA polymerase)根据与单链模板 DNA 的碱基相互补(即 A 与 T 配对,C 与 G 配对)的原则,按 5′ → 3′ 的方向,逐个将脱氧核苷酸对上,并连接形成新的 DNA 链。但在细胞内,必须先合成 RNA 引物,继而 DNA 聚合酶才能开始工作(图 1-7)。新片段合成结束后,RNA 引物被内切酶切除。如图 1-8 所示,先导链(其模板的走向是 3′ 到 5′)可以一气呵成,但随从链(其模板的走向是 5′ 到 3′)是一小段、一小段地合成,最后每一小段由 DNA 连接酶(DNA ligase)连接成完整的一条子链。复制是从一个复制起点开始向相反的两个方向进行的,但同时可有多个起点。如此,复制速度可大大加快。

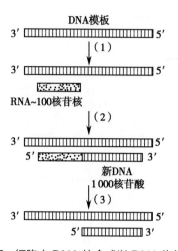

图 1-7　细胞内 DNA 的合成以 DNA 为模板,

先合成 RNA 引物,然后 DNA 聚合酶

开始按 5′ → 3′ 方向合成 DNA 片段,新片段合成后,RNA 引物被内切酶切除。

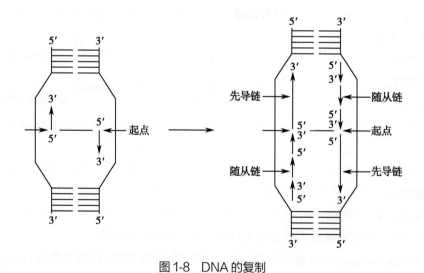

图 1-8　DNA 的复制

三、真核细胞的基因结构

基因可以认为是有"表型效应"的一段 DNA。真核细胞的基因呈"割裂"(split)结构,是由编码的外显子(exon)与非编码的内含子(intron)组成(图 1-9)。内含子一般比外显子

大,甚至大 10 多倍,它的大部分序列无明显功能。

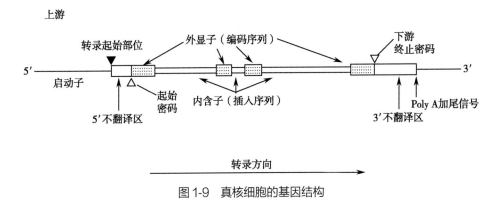

图 1-9 真核细胞的基因结构

　　真核细胞结构基因的 5′ 与 3′ 旁侧有启动子(promoter)与终止子(terminator)。启动子是在转录起始时与 RNA 聚合酶结合的部位,一般在基因 5′ 端上游(即转录起始部位上游)30~80bp 处,即所谓的 "TATA" 框与 "CCAAT" 框。在更上游的部位,或 3′ 端下游区还可能有增强子(enhancer)和沉默子等顺式作用元件,它能增强或减弱基因的转录,有的还决定基因转录的组织特异性。

　　基因转录产生的 RNA 在细胞核内经加工后,形成成熟的 mRNA。mRNA 进入细胞质,与核糖体(ribosome)结合,翻译成多肽链(即蛋白质)。加工过程中,内含子被切除,外显子被拼接起来。这一剪接(splicing)的信号存在于紧接外显子处的内含子序列中:内含子 5′ 端必须是 GT,3′ 端必须是 AG。

　　此外,真核细胞还具有拟基因(pseudogene)。它们被认为是在进化过程中,原先有活性的基因,因突变而变成无功能的 DNA 片段。它们与相应的有活性的基因,在核苷酸组成与碱基序列上非常近似。

　　真核细胞还存在多基因家族(multigene family)。它是由一个祖先基因,经过重复与变异而形成的一组基因。如人的组蛋白基因家族,各个成员的序列几乎完全相同;它们成簇地集中在 7 号染色体长臂上。珠蛋白基因家族是由 α 与 β 珠蛋白基因簇组成的。α 簇由 5 个相关的基因组成,集中在 16 号染色体短臂上。β 簇由 6 个相关的基因组成,集中在 11 号染色体短臂上。它们的序列非常相似,提示它们来自同一个祖先基因,因此属于同一个基因家族。

　　人的主要组织相容性基因簇(major histocompatibility genes,即 HLA genes)以及免疫球蛋白重链与轻链基因簇,每簇都有数百个相关的基因,这些基因簇称超基因簇(super-gene family)。

第四节 基因的表达

一、分子生物学的中心法则

Watson 与 Crick 提出 DNA 的双螺旋结构后,人们就推测到 DNA 的特异性决定于其核苷酸的序列。人们也认识到蛋白质的特异性就在于其氨基酸的数目、种类及排列顺序。同时,对 RNA 病毒的研究证明,RNA 能指导蛋白质的生物合成,并发现蛋白质的生物合成是在细胞质内进行的,与核糖体密切相关。于是 Crick 提出了分子生物学的中心法则(central dogma),它包括下列几点:

1. 遗传信息(genetic information)包含在 DNA 的碱基序列中。遗传信息代代相传是通过增殖过程中 DNA 分子的准确复制(replication),因而 DNA 所含的遗传信息完整地传递到新的 DNA 分子中去。

2. DNA 的遗传信息,通过转录(transcription)传递给信使核糖核酸(messenger RNA,mRNA),再通过翻译(translation),mRNA 分子中的信息被传递给蛋白质(或酶),决定了蛋白质的氨基酸序列。生物的性状是由蛋白质(或酶)决定的。

3. 遗传信息的传递可由 DNA 到 DNA,DNA 到 RNA,RNA 到蛋白质,RNA 到 RNA,但不能由蛋白质到 DNA,蛋白质到 RNA,或蛋白质到蛋白质。即信息一旦进入蛋白质,就不能再传出。

二、基因的转录

把 DNA 所含的信息传递给 RNA 的过程称转录。DNA 到 DNA(DNA 的复制)与 DNA 到 mRNA 的信息传递过程非常相似。两者皆需 DNA 作模板,但在 DNA 复制时,全部 DNA 皆参与复制,而合成 mRNA 时,只有一部分(即"反义链"上的基因)参与转录。由于每个基因皆转录出其相应的 mRNA,mRNA 分子必然长短不一,而且比 DNA 分子短得多。

RNA 在 3 个方面不同于 DNA:①RNA 含核糖而不是脱氧核糖;②RNA 分子通常以单链形式存在;③RNA 含尿嘧啶(U)而不含胸腺嘧啶(T)。

在动物与微生物的细胞中皆有一种 DNA 指导的 RNA 聚合酶(DNA dependent RNA polymerase,简称 RNA 聚合酶),催化 RNA 的合成反应,但它需有一个 DNA 模板,4 种三磷酸核苷与 Mg^{2+};合成的方向也是 $5' \rightarrow 3'$。

在真核细胞中,转录在细胞核内或线粒体内进行。已知有 4 种 RNA 聚合酶,即 Ⅰ(A)、Ⅱ(B)、Ⅲ(C)与 mt。RNA 聚合酶 Ⅰ 在核仁内,Ⅱ 与 Ⅲ 在核质中,mt 在线粒体内,其转录产物分别为核糖体 RNA(rRNA)、信使 RNA(mRNA)、转移 RNA(tRNA)与线粒体 RNA(mtRNA)。

转录时染色质的高级结构产生改变,转录中的 DNA 与核小体(DNA 与组蛋白结合形成的小体)是分开的,对核酸酶高度敏感。

真核细胞的启动子,又称 Hogness 框,是 RNA 聚合酶结合的部位,位于 –30~–140bp 处(转录起始部位的核苷酸为 +1,其上游的核苷酸分别为 –1,–2,–3…)。其典型的序列为 5'ATATAAA3';由于富含 AT 对,故又称"TATA"框。在其上游 40bp 处还有一个 GGCCAATAT 序列(或称 CCAAT 框),对转录的准确起始是必需的;它还调节转录的速度,故又称上游启动元件(upstream promoter element 或 UPE)。UPE 有上调与下调两类,分别加强或降低转录(图 1-10)。

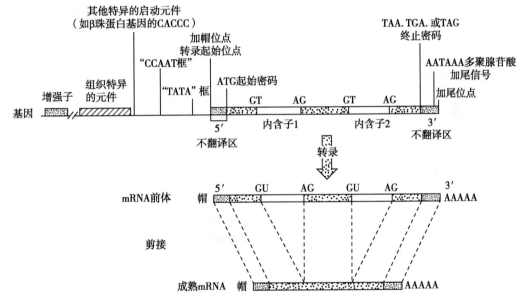

图 1-10 真核细胞的基因转录与转录后加工

内含子序列的 5′ 端为 GT,3′ 端为 AG,它们为剪接的必需信号。

除启动元件外,还有顺式作用元件(cis-acting element),或增强子,其序列一般长约 100~200bp,位于启动子上游或下游,距启动子约数千 bp。它作用于启动子以调节转录。此外,还有反式作用的蛋白质因子(trans-acting factor),如 Sp1 与其他转录因子;它们与特异的短 DNA 序列区结合,以调控转录。有些基因还有负调控序列,或抑制子。增强子不但调节基因的转录速度,还决定基因的组织与 / 或时间特异性(如发育的不同阶段)。

基因的初级转录本(primary transcript)为巨大的、不均一的 RNA 或 HnRNA(heterogenous nuclear RNA),长度 5 000~50 000bp 不等。它的平均分子量比 mRNA 大 10 倍左右。它含有外显子与内含子,还可含有 5′ 前导序列(leader sequence)与 3′ 尾随序列(trailer sequence),须经过加工才能转变为成熟的 mRNA。首先是在它的 5′ 端加上 7- 甲基鸟苷的帽子;在 3′ 端的 polyA 加尾信号(其共有序列为 AAUAAA)下游约 25bp 处,初级转录本被核酸内切酶切断,然后加上 150~200 个腺苷酸片段(polyA 尾)。5′ 帽子保护 5′ 端不被磷酸酶所水解,并对随后的 mRNA 起始翻译的准确性起重要作用；3′ 端 polyA 尾对 mRNA 的稳定性是必要的。之后，内含子被切除，各段外显子拼接，并与 5′ 前导序列（即 5′ 不翻译区）及 3′ 尾随序列（即 3′ 不翻译区）共同组成成熟的 mRNA。整个过程称剪接。在少数情况下，剪接的方式可有不止一种，称选择性剪接（alternative splicing），因此一个初级转录本可产生几种 mRNA，最后翻译成几种多肽。切除的内含子在核质内被迅速破坏。mRNA 3′ 端的 polyA 尾与蛋白质结合，形成信息体（informosome）。它通过核膜，进入细胞质，成为合成蛋白质的模板。

高等生物的细胞具有非常复杂的调控机制，它能使细胞的大部分基因长期处于不转录状态。在机体发育与分化的某一阶段，一些细胞的一些基因启动转录，另一些基因则不转录；在另一阶段，一些基因停止转录，而另一些基因则开始启动转录。这种调控机制对于发育与分化的顺利进行起着决定性的作用。

在高等动物中，饮食、激素或药物，通过对转录的影响，可使某一特定酶的活性提高 5~20 倍，甚至更高。有证据说明，类固醇激素进入细胞后，与细胞质内的特异受体蛋白相结合，形成的复合物进入细胞核内，促进了以 DNA 为模板的 RNA 合成。醛固酮、性激素、氢化可的松与三碘甲状腺原氨酸均通过类似机制起作用。某些多肽激素，如促卵泡激素与促黄体激素的作用机制也是通过影响基因转录而发挥作用。

三、mRNA 的翻译

蛋白质的生物合成不是在细胞核内，而是在细胞质内。粗面内质网是蛋白质合成的场所。蛋白质氨基酸的顺序完全由 mRNA 的碱基顺序决定。

(一) 翻译的原件

1. 转移 RNA 或转运 RNA（transfer RNA，tRNA）　细胞质内的 tRNA 有很多种，每一种携带特定的氨基酸。tRNA 的反密码子，其核苷酸序列与 mRNA 上相应密码子的核苷酸序列成互补关系，因此能配对结合。每一种 tRNA 与它所携带的氨基酸只能被一种氨酰 -tRNA 合成酶所识别，催化产生氨酰 -tRNA 复合物。

2. 核糖体 RNA（ribosomal RNA，rRNA）　rRNA 只存在于核糖体内。核糖体是由多种 rRNA 与多种核糖体蛋白质组成。它又可分成大、小两个亚单位。真核细胞的两个亚单位的沉降系数分别为 40S 与 60S，它们“装配”成的完整核糖体的沉降系数为 80S。40S 亚单位与 mRNA、tRNA 及其所携带的氨基酸相结合；60S 亚单位则提供合成蛋白质过程中所需的各种酶，并与内质网膜相连。

3. 氨基酸的活化　在蛋白质的生物合成中，氨基酸以肽键相互连接，形成多肽。在这一过程中，氨基酸首先必须活化。活化过程由 ATP 提供能量。然后在氨酰 tRNA 合成酶（aminoacyl-tRNA synthetase）的催化下形成氨酰 tRNA 复合物。mRNA 的密码子与 tRNA 的反密码子通过互补的核苷酸序列配对结合，因此 tRNA 所携带的氨基酸也就以 mRNA 的核苷酸序列为模板,依次连接而形成新生的多肽链。如此,基因含有的遗传信息便通过 mRNA 核苷酸的序列,传递到蛋白质多肽链的氨基酸序列中。

(二) 遗传密码

遗传信息包含在 DNA 的三联密码(triplet codon)内,通过 DNA 的转录传递给 RNA。RNA 的密码与 DNA 的相同,只不过 T 被 U 替换。一个密码子决定一个氨基酸。Nirenberg 等确定了组成蛋白质的全部 20 种氨基酸的三联密码(表 1-1)。

表 1-1 遗传密码

第一碱基	第二碱基								第三碱基
	U		C		A		G		
U									
	UUU	phe	UCU	ser	UAU	tyr	UGU	cys	U
	UUU	phe	UCC	ser	UAC	tyr	UGC	cys	C
	UUA	leu	UCA	ser	UAA	终止	UGA	终止	A
	UUG	leu	UCG	ser	UAG	终止	UGG	trp	G
	CUU	leu	CCU	pro	CAU	his	CGU	arg	U
	CUC	leu	CCC	pro	CAC	his	CGC	arg	C
C									
	CUA	leu	CCA	pro	CAA	gln	CGA	arg	A
	CUG	leu	CCG	pro	CAG	gln	CGG	arg	G
	AUU	ile	ACU	thr	AAU	asn	AGU	ser	U
	AUC	lie	ACC	thr	AAC	asn	AGC	ser	C
A									
	AUA	ile	ACA	thr	AAA	lys	AGA	arg	A
	AUG	met	ACG	thr	AAG	lys	AGG	arg	G
	GUU	val	GCU	ala	GAU	asp	GGU	gly	U
	GUC	val	GCC	ala	GAC	asp	GGC	gly	C
G									
	GUA	val	GCA	ala	GAA	glu	GGA	gly	A
	GUG	val	GCG	ala	GAG	glu	GGG	gly	G

氨基酸的缩写

ala（A）	丙氨酸	leu（L）	亮氨酸
arg（R）	精氨酸	lys（K）	赖氨酸
asn（N）	天冬酰胺	met（M）	甲硫氨酸
asp（D）	天冬氨酸	phe（F）	苯丙氨酸
cys（C）	半胱氨酸	pro（P）	脯氨酸
gln（Q）	谷氨酰胺	ser（S）	丝氨酸
glu（E）	谷氨酸	thr（T）	苏氨酸
gly（G）	甘氨酸	trp（W）	色氨酸
his（H）	组氨酸	tyr（Y）	酪氨酸
ile（I）	异亮氨酸	val（V）	缬氨酸

其他缩写

终止	终止密码

表 1-1 中列出 20 种氨基酸的遗传密码。在 64 种密码子中只有 61 个决定氨基酸,另外 3 个,UAA、UAG 与 UGA 为终止密码(termination codon)或无义密码(nonsense codon)。同一个氨基酸可有几个不同的密码子,这种情况称为遗传密码的兼并(degeneracy)。

(三)翻译的过程

在哺乳动物中,mRNA 的起始密码 AUG 在蛋白质合成起始时位于 P 或肽部位。它与 Met-tRNA^{Met}(Met 代表甲硫氨酸)结合。随后,第二个氨酰 -tRNA 进入 A 或氨基酸部位,准确地与 Met-tRNA^{Met} 并列。在肽基合成酶的催化下形成二肽。P 部位上不带氨基酸的 tRNA 随即被释放,而核糖体在 mRNA 上向 3′ 端滑动 3 个核苷酸,即一个密码子。这一步骤称移位,需肽链延长因子 EF(elongation factors)与 GTP;后者提供所需的能量。于是 A 部位空出,以便另一个氨酰 -tRNA 进入。如此反复,肽链不断延长,直至遇到终止密码。当终止密码进入 A 部位,释放因子 RF(release factors)起作用,导致翻译出的多肽链从核糖体上释放。随之整个蛋白质合成装置解体,其各个部分可被再利用。

翻译的起始部位总是在 mRNA 的 5′ 端,终止密码总是在 mRNA 的 3′ 端,因此翻译有方向性,蛋白质合成总是从 N 末端开始,到 C 末端止。在哺乳动物中,N 末端的第一个氨基酸为甲硫氨酸,但有时在多肽链释放后,甲硫氨酸则被水解掉。mRNA 的 5′ 前导序列与 3′ 尾随序列不被翻译。

在细胞合成大量蛋白质时,绝大多数的 mRNA 都与多个核糖体结合,形成多聚核糖体(polyribosome),即多个蛋白质合成装置同时合成相同的多肽链。

（四）翻译的调控和翻译后的加工

翻译的调控表现在 mRNA 有时可被封存,蛋白质的合成常需启动因子的参与等。mRNA 翻译产生的许多蛋白质,在具备其全部生物活性之前,还需要经过一些加工与修饰。有的需经过有限的水解,如糜蛋白酶原转变为糜蛋白酶,胰岛素原转变为胰岛素;其他蛋白质激素的前体转变为具有生物活性的激素时,皆须去掉部分肽链。胶原蛋白的前体在成纤维细胞内合成,其脯氨酸与赖氨酸残基须经过羟化,三股肽链彼此聚合,并带上糖链,然后转移到细胞外,再去掉部分肽段,最后形成胶原纤维。

一个蛋白的加工或修饰可有多种类型,如二硫键的形成,辅基或金属离子的嵌入以及甲基化、乙酰化、磷酸化、羟基化、糖苷化、涎酰化等。复合蛋白质除多肽链外,还含有多种辅基。故在多肽链合成后,还须经过多肽链间以及多肽链与辅基间的聚合才能形成有功能的蛋白质。

第五节　基因变异

一、DNA 多态性

人基因组表现有高度的变异。有的变异不导致表型的改变,称中性变异(neutral variant)或 DNA 多态性(DNA polymorphism)。有的则导致异常的表型,属突变(mutation)。突变可以是基因突变(gene mutation)或染色体重排(chromosomal rearrangement)。

在 DNA 分子中,绝大多数的核苷酸位点是稳定不变的,有的则可有相当大的变异。例如,在群体中,60% 的人在某一个核苷酸位点上是 A,30% 为 C,10% 为 T。在任何一个位点上,若不常见的那种核苷酸变异超过 1%,就是一个多态性位点。这种核苷酸序列的变异不导致表型的改变,多见于基因组中无功能的区域,在编码蛋白质多肽的区域或其他有重要功能的部位则很少见。

二、突变

突变(mutation)是 DNA 分子稳定的变异。某些突变导致配子或早期胚胎的死亡,因此不能传给后代。另一些的危害性轻些,则可以传给子孙。突变可以分为两大类,即基因突变与染色体重排。

（一）基因突变的种类

1. 点突变(point mutation)　点突变指单个碱基或少数几个碱基的变异。它又分为下列 6 种。

(1) 同义突变(synonymous mutation)：由于遗传密码的兼并，同一个氨基酸可有不止一种三联密码(一般是第三个核苷酸的不同)，如 UAU 与 UAC 皆为酪氨酸的密码。因此 UAU 变为 UAC(基因 DNA 则为 TAT 与 TAC)，并不影响基因编码的蛋白质，故不影响表型。也称沉默突变(silent mutation)或中性突变(neutral mutation)。

(2) 错义突变(mis-sense mutation)：密码中一个核苷酸的改变可以使其编码另一种氨基酸，这就是错义突变。若这一氨基酸的置换位于蛋白质的关键部位，就会严重影响其功能，导致严重的疾病。若不然，可以不出现任何功能异常。

(3) 无义突变(nonsense mutation)：若一个密码突变成一个终止密码，则翻译将提前终止，产生一条较正常为短的多肽链。它常不具有正常功能，因此会导致疾病。

(4) 移码突变(frameshift mutation)：这是由于密码子中缺失(deletion)或插入(insertion)一个或两个，或非三的倍数(如非 3、6、9 等)的核苷酸，导致点突变以下的阅读框架(reading frame)完全改变。这种突变产生的多肽与正常产物有很大的不同，一般不具有正常功能。

(5) 终止密码突变(termination codon mutation)：这种突变使一个终止密码转变成一个编码氨基酸的密码，因此翻译将越过正常的终止部位，直至遇到下一个终止密码。产物将是一个比正常更长的多肽链。

(6) 编码区外的点突变

1) 启动子区的点突变：这种突变减少基因的转录，但不影响基因产物的结构，表现在产量的减少。

1) 剪接部位的点突变：内含子在给位的核苷酸必须是 5′GT，在受位的必须是 AG3′，否则内含子就不能被切除，从而产生异常的 mRNA。

1) 加尾信号的点突变：这将影响加尾的过程，产生的 mRNA 不带有多聚腺苷酸尾，极不稳定，易被破坏。

2. 基因小部分缺失或重复　有的缺失或重复只限于一个或几个核苷酸，它们属于点突变范畴。但有的可涉及几百个、上千个核苷酸。如印度人中的一种 β- 地中海贫血是由于 β- 珠蛋白基因 3′ 端缺失了 619 个核苷酸。又如 Duchenne 型肌营养不良可以是抗肌萎缩蛋白基因(dystrophin gene)中多个外显子与内含子的重复或缺失所致。

(二) 染色体重排

微小的染色体重排可以是染色体一段的倒位、易位、插入、重复或缺失。它与染色体畸变(chromosomal aberration)不同之处，在于后者涉及的片段更大，在显微镜下，可以看得很清楚。减数分裂中染色体的不对等互换是染色体重排的一个重要机制。

第六节　突变检测的方法

检出基因突变是确诊单基因遗传病最可靠的方法。基因突变一般需用 DNA 分析方法才能检出。DNA 分析所用的工具与方法如下。

一、限制性核酸内切酶

1. **限制性核酸内切酶**（restriction endonuclease）　即限制酶,是从不同细菌中分离出的一组核酸内切酶。它们能在 DNA 分子内特定序列处切断 DNA 双链。它们的识别序列（recognition sequence）多为 4 或 6bp 长,但也有 5 或 8bp 长的。

某些酶,如 EcoRI,产生黏性末端;另一些,如 SmaI,则产生平齐末端。个别限制酶可识别不止一种序列,如 Hind Ⅱ能识别: GTPy ↓ PuAC,CAPu ↓ PyTG,Py 可以是任何一种嘧啶（C 或 T）,Pu 可以是任何一种嘌呤（A 或 G）。Msp Ⅰ 与 Hpa Ⅱ 的识别序列皆为 CCGG,称同裂酶（isoschizomer）。已发现数百种限制酶,但常用者不过 50 种。

限制酶切断 DNA 链时可产生黏性末端（sticky ends）或平齐末端（blunt ends）。黏性末端的片段可自行复性,易于通过 DNA 连接酶把断裂点接上而复原。两个 DNA 分子经同一限制酶酶解后,就可以相互连接,形成一个重组 DNA 分子（图 1-11）。

2. **限制酶切片段长度多态性**（restriction fragment length polymorphism, RFLP）　人基因组 DNA 中每 200~500bp 中就可能有一个碱基表现有多态性。若这个多态碱基恰好位于某一限制酶的识别序列中,则将导致该酶切位点的丢失。有时也可以导致新酶切位点的出现。如图 1-12 所示,若 DNA 分子中单个核苷酸的变异恰好处于某限制酶的识别序列中,则 DNA 经该酶酶解后将产生片段长度多态性。Southern 印迹杂交（见后）后将出现不同的两条带即 RFLP（图 1-12A）。高度可变区是由于酶切位点间的 DNA 含有不同拷贝数的串联重复序列（variable number of tandem repeats,VNTR）,因此酶切后将产生不同长度的片段（图 1-12B）。若能获得该多态片段的 DNA 探针,就可以检出该 RFLP。

RFLP 是一种非常有价值的遗传标记。它按孟德尔遗传规律传递。若某一 RFLP 与某致病基因紧密连锁,就可以利用它追踪该致病基因的传递。因此对产前诊断十分有用。VNTR 的信息量一般很高,可是它不常与致病基因相连锁,因此在产前诊断中的价值不太大。

限制酶	细菌来源	识别序列或 酶切位点
EcoR I	Escherichia coli RY 13	5′ GAATTC 3′ 3′ CTTAAG 5′
BamH I	Bacillus amyloliquefaciens H	GGATCC CCTAGG
Pst I	Providencia stuartii 164	CTGCAG GACGTC
Sma I	Serratia marcescens S_b	CCCGGG GGGCCC
Hind III	Haemophilus influenzae R_d	AAGCTT TTCGAA
Msp I	Moraxella species	CCGG GGCC
Taq I	Thermus aquaticus YTI	TCGA AGCT
Hae III	Haemophilus aegyptius	GGCC CCGG
Alu I	Arthrobacter luteus	AGCT TCGA
Not I	Nocardia otitidis	GCGGCCGC CGCCGGCG

图 1-11 具代表性的限制酶

某些酶,如 EcoRI,产生黏性末端;另一些,如 SmaI,则产生平齐末端。

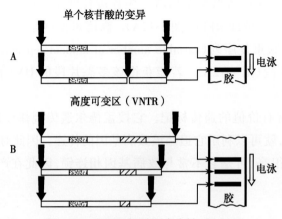

图 1-12 限制酶切片段多态性,见 A、B

黑长方:探针结合区;黑点:多态位点;斜线长方:可变区;↓:限制酶切位点。

二、DNA 探针

DNA 探针（DNA probe）一般为 100~2 000bp 长的 DNA 片段。它们与质粒（plasmid）重组后,能在细菌中随质粒的增殖而大量扩增,但必须经放射性核素或荧光基团标记后才能用作探针。目前常用的探针有三种。DNA 探针法是利用核酸杂交的原理以检出基因突变。当两条有碱基互补的 DNA 单链或一条 DNA 单链与另一条含有与其互补碱基的 RNA 单链混合后,在适当的环境下,两条单链会相互结合或杂交形成双链结构,即复性（renaturation）（图 1-13）。使用核酸杂交法研究基因的关键是标记一个特别的 DNA 分子（探针）,以便能在无数个不想要的分子中识别、挑出想要的分子,即含有靶序列的或突变部位序列的分子。

1. **基因探针**　现已能克隆分离基因,可用整个基因（若不太大）或其一部分作探针。若能分离得其 mRNA,也可通过反转录酶获得其 cDNA,作为探针。

2. **等位基因特异的寡核苷酸探针**（allele specific oligonucleotide,ASO）　若某个基因的核苷酸序列已弄清,它的某个点突变的位置与性质也已弄清,就可以合成该突变等位基因的单链寡核苷酸探针。这种探针一般以点突变为中心,两侧各有 9 个与正常核苷酸序列互补的核苷酸,共 19bp 长。一般合成一对,其中一个与正常基因序列互补,另一个则与突变基因的序列互补。所以一个只与正常的基因杂交,另一个只与突变基因杂交,故称等位基因特异的寡核苷酸探针。正常纯合子只与正常 ASO 杂交,突变基因的纯合子只与突变 ASO 杂交;突变基因的杂合子则既与正常 ASO 杂交,又与突变 ASO 杂交。这种探针的特异性很高,但检出单拷贝基因时,必须用 PCR 法（见后）扩增待测序列,才能提高灵敏度。

3. **与致病基因紧密连锁的单拷贝 DNA 片段**　若致病基因还没有被克隆分离,就不可能获得上述两种探针。但若能找到一个与致病基因紧密连锁的单拷贝（在整个基因组 DNA 中只有单一份）DNA 片段,而该片段又能测出该区域的限制酶切片段长度多态性（RELP,见前）,就可以用它作为探针。这种探针的缺点在于有的信息量不高,而且有的可能距致病基因较远,因而在减数分裂过程中,可能由于互换（两个位点相距越远,出现互换的概率越大）,导致与致病基因间的重组（即与致病基因分开）而造成误诊。为避免这种错误,可同时采用致病基因另一侧的探针。如此,除非出现双互换,就能有效地发现重组,避免失误。双互换的概率一般非常小,见图 1-13。

三、Southern 印迹法

人基因组 DNA 经 EcoR1（或其他识别序列为 6bp 的限制酶）完全酶解后,将产生约 7×10^5 的长短不一的 DNA 片段。在琼脂糖凝胶中电泳,它们的迁移速度不同,但由于数量太多,不能得到完全分离而形成一个涂片。E. M. Southern 发明了一种方法,可以找到其中的单一条,但需有与该片段序列相互补的探针,故称 Southern 印迹法（Southern blotting）。

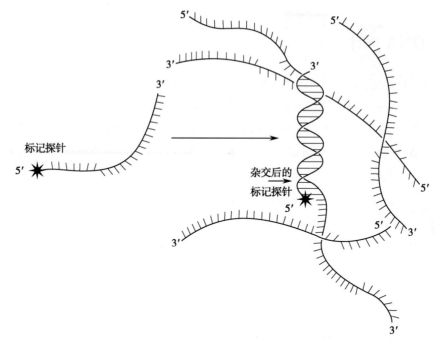

图 1-13 使用标记的核苷酸探针检测特异的 DNA 序列

在高特异的条件下,一个标记的探针(*)将仅仅与含有互补碱基序列的分子杂交,一个标记的探针可用来探测从细胞或组织中提取的含数千个分子的核酸样本中的一个特异的 RNA 或 DNA。

如图 1-14 所示,电泳后将 DNA 涂片用碱变性,使双链 DNA 变成单链,然后中和,置印迹台上。由于毛细管吸力,缓冲液将通过凝胶与硝酸纤维素膜进入纸巾中。在这一过程中,胶上的 DNA 片段也将被带到硝酸纤维素膜(或尼龙膜)上。DNA 片段能与膜以共价键结合。整个过程称印迹。印迹后将膜烤干固定。然后在适当的缓冲液中与放射性核素 ^{32}P 标记的单链探针杂交。杂交完毕,充分冲洗膜以除去未杂交上的探针。最后将膜置 X 线片上放射自显影。X 线片上将显示出被探测到的 DNA 片段。

四、Northern 印迹法

与 Southern 印迹法相对应的是 Northern 印迹法(Northern blotting)。它是前者的一个变种,用以检出 mRNA,以确定某个基因在某种组织细胞中是否有所表达。从细胞中提出 RNA;在变性琼脂糖凝胶中电泳后,转移到硝酸纤维素膜或尼龙膜上。然后用 ^{32}P 标记的 DNA 探针进行杂交;放射自显影后,即可了解是否存在相应的 mRNA,以及其量与结构是否正常。见图 1-13。

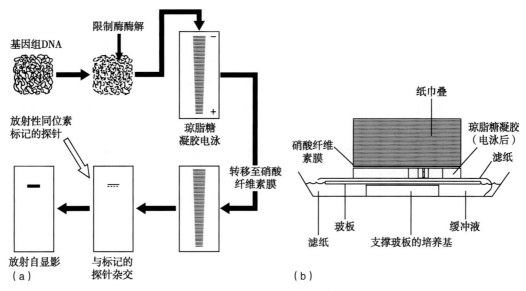

图 1-14 Southern 印迹杂交法
(a)全过程;(b)电泳后转移(印迹)。

五、聚合酶链反应

聚合酶链反应(polymerase chain reaction,PCR)是体外扩增基因 DNA 的方法,但必须先掌握基因的核苷酸序列。用这种方法扩增的片段,目前在特殊条件下,可长达 10kb 多,但通常只能达到 0.5kb。首先须合成要扩增的片段两侧的两个约 24bp 长的引物。引物与靶 DNA 结合后,在 Taq DNA 聚合酶(耐热性强)的作用下,经几十轮的热变性,冷却复性与延伸(须加入 A、T、C、G 四种脱氧核苷酸作底物),可把两个引物之间的 DNA 序列扩增 2×10^9 倍(图 1-15)。

若与 ASO 探针法结合,由于靶 DNA 的大量扩增,就可以大大提高杂交的灵敏度。PCR 在 DNA 分析中是一种极其有用的方法。从它衍生出的分析方法多种多样,不一一赘述。

六、基因测序

1. 一代测序(Sanger 测序法) 目前用于测序的技术主要是 Sanger 等发明的双脱氧核苷三磷酸(dideoxyri-

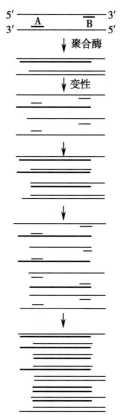

图 1-15 聚合酶链反应
A 与 B 为一对引物,经 30 周反复合成,将获得原靶 DNA 量的 2^{30} 倍。

bonucleoside triphosphate,ddNTP,N 可为 A、G、T 或 C)链末端终止法。双脱氧核苷酸与脱氧核苷酸(dNTP)的结构极相似,能掺入但不能延续 DNA 合成,因此一旦在合成新 DNA 链时掺入了双脱氧核苷酸,合成即停止。Sanger 法由同时分别进行的 4 个 DNA 合成体系组成。每个体系皆含有待测序 DNA 的单链模板,测序的共同引物,全部 4 种 dNTPs,及少量的单一种 ddNTP。例如,在含 ddATP 的体系中,模板有 T 的部位,掺入新链的相应碱基应是 dATP,但也有可能是 ddATP。若为 ddATP,则合成停止。因此,最后的产物是长短不一的新 DNA链,5′ 末端为共同引物,3′ 端为 ddA。经高分辨率 PAGE 电泳分离后,将在凝胶不同的部位上显现。将 4 个体系(含不同的 ddNTP)的所见合而为一,可得到待测 DNA 单链的序列。若将 4 种不同的 ddNTP 标以可发出不同色彩的荧光基团,以相互区别,则可将 4 个体系相互混合,直接得到待测 DNA 片段的序列。

由于 Sanger 法的原理专业性较强,过程较复杂,将不详细介绍。所幸目前这种方法已自动化,有专门机构进行测序,只需提供纯化的 DNA 片段,即可得到其序列。

2. 二代测序　Sanger 测序虽然在全球范围内应用广泛,但存在测序通量、可扩展性以及测序分辨率等方面的限制,二代测序技术(又称新一代测序,the next generation sequencing,NGS)应运而生弥补了这些缺点。NGS 与 sanger 测序的基本原理类似,根据 DNA 模板链重新合成出小段 DNA 片段过程中发射的信号,顺序识别每一小段 DNA 上的碱基组成;不同的是 NGS 以大规模"并行"的方式将这一过程扩展成几百万个 DNA 合成反应。这使单遍(a single run)测序中产生数百亿个碱基数据,让整个基因组大片段 DNA 碱基对快速测序成为可能。

以 Illumina 测序仪的桥式 PCR(bridge PCR)反应为例,首先将基因组 DNA(genomic DNA,gDNA)打碎形成小片段 DNA 文库,正向引物和反向引物都被通过一个柔性接头(flexible linker)固定在固相载体上。经过 PCR 反应,所有的模板扩增产物就被固定到了芯片上的固定位置,形成一簇簇模板 DNA 的克隆。一块芯片的 8 条独立泳道上分别可以容纳数百万条模板,这样一次可以对 8 个不同的文库进行测序。新测出的碱基串被称为读段(read),它们可以依托一个已知的参考基因组作为支架进行重新组合,这个过程被称为重测序(resequencing);或者在参考基因组缺失的情况下将这些读段进行重新组合,这个过程被称为从头测序(de novo sequencing)。将读段全部进行对比拼接后,就可以揭示出一个 gDNA 样本中每条染色体的完整序列信息。

通过控制单遍 NGS 测序产生数据的多少,NGS 既可以对基因组上某个特定区域进行高分辨率测序,也能够提供一个分辨率相对低但却更广阔的基因组图谱。通过调节一个特定类型实验的测序深度(depth)可以调节分辨率的大小。测序深度即比对到样本 DNA 中单个碱基的测序读段数量的均值。如 1 000× 的意思是在这个基因组中每个碱基上平均比对了1 000 个读段,这使 NGS 能够方便地调整测序深度进而调整分辨率,从而对大量试验设计进行优化,这也是 NGS 相较于 Sanger 测序最重要的优势。

3. 全基因组测序与全外显子组测序　外显子组(exomes)是指全部外显子区域的集合。虽然人类的全基因组大约有 3.2 千兆碱基,但其中的大多数是重复的,外显子区域只占 3%,大约编码 20 300 个人类蛋白质基因。与全基因组测序(whole genome sequencing,WGS)相比,全外显子测序(whole-exome sequencing,WES)只针对外显子区域的 DNA 即可,可以做到更深的测序深度,数据准确性更高,利于寻找复杂疾病的致病基因和易感基因。

第七节 基 因 诊 断

在一般情况下,遗传病患儿的诊断是通过病史、体检、特异实验室化验、系谱分析等手段而确定的。在产前诊断(prenatal diagnosis)时,不可能直接检查胎儿,只能通过超声波检查,化验羊水,检查羊水细胞或绒毛组织,间接地作出诊断。然而许多致病突变基因不引起胎儿体型或体液组分的明显变化,也不在羊水细胞或绒毛组织中表达,因而必须通过胎儿细胞的 DNA 分析(即基因诊断,gene diagnosis),以达到胎儿是否患病的诊断。一些在幼儿、青少年或成年发病的遗传病,以及不典型的遗传病患者中,基因诊断可作为症状前诊断(presymptomatic diagnosis)与确诊的工具,如 Wilson 病、Huntington 病等的症状前诊断,Becker 型肌营养不良与其他肌病的鉴别诊断等。目前人们对累及成年人,且发病率高的多因子遗传病,特别是恶性肿瘤(如乳腺癌、结肠直肠癌等)的易感基因(susceptibility gene)特别重视。在高风险群体(high risk population)中(如患者的直系亲属中),用 DNA 分析筛查已知易感基因的要求将会越来越大,以便早期发现,并及时在携带易感基因的个体中采取预防措施。

一、直接检出突变基因

(一) 基因缺失

基因的小片段缺失,如几个 bp 的缺失,常须通过测序才能发现。基因较大片段或整个外显子的缺失可通过 Southern 印迹杂交或 PCR 法检出。

1. Southern 印迹杂交　这需要有关基因的探针或其 cDNA 探针。Bart 胎儿水肿是一个很好的例子。它是 α- 地中海贫血最严重的一型,是由于两条 16 号染色体短臂上的 4 个 α 基因全部缺失所致(图 1-16)。

在正常人中,BamH Ⅰ在 α 基因区的酶切片段长约 14kb,含有 α1 与 α2 两个基因。α 基因探针与人基因组 DNA 的 Southern 印迹杂交将检出该带;在患者中,该带将缺如。

2. PCR 法　若已知有关基因的 DNA 序列,就能人工合成最常出现缺失的部分的 PCR 引物对。若某一部分得不到扩增,则表明该部分缺失。

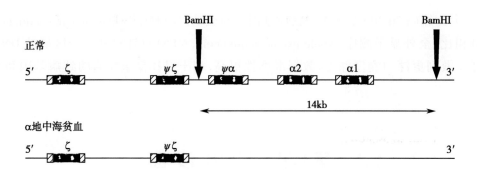

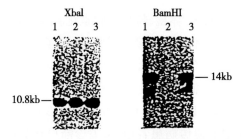

图 1-16 Bart 胎儿水肿的产前基因诊断

本病是由于全部 4 个 α 基因缺失所致,因此 α 基因探针将不能检出含 α 基因的片段(14kb)。在凝胶电泳图中,第一、第三行为正常 DNA,第二行为患病胎儿 DNA。左侧印迹杂交结果系作为内对照的 β 基因带型(Xbal 酶解 DNA 后印迹杂交)说明胎儿的 β 基因正常。

(二) 基因的点突变

要直接检出基因的点突变,必须先知道正常基因的序列与突变的位置和性质。

1. 限制酶切法 若点突变影响的碱基恰好处于某个限制酶的识别序列中,则这一碱基的改变将使该酶不再能识别该序列,从而这一酶切位点将丢失。因此用该酶酶解正常与患者 DNA 时,将获得不同长度的 DNA 片段。镰刀细胞贫血是由于血红蛋白的 β- 珠蛋白链中第六位的谷氨酸被缬氨酸所取代。相应的基因点突变为第一外显子中的第六个密码子 GAG 的一个点突变,A → T,从而变成 GTG。

正常 β 链基因(β^4)在突变区的碱基顺序是 CCTGAGGAG。限制酶 Mst Ⅱ 的识别序列恰好是 CCTNAG(N 可以是任何一个碱基)。因此以 Mst Ⅱ 酶解正常人的 DNA,将得到 1.1kb 与 0.2kb 的片段(0.2kb 片段太小,电泳时移动快,将走出凝胶而丢失)。在患者中,由于 A → T,这一 Mst Ⅱ 的酶切位点丢失,则将得到 1.3kb 的片段(图 1-17)。如此,在 Southern 印迹后与探针杂交,因所得片段不同,就可以直接检出突变基因。若先将突变区用 PCR 扩增,得到大量 294bp 长的片段,然后用 Mst Ⅱ 酶解,则在电泳后用溴乙锭染色,就可在紫外线灯下看到正常人有 191 与 103bp 的两条带,而患者只有一条 294bp 的带。如此就能检出 β^s 突变基因。这是一种快速、简便与经济的方法。

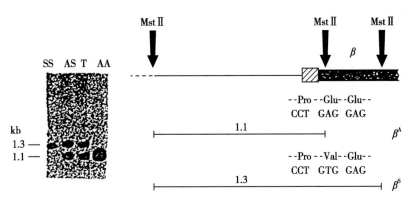

图 1-17 限制酶分析直接检出镰刀细胞贫血突变基因 β^S

β^S 是由于 β^A 基因第 1 外显子中 GAG 突变为 GTG，这一点突变恰好消除了 Mst Ⅱ 的一个酶切位点。β^S 出现比正常 1.1kb 长的 1.3kb 片段。左侧凝胶电泳中，SS 为镰刀细胞贫血的纯合子，AS 为杂合子，AA 为正常人，图示胎儿 T 为杂合子。

2. PCR 结合等位基因特异的寡核苷酸探针（PCR-ASO）诊断法 当基因的突变部位和性质已完全明了时，可以合成 ASO 探针识别是否有突变的存在。用于探测点突变时一般需要合成两种探针，一种与正常基因序列完全一致，能与之稳定地杂交，但不能与突变基因序列杂交；另一种与突变基因序列一致，能与突变基因序列稳定杂交，但不能与正常基因序列稳定杂交，这样，就可以把只有一个碱基发生了突变的基因区别开来。PCR 结合 ASO，即 PCR-ASO 技术，即先将含有突变点的基因有关片段进行体外扩增，然后再与 ASO 探针作点杂交，只要极少量的基因组 DNA 就可进行，而且不需酶解基因组 DNA 与 Southern 印迹，就可直接与特异寡核苷酸探针进行斑点杂交，检出突变基因。这是因为靶 DNA 片段浓度越高，探针更易杂交上，故更易检出（图 1-18）。

3. PCR 后直接测序 由于近年来测序技术的快速发展和成本下降，对于病因明确的遗传性疾病，可在了解病因的遗传学基础之上，直接对患者和可能的携带者进行基因检测。由于大多数的致病性突变是因为外显子内的，或剪切部位的点突变，故可将相关基因的外显子进行 PCR 扩增之后，进行测序以寻找和发现基因突变。

4. ARMS（amplification refractory mutation system）试验 如果突变的部位与性质皆已明确，在设计 PCR 探针时，探针 3′ 端的核苷酸最为重要，它必须与突变密码子的核苷酸相匹配，PCR 才能进行。设计的一种探针，其 3′ 端核苷酸与正常基因的相匹配，另一种则与突变基因的相匹配。在与正常基因进行 PCR 时，只有与正常基因匹配的探针才能有 PCR 产物；在与突变基因进行 PCR 时，只有与突变基因匹配的探针才能有产物。如此，就能区别基因是否发生了突变（图 1-19）。

5. 其他基因诊断方法 还有多重 PCR、定量 PCR、实时定量 PCR、寡核苷酸连接测定、DNA 芯片法等，不一一在此详述，可参考 *New Clinical Genetics* 一书。

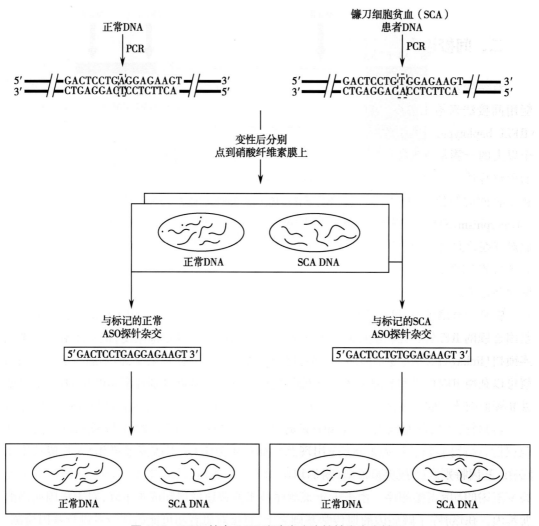

图 1-18 PCR 结合 ASO 斑点杂交直接检出突变基因

由于 PCR 只特异地扩增 DNA 中的靶 DNA 片段,故 PCR 产物中其他 DNA 片段极少,与 ASO 杂交后,
直接可得到杂交结果。SCA: Sickle cell anemia(镰刀细胞贫血)。

C-特异引物   3′ GTTTCCAAGAAACTCAGGAAACC5′
               5′ GGACCCAGAGGTTCTTTGAGTCCTTTGGGGATCTGTCCAC 3′

T-特异引物   5′ GGACCTAGAGGTTCTTTGAGTCCTTTGGGGATCTGTCCAC 3′
               3′ ATTTCCAAGAAACTCAGGAAACC5′

图 1-19 通过等位 - 特异 PCR 判定 p.Gln39X 突变

C>T 的改变将一个编码谷氨酰胺的密码(CAG)转换为一个终止密码(TAG)。

使用一个 C- 特异或 T- 特异的引物就可以区别基因是否发生了突变。

二、间接检出突变基因

若突变基因与相应的正常基因的序列皆不明,但基因已定位于某条染色体上时,只能用间接法来检出突变基因。这种方法通常利用突变基因邻近的 RFLP 或 RFLP 单体型(RFLP haplotype)作为遗传标记,以便与突变基因进行连锁分析。RFLP 单体型指 2 个或 2 个以上的一簇紧密连锁的 RFLP。某一 RFLP 一般只有 2 个长度不等的等位片段,称 RFLP 的等位片段(RFLP alleles)。这反映了存在或不存在某个酶切位点。但也可以有多个长度各不相同的等位片段,如 VNTR 的等位片段或短串连重复序列多态性(short tandem repeat polymorphism,STRP)的等位片段,它们的信息量一般比 RFLP 要高,甚至高很多。由于基因成对存在,而且位于两条同源染色体的相同基因座上,因此每条同源染色体在该基因座区可有各自的 VNTR 或 STRP 等位片段。若这两个等位片段长度相同,该个体为纯合子,若不同则为杂合子。

在某一家庭中,连锁分析能否成功,首先取决于 RFLP 能否提供信息,也就是说,与正常基因连锁的 RFLP 等位片段是否不同于与突变基因连锁的等位片段。此外,还必须知道其连锁相(linkage phase),即正常基因及突变基因究竟与哪个等位片段相连锁。明确了连锁相,就可以利用 RFLP 来跟踪突变基因在家庭成员中的传递,才能用于产前诊断、症状前诊断或诊断疑似的遗传病。

若探针为基因的一部分或其 cDNA 的一部分,探针检出的 RFLP 与点突变部位必定相距很近,因此两者间在减数分裂时出现互换而产生重组(从而改变连锁相)的可能性很小(DMD 基因特别大,约 2 000kb 长,常出现基因内部的重组,是例外之一),可以根据 RFLP 与突变基因的连锁相以确定家庭中某一成员是否具有突变基因。这就是用 RFLP 间接检出突变基因。在这种情况下,确定连锁相是关键的。

三、连锁不平衡法

某一遗传标记(如某一 RFLP 的一个等位片段)若经常与突变基因相连锁,而突变基因很少与该 RFLP 的其他等位片段连锁,这种现象称为连锁不平衡(linkage disequilibrium)。据此,群体中的某一个体若具有该等位片段,就可以推断,其很可能具有突变基因。因此这也是一种间接检出突变基因的方法。但由于突变基因不是百分之百地与该等位片段相连锁,因此出现错误的风险也较高。

在西非人群中,镰刀细胞贫血基因(β^S)经常与 Hpa Ⅰ酶切的 13kb 等位片段相连锁(约 90%),而正常的 β^A 基因则经常与 7.6kb 的等位片段相连锁。这可能是因为最初西非人群中,绝大多数的 β^A 与 7.6kb 等位片段相连锁,很少与 13.0kb 等位片段连锁。恰好是与 13kb 等位片段相连锁的 β^A 突变为 β^S。之后,由于 β^S 杂合子的显著选择优势(β^S 杂合子对在非洲流行的恶性疟有更强的抵抗力),故 β^S 的基因频率随之上升。但 β^S 与 13.0kb 等位片段相距很近,相互紧密连锁,基本上不与位于7.6kb等位片段上的β^A互换重组,因而绝大多数β^S与13.0kb等位片段连锁而产生连锁不平衡。

在西非人群中的这种连锁不平衡,可用以进行β^S基因诊断(图1-20)。用Hpa I 酶解基因组DNA后,并与适当的探针杂交,若只出现13.0kb的等位片段,则为β^S纯合子的可能性极大;若只出现7.6kb等位片段,则为正常纯合子;若出现13.0与7.6kb的两种等位片段,则为β^S的杂合子。

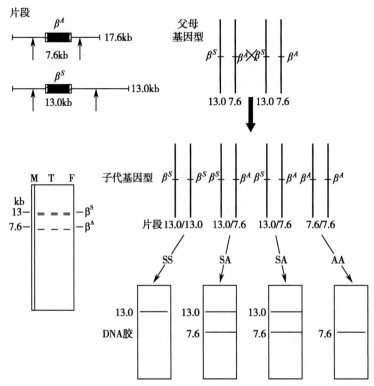

图1-20　β^S与Hpa I RFLP的连锁不平衡

此家庭中的β^S也与Hpa I 的13kb片段相连锁,β^A则与7.6kb片段相连锁。父母为β^S的杂合子。图示可能产生的子代基因型与绒毛DNA分析结果。左侧凝胶电泳结果:母亲M与父亲F皆为杂合子。胎儿T也为杂合子,将不患病。

第八节　基 因 治 疗

利用重组DNA技术已能有把握地把基因导入体外培养的哺乳动物细胞,并得到表达。1990年,在美国进行了世界上首次的临床基因治疗。目前,有很多研究单位在进行深入的研究,可望在21世纪内,取得重大的突破。

目前的基因治疗限于体细胞基因治疗(somatic cell gene therapy)。由于技术难度更大，且涉及伦理学与社会学的问题，生殖细胞基因治疗(germ line gene therapy)不在考虑之列。根据转移基因的途径，体细胞基因治疗又可分为间接体内(ex vivo)与直接体内(in vivo)两种。后者是将靶基因直接注入体内，如患者的血液循环中或肌肉组织中。前者是将携带靶基因的载体(vector)导入或转移入离体培养的来自患者的受体细胞(recipient cell)，然后将转化的受体细胞再转入患者体内。它与自体组织移植类似，只存在安全性、有效性的问题，而不存在伦理学的问题。遗传病的治疗主要用这种方法。这种治疗主要涉及下列4个环节(图1-21)。

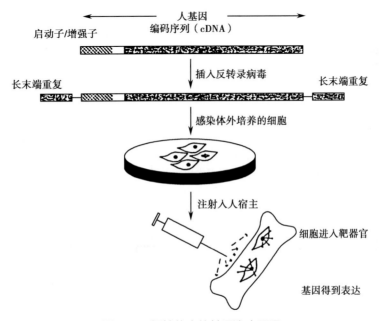

图 1-21　间接体内的基因治疗原理

1. 必须克隆分离得到所需的靶基因(target gene)。

2. **必须有有效的基因转移系统(gene transfer system)**　目前应用较多的有病毒载体、脂质体(liposome)与受体介导的基因转移系统。其中以反转录病毒(retrovirus)的应用最广。它转染(transfect)受体细胞的效力高，进入细胞后能整合入染色体，因此能较长时期地起作用，但由于整合入染色体的位点是随机的，有可能激活一些原癌基因或诱发突变。

3. **受体细胞的选择**　反转录病毒只能高效转染分裂旺盛的细胞。能满足这一要求的有患者的骨髓造血细胞(特别是干细胞)、体外培养的皮肤成纤维细胞或部分肝切除后的再生肝细胞。此外，转化后的受体细胞再转入体内，必须能存活一段时间，甚至有增殖优势。

4. **靶基因在受体细胞内能有适宜的表达**　这要求靶基因序列还必须带有强有力的启动子、增强子等调节序列。此外还必须考虑基因间相互作用的问题，如用正常 β- 珠蛋白基因治疗 β- 地中海贫血时，α 与 β- 珠蛋白基因间的平衡表达问题。若靶基因能同源重组(homologous recombination)入有缺陷的基因所在染色体的正常位点，基因调控与基因间的平衡问题可望迎刃而解,但目前人的基因同源重组问题还没有得到很好的解决。

肿瘤的基因治疗不在纠正或补偿基因突变造成的后果,而在设法杀死肿瘤细胞(如导入自杀基因)。在这方面,新的方法层出不穷,不一一赘述。

基因治疗是一种有前途的新治疗方法,值得探索,但它不是万能的。在一些遗传性疾病中,很可能找不到安全有效的基因转移系统,或找不到合适的受体细胞,特别是涉及神经系统的疾病。遗传病多种多样,且发病率往往很低,不可能对每种病都投入大量的人力、物力去发展基因治疗。在多因子遗传疾病中,除基因的作用外,环境因素也起很大的作用,不可能单靠基因治疗就能解决问题,因此过分乐观是不适宜的。

(田秦杰　黄尚志　张多多　罗会元)

参考文献

1. 程罗根, 遗传学. 北京: 科学出版社, 2013.
2. 姚志刚, 赵凤娟. 遗传学, 2 版, 北京: 化学工业出版社, 2015.
3. 梁素华, 邓初夏. 医学遗传学, 5 版, 北京: 人民卫生出版社, 2020.
4. 陈竺. 医学遗传学, 3 版, 北京: 人民卫生出版社, 2015.
5. SCRIVER CR. The Metabolic and Molecular Bases of Inherited Disease. 7th ed. New York: MeGraw Hill Co, 1995.
6. HOFFEEE PA. Medical molecular genetics. Madison, Connecticut: Fence Creek Publishing, 1998.
7. STRACHAN T, READ AP. Human molecular genetics. 2nd ed. Oxford, UK: BIOS Scientific Publishing Ltd, 1999.
8. READ A, DONNAI D. New Clinical Genetics. Banbury: Scion Publishing Ltd, 2007.

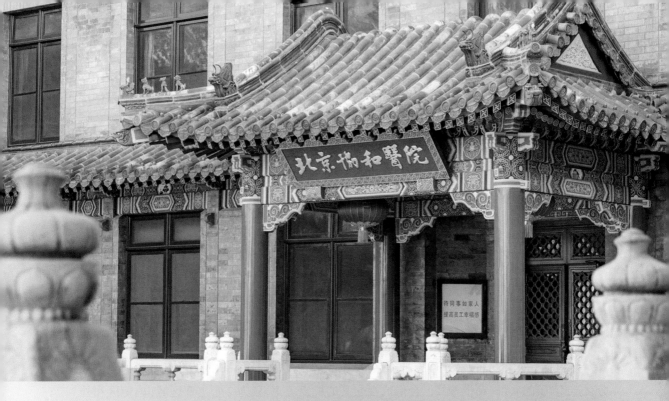

第二章

女性生殖的神经内分泌调节

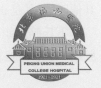

神经内分泌学是一门由神经科学和内分泌学形成的交叉学科,目的在于研究中枢神经系统 - 垂体 - 外周内分泌系统的调节及其反馈机制,以了解和阐明中枢与外周神经体液稳态及其失常与疾病的关系。外周内分泌腺主要包括性腺、肾上腺和甲状腺。中枢神经 - 垂体、卵巢和外周内分泌对女性个体的发育、生长、成熟、生殖、衰老等生理过程进行极为复杂而精密的调控。

第一节　下丘脑和垂体的神经内分泌结构

一、下丘脑的解剖

下丘脑(hypothalamus)是中枢神经系统(central nervous system,CNS)非常重要的组成部分,位于大脑的底部,在视神经汇合形成视交叉的位点之上,分为 2 个主要区域:内侧区和外侧区。其中内侧区含与内分泌系统中枢调节有关的大部结构。在大脑中,最为聚集的神经元簇命名为神经核,比较分散且边界不清的神经元群称为神经区。

内侧区由一组神经细胞组成。其中最重要的是前区、结节区和后区。前区包括内侧视前核、下丘脑前核、交叉上核和室旁核。下丘脑结节区从该区伸展至乳头体的前部,包括3 个主要神经核:腹内侧核、背内侧核和弓状核,后者在正中隆起之上,邻近第三脑室。通常认为结节区是含有产生大多数下丘脑激素神经元的区域,它们调节垂体前叶激素的分泌,因此可以视为垂体功能调节区。

结节区后方是下丘脑后区,含有乳头体、下丘脑后核、乳头体上核和结节乳头体核。除结节乳头体核外,该区域的神经核看来并不明显参加内分泌功能的直接调节。

二、下丘脑神经核的神经联系

下丘脑通过多种神经的联系在 CNS 和神经内分泌系统中起着一种关键角色。它可通过传入神经接收冲动,并向 CNS 的各个区域投射传出神经冲动。

传入神经冲动:传入神经冲动可分为两组:上行和下行神经冲动。上行神经冲动起源于脑干的所有水平,从尾端髓质到中脑前端,包括胺能途径(去甲肾上腺素能、血管紧张素能和肾上腺素能的纤维)。下行神经冲动来自前脑底部和嗅结节、中隔、梨状皮质、杏仁核及海马,主要通过下丘脑外侧区传向下丘脑内侧核。

传出神经冲动:下丘脑核调节传入神经束发出的不同信号,并将传出神经冲动送至大脑其他区,尤其是正中隆起和神经垂体。

下丘脑组织由神经元和胶质细胞构成,神经元约占脑细胞的 10%,另外约 90% 为神经胶质 - 星形细胞及少突胶质细胞。两者的生物学意义同等重要。神经元是高度分化和储存大量信息的细胞,通过其特殊的树突和轴突结构,执行协调的精密接收和迅速传递功能。胶质细胞不仅是神经元的支持细胞,而且对神经元起着重要的调节作用。

三、下丘脑内的联系

下丘脑内的联系包括短的、无髓脂质的小轴突,主要位于下丘脑内侧,它们连接下丘脑各个神经核,以及下丘脑内、外侧区。可分为两组神经分泌系统:大细胞系统和小细胞系统。

大细胞系统由多个神经元组成,主要位于视上核和室旁核,产生两种激素:催产素和血管升压素。这些激素沿神经轴突到达神经垂体,在此分泌进入门脉循环,可直接影响远处的靶器官,如肾小管和子宫的功能。

小细胞系统起源于不同的下丘脑核,尤其在下丘脑内侧基底部,前方为视交叉,后方为乳头体,侧面为下丘脑外侧区。该区域也称作"促垂体区",因为它含有两种成分,直接与产生促性腺激素释放激素(gonadotropin-releasing hormone,GnRH)系统和结节垂体多巴胺(dopamine,DA)神经元系统有关。

1. GnRH 神经元系统　　GnRH 神经元的细胞主要在 2 个区域:①下丘脑前部,主要在终纹的间质核和内侧视前区;②下丘脑结节区,主要在弓状核和室旁核。从这些核发出的纤维投射到正中隆起、神经垂体和其他 CNS 区域。

2. 结节垂体多巴胺系统(tuberoinfundibular DA,TIDA)　　含 DA 的神经元位于弓状核和室周核。弓状核前部的神经元投射到神经垂体。紧挨弓状核尾部的一组神经元投射到垂体中叶。整个弓状核伸向正中隆起,其末端插入其他小细胞系统的末端。后面的这些末端似有神经分泌。

四、垂体

垂体(hypophysis)是一个位于下丘脑下方的腺体。由三部分组成:腺垂体(前叶)、神经垂体(后叶)和垂体间叶。后者在人类呈始基状态。

(一) 腺垂体

腺垂体在解剖和功能上都与下丘脑连在一起,因而形成一独特的系统,称为"下丘脑 - 垂体轴"。它可调节下丘脑通过产生进入血液的肽类激素发出的信号。同时,腺垂体的激素通过反馈机制作用于下丘脑。

腺垂体起源于咽上皮并移行进入其旁的神经垂体。它由多组细胞组成,形成一堆上皮簇,被结缔组织和血管窦状间隙分隔。根据对苏木精 - 伊红染色的不同亲和力,这些细胞可分为两组:嫌色细胞和嗜色(嗜酸性或嗜碱性)细胞。现认为嫌色细胞是嗜色细胞的前体。嗜酸性细胞产生生长激素(growth hormone,GH)和催乳素(prolactin,PRL)。嗜碱性细胞产生前阿黑皮素(pro-opiomelanocortin,POMC)相关的多肽[包括促肾上腺皮质激素

（adrenocorticotropic hormone, ACTH）、黑色素刺激素（melanocyte-stimulating hormone, MSH）和β-亲脂素（β-lipotropin, β-LPH）]，甲状腺刺激素（thyroid stimulating hormone, TSH），卵泡刺激素（follicle-stimulating hormone, FSH）和黄体生成素（luteinizing hormone, LH）。

（二）神经垂体

神经垂体（垂体后叶）是下丘脑的延伸。包括正中隆起、垂体柄和垂体的神经叶。在发育过程中，来自大细胞神经分泌核的轴突向内侧移动并向下进入间脑泡的底部，即灰结节，在那里形成中线凸起，即正中隆起。该结构逐渐向侧方和腹侧凹陷形成漏斗柄或干。它继续形成一个大的终端：神经叶。

神经垂体产生两种激素：催产素和血管升压素，它们是下丘脑视上核和室旁核的大细胞系统神经分泌功能的结果。这些神经核中的神经元轴突向下通过正中隆起以扩大的末端终止于神经垂体。另外，一些神经纤维终止于正中隆起的门脉血管。

正中隆起是垂体前叶神经激素调控的最后共同通道。它含少量神经元，但有几种特异的神经胶质和室管膜成分。正中隆起从位于下丘脑促垂体区域的肽能神经元接收传入冲动。到正中隆起的神经冲动以轴-轴突触形式终止在室管膜和神经胶质成分上，或非突触形式终止于致密的毛细血管网中，即门脉循环。一些毛细血管形成一个"皮质"丛，其他则进入更深层的正中隆起和漏斗柄。

下丘脑产生的促垂体激素调节垂体前叶的激素活性，表现为释放或释放-抑制激素：GnRH，促甲状腺素释放激素（thyrotropin-releasing hormone, TRH），生长抑素（somatostatin, SS），促皮质素释放因子（corticotropin releasing factor, CRF），和生长激素释放激素（growth hormone-releasing hormone, GHRH）。这些促垂体激素进入门脉毛细血管。这些毛细血管裑的内膜有小孔，因此允许大细胞进入而无血脑屏障。相反，下丘脑释放的多巴胺则控制催乳素的张力性释放。下丘脑神经分泌的血管升压素和催产素可直接入血，改变肾小管和子宫的功能。

五、甾体激素与神经甾体

血运中甾体激素能与中枢神经系统特异受体结合，证明中枢神经元接受外周甾体激素的反馈调节。近年来的研究发现，中枢神经组织自己也能合成甾体激素分子，而且这些甾体分子与神经元的结合和外周组织者相同，都参与神经元基因转录和表达的调控。这是具有重要理论意义的新突破，它使人们对神经内分泌调节分子机制的复杂性有了更加深入的了解。

1. **雌激素**　雌激素与神经元结合的模式大体相同，靶细胞主要集中在视前区和下丘脑区。在视前区和弓状核间的室周区、下丘脑前区以及腹中央下丘脑核的腹侧部，雌激素受体及其 mRNA 密度较高，在前脑和脑干其他部位，密度较低。现已发现有 α（ERα）及 β（ERβ）两种雌激素受体（estrogen receptor, ER），两者分别与配体结合为复合物后，其作用相反，即雌

激素与其 α 受体结合激活基因转录,与其 β 受体结合抑制基因转录。由此证明,在基因调控中,两种受体引发的效应截然不同。另外,两种受体在大脑的分布也有不同,ERα 存在于弓状核,ERβ 存在于室旁核。但下丘脑 GnRH 神经元没有 ERα 存在,而在 Kiss1 神经元上存在 ERα,因此目前认为雌激素对 GnRH 的反馈调节是通过 KNDy 神经元介导的,而非直接作用于 GnRH 神经元。

2. 孕激素 在猴大脑正中隆起周围的下丘脑内侧底部发现有孕酮受体(progesterone receptor,PR)mRNA 表达,但 PR 的密度受雌激素刺激的影响,雌激素可使其表达水平上调。此种关系与在人子宫内膜的情况相似;其不同处在于孕酮处理可下调腹中央核内雌激素受体的表达,而孕酮受体的表达不受影响。

3. 雄激素 与雌二醇分布相类似。其密度以下丘脑和杏仁核内为最高,在中隔及海马中则较低,睾酮与雌二醇在结合上有明显的不同:①与血液中标记激素的量相关,在不同大脑部位标记的睾酮浓度在所有区域均低于雌二醇;②能与核部位结合的睾酮少于总量的 25%;③在大脑中与核部位结合的睾酮相当大的部分转化为雌二醇。一些研究者提出雄性大鼠大脑的形态分化至少部分地有赖于雌激素的形成及其对下丘脑和前脑基底部神经元的发育所起的作用。

4. 肾上腺糖皮质激素 肾上腺糖皮质激素受体 mRNA 的区域分布与性激素明显不同。在海马、中隔和杏仁核表达的密度较高,在下丘脑包括视前区和中脑表达水平很低。鉴于其参与 CRF 反馈调节、应激反应或与肾上腺功能有关的昼夜节律,人们已经了解其与海马的结合高于下丘脑的意义。还有研究认为慢性应激引起的皮质激素过高状态与阿尔茨海默病的发病有关。

第二节 下丘脑 - 垂体轴的神经内分泌学

胺类与肽类在下丘脑神经激素和垂体激素的分泌调控中起关键作用。这些内源性神经活性物质可分为三组:①经典(或常规)神经递质;②被公认的神经递质;③神经调节物质。

经典的神经递质控制细胞的应激性是通过改变膜的电能特性。相反,神经调节物质则不能改变细胞膜电位,但是它们可调节(增加或减少)神经递质的效应。并且神经调节物质也可影响经典神经递质的释放、转运和其他作用。无论如何,每一个物质可能充当神经递质,或神经调节物质,或被公认的神经递质。

一、经典的神经递质

神经元之间的信号转导是通过神经递质完成的。神经递质有三种主要的化学形式:氨基酸、单氨和神经肽。

1. **氨基酸类递质** 包括乙酰胆碱（acetylcholine，ACh）、谷氨酸、γ- 氨基丁酸（γ-amino-butyric acid，GABA）。

2. **单胺类神经递质** 包括儿茶酚胺能递质，如肾上腺素（adrenalin，A）、去甲肾上腺素（noradrenaline，NA）、多巴胺（dopamine，DA）和 5- 羟色胺（5-HT）能递质。

3. **神经肽类递质** 包括 kisspeptin、NKB、强啡肽、β- 内啡肽、生长抑素、前阿黑皮素（POMC）、促甲状腺素释放激素（TRH）、CRH、GnRH 及催产素。

所有的下丘脑神经核均接收去甲肾上腺素能的终端。这些纤维组成一个投射到下丘脑核背部的背束和一个投射到结节漏斗核、视前区、下丘脑前区和正中隆起的腹束。

在脊髓球前部和球网状物质的背部验证有肾上腺素能神经元。在背内侧核、室旁核、室周核、弓状核和视上核有高浓度的肾上腺素。室旁核的小细胞区接受去甲肾上腺素和肾上腺素的终端，然而仅有肾上腺素能纤维抵达大细胞区。

在 CNS 中，多巴胺能神经元排列成不同的组。在视前区 GnRH 分泌神经元和多巴胺能神经元之间已显示有突触接触。

血清紧张素能神经元，位于背核和中线核以及脊髓球内，投射到下丘脑。在弓状核、视上核、室周核、乳头核和正中隆起部位已发现血清紧张素的终端。

在下丘脑组织中已显示有高浓度的 GABA。GABA 能神经元主要位于下丘脑内侧基底部。这些发现提示 GABA 也可能充当下丘脑促垂体因子。

在乳头体、下丘脑后区和侧区、室旁和视上核已证实有胆碱能纤维。

二、神经调节物质

近 20 年来，在 CNS 中已证实多种肽类。尽管它们的功能尚未完全明确，其中许多看来能调节突触传递。某些肽类，在下丘脑内侧基底部有相对高的浓度，如释放或抑制激素和生长抑素，也可看作是神经激素，因为它们直接进入垂体门脉循环。这种神经分泌系统代表将 CNS 神经刺激转换为激素信号的中央机制的传出部分。

尽管许多肽类还没有归入该神经内分泌系统，但它们在下丘脑外有广泛的分布足以充当神经递质或神经调节物质。其中一些，如脑啡肽、神经紧张素、P 物质，已主要出现在大脑。其他的，如胆囊收缩素（cholecystokinin，CCK），最初被定为胃肠激素，只是以后才发现在 CNS 中。

三、下丘脑促垂体神经激素

这些物质称为释放或抑制激素（releasing hormone，RH 或 inhibin，IH）促进或抑制垂体前叶激素的释放。它们主要是由轴突抵达正中隆起的下丘脑神经元合成的。这里下丘脑的神经激素释放进入门脉循环，并送达它们的垂体靶细胞。但是，神经激素不仅是由下丘脑产生，CNS 的其他区域（中脑、脑桥、脊髓球和脊髓）以及内分泌腺和外分泌腺、胃肠道、免疫系统、生殖道和胎盘也可产生。它们的分泌通常受循环中相应垂体促激素和外周腺体产生的激素水平的调节。

(一) 促性腺激素释放激素

促性腺激素释放激素(gonadotropin-releasing hormone, GnRH)是一种主要由下丘脑前区和内侧基底部产生的十肽。其前体称为前 - 原 -GnRH,含有一个促性腺激素释放激素相关的肽(GnRH associated peptide, GAP)。在正中隆起中,GnRH 神经末梢直接分泌进入门脉毛细血管,之后 GnRH 经门脉循环到达腺垂体促性腺细胞。进而诱导 LH 和 FSH 的合成与释放,并与促性腺细胞表面的特异受体结合,受体密度受 GnRH 自身的调节,也受雌激素和孕激素的调节。

GnRH 神经元的分泌活性呈脉冲式,导致下丘脑 GnRH 对垂体促性腺细胞的间歇性刺激促进 LH 和 FSH 的间歇性释放,这种脉冲性 GnRH 是长期促进促性腺激素(Gn)合成和分泌的绝对要求,并且这个最佳促进 Gn 合成的 GnRH 脉冲频率和幅度窗口期非常狭窄。成年女性的脉冲频率为 60~120 分钟。正常月经周期的生理功能和病理变化均有相应的 GnRH 脉冲式分泌模式变化。GnRH 脉冲式释放可调节 LH/FSH 的比值,脉冲频率减慢时,血中 FSH 水平升高,LH 降低,从而 LH/FSH 比值下降;频率增加时,LH/FSH 比值升高。外周血中 LH 的改变反映了 GnRH- 分泌神经元的活性。

GnRH/Gn 脉冲式分泌的周期和振幅对调节性腺活动性以及整个生殖轴是至关重要的。GnRH 对促性腺激素细胞上的自身受体具有自启效应,这种特性表现为仅在生理周期(60~90 分钟)中对 GnRH 受体上调。频率减慢导致无排卵和闭经,频率加快或持续暴露于 GnRH 导致促性腺激素无反应,结果处于下调状态。

产生 GnRH 脉冲的部位像是一个独立的起搏器。事实上,体内下丘脑内侧基底部联系中断并不使促性腺激素分泌消失,而弓状核的破坏可导致 GnRH 释放被完全抑制,可能与 KNDy 系统的调节破坏有关。

近年来发现在两性哺乳动物的下丘脑弓状核漏斗区存在 Kiss1 神经元,可产生吻肽(kisspeptin),Kiss1 神经元同时有神经激肽 B(neurokinin B,NKB)和强啡肽(dynorphin,Dyn)表达,共同组成 KNDy 调节系统,目前认为 KNDy 调节系统是 GnRH 平时脉冲分泌和排卵前激增分泌的主要调节因子。*KISSl* 基因定位于常染色体 1q32,含 4 个外显子,编码一个 145 个氨基酸(AA)的前体肽(prepro—kisspeptin),前体肽中的 54 个氨基酸多肽(KP-54)是 kisspeptin 的功能部分,KP-54 激活 G 蛋白耦联受体 54(GPR54)。GPR54 在人大脑、垂体和胎盘有表达,其配体是 kisspeptin。

KNDy 神经元主要分布在下丘脑弓状核漏斗区,可表达 kisspeptin、NKB、强啡肽、神经激肽 B 受体(NK3R)、强啡肽受体(DynR)。在 GnRH 神经元没有或很少有 NKB 的受体。NKB 影响 GnRH 的脉冲分泌是通过间接刺激 kisspeptin 的释放。而强啡肽对 kisspeptin 的分泌有抑制作用。NKB 和强啡肽与其他 KNDy 神经元的神经活动相互协调,从而调节 kisspeptin 的脉冲式分泌。kisspeptin 的纤维可伸向并与 GnRH 神经元形成突触联系。kisspeptin 受体仅在 GnRH 神经元上表达,而在 KNDy 神经元上不表达,因此 kisspeptin 可能是在 KNDy 神经元与 GnRH 神经元之间发挥通信连接作用,kisspeptin 刺激正中隆起的 GnRH 神经元分泌 GnRH。

KNDy 神经元网络是 GnRH 脉冲器的基本成分,现认为 GnRH 脉冲的发动是由 NKB 的初步增加启动,后者可进一步刺激 NKB 释放(正反馈环)和 kisspeptin 的释放。KNDy 神经元的 NKB 又刺激了强啡肽的释放,经过短时间后,强啡肽的增加会抑制 kisspeptin(和 NKB)的释放,进而终止 GnRH 的脉冲。

KNDy 系统可能是 GnRH 分泌的关键,被认为是青春期的"看门人",介导性激素对 GnRH 分泌的调控。下丘脑 GnRH 神经元没有 ERα、孕激素受体(PGR)和雄激素受体(AR)存在,而在 Kiss1 神经元上存在 ERα 和 PGR,因此认为雌激素对 GnRH 的反馈调节是通过 KNDy 神经元介导的,而非直接作用于 GnRH 神经元。此外,在有雌激素的情况下,kisspeptin 还可以增加流向 GnRH 神经元的 GABA 和谷氨酸能的突触后信息而调节 GnRH 神经元。

去甲肾上腺素(NA)也是刺激 GnRH 释放的重要神经递质。去甲肾上腺素的调控似乎是通过抑制 GABA 能神经元对 GnRH 分泌神经元间的抑制性张力而起作用。在大鼠中,雌激素对 LH 的正反馈是通过刺激去甲肾上腺素能系统而介导的。人类 NA 调控促性腺激素分泌的作用尚不明确。

多巴胺(DA)的作用和角色尚有争议。有数据提示它对 GnRH 释放有刺激和抑制双重作用。这可能依赖于激活两种不同的多巴胺能途径:一种位于下丘脑内侧基底部的背部,可能刺激 GnRH 脉冲产生器;另一种位于弓状核,通过轴突投射到正中隆起,称为 TIDA,对 GnRH 释放有抑制作用。观察到灌注 DA,可抑制用纳洛酮(一种阿片类受体拮抗剂)诱导的 LH 脉冲释放,提示 DA 和内源性阿片类在调节 GnRH 分泌中存在一种相互作用。

内源性阿片样肽(endogenous opioid peptides,EOPs)在调控 GnRH 分泌中起重要作用。尤其是它们可能对 GnRH 的释放有一种持续抑制的影响,如在体外用纳洛酮灌注可诱导从人类下丘脑内侧基底部的 GnRH 的立即释放。内源性阿片类的活性受性腺类固醇的调节。事实上,纳洛酮决定增加 GnRH 脉冲释放的频率和幅度是在月经周期的晚卵泡期和黄体中期而不是在早卵泡期或绝经后妇女。曾提议性腺类固醇对促性腺激素分泌的负反馈可能部分是通过增强了对 GnRH 神经元的阿片能的抑制作用。

许多其他神经递质和神经肽也与 GnRH 分泌的调控有关。血管紧张素和 GABA 可能有抑制作用,调节 GnRH 释放的周期节律。相反,其他神经肽,如神经肽 Y、神经紧张素、P 物质或血管活性肠肽(vasoactive intestinal peptide,VIP)的作用,尚有争议。

(二) 促甲状腺素释放激素

促甲状腺素释放激素(thyrotropin-releasing hormone,TRH)是一种三肽,主要是由下丘脑的室旁核合成。TRH 刺激垂体促甲状腺细胞释放 TSH。它也对 PRL 的释放有刺激效应;这一作用似由雌激素介导。最后,TRH 似可直接刺激 GH 的释放,主要是在非内分泌 - 非代谢或精神紊乱的时候。

TRH 的分泌受甲状腺激素的负反馈机制控制。生长抑素抑制 TRH 诱导的 TSH 释放。另外,去甲肾上腺素刺激而血清紧张素抑制 TRH-TSH 轴。

(三) 促皮质素释放因子

促皮质素释放因子(CRF)是一主要由下丘脑室旁核产生的多肽。CRF 的最重要作用是诱导垂体促皮质素细胞合成与释放 POMC 相关的肽类(尤其是 β- 内啡肽)和 ACTH。

CRF 在神经内分泌的应激反应中有重要作用。应激事件可激活垂体 - 肾上腺轴,通过下丘脑及时释放 CRF,进而刺激促皮质素细胞分泌 ACTH。ACTH 则可诱导血浆糖皮质激素水平的升高。糖皮质激素在垂体水平,也可能在下丘脑水平有负反馈作用。

(四) 生长激素释放抑制因子和生长激素释放激素

垂体促生长激素细胞分泌生长激素(GH)受两种下丘脑肽的控制:生长抑素(somatostatin, SS)和生长激素释放激素(GHRH)。生长抑素持续性抑制,而 GHRH 则刺激 GH 的释放。生长抑素是一由 14 个氨基酸组成的肽,在大脑内有广泛的分布。在室周区(弓状核)、室旁核和许多下丘脑外区域证实有生长抑素的神经元。生长抑素是抑制 GH 分泌最强大的因子。生长抑素分泌的快速下降导致 GHRH 间歇性释放。它可抑制许多肽类(TSH、胰岛素、高血糖素、促胃液素和胆囊收缩素)的分泌并局部调节醛固酮的释放。GHRH 由弓状核产生,从正中隆起释放进入门脉循环。

(五) 催乳素调节因子

催乳素(PRL)是由垂体催乳素细胞以脉冲方式分泌的。促使间歇性 PRL 释放的刺激似在垂体内而非下丘脑。但有证据显示 PRL 的分泌受下丘脑持续性抑制。这一作用应特别归于由 TIDA 神经元产生的 DA。

相反,TRH 似可刺激 PRL 分泌。其他神经肽的作用尚不清楚。GABA 可能抑制 PRL 释放,血管活性肠肽、EOPs、血管紧张素Ⅱ看来似乎有刺激作用。血管紧张素能途径的激活可引起 PRL 分泌的增加,组胺似有促进作用。

通过下丘脑 DA 的反馈机制,PRL 的释放由自身调节。最后促性腺激素释放激素相关的肽(GAP)似可抑制 PRL 分泌。

第三节　下丘脑对神经垂体系统的调控

一、催产素和精氨酸血管升压素

催产素和精氨酸血管升压素(arginine vasopressin, AVP)是由神经垂体(垂体后叶)轴突末梢所分泌的,后者源于视上核和室旁核神经分泌神经元。它们的前体分别是前催产素和前加压素大糖蛋白分子。人神经垂体中的这些前体,在沿轴运输过程中经肽内切酶加工成为有生物活性的分子,而后储存在神经末梢。

二、神经垂体激素的生理功能

(一) 精氨酸血管升压素(AVP)的主要稳态功能

AVP 通过某些机制对血渗透压升高和液静压下降作出反应。作为强血管收缩剂和抗利尿激素(antidiuretic hormone,ADH),通过有组织特异性的 G 蛋白 - 耦联受体的介导,作用于肾脏,可增加水潴留。在血浆渗透压上升时,AVP-ADH 的释放迅速增加;水分负载时,即受到抑制,这样分别导致抗利尿或利尿效应。任何原因引起的血容量减少都会引起 AVP 释放,血管内容量急剧下降超过 10% 时,即发生 AVP 释放和水潴留,其机制涉及外周感受器和中枢的复杂反应过程。心房利钠尿多肽也可通过利尿和尿钠排泄影响 AVP 系统以全面调控水盐代谢。AVP 对 ACTH 释放也有一定的调节作用,在妇女中,AVP 和 CRF 合用可加强 ACTH 释放,比单用 CRF 增加 5 倍,并超过各自单用导致释放量之和。

(二) 催产素的作用

1. 分娩　人催产素是晚期产程中子宫收缩的重要刺激因子,在娩出期,阴道膨胀或神经反射刺激母体释放催产素。在孕妇中,雌激素诱导子宫肌层和蜕膜中催产素受体增加,在足月时受体浓度达到最高,受体的变化可对为何在血浆催产素水平没有增加的情况下,孕晚期自发宫缩增加和对催产素的敏感性提高作出解释。在第二产程,催产素和由它刺激产生的前列腺素对胎儿娩出有协同作用。

2. 泌乳　催产素通过结合位点,引起乳腺的肌上皮细胞和乳腺导管平滑肌收缩;哺乳时,乳头神经末梢受刺激后,神经元反射经脊髓、中脑和下丘脑的传递,诱导神经垂体释放催产素。由于心理性反射,在喂乳前催产素就可释放,而在恐惧、愤怒或精神紧张时,催产素释放受到抑制,泌乳也因此受到抑制。

3. 性行为　男性性兴奋射精时,血浆催产素迅速增高,然后恢复到正常基础值。在女性,外阴的触觉刺激引起催产素的释放,性高潮会进一步升高,这可能与阴道平滑肌的收缩有关。

4. 学习和行为　AVP 和催产素影响记忆,前者强化记忆并增强回忆,后者则相反,因而催产素被认为是一种内源性遗忘肽。母性行为也与催产素的中枢作用相关。

三、神经垂体激素释放的调节

神经垂体激素的释放涉及多个调节部位和多种机制,由中枢或下丘脑通过包括胆碱能和去甲肾上腺素能神经递质以及多种神经肽进行调节。

乙酰胆碱通过烟碱乙酰胆碱受体刺激催产素和 AVP 的释放。烟碱或吸烟可使血浆中 AVP 和神经垂体激素迅速增加，从而诱导抗利尿反应，若在此以前饮酒，AVP 先受到抑制，该作用即减弱或消失。

去甲肾上腺素能递质对催产素和 AVP 的影响，涉及兴奋性 α- 肾上腺素能和抑制性 β- 肾上腺素能两种途径。在哺乳妇女中，应激诱导的哺乳反射抑制即是通过 β- 肾上腺素能的激活而抑制了催产素的释放；同样的机制导致应激性产尿。

类阿片肽参与催产素和 AVP 的调节。强啡肽是一种 κ 受体激动剂，可通过作用于神经垂体的轴突末端而抑制催产素。纳洛酮是一种 μ 受体拮抗剂，可显著增强电刺激引起的催产素释放。恐惧、愤怒或脱水等应激可增加 AVP- 强啡肽释放，从而通过催产素神经元神经末梢的 κ 受体而抑制催产素的分泌。

活化素位于孤束核内，该核主要接收内脏感觉信息，并投射到室旁核。向室旁核灌注极微量活化素纯品便可诱导催产素分泌。

血管紧张素 Ⅱ 对 AVP 分泌的调节具有重要作用。大脑内有肾素 - 血管紧张素系统的所有组分，其中包括特异血管紧张素 Ⅱ 的受体。大量证据显示，中枢血管紧张素受体参与 AVP 分泌对渗透压的调控，外周产生的血管紧张素 Ⅱ 也参与 AVP 释放的调节。

室旁核产生催产素的细胞有雌激素结合位点，雌激素通过增加催产素受体而提高对催产素的敏感性，但雌激素对催产素分泌的调节作用尚待进一步研究。

（田秦杰）

参考文献

1. PAECH K, WEBB P, KUIPER GGJM, et al. Differential ligand activation of estrogen receptors ERα and ERβ at AP1 sites. Science, 1997, 277: 1508.

2. DIXSON A, The evolution of neuroendocrine mechanisms regulating sexual behaviour in female primates, Reprod Fertil Dev 13: 599, 2001.

3. ASAKURA H, ZWAIN IH, YEN SSC. Expression of genes encoding corticotropin-releasing factor, type 1 CRF receptor (CRF-R1), and CRF-binding protein (CRF-BP) and localization of the gene products in the human ovary. J Clin Endocrinol Metab, 1997, 82: 2720.

4. DIBLASIO AM, GIRALDI FP, VIGANO P, et al. Expression of corticotropin-releasing hormone and its R1 receptor in human endometrial stromal cells. J Clin Endocrinol Metab, 1997, 82: 1594.

5. CAMPBELL SS, MURPHY PJ. Extraocular circadian phototransduction in humans. Science, 1998, 279: 396.

6. 葛秦生. 临床生殖内分泌学: 女性与男性. 北京: 科学技术文献出版社, 2001.

7. SUVI T RUOHONEN, MATTI POUTANEN, MANUEL TENA-SEMPERE. Role of kisspeptins in the control of the hypothalamic-pituitary-ovarian axis: old dogmas and new challenges. Fertil Steril, 2020, 114 (3): 465-474.

8. GROSSMAN A, KORBONITS M. Pituitary Disease and Neuroendocrinology. South Dartmouth, Massachusetts: Endotext, 2018.

9. JEROME F STRAUSS Ⅲ, ROBERT L BARBIERI, ANTONIO R GARGIULO. Yen & Jaffe's Reproductive Endocrinology. 8th ed. Philadelphia, PA: Elsevier, 2019.

10. MCCARTNEY CR, GINGRICH MB, HU Y, et al. Hypothalamic regulation of cyclic ovulation: evidence that the increase in gonadotropin-releasing hormone pulse frequency during the follicular phase reflects the gradual loss of the restraining effects of progesterone, J Clin Endocrinol Metab, 2002, 87: 2194.

11. FERRIS HA, SHUPNIK MA, Mechanisms for pulsatile regulation of the gonadotropin subunit genes by GnRH1, Biol Reprod, 2006, 74: 993.

12. CLARKSON J, D'ANGLEMONT DE TASSIGNY X, MORENO AS, et al. Kisspeptin-GPR54 signaling is essential for preovulatory gonadotropin-releasing hormone neuron activin and the luteinizing hormone surge, J Neurosci, 2008, 28: 8691.

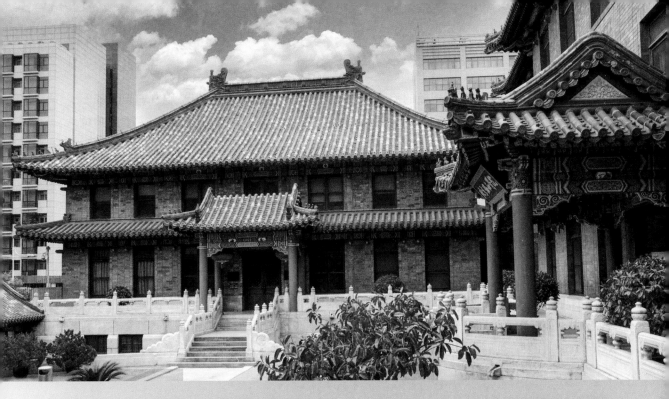

第三章

卵巢的生命周期

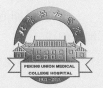

卵巢在生殖周期中充当积极的启动和维持角色，在下丘脑-垂体-性腺（hypothalamic-pituitary-gonad，HPG）轴中扮演中心角色，卵巢信号的幅度改变协助确定下丘脑-垂体单位的活性。

一、卵巢的发生

原始生殖细胞起源于胚胎尾部的卵黄囊的内胚层。在早孕3周末，它们借助于伪足运动移向两侧生殖嵴。生殖细胞只能在生殖嵴内存活。有生殖细胞的生殖嵴方可发育成性腺，没有生殖细胞的性腺，不可能有生殖功能。

在孕5~7周未分化的始基性腺，在生殖嵴的内侧为一个隆起，由体腔上皮分化为生殖上皮和下面的间质增殖而形成始基性腺，可见有皮质和髓质。进入性分化期时，性染色体为XX的性腺将发育为卵巢；性染色体为XY的性腺将发育为睾丸。卵巢的皮质内有大量的卵母细胞，而睾丸的髓质形成生精小管。

二、卵泡的发育、成熟与退化

卵泡是卵巢的基本功能单位。

（一）卵泡的发育

进入将分化为卵巢的生殖细胞称为卵原细胞（oogonium），先发育为卵母细胞（oocyte），然后发展为始基卵泡、初级卵泡、次级卵泡，最后达高度分化的排卵前有卵泡腔的窦卵泡（graafian follicles）。

在妊娠6~7周时卵原细胞通过有丝分裂大量增殖，至妊娠8周时开始进入第一次减数分裂，由一层颗粒细胞围绕卵母细胞成为初级卵母细胞，这时在卵巢中与卵原细胞同时进行的有有丝分裂、减数分裂和卵泡退化三个过程。妊娠20周时生殖细胞通过有丝分裂达600万~700万个的峰值，其中2/3为减数分裂中的初级卵母细胞，1/3仍为卵原细胞。有丝分裂至7个月时结束。不进入减数分裂的卵原细胞均退化。

由于生殖细胞大量丢失，至胎儿出生时，仅剩下约100万~200万个。出生后生殖细胞继续退化至青春期仅剩约30万个。其中约400~500个将在生育期排卵过程中作为成熟卵排出。

1. **始基卵泡（直径30~60μm）**　由单层扁平（非立体）前颗粒细胞围绕一晚双线期卵母细胞所组成。

2. **初级卵泡（直径>60μm）**　由一单层立方形颗粒细胞围绕一卵母细胞所组成。

3. **次级卵泡（直径≤120μm）**　由多层立方形颗粒细胞（≤600个）围绕一初级卵母细胞组成。

始基卵泡发育为成熟的次级卵泡的过程在生殖生命（reproductive life span）期间持续进

行,直至绝经而停止,它完全不依赖促性腺激素。从妊娠的第5~6个月,一些始基卵泡的梭形颗粒细胞前体分化为单层立方形细胞,成为初级卵泡。在形成初级卵泡的同时,颗粒细胞合成和分泌黏多糖,在卵子周围形成一透明环形区,称透明带(zona pellucida),通过它对卵子提供信息和营养。

初级卵母细胞在完成第一次减数分裂的中期形成第一极体,在周期LH峰后排卵前发育为次级卵母细胞。次级卵泡形成时,颗粒细胞产生卵泡刺激素(follicle stimulating hormone,FSH)、雌激素和雄激素受体,并以缝隙连接构成生理性耦联。分化中的次级卵泡进入髓质,完成卵泡膜的包围。在初级卵泡期形成泡膜内层。随着卵泡增大压迫周围间质形成泡膜外层。

卵泡膜层的出现与卵泡获得供血有关。在卵泡膜发育的同时,卵泡出现了小动脉,终止于邻近基底膜的花环状毛细血管网。同时也出现了淋巴管。当毛细血管形成后,卵泡膜-间质细胞开始分化,具备了LH受体和产生甾体的生物合成能力。成为放射长形纤维样细胞包围整个卵泡。梭形卵泡膜细胞胞质逐渐增多,变成上皮样细胞,并形成甾体激素-分泌细胞的细胞器,这些细胞称为卵泡膜内膜(theca interna)细胞。靠外周的卵泡膜细胞继续保持梭形,并与间质细胞融合,这些细胞称为卵泡膜外膜(theca externa)细胞。卵泡膜细胞LH受体和颗粒细胞FSH受体成为颗粒细胞-卵泡膜细胞-间质细胞相互建立联系形成功能性卵泡单位。

初级卵泡颗粒细胞的增生增加了细胞的层数,卵泡增大,形成次级卵泡。颗粒细胞的增生与分化、卵泡膜细胞的增厚及卵子的生长协同增加成熟中卵泡的直径。生长期的重要部分是卵母细胞的分化与生长,包括透明带的出现是判别卵泡腔前初级卵泡的特征。成熟的次级卵泡形成一群卵泡腔前卵泡,从中提供卵泡的募集。

(二)卵泡的成熟

卵泡从1级开始到最后成熟,实际上跨越3个月经周期。相应地,次级卵泡进入1级变化(仍为卵泡腔前期)认为是在黄体期的早期。这是在排卵后数天,月经周期的第15~19天。这一卵泡周期被定义为周期1。约25天后(即下一个排卵周期的第11~15天,周期2)可见到1级卵泡转换为2级卵泡(早卵泡腔期)。再过20天,在该周期(周期2)的黄体末期,2级卵泡转为3级卵泡。15天后,在下一周期(周期3)的晚卵泡期时,3级卵泡转为4级卵泡。向5级卵泡过渡约发生在10天后的黄体晚期,即周期3的25~28天,是卵泡发育至最后成熟的关键一步(图3-1)。

1. 持续生长期 窦前卵泡1~4级卵泡,直径可由0.12~0.2mm达2mm(图3-2)。其生长特征是颗粒细胞数量增加600倍,同时卵泡直径增加15倍,称为持续生长期,卵泡发育在低水平的循环促性腺激素下发育较慢。此期的卵泡退化与循环促性腺激素的周期性改变无直接关系,但促性腺激素的支持是必需的。

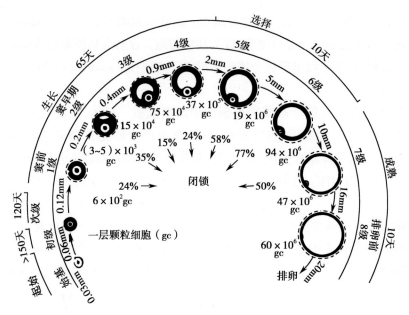

图 3-1 成人卵巢内卵泡生长发育的各阶段及各级生长卵泡出现闭锁的比例

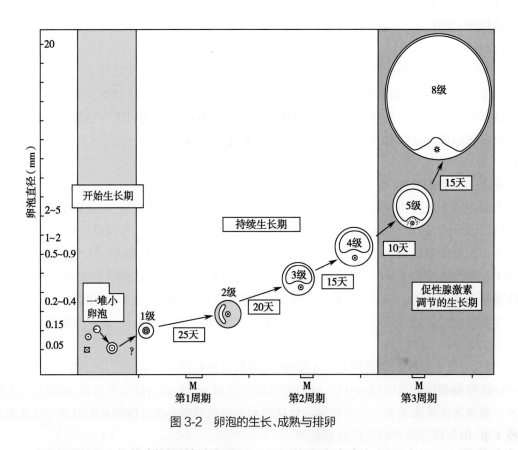

图 3-2 卵泡的生长、成熟与排卵

2. 促性腺激素 - 依赖(指数性)生长期 5~8 级的卵泡发育与循环中 FSH 周期的改变密切相关,黄体晚期的 5 级卵泡组成一个群体,从中征募出下个周期排出的卵泡。余下的生长将在第 4 个卵巢周期的卵泡期完成。这种生长是促性腺激素依赖的,其颗粒细胞资源可增加 160 倍,使卵泡直径由 5mm 增至 20mm。约 5 天为一期,在这期间发生卵泡的筛选并完成优势卵泡的发育。

优势卵泡可能分泌一种能抑制邻近同侧小卵泡芳香化酶活性的蛋白,对侧的卵巢亦可受到类似的影响。优势卵泡以后在维持其优势地位中起积极的作用。优势卵泡的出现是卵泡群体中其他小卵泡生长停滞的结果。

在早卵泡期,FSH 刺激颗粒细胞的芳香化酶活性,导致卵泡雌激素浓度增加。升高的雌激素增加卵泡对 FSH 作用的敏感性。到卵泡期中期,某一卵泡比群体中的其他卵泡产生更多的雌激素。由于卵泡腔形成和 LH 受体形成加速,优势卵泡得到有序的发展,即 FSH 和雌激素刺激生长、卵泡腔形成和 LH 受体出现。

在周期的第 7 天,围绕将排卵卵泡的卵泡膜细胞比其他卵泡的卵泡膜细胞选择性摄取更多的 LH。到卵泡期的第 9 天,优势卵泡的血管分布是其他卵泡的 2 倍。导致卵泡膜细胞的 LH 和低密度脂蛋白(low-density lipoproteins,LDL)以及到达颗粒细胞的 FSH 供应的增加。

优势卵泡在卵泡期后半期雌激素的生产显著增加,伴随 FSH 的循环水平下降,导致同一群体的非优势卵泡不能健康生长。这些卵泡雌激素生物合成减少、卵泡内雄激素水平升高、对 FSH 的敏感性消失,进而退化、萎缩。

(三) 卵泡的退化

卵泡的退化是卵母细胞和卵泡被排出卵巢的过程。细胞凋亡可能是卵巢排出卵泡的方式。细胞凋亡是一非毒性细胞有序的死亡过程,可以去除组织的细胞而不引起炎症反应。只在退化的卵泡中有细胞凋亡的证据,退化发生时随卵泡成熟期的不同而有所不同,在直径 1mm 的卵泡中接近 100%。这一过程需要特异的基因和蛋白的调节。卵泡的退化主要取决于卵子功能的完整性。当卵母细胞退化时,卵泡的其他成分随之发生不可逆的变化,卵泡腔被毛细血管和成纤维细胞侵入并塌陷,透明带通常是最后消失的卵泡部分。卵泡基底板内的所有成分最终为无血管的瘢痕(白体)所替代,从而完成吸收和消失的过程。来自卵泡膜 - 间质细胞的雄激素可能在卵泡退化中起主要作用。雄激素是卵泡退化过程中细胞凋亡的启动子;雄激素对雌激素刺激的卵泡腔前卵泡的主要作用是令卵泡退化;雄激素可减少卵巢雌激素受体浓度。

三、卵巢的生理特征

(一) 甾体的产生

成年人的卵巢可分泌孕烯醇酮、孕酮、17α- 羟孕酮、脱氢表雄酮、雄烯二酮、睾酮、雌酮和 17β- 雌二醇,其中雌酮和雌二醇是主要的甾体产物。孕酮和 17α- 羟孕酮是黄体的主要产物。颗粒细胞可产生绝大部分的孕酮和雌激素及 17α- 羟孕酮,而卵泡膜细胞产生孕酮、17α- 羟孕酮和雄烯二酮。

1. 雌激素的生物合成　在卵巢雌激素生物合成中,需要两种细胞和两种促性腺激素(FSH 和 LH)的参与,是一种综合的过程(图 3-3)。根据这两种细胞/两种促性腺激素假说的观点,来源于卵泡膜细胞受 LH 作用下产生的雄激素被 FSH 诱导的颗粒细胞芳香化。实际上,卵巢的雌酮和雌二醇分别来自于雄激素前体的雄烯二酮和睾酮的芳香化。

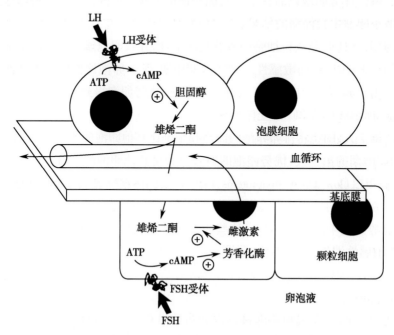

图 3-3　卵泡雌激素产生的两细胞/两促性腺激素假说

2. 孕激素的生物合成　颗粒细胞可生物合成孕酮,关键是需要有丰富的胆固醇。LDL 胆固醇对卵巢细胞分泌孕酮有重要意义。通过在线粒体内胆固醇侧链裂解限速步骤,胆固醇转化为孕烯醇酮,以后在相对较丰富的胞质酶,3β-羟甾体脱氢酶/$\triangle^4$ $\triangle^5$-异构酶催化下,孕烯醇酮转化为孕酮。

3. 雄激素的生物合成　人卵泡雄激素主要来源于卵泡膜细胞层,是 LH 而非 FSH 刺激卵泡膜细胞产生雄激素,颗粒细胞产生雄激素很少。

卵泡膜-间质细胞主要合成 C19 雄激素,因此这种细胞也具有产生孕激素前体的机制。但最重要的是卵泡膜-间质细胞有丰富的 17α-羟化酶和 17,20-碳链酶活性,可将前体孕烯醇酮和孕酮分别转化为 C19 甾体脱氢表雄酮和雄烯二酮。因此,含有 17α-羟化酶和 17,20-碳链酶活性是卵泡膜-间质细胞的独有特征。

(二) 卵巢内调节因子

了解人类卵巢内的调节机制比较困难,从灵长类动物中进行一些实验,应注意避免从一种动物推断到另一种。已确认的调节因子有颗粒细胞能对雌激素、雄激素、孕激素、FSH 和 LH 反应;同样,卵泡膜-间质细胞也能对 LH 和雌激素有反应。此外,尚有其他系统的因子。

卵泡生成的周期性过程表现为成熟中卵泡的各发育部分的显著增生和分化,认为促性腺激素和性腺甾体起主导作用。但卵泡发育的不同结局提示卵巢内尚存在其他的调节系统,即促性腺激素的作用在原位尚有其他细微的调节。从而解释卵泡成熟过程中不是都有相同的速度和达到相同的程度。此外,减数分裂的启动与终止,以及优势卵泡的选择均无法单用促性腺激素释放的改变来解释。

生长因子、细胞因子和神经肽是被广泛研究的潜在的卵巢内调节因子。卵巢内的调节因子可以调节发育中的卵巢细胞增生或分化,作用的方式可以是自身调节、放大或减弱促性腺激素的作用。这样的卵巢内调节因子也可能与卵巢各层间的交流有关,使卵巢不同细胞群间有更紧密的联系。例如,有越来越多的证据提示来自颗粒细胞的调节因子可调节邻近的卵泡膜 - 间质细胞层以协调卵泡的发育,通过这种调节,颗粒细胞可对自身有所控制,可以调节从邻近的卵泡膜细胞流入的雄激素物质。

现在认为,潜在的卵巢内细胞间交流可有以下特点。

1. 旁分泌　涉及从来源细胞弥散到不同的局部靶细胞,这一现象涉及刺激多种细胞类型。

2. 自分泌　涉及作用于细胞本身的表面受体。这一现象涉及单个细胞充当调节因子的产生、接受和作用部位。

要成为卵巢内调节因子,它必须符合几个起码的标准:①局部产生;②局部接受;③局部作用。另一不可缺少的条件必须在体内提供对卵巢功能影响的证据。

目前已被认为是卵巢内调节因子的不多,大多数尚需进一步了解。

四、周期性

(一) 卵泡的生长与发育: 征募、选择和优势

征募指卵泡进入快速生长期,即离开休止期,开始特征性生长和发育。亦可随时出现萎缩,因而征募虽然是必需的,但不能保证排卵。选择成熟中的卵泡群需要减少到种类特异的排卵限额,当健康有排卵潜能的卵泡数量达到排卵限额时达到完成选择。

在黄体晚期,最大的健康卵泡并不一定被选择,因为较小的卵泡可能含有的颗粒细胞有丝分裂指数高于大卵泡。实际上甚至在早卵泡期,被选择的卵泡与群体中的其他健康卵泡亦无形态上的区别。尽管如此,被选择的卵泡可通过其绝对大小和其颗粒细胞的高有丝分裂指数而与其他的卵泡鉴别。而且此时只有被选择的卵泡在卵泡液中能测到 FSH 的水平及显著的卵泡雌二醇水平。通常认为能有效地芳香化雄激素是被选择卵泡的重要条件。最重要的一点是优势卵泡颗粒细胞的有丝分裂指数很高,足以保证其他小的健康卵泡不能赶上它的水平。

被选择的卵泡在排卵前一周变为优势卵泡,并在排卵前维持其优势地位,即被选能排卵的卵泡在功能上(不仅在形态上)呈优势地位,并可抑制双侧卵巢中竞争性卵泡的发育。只有优势卵泡可以在不适合其他卵泡存活的条件下生存。

实验显示,在周期第 8~12 天烧灼灵长类动物肉眼可见的卵泡,延迟了预计下一次排卵前出现垂体促性腺激素峰值的时间。相反,在黄体中期(第 16~19 天)去除黄体可提前预计排卵前促性腺激素峰值的时间。在妇女中可看到类似的现象。这些发现支持卵巢本身在月经周期中起到“报时(time giver)”作用的假说,而这种报时功能是由优势卵泡的周期性结构活动的作用。因此 28 天月经周期是由内源性周期性卵巢优势结构的寿命决定的,而不是大脑或垂体控制的结果。因而优势卵泡决定卵泡期的长短,黄体决定黄体期的长短。这些结果亦可用于人类。

这些发现也提示优势卵泡的选择在烧灼之前即已经发生(即在周期第 8 天之前)。不会有另外的卵泡能替代被烧灼的卵泡而达到及时的周期中期排卵。因此,优势卵泡通过抑制卵巢内其他竞争卵泡的发育在调节排卵限额中起关键作用。黄体亦有类似的功能,一旦在卵泡期中期被选为优势卵泡,黄体也就成为卵巢的优势结构。因而下一轮的卵泡发育,只有在周期性结构障碍因素被去除后才会发生。

孕酮是主要的负责抑制黄体期卵泡生长的黄体激素。循环促性腺激素水平在去除卵泡或黄体后仍基本稳定,卵泡的征募是在无明显循环促性腺激素增加的情况下发生的。因此卵巢周期性结构对卵泡生长的抑制不是由于循环水平的促性腺激素下降,而可能是由于卵巢内的局部影响。

将排卵的卵泡在黄体消亡后的第 5~7 天即已获得优势能力,这在周期的第 5~7 天卵巢静脉内的雌二醇水平显著不同可以看出。其中卵巢间雌激素水平的差异是优势卵泡出现的最早激素指标。

直径<8mm 的卵泡,其卵泡内雌激素 / 雄激素比值较低。从卵泡中期开始此比例被颠倒。随着芳香化雄激素能力的增加,被选上的卵泡能够合成足够量的雌二醇,并通过合适的途径进入体循环。因而早在周期的第 5~7 天就造成卵巢功能的不对称。在晚卵泡期,卵泡内雌二醇的浓度在循环雌二醇水平达峰值时最高。排卵 LH 峰出现后,卵泡内雌二醇的浓度随着平行下降的卵泡内雄烯二酮而下降。同时卵泡内孕酮和 17α- 羟孕酮的含量在进行性增加,反映了早期的颗粒细胞黄体化。

在整个周期中,卵泡液中雄激素和雌激素的水平在不断变化着,小卵泡比大卵泡中的雄激素 / 雌激素比例高。因而排卵前卵泡的甾体特征是雌激素、孕激素浓度较高,雄激素浓度较低。相反,晚卵泡期的小卵泡的特点是高浓度的雄激素和低浓度的雌激素、孕激素。这些提示在人类卵泡中存在一种调节卵泡液中甾体激素环境的机制。

（二）排卵

接近卵泡中期时,有一雌激素的显著升高,随后是一 LH 和较低的 FSH 峰,引起优势卵泡排卵。由于不十分清楚的原因,通常每一月经周期仅有一个卵子排出,并形成一个黄体。在人类,LH 和人绒毛膜促性腺激素(human chorionic gonadotropin,hCG)均可刺激成熟卵泡的破裂,高浓度的 FSH 也可以充当 FSH 和 LH 刺激的成熟卵泡的“排卵激素”。LH 可刺激卵泡合成前列腺素,前列腺素合成的增加可能介导 LH 的排卵刺激,前列腺素合成的抑制剂可抑制排卵。

排卵由快速的卵泡膨大和随后的卵泡从卵巢皮质表面突起组成。最终卵泡的破裂造成卵母细胞 - 卵丘细胞的排出。在人类卵巢,该过程可在排卵前 LH 峰出现的 5~6 天前开始,至 LH 峰标志卵泡期的结束。是在实际发生卵泡破裂前 36 小时左右。

在破裂前的突起卵泡表面可见到一圆锥形的"排卵斑"。该排卵斑的破裂伴随着缓慢的而非爆破型的卵母细胞和卵泡液的排出,提示卵泡液的压力并不大。

(三) 黄体的形成与消亡

排卵后,优势卵泡重新组织形成黄体。卵泡破裂后,从周围间质来的毛细血管和成纤维细胞增生,并穿过基底板进入黄体。黄体的快速血管形成可能是在成血管因子的引导下进行的,同时壁颗粒细胞发生总称为黄体化的形态改变,这些细胞与周围的卵泡膜 - 间质细胞和侵入的血管相互作用形成黄体。这些细胞相互间有缝隙连接以便黄体细胞相互交流。

黄体是排卵后卵巢的主要性甾体激素来源。此期的一个重要现象是血管穿透卵泡的基底膜,提供颗粒细胞 LDL,LDL 胆固醇作为黄体产生孕酮的底物。LH 在甾体产生中起关键作用。在人类黄体有功能的寿命期间,一直存在有 LH 的受体,并且在妊娠期间也没有降调节。除 LH 外,另一个强的黄体功能调节因子是胰岛素样生长因子 - Ⅰ(insulin-like growth factor-Ⅰ,IGF-Ⅰ),可以促进人黄体细胞中产生雌激素和孕酮。

黄体功能的寿命期一般为(14 ± 2)天。而后它可自动退化。除发生妊娠,一般它被称为白体的无血管瘢痕所替代。黄体寿命的机制尚不清楚。LH 在黄体功能的维持中起中心作用。去除 LH 的支持不可避免地造成黄体退化。在妊娠期,妊娠滋养细胞分泌的 hCG 可维持黄体功能,产生孕酮,以协助维持早期妊娠直至胎盘黄体功能的转换。雌激素和前列腺素等都可能是重要的黄体消亡的促进因子。

在黄体退化中,细胞凋亡可能是黄体消亡的真正原因。

五、绝经后卵巢

绝经后虽仍有高水平的循环促性腺激素,但卵巢发黄萎缩、缺乏光泽、表面皱褶,重量<10g。显微镜检查见皮质很薄,没有卵泡。在末次月经后的 5 年内,可见几个始基卵泡、发育中的卵泡和萎缩卵泡。在绝经前有规律月经的妇女,每个卵巢仍有 2 500~4 000 个原始卵泡,而绝经后几乎无卵泡,提示绝经前 10 年起卵泡消耗加速。

绝经后虽卵泡耗竭,但绝经后卵巢并非是一个无功能的内分泌器官,仍能产生雄烯二酮和睾酮。绝经妇女卵巢静脉的睾酮与雄烯二酮浓度分别比外周水平高 15 和 4 倍。绝经后妇女卵巢静脉睾酮显著高于绝经前妇女。绝经后妇女切除卵巢后,血清睾酮可下降 50%。

(田秦杰)

参考文献

1. NISHINO K, YAMANOUCHI K, NAITO K, et al. Characterization of mesonephric cells that migrate into the XY gonad during testis differentiation, Exp Cell Res, 2001, 267: 225.

2. GOUGEON A. Dynamics of follicular growth in the human: A model from preliminary results. Human Reprod, 1986, 1: 81.

3. SHIKONE T, YAMOTO M, KOKAWA K, et al. Apoptosis of human corpora lutea during cyclic luteal regression and early pregnancy. J Clin Endocrinol Metab, 1996, 81: 2376.

4. GOUGEON A, EOCOHARD R, THALABARD JC. Age-related changes of the population of human ovarian follicles: Increase in the disappearance rate of non-growing and growing follicles in aging women. Biol Reprod, 1994, 50: 653.

5. SHELLEY JM, GREEN A, SMITH A, et al. The endocrinology of the menopausal transition: A cross-sectional study of a population-based sample. J Clin Endocrinol Metab, 1995, 80: 3537.

6. SANTORO N, BROWN JR, ADEL T, et al. Characterization of perimenopausal reproductive hormonal dynamics. J Clin Endocrinol Metab, 1996, 81: 1495.

7. HUGH S. TAYLOR, LUBNA PAL, MBBS, EMRE SELI. Speroff's Clinical Gynecologic Endocrinology and Infertility. Wolters Kluwer, 2020.

8. LEI L, SPRADLING AC, Female mice lack adult germ-line stem cells but sustain oogenesis using stable primordial follicles. Proc Natl Acad Sci U S A, 2013, 110: 8585.

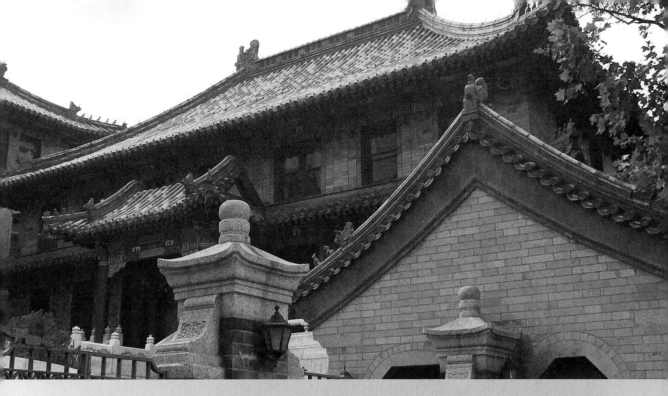

第四章

女性生殖内分泌激素的合成、代谢与调节机制

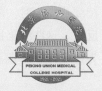

女性生殖内分泌的核心是下丘脑 - 垂体 - 卵巢轴的功能与调节,是通过促性腺激素释放激素(GnRH)- 促性腺激素(LH、FSH)- 性激素(雌激素、孕激素和雄激素)的相互调节和协调而发挥作用的。GnRH 的作用与调节见女性生殖的神经内分泌调节一章,本章将重点介绍促性腺激素和性激素的合成、代谢与调节。

第一节　促性腺激素

一、促性腺细胞

垂体前叶细胞包括促性腺细胞、促甲状腺细胞、促肾上腺皮质激素细胞、生长激素细胞和催乳素细胞。促性腺细胞负责合成和分泌黄体生成素(luteinizing hormone,LH)和卵泡刺激素(follicle-stimulating hormone,FSH)。在下丘脑 GnRH 等多种因子的调控下,这些激素高度和谐地释放,分别与卵巢和睾丸特异的相关受体以高亲和力结合,以调节生殖细胞的发育和性甾体的合成与分泌。在女性,LH 作用于卵巢的卵泡膜细胞,调节局部和外周甾体激素的浓度;引起卵泡破裂和排卵。FSH 作用于卵巢的颗粒细胞,促进生殖细胞的发育和雄激素向雌激素的转换。

促性腺细胞占腺垂体细胞总数量的 7%~15%,有独特的结构。根据形态分为两种细胞群体:一种是大的卵形细胞,另一种是小的有角细胞。应用单标记和双标记的免疫组织化学研究,进一步发现有双激素和单激素两类促性腺细胞。这些细胞的数量和比例呈动态变化。LH 和 FSH 在大多数促性腺细胞中共存,可解释灵长类动物月经中期 LH 和 FSH 呈耦联分泌,以及在 GnRH 刺激下两者的作用同时增加。双激素和单激素促性腺细胞群并存,还可解释在不同生理状态下 LH 和 FSH 分级释放的现象。此外,促性腺细胞中的分泌颗粒选择性地贮存 LH 或 FSH,可能是 LH 和 FSH 呈不平行释放的一种机制。

二、LH 和 FSH 的合成、分泌及其调节

垂体的 LH 在卵泡早期下降,然后逐渐上升直至排卵期,随后快速下降,到下个周期开始时再逐渐增加。垂体的 FSH 波动性较小,但在卵泡早期和排卵后也呈下降。这种变化与促性腺细胞的分泌活性没有必然的相关性。持续灌注 GnRH 可以产生一双相血浆 LH 谱,与其他以颗粒形式贮存的激素释放过程相类似,提示在人垂体中存在着两个 LH 池,其释放受性甾体激素的影响。LH 的初次释放在 30 分钟时达峰值,于 90 分钟后开始第二次上升,持续达 4 小时。雌激素可增强第二次上升;在雌激素治疗后,再给孕激素则可增强先后两次反应。这些结果提示有一先已形成的 LH 池,在 GnRH 作用下 LH 快速释放。第二池代表更为协调地促性腺细胞颗粒群的释放与激素生物合成的激发。与血浆 LH 的双相反应不同,

在 GnRH 灌注时，仅有一个单相血浆 FSH 的逐渐升高。血浆 FSH 不存在初次释放反应，或是由于促性腺细胞中缺乏可快速释放的 FSH 池，或许还需要有更特异的 FSH 释放因子，以引发初次释放。

促性腺激素的生物合成与分泌在生殖周期中受到精密的调控（图 4-1）。促性腺激素表达受下丘脑因子（主要是GnRH）、垂体内因子（主要为肽类、激活素和卵泡抑制素）和性腺反馈（甾体和肽类）的调节。促性腺激素的表达可在多个水平受到调节，包括：①转录速度的改变；②mRNA 的稳定性；③增加蛋白亚单位合成；④翻译后加工，如糖基化；⑤促性腺细胞数量的改变。

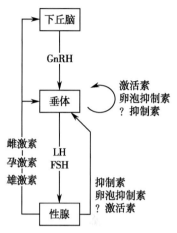

图 4-1　促性腺激素生物分泌调节的模式图

（一）下丘脑的控制

正常情况下，GnRH 是以非持续脉冲方式分泌，该方式是增加促性腺激素表达必需的条件；否则，在经过一短暂的兴奋期后，GnRH 持续作用会抑制促性腺细胞功能。这种抑制效应已用于不同性甾体依赖性疾病的治疗，包括性早熟、子宫内膜异位症、前列腺癌、乳腺癌以及不孕症中月经周期的调节等。

正常女性生殖周期过程中 GnRH 的脉冲频率是不同的。检测 LH 的脉冲可用作反映GnRH 分泌方式一个准确的指标。根据所测人血 LH 水平，推测出 GnRH 脉冲在卵泡早期每94 分钟一次，在卵泡晚期缩短至每 71 分钟一次。脉冲频率在黄体晚期最低，每 216 分钟一次。总的说，GnRH 脉冲频率越快，越有利于 LH 分泌；较慢的脉冲频率则有利于 FSH 分泌。因此，不同脉冲频率的 GnRH 显著地影响 LH 和 FSH 释放的绝对量和比值。

现认为 GnRH 脉冲的变化，主要是由于性腺甾体的反馈作用对固有的脉冲模式的调节所致。雌二醇可引起 GnRH 脉冲频率增加，因而可增加 LH 释放。与此相反，在黄体期，孕酮水平升高，通过中枢 GnRH 脉冲模式调控的介导，不仅 LH 脉冲率下降，还导致 GnRH 脉冲频率下降，从而有利于 FSH 的生物合成和分泌，这与月经周期黄体晚期观察到的变化相一致。

GnRH 脉冲还进一步受局部释放的一些因子的微调，如去甲肾上腺素可刺激 GnRH 释放，类阿片有抑制作用，多巴胺随生理状态不同可产生刺激和抑制 GnRH 的作用。由于多巴胺增加内啡肽释放，后者反过来可以减弱多巴胺释放，提示下丘脑内神经元网络可调节GnRH 脉冲。近来发现弓状核 KNDy 系统中，NKB 对 kisspeptin 分泌有刺激作用，而强啡肽对 kisspeptin 的分泌有抑制作用。NKB 和强啡肽与其他 KNDy 神经元的神经活动相互协调，从而调节 Kiss1 神经元的脉冲式分泌，kisspeptin 则刺激 GnRH 神经元的分泌。

实验结果显示 GnRH 不仅对促性腺激素分泌有调节作用，对其合成也有刺激作用。GnRH 脉冲对促性腺激素基因表达（包括生物合成与分泌）的调节机制现尚有待阐明，可能与促性腺细胞的 GnRH 受体（GnRH receptor，GnRH-R）数量有关。脉冲性 GnRH 可以增加

GnRH-R 的表达,但持续性 GnRH 作用则降低受体数量和敏感性。研究发现在排卵前期大鼠、羊和猴垂体的 GnRH-R 表达增加。

促性腺细胞表面的 GnRH-R 与下丘脑门脉 GnRH 以高亲和力相结合,GnRH-R 的数量受 GnRH 频率和其他激素因子的调节,GnRH-R 浓度的变化常与促性腺细胞对 GnRH 的反应相关。测定结果表明垂体内 GnRH-R 的浓度在 GnRH 频率为 30 分钟时最高,在 2 小时较低,此种 GnRH-R 的改变与 LH 和 FSH 的最适释放值和合成相关;在高、低频率 GnRH 情况下,GnRH-R 数量可相差 2~3 倍,这些都说明 GnRH-R 的变化对垂体发育、动情周期、妊娠、泌乳和性腺切除有重要的生殖生理学意义。

近来从人、大鼠、牛、猪和绵羊的 cDNAs 的研究说明,GnRH-Rs 间有很高的相似性。GnRH-R 长约 320~330 个氨基酸残基,是 7 次跨膜、G- 蛋白耦联其细胞膜受体超家族的成员。GnRH-R 的单拷贝基因长度>20~25kb,位于人染色体 4q13.2~21.1。

除 GnRH 以外,其他一些神经肽也参与调节促性腺激素基因的表达。这些因子可以通过调节 GnRH 脉冲间接地起作用,也可直接作用于促性腺细胞而影响其功能。

(二) 性腺甾体反馈

促性腺激素生物合成与分泌受两个性腺反馈系统的调节,即性腺甾体系统和激活素 - 抑制素 - 卵泡抑制素系统。这两个系统作用于 GnRH 的脉冲刺激是叠加的,其总的效应为抑制作用。

1. 性腺甾体 包括雌激素、孕酮和雄激素,作用于下丘脑和腺垂体。在促性腺细胞中发现有雌激素、孕酮和雄激素受体。在下丘脑的多种细胞类型中,包括释放多巴胺和 β- 内啡肽的神经元,也发现有性腺甾体的受体,但在弓状核含 GnRH 的神经元中没有发现性腺甾体受体,这些结果提示性腺甾体间接地影响下丘脑 GnRH 的释放。目前认为雌激素对 GnRH 的反馈调节是通过 KNDy 神经元介导的,而非直接作用于 GnRH 神经元。

(1)雌激素:根据生殖状态,雌激素可增加或减少促性腺激素基因表达。卵巢切除后,雌激素反馈作用丧失,循环 LH 和 FSH 水平显著升高,并且它们的亚单位 mRNA 水平也升高。雌激素补充治疗可逆转这种去势后的促性腺激素亚单位 mRNA 升高,极有可能是通过减少转录的速度而有此变化。雌激素主要的抑制作用可能是通过垂体的介导,另外它也可在下丘脑脉冲发生器水平发挥其抑制作用。

雌激素在月经中期 LH 峰时对促性腺激素分泌发挥正反馈效应。此效应要求有稳定>200pg/ml 的血清雌二醇浓度,持续 50 小时。下丘脑也可能参与雌激素的正反馈,因为在出现 LH 峰时,GnRH 释放脉冲频率也见增加。雌二醇对促性腺激素合成的刺激作用是脉冲性 GnRH 刺激作用的补充,使促性腺细胞中的 LH α 和 LH β 亚单位的形成速度加强。这种联合作用对排卵前 LH 峰极为重要。性腺甾体和 GnRH 相互作用调节促性腺激素合成与分泌的过程非常复杂,在控制女性生殖周期中更是如此。

(2)孕激素:孕激素效应较难判定,因它依赖于雌激素的引发。在大鼠模型中,雌激素可降低 α 亚单位和 LH β 亚单位 mRNA 水平;单独给孕酮无效。若先给雌激素,然后加用孕酮则可以对这些亚单位的 mRNA 水平有协同抑制作用。这种效应至少部分地是通过增加下丘脑 β- 内啡肽系统的作用,减少 GnRH 脉冲频率而取得的。

(3)雄激素:作用于下丘脑和垂体,雄激素对促性腺激素每个亚单位基因的表达有不同的效应。睾丸切除术后,雄激素治疗可降低 α 亚单位和 LH β 亚单位 mRNAs 水平,但不降低 FSH β 亚单位 mRNA 水平。在下丘脑,雄激素主要起抑制作用,在垂体,它对 α 或 LH β 基因表达作用很小,但提高 FSH β mRNA 水平和 FSH 分泌。

2. 激活素 - 抑制素 - 卵泡抑制素系统 从卵泡液中可分离到 3 个多肽因子,根据其对 FSH 基因表达的不同作用分别命名为抑制素(inhibin)、激活素(activin)和卵泡抑制素(follistatin,FS),对三者的结构与功能已进行了很多研究。

抑制素是抑制垂体 FSH 基因表达的分子,分子量约 32kD,为糖蛋白异二聚体。含 1 个 α 亚单位及 1 个 β 亚单位;β 亚单位再分为 $β_A$ 和 $β_B$,故形成抑制素 A($αβ_A$)和抑制素 B($αβ_B$)。2 个亚单位通过二硫键连接,α 亚单位自己不形成二聚体。

激活素是刺激促性腺细胞功能的分子,分子量为 26kD。由抑制素的两个 β 亚单位组成,形成 3 个二聚体,即激活素 A($β_Aβ_A$)、激活素 AB($β_Aβ_B$)及激活素 B($β_Bβ_B$)。近来又发现了第三个 β 亚单位:$β_C$。现在尚不清楚抑制素和激活素的异构体是否有不同的功能。

卵泡抑制素的结构与抑制素和激活素无关,它是一个高度糖基化的多肽,由 3 个同源区构成。mRNA 不同的剪切产生一个由较长 mRNA 编码的 FS-315 和一个由较短 mRNA 编码的 FS-288。后者是去除 C 末端的分子,其生物活性较高。两种异构体的存在提示,改变转录后加工是控制卵泡抑制素活性的一种机制。

虽然激活素、抑制素和卵泡抑制素最初均是从卵泡液分离得到,但后来发现,除卵泡以外,许多生殖和非生殖组织都有这三种性腺肽类分子,组织特异性功能也不限于对 FSH 的控制作用。在卵巢、睾丸、胎盘、垂体、中枢神经、肾上腺及骨髓均已检测到编码抑制素 / 激活素亚单位、卵泡抑制素和激活素受体的 mRNA。

在三种性腺肽中,目前认为抑制素对促性腺激素基因表达有反馈调节作用,而激活素和卵泡抑制素对促性腺细胞功能的调节,可能主要是通过局部释放,作为自分泌 / 旁分泌因子而发挥作用。

(1)对垂体的负反馈作用:抑制素的主要生理作用是选择性地抑制垂体分泌 FSH。抑制素既能抑制 FSH 的分泌,又能抑制其合成。抑制素的主要作用,可能取决于抑制素对激活素的干扰作用。

(2)激活素 B:由垂体促性腺细胞产生,在垂体局部起自分泌作用,刺激 FSH 的生物合成和分泌。

(3)卵泡抑制素:它与抑制素和激活素的 β 亚单位具有亲和力,激活素与其结合后失去刺激 FSH 的作用。在培养的颗粒细胞中加 FSH,可增加孕酮的分泌,如果再加入卵泡抑制素,可使孕酮的分泌作用更强,同时雌激素和抑制素的分泌受到抑制。卵泡抑制素受 FSH 调节,推测可能是抑制激活素的作用。卵泡抑制素还抑制 *FSH β-* 基因表达,但其效应仅为抑制素的 1/3。

(4)在育龄期的月经周期中,血清抑制素水平受到广泛的调节。在整个月经周期中,血清抑制素水平在 100~>1 500U/L 范围。在卵泡期,抑制素维持在低水平,此时 *FSH β-* 基因表达增加。在黄体期,循环抑制素水平急剧上升,在黄体中期达峰值,并在黄体 - 卵泡转换期迅速下降,此时 FSH 重新开始上升。在月经周期中,血清激活素的水平较低,保持稳定。血清卵泡抑制素水平在月经周期中也保持稳定,提示循环的卵泡抑制素在调节促性腺细胞功能中无明显作用。

在垂体,促性腺细胞和其他亚型细胞也可分泌卵泡抑制素和抑制素 / 激活素 α、β 亚单位。促性腺激素基因表达受局部和性腺产生的抑制素 - 激活素 - 卵泡抑制素系统成员的调节。GnRH 也显示可增加卵泡抑制素 mRNA 和蛋白的表达。垂体卵泡抑制素的 mRNA 水平在围排卵期促性腺激素高峰时也有所增加,因而 GnRH 和性甾体可以直接调节促性腺激素基因表达,也可通过改变垂体内这三种肽的水平,进而调控 FSH 的表达,行使对垂体功能的精密调节。

在卵巢,激活素可增加 FSH 诱导的芳香化酶活性、FSH 和 LH 受体表达,卵泡抑制素则减弱这些作用,因而激活素可在垂体增加 FSH 分泌的同时,增加卵巢对 FSH 的敏感性。

三、促性腺激素受体

细胞外液中的促性腺激素与靶器官细胞表面的激素受体结合,尽管受体表达浓度相对较低(每个细胞数千),但有很高的亲和力和特异性。受体与二聚体激素相互作用导致受体发生构象改变,进一步激活细胞膜相关的 G- 蛋白耦联的信号系统。

促性腺激素受体通常认为局限于性腺细胞,但后来发现人子宫内膜和肌层、输卵管和大脑均有 LH/CG 受体的表达,提示促性腺激素有性腺以外的功能。在卵巢,LH/CG 受体在分化的颗粒细胞、黄体细胞、卵泡膜细胞和间质细胞中表达;LH/CG 受体 mRNA 水平在卵泡早期很低,随排卵前期发育过程而显著升高。

1. LH 受体蛋白与基因 LH 和 hCG 结合同一受体,所以 LH 受体又称为 LH/CG 受体。LH 受体是 674(卵巢)个或 669(睾丸)个氨基酸的单链多肽。人 LH/CG 受体基因定位于 2 号染色体,由 10 个内含子和 11 个外显子组成。

基于序列同源,促性腺激素受体属于 G- 蛋白耦联受体大家族,其中还包括有 GnRH、β- 肾上腺素能、α- 肾上腺素能和多巴胺受体。这类受体含有一个细胞外亲水区、一个疏水跨膜区和一个胞内区(图 4-2)。LH/CG 受体的胞外区较长,约占全分子氨基酸总数的 1/2,含有 14 个拷贝的富亮氨酸重复序列,该重复序列可形成两栖性螺旋,因而胞外区的亲水性表面可与跨膜疏水区相互作用,从理论上提供了一种激素 - 受体复合物形成后,受体激活作

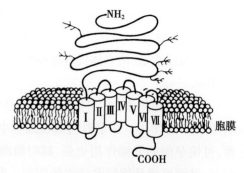

图 4-2 LH 受体结构模式图
Ⅰ ~ Ⅶ代表穿膜 7 次的膜内部分。

用的机制。跨膜区有结合 G 蛋白的特性,在这一受体家族中,此区有高度同源性。胞内区含有若干丝氨酸、苏氨酸和酪氨酸残基,是发生磷酸化的潜在位点,对有关受体的蛋白活化和灭活有重要意义。

2. FSH 受体基因　FSH 受体基因长约 85kb,含有 10 个外显子,其中 9 个编码胞外区。人 FSH 受体含 678 个氨基酸残基。其胞外区较长,含一富亮氨酸重复区及多个潜在的 N- 糖基结合位点,其跨膜区与 LH/CG 受体序列有 80% 同源性,其作用机制与 LH/CG 相似,即主要通过环磷酸腺苷(cyclic adenosine monophosphate,cAMP)信号系统。

大量研究说明,cAMP 是促性腺激素作用于性腺的主要信使。LH 和 FSH 受体与一组可激活蛋白激酶 A 系统的 G 蛋白相耦联。G 蛋白为一含 α- 亚单位和 β 及 γ 链的异三聚体。促性腺激素与其受体形成复合物后导致连在 α- 亚单位上的鸟苷二磷酸被鸟苷三磷酸(guanosine triphosphate,GTP)替代,引起 G 蛋白的 α- 亚单位从 βγ 复合体上解离。游离的 α- 亚单位与腺苷酸环化酶结合,将腺苷三磷酸(adenosine triphosphate,ATP)转变为 cAMP,细胞内 cAMP 水平升高,从而激活蛋白激酶 A。蛋白激酶 A 通过特异的丝氨酸和苏氨酸残基的磷酸化,调节许多细胞内蛋白的功能。

另有证据显示,在 cAMP 介导 LH 和 FSH 受体作用时,也有蛋白激酶 C 途径的激活。在该途径中,另有一不同的 G 蛋白三聚体—Gq,与促性腺激素受体连接,活化磷酸酯酶 C,切断膜磷脂,产生肌醇 1,4,5- 三磷酸(inositol 1,4,5-triphosphate,IP_3)和 1,2- 二酰基甘油(1,2-diacylglycerol,DAG)。IP_3 引起 Ca^{2+} 自内质网释放,提高胞质 Ca^{2+} 水平;DAG 激活蛋白激酶 C(图 4-3)。

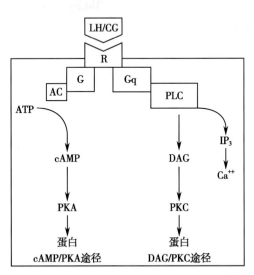

图 4-3　LH/CG 受体与配体相互作用信号传递模式图

LH:黄体生成素;CG:绒毛膜促性腺激素;R:受体;G:G 蛋白;
Gq:G 蛋白三聚体;AC:腺苷环化酶;PLC:硫酸酯酶 C;ATP:三
磷酸腺苷;cAMP:环磷酸腺苷;DAG:1,2- 二酰基甘油;PKA:磷
酸激酶 A;PKC:磷酸激酶 C;IP_3:肌醇 1,4,5- 三磷酸。

四、促性腺激素对性腺功能的调节

LH 和 FSH 通过激活卵巢颗粒细胞和卵泡膜细胞与睾丸支持细胞和间质细胞的膜表面促性腺激素受体而发挥它们的作用。这些受体的激活可刺激腺苷酸环化酶系统从而调节甾体生成和配子发生。

(一) 卵泡成熟的调节

正常卵泡发育和甾体生成需要一个有序的激素变化。在月经周期中,卵泡液内的 FSH、LH、雌二醇和孕酮浓度与它们的循环水平密切相关。

卵泡发育的启动不依赖于促性腺激素的刺激,但是卵泡早期若无 FSH 的升高,早期卵泡会很快萎缩。在卵泡期,FSH 激活颗粒细胞的增生和甾体激素的生成,诱导颗粒细胞中的芳香化酶活性,使来自卵泡膜细胞的雄激素转化为雌激素。FSH 还可调节卵泡期颗粒细胞产生抑制素,但黄体期抑制素的合成由 LH 调控。抑制素与许多局部产生的生长因子和肽类共同调节促性腺激素的效应。

FSH 以剂量依赖的方式调节其受体的表达。在大鼠中发现卵泡期 FSH 水平上升导致 FSH 受体 mRNA 的增加,而排卵期 FSH 浓度上升会降低 FSH 受体的转录。FSH 也可诱导颗粒细胞中 LH/CG 受体的形成,该效应需要雌二醇的参与,但受雄激素的抑制。FSH 刺激 FSH 和 LH/CG 受体表达增加的效应可被卵巢来源的上皮生长因子和碱性成纤维生长因子及 GnRH 所减弱。

LH 本身可进一步增加 LH/CG 受体的数量。与 FSH 受体一样,细胞内 cAMP 低水平时导致 LH/CG 受体 mRNA 水平增高,高浓度时则导致转录产物迅速下降。由于月经中期促性腺激素上升后,受体数量和 mRNA 水平快速下降,推测 LH 诱导的 cAMP 浓度增加是该阶段受体表达下降的主要原因。

卵泡膜细胞缺乏 FSH 受体,但 LH/CG 受体数在卵泡早期即处于高值。虽然受体的数量随卵泡成熟而增加,但这种改变不如在颗粒细胞中明显。通过受体的作用,LH 增加卵泡膜细胞中 P450c17 的表达,是 21 碳底物转化为雄激素的酶促限速步骤,这些雄激素是缺乏 P450c17 酶的颗粒细胞产生雌激素所需的前体。

随着围排卵期卵泡液的增多,LH 刺激优势卵泡颗粒细胞上孕酮受体的表达,促进黄体形成和早期孕酮的产生,从而减慢颗粒细胞的增生。孕酮还增强雌激素的正反馈作用,有助于月经中期促性腺激素的上升。

总之,在卵泡发育中 LH 和 FSH 的作用不同,但同等重要。对促性腺激素缺乏的患者用重组人 FSH 治疗时,可看到卵泡发育早期雌激素水平低下,需要有高水平雌激素诱导的 LH 上升以最后达到卵泡成熟。因此,虽然早期卵泡发育仅需要 FSH,但全部卵巢甾体的生成有赖于 LH。

(二) 月经中期促性腺激素高峰

月经中期促性腺激素高峰导致减数分裂恢复、卵丘扩大、颗粒细胞进一步黄体化以及卵泡破裂所需的前列腺素和纤维蛋白溶酶原激活因子的合成。LH 血浆水平升高通常持续48~50 小时,约在峰值的 10~12 小时后排卵。

LH 高峰的下降机制有多种解释。围排卵期垂体 GnRH-R 数量下降可导致 LH 生物合成和分泌的下降。通过对下丘脑和垂体的反馈作用,雌激素下降和循环孕酮水平升高可能导致 LH 分泌的下降。

(三) 促性腺激素在黄体期的作用

在 LH 的影响下孕酮不断增加是黄体期的特点。正常的黄体功能需要有卵泡期经 FSH和雌激素诱导的足够的 LH/CG 受体。卵泡期血清 FSH 水平的下降与黄体中期孕酮减少以及黄体缩小有关。LH 刺激孕酮产生通过两种主要机制:①诱导低密度脂蛋白(low-density lipoproteins,LDL)受体,使产生孕酮的底物 LDL 胆固醇的摄取增加;②增加编码 P450scc(胆固醇侧链裂解酶)和 3β- 羟甾脱氢酶的 mRNA 的表达,以提供孕酮合成所需的甾体生成酶。维持正常黄体期有赖于 LH,但排卵后约 14 天黄体的萎缩似与 LH 刺激的改变无关;在哺乳类中尚未发现黄体的溶解因子。

在黄体 - 卵泡转换期,黄体细胞生物合成能力衰退,抑制素、孕酮和雌激素的生成随之停止。循环抑制素水平降低后,FSH 的生成增加,保留一批发育中的卵泡免于雄激素主导造成的萎缩(主要通过芳香化酶的诱导)。继发于甾体反馈抑制的消失,GnRH 脉冲也参与提高血清中 FSH 和 LH 的水平。

第二节　性甾体激素

一、化学结构

雌激素、孕激素和雄激素的结构与胆固醇相似,都有一个亲脂性四环含碳化合物的基本骨架,即环戊烷多氢菲(perhydrocyclopentanophenanthrene)核—甾体核或胆固醇母核,故此类激素被称为甾体激素或类固醇激素。动物体内天然雌激素在甾体核第 18 位有一 C 原子,称为雌烷核(C_{18} 甾体);天然孕激素均含有孕烷核,即在甾体核第 18、19、20、21 位各有一 C 原子(C_{21} 甾体);雄激素的基本结构是雄烷核,由甾体核第 18、19 位各加一甲基形成(C_{19} 甾体),如图 4-4 所示。

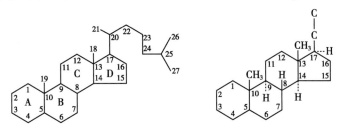

图 4-4　甾体结构图

二、生物合成

各种甾体激素的合成可以看做是通过两个总途径,一个是孕烯醇酮途径,另一是孕酮途径。在不同组织中,由不同酶系统合成不同的最终产物,涉及的酶有 5 个羟化酶、2 个脱氢酶、1 个还原酶和 1 个芳香化酶,见表 4-1。在体内,可以先从乙酸盐开始,即先合成胆固醇进而合成甾体;也可以直接从血中摄取胆固醇作为原料进行甾体合成。性甾体激素生物合成的途径如图 4-5 所示。

表 4-1　参与甾体生物合成的酶类

酶	缩写代号
胆固醇侧链裂解酶	CYP11A
17α- 羟化酶 /17,20- 裂合酶	CYP17
21- 羟化酶	CYP21
11β- 羟化酶	CYP11B1
醛甾酮合酶	CYP11B2
芳香化酶	CYP19
3β- 羟甾脱氢酶	3βHSD
17β- 羟甾脱氢酶	17βHSD
5α- 还原酶	5αRed
17- 还原酶	17Red

在细胞的线粒体内,胆固醇经细胞色素 P450 侧链裂解酶(P450scc)的作用,转化为孕烯醇酮。孕烯醇酮是合成孕激素、雄激素和雌激素的前体。通过 3β- 羟甾脱氢酶(3β-HSD),使 C_3 上的羟基氧化为酮基,再经 Δ^{5-4} 异构酶使碳 5~6 位的双键转为 4~5 位,即形成孕酮。

一般认为卵巢卵泡膜细胞合成的雄激素,在颗粒细胞 P450 芳香化酶作用下转变为雌二醇和少量雌酮。此外,黄体通过 Δ^4 和 Δ^5 途径生成去氢表雄酮或 17α- 羟孕酮。雄烯二酮和睾酮是合成雌激素的重要中间产物。从 19 个碳原子的雄激素转变为 18 个碳原子的雌激素,需要去 19 位上的甲基和 A 环芳香化。在 19 位碳羟化、氧化和脱甲基等一系列芳香化酶催化反应下,由睾酮转变为雌二醇;雄烯二酮转变为雌酮。

睾丸 Leydig 细胞(又称间质细胞)是合成雄激素的主要部位。睾酮的合成从乙酸酯开始,在滑面内质网转化为胆固醇。后者转运到线粒体内,转变为孕烯醇酮。该反应受 LH 的调节。孕烯醇酮进入细胞质,成为合成睾酮的前体物质。睾酮通过两条途径合成:一条称 Δ^5 途径,即以孕烯醇酮为前体,通过一系列酶反应产物(去氢表雄酮及雄烯二酮),经 Δ^5 途径合成雄激素。另一途径为 Δ^4 途径,即以 Δ^4 甾体—孕酮为前体,最后经 3β- 羟甾体脱氢酶和 Δ^{5-4} 异构酶的作用形成睾酮。在人睾丸中,Δ^5 是主要的合成途径。肾上腺皮质产生活性较弱的雄烯二酮和去氢表雄酮;卵巢仅产生少量的雄烯二酮和去氢表雄酮。

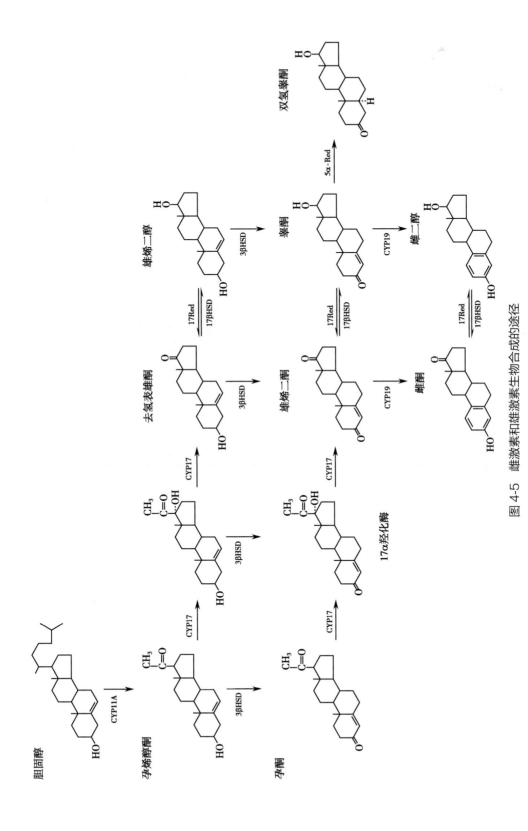

图 4-5 雌激素和雄激素生物合成的途径

三、代谢

甾体可与血浆蛋白结合，使甾体分为结合和非结合两种形式。97% 以上的睾酮和雌二醇与血浆蛋白结合，包括与睾酮 - 雌二醇 - 结合球蛋白（testosterone-estradiol-binding globulin，TEBG）的特异结合和与白蛋白的非特异结合。睾酮与 TEBG 的结合（男 65%，女 78%）多于与白蛋白的结合（男 33%，女 20%）；由于雌二醇与 TEBG 的亲和力稍低于睾酮，因而与白蛋白的结合（男 68%，女 40%）较与 TEBG 的结合（男 30%，女 58%）相对增高。

通常在血液中测得的是甾体的总浓度。一般认为非结合部分是生物学上的重要部分，因为它经毛细血管床可自由地弥散进入组织；与蛋白结合部分则是甾体激素的主要存储库。与白蛋白结合的部分，由于其低亲和力和快速解离率，被看作等同于游离的和有生物活性的甾体。关于甾体和血浆蛋白结合的生物学意义，迄今尚无说明它有助于甾体进入细胞的实验证据，但有人认为与特异蛋白结合可能起到调节游离形式甾体量多寡的作用，从而调控激素的反应性。TEBG 或 CBG 血浆水平的变化影响与其结合的甾体的 MCR，例如雌激素治疗使 TEBG 和 CBG 的水平增高，睾酮和皮质醇的总浓度随之增加而组织的摄取和代谢降低，两者的代谢清除率（metabolic clearance rate，MCR）下降。在这种情况下，当平衡状态得到重建以后，游离甾体即会基本恢复到正常水平，可见游离形式甾体水平是反映激素状态的一个较好的指标。

血液循环中的甾体主要在肝脏中代谢，转换以后的代谢物大多呈结合分子形式，以葡萄糖醛酸化物经尿排泄，也有一部分形成磺酸酯。

睾酮和雄烯二酮 A 环上有类似的还原反应，睾酮的 17β- 羟基被氧化为 17- 酮。它们以葡萄糖醛酸化物或磺酸盐形式经尿排出（图 4-6A）。雌激素则大部分以雌酮、雌二醇、雌三醇及 2- 羟基雌酮（图 4-6B）的葡萄糖醛酸化物或磺酸盐经尿排出。

四、性激素的受体和作用机制

甾体激素调节女性表型（雌激素）、妊娠（孕激素）、男性表型（雄激素）、代谢和应激反应（皮质激素）、水盐平衡（盐皮质激素）及钙代谢和骨骼生长（维生素 D）的发育和生理，其共同的机制是通过游离形式的甾体与靶细胞内特异受体结合，使后者在结构上发生构象变化，从而成为有活性的分子，再与特定基因上的应答元件结合，发挥激活或抑制基因表达的调控作用。一个基因被激活后，RNA 聚合酶转录基因中的遗传信息，形成前 - 信使核糖核酸（pre-mRNA），经剪切为 mRNA 后进入胞质，在核糖体上翻译成基因编码的蛋白，再经过后加工过程，最后形成有生物学功能的蛋白（图 4-7）。

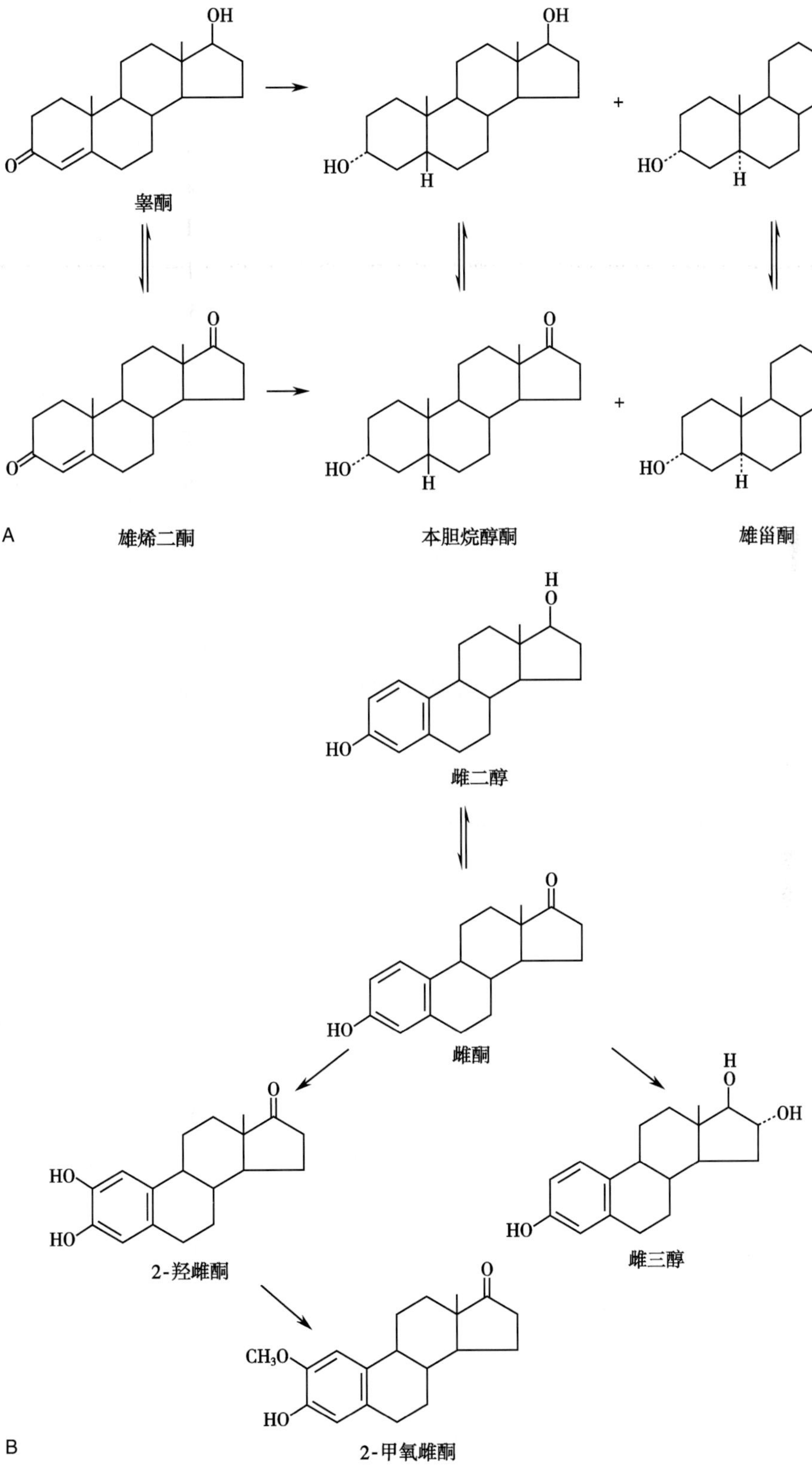

睾酮

A 雄烯二酮 本胆烷醇酮 雄甾酮

雌二醇

雌酮

2-羟雌酮 雌三醇

2-甲氧雌酮

B

图 4-6 雄激素(A)和雌激素(B)的代谢

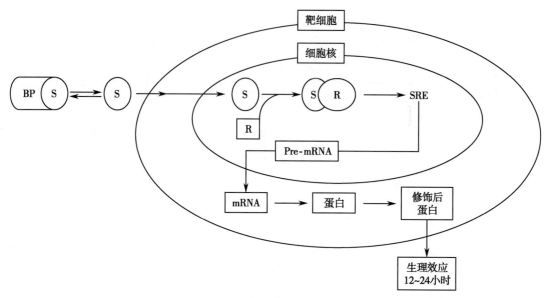

图 4-7　甾体激素的作用机制示意图
BP: 结合蛋白; S: 甾体; R: 受体;
SRE: 甾体应答元件; mRNA: 信使核糖核酸; Pre-mRNA: 前信使核糖核酸。

1. 甾体受体的结构与功能　在比较已克隆的各种甾体受体分子时发现,尽管不同甾体受体蛋白分子长度有明显差别,但它们之间氨基酸序列有很大的相似性,即都含有一个同源性极高的由 66~68 个氨基酸组成的 DNA 结合区和一个同源性稍低的由 182~249 个氨基酸组成的激素结合区,说明它们是一个受体超家族(图 4-8)。

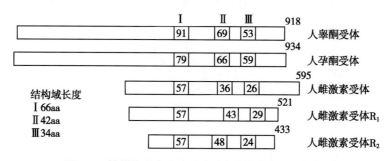

图 4-8　性甾体激素受体超家族氨基酸同源性示意图

雌激素受体存在着两个异构体,即 ERα 和 ERβ,它们由两个不同的基因编码(图 4-9);孕激素也有两个异构体,即 PR_A 和 PR_B,但来自同一基因。这意味着在不同的细胞中存在有不同形式的受体,有不同的基因调控功能。

在比较人和鸡的 ER 氨基酸序列的同源性时,将 ER 蛋白分子自 N 端起分为 A、B、C、D、E、F 区,其中 A/B 区是转录调控区,C 区是 DNA 结合区,E 区是激素结合区。转录激活功能部位(transcriptional activation function, TAF)分别位于 A/B (TAF_1, TAF_3) 和 E 区 (TAF_2)(图 4-10)。

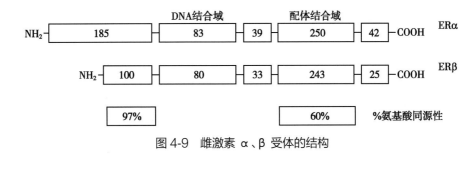

图 4-9　雌激素 α、β 受体的结构

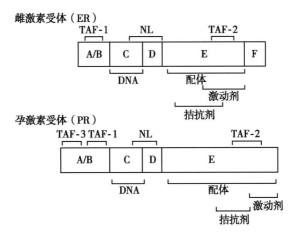

图 4-10　雌激素和孕激素受体的功能结构域示意图
TAF-1,TAF-2,TAF-3,NL(见正文);DNA 代表与受体结合的结构域。

激素结合区在受体的 E 区,该区氨基酸的丢失和突变导致部分转录活性以及与激素结合的全部能力丧失,因此受体不能被激素激活。现尚不清楚所涉及的氨基酸分子,有研究提示半胱氨酸起重要作用。对不同受体的研究显示,激素(激动剂)和抗激素(拮抗剂)可与此区不同氨基酸相互作用。

DNA 结合区 C 区是受体分子与靶基因特异结合的区域。含有 2 个 Ⅱ 型锌指结构,每个锌指中有一个锌原子和 4 个半胱氨酸结合,形成一个指状突起。第一个锌指结构与特异识别激素应答元件有关,第二个锌指与受体的二聚体化有关,二聚体化是受体调节基因转录必需的条件。这个区的丧失或其中某一氨基酸被置换均会使受体失去活性。

在 C 末端靠近结合区有一核定位信号(nuclear localization signal,NL 或称 nuclear targeting signal),是受体自核糖体上释放出来后定向地进入核内必需的肽段。在受体超家族的成员中已鉴定到有多个核定位信号的存在,一般分布在 C、D 和 E 三个区。

转录调控区 A/B 区是各甾体受体间差异最大的区域,因此可能是受体抗原决定簇区;对于维持受体分子的三维构象有重要作用。该区的大片段变异,对受体与激素的结合影响不大,但将不能诱导转录相关的酶,极大地影响转录活性。

2. 受体蛋白的基因　甾体受体是细胞内受严格调控的蛋白分子,编码受体基因本身的表达也受激素的调控。甾体激素影响其自身受体基因表达的环节是多种多样的。例如控制孕酮受体合成的基因,是一长度>40 000bp由8个外显子组成的复杂基因,经激活转录合成 mRNA,而后翻译合成受体分子。孕酮受体基因受雌激素刺激可增加其产物,显示内分泌系统激素间的协调作用,与临床上孕酮作用于子宫必须先要有内源性雌二醇或外源性雌激素药物作用,从而有利于受精卵的植入及发育是一致的。

为避免激活受体持续刺激靶基因的应答,受体对它们自身基因的转录有反馈调节作用。孕酮-受体复合物可通过迄今未知的机制抑制孕酮受体 mRNA 的产生而下调自身受体的合成。实际上,多数受体基因受其表达的受体产物的降调节,这是内分泌系统维持内环境稳定的共同机制。

受体基因转录形成的 mRNA,进入胞质,在核糖体上翻译成蛋白,与热休克(heat shock)蛋白结为复合物释放进入胞质中。热休克蛋白帮助受体蛋白折叠形成恰当的构象以发挥其生物活性,并防止受体被细胞蛋白酶降解。热休克蛋白先要解离与受体分子分开,而后甾体激素与受体结合,再进行与甾体-应答增强子(steroid-responsive enhancers,SRE)的特异结合。在甲状腺激素或维生素 D 受体,尚未见与热休克蛋白有相似关联的报道。

3. 受体的辅助调节蛋白　近来的研究发现,在动物细胞中有一系列受体-协同蛋白(receptor-associated proteins)存在,它们在受体刺激或抑制转录时起中介物的作用。这些辅助调节蛋白按其功能分为两类,一类为增强受体刺激转录的辅助激活因子(coactivator),另一类是帮助受体关闭靶基因转录的辅助抑制因子(corepressor)。辅助调节因子以尚未阐明的方式,将与 DNA 结合的受体连接到核心启动子复合体(core promotor complex),从而受体得以充分发挥调节基因表达的潜力。

首先发现的辅助激活因子是甾体受体辅助激活因子-1(steroid receptor coactivator 1,SRC-1)。它以两种分子形式(160kDa 和 125kDa)和不同的浓度存在于所有细胞之中。以对孕酮受体活性的辅助效应为例,在组织培养细胞中,当无孕酮配体存在时,SRC-1 对基础转录没有作用;反之,在有强效孕酮(R5020)存在时,SRC-1 使受体激活其靶基因的能力增强10 倍以上。这些辅助激活因子结合在受体活化功能部位,它们含有自己的"活化结构域"(activation domains),后者影响启动子上生长激素释放因子(growth hormone-releasing factor,GRF)复合物,从而征募 RNA 聚合酶到达靶基因。它对甾体受体超家族的大多数成员有广泛的作用,在受体活化基因中非常重要。

已发现两个同源的辅助抑制因子,分别命名为 N-CoR(nuclear factor corepressor)和 SMRT(silencing modulator for retinoid and thyroid hormone receptors)。它们在功能上有两个主要作用:①与受体结合(主要在受体的 C 端结构域);②与 GRF 接触使其功能受抑制。它们也存在于所有细胞,在不同类型细胞中浓度各异。

受体的活性构象对辅助激活因子具有高亲和性,反之,其非活性构象对辅助抑制因子具有高亲和性。

动物细胞中,辅助调节因子之间表现有相互影响的作用。以受体激活基因为例,高水平辅助激活因子促进有效的基因活化,而高浓度的辅助抑制因子则阻滞之。在确定甾体激素的基因诱导动力学时,这些辅助调节因子颇为重要。在某些情况下,它们甚至决定着混合拮抗剂/激动剂分子如三苯氧胺（tamoxifen）的组织特异效应。三苯氧胺在乳腺细胞中是一好的拮抗剂，而在子宫和骨中却是激动剂。对这种组织特异效应尚无肯定的解释，或可作如下推理，即三苯氧胺所诱导受体的构象变化对辅助激活因子和辅助抑制因子的亲和力是中间性的，即当辅助抑制因子的细胞浓度高时，它起拮抗剂作用；反之，当辅助激活因子的浓度高时，它起激动剂作用。

（田秦杰）

参考文献

1. GHARIB SD, WIERMAN ME, SHUPNIK MA, et al. Molecular biology of the pituitary gonadotropins. Endor Rev, 1990, 11: 177-199.

2. ULLOA-AGUIRRE A, MIDGLEY AR JR, BEITINS IZ, et al. Follicle stimulating isohormones: Characterization and physiological relevance. Endor Rev, 1995, 16: 765-787.

3. BAUER-DANTOIN AC, WEISS J, JAMESON JI. Roles of estrogen, progesterone, and gonadotropin-releasing hormone (GnRH) in the control of pituitary GnRH receptor gene expression at the time of the preovulatory surges. Endocrinology, 1995, 136: 1014-1019.

4. DYE RB, RABINOVICI J, JAFFE RB. Inhibin and activin in reproductive biology. Obstet Gynecol Surv, 1992, 47: 173-185.

5. BESECKE LM, GUENDNER MJ, SCHNEYER AL, et al. Gonadotropin-releasing hormone regulates follicle-stimulating hormone-beta gene expression through an activin/follistatin autocrine or paracrine loop. Endocrinology, 1996, 137: 3667-3673.

6. HALVORSON LM, DECHERNEY AH. Inhibin, activin, and follistatin in reproductive medicine. Fertil Steril, 1996, 65: 459-469.

7. YEN SSC, JAFFE RB, BARBIERI RL. 4th ed Reproductive endocrinology. Philadelphia: W. B. Saunders Company, 1999.

8. 葛秦生. 临床生殖内分泌学. 北京: 科学技术文献出版社, 2001.

9. JIN KS, PARK JK, YOON J, et al. Small-angle X-ray scattering studies on structures of an estrogen-related receptor a ligand binding domain and its complexes with ligands and coactivators, J Phys Chem 112: 9603, 2008.

10. Morani A, Warner M, Gustafsson J-A, Biological functions and clinical implications of oestrogen receptors alfa and beta in epithelial tissues, J Intern Med, 2008, 264: 128.

实用女性
生殖内分泌学

Practical Female
Reproductive Endocrinology

3RD EDITION

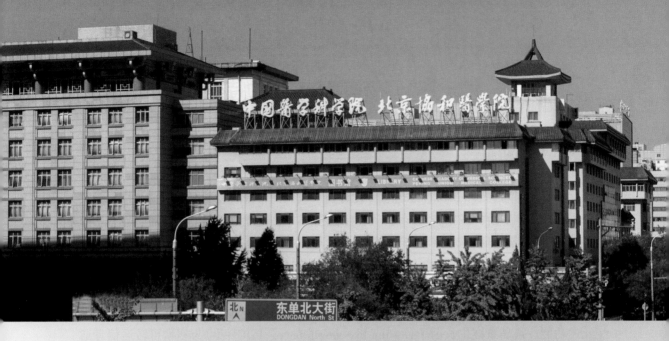

第五章

月经周期的神经内分泌调节与子宫内膜周期变化

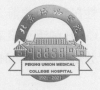

第一节　月经初潮与周期的特征

一、月经初潮

女孩月经初潮（menarche）标志着青春发育初步成熟的特征。我国汉族女孩初潮年龄平均（13.46±1.36）岁，农村稍晚于城市。随着社会经济的发展、营养的改善，初潮年龄有所提前，每10年提前约4个月，但不会一直提前。

初潮是由一系列复杂的大脑与外周内分泌代谢信号促使体内脂肪堆积达一定比例时才出现，因此营养是调节性成熟的决定因素，使下丘脑脉冲性释放促性腺激素释放激素，激活促性腺激素-卵巢轴开始规律的月经周期。近年来证明外周的代谢信号作用于中枢改变神经元的功能。胰岛素样生长因子（insulin-like growth factor Ⅰ，IGF-Ⅰ）与瘦素可转运信息通知下丘脑已具备生殖的营养微环境条件。

IGF-Ⅰ的增加与血清脱氢表雄酮硫酸盐（dehydroepiandrosterone sulfate，DHEA-S）的快速增加呈平行水平，并且是后者的10多倍。DHEA-S是肾上腺功能初现的一个标志。因此IGF-Ⅰ和DHEA-S可能共同参与卵巢和肾上腺功能初现。IGF-Ⅰ尚可增强垂体LH的基础释放和GnRH刺激后的LH释放。在人类青春期IGF-Ⅰ的快速升高可能引起神经内分泌轴成熟和初潮出现的代谢信号。

瘦素通过下丘脑弓状核的功能受体调节食欲、体重、能量的使用和性成熟。血清瘦素水平与初潮的时间相关，身体脂肪每增加1kg，初潮提前13天；血清瘦素每增加1ng/ml，初潮提前1个月。甲状腺激素作为外周信号在这一过程中也很重要。

二、周期特征

（一）临床特征

人类女性生殖期典型的月经周期特征为规律的28~31天，但亦常表现出不规律性，正常周期可波动于21~35天。在初潮后或绝经前多出现无排卵周期而表现为月经周期长短不一。出血的日期亦可波动于3~7天。

（二）月经周期的激素特征

在月经周期中垂体FSH和LH的改变在下丘脑和卵巢之间起着调节的作用。图5-1为女性在育龄期之前、之间和之后的促性腺激素分泌变化模式。女性在青春期前缺乏足够的下丘脑GnRH刺激，FSH和LH分泌处于低水平；进入青春期后，GnRH神经元被激活，出现脉冲性LH分泌和睡眠时LH的增加。青春期后睡眠时脉冲增加逐渐消失是GnRH神经元系统成熟的标志。绝经后卵巢雌二醇与抑制素水平下降,导致对 FSH 的负反馈减少而造成 FSH 的升高。

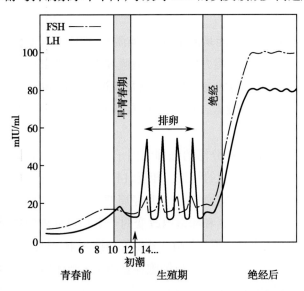

图 5-1　从 6 岁到绝经促性腺激素 FSH 与 LH 水平

人类的月经周期可以根据卵巢的结构、形态与甾体产生分为 4 个功能期:①卵泡期(分为早、中、晚期);②排卵期(卵泡 - 黄体转换期);③黄体期(分为早、中、晚期);④月经期(黄体 - 卵泡转换期)。

在正常排卵周期的妇女中,循环的促性腺激素、雌激素、孕酮和抑制素表现为有规律的周期模式。图 5-2 显示每天测定的激素水平的时相变化。

1. 卵泡期　月经周期的前半期称为卵泡期,其特征是发育中的囊状卵泡分泌的雌激素和抑制素 B 进行性增加。但卵泡的发育始于前一周期的黄体晚期,并持续至卵泡期。此时黄体的消亡和抑制素 A、雌二醇和孕酮水平的快速下降使在月经来潮前 2 天 FSH 分泌增加,卵泡又开始发育。

抑制素 B(卵泡期)和抑制素 A(黄体期)有双相的升高。FSH 水平的增加与 LH 脉冲频率从低向高的恢复启动了卵泡期前 4~5 天的卵泡征募。随后是从卵泡群中选择单个卵泡(第 5~7 天),成为优势卵泡的成熟(第 8~12

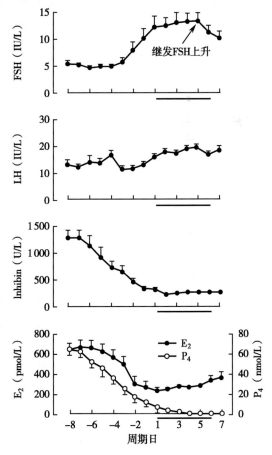

图 5-2　优势卵泡选定后,黄体 - 卵泡过渡时激素的改变,图中黄体晚期的是抑制素 A

天)和最终出现排卵(第 13~15 天)。此过程持续约 13 天,直接导致形成一个排卵前优势卵泡,而其他卵泡均萎缩。

选择单个卵泡走向排卵与高能量的雄激素、雌激素、孕酮和抑制素 B 的生物合成和分泌能力有关。产生这些激素的综合能力依赖于卵泡膜和颗粒细胞的相互作用;每种细胞的活性受细胞色素 P-450 甾体生成酶的变化影响,以及通过旁分泌和自分泌机制发挥不同作用的生长因子的影响。作为营养激素,LH 和 FSH 有调节卵泡生长和成熟速度以及卵泡间相关微环境的能力。

由于雌二醇和抑制素是 FSH 分泌的强抑制因子,因此在中、晚卵泡期 FSH 的下降可能是卵巢雌二醇和抑制素负反馈抑制的结果。相反,LH 水平则是进行性增加(图 5-2)。

2. 排卵期(卵泡期向黄体期转换)　由于月经周期中期 LH 波峰值难以确定,因而用 LH 波峰的开始作为周期中期计算激素和卵泡内改变的一个相对准确的参照点。在中期波峰出现前的 2~3 天,循环雌二醇水平倍增(约 61.3 小时),与抑制素、孕酮和 17α- 羟孕酮水平的升高相平行。孕激素浓度的升高反映了颗粒细胞在获得 LH 受体后发生黄体化过程,并使 LH 启动 17α- 羟孕酮和孕酮的生物合成。

与雌二醇峰值同步,LH 和 FSH 波峰的突现(LH 在 2 小时内倍增)发生在孕酮快速升高前 12 小时。LH 波峰平均持续 48 小时,快速上升支持续 14 小时,伴随循环雌二醇、17α- 羟孕酮、抑制素 B 快速下降和抑制素 A 上升。下降持续 20 小时,伴随孕酮和抑制素 A 第二次快速上升与雌二醇、17α- 羟孕酮和抑制素 B 进一步下降。LH 波峰出现和排卵的准确间隔时间约为波峰启动后 35~44 小时。

3. 黄体期　标志是黄体分泌的孕酮显著增加。排卵后黄素化的卵泡膜 - 颗粒细胞含有丰富的各种 P-450 甾体生成酶,黄体细胞合成大量孕酮和少量雌二醇的能力增加。孕酮和雌二醇浓度在黄体中期达峰值,为胚泡植入提供了 3 天的分泌期内膜"窗口"(图 5-2)。此时抑制素 A 也达峰值,但对植入不起作用。若无植入,则发生黄体溶解,导致循环孕酮、雌二醇和抑制素 A 在黄体功能寿命的最后 4~5 天呈快速线性下降。

黄体的分泌功能寿命依赖于 LH 的支持。维持黄体不需要 FSH。抑制素、雌二醇和孕酮协同抑制 FSH 至最低点,从而在黄体期阻断启动卵泡发育。

4. 黄体期转换至卵泡期　启动下一周期卵泡发育依赖于前一周期黄体的退化,在来月经前的 2 天发生抑制素 A 的下降而 FSH 水平升高,启动了下一周期征募卵泡(图 5-2)。因此黄体期转换为卵泡期是黄体功能终止和 LH 脉冲由低频高幅向高频低幅的转换过程。此过程伴随 FSH 的升高,进而刺激发育卵泡产生抑制素 B。这些改变是黄体的甾体、抑制素以及下丘脑类阿片肽解除抑制效应的结果。

第二节　月经周期的神经内分泌调节

生殖系统通过下面这种经典的内分泌模式发挥功能,由下丘脑向垂体门脉系统脉冲式地分泌促性腺激素释放激素(GnRH)启动,GnRH 调节促卵泡激素(FSH)和黄体生成素(LH)在垂体前叶的合成和随后释放进入血液循环,FSH 和 LH 刺激卵巢卵泡的发育、排卵和黄体形成以及雌激素、孕激素、抑制素 A 和抑制素 B 的协调分泌。

一、下丘脑 GnRH 脉冲启动器

在下丘脑内侧基底部(medial basal hypothalamus,MBH)有一脉冲启动器控制着 GnRH 阵发性释放。它是垂体脉冲性促性腺激素分泌的关键控制者。在培养的 GnRH 细胞中,可见自发的脉冲性 GnRH 释放,提示 GnRH 神经元本身可组成 GnRH 脉冲启动器。

二、促性腺激素的脉冲性分泌

(一) 卵泡期

垂体 FSH 和 LH 的脉冲性释放是促性腺激素控制卵巢功能的一个主要特征。促性腺激素释放的脉冲频率和幅度进一步受卵巢甾体的调节。在缺乏这种性激素反馈时,如绝经后或切除卵巢的妇女,通过增加脉冲释放的幅度和频率以维持促性腺激素水平升高。妇女正常周期 LH 表现为卵泡期的高频低幅到黄体期的低频高幅的变化模式。在早卵泡期可见到每 80 分钟的周期,在晚卵泡期分泌的频率和波幅升高。在黄体中期波幅与脉冲频率明显减少。卵巢雌二醇能最有效地调节幅度,而孕酮似可降低 LH 的脉冲频率。

(二) 排卵期

LH 波峰启动迅速,波幅不断增加,可达绝经后范围,波峰持续 48 小时,约在波峰启动后36 小时发生排卵。

(三) 黄体期

在黄体中期亦可见雌二醇、孕酮和 LH 共同的脉冲性分泌,提示有一协调信号使垂体 LH 和黄体甾体的分泌同步化。高频率脉冲在月经到来的前 1 天或接近完成黄体溶解时恢复。

三、下丘脑 - 垂体功能的调节

下丘脑调节月经周期是通过下丘脑内侧基底部中弓状核 GnRH 神经系统有节律地分泌促性腺激素释放素进入门脉。

(一) 中枢调节

有 α- 肾上腺能系统、多巴胺能、内源性类阿片等。详见第二章女性生殖的神经内分泌调节。

(二) 卵巢生物钟

1. 卵泡期　雌二醇是一个关键信号。

(1) 负反馈：LH 和 FSH 的持续性分泌受控于经典的负反馈调节，正常周期的妇女切除卵巢中断这种负反馈调节，导致促性腺激素水平快速上升约 10 倍，在 3 周后持平。用雌二醇替代，通过反馈可逆转这种促性腺激素的高分泌。

雌二醇的负反馈作用并不恒定，而是表现有时间依赖性的改变。初期出现抑制，作用几天后促性腺激素分泌增加。雌二醇的这种双向反馈作用涉及刺激促性腺激素分泌的正反馈作用。

药理剂量的孕酮对性腺功能低下的妇女不能降低升高的促性腺激素水平。但在月经周期的黄体期或在雌激素诱导后，孕酮可诱导 LH 脉冲频率的下降而幅度增大。孕酮的这种效应是通过对下丘脑 β- 内啡肽的作用介导的。β- 内啡肽可降低 GnRH 脉冲启动器的频率。因而在卵巢甾体的负反馈作用中，雌二醇和孕酮是主要的信号并有协同作用。

(2) 正反馈：排卵前启动促性腺激素的波峰是雌二醇正反馈的结果。用外源性雌二醇刺激低性腺功能状态的妇女，当循环雌二醇浓度升高达晚卵泡期，约 300pg/ml，持续 2~3 天后，将诱导促性腺激素出现波峰。排卵前卵泡分泌的孕酮水平增加 4 倍，延长了波峰持续的时间，并加强了雌二醇的正反馈作用。因而 LH 波峰出现的时间不是由下丘脑启动的，而是由来自排卵前卵泡的信号决定的，因而提出在人类和哺乳类中"卵巢生物钟"控制月经周期的概念。

(3) 月经周期中期波峰（从负反馈向正反馈作用的转换）：卵巢雌二醇有正、负反馈的功能似乎是矛盾的，但在正反馈之前需要一段负反馈。雌二醇作用的主要部位在垂体，在雌激素水平增加的过程中，垂体敏感性和释放促性腺激素的能力增加超过 20 倍与雌二醇水平的增加平行，提示雌二醇是周期中期波峰启动的主要原因。近来亦有证据提示雌二醇在下丘脑部位也有作用。在大脑内雌二醇和孕酮的受体散在分布于下丘脑内侧基底部的神经元中。

在月经中期波峰的产生过程中，雌二醇的正反馈作用涉及下丘脑神经元系统和垂体促性腺激素细胞。β- 内啡肽和多巴胺与 GnRH 神经元有轴 - 轴突触连接，影响 GnRH 脉冲启动器、GnRH 分泌和对雌激素和孕酮反馈的反应。但 GnRH 波峰对启动周期中期的促性腺激素释放并不是必需的。

2. **黄体期**　排卵后,黄体的形成和维持以及孕酮和雌二醇分泌的协同作用使高频 LH 脉冲转换到低频高幅 LH 脉冲的反馈信号。而且这两种卵巢甾体激素将使子宫内膜从增殖期转换为分泌期以作好植入的准备。

黄体期 FSH 保持低水平,抑制卵泡发育。黄体期末孕酮下降,FSH 再次上升,新的卵泡发育。黄体末期循环 FSH 的升高(图 5-2)不是孕酮浓度减少的结果,因为延长孕酮治疗不能阻止 FSH 的变化出现。黄体期雌二醇的拮抗剂(氯米芬和三苯氧胺)治疗可引起 LH 脉冲频率的升高和循环 FSH 的升高,提示雌二醇起着重要的作用。单独抑制素 A 在黄体期末下降也不能解释 FSH 上升,因为在黄体中期用 α 亚单位抗血清后,GnRH 也不能诱发 FSH 上升。可能需要孕酮、雌二醇和抑制素的共同快速下降以解除对下丘脑 - 垂体单位的抑制而启动黄体 - 卵泡转换期的 FSH 水平的升高和 LH 脉冲频率的增加。

四、抑制素、激活素和卵泡抑制素

在人类卵巢,卵泡的卵泡膜细胞和颗粒细胞均可合成抑制素、激活素和卵泡抑制素。抑制素与激活素在卵巢中的作用机制仍在研究中。

五、下丘脑 - 垂体 - 性腺轴功能的综合调控

垂体促性腺激素脉冲分泌的性质是阵发性脉冲释放 GnRH 通过下丘脑 - 垂体门脉血管传递到促性腺激素细胞的直接结果。这种间歇性的释放 GnRH 来自 GnRH 神经元本身。脉冲性释放 GnRH 受邻近的神经元和星形细胞的调节,其程度是卵巢甾体依赖性的。在卵泡期和黄体中期,类阿片能系统的抑制效应最为明显。黄体溶解时卵巢甾体的撤退引起类阿片能解除对 GnRH 神经元活性调节的抑制,导致 GnRH- 促性腺激素脉冲频率的增加。

黄体溶解后,卵巢甾体和抑制素 A 水平的快速下降,引发来月经前 2 天的垂体 FSH 释放的增加,从而重新启动了新一轮的卵泡发育。GnRH 脉冲的频率与幅度是垂体促性腺激素的合成与分泌的关键。GnRH 对 GnRH 受体的正调节和显著升高的雌二醇浓度可增强含 GnRH 受体的促性腺激素细胞的功能并显著增强 α 亚单位、LH-β 和 FSH-β 的基因表达与合成,它们共同作用诱导垂体的分泌能力和敏感性显著升高。但雌二醇水平超过阈值持续 2~3 天后,促性腺激素细胞的活性发生改变,表现为对小脉冲的外源性 GnRH 的敏感性显著增加。促性腺激素从大的贮存池快速转移至快速释放池,从而启动周期中期的波峰。在雌二醇启动波峰时,排卵前卵泡分泌孕酮升高似可延长波峰持续的时间。尽管反馈作用的主要部位是在垂体水平,但雌激素对下丘脑 GnRH 神经元也有作用。孕酮也对 GnRH 神经元有直接的反馈作用。

第三节　子宫内膜周期变化

一、子宫内膜的胚胎发育

　　女性生殖道于妊娠第 10 周由双侧米勒管融合形成输卵管、子宫及阴道上部,其表面被覆单层立方上皮,以后变成柱状或假复层上皮。上皮下为致密的间充质组织,将发展成为子宫内膜间质与子宫平滑肌。子宫内膜层的分化到妊娠 20 周完成,妊娠 22 周少许内膜腺体受雌激素刺激被覆上皮呈柱状,妊娠 32 周时子宫内膜一些腺体将出现分泌功能,糖原沉积及间质水肿。出生后一个月,子宫内膜萎缩,腺体少,被覆立方上皮,间质血管少,反映了产后雌、孕激素水平的下降。这种内膜的静止状态维持至青春期发育前。

　　子宫的血液供应来自子宫动脉,子宫动脉上行支沿子宫侧缘迂回上行,进入肌层的称弓形动脉。弓形动脉分为两支:基底动脉供应内膜基底层,螺旋动脉供应近宫腔面 2/3 内膜。在月经周期与子宫内膜有同步变化的为螺旋动脉,增殖期螺旋动脉数量少,螺旋度轻;分泌期螺旋度增加,小动脉扩张充盈(图 5-3)。

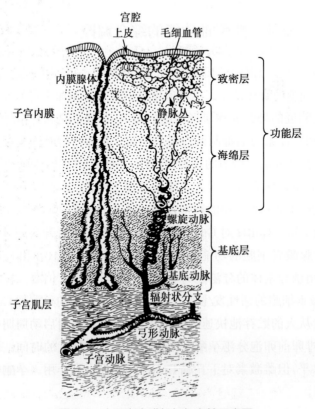

图 5-3　人子宫内膜组织与血管示意图

二、正常子宫内膜的组织形态

自青春期开始,子宫内膜受卵巢激素的影响,表面的 2/3 层发生功能变化,称为功能层;功能层由表面的致密层及其下的海绵层组成。内膜的下 1/3 直接与子宫肌层相连,不发生周期性变化,称为基底层。

计算月经周期从月经第一天起为周期第 1 天,第 1~5 天为经期,第 6~14 天为增殖期,第 15~28 天为分泌期,28 天为一个周期。排卵一般发生在周期第 14 天左右,正常增殖期的长短可有明显差异,分泌期则较恒定,一般正常维持 14 天(±2 天),短于 11~12 天为黄体功能不足,过长达 20 天可能为妊娠。

(一)增殖期

正常周期一般持续约 2 周,月经稀发时可长达数月。正常增殖期早期(第 4~7 天 /28 天),内膜薄,厚 1~2mm。腺体呈小直管状,腺上皮和表面上皮为低柱状,间质疏松细胞为小梭形。此期腺上皮和间质细胞的有丝分裂活动均很明显,上皮细胞的胞质含大量核糖体,但内质网和高尔基复合体未完全发育。增殖期中期(第 8~11 天 /28 天)腺体伸长并开始弯曲,腺上皮呈柱状,拥挤成假复层。并有核分裂,间质水肿(图 5-4)。增殖期晚期(第 12~14 天 /28 天)腺体的弯曲和腺上皮的拥挤更为明显,可出现假复层,细胞核增大,可见核仁和较多核分裂,间质细胞增大,核分裂增多,而间质水肿不似中期增殖期明显。

(二)分泌期

排卵后的子宫内膜在雌、孕激素的共同影响下,腺体和间质继续发育成熟,为孕卵着床作准备。由于腺上皮细胞比间质细胞更敏感,组织学的变化第一周以腺上皮为主,第 2 周则间质的改变较明显。分泌期早期(排卵后 2~4 天),腺上皮表现较为一致,出现细胞核下空泡,是排卵的标志(图 5-5)。

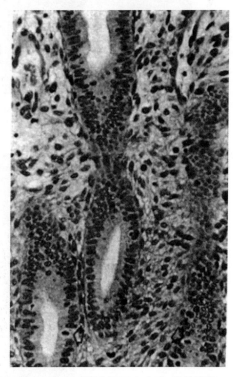

图 5-4　增殖期中期子宫内膜,腺体被覆柱状上皮,假复层,可见核分裂象

超微结构研究,空泡是细胞底部聚积的糖原颗粒。此时上皮细胞内质网丰富,线粒体大,有明显突脊。细胞核内出现相互交织的微管群,为核仁管道系统(the nucleolar channel system),它们可能是胞质与细胞核连接的基本结构,以运转 mRNA 到达胞质。核仁管道系统对孕酮发生反应,是早期分泌超微结构的标志。分泌期中期(排卵后第 5~9 天)腺体进一步弯曲,

腺腔内有大量分泌物充填,核下空泡移至核上,细胞核回到基底部;间质高度水肿。分泌期晚期(排卵后第 10~14 天),内膜继续增厚,可达 5~10mm。腺体弯曲呈锯齿状,腔内分泌物减少,分泌开始衰竭;螺旋动脉发育,其长度增长远快于内膜厚度的增长,因此变得更加曲屈;血管周围的间质出现早期蜕膜样变(图 5-6)。至经前 2~3 天间质蜕膜样变融合成片并伴有颗粒淋巴细胞浸润。

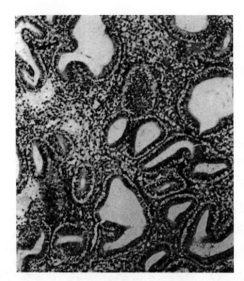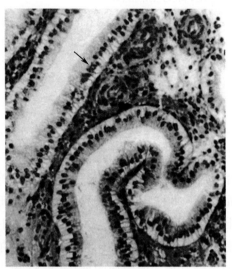

图 5-5　分泌期早期子宫内膜,可见上皮细胞核下空泡

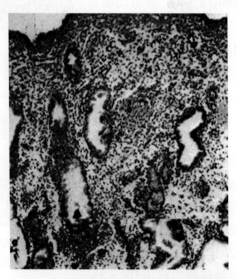

图 5-6　分泌期晚期子宫内膜,间质蜕膜样变

　　近年研究发现,子宫内膜腺上皮有纤毛细胞和无纤毛细胞两种,其分泌能力并不相同。在月经周期中无纤毛细胞与有纤毛细胞比例发生变化,雌二醇水平直接与有纤毛细胞存在相关,雌激素撤退导致纤毛丧失。在增殖期其比例下降,分泌期比例上升。

（三）月经期

经期出血是孕酮和雌激素撤退的最后结果。出血前4~24小时,小动脉收缩引起缺血,当小动脉舒张后发生出血,导致缺氧、重新灌流障碍,子宫内膜的浅层腺体由于形成血肿而肿胀,后形成裂隙,组织碎片剥离出血。第2天功能层广泛出血并脱落,第3~4天腺体和间质开始再生(图5-7)。

（四）绝经过渡期

绝经前出现月经紊乱,亦可有规律的月经;其子宫内膜形态在增殖期可出现腺体轻度扩张,在分泌期可有少数腺体弯曲,腺上皮分泌状态发育较差。

（五）绝经后

子宫内膜大部分由一薄层的小腺体和致密间质细胞取代,这种形态被称为单纯萎缩(图5-8)。绝经时间较长后,由于萎缩的腺管颈部容易发生阻塞,常可见腺体囊性扩张。若有小息肉形成或不规则增生,并有核分裂出现,应考虑有内源性或外源性雌激素作用的可能性。

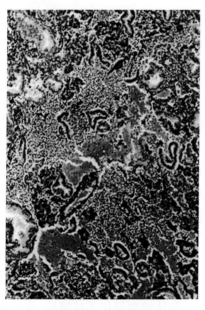

图 5-7　经期子宫内膜,腺体崩解、破碎,
间质内炎细胞浸润

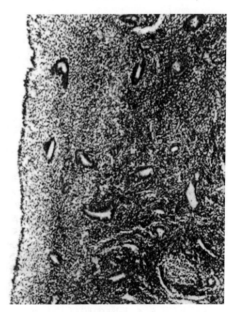

图 5-8　子宫内膜萎缩,内膜薄,间质致密,
仅见几个小腺体

三、功能性子宫内膜异常

子宫也是卵巢分泌的雌、孕激素的靶器官之一,子宫内膜周期脱落更是卵巢排卵周期的直接反应。当下丘脑、垂体相关区域发生病变影响卵巢内分泌功能或卵巢本身功能失调时,子宫内膜形态发生相应的改变。临床上可出现闭经、月经过多、阴道不规则出血、不育、继发

贫血等症状。

(一) 萎缩

子宫内膜菲薄,镜下偶见少许小管状腺体,腺上皮立方或矮柱状,胞质少,核深染;有时有小片致密梭形间质细胞,与绝经后单纯萎缩型子宫内膜相类似。严重时子宫内膜仅为一层扁平的表面上皮。临床出现闭经症状。

(二) 增殖低下

多见于无卵泡发育与雌激素低落时,内膜薄,腺体少(但较萎缩病变者稍多),腺上皮为单层立方或低柱状细胞,无核分裂。

(三) 不规则增殖期

在持续的或过度的雌激素刺激下,子宫内膜生长超出正常增殖期,但尚未达增生的组织病理诊断标准,即为不规则增殖期。镜下表现为腺体分布不规则,灶性腺体密集;腺体形态亦不规则,腺上皮复层拥挤,细胞核增大、深染;间质致密,有灶性水肿。

(四) 子宫内膜增生

详见第十章"子宫内膜增生的组织学分类与处理"。

(五) 内膜分泌反应欠佳

由于黄体发育不全或过早萎缩,子宫内膜受孕激素量不足的影响发生的形态改变。临床可出现经前少量出血、排卵障碍性异常子宫出血、不孕、早期流产等。镜下检查有不同的形态变化:有的表现为腺体与间质不同步;有的虽为同步,但其分泌状态落后于月经周期3~4天;有时同一内膜组织出现不同时期的增殖期与分泌期腺体等。病理医生一般进行描述性报告,临床医生可结合基础体温、月经周期、取内膜时间等多种因素分析及诊断。

(六) 延迟或不规则脱落

由于卵巢黄体萎缩不全,持续分泌孕激素,造成子宫内膜脱落不全。临床表现为经期延长。在经期第5~6天取内膜活检仍可见分泌期子宫内膜,腺体轮廓呈星芒状皱缩,腺上皮胞质减少,常混有早增殖期和再生小腺体。

流产、宫外孕、滋养细胞肿瘤等使体内有绒毛膜促性腺激素存在时,可持续分泌孕酮,内膜亦可出现不规则脱落。

子宫肌瘤、子宫内膜息肉等器质病变,可以妨碍子宫内膜的正常脱落,造成月经延长或不规则脱落。

(田秦杰)

参考文献

1. JEROME F STRAUSS Ⅲ, ROBERT L BARBIERI, ANTONIO R Gargiulo. Yen & Jaffe's Reproductive Endocrinology. 8th ed. Philadelphia: Elsevier, 2019.

2. 郭丽娜, 连利娟, 刘彤华. 生育年龄妇女子宫内膜不典型增生与复合增生的诊断及预后. 中华妇产科杂志, 1993, 28 (12): 4.

3. ROWLAND AS, BAIRD DD, LONG S, et al. Influence of medical conditions and lifestyle factors on the menstrual cycle, Epidemiology, 2002, 13: 668.

4. TAFFE JR, DENNERSTEIN L, Menstrual patterns leading to the final menstrual period, Menopause 9: 32, 2002.

5. LOIS A, SALAMONSEN BS. Current concepts of the mechanisms of menstruation. Baillieres Clin Obstet and Gynec, 1999, 13 (2): 161-179.

6. O'CONNOR KA, HOLMAN DJ, WOOD JW, Menstrual cycle variability and the perimenopause, Am J Hum Biol, 2001, 13: 465.

7. WELT CK, PAGAN YL, SMITH PC, et al. Control of follicle-stimulating hormone by estradiol and the inhibins: critical role of estradiol at the hypothalamus during the luteal-follicular transition, J Clin Endocrinol Metab, 2003, 88: 1766.

8. STOUFFER RL, Progesterone as a mediator of gonadotrophin action in the corpus luteum: beyond steroidogenesis, Hum Reprod Update, 2003, 9: 99.

9. BAERWALD AR, ADAMS G, PIERSON R, Characteristics of ovarian follicular wave dynamics in women, Biol Reprod, 2003, 69: 1023.

10. GINTHER OJ, BEG MA, GASTAL EL, et al. Systemic concentration of hormones during the development of follicular waves in mares and women: a comparative study, Reproduction, 2005, 130: 379.

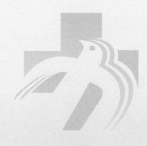

实用女性
生殖内分泌学

Practical Female
Reproductive Endocrinology

3rd EDITION

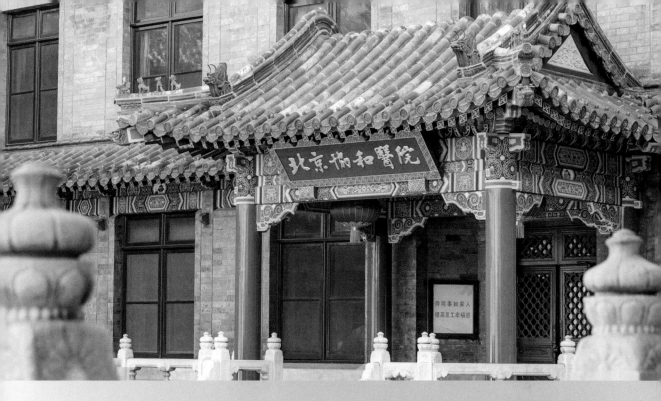

第六章

性分化与发育异常

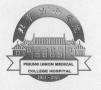

决定一个人的性别,传统方法是出生时看外生殖器,有阴茎、阴囊即冠之为男性,有阴唇、阴道则冠之为女性,绝大多数个体用这种方法决定性别是准确的,但有极小一部分性发育异常的个体不能单用外生殖器鉴别男性或女性。如因某些原因睾丸发育不全,外生殖器发生女性化表现,可误认为女性;又如正常女性有卵巢,但由于肾上腺缺乏某种酶或其他原因而分泌过多雄激素,使胎儿期外生殖器发生男性化表现,可误认为男性。这些患者属于性发育异常(disorders of sex development,DSD),亦称为性分化异常,是指一类性染色体、性腺或性激素性别表现不典型的先天性异常,有文献报告发生率最高可达新生儿的1/5 000~1/4 500。这类患者按外生殖器不能准确地反映性别。

近年来,随着有关性分化和发育的生理、病理生理以及分子生物学的研究深入,对性发育异常的认识有了很大的进展,对性发育异常的某些原因有了进一步的认识。但性发育异常的许多病因仍然不是十分清楚。错误地确定性别,对这类患者及其家属,除延误器质性病变诊断外,精神上亦有莫大的痛苦和严重的创伤。正确诊断和处理这组性发育异常的病例使他们能过正常人的生活十分重要。

第一节　正常性分化发育过程

性的分化发育过程是一个非常复杂的过程。包括性确定(sex determination)与性分化(sex differentiation)过程。性确定是指有两性潜能的性腺发育成睾丸或卵巢的过程。性分化是指发育中的性腺正常发挥功能产生肽类激素和甾体的过程。男女性腺与内外生殖器的分化与发育是由多种因素所决定,而且在胚胎分化与发育过程中有它特定的时间性。了解正常的性分化与发育过程将有助于了解性分化与发育异常的临床表现。

正常的性分化发育是一有序的过程,涉及受精时合子内染色体性别的成功确立、由遗传性别确立的性腺性别、由性腺性别调控的生殖器官及表型性别。在青春期,性别特异的第二性征发育强化和凸显了这种性差异表现。性分化发育过程由无数个位于性染色体和常染色体的不同基因通过不同的机制调节,包括组成因子、性腺甾体、肽类激素和组织受体等。两种性别的早期胚胎具有未分化的相同始基,并有女性化的遗传倾向,除非有男性化因子的积极作用。如果没有 Y 染色体上睾丸组织基因的影响,胚胎期未分化的性腺将发育为卵巢;女性身体的性结构(内外生殖道)分化不依赖于性腺激素,在缺乏胎儿睾丸的情况下,无论是否存在有卵巢,均可发生。

一、性染色体

决定性别的最根本因素是性染色体。经过减数分裂的精子和卵子结合后,合子的性染色体为 XX,性腺将发育为卵巢;合子的性染色体为 XY,性腺将发育为睾丸。受精后约 3 周,原始生殖细胞从卵黄囊沿后肠移行至泌尿生殖嵴最后形成性腺。但在形成性腺分化为睾丸或卵巢之前均将经过一段未分化期。

在 Y 染色体短臂末端有一个结构基因,称为 Y 染色体上的性别决定区(sex determining region on Y,*SRY*)。目前认为它是使原始性腺发育为睾丸决定因子(testicular determing factor,TDF)的最佳候选基因。SRY 蛋白在睾丸形成前的生殖嵴即有表达,在睾丸中的支持细胞和生殖细胞中表达,并通过其受体起作用。SRY 通过调节下游基因的转录而启动男性途径或抑制女性途径。SRY 和 NR5A1(nuclear receptor subfamily 5,group A,member 1)的表达激活了一系列遗传的过程,包括上调支持细胞中 SOX9(SRY box 9)、FGF9(fibroblast growth factor)等的表达。缺乏 SRY 时,女性特异的基因,包括 *RSPO1*(R-spondin 1)、*WNT4*(wingless-type MMTV integration site family member 4)、*FOXL2*(forkhead box L2)等被启动,促进卵巢的发育。见图 6-1。

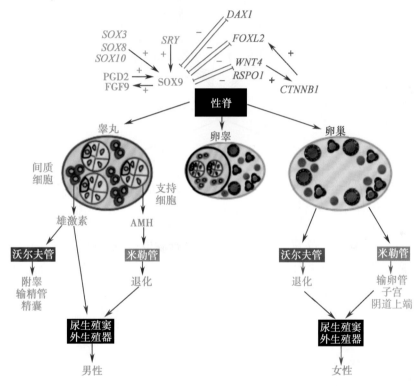

图 6-1　性腺的分化、内外生殖器的分化发育示意图

FOXL2：forkhead box L2；FGF9：fibroblast growth factor 9；RSPO1：R-spondin 1；SOX9：SRY box 9；

SRY：sex determining region Y；WNT：wingless-type MMTV integration site family member。

但近年来一些研究发现,SRY 并不等同于 TDF,SRY 阴性的个体可以出现睾丸,SRY 阳性的个体可表现为发育良好的卵巢,故目前认为 *SRY* 基因也只是决定性腺的一个重要调节基因,尚有其他调节因素在进一步研究中。

受精后约 44 天,睾丸已具有早期曲细精管形态。卵巢的分化比睾丸分化晚约 5 周,若缺 Y 染色体或 TDF 的作用,未分化性腺将分化为卵巢。胚胎期卵巢的发育不一定需要 2 个 X。在 45,X 个体的原始生殖细胞移行至生殖嵴与有丝分裂均正常。原始生殖细胞周围需有卵泡细胞保护。45,X 个体可能缺乏这种保护,卵泡耗损快,到出生时几乎已没有卵泡。

二、副中肾管抑制因子

约 5 周睾丸生精小管内的支持细胞产生抗米勒管激素（anti-Müllerian hormone, AMH），为一种糖蛋白，可抑制副中肾管上皮的增殖从而使副中肾管或米勒管（Müllerian duct）退化。没有 AMH，副中肾管不退化而发育为输卵管、子宫和阴道上段。受精后约 62 天时，AMH 分泌量即足以抑制副中肾管，到 77 天时完成抑制作用。出生后 2 年内，睾丸仍能产生少量的 AMH。Jost 试验显示，睾丸产生的 AMH 只对同侧副中肾管有效（图 6-2）。

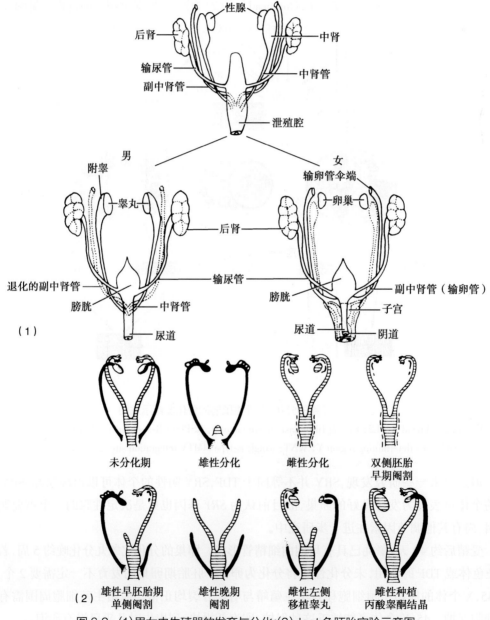

图 6-2　（1）男女内生殖器的发育与分化；（2）Jost 兔胚胎实验示意图

三、睾酮

妊娠后约 7 周睾丸内出现间质细胞,约 8 周时开始产生睾酮(testosterone,T)。中肾管或沃尔夫管(Wolffian duct)在睾酮的作用下分化为附睾、输精管与精囊。睾酮亦只对同侧中肾管有效。

四、双氢睾酮

男性外生殖器与前列腺的分化发育依赖于在局部由睾酮经 5α 还原酶-Ⅱ转化为双氢睾酮(dihydrotestosterone,DHT)。在 DHT 的作用下,生殖结节增大形成阴茎龟头,男性的尿道褶在中线完全融合形成尿道海绵体部和海绵体,唇囊肿增大融合为阴囊,泌尿生殖窦分化为前列腺。当雄激素作用不足时,外生殖器将仅有部分男性化表现,如小阴茎、尿道下裂、阴囊部分融合等,个别可有阴道盲端,而导致外生殖器性别模糊。DHT 在 70 天时起作用,使尿道褶融合而关闭为中缝,74 天时尿道沟已完全闭合。在 120~140 天(18~20 周)时外生殖器的分化已全部完成(图 6-3)。

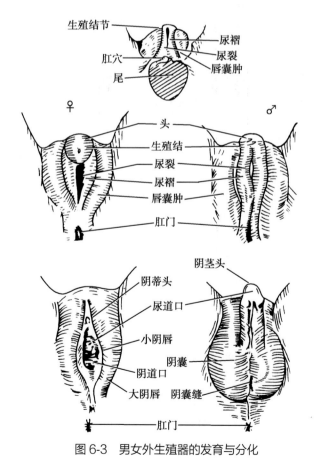

图 6-3　男女外生殖器的发育与分化

五、女性内外生殖器

女性内外生殖器的发育不需要卵巢或其他激素。即使没有性腺,生殖器也发育为女性。没有 AMH 的影响,副中肾管将从头向尾形成输卵管、子宫和阴道上段。没有 DHT 的影响,外生殖器将发育为女性,生殖结节稍增大形成阴蒂,尿道褶发育为小阴唇,唇囊肿发育为大阴唇。泌尿生殖窦形成阴道下段,与上段相通。若婴儿性腺为卵巢或条索样性腺,无论性染色体是什么,出生时外生殖器为女性。若女性胎儿在孕 10~12 周前受内源性或外源性雄激素增高的影响,外阴将发生不同程度的男性化表现,如男性阴茎、尿道下裂、阴囊部分融合等。孕 20 周后外生殖器已完成分化,若再受增高的雄激素影响,将仅表现为阴蒂增大。

六、青春期

到达青春发育期,男性在雄激素作用下,面部及体毛增多,阴毛达脐下,呈菱形分布,肛周亦多毛,出现痤疮、喉结、嗓音变低,肌肉发达,阴茎及睾丸发育至成人大小,阴囊皱褶增多并有色素沉着。女性在雌激素作用下乳房发育,皮下脂肪堆积(尤其在臀部和大腿),女性外生殖器发育,月经来潮。性激素影响的体型表现,称为表型。

第二节 性发育异常的分子发病机制

一、睾丸发育过程中的调节因子

1. Y 染色体上的性别决定区(sex determining region on Y, *SRY*)基因及其调控基因 自从 1990 年在人和小鼠中分别发现 *SRY* 基因以来,不断有研究探讨其在男性性别决定中的具体机制。SRY 在发育中的性腺发挥着重要作用,如支持细胞的分化、介导细胞从中肾向原始性腺的迁移、性腺内细胞增生、男性特异性血管生成和支持细胞前体细胞内糖原的富集。但是在 46,XY DSD 患者中,*SRY* 突变的发生率仅占 10%~15%,提示可能有其他基因为正常睾丸发育所必需。类固醇生成因子 1(steroidogenic factor 1, *SF1*)基因,也称为核受体亚家族 5A 组成员 1(nuclear receptor subfamily 5, group A, member 1, Nr5a1),是一个核受体转录因子,在调节肾上腺、性腺发育、类固醇生成和生殖方面发挥重要作用,也是激活 SRY 的一个候选因子,在 46,XY 性反转的患者里发现了 *SF1* 杂合突变,体外转染研究发现 *SF1* 可与 *SRY* 启动子结合并使其活化。肾母细胞瘤 1(Wilms' tumor 1, *WT1*)基因是 SRY 和抗米勒管激素重要的转录调节因子,*WT1* 突变与异常性分化有关,可与 *SRY* 启动子区的调控元件结合。GATA 结合蛋白 4(GATA binding protein 4, *GATA4*)基因突变的转基因鼠出现 SRY 表达显著下调,但它并不直接调控 *SRY* 的启动子区,而是与 WT1 和锌指蛋白协同作用。研究发现 SRY 与 SF1 可共同激活 SRY 基因盒 9(SRY box 9,SOX9),使双向潜能的性腺向睾丸发育,这个启动过程的时间窗很窄。小脑肽 4 前体基因(cerebellin 4 precursor gene, *Cbln4*)也是 SRY 的直接靶基因,但其在睾丸分化中的功能还不清楚。SRY 可能直接或间接抑制 B 连环蛋白的活性,使卵巢通路处于休眠状态。XX R 脊椎蛋白 1(R-spondin 1, *Rspo1*)突变的小鼠出现 Sox9 表达相关的雌性至雄性的性反转,说明 Sox9 在病理情况下可介导睾丸分化。出乎意料的是,同时缺失 Rspo1 和 Sox9 的个体仍可出现睾丸分化,说明 SRY、Sox9 不是介导雌性至雄性的性反转所不可或缺的,分析发现 Sox8 和 Sox10 可能介导这一过程。男性和女性的性别决定和性腺发育过程均是由不同的、主动的遗传通路介导(图 6-1)。

2. **非编码 RNA(non-coding RNA,ncRNA)**　长的非编码 RNA 通过染色质重塑复合物和转录因子可促进人胚胎干细胞的多向潜能。随着高通量测序、生物信息分析和其他生物化学技术的发展,ncRNA 在疾病、生育和发育中的作用逐渐被揭示。微小 RNA(miRNAs)是 ncRNA 的一种,由 19~25 个核苷酸组成,它们在睾丸和卵巢细胞发育的不同时期有时空特异性的表达,通过蛋白质编码基因的转录后调节参与生殖细胞分化、减数分裂后男性生殖细胞的生长和卵母细胞的发育和成熟。miRNAs 还和性腺体细胞的功能调节有关,如睾丸的支持细胞和间质细胞、卵巢的颗粒细胞。miRNAs 由前体物质转化为成熟形式才可以调节基因表达,Dicer 是参与 miRNAs 加工过程的一个关键酶。Dicer 敲除的小鼠在原肠作用之前会死亡,条件性敲除 Dicer 的小鼠在胚胎期 14 天时,支持细胞内 Dicer 失活后胚胎发育正常,出生时生精小管的数量和组织学表现与对照组无差异,但在睾丸发育中发挥关键作用的基因表达下调。此后出现进行性发育异常:生精小管结构紊乱、数目减少。有人用 SF1 阳性、Dicer 缺失的细胞做实验,发现 Dicer 为维持睾丸内细胞生存所必需,从胚胎期至出生后 5 天内卵巢发育不需要 Dicer 的存在,说明对 Dicer 的需要可能存在组织特异性。也有研究发现 miRNAs 在卵母细胞成熟和卵泡发育的基因表达中发挥转录后调控作用。现在研究的焦点放在了生殖细胞特异的 miRNAs 分子功能的识别和特点上,在成熟和不成熟的睾丸里存在 miRNAs 的差异表达,由于这些 miRNAs 的靶标大部分未知,因此很难研究它们的功能。

3. **转化生长因子 β 家族(transforming growth factor β,TGFβ)和其他蛋白**　TGFβ 亚家族包括 TGF1~3(由不同的基因编码)、激活素、抑制素、抗米勒管激素和胶质细胞源性的神经营养因子,除抑制素以内分泌方式外,其余均以自分泌或旁分泌的方式在局部发挥作用。TGFβ 通过影响细胞生长、分化、基质产生和凋亡调节睾丸发育。Moreno SG 等研究发现,在体外 TGFβ 只在静息期的性腺母细胞有表达,且抑制其增生。敲除 Ⅱ 型 TGFβ 受体的小鼠大部分在胚胎期死亡,存活下来的小鼠精原干细胞储备减少,成年后导致不育。用器官培养系统模拟体内发育过程发现,性腺母细胞增生和凋亡的比例增加使其静息状态减少。故 TGFβ 作为性腺母细胞增生的负调控因子,可以调节生殖细胞静息的持续时间,在睾丸发育中发挥着相应的生理作用。随着可以区别亚单位和单体的敏感而特异的检测方法的进步,以及亚单位和细胞特异的基因修饰小鼠的出现,对激活素和抑制素的结构和功能的研究越来越深入。激活素是由 B 亚单位组成的二聚体,目前在哺乳动物中共发现了四种 B 亚单位:βA、βB、βC、βE。抑制素是由 α 和一种 β 亚单位组成的异二聚体。激活素主要通过和 Ⅱ 型受体亚单位结合,磷酸化后募集并活化 Ⅰ 型受体亚单位,后者调节下游信号分子的募集和磷酸化,形成复合物进入细胞核内影响基因转录。抑制素和 TGF Ⅲ型受体结合,并与 Ⅱ 型受体结合形成复合物阻止激活素信号。用基因芯片和实时 PCR(real time polymerase chain reaction)分析发现,在睾丸中激活素转录水平进行性增加,在卵巢中则没有,而激活素的拮抗物卵泡抑素则在胎儿卵巢中选择性表达上调。完全敲除及条件性敲除激活素编码基因的实验室均证实抑制素 A 为睾丸支持细胞增生和生精小管形成螺旋所必需,这种抑制素为间质细胞而不是生殖细胞产生。有人用免疫组化的方法研究胎儿期间质细胞类固醇生成快速调节蛋白(steroidogenic acute regulatory protein,StAR)和 StAR 结合蛋白(StAR-binding protein,SBP)的表达,发现在最初睾丸发育时即可检测到 StAR 的免疫反应性,而 SBP 的表达稍晚一些,且其表达时间和睾酮出现的时间非常接近,提示 SBP 可能通过与 StAR 的相互作用在睾丸发育中发挥着重要作用。

二、卵巢发育相关因子

1. Wnt/Rspo1/B 连环蛋白通路　　Wnt/Rspo1/B 连环蛋白通路在卵巢分化中发挥着独特的作用。无翅型小鼠乳腺肿瘤病毒整合位点家族成员(wingless-type MMTV integration site family member,Wnt)与卵巢发育的关系最早引起人们的注意是有报道称 Wnt 失活的小鼠发生雌性至雄性的部分性反转伴卵母细胞耗竭。随后的研究发现女性性腺发育过程中需要 Wnt4 的表达来抑制男性特异的体腔血管形成及阻止类固醇生成细胞从中肾迁移至发育中的卵巢。经典 Wnt 信号通路激活可以介导细胞核内 B 连环蛋白的富集,后者和一些辅助因子一起共同调节下游靶基因的转录。Rspo1 在 XX 性腺中特异性表达,在女性性别决定的起始阶段发挥作用。在受精后 6~9 周人类性腺发育的关键时期,在卵巢而非睾丸中出现 Rspo1 表达上调,Wnt4 和编码 B 连环蛋白的基因表达在两种组织中则没有明显差异。在 46,XX 真两性畸形患者中,*Rspo1* 突变后功能下降导致 *Wnt4* 转录和 B 连环蛋白表达下降。这些资料表明 Rspo1 可能通过组织特异性增强 Wnt4 信号通路来抑制睾丸分化。经典 Wnt 信号通路激活后可抑制 Sox9 和 AMH 的表达,而 SF1 和 SRY 的表达不变,男性性腺里 Wnt 的异位激活使 SF1 无法与 Sox9 启动子区的 Sox9 的睾丸特异性增强子(testis-specific enhancer of Sox9,TES)结合,从而使 Sox9 表达缺失。

2. X 染色体上与剂量敏感的性反转 - 先天性肾上腺萎缩相关的基因 1(dosage-sensitive sex reversal,adrenal hypoplasia critical region,on chromosome X,gene 1,*Dax1*)　　在含 WNT4 双重拷贝的个体里,检测到 Dax1 蛋白的过表达,即使染色体核型为 46,XY,性腺仍发育为卵巢。在 X 染色体上存在 *Dax1* 双重拷贝的个体中,Y 染色体上的 SRY 信号通路被抑制。携带多个 *Dax1* 拷贝的转基因鼠会发生睾丸至卵巢的性反转,提示 Dax1 有抗睾丸形成作用,且呈剂量依赖性。但 Dax1 缺失并不阻断卵巢发育,相反会使睾丸形成受损,这种看似矛盾的作用机制还需进一步研究。在 Dax1 过表达的转基因鼠里,Sox9 表达下降。在性染色体为 XY、Sox9 杂合的个体里,睾丸发育是正常的,若存在 Dax1 的过表达,则会形成卵睾,表明两者之间存在拮抗作用。且在卵睾的卵巢部分表达颗粒细胞特异的标志物叉头蛋白盒 l2(forkhead box L2,Foxl2),完全不表达间质细胞标志物 Sox9、AMH 和支持细胞标志物,但保留了 Sox9 关键的转录调节因子 SRY、SF1 的表达。Dax1 通过影响 SF1 与 Sox9 的启动子 TES 的结合来拮抗 SF1、SF1/SRY 和 SF1/SOX9 介导的 TES 活性,从而使 Sox9 表达下调,揭示了剂量敏感的性反转(dosage-sensitive sex reversal,DSS)可能的发病机制。

3. *Foxl2*　Foxl2 是叉头蛋白转录因子的编码基因,其突变或失调节与睑裂狭小 - 上睑下垂 - 倒转型内眦赘皮综合征(blepharophimosis-ptosis-epicanthus,BPES)和卵巢发育有关。在卵巢中,Foxl2 参与胆固醇和类固醇代谢、凋亡和细胞增生调节,有趣的是,它还参与维持颗粒细胞的稳定性,阻止其向睾丸支持细胞的横向分化。研究发现小鼠卵巢中小卵泡的颗粒细胞中有 FOXL2 和大肿瘤抑制因子抑制物 1(large tumor suppressor homolog 1,LATS1)的联合表达,LATS1 可以使 FOXL2 丝氨酸残基磷酸化,使 FOXL2 对与颗粒细胞分化有关的 StAR 启动子的抑制活性增强,*FOXL2* 突变或调节异常可能会导致颗粒细胞分化和卵泡成熟速率异常。

三、睾丸和卵巢发育相关因子相互作用

虽然睾丸发育主要靠 *SRY* 基因激活 *SOX9* 的基因调控网络的参与,卵巢发育主要由 Wnt/Rspo1/B 连环蛋白通路调节,但是两者之间存在复杂的相互作用。一些因子为两种性腺发育所必需,且两个调控网络之间的对抗作用终生存在,并不随性别决定而终止。如 Rspo1 和 Wnt4 在双向潜能的性腺里有表达,在男女性腺发育早期均是细胞增生的调节因子,同时去除这两个基因后,体腔上皮增生受损,支持细胞前体的数量减少,从而生精小管数目减少,睾丸发育不良。睾丸支持细胞分泌 AMH,抑制副中肾管上皮增生从而使副中肾管退化。在副中肾管间叶细胞,男性特异的 Wnt4 的表达受 AHM 信号调节,B 连环蛋白失活后并不改变 Wnt4 的表达类型,说明 B 连环蛋白不是 AMH 信号通路激活所必需。但米勒管间叶细胞 B 连环蛋白丧失后在男性会出现完全异位的女性生殖管道,说明在男性性别分化、米勒管退化过程中需要 B 连环蛋白的参与,调节 AMH 信号通路的下游基因。人们曾经认为早期卵巢发育是由于 *SRY* 基因缺失而被动地进行,但最近的研究认为,卵巢发育是抑制男性特异性基因和促进女性特异性基因表达这两条主要通路同时发挥作用的结果。研究表明睾丸和卵巢的发育并不随出生而终止,如在成人卵泡中介导 Foxl2 失活后,男性特异性基因表达很快上调,随后颗粒细胞转化成支持细胞样细胞,睾酮水平也上升至正常成年男性水平。睾丸中的细胞命运也是不稳定的,如成年小鼠睾丸支持细胞中双性和迈布三相关转录因子 1(doublesex and mab-3-related transcription factor 1,*DMRT1*)基因失活后,Foxl2 被激活引起支持

细胞向颗粒细胞的横向分化,在这种环境下,卵泡膜细胞形成,产生雌激素,生殖细胞向着女性方向分化。也许调节睾丸和卵巢发育的复杂网络打响了一场终身的战役,从性别决定到性腺分化、发育和维持,都是众多基因网络协调作用的结果。

尽管随着生物化学、遗传学、分子生物学等学科的发展,与性别决定、性腺分化和维持相关的基因、蛋白和通路不断被揭示,人们对睾丸和卵巢发育的认识不断深入,但有些具体调控机制和各因子间的相互作用还未阐明。而且有些实验室是以小鼠为研究模型,其基因表达调控方式是否适用于人体还需研究证实。但这些结果有助于阐明睾丸和卵巢发育的分子机制,为明确 DSD 的病因和发病机制带来了希望。

(王春庆　丁蕾蕾　田秦杰)

第三节　性发育异常的分类

性发育异常以往习惯于按真假两性畸形分类。这是由于当时的诊断方法有限,只得以性腺病理为基础进行分类。目前临床所见性发育异常病因种类繁多,真假两性畸形分类已不足以反映目前临床所见的各种类型。如同样是 46,XY 的男性假两性畸形,其病因可能多种多样,如 XY 单纯性腺发育不全、不完全型雄激素不敏感综合征或睾丸退化等。临床医生对假两性畸形十分困惑,影响诊断与处理。

性分化发育过程是一个连续而有序的过程。首先是受精时染色体性别的确立,其次是性腺性别的分化和发育,导致内外生殖器的分化与发育,最后在性激素影响下形成表型性别。1994 年北京协和医院妇产科葛秦生教授等根据多年的临床与基础研究,选择了性发育过程中 3 个最关键的环节:性染色体、性腺与性激素,作为分类的基础,直接将性发育异常疾病按病因分入这三大类。

第一类为性染色体异常,包括性染色体数目与结构异常。

第二类为性染色体正常,但性腺发育异常。

第三类为性染色体正常,性腺性质正常,但性激素异常(表 6-1,北京协和医院葛氏分类法)。

这样首次彻底抛开了假两性畸形的混乱概念。至 2014 年近 30 年间,北京协和医院妇科内分泌组共收集了临床所见各种性发育异常 13 种共 800 多例,包括一些以往未诊断的疾病患者,按此分类均可适当地进行分类,证明在实际应用中按此分类是可行的。此分类法条理清楚,简单明了,易于正确诊断和处理。本分类法虽未包括所有罕见类型,但亦不外乎这 3 个类型。在实践过程中发现从这一分类能提供科研线索,引导有针对性地进行基础深入研究。

表 6-1　性发育异常分类法

（一）性染色体异常：包括性染色体数与结构异常
1. 特纳综合征
2. XO/XY 性腺发育不全
3. 超雌
4. 真两性畸形（嵌合型性染色体）
5. 46,XX/46,XY 性腺发育不全
6. 生精小管发育不良（Klinefelter）综合征
（二）性腺发育异常
1. XX 单纯性腺发育不全
2. XY 单纯性腺发育不全
3. 真两性畸形（46,XX 或 46,XY）
4. 睾丸退化
5. 性反转
（三）性激素量与功能异常
1. 雄激素过多
先天性肾上腺皮质增生
21- 羟化酶缺乏
11- 羟化酶缺乏
3β- 羟甾体脱氢酶 II 缺乏
P450 氧化还原酶缺乏
早孕期外源性雄激素过多
2. 雄激素缺乏（合成酶缺乏）
17α- 羟化酶 /17,20- 裂解酶缺乏
完全型
不完全型
5α- 还原酶 2 缺乏
3. 雄激素功能异常（雄激素不敏感综合征）
完全型
不完全型
合计

　　目前国外建议将性发育异常分为性染色体 DSD、46,XY DSD（包括男性睾丸发育异常、XY 男性男性化不足）和 46,XX DSD（包括女性卵巢发育异常、XX 女性过度男性化），并且用卵巢睾丸 DSD 取代真两性畸形的名称（详见表 6-2,2005 年芝加哥性发育异常分类法），此

分类法大的分类较简单,但 46,XY DSD 和 46,XX DSD 两类中重复疾病种类较多,仅仅是染色体不同;另外 46,XX DSD 中诸如 MRKH 综合征和泄殖腔发育异常等疾病属于生殖道发育异常,是否属于 DSD 尚有待商榷。笔者认为北京协和医院的葛氏分类法更简单、实用、方便,不易混淆。

表 6-2　2005 年芝加哥性发育异常分类法

性染色体 DSD	46,XY DSD	46,XX DSD
A:47,XXY(克氏综合征)	A:性腺(睾丸)发育异常	A:性腺(卵巢)发育异常
	1. 完全型或部分型性腺发育异常	1. 性腺发育异常
	2. 真两性畸形	2. 真两性畸形
	3. 睾丸退化	3. 性反转
B:45,X(特纳综合征)	B:雄激素合成或作用异常	B:雄激素过多
	1. 雄激素合成异常	1. 来自胎儿
	LH 受体突变	3β- 羟甾体脱氢酶Ⅱ缺乏
	甾体生成急性调节蛋白突变	21- 羟化酶缺乏
	胆固醇侧链裂解酶缺乏	P450 氧化还原酶缺乏
	3β- 羟甾体脱氢酶缺乏	11- 羟化酶缺乏
	17α- 羟化酶 /17,20- 裂解酶缺乏	糖皮质激素受体突变
	P450 氧化还原酶缺乏	2. 来自胎儿与胎盘
	17β- 羟甾体脱氢酶缺乏	芳香化酶缺乏
	5α- 还原酶 2 缺乏	P450 氧化还原酶缺乏
	2. 雄激素作用异常	3. 来自母亲
	雄激素不敏感综合征	母亲男性化肿瘤
	药物与环境影响	孕期使用雄激素
C:45,X/46,XY(混合性性腺发育不全)	C:其他特殊综合征	C:其他
	1. 综合征相关的男性生殖器发育异常(如泄殖腔异常)	1. 综合征相关的异常(如泄殖腔异常)
	2. 持续米勒管综合征	2. 米勒管发育不全
	3. 睾丸消失综合征	3. 子宫畸形
	4. 单独的尿道下裂	4. 阴道闭锁
	5. 先天性低促性腺激素性性腺功能低下	5. 阴唇粘连
	6. 隐睾	
	7. 环境影响	
D:46,XX/46,XY(嵌合体)		

第四节　性染色体异常疾病

一、先天性卵巢发育不全

先天性卵巢发育不全的临床特征为身矮、乳房不发育和幼儿型女性外生殖器,1938 年 Turner 首先描述了此类患者,故亦称为 Turner 综合征(Turner's syndrome)。发生率为新生婴儿的 10.7/100 000 或女婴的 22.2/100 000,占胚胎死亡的 6.5%。是一种最为常见的性发育异常。仅 0.2% 的 45,X 胎儿达足月,其余的在孕 10~15 周死亡。

(一) 病因与遗传规律

病因为性染色体缺一个 X,单一的 X 染色体多数来自母亲。Turner 综合征的染色体除 45,X 外,可有多种嵌合型,如 45,X/46,XX,45,X/47,XXX 或 45,X/46,XX/47,XXX 等。临床表现根据嵌合体中哪一种细胞系占多数。正常性染色体占多数,则异常体征较少;反之,若异常染色体占多数,则典型的异常体征亦较多(图 6-4、图 6-5)。

Turner 综合征亦可由于性染色体结构异常,如 X 染色体长臂等臂 Xi(Xq),短臂等臂 Xi(Xp),长臂或短臂缺失 XXq⁻,XXp⁻,形成环形 X,r(x) 或易位。

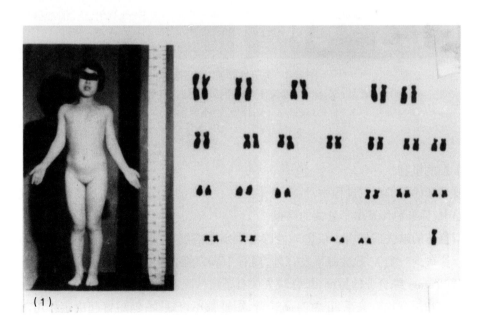

(1)

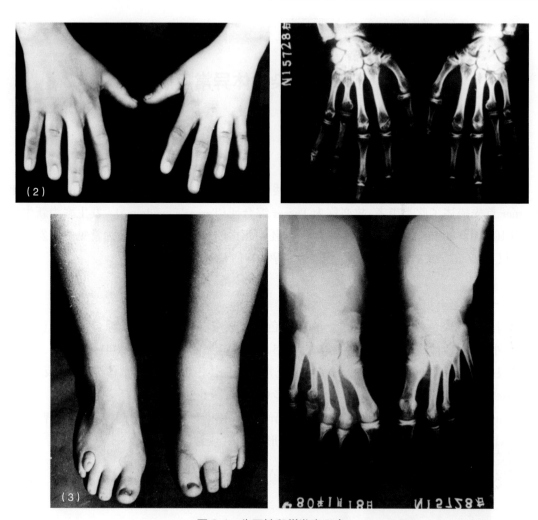

图 6-4　先天性卵巢发育不全

(1)患者,45,X,18 岁,身高 1.48m,肘外翻;(2)双手第 4 掌骨短;

(3)双足第 4 跖骨短,左小腿水肿。

(二) 发病机制

主要是亲代配子形成过程中,性染色体发生不分离的结果,嵌合体是受精卵形成后有丝分裂过程中,性染色体发生不分离的结果。

性染色体的缺失或嵌合不仅影响性腺与生殖道的发育,也影响 Turner 综合征的躯体异常特征。若缺少一个 X,除性腺不发育外,尚有 Turner 综合征的多种躯体异常表现。X 短臂缺失,亦有 Turner 综合征的特征,长臂缺失仅有条索性腺而无躯体异常。身高与性腺的发育异常与长臂和短臂均有关系,正常身高长臂、短臂都不可缺少,但短臂起决定作用。性腺亦如此,但长臂起主要作用。

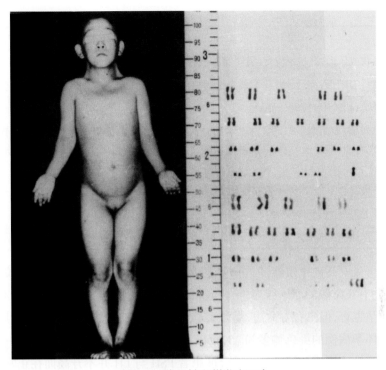

图 6-5　先天性卵巢发育不全

患者 14 岁,身高 1.05m。45,X/47,XXX,肘外翻,桶状胸,颈蹼

(三) 临床表现

缺乏第二条性染色体(X 染色体单倍体和半缺乏)有 5 个关键的表现:女性表型、身材矮小、由于始基性腺而引起的性幼稚、不同的相关躯体异常和胚胎致死性。临床特点为身材矮小、生殖器与第二性征不发育和一组躯体的发育异常,其他特征见表 6-3。母亲年龄似与此种发育异常无关。

表 6-3　Turner 综合征特点

部位	特点
表型	女性,身材矮小,通常不超过 150cm
智力	一般尚可,但常比同胞低;常表现听力与理解力差
皮肤	多痣,容易形成瘢痕疙瘩,指甲异常
面部	典型面容,上颌骨窄,下颌骨小
眼	常有内眦赘皮,偶有上睑下垂,眼距宽
耳	大而位低、旋转和 / 或畸形
口	鲨鱼样 - 上唇弯,下唇平直
颈	后发际低,约 25%~40% 有颈蹼,10%~20% 有主动脉狭窄。有狭窄的患者通常有颈蹼

续表

部位	特点
胸	桶状或盾形,乳房不发育,乳距宽
心血管	35% 有畸形,主动脉弓狭窄最多见,偶有原发性高血压
肾脏	异常(40%):肾旋转、马蹄肾、双肾盂、肾盂积水
肢体	肘外翻,婴儿期手与足背淋巴水肿,指甲营养不良;常见第 4 或 5 掌骨或跖骨短,第 5 手指短、弯曲,掌纹通关手,下肢淋巴水肿,胫骨内侧外生骨疣,手向桡侧偏斜畸形、膝外翻和脊柱侧弯
生殖系统	卵巢发育不全,内外生殖系统幼稚型,不育
骨密度	低下
X 线检查	锁骨外端与骶骨翼发育不全,阔脊椎,长骨干,骨骺发育不全,第 4、5 掌或趾骨短

剖腹探查可见女性内生殖器,但均小。性腺为条索状,在相当于卵巢的部位。在孕 12 周前的 45,X 胚胎有正常数的原始卵泡,至较大胎儿时数量即减少,出生时几乎没有。临床遇到个别患者能怀孕生育,但生育寿命短,易卵巢早衰,可能与这些患者卵子在胚胎期消耗速度较慢有关。分析怀孕病例的染色体多为 45,X/46,XX 的嵌合。当 46,XX 细胞系占多数时,卵巢能发育而维持正常功能。少数 Turner 综合征患者 FSH 与 LH 并不升高而在正常范围,通过腹腔镜检查发现此类患者卵巢小,活体检查显示卵巢内有卵泡。Turner 综合征患者若能怀孕,流产、死产亦多。45,X 受精卵不能发育而流产者亦多,约占流产中的 5.5%~7.5%。

(四)实验室检查

首先进行染色体核型检查,染色体为 45,X,需有足够数量的细胞以明确是否有嵌合的存在。如有疑问,可取外周血查 *SRY* 基因,排除是否存在 Y 的片段。若属结构异常,尚需通过分带技术了解缺失或易位部分的染色体。性激素测定,LH 和 FSH 从 10~11 岁起显著升高,且 FSH 的升高大于 LH 的升高,雌、孕激素显著下降。

(五)诊断与鉴别诊断

Turner 的诊断较为容易,除临床特征外,结合染色体为 45,X,或各种嵌合,或一条 X 染色体结构异常,即可诊断。临床需与垂体性侏儒、45,X/46,XY 性腺发育不全、克汀病区别。

另有一种临床表现类似 Turner 综合征,有身材矮小、生殖器不发育及各种躯体的异常,但染色体为 46,XX,曾称为 XX Turner,亦称为 Noonan 综合征(Noonan syndrome)。两者除性染色体外,主要区别是 Noonan 综合征在青春期可有正常的性发育和受孕,为常染色体显性遗传。

(六)相关疾患

TS 患者常伴发各种自身免疫性疾病,包括自身免疫性甲状腺炎、1 型糖尿病、自身免疫性肠炎等,其中最常见是自身免疫性甲状腺炎。目前认为可能的机制有:染色体的非整倍性诱发自身免疫性疾病;或 X 染色体上可能包含大量自身免疫性疾病相关基因,当 X 染色体单倍体剂量不足时自身免疫性疾病的风险增加。

1. 甲状腺功能减退　25%~30% TS 有甲减,普通人群中仅为 1.5%。22.2% TS 有甲状腺自身抗体,其中 27% 为甲减。甲状腺自身抗体疾病在 TS 随年龄增加而增加,但 10 岁前没有此特征,15 岁达峰值。建议 10 岁后 TS 每年进行甲状腺自身抗体和检测,应及时治疗甲减,以避免甲减的并发症,如肥胖、高血脂等。

2. 心血管疾病　TS 患者中先天性心脏病的发生率为 23%~40%,其中主动脉二尖瓣最常受累;此外 8%~42% 的 TS 有主动脉根部扩张,易形成夹层(aortic dissection),甚至血管破裂而导致突然死亡。导致 Turner 综合征的死亡率增加 3 倍,寿命缩短 6~13 年(主要与可能存在的血管畸形破裂有关,否则不太影响寿命),45,X 的患者比非 45,X 的寿命更短。主动脉夹层妊娠期会加重,使用性激素治疗对此影响不大。预防性使用 β - 阻断剂或钙通道阻滞剂通过控制高血压可能有帮助;需要定期随诊,最少 5 年一次超声心动图,可疑的需要进行 MRI 检查。另外,TS 高血压的风险增加 3 倍,高血压发病早,儿童中的发生率为 7%~17%,成年达 24%~40%。大多数原因不明,20% 与肾脏疾病或主动脉狭窄有关。炔雌醇可加重高血压,天然雌激素不影响。另外,冠心病发生风险增加 1 倍与高血压、胰岛素抵抗、高血脂有关。

3. 胰岛素抵抗(IR)　TS 近 50% 有 IR,出现早。2 型 DM 增加 2~4 倍;1 型糖尿病风险增加 1 倍,糖耐量受损更常见,达 10%~34%。GH 治疗会加重 IR,但不增加 IR,停药 6~12 个月可以恢复。可能与其向心性肥胖、久坐的生活习惯、染色体核型和 Xp 染色体单倍体剂量不足有一定关系。

4. 肾脏疾病　TS 先天性肾脏异常是普通人群的 9 倍,肾脏结构异常达 25%~43%,包括肾缺如、异位肾、马蹄肾,肾盂肾炎和肾盂输尿管炎风险也有增加,肾血管畸形风险增加。

5. 骨质疏松　TS 患者的峰值骨量下降约 25%,青春期前的 TS 女孩与同龄和同骨龄的骨密度相比显著下降,但与同高度的对照组相比,骨密度是正常的,提示 TS 可能是由于骨骼成熟延迟所致。骨折的发生率是正常的 3 倍,骨密度在纠正身高和骨成熟后仍然偏低,成年 TS 患者仍有骨量下降的表现,并有骨折的风险增加。早期雌激素治疗也可改善,但不能使骨密度恢复正常,在 12 岁前开始雌激素治疗好于 12 岁后才开始治疗的骨密度,雌激素加 GH 治疗可获得更好的骨量。青春期后,雌激素对于维持峰值骨量是最重要的因素。

6. 社会心理发育　大多数 TS 智力正常,语言能力正常,非语言能力常受损:空间定向力下降、算术能力和构建能力下降、学驾驶困难、短期记忆力和集中力时间下降。其中 45,X 比嵌合型差。雌激素治疗可改善。

7. 自身免疫性疾病的发生率增加　最多的是自身免疫性甲状腺炎和 Grave 病,约占 15%~30%。糖耐量受损和轻度的胰岛素抵抗常见,尤其是 16 岁以后。2 型糖尿病的危险增加 4 倍,而 1 型增加 1 倍。慢性肝脏疾病的发生率增加。所以,在确诊 Turner 综合征后应进行心脏和大血管的超声心动检查,排除畸形;检查肝功、肾功、甲状腺功能。查骨龄、骨密度,了解身高增长潜能,评价骨折风险,以便采用相关的治疗措施。

(七) 治疗

治疗目的分两部分:一是促进身高;二是长期维持女性特征与健康,包括诱导并维持第二性征发育;促进子宫发育、获得生育潜能;促进骨骼生长及骨密度增加、防治骨质疏松;降低心血管疾病风险;促进大脑发育,提高认知功能;促进其他雌激素依赖的器官发育和生理功能(如肝功能)。

1. 促进身高　Turner 患者最终身高一般与同龄人相差约 20cm,并有种族差异,中国人未治疗 Turner 患者平均最终身高为 142cm,介于欧洲 147cm 与日本 139cm 之间,我国正常成年女性的平均身高在 158cm。因身高问题影响参加学习和从事多个工种,影响以后的生活,并在社会上受到不应有的歧视,给患者和家属带来严重的影响。

目前生长激素(growth hormone,GH)治疗效果较为肯定,是 TS 患者首选的治疗方法。Turner 患者是否有生长激素缺乏的问题,目前尚有争议,北京协和医院总结发现,Turner 患者存在 GH 缺乏的占 12.9%,有部分缺乏的占 35.5%。部分也可能存在 GH 不敏感。另有研究发现一部分患者对标准的 GH 兴奋试验反应低,尤其是 9~20 岁的患者明显低于正常,血胰岛素样生长因子-Ⅰ(IGF-Ⅰ)水平也相对较低,且无正常女孩青春期的增高,提示患者有部分 GH 缺乏。但该发现仍无法解释患儿自 2~3 岁即有生长速度减慢的临床表现。Hochberg 报道 49 例用生长激素治疗观察 1.9~7.5 年,与对照相比平均增高 5.3cm,超过了她们本身的生长速度。目前一般认为,当患者身高在生长曲线上低于正常女孩的 −2.0SD,尤其是那些生长速度低于 5cm/ 年的患者,应考虑给予 GH 治疗。

为追赶落后的身高,TS 患者常应用比生长激素缺乏症更大剂量的生长激素,每周 0.23~0.35mg/kg 或每天 0.15~0.20U/kg(WHO 标准生长激素比活性 1mg=3.0U)。GH 剂量则根据需要和观察到的疗效进行个体化调整,一般第一年用小剂量,4~6 个月复查,以后每 6 个月复查一次,推荐治疗至达到最终身高。疗程视需要而定,通常 3~4 年,达到每年增长 5~6cm。如骨龄 >14 岁或治疗后身高增长 <2cm/ 年,可考虑停止治疗,当然亦可根据疗效和家庭经济状况酌情而定。经及时的 GH 治疗,最终身高可增长平均 10cm(3.9~24.8cm)。

生长激素治疗的起始时间尚未确立。一项针对身高落后 TS 女童(9 个月 ~4 岁)的 RCT 多中心研究中,治疗组在 2 年后达到正常身高,且研究对象均未出现应用生长激素相关的并发症。2011 年法国的一项研究表明对 <4 岁的 TS 患者应用生长激素治疗 4 年后,80% 的患者可以达到正常身高。因此目前的观点是 TS 患儿一旦出现生长落后(即在正常生长曲线身高百分位图上呈下降趋势)就需要尽快启动生长激素治疗,但潜在的风险和受益需与家属充分沟通。

缺点是价格昂贵、需要每天注射,易有糖耐量受损,可能出现轻度的肢端肥大症,但增加的胰岛素值在停止生长激素治疗后可以恢复到正常范围。用药前需除外肿瘤的风险。反应的差异与开始治疗的实际年龄、治疗持续的时间、应用生长激素的剂量和频率、雄激素和 / 或雌激素的应用、所应用的生长标准、父母的身高等有关。

性激素治疗对促进身高的效果仍有争议。单用雌激素容易引起生长板的早期愈合,从而限制骨的生长,抑制生长潜能。雌激素的应用时间非常关键,目前国际上公认 TS 患者雌激素补充治疗的起始年龄为 12~13 岁。但过于延迟的性幼稚治疗常伴有严重的心理效应。大约在 13 岁时(骨龄>11 岁)时单独使用低剂量雌激素治疗可引起一个短暂的生长突增而没有不协调的骨成熟进展或最终身高的减少,并可诱导与同龄人相当的第二性征发育,因而消除了由于过于延迟的性成熟而导致的心理伤害和骨矿化缺陷。单用雄激素促进身高,剂量小时效果不明显,剂量大时虽有效,但副作用大,主要为男性化和糖耐量受损等;用雄激素促进身高,应在 8 岁后再用,一般在 11 岁左右用。近年来,使用含有雌、孕、雄三种激素作用的药物替博龙,利用其雌、雄激素的作用促进 Turner 综合征患者增长,可从 9~11 岁开始用药,起始剂量要小,隔日或每日 1.25mg(半片),并随年龄增加而逐渐加量至每日一片,取得较好结果,但遗憾的是患者就诊年龄普遍偏大,多是原发性闭经、15~16 岁才来就诊,发现、诊断较晚,影响治疗效果。但对经济条件差、无法承受 GH 治疗费用的患者,由于口服方便,价格便宜,并对改善患者的低骨量有帮助,是一种价廉、有效的治疗方法。

2. 维持女性特征　用性激素刺激乳房和生殖器发育效果良好,但需长期使用。一般先促进身高,骨骺愈合后再用雌激素使乳房和生殖器发育。但用药的时机和长期管理非常重要。

(1)雌激素使用:TS 患者雌激素的初始剂量可为成人替代剂量的 1/10~1/8,例如戊酸雌二醇 0.5mg,每周 2 次开始,逐渐加大剂量,到隔日 0.5mg 或每日 0.5mg、每日 1mg,小剂量对乳房外观形态发育有利;不考虑身高或身高已不再变化时,雌二醇剂量改为标准剂量,每日 2mg。如果患者治疗起始即无身高需求,雌激素起始剂量及剂量递增速度均可相应增加。长期雌激素维持量为每日 2mg。经皮吸收更好,口服亦可。

(2)孕激素使用:通常在雌激素应用 2~4 年后或子宫内膜有突破性出血后,需要添加孕激素建立月经周期。每月 12~14 天,配合雌激素长期使用。

3. 辅助生殖　对 Turner 综合征患者,需要寻找有卵母细胞且可能生育的患者。有生育希望的患者主要包括:45,X/46,XX 嵌合型,正常细胞系占多数;垂体促性腺激素水平无明显升高;小卵巢,可能有自动月经。对无卵母细胞的,可通过供卵 IVF-ET 而怀孕。但 TS 患者妊娠的流产风险较高,仅 50% 有活胎。可能与 TS 子宫发育不好、妊娠期间子宫缺血有关。大多数 TS 妇女需行剖宫产,与孕妇身材过矮,容易出现头盆不称有关。此外,应注意 TS 妇女妊娠的心血管并发症风险增加,尤其是主动脉根部夹层破裂,可导致死亡。因此妊娠前应进行咨询,评估心脏的功能,包括心电图或主动脉根部、心瓣膜的超声、MRI 及左心室功能测定,以预防可能的妊娠并发症。

(八) 产前诊断

由于仅 0.2% 的 45,X 胎儿达足月,其余的在孕 10~15 周死亡,并且 Turner 综合征多无家族史,因此对 Turner 综合征的诊断主要是通过绒毛活检或羊水穿刺作染色体核型检查偶然发现的,目前无创产前外周血 DNA 检测也可发现缺失一条 X 染色体的 Turner 类型,对诊断明确的胎儿可采用人工流产的方法避免患儿的出生。

二、生精小管发育不良

生精小管发育不良,又称克氏综合征(Klinefelter syndrome),是一种男性染色体数目异常的性发育异常,典型的核型为47,XXY,亦可有嵌合,性腺为睾丸。发生率为1:600~1:1 000男婴。幼年时尿道下裂。患者一般因到青春期睾丸、阴茎与第二性征不发育而就诊,部分患者因乳房发育或肥胖而就诊。患者有正常分化的男性外生殖器,有正常的中肾管,缺乏副中肾管,睾酮水平低下,LH和FSH显著升高,提示Leydig细胞对促性腺激素反应不足或Leydig细胞数量不足。身材偏高,睾丸小而硬,生精小管退化而呈玻璃样变,无生精现象。寿命明显短于正常男性。男子乳房发育是由于导管周围纤维组织数量的增加而非自然的导管增生所致。此类患者主要在内分泌科或泌尿科就诊。

三、超雌

女性有2个以上的X染色体时,称为超雌(superfemale)。发生原因是正常或异常的卵母细胞或精母细胞在第二次减数分裂中发生不分离。常见的染色体为47,XXX,可有智力低下,乳房和外生殖器发育差。促性腺激素水平高。剖腹探查见卵巢萎缩。有不少作者报道有些病例有正常月经,但亦有继发性闭经或早绝经。曾报道有11例XXX女性生产31次,约半数进行了染色体检查,未发现有XXX的后代(图6-6)。多X的特点为智力低下,X越多,智力低下程度越严重,临床常误诊为先天愚型。对超雌的患者怀孕时应进行产前检查和诊断,对染色体正常的胎儿可保留,对染色体异常的胎儿可实行流产。

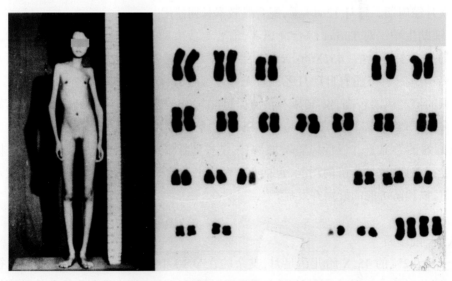

图6-6 超雌

48,XXXX,13岁,身高1.69cm,月经正常。

四、XO/XY 性腺发育不全

此类患者染色体为 45,X/46,XY。最初发现此类患者的性腺一侧为发育不全的睾丸,另一侧为条索状性腺,故又称为混合型性腺发育不全(mixed gonadal dysgenesis)。临床特征有 Turner 综合征的表现,部分患者可有阴蒂增大(图 6-7)。

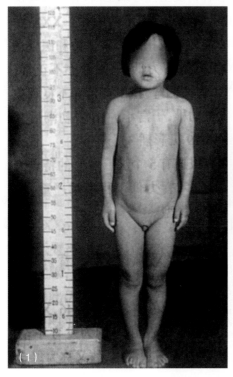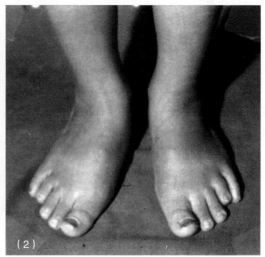

图 6-7 XO/XY 性腺发育不全
(1)身矮,阴蒂增大;(2)第 4 跖骨短。

收集更多的病例后发现此类患者性腺可有多种多样:双侧发育不全的睾丸或卵巢,一侧发育不全的睾丸或卵巢与一侧发育不全的条索状性腺。不少病例仅有一种性腺或双侧均为条索状性腺,因而用混合型性腺发育不全似不恰当,此类患者唯一的共同点是染色体为 45,X/46,XY,因而命名为 XO/XY 性腺发育不全(XO/XY gonadal dysgenesis),国际上亦沿用这一名称。个别卵巢病理可有原始卵泡。手术发现此类疾病的不发育睾丸比条索状性腺大,但小于 46,XY 17- 羟化酶缺乏患者的睾丸。病理检查难以区分发育不全的条索状性腺是卵巢或睾丸。

内外生殖器的发育取决于性腺的发育程度。性腺不发育侧,副中肾管系统发育;有功能的睾丸侧,中肾管将发育。若睾丸发育不全,该侧可有部分中肾管与副中肾管两个系统的内生殖器。外生殖器的发育主要根据所分泌的睾酮水平,睾酮不足时将出现外生殖器模糊。

据统计,此类患者 25% 表现为女性外阴,59% 表现为外生殖器模糊,16% 表现为正常男性外生殖器。成年后男性化的程度决定于睾丸内 Leydig 细胞的多少和分泌的睾酮水平。

临床诊断时需注意:①血中没有 45,X/46,XY 嵌合存在,尚不能除外其他组织中存在嵌合体,可能需作多种组织染色体检查;②血中 45,X/46,XY 细胞之比不反映其他组织中这些细胞的比例。

凡有 Y 染色体而性腺发育不全者,性腺发生肿瘤的可能性较大。文献报道 XO/XY 性腺发育不全者肿瘤的发生率为 10%~20%,此类患者容易发生性母细胞瘤,有时已成较大的肿瘤,约 1/5 在条索状性腺切片检查时已发现有肿瘤,有时为双侧性。有时可合并生殖细胞瘤、内胚窦瘤、胚胎性癌或绒癌等恶性肿瘤。性母细胞瘤本身恶性程度低,转移少。为预防肿瘤,若按女性生活,预防青春期后出现男性化,应在青春期前切除发育不全睾丸。

对有 XO/XY 性腺发育不全患者的母亲在再次怀孕时应进行产前诊断,对染色体正常的胎儿可保留,对染色体异常的胎儿可实行流产。

五、真两性畸形

真两性畸形可有各种嵌合的性染色体,亦可有正常的 46,XX 或 46,XY 性染色体,因之按分类的定义既可归入性染色体异常,亦可归入性腺发育异常。真两性畸形将在性腺发育异常类中介绍。

第五节　性腺发育异常

此类性发育异常,性染色体检查正常,但由于某些因素的影响,性腺在胚胎不同时期发生不同程度的发育不全或退化,造成性发育异常。卵巢发育不全生殖器仍为女性;睾丸发育不全或退化将涉及男性生殖器的发育,生殖器可以从完全女性到男性尿道下裂各种不同程度的发育异常。

此类性腺发育异常中以单纯性腺发育不全为最多见,可分为 XX 与 XY 单纯性腺发育不全,其中又以前者为最多见。这两类性腺发育不全临床表现极为相似,唯一的重要区别是性染色体不同,因而处理亦完全不同。

一、XY 单纯性腺发育不全

(一)临床表现

在胚胎早期睾丸不发育,未分泌睾酮和 AMH,因此中肾管缺乏睾酮刺激,未能向男性发育,副中肾管未被 AMH 抑制而发育为输卵管、子宫与阴道上段,外生殖器未受雄激素影响而发育为女性外阴。其临床特点为正常的女性内外生殖器官,双侧性腺呈条索状,染色体为46,XY,称 XY 单纯性腺发育不全(XY pure gonadal dysgenesis)。Swyer 于 1955 年首先描述了此类疾病,故亦称为 Swyer 综合征(Swyer syndrome)。此类患者出生后均按女性生活,常因青春期乳房不发育或原发性闭经而就诊。个别患者可有阴蒂肥大,称为部分性性腺发育不全(partial gonadal dysgenesis)。

患者的生长和智力正常,但部分患者体型类去睾者,上肢长,指距大于身高。原发性闭经,青春期无女性第二性征的发育,阴、腋毛无或稀少,乳房不发育。内外生殖器发育幼稚,有输卵管、子宫与阴道。用人工周期可来月经。

(二) 实验室检查

染色体为 46,XY,成年后的血清促性腺激素水平升高,雌激素水平低下。而睾酮的水平可能高于正常女性,其原因可能是由于升高的 LH 刺激条索状性腺的门细胞产生雄烯二酮所致。由于自幼缺乏性激素,此类患者的骨密度显著低于正常。

此类患者的双侧条索状性腺组织学上表现为纤维性结缔组织,有时类似于波状的卵巢间质,但无卵泡。

(三) 发病机制

目前认为 XY 单纯性腺发育不全的主要病因是由于 *SRY* 基因的异常或 SRY 蛋白作用所必需的另一种基因的功能丧失。

(四) 鉴别诊断

XY 单纯性腺发育不全需与完全性雄激素不敏感综合征(完全性睾丸女性化)和 46,XY 17α- 羟化酶缺乏鉴别。这三类患者染色体均为 46,XY,外生殖器均为女性,但由于病因不同,临床表现有所差别,见表 6-4。

表 6-4　鉴别诊断

	完全性雄激素不敏感综合征	46,XY 单纯性腺发育不全	46,XY 17α- 羟化酶缺乏
原发性闭经	+	+	+
乳房发育	+	−	−
阴、腋毛	−	−	−
外生殖器	女性	女性	女性
阴道	有、盲端	有	有、盲端
宫颈	无	有	无
子宫	无	有	无
人工周期出血	无	有	无

续表

	完全性雄激素不敏感综合征	46,XY 单纯性腺发育不全	46,XY 17α-羟化酶缺乏
性腺	睾丸(正常大小)	条索状	睾丸/(发育不全,小)
染色体	46,XY	46,XY	46,XY
睾酮	正常男性水平	低下	低下
雌二醇	正常男性水平	低下	低下
孕酮	低	低	升高(达到或超过女性排卵期水平)
高血压	无	无	有
低血钾	无	无	有

(五) 治疗

发育不良或位置异常的睾丸易于发生肿瘤。XY 单纯性腺发育不全患者中,约 30%~60% 发生生殖细胞肿瘤,是性发育异常中最易发生肿瘤的病种。因此对所有的 XY 单纯性腺发育不全患者应切除条索状性腺以避免肿瘤的发生。肿瘤的类型以生殖细胞瘤(精原细胞瘤和无性细胞瘤)及支持细胞瘤为主,其他恶性肿瘤如内胚窦瘤和绒癌等均少见。如果存在性母细胞瘤,仅需切除性腺即可。但如有无性细胞瘤或其他恶性肿瘤,且临床有转移时,需要更彻底的手术。

北京协和医院对各种有 Y 染色体的性腺探查结果见表 6-5,最常见的肿瘤为性母细胞瘤。表 6-6 是北京协和医院性发育异常患者各种性腺肿瘤的统计结果。

表 6-5　含 Y 染色体或 SRY 阳性的性腺肿瘤发生率

DSD 类型	病例数	比例	性母细胞瘤	支持细胞瘤	无性细胞瘤	精原细胞瘤	卵黄囊瘤	绒癌	肿瘤发生率	恶变率
雄激素不敏感综合征	113	38.70% (113/292)	4	7	–	4	–	–	13.27% (15/113)	26.67% (4/15)
完全型	79	27.05% (79/292)	2	6	–	4	–	–	15.19% (12/79)	30.0% (4/12)
部分型	34	11.65% (34/292)	2	1	–	–	–	–	8.82% (3/34)	0 (0/3)
单纯性腺发育不全	90	30.82% (90/292)	8	0	6	5	1	1	23.33% (21/90)	61.9% (13/21)
XO/XY 性腺发育不全	59	20.21% (59/292)	2	–	–	3	–	–	8.47% (5/59)	60.0% (3/5)

续表

DSD 类型	病例数	比例	性母细胞瘤	支持细胞瘤	无性细胞瘤	精原细胞瘤	卵黄囊瘤	绒癌	肿瘤发生率	恶变率
17- 羟化酶缺乏	22	7.53% (22/292)	–	1	1	–	–	–	9.09% (2/22)	50.0% (1/2)
睾丸退化	5	1.71% (5/292)	–	–	–	–	–	–	–	–
Turner 综合征,SRY（+）	3	1.03% (3/292)	–	–	1	–	1	–	66.67% (2/3)	100% (2/2)
合计	292		14	8	8	12	2	1	15.41% (45/292)	51.11% (23/45)

表 6-6　性腺肿瘤类型

病理种类	数量	百分比 /%
性母细胞瘤	14	31.1
精原细胞瘤	12	26.7
支持细胞瘤	8	17.8
无性细胞瘤	8	17.8
卵黄囊瘤	2	4.4
绒癌	1	2.2
合计	45	100.0

到达青春期后,应给予周期性雌 - 孕激素补充治疗以促进女性第二性征的发育,并预防骨质疏松,并可通过供卵和体外胚胎移植(试管婴儿)使 XY 单纯性腺发育不全患者成功妊娠。

二、XX 单纯性腺发育不全

(一) 临床表现

与 XY 单纯性腺发育不全基本相同,XX 单纯性腺发育不全(XX pure gonadal dysgenesis)表现型为女性,身高正常,类去睾体型,原发性闭经,神经性耳聋发生率稍高。乳房及第二性征不发育,内外生殖器为发育不良的女性,有输卵管、子宫与阴道。用人工周期可以来月经。性腺呈条索状,但染色体为 46,XX 区别于 46,XY 类型。此类患者出生后也均按女性生活,因青春期乳房不发育或原发性闭经而就诊。

(二) 实验室检查

染色体为 46,XX,成年时血清雌激素水平低下,促性腺激素水平升高。

（三）发病机制

已有报道多个家族姊妹中有 2 个以上的患者,父母中有近亲史,提示可能是一种常染色体隐性遗传病,但仅限于 46,XX 个体。性腺发育不全可来自基因突变,亦可由于染色体异常,因此染色体正常并不除外性腺发育不全。因基因而造成性腺发育不全,其姊妹或母系其他后裔有可能发生此病。

（四）诊断与鉴别诊断

对于染色体为 46,XX 的原发性闭经患者,结合促性腺激素水平升高、血清雌激素、雄激素、孕激素水平低下,B 超提示有小子宫、双侧条索状性腺即可诊断 XX 单纯性腺发育不全。需与其他原因造成的原发性闭经相鉴别。

（五）治疗

XX 单纯性腺发育不全的性腺发生肿瘤甚少,因此此类患者不需手术。到达青春期后,应给予周期性雌 - 孕激素补充治疗,可来月经,并促进女性第二性征的发育。生育则考虑赠卵辅助生殖。

三、真两性畸形

真两性畸形(true hermaphroditism)是指一个个体具有卵巢与睾丸两种性腺组织,且均有相关功能与表现。性腺可以是单独的卵巢或睾丸,亦可以是卵巢与睾丸在同一侧性腺内,称为卵睾(ovotestis)。真两性畸形中性腺以卵睾为多见。性腺分布多种多样,可以是一侧为卵巢,一侧为睾丸;或双侧均为卵睾;或一侧为卵巢或睾丸,另一侧为卵睾;或一侧为卵睾,另一侧无性腺。国际上现称之为卵睾性 DSD(ovotesticular DSD)

（一）临床表现

内生殖器的发育与同侧性腺有关。睾酮与 AMH 对生殖道的作用都是局部单侧的。若性腺为卵睾,副中肾管多数不被抑制。一般均有子宫,发育的程度不一。有发育良好的子宫,成年后能来月经;亦有双角或发育不良的子宫。

外生殖器的形态很不一致,有时不易分辨男女。绝大多数患者有阴蒂增大或小阴茎,说明胚胎期受过睾酮的作用,因此 2/3 作为男性生活,一般外生殖器为发育不良的男性,有尿道下裂,单侧有阴囊及性腺。胚胎期雄激素不足,出生时阴茎与阴囊发育不明显,则常作为女性生活。当小孩长大,阴茎发育而引起注意来就诊。约半数性腺在腹股沟内,有时在疝修补术时发现有性腺。

约 2/3 的真两性畸形成年后乳房发育。有一部分能来月经,亦有男性按月尿血。其他部位的畸形较为少见,无智力低下。

(二) 实验室检查

真两性畸形染色体绝大多数为 46,XX(60%),也可为 46,XY(约占 7%)或其他各种嵌合(33%),如 46,XX/46,XY,46,XX/47,XXY,46,XX/47,XXY/49,XXYYY 等。

(三) 发病机制

睾丸的发育需要有 Y 染色体,但真两性畸形常常没有 Y 染色体而有睾丸。可能是由于:①发生了基因的易位(约占 2/3);②常染色体或 X 染色体基因发生突变可导致在缺乏SRY 时,发生睾丸分化;③少数可能是由于染色体检查不够详细而漏诊 XY 嵌合型,真两性畸形发生的根本原因尚在研究之中。

(四) 诊断与鉴别诊断

外生殖器有阴茎或阴囊而性染色体为 46,XX 时,或外生殖器性别模糊,或有两性第二性征发育时应考虑真两性畸形。诊断必须通过开腹探查或腹腔镜从外观辨认出卵巢与睾丸两种组织,并对性腺进行活检,送病理检查,明确发现卵巢的卵泡或睾丸的生精小管存在。不能只靠外生殖器和性染色体进行诊断。对真两性畸形最后必须性腺病理有卵巢和睾丸组织才能确诊。真两性畸形有时不易与 45,X/46,XY 性腺发育不全和先天性肾上腺皮质增生相鉴别,它们均有类似的外生殖器发育异常。

(五) 治疗

真两性畸形发育不全的睾丸发生恶性肿瘤较为少见,46,XX 的肿瘤发生率为 4%,46,XY的肿瘤发生率为 10%。

手术时应保留与社会性别相同的正常性腺。为了做到准确无误,手术时应行性腺活检,并送冷冻切片检查。如社会性别为男性,应切除卵巢,保留正常的睾丸组织。若睾丸部分位于腹腔或腹股沟,应将睾丸固定至阴囊内。若睾丸异常,应予切除。若为卵睾,在切除卵巢组织时,应包括少量睾丸组织,同时切除子宫、输卵管,无须切除全部阴道。若社会性别为女性,应切除全部睾丸组织,保留正常的卵巢组织,大部分患者有生育的可能。

外生殖器的治疗对患者具有重要的生理和心理影响,应予充分重视,外生殖器应根据社会性别考虑适时矫形,以便患者能结婚或生育。

四、睾丸退化

(一) 临床表现

睾丸退化的患者多按女性生活,临床特点为出生后有外生殖器性别模糊,多表现为阴唇不同程度融合和阴蒂的不同程度增大,个别患者可表现为发育幼稚的女性,但阴道呈盲端。染色体为 46,XY。有报告显示,此类患者表现多样,在该系列变化的一端是一组有女性外生殖器的 46,XY 患者,推测胚胎期睾丸功能的缺陷发生在妊娠 8 周左右,此时睾丸功能开始启动,阴道呈盲端而无宫颈和子宫,提示胚胎期睾丸功能在丧失前有一定正常的功能,可分泌副中肾管抑制因子。另一端则有阴蒂增大而无男性阴茎形成(图6-8),说明胎儿睾丸功能的丧失应在妊娠8~10周之间,即有一定程度的雄激素作用,但又有雄激素作用不全,引起生殖器性别模糊和不同程度生殖管道的发育,包括中肾管的部分发育,如附睾和精索的形成、会阴的融合等。

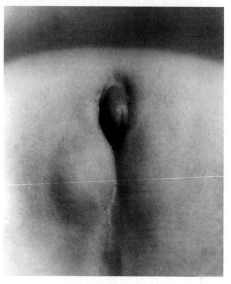

图 6-8　睾丸退化
外阴、阴蒂稍大,双大阴唇融合。

(二) 实验室检查

性激素变化随年龄而有所不同,在儿童期,血浆 FSH 基本在正常范围,到达青春期后上升达性腺衰竭水平。睾酮和雌二醇水平显著下降,hCG 刺激试验无反应。

性腺病理多为发育不全的睾丸(比条索状性腺宽而短),甚至没有性腺(性腺不发育或消失)。

(三) 发病机制

染色体为 46,XY 的男性胚胎从孕 8~9 周开始外生殖器分化,在孕 12 周时完成外生殖器的分化。若胚胎期睾丸在退化之前有一段时间的功能,可分泌一段时间的睾酮和副中肾管抑制因子,各自发挥作用,则内外生殖器有一定程度的男性化表现,表现为附睾形成(睾酮的作用)、无子宫、阴道呈盲端(副中肾管抑制因子的作用)、外生殖器向男性发育(小阴茎或阴蒂增大、阴唇融合等)。若胚胎期因某种原因导致睾丸发生退化,不再分泌睾酮和副中肾管抑制因子,则内外生殖器可停止向男性的分化与发育,表现为不同程度的外生殖器性别模糊。曾有始基睾丸综合征、睾丸消失综合征、胚胎期睾丸退化综合征等多种术语来描述在男性性分化的中期,即妊娠 8~10 周,睾丸功能的停止导致一系列的生殖器异常,现多用睾丸退化(testis regression)来描述此类疾病。其病因尚不清楚,目前认为胚胎期睾丸血管的意外或睾丸扭转可能是主要的原因。但也有一些家族性病例的报告,提示至少在部分病例中这种综合征是由某一稀有的突变基因引起。但笔者医院收集的病例均无家族史,提示可能还有其他的致病因素有待进一步研究。睾丸退化的特征是睾丸功能停止后不会再次启动,是睾丸自身的异常所致,即患者出生后已丧失性腺继续发育和康复的可能。这与一般的睾丸发育不全有所不同,后者可由多种病因引起,去除病因后,睾丸仍有机会恢复一定的功能。

(四) 诊断与鉴别诊断

临床上,遇到社会性别为女性、出生后外生殖器性别模糊、阴唇融合、阴蒂稍增大、尿道口在阴蒂根部或头部、青春期后原发性闭经、无女性第二性征发育、盆腔检查无子宫的患者,应考虑睾丸退化的诊断。结合染色体核型为 46,XY、促性腺激素水平升高、性腺激素水平低下、hCG 刺激试验睾酮无增加等结果，可诊断该疾病为睾丸退化，性腺病理检查可证实为发育不良或退化的睾丸。

青春期后就诊的患者，需与染色体为 46,XY 的部分型雄激素不敏感综合征、5α- 还原酶缺陷症、部分型 17α- 羟化酶缺乏、睾丸间质细胞发育不全、单纯性腺发育不全和染色体为 46,XX 的 21- 羟化酶缺乏与妊娠早期使用外源性雄激素相鉴别，此 7 类患者社会性别均为女性，可有类似的临床表现，但由于病因不同，临床表现有所差别。

可通过病史询问和染色体检查，与 46,XX 的 21- 羟化酶缺乏和妊娠早期使用外源性雄激素导致外生殖器性别模糊相鉴别；可通过有无青春期第二性征的发育和 hCG 刺激后的反应了解性腺是否有功能；通过是否有子宫了解是否早期有副中肾管抑制因子的分泌与作用；最后可通过手术证实有无子宫、输卵管发育，以及病理结果加以证实诊断（表 6-7）。

表 6-7　睾丸退化与其他 46,XY 性发育异常的鉴别诊断

	睾丸退化	部分型雄激素不敏感综合征	5α- 还原酶缺乏	部分型 17α- 羟化酶缺乏	单纯性性腺发育不全
原发性闭经	有	有	有	有	有
乳房发育	无	有或无	无	有	无
阴毛 / 腋毛	无或稀疏	无或稀疏	有	无或稀疏	无或稀疏
外生殖器	模糊	模糊	模糊	模糊	幼稚女性
阴道	无或盲端	无或盲端	无或盲端	无或盲端	有
子宫	无	无	无	无	有
FSH	显著升高	正常	正常	轻度升高	显著升高
LH	显著升高	正常或轻度升高	正常	轻度升高	显著升高
雌二醇	低下	男性水平	男性水平	低下	低下
睾酮	低下	男性水平	男性水平	低下	低下
孕酮	低下	男性水平	男性水平	显著升高	低下
人工周期阴道出血	无	无	无	无	有
hCG 刺激试验	无反应	睾酮和双氢睾酮均升高	睾酮升高而双氢睾酮不升高	睾酮和雌二醇无变化，孕酮升高明显	无反应
性腺病理	睾丸萎缩或条索状性腺，不缺乏间质细胞	正常睾丸	正常睾丸	发育不全睾丸，间质细胞增生	条索状性腺，间质细胞和支持细胞显著减少

（五）治疗

此类患者外生殖器性别模糊,社会性别为女性,应维持已有的女性社会性别,发育不良或位置异常的睾丸易于发生肿瘤。因此,对于按女性生活的睾丸退化患者,都应切除发育不良的睾丸组织,术后给予雌激素补充治疗,以促进女性第二性征的发育并防治骨质疏松,无阴道的可在必要时在婚前 6 个月行外阴整形及阴道成形术,预后良好。

总之,睾丸退化患者临床较为罕见,其病因尚不清楚,有待进一步研究。临床上遇到外生殖器性别模糊、青春期后缺乏女性第二性征发育、盆腔检查无子宫的患者,作鉴别诊断时需考虑到睾丸退化的诊断。

五、性反转

真正的性反转(sex reversal)是一种罕见的性发育异常疾病,是指性腺有功能的男性或女性个体转变成性腺有功能的反向性别个体。发生率为 1∶20 000~1∶100 000,其特征是有功能的性腺与染色体不一致。临床诊断需排除常见的其他已知性发育异常疾病,如单纯性性腺发育不全。

妇产科门诊中会看到 46,XY 性反转。患者的社会性别为女性,可因原发性闭经、卵巢早衰或有不良孕史就诊,患者可表现有不同程度、不同时期的卵巢功能,如有自发的乳房发育或月经、妊娠,但查染色体为正常的 46,XY。如有病理检查,则证实为卵巢成分,没有睾丸成分。

男科门诊中常可看到 46,XX 性反转,患者常因不育、无精子症就诊,体检发现睾丸偏小,检查时发现染色体为 46,XX。

目前性反转的病因尚不清楚,有多个基因可能涉及 46,XY 性反转发生,包括 *NR5A1* 突变、缺失 *SOX9*、*SRY* 突变、*DAX1/DSS* 变异、9p-、*DMRT1* 的单倍体不足、10 号染色体长臂远端到 10q25 的末端缺失、FGF9 信号蛋白的缺陷等。此外,*SRY* 突变或移位到 X 染色体或其他常染色体上、*DAX1/DSS* 变异等与 46,XX 性反转有关。

第六节　性激素量与功能异常

该组患者性染色体和性腺无明显异常,而主要表现为性激素的合成与 / 或功能异常。性激素的产生需要分泌激素的细胞,性激素的合成过程需要多种的酶,性激素起作用需要相应的受体。合成酶的缺乏、受体的异常或受体后的异常将影响性激素的产生和作用,形成各种性发育异常。

一、先天性肾上腺皮质增生

(一) 病因与发病机制

糖皮质激素、盐皮质激素和性激素三类甾体激素均以胆固醇为合成原料。主要的糖皮质激素皮质醇从 17α- 羟孕酮合成,主要的盐皮质激素醛固酮从孕酮合成,主要的性激素从17α- 羟孕酮合成(图 6-9)。

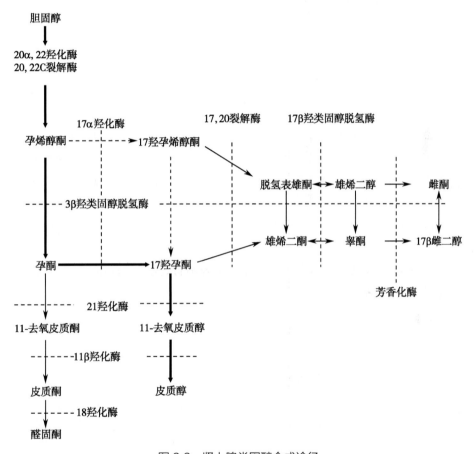

图 6-9　肾上腺类固醇合成途径

皮质醇对下丘脑与垂体起核心负反馈调节作用,调节促肾上腺皮质激素释放激素(corticotropin realeasing hormone,CRH) 和促肾上腺皮质激素(adrenocorticotropic hormone,ACTH)的分泌。当某种酶缺乏而减少皮质醇的合成时,皮质醇水平的下降解除了对 ACTH 的抑制。ACTH 分泌增加反过来又刺激肾上腺皮质增生,进而导致先天性肾上腺皮质增生(congenital adrenal hyperplasia,CAH)。造成该酶缺乏之前的代谢物质的积累。CAH 包括多种类型:21- 羟化酶缺乏症(21-hydroxylase deficiency,21-OHD)、11β- 羟化酶缺乏症(11β-hydroxylase deficiency,11β-OHD)、17α- 羟化酶缺乏症(17α-hydroxylase deficiency,17-OHD)、

3β- 羟脱氢酶 2 型缺乏症（3β-hydroxysteroid dehydrogenase type 2 deficiency，3β-HSD2D）、类固醇激素合成急性调节蛋白（StAR）缺乏症 [steroidogenic acute regulatory protein（StAR）deficiency]、P450 胆固醇侧链裂解酶（P450scc）缺乏症 [P450 cholesterol side-chain cleavage（P450scc）deficiency] 和细胞色素 P450 氧化还原酶（POR）缺乏症（P450 oxidoreductase deficiency，PORD）。先天性肾上腺皮质增生症以 21- 羟化酶缺乏最常见，约占 95%。

　　21 或 11β- 羟化酶缺乏时，雄激素合成分泌增多，造成女性男性化或男性性早熟。多数 21- 羟化酶缺乏患者在出生至 5 岁间发病，但亦有报道在青春期来月经后发生的，称为非典型或迟发性肾上腺皮质增生（non-classical or delayed CAH）。

　　肾上腺皮质在合成类固醇激素的过程中缺乏 21 或 11β- 羟化酶，而导致产生过多的雄激素，在女性中造成女性男性化，在男性中表现为性早熟。女性患者染色体为 46，XX，性腺为卵巢，内生殖器有输卵管和子宫，但外生殖器可有不同程度的男性化，轻者仅阴蒂稍增大，严重者可有男性发育的外生殖器，但阴囊内无睾丸。此征属常染色体隐性遗传病。

（二）21- 羟化酶缺乏的临床表现

　　21- 羟化酶缺乏（21-hydroxylase deficiency，21-OHD）：先天性肾上腺皮质增生以 21- 羟化酶缺乏最为常见，约占 95% 以上。男女两性发病率相同，约占新生儿的 1/10 000。同胞中可有发病者，且均为相同酶的缺乏。

　　21- 羟化酶基因位于第 6 号染色体短臂上（6p21）。21- 羟化酶缺乏可分为轻、重两类，轻者亦称为单纯男性化型，重者除男性化外尚有失盐表现。

　　1. 单纯男性化型（simple virilizing type）：属妇科常见类型，21- 羟化酶缺乏导致的女性男性化在胚胎 8~12 周开始，因此女性患者出生时外生殖器有不同程度的男性化表现。Prader 将不同程度的外阴男性化分型如下（图 6-10，图 6-11）。

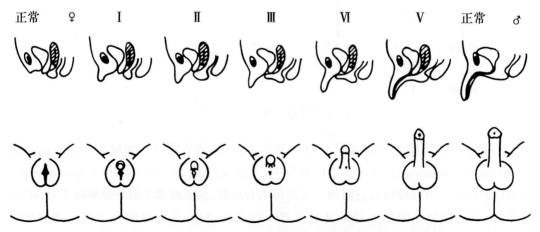

图 6-10　Prader 对 21 或 11β- 羟化酶缺乏时女性外生殖器男性化的分型

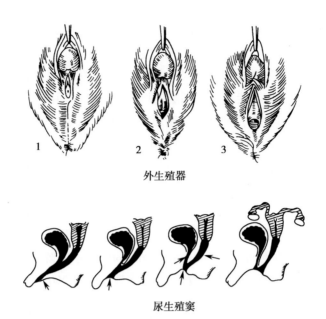

外生殖器

尿生殖窦

图 6-11　21 或 11β - 羟化酶缺乏时,外生殖器与尿生殖窦正侧面

(1)外阴异常分型

Ⅰ型:阴蒂稍大,阴道与尿道口正常。

Ⅱ型:阴蒂较大,阴道口为漏斗形,但阴道与尿道口仍分开。

Ⅲ型:阴蒂显著增大,阴道与尿道开口于一个共同的尿生殖窦。

Ⅳ型:阴蒂显著增大似阴茎,阴茎基底部为尿生殖窦,类似尿道下裂,生殖隆起部分融合。

Ⅴ型:阴蒂似男性阴茎,尿道口在阴茎头部,生殖隆起完全融合,此型常误认为有隐睾与尿道下裂的男性。

胎儿在 12 周前发病时,外生殖器正在分化与形成过程中,若此时受增高睾酮的影响,可使生殖结节和尿道摺发育为阴茎,生殖隆起不同程度的融合,外生殖器类似男性如Ⅳ、Ⅴ型。若胎儿在 12 周后发病,阴道与尿道已分化形成,外生殖器将表现为Ⅰ、Ⅱ型。

(2)生长快,骨骺愈合早:儿童期,一般在<4 岁的一个时期出现生长快,平均身高比同龄儿大 1~4 岁。因此一个 4~5 岁患者可达 8~9 岁的身高,而其骨龄可达 10~11 岁。骨骺愈合早,骨龄大于实际年龄,最终的身高比正常同龄矮,未治疗的患者身高一般在 140~150cm。

(3)抵抗力差:由于皮质醇分泌减少,应激能力差,易感冒、发热等。

(4)女性患者男性第二性征发育早:如阴毛、腋毛、胡须、毳毛、喉结、音低、痤疮等在儿童期即出现。肌肉发达,体力较同龄者强。乳房可有发育。

(5)皮肤色素沉着、肤色加深,是由 ACTH 过度分泌所致。

2. 失盐型(salt-wasting type):为儿科常见类型,21- 羟化酶缺乏重型患者除男性化外,尚有失盐的表现,与盐皮质激素严重缺乏有关,约占患者的 1/3~1/2。新生儿一般在出生后 2 个月内出现呕吐、脱水、不进食、体重下降或伴有休克。血钾高,钠与氯低,尿素氮浓度增高。

女性若出现外生殖器男性化及失盐,应考虑为严重的 21- 羟化酶缺乏。Quazi 根据 Prader 的分型,分析Ⅰ、Ⅱ型 92% 无失盐,Ⅲ、Ⅳ型 80% 有失盐。

21- 羟化酶缺乏与失盐的关系尚不清楚。目前认为,在失盐型患者中,由于 21- 羟化酶的完全缺乏,肾素活性的增加不能引起醛固酮的增加而导致早期的失盐危象。此外,17- 羟孕酮等具有抗盐皮质激素作用的皮质醇前体物质的大量增加,也是发生失盐的一个原因。

3. 非经典型或迟发型(nonclassical or delayed CAH,NC-CAH):非经典型或迟发型 21- 羟化酶缺乏的酶缺陷程度或临床表现均比经典型轻。女性患者出生时无外生殖器异常,通常在青春期后出现雄激素过高的表现,如多毛、痤疮等,多数有 Prader Ⅰ级的阴蒂增大。临床上需与 PCOS 等鉴别。

在 NC-CAH 中,通常会有肾上腺甾体 17- 羟孕酮的轻度升高。在卵泡期清晨空腹测定 17- 羟孕酮水平,如 17- 羟孕酮<2~3ng/ml(<6nmol/L),可排除 NC-CAH。如 17- 羟孕酮>2~3ng/ml 而<10ng/ml,可行 ACTH 刺激试验,一次静脉注射 250μg ACTH,30 分钟测定刺激值,如刺激值 ≥ 10ng/ml(≥ 30nmol/L)则可证实 NC-CAH。口服避孕药和糖皮质激素可影响测定结果。

(三) 21- 羟化酶缺乏的诊断与鉴别诊断

临床上若婴儿有外生殖器畸形、高血压或呕吐、脱水、失盐等表现,应考虑有先天性肾上腺皮质增生的可能。成年女性原发性闭经,或偶有继发性闭经而有男性化表现者,亦应考虑先天性肾上腺皮质增生的可能性,应注意了解有无家族史。染色体为 46,XX,外生殖器阴蒂明显增大,或有更明显的男性化表现,血 17α- 羟孕酮水平显著升高,应考虑为先天性肾上腺皮质增生。必要时转内分泌门诊会诊,协助诊断和治疗。

(四) 21- 羟化酶缺乏的实验室检查

21- 羟化酶缺乏时,血内 17- 羟孕酮和雄烯二酮显著增多。近年来主要用血 17α- 羟孕酮与睾酮水平进行诊断,若水平显著升高应进一步进行地塞米松抑制试验。目前,血 17-OHP 基础水平 ≥5ng/ml、ACTH 兴奋试验 60 分钟值 ≥ 10ng/ml 是诊断 21- 羟化酶缺乏的最重要指标。妇产科医生在测定性激素六项时,对无法解释的持续孕酮水平升高[早卵泡期测定,孕酮达到排卵后水平(>3ng/ml),且持续不降],称为高孕激素血症(hyperprogesteronemia),应格外警惕,可以作为怀疑先天性肾上腺皮质增生存在、进一步检查、确诊的重要线索。中剂量地塞米松抑制试验中,CAH 患者升高的血 17-OHP 和雄激素分泌会明显减少,而肿瘤引起的雄激素过高则无此种抑制现象。

(五) 21- 羟化酶缺乏的治疗

出生时外生殖器模糊,不易确定性别时,应进行系统全面的检查,包括染色体检查,以明确病因,按正确性别生长或选择适当的性别生活,将有利于避免或减少患者和家属的心理和精神创伤与痛苦。

先天性肾上腺皮质增生单纯男性化与失盐型补充足量肾上腺皮质激素以抑制 CRH-ACTH 的分泌,从而抑制肾上腺产生过多的雄激素,纠正电解质平衡紊乱并阻止骨骺过早愈合。前两者疗效较满意,后者不易到达正常水平。

婴幼儿期 21-羟化酶缺乏治疗需补充糖皮质激素和盐皮质激素,预防和治疗肾上腺危象,降低雄性激素,抑制男性化,平抑生长速度,推迟骨骺闭合,提高终身高。儿童首选氢化可的松(对生长影响小),12~15mg/(m^2·d),最大量不超过 25mg/(m^2·d),分 2~3 次服用(早上1/3,睡前 2/3)。成年 21-羟化酶缺乏骨骺闭合后,仍需要糖皮质激素。可用中长效糖皮质激素,女性补充糖皮质激素不足和抑制睾酮,维持月经和生育能力。可泼尼松(龙)5~7.5mg/d[或 2~4mg/(m^2·d)],分 2 次服用;或地塞米松 0.25~0.5mg/d[或 0.25~0.375mg/(m^2·d),顿服]。盐皮质激素可给予氟氢可的松,50~200μg/d。对于失盐型患儿鼓励多进食盐 1~3g/d。

疗效与开始治疗的时间有密切关系,若在 2 岁以内诊断而开始治疗,就能较好地控制阴蒂继续增大与其他男性化的发展,可抑制骨骺过早愈合而造成身材较矮,但一般也不能完全达到正常成人的身高。11 岁时开始治疗,骨骺已愈合,身材不易增高。

21-羟化酶缺乏治疗需定期监测相关的指标。婴幼儿 3~4 个月一次,青少年 3~6 个月一次,成年约 0.5~1 年复诊。监测指标包括身高增长速度、体重,有无库欣外貌、女性第二性征是否出现,观察是否代谢紊乱,女性观察月经;测定指标包括 17-OHP(17-OHP <10ng/ml)、雄烯二酮、睾酮、ACTH 等,骨龄 1 年 1 次。

对非典型 21-羟化酶缺乏的女性,一旦确诊应开始治疗,包括糖皮质激素(通常应用泼尼松)、避孕药(保护不发展为 PCOS)、胰岛素增敏剂(胰岛素抵抗引起卵巢硬化)、抗雄激素药物(氟他胺和螺内酯),有生育要求的,可停用避孕药和抗雄激素药物,使用较大剂量糖皮质激素控制高雄激素水平,促进排卵。

妊娠期间,推荐 21-羟化酶缺乏患者孕期继续服用孕前的氢化可的松或泼尼松剂量,如出现肾上腺皮质功能不足的症状或体征,则增加糖皮质激素剂量,不建议使用可通过胎盘的地塞米松用于治疗 CAH 孕妇。分娩时需要使用应激剂量的糖皮质激素。

21-羟化酶缺乏的肾上腺手术切除治疗,包括双侧肾上腺全切除术,主要针对治疗效果不好的患者,可能会导致肾上腺髓质功能缺失、需终身激素补充治疗,需慎重选择。

女性外生殖器畸形需手术整形治疗。整形手术需缩小增大的阴蒂,扩大融合的会阴。既往行单纯增大阴蒂切除术。因阴蒂为性敏感器官,应予保留,现将增大的阴茎海绵体部分切除并行增大的龟头整形,而保留其血管与神经(图 6-12)。单纯阴蒂整形可在儿童期进行,过早手术危险性大,手术时需加大皮质激素用量。早手术对患者心理创伤较少。阴道矫形手术应在发育后进行。外生殖器属Ⅳ、Ⅴ型而已按男性生活者,成年后不易改变性别,可行阴茎成形术,切除女性内生殖器官。

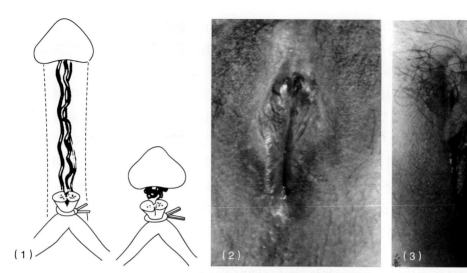

图 6-12　女性外生殖器畸形整形手术

(1)保留阴蒂手术;(2)切除阴蒂术后(术前Ⅲ型);(3)保留阴蒂术后(术前Ⅳ型)。

(六) 21- 羟化酶缺乏的预防与产前诊断

此病为遗传性疾病,有家族史者可于孕 8~10 周作绒毛活检进行 DNA 检测,但较困难。亦可在妊娠 4 个月时取羊水测定胎儿性别和 17- 羟孕酮、雄烯二酮与血 17- 羟孕酮。但需注意的是,正常与患儿羊水内孕三醇或血 17- 羟孕酮与睾酮水平范围常有重叠,可能是胎儿肾上腺尚不能将 17- 羟孕酮转变为足够的孕三醇使羊水的水平增高。测 17- 羟孕酮可能更为准确。David 和 Forest 等对有高危的母亲在妊娠早期(妊娠 6~8 周)用地塞米松治疗,从而抑制 ACTH 的分泌和雄激素的过度分泌,并取得了初步的满意效果。方法是: 从妊娠 6~8 周起,平均每日 1.25mg 地塞米松,在 16 周左右,停止治疗 10 天,然后行羊膜腔穿刺。继续地塞米松治疗 2~3 周以等待羊水染色体和激素检测结果。如果染色体是 46,XY,则停止治疗;如染色体是 46,XX 且 17- 羟孕酮水平升高,则继续治疗直到分娩。

二、11β- 羟化酶缺乏

11β- 羟化酶缺乏(11β-hydroxylase deficiency,11β-OHD): 较为少见,仅为 21- 羟化酶缺乏数量的 5%。11β- 羟化酶缺乏时皮质醇与醛固酮的合成均减少,去氧皮质酮、去氧皮质醇与雄激素均增多。与 21- 羟化酶缺乏相同的是雄激素增多,造成女性男性化及男性阴茎增大。与 21- 羟化酶缺乏不同的是由于去氧皮质酮有足够的盐皮质激素作用而无失盐的表现。由于产生过多的去氧皮质酮造成血压增高是 11β- 羟化酶缺乏的特征。11β- 羟化酶基因位于第 8 号染色体长臂(8q22) (图 6-13)。

治疗上,需终身补充糖皮质激素,并根据血压情况,使用抗高血压药物,维持血压正常。其余治疗类似于 21- 羟化酶缺乏。

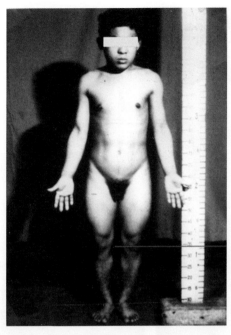

图 6-13　11β - 羟化酶缺乏患者按男性生活,染色体 46,XX

三、非肾上腺来源的雄激素过多

1. **妊娠期雄激素摄入过多**(excess androgen intake during early pregnancy)　此类并不多见,若母亲于孕期因先兆流产或其他原因服用合成孕激素类药物,如炔诺酮、异炔诺酮或睾酮等,可造成女性胎儿外生殖器男性化。北京协和医院报道 1 例患者社会性别男性,自幼发现阴茎短小,阴囊融合,囊内无性腺,探查有子宫和阴道,染色体为 46,XX,该患者系母亲想生男孩而在孕 40 天 ~4 个月期间服用甲基睾酮 10~15mg/d,共约 1 000~1 500mg,造成外生殖器男性化(图 6-14)。生殖器男性化的程度与孕期用药时间、剂量、持续时间与用药种类有关。生殖隆起的融合与用药的时间有关;在孕 12 周前用药可出现阴囊融合。阴蒂增大与用药持续时间有关,一般阴蒂增大需用药一段时间。孕早期应避免用合成孕激素类或雄激素类药物。

此外,要进行优生优育的宣传教育,对孕妇和家属及医生均应进行产前用药教育和培训,尤其是胚胎早期用药要慎重,防止此类疾病的发生。

2. **母源性雄激素过多**(maternal excess of androgen production)　曾有报道母亲孕期雄激素过多而女性胎儿男性化后发现母亲有卵巢分泌雄激素肿瘤,如孕妇出现黄体瘤。亦有雄激素来源不明的病例。

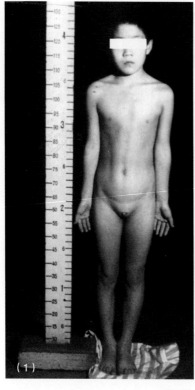
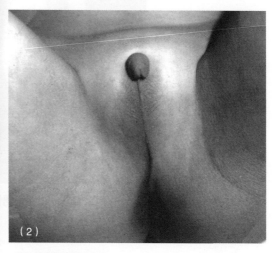

图 6-14　外源性雄激素过多
(1)母早孕期服甲基睾酮,染色体 46,XX;(2)外生殖器阴蒂增大,大阴唇融合。

四、雄激素缺乏

雄激素合成不足亦可发生于多种酶的缺乏,如 20,22- 碳链酶、3β- 羟类固醇脱氢酶、17α- 羟化酶、17,20- 碳链酶与 17β- 羟类固醇脱氢酶。前两者的缺乏在出生后均早期夭折,后三者除表现为雄激素缺乏外尚有相应的肾上腺激素分泌不足,其中以 17α- 羟化酶缺乏较为多见。

(一) 17α- 羟化酶缺乏

1. 发病机制与遗传　细胞色素 P450 17α 酶(简称 P450 17α)是肾上腺皮质、性腺甾体激素合成所必需的关键酶之一。它属于混合功能氧化酶类,由 508 个氨基酸组成,兼有 17α- 羟化酶和 17,20- 裂解酶两种活性。前者催化孕烯醇酮和孕酮(P)转变为 17α- 羟孕烯醇酮和 17α- 羟孕酮(17-OHP),后者使 17,20 位碳链裂解,形成雌激素的前体—去氢表雄酮(dehydroepiandrosterone,DHEA)和雄烯二酮。在肾上腺,P 和 17-OHP 经 21 位、11β 位、18 位羟化,各形成 11- 去氧皮质酮(DOC)等盐皮质激素和皮质醇。

细胞色素 P450c17(cytochrome P450c17,CYP17A1)是编码 P450 17α 酶的基因,它位于

10 号染色体 q24.3 区,全长 5.7kb,含 8 个外显子。P450 17α 酶(即 17α- 羟化酶和 17,20- 裂解酶)缺乏症(17 alpha-hydroxylase/17,20-lyase deficiency,17-OHD)是 *CYP17* 基因突变引起的一种常染色体隐性遗传性疾病。临床患病率约为 1/50 000。

17α- 羟化酶存在于肾上腺和性腺。此酶缺乏时 17α- 羟化作用受阻,肾上腺合成皮质醇、睾酮和雌二醇及其他相应的代谢产物明显减少。性腺内缺乏 17α- 羟化酶时性激素合成受阻,46,XY 男性患者睾酮、脱氢表雄酮和雄烯二酮合成受阻。46,XX 女性患者的雌激素合成缺乏,无女性第二性征。

皮质醇低时 ACTH 增多,不需 17α- 羟化酶参与生物合成的激素,如 11- 去氧皮质酮、皮质酮和 18- 羟皮质酮均明显升高,它们均有保钠排钾的作用。此酶基因现定位于 10 号染色体,是一种常染色体隐性遗传,有家族遗传倾向。

2. 临床表现 患者因缺乏性激素,外生殖器为女性幼稚型,多按女性生活。46,XY 患者性腺为发育不全的睾丸,性腺可位于盆腔、腹股沟或大阴唇内,因胚胎期 AMH 分泌正常,无子宫与输卵管,阴道呈盲端。46,XX 患者性腺为发育不全的卵巢或条索状性腺,女性患者雌激素合成受阻,外生殖器发育幼稚,第二性征不发育,有阴道,人工周期可来月经。

由于缺乏性激素的抑制,骨骺愈合晚,身材偏高。多数有高血压和低血钾,变异程度较大,但患者多数无感觉,偶尔查体发现高血压。机体抵抗力低,易感冒发热。笔者团队曾收治过"亲姐妹"患者,均因原发性闭经、缺乏女性第二性征发育就诊,检查才发现严重的高血压、低血钾,平时没有不适症状,一个为 46,XX,有子宫、阴道,人工周期可来月经;另一个为 46,XY,没有子宫,有阴道盲端。对有家族性表现的患者,其亲属在未来的妊娠过程中,应创造条件进行产前诊断,及早发现疾病。

3. 实验室检查 17α- 羟化酶缺乏患者睾酮和雌二醇水平低下,对 hCG 刺激试验无反应。FSH 和 LH 增高。皮质醇水平低下,ACTH 刺激试验反应不良。17α- 羟化酶缺乏,其前体物质孕酮和孕烯醇酮及代谢产物孕二醇均增多。醛固酮与肾素降低。骨龄落后,骨密度低。

4. 诊断与鉴别诊断 临床遇到有高血压、低血钾及原发性闭经、性激素低下、第二性征不发育的患者应考虑 17α- 羟化酶缺乏的可能,并进一步证实。

17α- 羟化酶缺乏,性染色体为 46,XY 者应注意与单纯性性腺发育不全与完全型雄激素不敏感综合征鉴别(见表 6-3)。应注意与其他原因引起的高血压和低血钾鉴别,如使用利尿药、肾动脉狭窄、恶性高血压、失钾性肾炎、11β- 羟化酶缺乏等。

5. 治疗 对 46,XY 的按女性生活的 17α- 羟化酶患者需切除发育不全的睾丸,以防治肿瘤的发生;46,XX 的患者不需手术。内科治疗需用糖皮质激素补充治疗,如地塞米松、泼尼松等,用药后血压下降,血钾上升,血压下降不满意的,需长期使用降压药控制高血压。糖皮质激素用药方法同 21- 羟化酶缺乏。到达青春期后需行雌激素补充治疗,以促进女性第二性征的发育,并防治骨质疏松。

6. 不完全型(部分型)P450 17α 缺乏症 以上所述均为完全型的 P450 17α 缺乏症,

即 17α- 羟化酶的完全缺失。近年来,我们又遇到一些更罕见的不完全型(部分型)P450 17α 缺乏症(incomplete or partial 17-OHD),包括 46,XX 型和 46,XY 型,临床特点又有不同。

"不完全型"与"完全型"P450 17α 酶缺乏症的主要不同点是"不完全型"患者具有部分雌激素或雄激素的功能表现。46,XX 患者乳房会有不同程度的自动发育、有稀少性毛、稀少月经或继发性闭经,血压可以不高,血钾可以不低,17α- 羟孕酮浓度正常或明显增高。46,XY 患者皆有乳房发育、性毛稀少,外生殖器性别模糊。

女性表型、外阴幼女型或性别不清、性毛稀少,伴不同程度乳房发育、出现反复发作的卵巢囊肿和性腺功能低下,合并高血压、低血钾,应考虑到 46,XX 不完全型 P450 17α 缺乏症。"不完全型"46,XX 患者因原发或继发性闭经,或月经稀少、不育就诊于妇产科时,易与单纯性性腺发育不全、卵巢早衰混淆。持续高孕酮血症是本症的特点之一。临床上检查血 6 项生殖激素浓度应是常规,但因主观认为不可能排卵而不查孕酮,或虽已检查却对高孕酮结果未加重视而引起漏诊。实际上本症患者血睾酮、雌二醇浓度极度低下,卵巢不可能排卵,应想到类固醇合成酶缺陷引起的高孕酮,进一步检查肾上腺功能即可明确诊断。患者多反复出现双卵巢无回声区似多囊卵巢,但血生殖激素结果明确提示不是多囊卵巢综合征,最可能的原因是部分升高的促性腺激素(Gn)促进残留的卵泡发育,形成多发性的黄素化囊肿。

46,XY 不完全型 P450 17α 缺乏患者有外生殖器性别不明时应与不完全型雄激素不敏感综合征(IAIS)、21- 羟化酶缺乏症(21-OHD)鉴别。IAIS 患者血睾酮相当于或高于正常男性水平,血压、ACTH、17α- 羟孕酮、血钾皆正常。21-OHD 46,XX 患者有明显男性化征,46,XY 者有男性假性性早熟征;21-OHD 与 46,XY 不完全型 17OHD 血孕酮、17α- 羟孕酮、睾酮皆升高,骨龄提前。主诉高血压时应与原发性醛固酮增多症、嗜铬细胞瘤鉴别,此两病皆无性腺功能低下,前者肾上腺 CT 常可见占位病变,后者儿茶酚胺及大血管影像检查异常。此外,46,XY 单纯性性腺发育不全与本症不同处为有子宫,人工周期治疗有撤退出血。

(二) 5α- 还原酶缺乏

男性外生殖器的分化与发育依赖于靶器官内的 5α- 还原酶将循环的睾酮转化为双氢睾酮。5α- 还原酶有两个同工酶(5α- 还原酶 I 和 5α- 还原酶 II),分别由 2 个不同的基因编码。5α- 还原酶(5α-reductase deficiency)是由于基因组中 II 型酶基因缺损,导致 II 型 5α 还原酶的缺乏。缺乏 5α 还原酶 II,在胚胎发育过程中,尽管 46,XY 患者性腺是睾丸,睾酮分泌和作用正常,但外生殖器仍不发育,出生时外生殖器多为女性表现,阴道为盲端,无子宫,中肾管分化良好,前列腺不发育。是一种家族性常染色体隐性遗传病。患者分布呈现一定的区域性,较为少见。

5α- 还原酶缺乏多为部分缺乏,青春期发育时睾酮分泌增多,转化为双氢睾酮亦增多,男性化改变明显。肌肉发达,音低,睾丸下降,阴茎发育能勃起,阴囊增大、着色、出现皱褶。相反的,前列腺仍不发育,面部无须,颞部发际不退缩,乳房不发育。当睾酮分泌减少,阴茎又萎缩。此征国内虽有报道,但因测定有困难临床表现亦并不典型。

五、雄激素不敏感综合征

雄激素不敏感综合征(androgen insensitivity syndrome,AIS)临床较为常见,占原发性闭经的 6%~10%,发病率为出生男孩的 1/64 000~1/20 000,在儿科有腹股沟疝而手术的"女孩"中,AIS 的发生率为 1.2%。

(一) 病因与遗传规律

患者的染色体为 46,XY,1953 年 Morris 详尽地描述了该病的临床表现,称此类患者为"睾丸女性化"。目前发现其主要病因是雄激素靶器官上的雄激素受体出现障碍而导致对雄激素不反应或反应不足,故目前认为称为雄激素不敏感综合征更为合适。AIS 是一种 X-连锁隐性遗传疾病。临床根据患者有无男性化表现,可将 AIS 患者分为无男性化表现的完全型(complete AIS,CAIS)和不完全型(incomplete AIS,IAIS)。

(二) 发病机制

雄激素受体基因位于 X 染色体长臂上,即着丝粒与 q13 之间(Xq11-12 区),是一单拷贝基因。在 46,XY 个体,由于无同源染色体,其微小突变即可表现出明显的异常。

雄激素(睾酮和双氢睾酮)必须通过雄激素受体才能起作用。雄激素与受体结合形成激活的雄激素受体复合物,通过雄激素受体的 DNA 结合区与靶基因附近的雄激素反应元件结合,在靠近转录起始点处形成稳定的启动复合物,从而促使 RNA 聚合酶Ⅱ的有效转录启动,并与其他转录因子一起通过蛋白质间的相互作用而调节转录(图 6-15)。

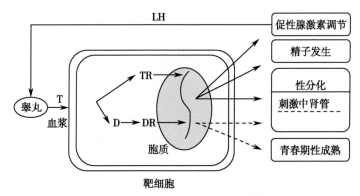

图 6-15　雄激素作用机制的示意图
T:睾酮;D:双氢睾酮;R:受体。

目前认为,雄激素受体的异常是导致 AIS 的主要原因,这些异常通常伴随受体结合活性的异常、缺乏雄激素在核内的定位和丧失对靶基因转录的激活能力。AIS 中的基因突变可表现为:缺失型、点突变型、碱基插入型、外显子 1 中 CAG 重复序列扩增或缩短。此外,某些

IAIS 可能存在有体细胞嵌合,即并存有 *AR* 基因的正常型和突变型,这可能是某些 IAIS 有男性化的分子机制。另外,某些临床和内分泌肯定的 AIS 病例,检查 *AR* 基因未能发现异常。其中某些可能是诊断或技术上的失误,但也有一些可能是 *AR* 基因上尚未检测到的区域内的缺陷,如启动子区。亦可能涉及性分化的其他基因,或编码调节 AR 活性因子的基因,以及靶基因序列本身的突变。

(三) 临床表现

根据患者有无男性化表现,可将 AIS 患者分为无男性化表现的完全型(CAIS)(图 6-16)和有男性化表现的不完全型(IAIS)(图 6-17)两大类。

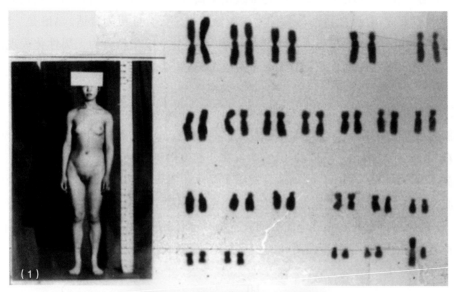

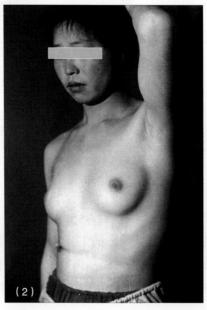

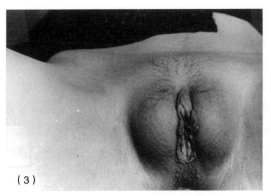
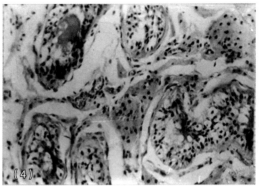

（3）　　　　　　　　　　　（4）

图 6-16　雄激素不敏感综合征,完全型

（1）21 岁,身高 1.65cm,46,XY,乳房发育好;（2）乳房发育好,无腋毛;（3）阴毛稀疏,阴蒂不大,
双侧大阴唇内有性腺;（4）病理有数个发育不全的细精管,正中一堆 Leydig 细胞。

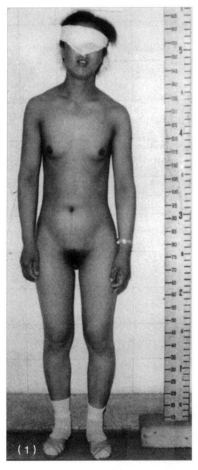
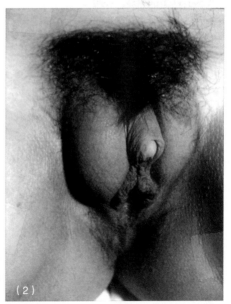

（1）　　　　　　　　　　（2）

图 6-17　雄激素不敏感综合征,不完全型

（1）28 岁,1.64cm,乳房稍发育;（2）阴蒂增大,右侧大阴唇内有睾丸。

129

1. 完全型雄激素不敏感　自幼均按女性生活,在婴幼儿期个别患者可因大阴唇或腹股沟包块而就诊,行疝修补术时发现疝内容物为睾丸。成年后临床表现较为一致,原发性闭经,女性体态,中国成年患者的身高平均为(166.67±3.81)cm,高于中国成年女性的平均身高,接近正常成年男性的平均身高。青春期乳房发育但乳头发育差(称为男子女性化乳房),原因系患者到达青春期后,乳房由于缺乏雄激素的对抗作用,受男性水平或升高的雌激素影响可导致男子女性化乳房的发育;阴腋毛无或稀少,女性外阴,阴蒂不大,大小阴唇发育较差,阴道呈盲端,无宫颈和子宫(19.2%~35%B超报告有始基子宫,实为无功能始基子宫结节),人工周期无月经。性腺可位于大阴唇、腹股沟或腹腔内。患者常因原发性闭经或大阴唇、腹股沟包块就诊。

2. 不完全型雄激素不敏感　此类患者的临床表现范围变化极大。与完全型的主要区别在于有不同程度的男性化,包括增大的阴蒂和阴唇的部分融合,青春期有阴腋毛发育。1947 年,Reifenstein 报告一种 X- 连锁的家族性疾病,主要表现为会阴阴囊型尿道下裂,乳房不发育和不育,现发现也是因雄激素受体缺陷所引起的。

(四) 实验室检查

青春期前 AIS 患者通常有与其年龄相符的 LH 和睾酮水平,新生儿与幼儿的情况类似,但正常男婴在出生第 6 周时出现的 LH 和睾酮高峰在 AIS 患儿中不出现。青春期后睾丸分泌睾酮增加,由于雄激素受体缺陷,导致睾酮对下丘脑垂体系统的负反馈不足,使 AIS 患者的 LH 水平高于正常男性;FSH 的分泌与正常男性水平相同或升高。升高的 LH 又刺激睾丸分泌更多的睾酮和雌激素。雌激素主要来自睾丸,少量是由雄烯二酮和睾酮在外周组织中经芳香化作用转化而来,由于升高的 LH 增加对间质细胞的刺激,雌激素的产量约为正常男性的 2 倍。因而青春期后 AIS 的睾酮和雌激素处在正常高限或升高。hCG 刺激后,有血睾酮和 DHT 的正常增加。但研究发现有近 1/3 的患者可有睾酮水平下降,FSH 水平升高,原因不甚清楚。

(五) 诊断与鉴别诊断

典型的临床表现和实验室检查使 CAIS 诊断容易,但 IAIS 的确诊不易。雄激素受体与雄激素结合力的测定是确诊 AIS 的基本方法,雄激素受体基因的检测与分析亦是确诊的方法之一。

CAIS 需注意与 46,XY 单纯性腺发育不全和 17α- 羟化酶缺乏鉴别,见表 6-3。

IAIS 临床表现变化范围极广,目前发现某些 AIS 亦有睾酮低下的问题,所以应当注意与各种雄激素作用不全的疾病鉴别,包括 5α- 还原酶缺乏、间质细胞发育不全和各种影响睾酮合成的酶的缺乏。

(六) 治疗

发育不全或位置异常的睾丸容易发生肿瘤已成为共识。1981 年 Scully 总结 AIS 睾丸发生肿瘤的危险性为69%。北京协和医院资料显示肿瘤的发生率为13.3%,恶变率为26.67%。

在CAIS中,因其女性化程度高,无男性化表现,只需切除双侧性腺与疝修补术即可按女性生活。IAIS需根据外生殖器畸形的程度决定性别的选择。按女性生活的IAIS需切除双侧性腺,必要时行外阴整形或阴道成形术。按男性生活的IAIS则需行隐睾纠正和外生殖器整形。Migeon等提出,如果IAIS的诊断是基于分子水平的,因多数患者对常规剂量的雄激素反应不良,建议患者按女性抚养,并行性腺切除和外阴整形,较按男性生活更为适宜。但对有些IAIS,尤其是那些雄激素受体结合质量异常和对人工合成的雄激素类似药物有反应的(雄激素受体结合选择性异常),在超生理剂量或改变雄激素类型后,雄激素效应将可达到正常男性水平,Grino等认为这类患者在新生儿和青春期给予治疗仍可按男性生活。

AIS诊断明确后,如按女性生活,为预防性腺发生恶变,行性腺切除已被广泛接受,但对于手术的时机仍有争议。Manuel等用计算机分析,AIS青春期前发生肿瘤的危险性为3.6%,因而建议25岁后切除性腺,以便女性第二性征更好地发育。然而,也有部分作者提出尽早发现AIS,尽早手术切除性腺。因为在AIS中,最早可在2个月的新生儿中发现有原位癌,在青春期即有浸润性精原细胞瘤的报告。尽早切除性腺,其优点在于既可以防止或减少患者的心理损伤,又消除了患者不遵医嘱不定期随诊的危险性,从而避免恶性变的可能性。建议AIS诊断明确后,手术的时机和方式应根据患者的社会性别、AIS的类型、睾丸的部位和外生殖器畸形的程度、是否有随诊条件决定。

(七) 遗传风险

AIS为X-连锁隐性遗传,对一个女性携带者来说,其46,XY后代中患AIS的可能性为1/2;其46,XX后代中有1/2是携带者。

(八) 预防与产前诊断

AIS为X-连锁隐性遗传,重要的是发现该突变的杂合子携带者,以便遗传咨询。目前利用分子生物学的方法,包括PCR、SSCP分析、外显子1中CAG重复序列的长度多态性分析和限制性酶切片段长度多态性分析等,可以对家族性AIS进行准确的遗传分析。对有AIS家族史者,可进行产前绒毛或滋养细胞组织活检作DNA分析。对高龄孕妇、有遗传病史或有高危妊娠因素的孕妇,进行羊水穿刺确定胎儿性别为46,XY而B超检查发现外生殖器为女性表型时,应高度怀疑CAIS的存在,并作进一步的检查,通过此方法最早可在孕16周发现AIS。

第七节　外生殖器性别模糊的鉴别诊断

外生殖器性别模糊(ambiguous genitalia,AG)将影响正确的性别确定,是性发育异常常见的表现和就诊原因,1976—1996年,笔者医院共收治各种性发育异常患者450例,其中有外生殖器性别模糊共 105 例,占 23.3%。外生殖器性别模糊主要是与雄激素异常有关,其临床表现多种多样,临床诊断和鉴别较为复杂。根据病因,可将外生殖器性别模糊的原因分为三大类:雄激素过多、雄激素不足和性腺分化异常(表 6-8),其中先天性肾上腺皮质增生、不完全型雄激素不敏感综合征和真两性畸形最为常见,近年来发现的罕见的有外生殖器性别模糊的病种包括不完全型 17α- 羟化酶缺乏和部分型单纯性腺发育不全。

表 6-8　外生殖器性别模糊 105 例的分类(2001)

	病例数	百分比 /%
雄激素过多		
先天性肾上腺皮质增生	55	52.4
早孕期外源性雄激素过多	1	1.0
雄激素不足		
不完全型雄激素不敏感综合征	28	26.7
睾丸退化	3	2.9
性腺分化异常		
真两性畸形	13	12.4
45,X/46,XY 性腺发育不全	5	4.8
合计	105	100.0

临床遇到外生殖器性别模糊的新生儿时,如诊断不清,应尽快转往有经验的医院以便尽早得以确诊。应仔细询问孕期用药史及家族史。体检时尤应注意阴蒂的大小、阴唇融合的程度和性腺的部位。成年患者是否有乳房发育及身高是否正常均有重要的鉴别价值。

对于外生殖器性别模糊的患者,性腺的部位对诊断亦有帮助,由于卵巢不降到腹股沟外环以下,因此如果在腹股沟外环以下发现性腺,则性腺为睾丸或卵睾。先天性肾上腺皮质增生的卵巢不进入阴囊,有助于鉴别诊断。

对于外生殖器性别模糊的成年人,若有乳房发育,且染色体核型为 46,XX,则提示体内有来自卵巢组织的雌激素作用,对诊断先天性肾上腺皮质增生或真两性畸形有提示作用;若染色体核型为 46,XY,则可能为不完全型雄激素不敏感综合征。若患者的身高<150cm,则提示有 45,X 的存在,应高度怀疑 45,X/46,XY 性腺发育不全的诊断。

染色体检查在鉴别诊断中起关键作用,如睾丸退化与早孕期外源性雄激素过多导致的外生殖器性别模糊表现几乎一样,染色体核型是唯一的鉴别方法。此外,测定促性腺激素、睾酮 / 双氢睾酮、17- 羟孕酮、电解质可以协助诊断。人绒毛膜促性腺激素(human chorionic gonadotropine,hCG)刺激试验有助于鉴别 5α- 还原酶缺乏、雄激素合成障碍和不完全型雄激素不敏感综合征的诊断。地塞米松试验有助于鉴别诊断先天性肾上腺皮质增生。腹部和阴囊超声检查有助于了解生殖器的性质和部位。有条件的可进行 SRY、AMH 和 AMH 受体、雄激素受体、5α- 还原酶、21- 羟化酶和雄激素合成酶的检测和分析,以发现基因的突变,从而了解疾病的分子生物学基础,并可通过分子生物学技术对有家族史的进行产前诊断。

腹腔镜检查和剖腹探查结合病理检查可明确性腺性质,对诊断真两性畸形和其他诊断不明确的疾病具有不可替代的价值。

此外,除性发育异常外,还需注意与分泌雄激素的肿瘤鉴别,此种肿瘤分泌的雄激素水平多显著升高,可通过染色体检查、睾酮测定、盆腔检查、超声和各种影像学检查,以及腹腔镜检查或剖腹探查,确定肿瘤的部位和性质。

(田秦杰 葛秦生)

第八节 性发育异常的诊断流程

临床上遇到下列情况:原发性闭经、身高过矮或过高、第二性征不发育、外生殖器性别不清和特殊的躯体特征等,要考虑性发育异常(DSD)存在的可能。需通过以下流程,进行诊断与鉴别诊断。

一、病史询问

围绕患者的主诉,仔细了解现病史、孕期用药史及家族史,特别是询问外生殖器、乳房、身高的变化历史,以及有无高血压病史。

外生殖器出生后就发现异常,以后未再进展,常见于胚胎期的雄激素异常,如睾丸退化、孕早期使用大剂量雄激素等;出生后发现异常,以后又加重,提示出生后性腺仍有功能,常见于 21- 羟化酶缺乏导致的先天性肾上腺皮质增生(CAH)、不完全型雄激素不敏感综合征(IAIS)、真两性畸形(或卵睾型 DSD)等。青春期后有自动乳房发育,提示有内源性雌激素作用;如是用药后发育或乳房整形,病因等同于无发育;乳房无发育,提示缺乏内源性雌激素作用,常见于性腺发育不全;乳房有发育,但乳头发育不良,常见于 AIS。身高从小一直偏矮见于 Turner 综合征;较同龄人先高后矮、合并有男性化表现的性早熟常提示 21- 羟化酶缺乏 CAH。身高明显超过同龄人、合并乳房不发育,提示缺乏雌激素作用,常见于性腺发育不全或超雌。

孕早期服用含有雄激素作用的药物或母体分泌雄激素肿瘤,可导致出生后外生殖器异常,如阴蒂长大、后联合融合,但出生以后不会再进展发育。

有些 DSD 种类有遗传家族史,如 CAH 为常染色体隐性遗传病,而 AIS 为 X- 连锁隐性遗传病,常见于母系家族。

二、体格检查

要注意观察身高、肤色、喉结、嗓音,以及全身的特殊体征,并注意外阴阴蒂大小、后联合高低、性腺部位和盆腔检查。

检查有无血压升高,CAH 中的 11- 羟化酶缺乏、17- 羟化酶缺乏均可有严重的高血压,但患者及家属可能从未发现或重视。如身高低于 150cm,高度怀疑特纳综合征或常见的 21- 羟化酶缺乏 CAH 可能;而身高过高提示患者有男性 XY 染色体或多个 X 染色体(如超雌)存在的可能。特纳综合征患者常伴有面部多痣、颈蹼、肘外翻等特殊体征。而 21- 羟化酶缺乏 CAH 常有肤色深、嗓音低沉、新出现喉结、阴蒂肥大等。

注意腋毛、阴毛的发育,没有阴腋毛提示缺乏雄激素作用;阴腋毛过多则提示雄激素过高或作用过强。阴蒂增大、后联合融合提示雄激素作用过强、较久。检查腹股沟或大阴唇内是否可触及包块,如是性腺则为睾丸或卵睾,卵巢不会下降到此。注意检查有无阴道、盲端阴道,有无宫颈、子宫。

三、辅助检查

1. 生殖激素测定　DSD 患者通常都需要检测生殖激素六项,包括黄体生成素(LH)、卵泡刺激素(FSH)、催乳素(PRL)、雌二醇(E_2)、孕酮(P)、睾酮(T)。首先可以根据促性腺激素(LH、FSH)的水平区分出促性腺激素升高、正常以及降低三种类型。常见的 DSD 以促性腺激素升高和促性腺激素水平正常为主。

雄激素是影响外生殖器分化的主要激素,雄激素主要包括 T、雄烯二酮(A)、硫酸脱氢表雄酮(DHEA-S)、双氢睾酮(DHT)等。

孕酮水平持续升高(任何时间点测定 P 均超过排卵后的水平 3ng/ml),排除常见的怀孕、排卵等病因后被称为高孕激素血症,则是怀疑 CAH 的重要线索,可通过检测促肾上腺皮质激素(ACTH)、17- 羟孕酮(17-OHP)加以验证。涉及 CAH 相关的其他代谢酶缺乏,可通过质谱法检测的类固醇激素谱对比肾上腺类固醇激素合成途径,推断酶缺乏的部位。

对于青春期前的患者,人绒毛膜促性腺激素(hCG)和尿促性腺激素(hMG)刺激试验对于评估性腺的功能很有必要。鉴别肾上腺来源的高雄激素血症,有时会采用地塞米松抑制试验进行鉴别诊断。

2. 血清电解质检查　包括 K^+、Na^+、Cl^- 测定。CAH 患者中,失盐型 21- 羟化酶缺乏可有高血 K^+、伴低 Na^+、低 Cl^-;而 17- 或 11- 羟化酶缺乏患者可有高血 Na^+、低血 K^+。

3. 影像学检查　最常用的是盆腔超声检查,未婚的经直肠超声较经腹超声好,了解子宫及性腺的结构和位置,必要时腹股沟区 B 超,肾脏及肾上腺 B 超。但受限于子宫较小以及医生的经验不足,可能存在误报(超声报告有子宫而实际无子宫、报卵巢组织实际可能是睾丸组织等)和漏报(超声报告未见子宫而实际上有小子宫、未见到性腺组织等)的可能,还需结合其他临床信息综合判断。MRI对DSD患者肾上腺增生与生殖器官的特异性及灵敏度均较高,其中子宫在93%左右、阴道在95%、阴茎在100%、睾丸在88%、卵巢在74%,但对于排除腹腔内性腺仍然不是绝对可靠。

有无子宫取决于胚胎发育早期有无睾丸分泌的抗米勒管激素(AMH),对于缺乏AMH的DSD个体,绝大多数是会有子宫的,即使检查时偏小,多数是缺乏性激素所致,具有后天发育的潜能,所以对疾病的病因确认才能保证不错误切除患者有生育潜能的器官,而且不漏掉可能恶变的器官,这也是DSD疾病明确病因和正确分类的重要性所在。

4. 染色体核型及基因检测 染色体核型的检测对于DSD的诊断至关重要,临床常用的方法是染色体G带显色法,不仅可以检测染色体数目上的变化,而且可以观察到缺失、重复、倒位、异位等结构上的异常。染色体的检测结果不仅与诊断归类密切相关,更重要的是识别含Y染色体成分的患者,按女性生活需要进行性腺切除以预防肿瘤的发生,关乎治疗决策和预后(图6-18)。

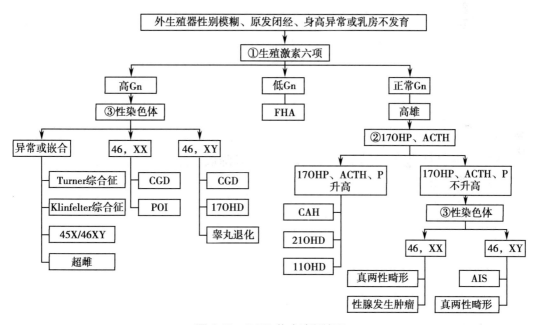

图6-18 DSD临床诊断流程

①、②、③为辅助检查的顺序;Gn:促性腺激素;FHA:功能性下丘脑性闭经;CGD:完全型性腺发育不全;POI:早发性卵巢功能不足;17OHP:17-羟孕酮;P:孕酮;ACTH:促皮质激素;CAH:先天性肾上腺皮质增生;21OHD:21-羟化酶缺乏;11OHD:11-羟化酶缺乏;AIS:雄激素不敏感综合征;46,XX、46,XY:染色体结果。

值得注意的是,少数病例的核型检测虽然没有Y染色体,但存在标记染色体成分,需要进一步行*SRY*基因的检测,如*SRY*基因阳性,应按含Y染色体成分处理。

随着基因检测技术的快速发展和对DSD作为公共卫生问题的认识提高,在过去10年中对DSD分子水平的病因认识有了长足的进步。对DSD患者进行相关病因基因的检测,为确定病因、鉴别诊断、改善预后和遗传咨询提供了条件。但由于 DSD 的发病机制复杂,目前的基因检测技术并不能全部发现其基因突变,故其在临床的应用与价值尚需进一步的探索与研究,应在专业人士的指导下,结合临床诊断、有目的地开展与应用。

5. 手术探查 对诊断不清楚或怀疑真两性畸形诊断、有手术探查指征的 DSD 患者,手术探查对明确诊断、去除病灶、评估生殖预后有重要的意义。

真两性畸形的确诊,除个体有男女两性的临床表现外,还必须术中在一个个体中同时发现有睾丸和卵巢组织的存在,并且在活检或组织切除的病理切片中能同时见到卵泡和生精小管。

(田秦杰 葛秦生 邓 姗 黄 禾)

参考文献

1. 葛秦生, 谷春霞, 叶丽珍, 等. 推荐一种性发育异常的分类. 生殖医学杂志, 1994, 3 (3): 131-134.
2. 田秦杰, 张以文, 陆召麟, 等. 不完全型 17α 羟化酶/17, 20 裂解酶缺乏症六例报道及分析. 中华妇产科杂志, 2007, 42 (10): 670-674.
3. 邓姗, 田秦杰, 吴洁, 等. 中华预防医学会 生育力保护分会 生殖内分泌生育保护学组. 性发育异常分类与诊断流程专家共识. 生殖医学杂志, 2022, 31 (7): 871-875.
4. 罗敏, 蒋宇林, 田秦杰, 等. 雄激素不敏感综合征遗传学咨询和产前诊断的初步研究: 附 3 个家系报告. 中华妇产科杂志, 2021, 56 (4): 251-256.
5. 黄禾, Tiffany Tian, 田秦杰. 性发育异常性腺肿瘤患者术后生存质量评估研究. 生殖医学杂志, 2017, 6: 525-530.
6. HE HUANG, CHUNQING WANG, QINJIE TIAN. Gonadal tumour risk in 292 phenotypic female patients with disorders of sex development containing Y chromosome or Y-derived sequence. Clin Endocrinol (Oxf), 2017, 86 (4): 621-627.
7. DUODUO ZHANG, FENGXIA YAO, TIFFANY TIAN, et al. Clinical characteristics and molecular genetics of complete androgen insensitivity syndrome patients: a series study of 30 cases from a Chinese tertiary medical center. Fertility and Sterility, 2021, 115 (5): 1270-1279.
8. DUODUO ZHANG, FENGXIA YAO, QINJIE TIAN, et al. Clinical Characteristics and Molecular Etiology of Partial 17α-Hydroxylase Deficiency Diagnosed in 46 XX Patients. Front Endocrinol, 13: 978026. doi: 10. 3389/fendo. 2022. 978026.
9. TING GUI, FENGXIA YAO, XINZHUANG YANG, et al. Genotype-Phenotype Correlation Analysis and Identification of a Novel SRD5A2 Mutation in Four Unrelated Chinese Patients with 5α-Reductase Deficiency. International Journal of General Medicine, 2022, 15: 6633-6643.
10. QINJIE TIAN, YIWEN ZHANG, ZHAOLIN LU. 46, XX incomplete 17 alpha-hydroxylase/17, 20-lyase deficiency. Gynecol Endocrinol, 2008, 24 (7): 362-367.
11. SHAN DENG, AIJUN SUN, QINJIE TIAN, et al. Gonadal Dominance and Internal Genitalia Phenotypes of Patients with Ovotesticular Disorders of Sex Development: Report of 22 Cases and Literature Review. Sexual Development (IF 2. 25), 2019, 13 (4): 187-194.

12. HUGHES IA. Disorders of sex development: a new definition and classification. Best Pract Res Clin Endocrinol Metab, 2008, 22 (1): 119-134.

13. LEE PA, HOUK CP, AHMED SF, et al, International Consensus Conference on Intersex organized by the Lawson Wilkins Pediatric Endocrine S, the European Society for Paediatric E. Consensus statement on management of intersex disorders. International Consensus Conference on Intersex. Pediatrics, 2006, 118 (2): e488-500.

14. LEE PA, NORDENSTROM A, HOUK CP, et al. Global Disorders of Sex Development Update since 2006: Perceptions, Approach and Care. Horm Res Paediatr, 2016, 85 (3): 158-180.

15. DÉLOT EC, PAPP JC, WORKGROUP DTG, et al. Genetics of Disorders of Sex Development: The DSD-TRN Experience. Endocrinol Metab Clin North Am, 2017, 46 (2): 519-537.

16. SREENIVASAN R, BELL K, VAN DEN BERGEN J, et al. Whole exome sequencing reveals copy number variants in individuals with disorders of sex development. Mol Cell Endocrinol, 2022 Jan 8; 546.

17. NATHALIA LG, RAFAEL LB, MIRIAN YN, et al. Contribution of clinical and genetic approaches for diagnosing 209 index cases with 46, XY Differences of Sex Development. J Clin Endocrinol Metab, 2022, 107 (5): e1797-e1806.

18. Practice committee of the American society for reproductive medicine. Fertility preservation in patients undergoing gonadotoxic therapy or gonadectomy: a committee opinion. Fertil Steril, 2019, 112: 1022-1033.

19. HARRIS CJ, CORKUM KS, FINLAYSON C, et al. Establishing an institutional gonadal tissue cryopreservation protocol for patients with differences of sex development. J Urol, 2020, 204: 1054-1061.

20. DÉLOT EC, VILAIN E. Towards improved genetic diagnosis of human differences of sex development. Nature Reviews Genetics, 2021, 22 (9): 588-602.

实用女性
生殖内分泌学

Practical Female
Reproductive Endocrinology

3rd EDITION

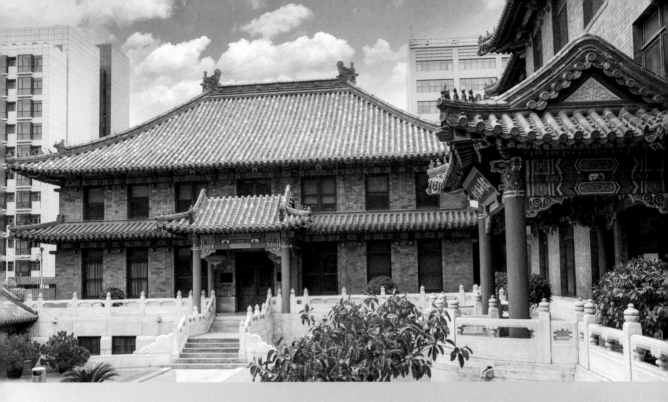

第七章

性早熟和性发育延迟

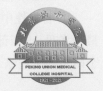

第一节　性　早　熟

性早熟（precocious puberty）是指任何一个性征出现的年龄早于正常人群平均年龄的2个标准差，即性征提前出现。提前出现的性征与性别一致时称为同性性早熟（isosexual precocious puberty）；与性别不一致时称为异性性早熟（heterosexual or contrasexual precocious puberty），即女性男性化或男性女性化。儿童中性早熟发生率约为0.6%，女性多于男性，约占3/4。

性早熟定义为女性在8岁前，男性在9岁前启动青春期发育。性早熟与很多因素相关，包括：种族、营养、压力（如急性或慢性疾病、身体或心理的负面情况）、环境信号（气候或光）以及暴露于干扰内分泌的化学物质中。近年研究显示肥胖是导致过早发育的独立危险因素。

女性的青春期发育开始于乳房初长（thelarche），一些研究显示现今乳房发育出现的时间比19世纪60年代提前，但之后出现月经初潮的时间间隔并无明显改变，月经初潮通常出现在乳房发育后2年左右。青春发育的启动时间存在种族差异，美国数据显示10%的白人女性及23%的黑人女性在7岁时开始青春发育；欧洲约5%的女性在8岁前出现乳房发育；丹麦一项使用国际疾病分类（ICD-10）标准诊断性早熟的发病率：女性为0.2%，男性<0.05%。男性性早熟虽然发病率低，但是其诱因可能更为严重。目前中国的女性性早熟的标准尚未改变，仍以8岁前乳房发育，或10岁前月经初潮（menarche）为准。

一、女性同性性早熟

1. **促性腺激素依赖性性早熟（GnRH dependent precocious puberty，GDPP）**　又称真性性早熟（true precocious puberty）或中枢性性早熟（central precocious puberty，CPP）。

中枢性性早熟是指GnRH脉冲发生器活性提前重新复活或下丘脑GnRH脉冲发生器活性抑制不全，导致由于下丘脑-垂体-卵巢轴提前激活，引起卵巢内卵泡过早发育而致性早熟，伴性腺增大并发育直至最后性成熟，具备生育能力。这种性早熟会影响最终身高，其原因是性激素的分泌可促进生长激素的增多，起初身高增长快速，达正常同龄儿的2倍以上，持续约2年，继之减慢。而骨骼生长加速，造成骨骺提前闭合，过早地停止增高，同时由于青春期启动时的基础身高低，约有近1/3的患儿最终身高不超过150cm。

中枢性性早熟分为特发性中枢性性早熟和继发性中枢性性早熟。

（1）特发性中枢性性早熟（idiopathic CPP）的病因与发病机制：特发性中枢性性早熟临床最为多见，占全部性早熟的75%~90%，更多见于女性。其原因尚不十分清楚。在女性有3个阶段的下丘脑-垂体-性腺轴的活跃期。第一阶段是胎儿期，胚胎10周时已出现促性腺激素释放激素(GnRH)与卵泡刺激素(FSH)和黄体生成素(LH),至孕中期胎儿已建立负反馈功能,以后停留在抑制状态直至分娩。当胎盘娩出后,由于胎盘激素主要是雌激素快速消失而解除了抑制。第二阶段是出生后第一周,促性腺激素开始上升,3个月内雌激素出现暂时性增多,有时临床表现为乳房稍增大,卵巢内可见囊状卵泡,之后促性腺激素水平下降,维持在低水平至4岁左右。在儿童期下丘脑-垂体维持在下调节状态,至青春发育前GnRH开始在夜间出现脉冲,导致FSH与LH先后分泌。第三阶段是GnRH脉冲昼夜一致,出现正常的月经周期。因此,女性下丘脑-垂体-卵巢轴的功能自胎儿起已经建立,儿童期只是停留在抑制状态,当抑制状态被提前解除即可出现青春发育提前,由于女性下丘脑-垂体-卵巢轴的生理特点,女性易于发生性早熟,其男女比例大约为1:23。GnRH神经元网络受到兴奋性及抑制性的信息调控,兴奋性神经系统依赖谷氨酸和kisspeptin进行神经传递和神经调节,而抑制性神经系统取决于γ-氨基丁酸(gamma aminobutyric acid,GABA)和阿片肽进行信息传递和调节。神经肽kisspeptin由位于弓状核和前腹侧脑室周围区的下丘脑神经元产生,在青春期开始和维持正常生殖功能中发挥了关键作用。

近年来研究发现所谓的"特发性中枢性性早熟"可能与遗传或基因突变有关,有些患者有家族史,或一些患者未进行遗传方面的检测而被误认为是"特发性"。目前已有报道对15个CPP家族进行全外显子组测序,发现5个家族有4个新的杂合子突变,研究了makorin环指蛋白3(MKRN3)在青春期启动中的作用。另外,DLK1(delta-like 1 homologue)是人类印迹基因的一种,也可能与CPP发生有关。

(2)继发性中枢性性早熟(secondary CPP)的病因及发病机制:由于脑部疾病破坏了儿童抑制促性腺中枢活动的神经结构,可出现性早熟。许多中枢神经系统病变可以引起性早熟:①颅内肿瘤:近年来由于影像技术的进步,显示下丘脑与松果体区的肿瘤可导致性早熟。颅内肿瘤是继发性性早熟的最常见原因,占女性性早熟的10%左右,下丘脑区如错构瘤、胶质瘤、管膜瘤、神经母细胞瘤;而松果体区如生殖细胞瘤、视神经胶质瘤、神经纤维瘤、颅咽管瘤虽然常见导致青春期延迟,但偶尔亦合并性早熟。②颅内压增加的中枢神经病变:如脑积水、脑外伤、脑水肿等。③中枢神经系统炎症:脑脓肿、感染性病变(脑膜炎,脑炎)的后遗症。④中枢神经系统病变:如结节性硬化、蝶鞍囊肿、浸润性病变如结节病或肉芽肿性疾病等。⑤头部放射损伤。

另外,少见的异位绒毛膜促性腺激素癌、分泌hCG的肝细胞癌、含有恶性生殖细胞成分的畸胎瘤等导致性早熟;遗传综合征,Ⅰ型神经纤维瘤病和Sturge-Weber综合征及具有特征性表现的结节性硬化症。

2. 促性腺激素非依赖性性早熟(GnRH independent precocious puberty,GIPP) 又称假性性早熟(pseudo-precocious puberty)或外周性性早熟(peripheral precocious puberty,PPP)。

女性的促性腺激素非依赖性性早熟是指并非由下丘脑-垂体-性腺轴的激活而是由其他来源的雌激素刺激而引起,仅有性征发育而无生育能力,其性早熟症状是某种因素引起的临床表现之一,而不是一种独立疾病。

（1）外源性雌激素：患儿误服含有雌激素的药物，尤其避孕药是幼儿外周性性早熟的常见原因，近年来很少见了；其他如保健品、中药或涂抹含有雌激素的化妆品，长期经皮肤吸收在体内积聚也可致性早熟，有增多趋势，见图 7-1；或高雌激素经母乳进入婴儿体内。可在短期内引起乳房增大，乳晕明显着色深如巧克力色为其特征，外阴分泌物显著增多，可能有阴道出血。

（2）内源性雌激素

1）分泌雌激素的卵巢肿瘤：以颗粒细胞 - 卵泡膜细胞瘤多见，因分泌过多的雌激素而使乳房发育和阴道出血。卵巢畸胎瘤中如果含有能分泌雌激素的组织时亦可能导致性早熟。其他如卵巢环状性索间质瘤。

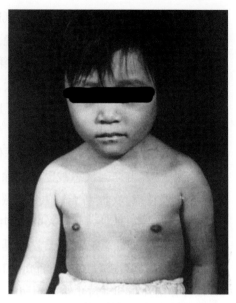

图 7-1　服用外源性性激素引起的性早熟
见乳房发育Ⅲ级、乳晕色深。

2）卵巢原发性、多发性滤泡囊肿：卵巢内正常的微小滤泡转变为自主分泌雌激素的滤泡囊肿，原因不清。为青春期前女童最常见的分泌雌激素的卵巢囊肿，正常女童尸体检查时可见到无症状的卵巢滤泡囊肿。Salardi 等报道在 4~8 岁正常女童中，B 超检查可观察到卵巢有 4 个或以上的直径 <9mm 的微小囊状结构，时现时消，可能是卵巢对青春前脉冲式 GnRH 分泌的正常反应，一般情况下无功能。但它可转变为自主分泌雌激素的滤泡囊肿，即原发性卵巢滤泡囊肿而引起 PPP，机制尚不清楚，可能与自身免疫或肾上腺皮质激素有关。当下丘脑 - 垂体 - 卵巢轴过早激活，可使这些卵巢微囊发育为较大的滤泡囊肿而引起 CPP，因此应予以关注。

3）原发性绒毛膜上皮癌：由于有大量绒毛膜促性腺激素（human chorionic gonadotropine，hCG），类似 LH 效应，能刺激卵泡发育，分泌雌激素。

4）肾上腺肿瘤和肝母细胞瘤：罕见有分泌雌激素的功能而导致性早熟。

5）少年期甲状腺功能减退：原发性甲状腺功能减退，若严重或未治疗者可引起 PPP，如 Van Wyk-Grumbach 综合征，严重时常可伴有多发性卵巢囊肿、分泌较多雌激素，这可能是由于高浓度的促甲状腺素（thyroid-stimulating hormone，TSH）与卵巢 FSH 受体发生交叉反应所致，但 LH 显著下降，可并发性早熟。甲状腺素补充治疗后，TSH 水平下降，乳房早熟或阴道流血的症状常常消失。虽然有乳房早熟但身材矮小或表现出骨成熟延迟，可能是甲状腺功能减退引起性早熟的诊断线索。

6）McCune Albright 综合征（McCune Albright syndrome）：是一种先天性、全身性的多骨性纤维性发育不良病（polyostotic fibrous dysplasia）。患儿全身有多处骨发育不良或囊性变，易发生骨折。骨病变在皮质，可涉及长骨与颅底，有时导致面部不对称。皮肤有典型非隆起性咖啡色素斑，形状不规则，不跨越中线，见图 7-2。可有自发性卵巢囊肿，超声检查囊肿大小不一，属促性腺激素非依赖性卵巢囊肿。目前认为是 *GNAS1* 基因中的体细胞发生功能性突变,该基因编码 G 蛋白复合体的刺激亚单位被称为 Gsa,导致受影响组织中腺苷酸环化酶激活,引起体内多种内分泌腺体的功能异常,如伴有 Cushing syndrome 及甲亢;约 20%~30% 自主产生过多雌激素,引起性早熟。部分人可发展到呈中枢性性早熟反应。

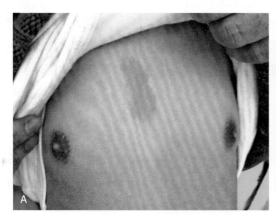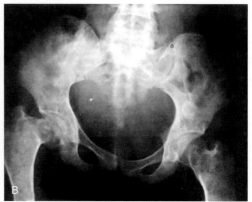

图 7-2 McCune Albright 综合征 6 岁患者

A.乳房有着色,乳房发育Ⅲ级;胸部见咖啡色斑。B.多发骨性纤维发育不全,骨盆变形。

3. 部分性性早熟 部分性性早熟(又称不完全性性早熟,partial or incomplete precocious puberty)包括单纯乳房早熟、单纯阴毛早现及单纯早初潮,但无其他青春期发育的表现。

(1)乳房早熟(premature thelarche,单纯性乳房早发育):8 岁前单独出现乳房发育,是一种良性的单侧或双侧乳房发育。发病年龄小,以 6 个月 ~2 岁女孩多见。乳房仅轻度发育,或呈对称性或仅单侧发育,且常呈周期性变化。无生长过速及骨龄超前现象,外阴仍保持幼稚型,无阴毛、腋毛生长。乳房的发育与雌激素、催乳素、生长激素及肾上腺素有关。乳房早熟的患儿雌激素水平不高或稍高于青春期前正常值,不刺激子宫内膜而无阴道出血,不影响身高及正常年龄时月经初潮的来临。乳房早熟有时可自行消退,亦有持续至正常年龄的月经来潮。阴唇仍保持青春期前的无雌激素作用的状态。若发生于 2 岁内女孩,可能是由于下丘脑 - 性腺轴处于生理性活跃状态,又称为"小青春期"。推测乳房早熟是由于下丘脑 -垂体 - 卵巢轴的成熟过程紊乱使得 FSH 分泌高于正常且外周组织对性激素的敏感性增加。可见到双侧卵巢功能性滤泡囊肿,发生原因尚不清楚,但 LH 处于青春期前水平。但是,有时乳房早发育可以是中枢性性早熟的早期症状,而后发展为 CPP,故应注意随诊观察。

(2)阴毛早熟(premature pubarche,单纯性阴毛早现):女孩 8 岁前单独出现阴毛发育,阴毛Ⅱ期,可伴痤疮、腋毛、成年人的腋臭出现,与肾上腺发育有关,但原因不明。不伴有乳房发育和阴道出血,雌激素水平不高,身高不受影响,骨龄通常正常。需要注意区分是否是肾上腺早熟,肾上腺早熟(premature adrenarche)指的是过早分泌雄激素,在 8 岁前出现阴毛或者偶有腋毛出现,而并无雌激素作用或男性化表现;大多数患者的尿 17- 酮类固醇增多且血脱氢表雄酮(dehydroepiandrosterone,DHEA)和硫酸脱氢表雄酮(dehydroepiandrosterone sulfate ester,DHEAS)水平升高,但很少出现阴蒂长大,这说明肾上腺的激素合成正从未成熟状态向青春期状态转变。这些雄激素的产生可以被地塞米松抑制,因此是依赖促肾上腺皮质激素(adrenocorticotropic hormone,ACTH)的。

(3)单纯性早初潮(isolated premature menarche):见于 1~9 岁女孩,可持续 1~6 年自行停止,表现为青春期前女孩子宫出血持续 1~5 天,规律或不规律(一次或持续几个月的周期性出血),而没有其他雌激素作用的表现如乳房发育和外生殖器发育,无身高突增。患者的雌二醇水平可能高于青春期前正常值,不影响身高。初潮过早与乳房早熟一样是对卵巢一过性产生雌激素的反应,比较少见。之后在正常年龄开始青春期发育。多与卵巢功能性囊肿有关,发生原因尚不清楚。

二、女性异性性早熟

青春期之前(10 岁)女性患者体内雄激素水平升高造成异性性早熟,属于外周性性早熟。

1. 先天性肾上腺皮质增生(congenital adrenal hyperplasia,CAH)　是女性异性性早熟常见原因。多由于 21- 羟化酶缺乏或 11β- 羟化酶缺乏造成代谢紊乱,雄激素过量堆积。有个别合并同性性早熟的报道,CAH 出现中枢性性早熟原因:有学者认为可能是糖皮质激素补充治疗后抑制了肾上腺过多的雄激素的产生,解除了性激素对性腺轴负反馈的抑制,引发了下丘脑 - 垂体 - 性腺轴的激活。也有认为 CAH 合并中枢性性早熟的出现与骨龄相关,尤其当骨龄达到 11~12 岁以上时,可能引发下丘脑 - 垂体 - 性腺轴的激活,出现青春发动。

2. 分泌雄激素的肾上腺肿瘤　少见,且多数为良性。大部分病例发生在女性。女性表现为明显的多毛、声音变粗及闭经。80% 患者有阴蒂增大。手术切除肿瘤是首选的治疗方法。

3. 分泌雄激素的卵巢肿瘤　卵巢的支持 - 间质细胞瘤、硬化性间质瘤与脂质细胞瘤。

4. 雄性激素摄入过多　摄入含有雄激素的食物、药物,尤其是运动员或健身人群。

三、诊断与鉴别诊断

对性征过早出现的患儿,首先应确定是同性还是异性性早熟,其次确定性征发育程度及各性征是否相称,再区分 CPP 还是 PPP,或部分性性早熟,并寻找其病因。

1. 详细的病史询问和体检　如有无雌激素接触史,脑炎或脑部创伤史、阴道出血史、身高生长加速史、行为改变史和家族史。是否暴露于外源性性激素或干扰内分泌的化学物质。是否有神经系统症状,如头痛、视野改变、癫痫样发作。家族史包括父母及兄弟姐妹的青春期发育情况。体格检查包括身高、体重、甲状腺有无结节或肿大,乳房发育和级别、乳晕是否着色,皮肤是否有咖啡斑、腋毛发育情况,阴毛分期、外阴发育,盆腔有无肿块、子宫是否增大等。

2. 实验室检查及影像学检查

(1)激素检查:性激素分泌有显著的年龄特点。女童血清雌二醇在 2 岁前较高,2 岁后下降并维持在低水平,至青春期再度升高,其水平与发育程度密切相关。性早熟患儿的性激素水平有别于正常同龄儿水平。

性激素水平的测定:促性腺激素水平(FSH,LH)、雌二醇(E_2)、睾酮(T)对鉴别 CPP 及 PPP 早熟意义较大。CPP 患者血清促性腺激素水平升高达青春期水平,若第二性征已达青春中期程度时,LH 值可作为初筛,如 >3.0~5.0U/L,即可确定其性腺轴已启动。

PPP 患者由于血液中大量性激素对下丘脑 - 垂体的负反馈抑制作用,使其血清促性腺激素的水平明显低下。

若发现血清 hCG 升高则需进一步排除存在分泌 hCG 的肿瘤的可能。

其他激素的测定:甲状腺功能检测;有男性化的患者需检测血清肾上腺来源雄激素水平,如硫酸脱氢表雄酮等。

阴道脱落细胞涂片检查:简单方便,能反映生殖道雌激素作用的水平。动态观察阴道黏膜上皮细胞形态,计算成熟指数即基底层、中层和表层细胞的比例,可有助于判断体内雌激素水平,但是由于血清性激素测定的普及,细胞涂片几乎被淘汰、放弃。

(2)GnRH 激发试验(GnRH challenge test):CPP 及 PPP 的鉴别在于有无下丘脑 - 垂体 - 卵巢轴的过早激活,可用 GnRH 激发试验进行判断(具体方法详见 CPP 诊断依据)。如果第二性征已达青春中期程度时,促性腺激素基础值 LH>5.0U/L,可确定其性腺轴已发动,不必做 GnRH 激发试验。对性腺轴功能已启动而 Gn 基础值不升高者 GnRH 激发试验是重要的诊断手段。

PPP 由于下丘脑 - 垂体 - 性腺轴尚未启动,对 GnRH 激发试验无反应,血清 FSH 和 LH 激发值均与基础值无明显改变,提示其垂体无应答能力。

但是激发试验阴性并不能除外 CPP,CPP 早期可能出现阴性结果,随诊和必要时重复此试验也是非常重要的。

单纯性乳房早发育 GnRH 激发试验提示 FSH 明显升高,LH 升高不明显,多数 <5U/L,且 FSH/LH >1。

由于乳房早发育可能是 CPP 的先驱症状,需要长期随诊,6 个月后重复 GnRH 激发试验。

(3)骨骼发育指标及其检测

1)骨龄(bone age):代表骨骼的成熟度,能较准确地反映青春发育的成熟程度。CPP 及先天性肾上腺皮质增生症患儿骨龄往往较实际年龄提前 2 年以上,且病情越重,病程越长,提前越多。根据 X 线片上长骨骺端软骨板的宽度还可判断患儿的生长潜力。末节指骨的骨骺端软骨板变窄,其骨干与骨骺接近融合时,就标志着身高的快速增长期结束,进入减慢增长期。当桡尺骨的骨骺端软骨板消失,骨干与骨骺融合时,四肢的长骨已不再增长,即身高的增长已基本停止,只是脊柱或坐高还能增长 1~2cm。但骨龄提前对鉴别中枢和外周性性早熟无特异性。

2)骨矿含量及骨密度:骨矿物质沉积状况的一种定量指标,在儿童期及青春期能较精确地反映骨骼的发育及成熟状态。CPP 患儿的骨矿含量及骨密度大多较同龄儿显著增高,提前出现增长速率的峰值。经过有效治疗,随病情缓解,患儿骨矿含量及骨密度会有所下降。但临床也观察到 1/3 的 CPP 患儿其骨矿含量及骨密度低于同龄儿,这有可能是性发育提前,骨骺生长加速,对钙及维生素 D 的需要明显增加,但实际摄入不足所致。

3)骨钙素:是成骨细胞分泌的一种由 49~50 个氨基酸残基组成的单链多肽,主要生理功能是促进骨组织矿物质沉积的正常钙化过程,从而促进骨基质的成熟。CPP 患儿的血清骨钙素水平提前出现正常青春期才出现的典型升高。

(4)盆腔 B 超:盆腔 B 超检查对判断子宫、卵巢的发育程度及确定卵巢有无占位性病变有重要价值。还可通过测定子宫、卵巢的各径线,计算子宫卵巢的体积,并测定子宫内膜厚度,还可观察卵巢内卵泡的直径和数目。

(5)头颅 MRI:头颅 MRI(重点检查鞍区)具有多方位成像、不受骨骼伪影干扰、对软组织有良好分辨率的优点,能清楚显示下丘脑、垂体、松果体及其邻近部位的病变。对器质性病变所致 CPP 的病因诊断,如下丘脑错构瘤、垂体微腺瘤等的确诊有重要价值。尤其是以下情况需做 MRI 检查:①6 岁以下发病的女孩;②性成熟过程迅速或有其他中枢病变表现者。没有神经症状的不一定做,真正需要治疗的很少(1.6%)。而头颅 CT,因骨骼伪影可能干扰软组织病变的判断,况且处于青春发育阶段的垂体对放射线较为敏感,故推荐 MRI,而不做 CT。

(6)其他:肾上腺 MRI 及放射性核素显像有助于肾上腺皮质增生及肿瘤的诊断,长骨 X 线片可鉴别多发性骨纤维结构不良。

3. CPP 诊断依据

(1)第二性征提前出现:女童 8 岁前,男童 9 岁前。

(2)血清促性腺激素水平升高达青春期水平。

1)促性腺激素基础值:如果第二性征已达青春期中期程度时,血清黄体生成素基础值可作为初筛,如 >5.0U/L,即可确定其性腺轴已发动,不必再进行 GnRH 激发试验。

2)GnRH 激发试验:本试验对性腺轴功能已启动而促性腺激素基础值不升高者是重要的诊断手段,GnRH 促使促性腺激素分泌释放增加,其激发峰值即可作为诊断依据。改良的 GnRH 激发试验方法:用 GnRH-a 0.1mg,皮下注射,于 0 分钟、40~60 分钟期间时采血样 2次,测血清 LH 和 FSH 浓度。激发后 30~60 分钟单次的激发值,达到以下标准也可诊断。

诊断 CPP 的 LH 激发峰值的切割值:取决于所用的促性腺激素检测方法,用放射免疫法测定时 LH 峰值在女童 >12.0U/L,男童 >25.0U/L,LH/FSH > 0.6~1.0 时可诊断 CPP;用化学发光法测定时,LH 峰值>3.3~5.0U/L,LH/FSH 峰 >0.6(两性)可诊断 CPP;如 LH/FSH 峰 > 0.3,但 < 0.6 时,应结合临床密切随访,必要时重复试验,以免漏诊。

GnRH 激发后,CPP 的血清 FSH 和 LH 浓度均较基值显著增加,提示垂体对 GnRH 具有应答能力,但以 LH 增高为主,如果 LH 上升至 5.0U/L 以上,属真性性早熟(即成人反应型)。可分为快速进展型,其 LH 峰值>10U/L,LH/FSH>1;与缓慢变化型 LH 峰值<10U/L,LH/FSH<1。

GnRH 激发后,PPP 的反应低下,血清 FSH 和 LH 激发值均与基础值无明显改变,提示其垂体对无应答能力,这是由于体内异常增多的雌激素水平来自外周(外源性或自发性卵巢囊肿分泌),对下丘脑、垂体的负反馈抑制的结果。与正常青春前期女孩的反应不同(正常青春前期女孩对 GnRH 兴奋试验有反应,以 FSH 升高为主)。

(3)性腺与子宫增大:女童在 B 超下见单侧卵巢容积 ≥1~3ml,并可见多个(>6 个)直径 ≥4mm 的卵泡,可认为卵巢已进入青春发育状态;子宫长度>3.4~4cm 可认为已进入青春发育状态,有子宫内膜影提示雌激素呈有意义的升高。但单凭 B 超检查结果不能作为 CPP 诊断依据。

(4)线性生长加速。

(5)骨龄超越年龄 1 年或 1 年以上。

(6)血清性激素水平升高至青春期水平。

以上诊断依据中,1、2、3 条是最重要且必须具备的。CPP 的诊断是综合的,核心问题是必须符合 GnRH 依赖性,临床随访性征发育呈进行性有重要意义。

4. PPP 诊断　按照具体临床特征和内分泌激素初筛后进行进一步的内分泌检查,并按需做性腺、肾上腺或其他相关器官的影像学检查。如有明确的外源性甾体激素摄入史者可酌情免除复杂的检查。

5. 单纯乳房早熟诊断　只有乳房发育,乳头不增大,乳晕不着色,乳房不呈进行性增大,无其他性征改变。B 超示卵巢和子宫在青春前期状态。雌激素水平不高或稍高,骨龄与年龄相符。

6. 单纯性早初潮诊断　仅有阴道出血,无其他性征发育。雌激素水平不高或稍高,骨龄与年龄相符。

7. 单纯性阴毛早现诊断　仅出现阴毛发育,无乳房发育,无大小阴唇发育和着色,无阴道出血,雌激素水平不高,骨龄与年龄相符。DHEAS 的浓度水平升高。

8. 女性异性性早熟的诊断　女孩外观提前出现男性化表现时,血中雄激素水平升高,需要进一步寻找原因。

四、治疗

由于性早熟儿童看起来比其实际年龄大,父母和老师可能会对其社会心理发育和能力有不相称的期望。然而,患者的认知能力和情感发育与其实际年龄相符。这些儿童的天真和正直使她们受到性虐待的危险增加,受害女孩妊娠的危险增加。此外可能影响身高的正常发展,不能达到预期的身高。

治疗的目的是让同性性早熟的乳房Ⅲ期以前的第二性征逐渐消退,减缓骨骺愈合速度,改善最终身高。而女性异性性早熟的治疗目的是减少过高的雄激素的作用。

下列情况虽然诊断明确,但不一定需要治疗:

1. 如性成熟进程缓慢(骨龄进展不超越年龄进展)而对成年身高影响不明显者。

2. 骨龄虽提前,但身高生长速度亦快,预测成年身高不受损者。

3. 因为青春发育是一个动态的过程,故对每个个体的以上指标需动态观察。对于暂不需治疗者均需进行定期复查和评估,调整治疗方案。

(一) CPP 的治疗

继发于肿瘤者应请神经外科酌情处理。经头颅 MRI 定位肿瘤,有计算机自动控制的 γ 射线或高能粒子聚焦在病灶部位,照射后肿瘤可显著缩小、机化,而对病灶周围正常的中枢神经组织损伤小。必要时考虑手术治疗。

药物治疗的指征如下。

1. 骨龄大于年龄 2 岁或以上,但需女孩骨龄 ≤ 11.5 岁。

2. **预测成年身高** 女孩 < 150cm。

3. 以骨龄判断的身高 $SDS < -2SD$(按正常人群参照值或遗传靶身高判断)。

4. 发育进程迅速,骨龄增长 / 年龄增长 > 1。

长效 GnRH 激动剂(gonadotropin-releasing hormone agonist,GnRH-a)是 CPP 的标准治疗,目的是抑制下丘脑 - 垂体 - 卵巢轴的功能。适时的治疗为了预防矮小以及心理及行为失调。有研究报道性早熟与成人代谢综合征有独立相关性,这是治疗的远期目标。GnRH-a 持续刺激垂体致使脱敏,使 LH 及 FSH 释放减少。临床常用药物有亮丙瑞林、曲普瑞林等,50μg/kg 每 4 周注射 1 次,每次最大量 3.75mg,疗程需根据患儿的病情、病程及开始治疗时的年龄而定,一般应连续治疗数月至数年,直至接近正常青春发育的年龄时为止。一般建议在年龄 11 岁,或骨龄 12 岁时停药,可望达最大成年身高,开始治疗较早者(< 6 岁)成年身高改善较为显著。

临床进展通常会在 GnRH-a 治疗 3 个月左右停止。这类药物无明显副作用,但对病情较重、病程较长、子宫卵巢已显著增大的患儿,在刚开始注射 1 针时往往会因"点火"效应出现阴道少量出血。一旦开始 GnRH-a 治疗,应每 3~6 个月评估一次。若抑制不充分,可适当增加 GnRH-a 剂量或缩短用药周期。剂量过大时会抑制生长,如果生长速度 < 4cm/ 年时,应在不影响性腺抑制疗效前提下适当减量。年龄 < 6 岁者剂量可减半。由于骨骼发育至青春期完成,所以治疗应至少坚持到 12~13 岁,最终身高才会得到最大的改善。由于药物对下丘脑 - 垂体 - 卵巢轴功能的抑制是暂时性和高度可逆的,停药 2~3 个月,其抑制作用即会逐渐消失,故认为对患儿以后的青春发育无不良作用。临床中需要根据患儿具体病情灵活用药,达到治疗效果同时又可减少费用。停药数月到 2 年月经来潮。

目前用 GnRH-a 治疗 7 岁及以上年龄的女童身高是否有效仍无定论。一项包括 6 项研究的荟萃分析显示在 7~10 岁出现青春期发育的女童单独使用 GnRH-a 与未治疗组间在身高上无明显差异。采用 GnRH-a 治疗的患儿骨骺融合延迟,有利于改善身高,但 GnRH-a 又会使垂体分泌生长激素降低,目前理想的治疗方案是 GnRH-a 和生长激素联合使用。基因重组合成的生长激素,与人类腺垂体分泌的生长激素在化学结构上完全一致。能刺激长骨骨骺端软骨板的细胞分裂增殖,促进四肢长骨线性增长,以改善身高。剂量每日 0.1U/kg,于晚上临睡前皮下注射,模拟垂体分泌生长激素的模式,以达到促进身高增长的最佳效果。

对于骨矿含量及骨密度低于同龄儿的性早熟患儿应及时给予足够的钙剂及维生素 D 治疗。青春期每天需元素钙 1 200mg,维生素 D 400~500U,因此对此种患儿每天应补给钙剂 500~600mg,维生素 D 200U,其余部分可从日常饮食中摄入。

(二) PPP 的治疗

应根据病因采用针对性处理,如切除肿瘤、切断外源性雌激素接触,提前出现的性征可以消退。若确诊为性腺、肾上腺肿瘤所致 PPP 患儿应尽早手术。

卵巢原发性多发滤泡囊肿有时会自然消退,伴血 E_2 浓度下降并会发生撤退性出血,故可以观察。若出现 PPP,可以短期期待疗法,宜保守治疗,随访待其自行消退。若囊肿持续存在、增大,或发生扭转等外科急腹症时可行腹腔镜囊肿剔除术,但术后可能复发。有报道使用来曲唑治疗,有一定疗效。

甲状腺功能减退患者应内分泌科就诊,补充甲状腺素,若发育早期则用甲状腺素补充,治疗后性征可消退,若确诊时已处青春期中后期则难以逆转。

McCune-Albright 综合征,属于卵巢自律性病变,以抑制卵巢的甾体激素合成为治疗原则,GnRH-a 无效,可使用芳香化酶抑制剂或合成孕激素治疗。有报告使用雌激素受体阻断剂氟维司群治疗,每月一针。若因长期性激素水平升高而诱发 CPP 时,采用 GnRH-a 治疗。骨骼病变尚无有效治疗,可采用双膦酸盐改善骨密度。

(三) 部分性性早熟的治疗

对乳房早熟无需治疗,只需观察随诊是否按正常年龄月经初潮。由于乳房早发育可能是 CPP 的一个过渡阶段,要坚持定期随诊,必要时应重复 GnRH 激发试验,以便及时诊断是否已发展成 CPP。

单纯性阴毛早现和单纯性早初潮无需治疗,仅需观察随诊。

(四) 异性性早熟的治疗

先天性肾上腺皮质增生症所致的异性性早熟,需终身服用肾上腺皮质激素补充治疗,一般以氢化可的松及氟氢可的松联合治疗为最佳方案,对成年患者可用泼尼松或地塞米松代替氢化可的松。在治疗过程中定期监测血液中睾酮、孕酮、17α- 羟孕酮及血浆肾素活性以指导药量调整。待病情控制稳定后,外生殖器的异常可以整形。肾上腺或卵巢分泌雄激素的肿瘤需及时手术治疗。

(五) 心理治疗

性早熟患儿的性心理并没有提前,由于体格和性征发育较同龄人提前,这种外表差异容易引起患儿心理上的自卑感,甚至行为异常如退缩、抑郁或攻击行为。慢性病程和长期药物治疗、反复就诊、多次的体格检查及家长的焦虑与紧张等对患儿的心理均有影响。医生需进行耐心的解释,对患儿的心理保护及适当的性知识教育,尤其是在自我保护和避免遭受性侵犯方面的教育。积极配合尽早精心治疗,患儿完全可以正常生活。

(邓成艳　王含必　田秦杰)

第二节　青春期发育延迟

　　青春期是开始具有生育能力的时期,伴随着生殖器官成熟、第二性征发育,生长加速、情感发生变化、女性以月经初潮出现为标志,青春期是从儿童发育到成年的过渡阶段。人类进入青春期由两个生理性过程驱动:性腺功能初现(gonadarche)和肾上腺功能初现(adrenarche)。性腺功能初现包括性腺的发育和成熟,并伴有性甾体激素分泌增加,女性开始有卵泡发育和排卵,男性开始有精子发生。肾上腺功能初现一般先于性腺功能初现,包括肾上腺皮质的成熟,并伴有肾上腺雄激素分泌增加,包括脱氢表雄酮、硫酸脱氢表雄酮和雄烯二酮,导致阴毛初现(pubarche)。一般女孩 10 岁、男孩 12 岁进入青春期。青春发动的最早征象是女孩开始乳房发育,男孩开始睾丸增大。

　　女孩青春期开始的第一个生理标志是乳房 Tanner 分期从 B1 期到 B2 期,男孩相应的标志是 Tanner 生殖器分期从 G1 到 G2 阶段的变化,包括睾丸增大(体积>3ml 或睾丸长度 ≥ 25mm)。阴毛的发育通常不被视为青春期发育的标志,因为阴毛可能是由肾上腺的成熟导致,且阴毛的出现可以独立于下丘脑 - 垂体 - 性腺轴的激活。

　　在由儿童到成人转变的过程中,一系列复杂的神经内分泌机制控制着性发育的启动和进程。一些激素和因子调节身体青春期生长突增、性腺发育和性征发育。青春期发育启动的机制仍是假说,它是多种因素共同作用的结果:遗传、营养、生理、心理和环境因素可以影响青春期开始的年龄。青春期出现时间呈提前趋势,19 世纪中期欧洲女童初潮的平均年龄在 17~18 岁之间,从 19 世纪末到 20 世纪中期,青春期年龄逐渐提前到女孩 13~15 岁。这一变化可能与社会经济条件稳定增加、更好的卫生和营养条件有关。近几十年来,青春期提前的变化再次出现,尤其在女孩中,生活方式和 / 或环境因素的变化有一定的影响,可能与之相关的因素如肥胖增加、胰岛素抵抗、缺乏锻炼、心理因素和饮食习惯的改变等。近百年的趋势,青春期发育年龄大约每 10 年提前 3~4 个月。

　　青春发育延迟发生在大约 2% 的女孩中,其中 50% 有青春发育延迟家族史,且存在种族差异。英国以女孩 13.4 岁无乳房发育、男孩 14 岁无睾丸长大为青春期发育延迟。我国定义为第二性征发育比正常人初现的平均年龄晚 2 个标准差以上时诊断青春期发育延迟。这里主要阐述女性青春期发育延迟,一般临床以 13 岁没有乳房发育、15 岁没有初潮为发育延迟。

　　研究发现青春期延迟与成人健康风险间存在相关性。青春期时间与体重指数(BMI)之间存在显著相关性。较低 BMI 的青少年和较早的青春期年龄是女性乳腺癌风险增加的预测因素(而绝经后 BMI 与女性乳腺癌的风险呈正相关)。青春期延迟与雌激素受体阳性的乳腺癌、子宫内膜癌和卵巢癌风险降低有关;青春期延迟与骨质疏松、自然绝经早、智力低下、哮喘、睡眠不佳和整体健康状况不佳等风险增加有关。

一、青春期发育延迟的分类(表 7-1)。

表 7-1 青春期发育延迟的分类

(一)体质性青春期发育延迟

(二)病因能够治疗的青春期发育延迟

　　神经性厌食症、慢性营养不良

　　剧烈运动

　　中枢神经系统占位或炎性病变

　　高催乳素血症

　　内分泌疾病

　　呼吸系统疾病

　　胃肠道疾病

　　肾脏疾病

　　血液系统疾病

　　重复的感染和免疫缺陷

　　精神心理因素

(三)病因无法治疗的青春期发育延迟

　1. 低促性腺激素性性腺发育不全

　　Kallmann 综合征(性幼稚嗅觉丧失综合征)

　　垂体功能减退症

　　特发性低促性腺激素性性腺发育不全

　2. 高促性腺激素性性腺发育不全

　　半乳糖血症

　　染色体异常:Turner 综合征、X 染色体突变携带者、46,XY 或 46,XX 单纯性腺发育不全,21 三体、脆性 X 染色体突变携带者

　　自身免疫性卵巢炎

　　芳香化酶(P450arom)缺乏症

　　继发于放疗和化疗的卵巢衰竭

　　其他与卵巢早衰有关的疾病

　3. 遗传因素及遗传性疾病

　　Prader-Willi 综合征

　　Laurence-Moon-Biedl 综合征

　　Rud 综合征

　　Alstrom 综合征

(一) 体质性青春期发育延迟

体质性青春期发育延迟(constitutional delay of growth and puberty,CDGP)与真正的病理性疾病不同,是一种单纯性青春期发育延迟,没有发现其他原因,下丘脑-垂体-性腺(hypothalamic-pituitary-gonad,HPG)轴没有被启动。目前认为是正常青春期发育时限变化的一个极端情况。患者超过13岁仍无青春期发育表现时,生殖器、骨骼成熟程度相当于儿童水平。9岁之后身体上肢部分相对较短,下肢部分相对较长,细高型体形。但是患者一旦进入青春期发育,则与正常发育相仿,最终身高可正常或高于根据父母平均身高计算得出的遗传身高。曾有报道青春前期儿童骨密度降低,但最近数据显示该类青春期延迟者骨密度没有变化。可以有青春期发育迟缓的阳性家族史。

(二) 病因能够治疗的青春期发育延迟

几乎所有的慢性疾病持续足够的病程时间都可能影响下丘脑-垂体-生长激素轴而导致青春期发育延迟,如果疾病发生于青春期前,将导致生长速度减慢和青春期延迟,如果发生于青春期,青春期将停止或倒退。

1. 神经性厌食症、慢性营养不良 营养不良可影响生长速度。体重低于与身高相适应的理想体重的80%时将影响下丘脑GnRH脉冲,导致促性腺激素不足和低瘦素水平。缺乏锌元素会影响生长发育,第二性征和生长发育停滞和后退,但是如果进行充分的治疗,可以继续生长。

2. 超负荷运动 因为超负荷运动导致脂肪储存过少和代谢、营养受损。下丘脑GnRH脉冲下降,从而LH、FSH水平下降,影响性腺成熟。长跑、体操运动员和芭蕾舞演员易受到影响。

3. 中枢神经系统病变 颅咽管瘤是最常见的颅内肿瘤,见于6~14岁儿童,可引起头痛、生长缓慢、发育延迟和糖尿病性尿崩症,也可影响促性腺激素的分泌。其他肿瘤还有生殖细胞肿瘤、表皮样或表皮囊肿、蝶鞍腺瘤、朗格汉斯细胞增多症等。此外,脑积水、脑脓肿和浸润性病变,如结核、结节病、嗜酸性肉芽肿、淋巴细胞性垂体炎和中枢神经系统白血病也可引起。继发于头部创伤、垂体坏死、镰状细胞病和少见的自身免疫引起的垂体梗死可导致垂体功能减退。接受颅部放疗和白血病治疗的患者可出现异常的生长激素分泌并缺乏脉冲性GnRH分泌,对靠近下丘脑的单发肿瘤给予>40Gy的放射治疗剂量会导致GnRH缺乏。

4. 高催乳素血症 在青少年中最常见的垂体瘤是催乳素瘤,但发病率较低,它是原发或继发性闭经而非发育异常的最常见原因,然而,青春期前女孩鲜有垂体肿瘤的报道。垂体非催乳素瘤一般与闭经无关。空泡蝶鞍综合征在儿童中少见,但与下丘脑和垂体功能障碍有关,在多种垂体激素缺乏的儿童中,1/3有空泡蝶鞍。药物特别是抗抑郁药可以导致高催乳素血症。

5. 内分泌疾病 内分泌疾病可导致青春期发育延迟,包括甲状腺功能不正常、未控制的糖尿病、先天性肾上腺发育不良和库欣综合征。甲状腺功能减退和甲状腺功能亢进的患儿,由于异常的甲状腺激素浓度作用于下丘脑和/或更高一级大脑中枢控制垂体的Gn分泌而影响性发育。获得性甲状腺功能减退除身高增长慢外,仅有轻微表现,容易漏诊。先天性肾上腺发育不良患者其肾上腺功能初现可延迟出现,与其有关的低促性腺激素性性腺功能不全可导致性腺功能延迟。皮质类固醇的治疗剂量可导致医源性库欣综合征(由于抑制了促性腺激素的分泌的缘故)。

6. 呼吸系统疾病　包括哮喘、慢性缺氧、酸中毒等。如果长期给予高剂量糖皮质激素治疗哮喘,可以导致生长延迟、青春期延迟和骨骺愈合延迟。

7. 胃肠道疾病　包括慢性炎症性肠病,与儿童期 Crohn 病、溃疡性结肠炎有关,主要是 Crohn 病。主要的病原学因素是慢性营养不良和消化道分泌的炎性介质,从多个渠道抑制生殖功能。研究表明白介素 6 和白介素 1 能抑制 GnRH 的分泌。慢性肝病如慢性肝炎等,引起消化不良、干扰代谢、易于感染、影响 GH 轴等导致青春期发育延迟。

8. 肾脏疾病　肾病综合征、慢性肾功能不全、慢性肾衰竭可以引起广泛的神经内分泌失调,包括下丘脑垂体功能失调,最主要是通过影响生长激素 - 胰岛素样生长因子轴功能异常而阻碍生长。另外还可通过营养不良和炎症、代谢性酸中毒等途径导致青春期发育延迟。

9. 血液系统疾病　慢性贫血,如再生障碍性贫血、自身免疫性溶血性贫血等会影响青春期发育。血红蛋白沉积所致铁沉积和重度地中海贫血患者输血所致铁超负荷可以导致发育延迟。地中海贫血患者铁沉积可引起甲状腺功能减退、甲状旁腺功能减退、糖尿病、心力衰竭和 / 或垂体功能异常。

10. 重复的感染和免疫缺陷　营养不良影响体液免疫和细胞免疫,易发生感染。如消化道感染:呕吐、腹泻、分解代谢增加,如果重复感染,发作频繁,将会导致青春期发育延迟。先天性免疫缺陷,如 X- 连锁无 γ 球蛋白血症或 Bloom 综合征,人免疫缺陷病毒(human immunodeficiency virus,HIV)感染导致的获得性免疫缺陷都会因 GH 缺乏,青春期发育延迟的同时也降低最终身高。

11. 精神心理因素　吸毒和精神问题,如严重抑郁症会影响青春期发育。

(三) 病因无法治疗的青春期发育延迟

1. 低促性腺激素性性腺功能低下(hypogonadotropic hypogonadism,HH)　正常情况下,GnRH 的分泌受 kisspeptin 及其受体 kiss-R1 调节,并受神经激肽 B 和强啡肽及其受体的调节。在青春期,神经激肽 B 的刺激作用增加,而强啡肽 A 的抑制作用被阻断,这导致 GnRH 分泌增加。当 GnRH 系统发生不同的缺陷原因,可导致青春期发育障碍:①GnRH 合成缺陷,主要因 GnRH 神经元在胎儿生命的前 3 个月从嗅基板向下丘脑异常迁移所致,GnRH 神经元不能从嗅基板迁移到下丘脑引起 Kallmann 综合征;②GnRH 促分泌素生物活性(如 Kisspeptin 或神经激肽 B)的缺陷导致 GnRH 分泌障碍;③GnRH 神经元网络不成熟;④GnRH 自身功能丧失,也称为 GnRH 或其受体的生物活性缺陷。

(1)Kallmann 综合征(Kallmann syndrome)(属于下丘脑性闭经):在 Xp22.3 位点发生基因缺陷,命名为 *KAL* 基因,造成嗅神经元与 GnRH 神经元不能建立神经元联系而出现 Kallman 综合征。其特征是嗅觉丧失或减弱;性腺功能低下,女性乳房、外生殖器和子宫不发育,青春期的年龄后无月经；可伴有先天性中线发育异常如唇腭裂、尿道下裂及神经学症状。LH、FSH、雌激素水平降低。采用性激素补充治疗一般可有满意的第二性征发育。有生育需求时可使用 GnRH 脉冲泵治疗，也可用 HMG 诱导排卵或辅助生殖技术治疗。

(2)特发性低促性腺激素性性腺发育不全：特发性低促性腺激素性腺功能低下（idiopathic/isolated hypogonadotropic hypogonadism，IHH）特点：无嗅觉障碍，内分泌功能与 Kallmann 综合征相似，可能与 GnRH 分泌或 GnRH 受体异常相关；或者可能由多种基因突变引起，如：下丘脑、垂体、肾上腺受体突变（GnRH 受体突变、LH、FSH 受体突变）；GnRH 释放调节基因突变（GPR54 基因）；分泌瘦素的基因突变等。下丘脑 - 垂体区域的放射影像学正常、下丘脑 - 垂体轴其他部分的基线和储备测试正常。

(3)垂体功能减退症

1)基因缺陷性垂体性闭经：由单纯 FSH、LH 基因突变引起，LH 与 FSH 分享共同 α 亚单位，其基因定位于 6 号染色体。而 LH-β 基因定位于 19 号染色体，FSH-β 基因定位于 11 号染色体。目前没有 α 亚单位基因突变的病例报道。LH-β 基因突变患者可出现原发性闭经，LH 有高免疫活性，但生物活性低。关于 FSH-β 基因突变有一例杂合子病例报道：原发性闭经、低 FSH 水平、高 LH 水平。

2)空泡蝶鞍综合征：常表现为闭经、泌乳，实验室检查催乳素升高，影像学 MRI 可见空蝶鞍。

3)特发性垂体功能减退症：腺垂体分泌激素不足。由腺垂体本身病变引起的原因不明的原发性病变，包括促性腺激素不足、促甲状腺激素及促肾上腺皮质激素不足、生长激素分泌不足等，除了青春期发育延迟外还有相关的其他系统疾病表现。

2. 高促性腺激素性性腺功能低下（hypergonadotropic hypogonadism）

(1)半乳糖血症的患者中有 70%~80% 会发生卵巢早衰（premature ovarian failure，POF），即使自婴儿期就开始病因治疗的患者也能发生，儿童晚期促性腺激素水平就可以明显上升；遗传型患者更易发生卵巢早衰。

(2)Turner 综合征、X 染色体突变携带者、46,XY 或 46,XX 单纯性腺发育不全，自身免疫性卵巢炎、21 三体、脆性 X 染色体突变携带者。Turner 综合征的典型表现为发育延迟，但也有些患者表现为在青春期发育完全或部分发育后出现原发或继发性闭经。

(3)芳香化酶（P450arom）缺乏症：不能将睾酮转化为雌激素，已有该病的单个病例报告。该患者出生时外生殖器有男性化表现，但内生殖器为女性结构。14 岁时患者乳房未发育，有轻度男性化表现（阴蒂增大）、多囊卵巢、睾酮和促性腺激素升高以及骨龄延迟。

(4)继发于放疗和化疗的卵巢衰竭：既往因恶性肿瘤而进行化疗和 / 或放疗（盆腹腔）的青少年出现性发育延迟或闭经，提示卵巢早衰。卵巢功能衰退的程度与化疗药的类型、剂量、用药时的年龄相关。如环磷酰胺、白消安可造成不可逆的卵巢功能损伤。化疗剂量越大，患者年龄越大，卵巢损伤的可能越大。儿童较成年人更能耐受化疗药物的毒性。

(5)其他与卵巢早衰有关的疾病包括营养不良性肌强直、结节病、共济失调性毛细血管扩张。卵巢破坏见于流行性腮腺炎性卵巢炎、淋病奈瑟菌性输卵管炎（少见）。

3. 遗传因素及遗传性疾病 遗传因素对青春期时间的影响至关重要,流行病学研究和遗传因素评估认为青春期发病的 50%~80% 的变异受遗传因素控制。青春期开始的时间具有高度遗传性,家庭和双胞胎研究中性成熟时间的高度相关性证明了这一点。尽管有很强的遗传性,但人们对控制青春期发病时间或其进展的机制知之甚少。在女性中第一个发现与初潮年龄相关的基因是 *LIN28B*。单核苷酸多态性 rs314276 的主要等位基因(位于 *LIN28B* 的内含子 2)与女孩早期月经初潮年龄和早期乳房发育有关。然而,尚未在青春期延迟或性早熟的人类患者中发现 *LIN28B* 的突变。

为了确定关键遗传调节因子,开展了正常青春期初潮年龄(age at menarche,AAM)健康女性到下一代的基因测序,如全基因组相关性研究(genome-wide association studies,GWASs),以识别青春期延迟、缺失或性早熟的疾病中的基因突变。

几个大型 GWAS 支持在一般人群中青春期发育时间存在遗传异质性。2010 年,一项大型荟萃分析确定了 AAM 的 42 个基因位点(30 个新的、2 个既往确认的和 10 个可能的)。2014 年,这一研究范围扩大到涵盖来自 57 项研究的多达 182 416 名欧洲女性的全基因组和自定义的基因分型阵列的数据,发现了 106 个基因位点,其中许多位点与两性 Tanner 分期有关。迄今为止最大的 GWAS 包含从 1 000 个基因组计划中得到的基因型数据,涉及多达 370 000 名女性,并为 AAM 确定了 389 个独立位点,这些位点证实了 AAM 中约 7.4% 的变异。同时,已经从这些 GWAS 中发现了罕见的青春期疾病的相关基因,包括印记基因 makorin 环指蛋白 3(MKRN3)、被确定为中枢性性早熟(CPP)谱系中的父系遗传突变和 delta 样非典型 Notch 配体 1(delta like non-canonical Notch ligand,DLK1)。迄今为止,*MKRN3* 和 *DLK1* 仅是 CPP 家系中第 3 和第 4 个被确定为与疾病相关的突变基因,其他基因还包括 *Kisspeptin 1(KISS1)* 及其受体 *KISS1R*(也称为 *GPR54*)。现在已经发现了超过 30 个独立的基因突变导致青春期发育严重延迟或缺乏,这些基因参与控制 GnRH 神经元的迁移和分化、GnRH 分泌或影响其上游 / 下游信号。

(1)Prader-Willi 综合征(Prader-Willi syndrome,PWS):常染色体显性遗传病,由印记障碍引起的综合征,与青春期缺失或青春期延迟有关。大多数 PWS 病例是由于 15 号染色体的父系遗传拷贝上的一组印记基因(包括 *MKRN3*)缺失(父系缺失)或从母亲遗传两个拷贝基因引起。临床特征为肌张力低下、肥胖、糖尿病、智能障碍及性发育异常。偶有性早熟的报道,但通常是青春期发育延迟,有的患者不进入青春期。较肥胖女孩由于脂肪中雄激素芳香化产生雌激素,即使有月经初潮,也通常是无规律的。并且很难见到自发的乳房发育、生长突增和骨成熟。一般认为性腺功能不全是不能改变的,但有生育的报道,其后代有可能发生染色体异常,应进行遗传咨询。

(2)Laurence-Moon-Biedl 综合征(性幼稚色素性视网膜炎多指畸形综合征):常染色体隐性遗传病,可能为下丘脑先天性功能缺陷。肥胖、智力低下、性腺发育不全,可合并其他先天性异常。血浆 FSH、LH 等性激素水平下降,少数患者有糖尿病和肾小球功能受损,胰岛素抵抗。分为完全型、不完全型、顿挫型、不典型型、扩大进展型。有报道不完全型患者可有周期性月经来潮,子宫附件正常。可进行激素补充治疗。

（3）Rud 综合征（侏儒 - 鱼鳞病样红皮病 - 智能缺陷综合征）：是先天性神经外胚叶发育不良所致少见疾病。可能是常染色体隐性遗传病，Lynch 提出与性连锁遗传有关，亦不除外某种内分泌异常。多在婴儿期发病，合并性腺发育不全，外生殖器、第二性征差，无月经。可用激素补充治疗。该病预后不良。

（4）Alstrom 综合征：是常染色体隐性遗传病，与定位于 13 号染色体的 *ALMS1* 基因突变有关。表现为先天性进行性锥杆细胞性视网膜营养障碍、感觉神经性耳聋、肾功能损害、高胰岛素血症、肥胖、性腺功能不全、肝功减退、血脂高、心肌病等。对于甲状腺功能减退、生长激素缺乏、性激素缺乏均可用相应激素补充治疗。

二、青春期发育延迟诊断

性成熟的暂时延迟并不少见，可能会随着时间的推移而消退，继而正常发育成最佳成年身高和生育能力。然而，对于有潜在器质性病变的患者，早期诊断和治疗对于确保正常的青春期进展和足够的成年身高至关重要。对于出现青春期发育延迟的患者，采集完整的病史，包括营养状况、药物、慢性病史和 / 或症状以及心理社会因素、厌食症、运动训练强度等。芭蕾或竞技体育训练可使青春期发育时间推迟，如果其他生长发育指标与延迟的性发育状况一致，可推迟至年满 14 岁。对生长和性发育情况应进行持续观察。一旦发现发育停止就需要进行仔细全面的内分泌检查。通过病史、生长图、体格检查和有限的实验室检查进行评估可初步确定或排除青春期女孩发育延迟的原因。

1. 病史

（1）生长模式：新生儿期发病，有多种临床表现，畸形、肥胖、幼年糖尿病、多器官功能不全等同时合并性腺功能低下提示有可能是某种遗传性疾病，多有特征性表现，不难作出诊断。青春期前的生长速度每年 5~6.4cm（青少年生长图），青春期生长速度增加，然后骨骺闭合。青少年生长图常能提供有价值的信息。青春期前连续几年身高无明显增长的现象可见于 Crohn 病；而神经性厌食、乳糜泻和炎症性肠病，与身高相比，患者通常体重过轻。甲状腺功能减退、肾上腺皮质激素过多（医源性或库欣综合征）、生长激素缺乏的患者体重往往超重。

（2）一般健康：学生在校出勤率及学习成绩、参加体育活动及课外活动情况都是青春期健康的敏感指标。如果健康状况低于平均水平，应该进行仔细的系统回顾，有无慢性病、腹痛、腹泻、大便习惯改变、慢性肾脏疾病的症状（多尿、多饮、夜尿）、头痛、神经系统症状、颅内病变症状（头痛、视力障碍、嗅觉）、体重变化、进食障碍、热量摄入、哮喘、性活动、溢乳、药物治疗、吸毒、情感压力、竞技性运动、痤疮和多毛。即使是轻微的或缓和的症状，也经常与青春期发育延迟相关联。

（3）心理方面：由于身材矮小或第二性征不发育而心理压抑或尴尬，可表现为较少参加社会活动、体育活动等。

2. **既往史**　对出生体重、母亲怀孕情况、围产期情况、先天性畸形情况进行记录，应该注意系统性疾病的诊断和治疗情况,如先天性心脏病、白血病,以及有可能损伤性腺轴的治疗(如颅内疾病治疗)。既往手术(双侧卵巢切除)、放疗、化疗史。

3. **家族史**　家族成员年龄、身高和健康状况。女性成员如祖母、母亲、姨妈、姐妹的初潮年龄和生育情况(家族疾病包括青春期延迟、初潮延迟、某些性腺发育不全和脆性 X 染色体突变携带者);卵巢肿瘤史(如性腺母细胞瘤);自身免疫内分泌疾病史如甲状腺炎、糖尿病、Addison 综合征和自身免疫性卵巢衰竭。注意收集家族成员在年龄 15~16 岁时身高情况。

4. **社会和教育方面**　每一个家庭成员的职业、生活模式和行为举止通常提示在青春期发育延迟患儿是否有心理因素影响。

5. **生长**　测量患儿身高体重,并画在标准生长图表上。根据父母双方身高,以计算预期身高范围,女孩身高的公式:(父亲身高 + 母亲身高 −13cm) ÷ 2 ±6cm。通过骨龄像计算骨龄。

6. **体格检查**　评估患者的行为举止、体格状况、营养状况、形态学表现,检测一些重要的特征,如缺乏营养、贫血、畸形。进行一般体格检查,特别注意杵状指、血压,寻找 Turner 综合征的细微体征是非常重要的,如颈蹼、面部多痣、腭弓高,第四、五掌骨或跖骨短等。评估青春期发育情况应单独进行,根据发育情况来分期,应注意医生的检查要避免伤害到患者。

7. **实验室检查**　根据病史及体格检查指导实验室检查的内容,可避免不必要的实验室检测。通常检测的内容包括:全血细胞计数、肝肾功能、性激素、甲状腺功能、胰岛素样生长因子 1 等。若有慢性基础疾病可针对相应疾病进行相关检查;对于无基础疾病的患者需常规进行性激素、甲状腺功能的检测,若初步检测 FSH 升高,雌二醇降低,还需要进一步评估高促性腺激素性性腺功能减退的病因,包括进行染色体和自身免疫检查。抗米勒管抑制因子也常被用于鉴别 CDGP 和 IHH。

8. **其他检查**　包括盆腹部超声、嗅觉检查、CT/MRI 检查、骨龄像,必要时腹腔镜检查。

三、鉴别诊断

全面的病史、体格检查及实验室检查可为鉴别诊断提供充分的线索。是否有乳房发育提示是否有雌激素的产生;无阴毛发育提示可能存在下丘脑 - 垂体 - 性腺轴缺陷或下丘脑 - 垂体 - 肾上腺轴缺陷;严重的生长发育延迟提示存在 Turner 综合征的可能;当乳房和阴毛发育正常,而阴道发育不全时可能存在 MRKH 综合征。

四、治疗

青春期发育延迟患者治疗的目标是首先确保青春期性特征的充分发育,减少心理疾病,并达到最佳骨量及身高。针对病因治疗(纠正病因后可能仍无青春期发育)或同时应进行激素补充。治疗应包括:治疗慢性疾病;模拟内源性激素释放模式和水平的内分泌治疗,使患者有正常青春期发育的生理和心理变化;仔细并定期根据生长状况调整治疗方案;使患者能意识到她们延迟的性成熟并关心治疗的效果。体质性青春期发育延迟:向家长清楚地解释患者的实际情况。有心理障碍的患者应进行心理疏导。

下丘脑-垂体-性腺轴异常的青少年如果不经过治疗将不进入青春期。根据病因治疗是必要且合理的,治疗后通常会导致青春期进展。某些情况下,可以根据诊断和预期的恢复时间开始激素补充治疗。在性发育启动的平均年龄时开始激素补充疗法可获得令人满意的结果,并需要长期应用,有生育条件者将来可以采用助孕技术帮助妊娠。

若患儿身高已满意,可以直接给予人工周期治疗;若身高不满意,评估有生长可能,则给予生长激素治疗至身高满意后,或骨骺愈合后开始人工周期治疗。人工周期目前多用的方案是:戊酸雌二醇 2mg/d,连续 28 天,服用的第 15 天时加用地屈孕酮 20mg/d,连续 14 天;或合成制剂:雌二醇片/雌二醇地屈孕酮片复合包装。建议长期服用前和服用后每年检查乳腺和肝肾功能、血脂、盆腔超声及骨密度等。若因费用高不能支付生长激素治疗者,可给予替勃龙治疗促进身高生长。

(邓成艳　王含必)

参考文献

1. CHRISTINA MH, FAITH MW, BENTON BAKER, et al. The clinical evaluation and treatment of female precocious puberty. Primary Care Update for OB/GYNS, 2003, 10 (1): 44-50.

2. BIRO FM, GALVEZ MP, GREENSPAN LC, et al. Pubertal assessment method and baseline characteristics in a mixed longitudinal study of girls. Pediatrics, 2010, 126: e583-e590.

3. SØRENSEN K, MOURITSEN A, AKSGLAEDE L, et al. Recent secular trends in pubertal timing: implications for evaluation and diagnosis of precocious puberty. Horm Res Paediatr, 2012, 77: 137-145.

4. LATRONICO AC, BRITO VN, CAREL J-C. Causes, diagnosis, and treatment of central precocious puberty. Lancet Diabetes Endocrinol, 2016, 4: 265-274.

5. GANGAT M, RADOVICK S. Precocious puberty. Minerva Pediatr, 2020, 72 (6): 491-500.

6. ABREU AP, DAUBER A, MACEDO DB, et al. Central precocious puberty caused by mutations in the imprinted gene MKRN3. N Engl J Med, 2013, 368: 2467-2475.

7. BANGALORE KRISHNA K, FUQUA JS, ROGOL AD, et al. Use of Gonadotropin-Releasing Hormone Analogs in Children: Update by an International Consortium. Horm Res Paediatr, 2019, 91 (6): 357-372.

8. FRANZINI IA, YAMAMOTO FM, BOLFI F, et al. GnRH analog is ineffective in increasing adult height in girls with puberty onset after 7 years of age: a systematic review and meta-analysis. Eur J Endocrinol, 2018, 1, 179 (6): 381-390.

9. ESTRADA A, BOYCE AM, BRILLANTE BA, et al. Long-term outcomes of letrozole treatment for precocious puberty in girls with McCune-Albright syndrome. Eur J Endocrinol, 2016, 175 (5): 477-483.

10. 中华医学会儿科学分会内分泌遗传代谢学组. 中枢性 (真性) 性早熟诊治指南. 中华儿科杂志, 2007, 6: 426-427.

11. TRAGGIAI C, STANHOPE R. Delayed puberty. Best Pract Res Clin Endocrinol Metab, 2002, 16 (1): 139-151.

12. DONALDSON MDC, PATERSON W. Assessment and management of delayed puberty. Current Paediatrics, 2000, 10 (4): 275-283.

13. DUNCAN SLB. Delayed puberty in girls. Current Obstetrics and Gynaecology, 1995, 5 (2): 85-90.

14. TRAGGIAI C. Disorders of pubertal development. Best Pract Res Clin Obstet Gynaecol, 2003, 17 (1): 41-56.

15. POZO J, ARGENTE J. Delayed puberty in chronic illness. Best Pract Res Clin Endocrinol Metab, 2002, 16 (1): 73-90.

16. RAIVIO T, MIETTINEN PJ. Constitutional delay of puberty versus congenital hypogonadotropic hypogonadism: Genetics, management and updates. Best Pract Res Clin Endocrinol Metab, 2019, 33 (3): 101316.

17. SULTAN C, GASPARI L, MAIMOUN L, et al. Disorders of puberty. Best Pract Res Clin Obstet Gynaecol, 2018, 48: 62-89.

18. PALMERT MR, DUNKEL L. Clinical practice. Delayed puberty. N Engl J Med, 2012, 366 (5): 443-453.

19. ZHU J, CHAN YM. Adult Consequences of Self-Limited Delayed Puberty. Pediatrics, 2017, 139 (6): e20163177.

20. HOWARD SR, DUNKEL L. Delayed Puberty-Phenotypic Diversity, Molecular Genetic Mechanisms, and Recent Discoveries. Endocr Rev, 2019, 40 (5): 1285-1317.

实用女性
生殖内分泌学

Practical Female
Reproductive Endocrinology

3rd EDITION

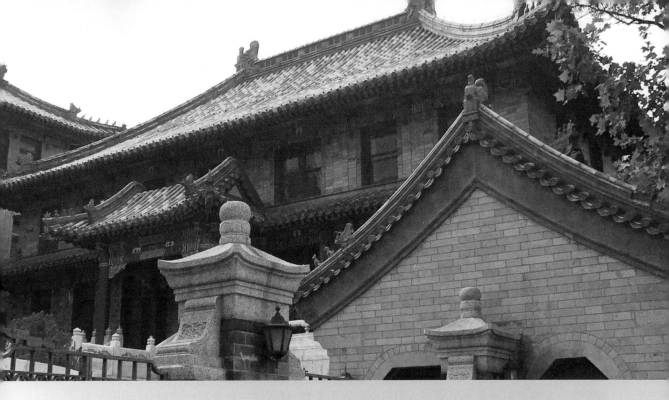

第八章

女性生殖器官的发生与发育异常

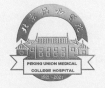

第一节 女性生殖器官的正常发生与发育

人胚第 6 周时处于未分化期,男女两性胚胎都具有两套生殖管,即中肾管(mesonephric duct,又称 Wolffian duct,午菲管)和副中肾管(paramesonephric duct,又称 Müllerian duct,米勒管)。副中肾管由体腔上皮内陷卷褶而成,上段位于中肾管的外侧,两者相互平行:中段弯向内侧,越过中肾管的腹面,到达中肾管的内侧;下段的左、右副中肾管在中线融合。中肾旁管上端呈漏斗形开口于腹腔,下端是盲端,突入尿生殖窦的背侧壁,在窦腔内形成一隆起,称窦结节(sinus tubercle)又称 Mülllerian 结节。中肾管开口于窦结节的两侧。中肾管和副中肾管的分化和发育取决于睾丸分泌的睾酮和抗米勒管激素(anti-Müllerian hormone,AMH)的作用。女性内生殖器的分化与发育不需要卵巢或其他激素。即使没有性腺,生殖器也发育为女性。女性卵巢不分泌睾酮和 AMH,中肾管不发育,双侧副中肾管在中线融合,形成一个 Y- 型结构,将从头向尾形成原始的输卵管、子宫和阴道上段。这一结构在孕 22 周空腔化后形成子宫腔、宫颈和阴道。在子宫上皮下方是间充质组织,将形成子宫的间质和平滑肌细胞。到孕 20 周,子宫黏膜完全分化为子宫内膜,它来自融合的米勒管的黏膜内层,对激素高度敏感。尿生殖窦形成尿道、阴道下段和前庭,与上段相通(图 8-1~ 图 8-3)。

女性生殖道的发育是一个非常复杂的过程,包括细胞的分化、移行、融合及部分凋亡机制调控下的腔化过程。任何一步或多个步骤的异常均会导致不同表型的发育异常或结构变异。

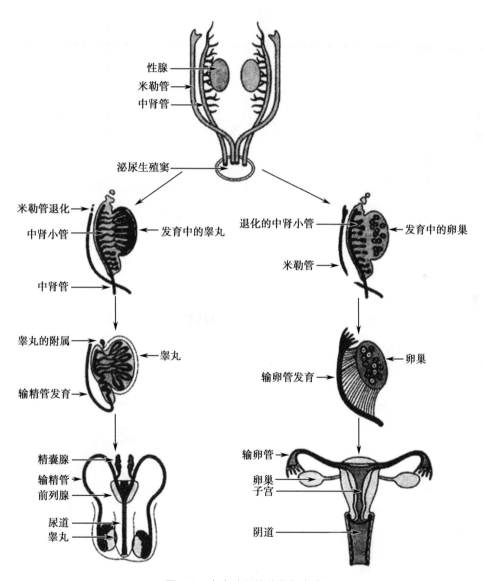

性腺

米勒管

中肾管

泌尿生殖窦

米勒管退化

中肾小管

发育中的睾丸

退化的中肾小管

发育中的卵巢

中肾管

米勒管

睾丸的附属

睾丸

卵巢

输精管发育

输卵管发育

精囊腺

输精管

前列腺

输卵管

卵巢

子宫

尿道

睾丸

阴道

图 8-1　内生殖器的分化与发育

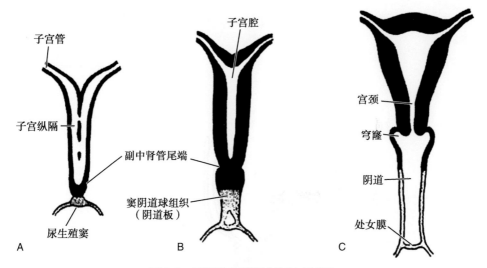

图 8-2　图解子宫和阴道的形成过程

A.妊娠第 9 周:子宫纵隔的消失。B.妊娠 3 个月末,请注意窦阴道球组织。C.孕晚期:副中肾组织的
　空泡化,形成上部分阴道和穹窿,窦阴道球的空泡化形成下部分阴道。出生前,处女膜贯通。

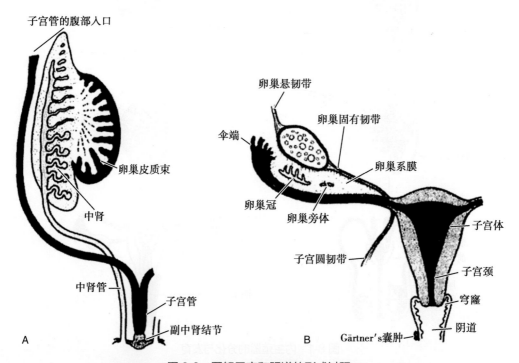

图 8-3　图解子宫和阴道的形成过程

A.在胚胎的第 2 个月末女性生殖道的发育:副中肾结节以及子宫腔的形成;

B.卵巢下降后的生殖道。唯一残留的中肾管系统是卵巢冠、卵巢旁体以及 Gärtner 囊肿。

第二节　阴道发育异常

阴道的发育涉及副中肾管末端和尿生殖窦两部分的发育和融通,故可有多种表型的发育异常。

一、阴道发育异常的传统分类

1. **先天性无阴道**　外阴前庭或尿生殖窦处无阴道形成。可能系副中肾管未发育或副中肾管尾端发育停滞未向下延伸。

2. **处女膜闭锁**　出生前,处女膜应贯通。如有阴道形成,但处女膜未贯通,称为处女膜闭锁(图 8-4)。

3. **阴道纵隔**　阴道内有从宫颈到阴道口之间的不全组织分隔形成,包括从宫颈到阴道口的完全纵隔和未达阴道外口的不全纵隔。也有合并阴道横隔的阴道纵隔(图 8-5)。

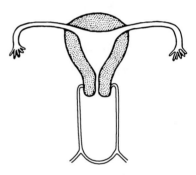

图 8-4　处女膜闭锁

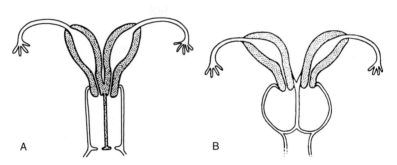

图 8-5　阴道纵隔:完全性阴道纵隔,可合并双子宫、双宫颈(A);
也可有不全阴道纵隔合并阴道横隔(B)

4. **阴道横隔**　副中肾管组织的空泡化,形成上部分阴道和穹窿,窦阴道球(阴道板)的空泡化形成下部分阴道,以后贯通。如尿生殖窦和副中肾管的融合和 / 或管腔化失败,将形成阴道横隔。大约 46% 的阴道横隔位于阴道上段,40% 位于中段,14% 位于阴道下段。可有完全性横隔,也可能是不完全性横隔(图 8-6)。

5. **阴道斜隔**　就阴道斜隔而言,最广为人知的是"阴道斜隔综合征",是指双子宫、双宫颈、双阴道,一侧阴道完全或不完全闭锁,并伴有闭锁阴道侧泌尿系统发育异常,以肾缺如多见。国内称其为阴道斜隔综合征(oblique vaginal septum syndrome,OVSS),国际上对此三联症称为 Herlyn-Werner-Wunderlich syndrome(HWWS)。

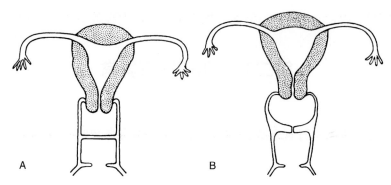

图 8-6　阴道横隔: 可完全横隔(A),也可隔上有小孔(B)

但需注意的是,与阴道斜隔相关的综合征不止限于上述 OVSS 或 HWWS,所谓 OHVIRA 综合征(Obstructed HemiVagina and Ipsilateral Renal Anomaly)就与 HWWS 不同,包含更多种组合发育异常可能,肾脏变异可包括重复肾、多囊肾等,子宫的解剖异常除典型的双子宫外,也可以为纵隔子宫等。而且并非所有的阴道斜隔均合并有同侧的肾缺如,将阴道斜隔单独分类,同时有意识识别合并的子宫和肾脏发育异常是合理的临床思维。

根据阴道斜隔的解剖特点,可将其分为三型:Ⅰ型是无孔型:表现为隔后腔及宫腔甚至同侧输卵管积血,发病年龄较轻。Ⅱ型为有孔型,斜隔上有小孔道,但仍有引流不畅,发病稍晚,感染后易形成隔后脓肿。Ⅲ型为宫颈瘘管型:较少见,虽斜隔无孔,但在双宫颈间有瘘道,经血可向对侧流溢,但引流不畅,也容易有脓肿形成(图 8-7)。

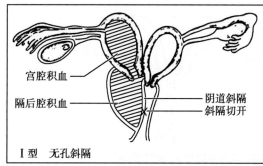

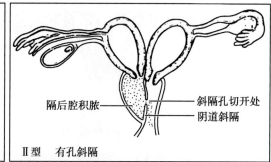

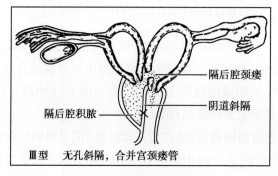

图 8-7　阴道斜隔: 3 种分型

6. 阴道闭锁(atresia of vagina) 发生率约为活女婴的 1/10 000~1/5 000。多在青春期后才发现,常见的主诉是原发性闭经和周期性腹痛。

(1) Ⅰ型阴道闭锁:子宫、宫颈和上段阴道是正常的,阴道缺如的部分被纤维结缔组织所代替(图 8-8)。

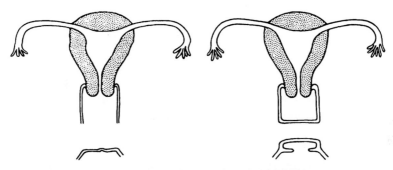

图 8-8 阴道下段闭锁,或有很厚的阴道横隔

(2) Ⅱ型阴道闭锁:同时合并宫颈闭锁(图 8-9)。

7. 阴道狭窄 先天性的或因缺乏性激素刺激导致阴道发育不全,不能完成满意的性生活也属阴道发育异常的一种。因阴道损伤或医源性原因导致的后天性阴道瘢痕、粘连所致缩窄不属于阴道发育异常。

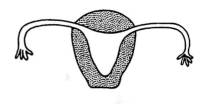

图 8-9 阴道上段闭锁
合并宫颈闭锁,下段可有一段阴道

二、国际上常用分类系统对阴道发育异常的描述比较

1. 美国生殖医学会米勒管异常分类 美国生殖医学会(AFS,1988)建立的米勒管异常分类,是最早获得全球共识,被最广泛应用且使用最久的分类系统。该系统是建立在子宫异常程度基础上的分类,分为四大类:第一类:米勒管发育不良—MRKH 综合征;第二类:垂直融合异常—阴道横隔和宫颈发育不良;第三类:侧面融合异常—非对称阻塞性 / 对称非阻塞性;第四类:垂直 - 侧面融合缺陷的异常构造。其中侧重于侧面融合引起的宫体异常,尽管允许使用者描述输卵管、阴道、宫颈和泌尿道的异常,但分类中并不涉及。

2. 女性生殖道先天性异常的欧洲人类生殖与胚胎学会和欧洲妇科内镜协会(ESHRE/ESGE) 分类(2013) 2013 年 6 月,欧洲人类生殖与胚胎学会和欧洲妇科内镜协会(European Society for Human Reproduction and Embryology/European Society for Gynaecological Endoscopy,ESHRE/ESGE)经过严谨的论证过程,就女性生殖道先天性异常达成专家共识,发表于 *Human Reproduction* 杂志上。该分类以子宫异常为基础,宫颈和阴道的异常独立、并存,根据异常程度及临床意义分不同亚型(从轻到重),从轻到重分别为子宫 U0~U6、宫颈 C0~C4 以及阴道 V0~V4。其中阴道发育异常的分类参见表 8-1。

表 8-1　ESHRE/ESGE 女性生殖道先天性异常分类中阴道异常的分类法

主分类	次级分类
V0	正常阴道
V1	非梗阻性阴道纵隔
V2	梗阻性阴道纵隔(阴道斜隔归入此类)
V3	阴道横隔(或)无孔处女膜
V4	阴道发育不良(阴道闭锁归入此类)

3. 阴道 - 宫颈 - 子宫 - 附件 - 相关发育异常分类法[The VCUAM(Vagina Cervix Uterus Adnex-associated Malformation)classification](2005)　2005 年,包括 11 名妇产科、儿科、泌尿科临床医生在内的德国多学科团队在 *Fertility Sterility* 发表了一种针对生殖道发育异常的新分类法,即 VCUAM 分类法,与其他分类系统相比,增加了对输卵管和卵巢以及生殖系统以外发育异常的分类描述,故而能够较全面地涵盖所有女性生殖道发育异常的表型,更适合于复杂生殖道发育异常病例的描述。其中对于阴道发育异常的分类更加详尽,也值得借鉴(表 8-2)。

表 8-2　VCUAM 分类中关于特定器官异常的描述

阴道(V)	0	正常
	1a	部分性处女膜闭锁
	1b	完全性处女膜闭锁
	2a	不完全性阴道纵隔
	2b	完全性阴道纵隔
	3	阴道口狭窄
	4	阴道发育不全
	5a	一侧阴道闭锁
	5b	完全阴道闭锁
	S1	尿生殖窦(高位汇合)
	S2	尿生殖窦(中位汇合)
	S3	尿生殖窦(低位汇合)
	C	泄殖腔
	+	其他
	#	不明

三、阴道发育异常的治疗

1. 先天性无阴道　需要在尿生殖窦或舟状窝的部位、膀胱和直肠的间隙人工制造一个封闭的穴道,形成人工阴道。常用的方法包括顶压法、造穴法和 Williams 法。

根据 2018 年 1 月美国妇产科医师协会青少年健康保健委员会针对米勒管发育不全,即 MRKH 综合征(Mayer-Rokitansky-Küster-Hauser syndrome)更新的委员会意见(以下简称"728 意见"),在经过充分的咨询和情感准备后,绝大多数患者(90%~96%)可以通过单纯顶压达到解剖学和功能的满意,"728 意见"强调应告知患者及家属此为一线推荐。要想获得单纯顶压法的最大成功可能,正确的指导和定期的随诊是至关重要的,没有接受过顶压法培训的妇产科医生不足以为患者提供充分的咨询和指导,建议患者转诊至有经验的医生及中心。手术仅用于顶压失败的少数患者,经与妇科医生、父母或监护人全面的知情讨论后选择手术治疗的患者。无论选择何种手术方式,都需要向患者推荐具备专业技术的中心。手术医生必须对人工阴道成形手术具有丰富经验,初次手术的成功可能性远高于二次手术。

人工造穴后必须选择适当的方法,使穴道上皮化,否则很容易挛缩、缩短或闭合,形成肉芽、瘢痕,影响人工阴道的效果,或造成失败。现有多种方法解决这一难题,包括:皮瓣移植法、生物膜法、羊膜法、结肠转代法、魏氏法(Williams 法)等等,可以根据患者的条件、要求、医生的技术,选择不同的方法进行。

2. 处女膜闭锁 建议在青春期月经初潮后进行手术切开。手术以来月经时操作为佳,因为可以通过大针穿刺,抽出陈旧积血,以明确阴道部位,固定大粗针,并以此做指引,使用尖刀片做十字切开后,进而在靠近处女膜环的位置椭圆形修剪切开的处女膜,引流出陈旧月经血,造出一个接近正常大小的阴道口,将阴道黏膜和处女膜环缝在一起可避免切缘重新粘连造成再次闭锁。

3. 阴道纵隔 如不影响性生活或阴道分娩,可以不做处理。单纯的阴道纵隔切除比较简单,在纵隔两侧向直肠方向牵拉阴道后壁,通常能很好显露纵隔,沿中线电刀切开即可,通常前后的阴道壁会回缩,通常不需要切除多余的阴道组织,甚至不需要缝合。对合并有阴道横隔的病例需同时处理,参见下文。

4. 阴道横隔 多在青春期后,女孩出现症状时进行处理。对完全封闭性横隔,类似于处女膜闭锁的切开处理方式,手术过程包括切开薄的横隔、切除横隔、将上段和下段阴道黏膜端端吻合。对不完全封闭性横隔,多在婚后妇科检查时发现,偶有在生产过程中产程不顺时检查发现。造成经血不畅、痛经或不育的,可手术切除不全横隔。生产过程中发现的不全横隔,可在横隔变得较薄时切开,术时注意勿伤及胎儿。

5. 阴道斜隔 需手术治疗。传统的手术方式是经阴道切开斜隔,使隔后子宫颈与阴道接通,消除梗阻。Ⅰ型病变:隔后腔积满经血,术时可先以粗针穿刺,如有回抽经血,证明针头位置正确,可沿穿刺针顺阴道纵轴方向切开斜隔,并修去多余隔膜以充分暴露隔后宫颈,断面以可吸收线间断缝合止血。Ⅱ型病变:隔上已有小孔,沿孔切开斜隔即可。Ⅲ型病变处理与Ⅰ型类似。随着宫腔镜技术的进展,经阴道内镜行阴道斜隔切开成为一种新的手术方式,更微创且安全,甚至可在日间手术完成。

6. 阴道闭锁

(1)Ⅰ型:月经初潮后由于受阻的血液和分泌物不断积蓄在阴道上段,导致盆腔或者腹部包块,需要手术去除梗阻,手术的最佳时机是在阴道积血最严重之时。手术时在处女膜环所在的位置横向切开占据阴道下段的纤维组织,到达隆起的阴道上段,引流梗阻的部位,找到正常的阴道黏膜,将扩张的上段阴道组织下拉到阴道口后,固定缝合(间断缝合)到处女膜环的位置。术后需使用阴道模具防止阴道狭窄的发生,以后可有生育的机会。

(2) Ⅱ型:因合并的宫颈闭锁很难再通并保持通畅,而易于发生反复梗阻、感染,故通常建议同时手术切除子宫。也有个别通过重建手术妊娠的报道,但成功率低,风险很大,强烈建议到有丰富手术经验的单位诊治。

第三节　宫颈发育异常

一、宫颈发育异常的分类法

ESHRE/ESGE 和 VCUAM 分类法中,都有对宫颈发育异常的特异描述和分类,前者同样以数字代表生育潜能的程度(表 8-3),C4 宫颈发育不良的整体预后不良。后者描述类别上很相似,只是代码不同(表 8-4),不如前者清晰、容易记忆。

表 8-3　ESHRE/ESGE 分类中对宫颈分型的定义和描述

宫颈分型	定义与描述
C0	正常宫颈
C1	纵隔宫颈:宫颈吸收异常,宫颈外观呈正常的圆柱形,但其中间存在一个纵隔
C2	双宫颈:宫颈融合异常,存在两个外观呈圆柱形的宫颈,其间可以完全分离或部分融合
C3	单宫颈发育不全:仅单侧宫颈发育,对侧宫颈部分形成或缺失。常合并 U4 型子宫异常,某些罕见异常分类,如完全双子宫并单宫颈发育不全,即 U3b/C3
C4	宫颈发育不全:完全性宫颈发育不全及严重的宫颈形成缺陷,如索条状宫颈、宫颈闭塞,可合并正常或异常的宫体

表 8-4　VCUAM 分类中宫颈的类别

宫颈(C)		
	0	正常
	1	双宫颈
	2a	单侧闭锁或发育不全
	2b	双侧闭锁或发育不全
	+	其他
	#	不明

二、宫颈发育异常的治疗

1. **双宫颈** 双宫颈可能是两个独立的宫颈(图 8-10),也可以是两个融合的宫颈(图 8-11),常常伴有 2 个宫体,但也可与纵隔子宫同时存在。双宫颈如果没有梗阻性症状,即便有融合,通常也不考虑行融合术等特殊处理,有增加宫颈功能不全的风险。

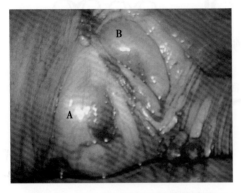

图 8-10 双宫颈,侧方可见阴道皱襞

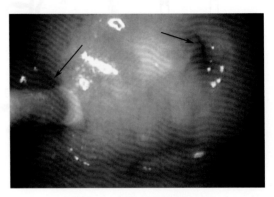

图 8-11 部分融合的双宫颈

2. **宫颈缺如 / 发育不全** 通常与阴道闭锁同时存在。过去,宫颈缺如或不伴宫颈内口的宫颈发育不良首选子宫切除术,随着辅助生殖技术的进步,现已有不太激进的手术方法,可先使用激素治疗来抑制月经,直至患者成年并可最终决定手术干预的选择。与显著宫颈缺如相比,当宫颈组织正常仅存在宫颈管闭锁时,手术更容易成功,采用不同的移植物来制造出宫颈管和阴道上段,有自发受孕和成功妊娠的报道,但更多的病例是遭遇再次梗阻和逆行感染,不得不切除子宫。由于这类发育异常罕见且手术并发症风险高,应转诊给经验丰富的专科医生。

随着生殖治疗和辅助生殖技术的进步,也有不行外科重建术,在停用 GnRH-a 治疗后直接尝试合子输卵管移植(zygote intrafallopian transfer,ZIFT)或配子输卵管移植(gamete intrafallopian transfer,GIFT)成功妊娠,之后行剖宫产分娩的报道。

第四节 子宫发育异常

一、子宫发育异常的分类法

1. **美国生殖学会(American Fertility Society,AFS)分类法** 1998 年,美国生殖学会(AFS)(现在的美国生殖医学学会,American Society for Reproductive Medicine,ASRM)将

子宫发育异常分为 7 大类,现临床仍最多采用这些分类法(图 8-12)。

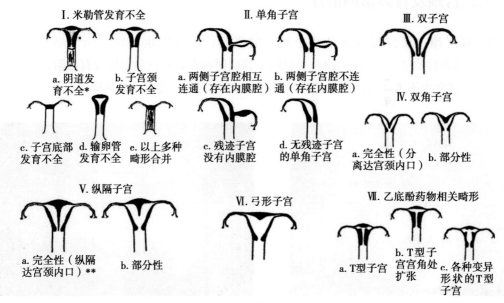

图 8-12　AFS 子宫发育异常的分类法

2. 欧洲人类生殖与胚胎学会和欧洲妇科内镜协会(ESHRE/ESGE)分类法　详见表 8-5,图 8-13。

表 8-5　ESHRE/ESGE 子宫发育异常分类

分类	描述	分类	描述
U0	正常子宫	U4	单角子宫
U1	异常形态子宫		a　有始基宫腔(残角始基宫腔与宫腔连通或不连通)
	a　T 型		
	b　幼稚子宫		b　无始基宫腔(残角子宫无宫腔/无残角)
	c　其他类型	U5	发育不良的子宫
U2	纵隔子宫		a　有始基宫腔(双侧或单侧残角)
	a　部分性		b　无始基宫腔(双侧或单侧子宫残迹/发育不良的子宫)
	b　完全性		
U3	双子宫	U6	未分型
	a　部分性		
	b　完全性		
	c　有纵隔的双子宫		

注:U2 级:宫腔内凹陷>50% 宫壁厚度,子宫外部平坦或凹陷<50%;U3 级:子宫外部凹陷>50% 宫壁厚度;U3c 级:宫底中线向下凹陷深度>150% 宫壁厚度。

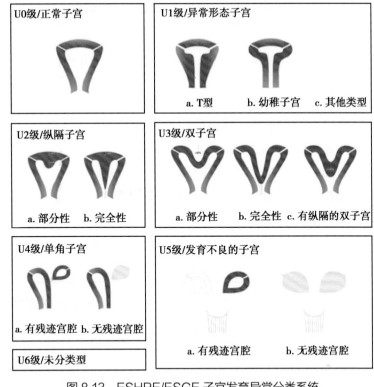

图 8-13 ESHRE/ESGE 子宫发育异常分类系统

此分类以子宫的超声影像为依据分型,其中三维超声在宫体冠状截面的测量对于宫底部畸形的归类尤为重要。如果超声不能满足诊断需求,也可行磁共振成像(MRI)以评估。对于有宫腹腔镜手术指征的患者,应仔细观察宫体内外的形态变异,记录客观的测量数据和图像则更好,但目前尚无统一的方法和模板。总体而言,ESHRE/ESGE 分类中的定义更清晰、准确,界面友好、使用方便,而且生殖预后以数字排序提示程度,如 U1~U2 对生育影响很小,而 U5 几乎没有生育潜能,整体更加直观。

3. 女性生殖 - 泌尿系统畸形的胚胎学 - 临床分类法(Acien,2011 更新版) 德国学者 Acien 等多年致力于女性生殖道的胚胎发育学与临床畸形关系的研究,2011 年就"女性生殖道畸形分类"问题进行了 124 篇全文的评估,进而对 64 篇涉及分类法的文章进行系统综述,包括对上文提到过的 AFS 分类法、VCUAM 分类法均有分析和评价。作者强调在胚胎发育学上生殖与泌尿系发育的密切关联,主张一个理想的分类系统应该基于病因机制并对治疗策略有帮助,这些理念是非常宝贵的。

鉴于对中肾系统发育参与女性生殖道发育的重视,Acien 更新修订的分类法中第 1 和第 2 大类是合并单侧肾畸形的情况,第 3~5 大类不涉及肾脏畸形,按累及副中肾管和 / 或米勒结节(Müllerian tubercle)、引带结构或泌尿生殖窦不同部分进行再分类,第 6 类属于特殊的组合型复杂类型,通常每个分类系统中都会有难以分类的个别病例(表 8-6)。

表 8-6　女性生殖 - 泌尿系统畸形的胚胎 - 临床分类法（修订版）

分类	描述
1	一侧泌尿生殖系统不发育或发育不全型：一侧泌尿生殖嵴不发育或发育不良导致的单角子宫，对侧肾缺如
2	双子宫（双体或双角）、双阴道，一侧阴道闭锁合并闭锁侧肾脏缺如
3	孤立或常见的子宫畸形或子宫阴道合并畸形（单侧或双侧型）
	a 米勒管发育异常型：细分为 7 种
	b 米勒结节（窦结节）发育异常型：完全型或部分型阴道闭锁
	c 双侧米勒管、双侧窦结节发育异常型，即 MRKH 综合征
4	子宫附属性包块或带发育异常的类型
5	泌尿生殖窦畸形，包括先天性处女膜闭锁、泌尿生殖道窦道、膀胱阴道瘘、泄殖腔异常等
6	其他罕见的复杂畸形

Acien 等的胚胎发育学 - 临床分类法具有深厚的胚胎学学术底蕴，尽管临床采用的广泛度不高，但就专业研读来说是绝不可忽略的重要文献。

4. ASRM 米勒管发育异常分类（2021）　美国生殖医学学会（ASRM）于 2021 年更新了 AFS（1988）的分类法，保留并加强其简洁性、易辨识性，扩展其对宫颈和阴道异常以及多种组合异常的描述，使术语更加标准化以便沟通和检索更方便，另外开发了一种针对米勒管发育异常的教学软件，对临床表现、诊断和治疗均有涉及，适用于各级医师、培训者和医学生，还可促进患者的认知和配合。

ASRM（2021）包括九大主分类（图 8-14），主页列举的是最具代表性的类型，点开扩展页后还会展示同类的其他异常。每个类别都包括 5 个教学单元，分别是变异（variants）、相似（similar to）、临床表现（presentation）、影像学（imaging）和治疗（treatment）（图 8-15）。

ASRM 的此次更新是集合了前期各种分类法的优点，而尽可能弥补缺陷，力求保持图示分类的直观辨识优势，并在此基础上添加了很多学习工具，将很大程度地缩短该领域的学习曲线而使国际上的学术交流更顺畅，其推广应用十分值得期待。

二、子宫发育异常的治疗

1. 子宫发育不全 / 不发育型　此类子宫是由双侧副中肾管发育不良所致，多为无功能内膜的残迹子宫（residual uterus），即所谓"始基子宫"，但大约有 10% 的始基子宫可有功能性内膜的梗阻性腔内出血，多数在初潮年龄后有周期性腹痛，但也有间隔 10 余年或更长时间才发病的病例。针对此类患者，可采用超声或磁共振的方法评估始基子宫的情况，当然腹腔镜探查切除始基子宫是诊断和治疗的金标准。没有腹痛症状，且影像学未提示始基子宫有内膜的情况下，根据选择人工阴道成形术的方式，不用特意行腹腔镜探查，但要告知患者仍需长期随诊的必要性。

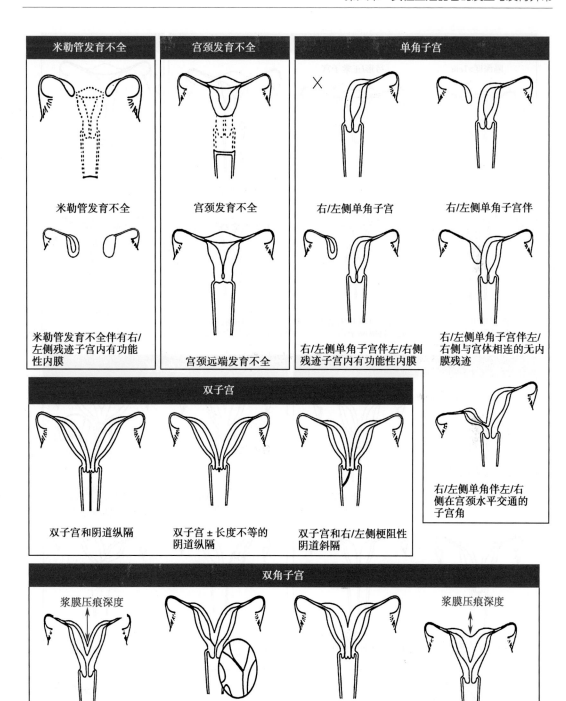

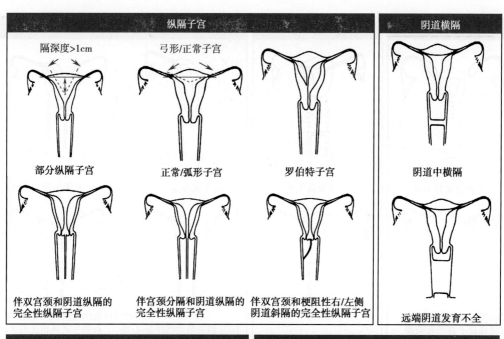

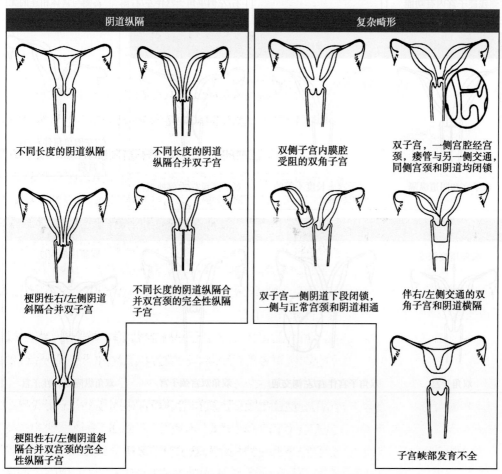

图 8-14 ASRM（2021）米勒管发育异常分类法

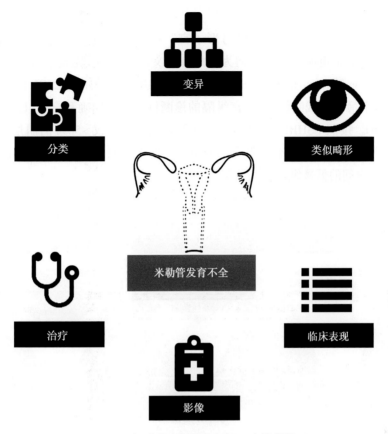

图 8-15　每种发育异常都包括 5 个教学单元

2. **单角子宫**　多在体检或不孕症、异位妊娠等手术中发现,如胚胎种植在交通型发育不良的子宫侧,需开腹或经腹腔镜手术切除发育不良的一侧子宫。存在内膜腔、两侧宫腔不连通的单角型子宫可能出现周期性腹痛或者慢性盆腔痛,可通过腹腔镜诊断和切除梗阻的非交通性残角子宫,其本质与 MRKH 综合征中的始基子宫是一致的,只不过前者是单侧副中肾管发育不全,后者是双侧副中肾管均发育不全。其他类型则不需特意手术切除,切除没有内膜腔的残迹子宫反而有可能增加该侧附件扭转的风险。

3. **双子宫**　多数不需要手术干预,一般不影响生育力。合并完全型阴道纵隔、影响性生活或生育的可进行阴道纵隔的切除。

4. **双角子宫**　可有足月妊娠,但晚期流产或早产的风险增加。如反复妊娠失败,考虑系宫腔形态不规则引起,可行经腹或腹腔镜双角子宫宫腔融合术,可能增加妊娠的成功率。ASRM 的观点认为手术并不增加妊娠率。

5. **纵隔子宫**　子宫纵隔是最常见的先天性子宫发育异常,尽管其很少表现为原发不孕,但其妊娠丢失率可达 60%,活产率低达 6%~28%,切除纵隔有利于降低流产率而提高活产率,目前证据支持对于反复流产和种植失败的病例具有明确的治疗指征,经宫腔镜子宫纵隔切除术已成为标准的治疗方式。术后 2 个月左右,切开纵隔的创面可被内膜覆盖,不影响后期妊娠。

子宫纵隔的形态不尽相同,其中"弓形子宫"类似于宽、浅、圆滑的纵隔,目前认为对生育的影响不大,为了更明确地区分何为有病理意义的"纵隔",先天子宫发育异常专家组(congenital uterine malformation by experts,CUME)就 ASRM 和 ESHRE/ESGE 的定义进行了分析比较,得出一个最佳的截断值,使子宫纵隔的诊断标准更加明确和合理,以避免过度诊断和治疗(图 8-16)。按照 ESHRE/ESGE 标准,纵隔的深度如果仅>50% 的肌层厚度,而不足1cm,实际上是弓形子宫,通常不需要手术干预。而如果按照 ASRM 的诊断标准,会存在深度介于 1~1.5cm 之间的低矮纵隔无法诊断。

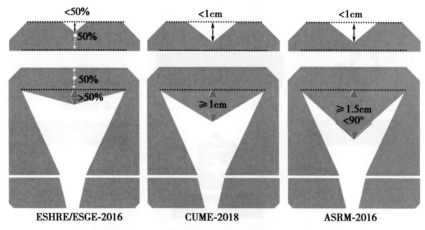

图 8-16　不同学术组织对子宫纵隔的定义,ESHRE/ESGE 的标准最低,
而 ASRM 的诊断标准最严格,CUME 的诊断标准介于两者之间。

常见的子宫纵隔通常为单个宫颈,而有一类特殊的纵隔子宫,合并双宫颈和阴道纵隔,常以"原发不孕"为主诉就诊,其纵隔较宽大,使两侧宫腔狭小,可能是造成不孕的主要原因,治疗方法是经宫腔镜切除子宫纵隔并酌情行阴道纵隔切开术,术后通常可自然妊娠,但由于宫颈形态异常,自然分娩的经验缺乏,通常以剖宫产终止妊娠。

Robert 子宫(Robert uterus)是由 1970 年 Robort 医生首先报道而得名,其特征被描述为"非对称性的子宫纵隔",至今国内外文献报道的病例不足100 例。与普通子宫纵隔不同,Robert 子宫宫腔内的纵隔偏向宫腔一侧,将该侧宫腔完全封闭,与阴道、宫颈及对侧宫腔均不相通,如图 8-17。有报道 Robert 子宫右侧盲腔更常见,可能归因为左侧米勒管发育稍早于右侧。2021 年美国生殖医学会(American Society for Reproductive Medicine,ASRM)发布的米勒管畸形分类指南及欧洲人类生殖与胚胎学会(ESHRE)和欧洲妇科内镜学会(ESGE)联合制定女性生殖系统发育异常的分类均将其列为子宫纵隔的亚型。手术是治疗 Robert 子宫的唯一有效方法,经宫腔镜切开宫

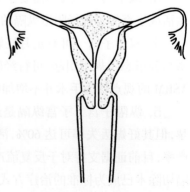

图 8-17　Robert 子宫

腔斜隔,解除梗阻、恢复宫腔形态,经腹腔镜处理继发的盆腔或卵巢子宫内膜异位症,可获得良好的疗效。

6. 弓状子宫 因多数不影响妊娠,故通常不需处理;如反复妊娠丢失或 IVF 反复种植失败,则可以考虑切除。

7. T 型子宫 T 型子宫过去被认为与己烯雌酚相关,因己烯雌酚对肝脏影响较大,现已淘汰,但与其相关的子宫异常类似的 T 型子宫仍可遇到。法国的一个单中心在 24 年间对 112 例患者进行了宫腔镜子宫矫形手术,随手术扩大宫腔容积后,活产率由 2.5% 提高到 60%,流产率由 78.3% 下降到 22%,其中不孕患者的术后妊娠中有 49% 为自然妊娠。作者指出,宫腔镜手术扩大宫腔容积对于改善 T 型子宫患者的妊娠结局是有利和安全的,但仍然要严格掌握指征,即适用于反复流产,长时间不明原因不孕且 ART 失败的患者。

8. 子宫副腔(accessory cavitated uterine mass,ACUM) 极罕见,表现为圆韧带与子宫连接处下方外侧,包裹有积血的圆形空腔肿物,肿物空腔内覆盖内膜(图 8-18)。从发病机制上,ACUM 被认为是圆韧带区域米勒管重复发育异常或与引带功能障碍有关,其盲腔不与输卵管相连。临床表现为痛经并渐进加重、持续盆腔痛和腹部绞痛,以单侧髂窝区为著,最佳治疗方法是病灶切除术,可通过腹腔镜或开腹手术进行。

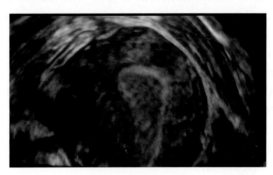

图 8-18 ACUM 的超声影像,宫角内下方无回声囊腔,周围可见肌层包绕

(邓 姗 田秦杰 郎景和)

参考文献

1. 郎景和. 妇科手术笔记. 北京: 中国科学技术出版社, 2001.
2. 曹泽毅. 中华妇产科学. 4 版. 北京: 人民卫生出版社, 2023.
3. S. JEAN EMANS, MARC R LAUFER, DONALD P GOLDSTEIN. Pediatric and Adolescent Gynecology. Philadelphia: Lippincott Williams and Wilkins, 2005.
4. ACIÉN P, ACIÉN MI. The history of female genital tract malformation classifications and proposal of an updated

system. Hum Reprod Update, 2011: 693-705.

5. American Fertility Society. The American Fertility Society classifications of adnexal adhesions, distal tubal occlusion, tubal occlusion secondary to tubal ligation, tubal pregnancies, mullerian anomalies and intrauterine adhesions. Fertil Steril, 1988: 944-955.

6. PFEIFER SM, ATTARAN M, GOLDSTEIN J, et al. ASRM Müllerian anomalies classification 2021. Fertility and sterility, 2021, 116 (5): 1238-1252.

7. GRIMBIZIS GF, GORDTS S, DI SPIEZIO SARDO A, et al. The ESHRE-ESGE consensus on the classification of female genital tract congenital anomalies. Hum Reprod, 2013: 199-212.

8. OPPELT P, RENNER SP, BRUCKER S, et al. The VCUAM (Vagina Cervix Uterus Adnex-associated Malformation) Classification: a new classification for genital malformations. Fertility and Sterility, 2005: 1493-1497.

9. ACIEN, P, ACIEN MI. The history of female genital tract malformation classifications and proposal of an updated system. Hum Reprod Update, 2011, 17 (5): 693-705.

10. LUDWIN A, MARTINS WP, NASTRI CO, et al. Congenital Uterine Malformation by Experts (CUME): better criteria for distinguishing between normal/arcuate and septate uterus？ Ultrasound Obstet Gynecol, 2018, 51: 101-109.

11. ASRM. Uterine septum: a guideline. Fertil Steril, 2016, 106: 530-540.

12. XU B, XUE M, XU D. Hysteroscopic management of an oblique vaginal septum in a virgin girl with a rare variant of Herlyn-Werner-Wunderlich syndrome. J Minim Invasive Gynecol, 2015, 22 (1): 7.

13. FASCILLA FD, OLIVIERI C, CANNONE R, et al. In-office Hysteroscopic Treatment of Herlyn-Werner-Wunderlich Syndrome: A Case Series. J Minim Invasive Gynecol, 2020, 27 (7): 1640-1645.

14. DUCELLIER-AZZOLA G, LECOINTRE L, HUMMEL M, et al. Hysteroscopic enlargement metroplasty for T-shaped uterus: 24 years' experience at the Strasbourg Medico-surgical and Obstetrical Centre (CMCO). Eur J Obstet Gynecol Reprod Biol, 2018, 226: 30-34.

15. NAKAMURA K, SHIRAISHI T, IIJIMA T, et al. Robert's Uterus-Rare Cause of Intractable Dysmenorrhea and Chronic Pelvic Pain. BMC women's health, 2021, 14 (3): 317-320.

16. DENG S, HE Y, CHEN N, et al. Spectrum of Type Ⅰ and Type Ⅱ syndromes and associated malformations in Chinese patients with Mayer-Rokitansky-Küster-Hauser syndrome: A retrospective analysis of 274 cases. J Pediatr Adolesc Gynecol, 2019, 32 (3): 284-287.

17. 李蕊, 郁琦, 邓姗, 等. 不孕伴有子宫畸形患者经宫腹腔镜手术后的妊娠结局分析. 生殖医学杂志, 2020, 29 (7): 852-856.

18. DENG S, ZHU L, TIAN QJ. Evaluation and Management of Unexpected Functional Rudimentary Uteri in Mayer-Rokitansky-Küster-Hauser Syndrome of Chinese Women. BioMed Research International, 2020-11-24, 2020, Article ID 6808409.

19. PAUL PG, CHOPADE G, DAS T, et al. Accessory Cavitated Uterine Mass: A Rare Cause of Severe Dysmenorrhea in Young Women. J Minim Invasive Gynecol, 2015, 22 (7): 1300-1303.

20. 邓姗, 陈蓉, 朱兰, 等. 子宫纵隔-双宫颈-阴道纵隔 10 例分析. 中国实用妇科与产科杂志, 2015, 31 (6): 563-565.

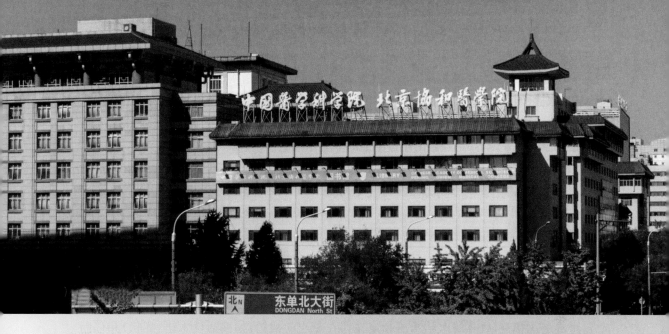

第九章

异常子宫出血

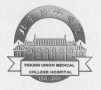

异常子宫出血(abnormal uterine bleeding,AUB)是妇科常见的症状和体征,作为总的术语,指与正常月经的周期频率、规律性、经期长度、经期出血量任何一项不符的、源自子宫腔的异常出血,也常称为月经紊乱。本章内容参照国内外 AUB 指南中的定义,将 AUB 限定于育龄期非妊娠妇女,因此还必须排除妊娠和产褥相关的出血,也不包含青春发育前和绝经后的出血,并需要除外来自外阴、阴道、宫颈、泌尿道和直肠肛门的出血。青春发育前的异常子宫出血详见第七章内容,绝经后出血详见第二十一章第七节内容。

AUB 是妇科临床常见的症状,诊治 AUB 是妇科内分泌学的基础领域。大约 30% 的女性会出现 AUB,占门诊就诊症状的 20%,是临床患者就诊的重要表现之一。

第一节　异常子宫出血的定义与分类

世界各国描述 AUB 的医学术语和定义存在相当的混淆,如描述性术语(症状)和诊断性术语混用,某些具有希腊或拉丁字根的英文术语定义模糊、不同地区 / 国家理解同一术语的含义及用法不同,如"月经过多(menorrhagia,menometrorrhagia,hypermenorrhea)""子宫出血、血崩症(metrorrhagia)""月经频发(polymenorrhea)"、"月经稀发(oligomenorrhea)"等。为了方便国际交流、规范治疗方案、方便研究、规范临床用语,国际妇产科联盟(FIGO)为此建立了"月经异常工作组",通过复习文献、问卷调查、研讨、投票,最终于 2007 年发表了关于"正常和异常子宫出血相关术语"的共识,建议抛弃这些容易混淆的名词,统一使用"异常子宫出血(AUB)"的概念。2011 年又发表了"非妊娠育龄期妇女 AUB 病因 PALM-COEIN 系统(新分类系统)",2018 年 FIGO 再次更新了育龄期 AUB 的定义与分类,并对部分病因,如子宫肌瘤所致 AUB,进行了再分类,以指导临床实践和研究。

我国内地妇科学界也存在一些用词混淆,如 AUB、功能失调性子宫出血(简称功血)及月经量过多,这 3 个术语的定义原本是不同的,却常不加区别地混用。为了与国际接轨,中华医学会妇产科学分会妇科内分泌学组于 2014 年制定了中国《异常子宫出血诊断与治疗指南》,引进了 2011 年 FIGO 新的正常和异常子宫出血相关术语和病因分类系统,并推荐应用于日常医疗,对国内 AUB 的规范化诊治起到了良好的指导作用。2022 年国内专家又参照2018 年 FIGO 的新标准,对国内标准进行了重新评估,出版了 2022 年更新版的《异常子宫出血诊断与治疗指南》。

正常的月经定义为从初潮到绝经期间来自子宫体的周期性出血,月经是否正常应根据规范的月经史确定,至少应包括以下 4 个要素,包括月经周期规律性、频率、经期长度和经期出血量。其他还应有经期有无不适,如痛经、腰酸、下坠等。

月经出血颜色常是中国女性关注的月经表现,但并没有作为国际公认的观察指标。从医学角度来说,月经血的颜色取决于月经出血的速度和量,而这些都和血液红细胞中血红蛋白上的铁有关。动脉血中携带氧分子多,血液呈现鲜红色,静脉血中氧分子从血红素上脱离,换成携带二氧化碳,血液就变成暗红。而女性月经来潮是子宫内膜脱落、内膜螺旋动静脉出血所致。月经血 75% 来自动脉,25% 来自静脉。如果月经出血量少,但流出速度比较快,颜色就是淡红色或粉红色;如月经量少,流出速度慢,血液在阴道中被部分氧化成锈色,就可能表现为咖啡色或褐色。如果出血量多,流出速度快,则多表现为鲜红色,有时候也会形成血块;假如流出速度较慢,则以暗红色为主。所以颜色变化属于生理变化,当然,配合其他月经的指标也是有意义的,但不是主要观察指标。

一、正常月经与异常子宫出血的标准

根据 FIGO 2018 年的最新正常月经标准(称为系统 1),正常月经的频率为 24~38 天(31 天 ± 7 天),12 个月中周期之间的变化在 ≤ 7~9 天,持续时间为 ≤ 8 天,出血量为患者自我感受。

FIGO 2018 年的最新标准与 2011 年的 AUB 标准和中国 2014 年的标准相比较,体现了全球在 AUB 的研究与治疗上的进展,在 AUB 指标的定义上有下列变化。

1. 将闭经由规律性范畴移到频率变化,长时间不来月经了,按时间来判定,更为简单、更好理解。

2. 月经规律性的正常变化范围从 2011 年的 2~20 天变为 2018 年的 7~9 天,并与年龄相关。18~25 岁与 42~45 岁 ≤ 9 天,26~41 岁 ≤ 7 天。最长到最短之间的正常变化范围可用 ±4 天来表示。这一变动对判定月经是否规律更加简便,具有可操作性。同时,新的变动提倡按不同年龄段判定,显示月经周期的变化会随年龄而改变。此标准与 2014 年国内的标准 ≤ 7 天类似,国内建议采纳 STRAW 2012 更年期分期标准,相邻周期长度变异 ≥ 7 天,提示月经不规律。

3. 持续时间 取消了月经过短,仅将多于 8 天作为月经过长。这一变动提示月经持续时间短一些,不是一个重要的指标,应结合月经量才能提示内膜是否受损,月经多于 8 天作为月经过长,可能合并月经过多、黄体功能不足、剖宫产憩室、内膜息肉等,需要进一步明确病因,加以治疗。此标准与 2014 年国内标准 7 天类似。

4. 月经量 多少是根据个人感受来诊断,是一重要的变化与进展。新标准推荐采用英国 NICE 指南的标准,即月经出血影响女性身体、情绪、社会活动,生活质量受影响,即称为月经过多(heavy menstrual bleeding,HMB)。这与近年来国际上有关 HMB 的诊断标准相吻合,放弃了出血量 >80ml 诊断为月经过多、<5ml 诊断为月经过少的客观标准。从而使诊断更加实用、更简单,并与减轻患者的不适症状、改善生活质量的诊治目标直接关联。应充分认识和宣传 HMB 对女性健康的不良影响,不管是否存在贫血,只要影响患者生活质量,即应开始寻找病因、鉴别诊断,并采用合适的治疗方法(详见本章第三节)。国外标准很少涉及月经过少的诊治内容,但国内相关诉求很多,国内专家建议,对于有生育要求、主诉月经量少、疑虑早绝经或早发性卵巢功能不全(POI)的患者,仍推荐 2014 中国指南诊断流程,判定状态与病因,提供合适的咨询或治疗。

经过认真讨论、分析、评估,2022 年国内专家推荐更新的正常月经与 AUB 的相关术语见

表 9-1(为了便于记忆,有 3 个 "7":正常月经的频率是 28 天 ±7 天、经期长度 ≤7 天、周期规律性变化<7 天)。

表 9-1　正常子宫出血(月经)的范围与 AUB 的术语(2022 中国版)

月经的临床评价指标	术语	范围
周期频率	闭经	≥6 个月不来月经
	正常	28 天 ±7 天
	月经频发	<21 天
	月经稀发	>35 天
周期规律性 *	规律月经	<7 天
	不规律月经	≥7 天
经期长度	正常	≤7 天
	经期延长	>7 天
经期出血量	月经过多	自觉经量多,影响生活质量
	月经过少	自觉经量较以往减少,点滴状

注: * 周期规律性:指近 1 年的周期之间月经的变化范围。

二、异常子宫出血的相关名词概念

以往将排除了器质性改变、考虑 AUB 系下丘脑 - 垂体 - 卵巢轴功能异常与子宫内膜局部异常又找不到明确病因证据的,称为功能性子宫出血(dysfunctional uterine bleeding,DUB,简称功血)。由于不同地区的定义和所用诊断检查的资源不同,因此内涵不一致,国内外建议废用"功血"一词。

此外,FIGO 在推荐的名词中,又根据出血的特点,将 AUB 分为急性、慢性 AUB,并保留了一些其他名词。

1. **慢性 AUB(chronic AUB)** 是指在过去 6 个月中的大多数时间(至少超过 3 个周期),子宫体出血的量、规律性和 / 或时间异常,需要寻找病因和处理。

2. **急性 AUB(acute AUB)** 是指发生了足够严重的大出血,需要紧急处理,以防进一步失血,可以单独出现,也可能发生在慢性 AUB 的基础上,以往临床称为大出血。

3. **经间期出血(inter-menstrual bleeding,IMB)** 是指发生在周期明确且可预测的月经周期之间的出血,包括随机发生的和每个周期的固定时间发生的出血。现建议用 IMB 取代"子宫出血"。按出血时间可分为卵泡期出血、围排卵期出血、黄体期出血。

4. **突破性出血(break-through bleeding,BTB)** 指性激素治疗过程中的非计划性子宫出血。

5. **出血量的描述用词** 出血量较多需用卫生巾者为出血(bleeding),量少不需用卫生巾、仅用卫生垫者为点滴出血(spotting)。

三、AUB 的病因分类

生育期非妊娠性异常子宫出血的原因复杂,既往将 AUB 病因分为器质性疾病、功能失调、医源性病因三大类。2011 年 FIGO 组织了来自 6 大洲 17 个国家的研究者组成的国际协作组,既有临床医生,也有非临床研究者,最终制定了生育期非妊娠性 AUB 分类系统,称为 PALM-COEIN 分类法(称为系统 2)。该方法简单、实用,涵盖了常见的病因(并非全部病因),容易记忆,得到全世界的推广与使用。

2018 年 FIGO 重申了该套分类系统,将 AUB 病因分为两大类、九种常见疾病,简称 PALM-COEIN,PALM(英文"手掌")组存在可以用影像学技术和/或组织病理观察到的子宫结构异常,包括子宫内膜息肉、子宫腺肌病、子宫肌瘤、子宫内膜恶变和不典型增生。COEIN(英文"硬币"的发音)组则不存在上述结构异常,包括全身凝血相关疾病、卵巢排卵障碍、子宫内膜局部异常、医源性和其他类,见表 9-2。这样就将最常见的 AUB 病因,缩写为"掌心-硬币"以方便临床医务人员记忆,如同"手中一分钱(Palm-e-coin)"一般,不易漏掉常见的病因。

表 9-2　FIGO 2018 年的 AUB 病因新分类系统: PALM-COEIN 系统

PALM	COEIN
息肉(Polyp)	全身凝血相关疾病(Coagulopathy)
子宫腺肌病(Adenomyosis)	排卵障碍(Ovulatory dysfunction)
子宫肌瘤(Leiomyoma)	子宫内膜局部异常(Endometrial)
黏膜下(SM)	
其他部位(O)	
恶变和不典型增生(Malignancy and hyperplasia)	医源性(Iatrogenic)
	其他(Not otherwise classified)

临床诊断过程中,会发现一方面患者可以存在一种或几种可能与 AUB 有关的疾病,可以是单独的病因,也可能是存在多种病因;但另一方面,明确的器质性改变,如子宫腺肌病或子宫肌瘤等也可能与目前的 AUB 无关。临床上需要鉴别和明确 AUB 原因,制订具体有效、针对性强的治疗计划。

患者如有 1 个或多个引起 AUB 或与 AUB 有关的病因,诊断表达如下:
- 单病因　例如:异常子宫出血-子宫肌瘤(黏膜下)或 AUB-L(SM)。
- 多病因　例如:异常子宫出血-子宫肌瘤,排卵障碍或 AUB-L,O。

患者如已发现的疾病,考虑不是目前 AUB 的原因,只是合并症,则诊断表达为下例。
- 异常子宫出血-排卵障碍或 AUB-O。
- 子宫肌瘤(浆膜下)。

（张以文　田秦杰）

第二节　异常子宫出血病因诊断流程

一、病史询问与记录，寻找原因

对 AUB 患者，首先要通过详细地询问月经改变的历史，确认其特异的出血模式，这是患者就诊的主要问题（即主诉）。注意患者年龄，询问本次出血过程，应注意区别酷似正常月经的出血和 AUB，并以近 1~3 次出血的具体日期进行核对。重点关注的应是自然月经而非药物诱发的人工月经。如是经间期出血，应注意是否有规律、是否合并其他不适症状。询问记录异常出血的可能诱因，如体重的变化、情绪不稳定、日常生活的改变等（AUB-O）。既往检查结果，包括是否有"PALM"的证据（B 超、MRI 或病理检查）和既往及近期用药与治疗史，排除 AUB 与服药或治疗的关系（AUB-I）以及止血治疗的效果。既往月经史和生育史，注意目前有无性生活与避孕情况，除外妊娠或产褥相关的子宫出血（是否有血或尿 hCG 检测结果）。询问既往心脑血管疾病、凝血障碍相关疾病（AUB-C）、剖宫产史、子宫动脉栓塞史（AUB-N）等病史。病史采集总结见图 9-1。

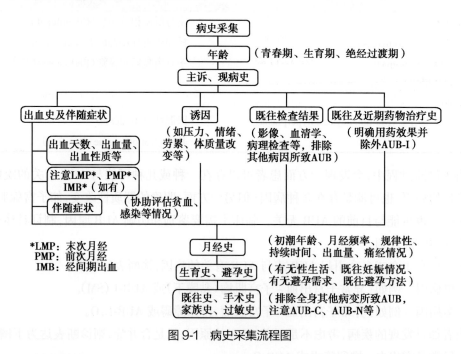

图 9-1　病史采集流程图

二、体格检查

初诊时全身及妇科检查不可或缺，可及时发现相关体征。通过体格检查了解或排除导致 AUB 的疾病与病因。体格检查包括全身检查和妇科检查,见图 9-2。

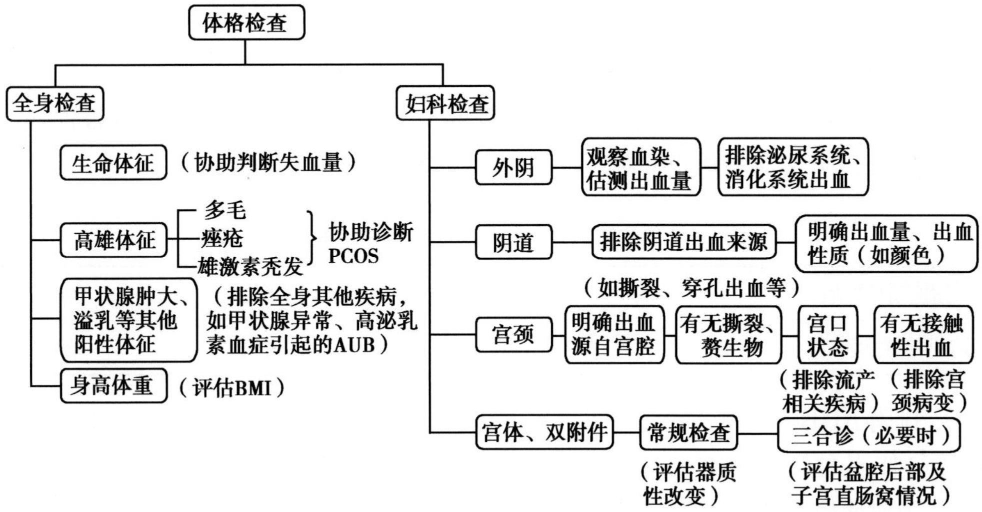

图 9-2　体格检查流程图

1. 全身检查　观察神志、精神状态、面容、体态等,判断失血程度。急性 AUB 失血量较多者测量心率、呼吸、血压;了解身高、体重;观察皮肤(是否存在贫血、黑棘皮征、痤疮、皮下出血点和瘀斑等);注意体毛多少与分布,是否有多毛;观察甲状腺有无肿大;检查乳房发育,挤压有无溢乳;观察腹部是否膨隆、可及包块,是否有压痛、反跳痛。

2. 妇科检查　已有性生活者进行窥阴器、阴道双合诊或三合诊检查,无性生活者进行肛门 - 直肠腹部触诊。

(1)外阴:观察血迹情况,估测出血量;尿道口、阴道口、肛门是否有出血,排除其他出血来源。

(2)阴道:观察积血量、新鲜或陈旧,评估出血量,检查阴道是否有出血部位,如阴道穹窿部撕裂或穿孔等。

(3)宫颈:明确出血是否来自宫腔(出血从宫颈管口流出);宫颈本身是否有出血、撕裂、赘生物(宫颈息肉或菜花样肿物等)或子宫黏膜下肌瘤脱出;宫颈口是否扩张;宫颈是否有接触性出血。

(4)宫体、附件:了解子宫、附件与盆腔情况,是否有异常包块、压痛及反跳痛。

三、辅助检查

(一) 血常规

推荐行血常规检查。血常规可以协助诊断贫血、血液病、感染等多种疾病,可评估出血的严重程度并除外 AUB-C,并指导临床处理方案的选择。

1. 评估出血的严重程度　慢性 AUB 长期存在、急性 AUB 大量失血均可导致缺铁性贫血,血常规以血红蛋白下降更为显著,根据血红蛋白量可以区分贫血的程度(表9-3)。血细胞比容也常下降,但受血浆容量及红细胞体积大小的影响,需与血红蛋白及红细胞计数结合分析。白细胞及血小板计数一般正常;严重贫血时,白细胞及血小板计数可轻度下降。需要注意的是,AUB急性失血时,短期内红细胞及血红蛋白通常并不能及时、准确反映失血量,需结合实际出血情况以及查体情况来判断失血程度。评估慢性AUB患者血常规报告时,需确定患者是否已服用铁剂等纠正贫血的药物,以免误判患者失血情况。

表9-3　贫血的严重程度划分标准

血红蛋白浓度 /g·L^{-1}	<30	30~	60~	90~
贫血严重程度	极重度	重度	中度	轻度

2. 排除 AUB-C　血常规检查可以协助排除一些血液系统疾病导致的AUB,例如再生障碍性贫血、各种类型白血病、各种原因造成的血小板减少等全身性凝血机制异常。如发现异常,需及时请相关科室会诊、转诊以明确诊断和及时治疗。

合并骨髓增殖性疾病、原发性血小板增多症等疾病时,可出现血小板计数明显增高,在后续AUB-O治疗使用性激素(尤其是大剂量时)应特别关注血栓的风险。但血小板数量正常,不等于功能正常,少见的HMB,需除外血小板无力症。

(二) 盆腔超声

盆腔超声检查的主要目的在于发现"PALM"、AUB-I及AUB-N的线索,协助诊断。

1. AUB-P(子宫内膜息肉)

(1)子宫内膜单发息肉的超声表现为宫腔内不均匀低回声团或增强回声团,呈水滴状,在内膜较厚时,可见内膜形态不对称或回声不均,息肉与正常内膜间界限清晰可辨。

(2)多发内膜息肉则表现为子宫内膜增厚,回声不均,或内膜内有不规则团簇状高回声斑,与正常内膜界限模糊。

(3)子宫动脉的血流频谱、子宫肌层血流信号通常无异常改变,少数病例可在息肉蒂部见点状或短条状血流信号。最佳超声检查时间为月经周期第10天前。慢性AUB、超声提示子宫内膜息肉时,可待下次月经干净后行超声复查以明确诊断。

2. AUB-A(子宫腺肌病)

(1)弥漫型:子宫呈球形增大,三径之和常>15cm,宫腔内膜线居中,经腹和/或经阴道超声显示肌层回声普遍增高,有时后方栅栏状改变。

(2)前/后壁型:病变局限分布于整个前壁或后壁肌层,以后壁型较多见,子宫呈不对称性增大,宫腔内膜线前移,前壁肌层回声正常,后壁肌层普遍增厚,回声不均,多呈栅栏状衰减致整个子宫回声减低。

(3)局灶型:子宫腺肌瘤属于此类,子宫不规则增大,子宫形态欠规整,局部隆起。病灶内呈不均质高回声,伴少许声衰减或栅栏样衰减回声,周围肌层回声正常,病灶与正常肌层之间没有清晰的边界。需结合痛经、不育症状,子宫体积增大、CA125升高,综合考量。

3. AUB-L(子宫肌瘤)

(1)子宫大小及形态改变:肌壁间肌瘤和黏膜下肌瘤的子宫多均匀增大,浆膜下肌瘤以及较大或数目较多的肌壁间肌瘤常导致子宫不规则增大。肌壁间肌瘤多表现为肌层低回声结节,界限较清晰;浆膜下肌瘤表现为肌层内低回声结节向浆膜下突出,使子宫变形。黏膜下肌瘤为子宫内膜变形或缺损,内膜下肌层可见低回声结节突向宫腔,带蒂的黏膜下肌瘤可以突入宫颈管内,形成宫颈管内实性占位声像。

(2)肌瘤内部回声特征:未变性的肌瘤常见回声类型有衰减回声型,见于单发大肌瘤;漩涡状不均质回声型,多见于中等大小肌瘤;不均质低回声型,多见于直径<2cm的小肌瘤。当肌瘤发生变性时,瘤体漩涡状结构消失,无明显声衰减,内部回声也表现多样化。超声可显示子宫肌瘤的数量、大小、位置以及肌瘤与子宫内膜的关系,可评估出血量与子宫肌瘤的关联性。

4. AUB-M(子宫内膜恶变和不典型增生)

(1)子宫内膜增厚:常定义为绝经前妇女子宫内膜厚度超过12mm,绝经后妇女内膜厚度超过4mm,子宫大小、肌层回声正常。

(2)子宫内膜不典型增生:表现为内膜增厚,回声不均,可见斑状增强回声和低回声相间,或表现为不规则的团块,边界不清且呈现非均质的强弱混杂回声,内部存在血流信号。

(3)子宫内膜癌:表现子宫体积稍增大或明显增大,早期病灶细小,超声下不易鉴别;随病情发展,子宫内膜增厚,回声为局灶性或弥漫性不均匀混合性回声,增厚内膜病灶区呈弱回声或强弱不均杂乱回声。超声提示子宫内膜增厚,合并子宫内膜回声不均,存在异常血流信号,且药物治疗效果不满意以及长期AUB的患者,需首先考虑除外AUB-M。

5. AUB-I(医源性)

(1)突破性出血(BTB):超声可表现为子宫内膜薄厚不一、回声不均匀。

(2)宫内节育器:注意节育器的位置。综合分析与出血发生的关系。

6. AUB-N(未分类)

(1)动静脉畸形:超声表现为盆腔内可见囊性肿物,呈圆形,内为液性暗区,边界清,可记录到动静脉瘘性频谱。

(2)剖宫产术后子宫瘢痕缺损:超声表现为浆膜层完整的情况下,剖宫产切口肌层出现部分连续或完全不连续的断裂缺损,憩室大部分为无回声或弱回声的液性暗区,与宫腔相通,部分液性暗区存在中回声或高回声,可能存在积血或积液。憩室可表现为三角形、椭圆形、楔形、长方形等形态。

7. AUB-O

常见有PCOS患者的多囊卵巢形态,即一侧或双侧卵巢内直径2~9mm的卵泡数≥12个,和/或卵巢体积≥10ml。

子宫内膜的形态和厚度一定程度上反映了雌、孕激素的作用。正常排卵女性早卵泡期子宫内膜线状,厚度仅4~5mm,卵泡晚期呈现"三线两区"征,厚7~11mm,黄体早期三线模糊,中线尚清晰,厚约11~13mm较排卵期无明显增厚,黄体晚期三线征消失,厚度可能略薄。

AUB-O 的患者失去上述子宫内膜的周期变化及优势卵泡发育、成熟、排卵及黄体形成的超声表现。

出血状态时子宫内膜的厚度和形态对止血治疗有一定的指导。病程相对较长,子宫内膜增厚、回声不均匀的患者需行诊刮并行病理检查,既能止血又有排除子宫内膜病变的作用;子宫内膜偏薄的 AUB-O 患者,避免盲目诊刮,可先予雌激素为主止血,待内膜有一定程度增殖后,再加孕激素转化内膜后停药,撤退出血通常可控;而子宫内膜偏厚的 AUB-O 患者,可予孕激素为主止血,使内膜充分分泌转化、恢复出血自凝机制,再结合贫血改善的程度撤药。

调整月经周期的治疗环节中,超声子宫内膜厚度一定程度上反映了内源性雌激素水平,可结合其他临床表现酌情孕激素或雌孕激素序贯疗法。AUB-O 后续的随访中超声亦是监测卵泡、预防子宫内膜病变等治疗的有效检查方法。

需要强调对于 AUB-O 的患者应更关注临床表现对于治疗选择的意义,而非单纯的子宫内膜厚度。

(三) 激素水平

包括血清 FSH、LH、催乳素(PRL)、雌二醇(E_2)、睾酮(T)、孕酮(P)水平,以及尿 / 血 hCG、甲状腺功能,目的在于分析 AUB 的病因。但在获得检测结果前不必等待,应及时给予患者必要的治疗,尤其是对急性 AUB 患者。基础体温(BBT)的测定也有助于了解出血的规律及排卵情况,分析出血原因。

1. 检查条件、时间及注意事项

(1)可以在初诊时检测相关指标,因此时不一定处于基础状态,需要结合患者症状、体征、超声及周期情况对结果进行综合分析。尽量减少性激素药物对结果的影响,最好在使用性激素药物前或者停药 1 个月后检查。需要强调对于 AUB 的患者,激素水平检测目的在于分析病因,而非决定患者的治疗选择。

(2)月经周期不同时期检查性激素,其正常值不同、意义不同。卵泡期检测可了解基础性激素水平,应选择月经第 2~5 天检查。对于月经稀发、闭经和 AUB 就诊时,在排除妊娠后,阴道 B 超双侧卵巢无 ≥10mm 卵泡、无黄体形成、子宫内膜< 5mm,也可作为基础性激素状态,评估卵巢的储备功能。黄体期检测是在估计下次月经前 5~9 天进行 E_2 与 P 的测定,以了解是否有排卵及黄体功能。

2. 检测项目与评估

(1)E_2:评估闭经、月经稀发等的原因。

(2)P:判断有无排卵及评估黄体功能,P>3ng/ml(9.51nmol/L)提示有排卵或使用黄体酮治疗后、卵泡期提示黄体萎缩不全。

(3)T:测定的是血清中的总睾酮,是月经失调及高雄激素血症的重要指标,但其水平并不与高雄症状完全匹配,因为发挥活性的是游离睾酮,受多种因素影响。

(4)PRL:明显升高见于高 PRL 血症引起的月经失调或生殖功能障碍等,需分析催乳素升高的病因,详见第十二章高催乳素血症。

(5)FSH、LH:卵泡期和黄体期均波动在较低水平,除排卵前 FSH 和 LH 出现一个高峰外,其他时机测定 FSH 升高,>15U/L 提示卵巢功能下降,>40U/L 提示卵巢衰竭,可以协助判断闭经原因、评估卵巢功能。

(6)β-hCG:对排除是否妊娠至关重要,血 β-hCG 更加准确,尿 hCG 则可作为排除妊娠的快速方法。

(四)凝血功能

不推荐 AUB 患者常规进行 PT、APTT 检测;有以下情况者建议凝血检查进行排除性诊断。

1. 初潮后即出现的出血过多或自发性出血症状者。

2. 阴道出血量大或反复出血,排除结构性异常病因,常规激素治疗效果不满意者。

3. 合并肝功能异常、肾功能异常、脾功能亢进等可致凝血异常疾病时。

4. 使用抗凝药物(华法林、肝素,或成分不明中药者)。

5. 严重营养缺乏(长期不进食或接受肠外营养者可能导致维生素 K 缺乏者)。

6. 有先天性出血性疾病家族史者。

有条件时查凝血功能全套(含 PT、APTT、FIB、FDP、TT、D-D、LA)以明确诊断。初筛流程图见图 9-3,结果异常患者转诊去相关科室。

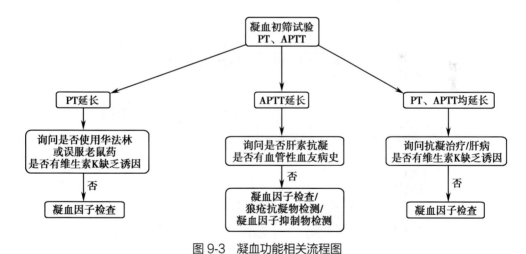

图 9-3　凝血功能相关流程图

四、AUB 的诊断流程

经过上述病史询问、体格检查和辅助检查后,可初步判断 AUB 的病因,希望努力做到病因诊断与治疗,病因不明确或暂时不清楚的,也应该积极对症处理。下述流程图有助于针对常见临床症状快速寻找病因。

1. 确定 AUB 的出血模式　见图 9-4。

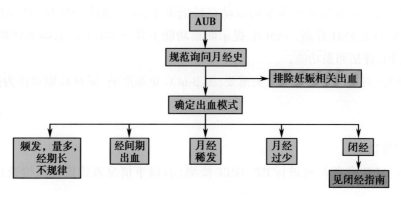

图 9-4　确定出血模式

2. 月经频发、量多、经期长、不规律的病因确定　见图 9-5。

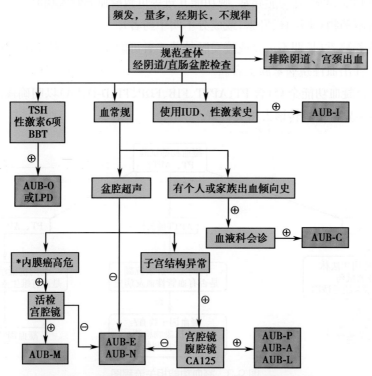

图 9-5　月经频发、量多、经期长、不规律的诊治流程图

TSH：促甲状腺激素；性激素 6 项：FSH,LH,催乳素（PRL）,雌二醇（E_2）,
睾酮（T）,孕酮（P）; LPD：黄体功能不足；IUD：宫内节育器。

* 子宫内膜癌高危：≥45 岁,持续无排卵,肥胖。

　　3. 月经过少的诊治　月经过少为 AUB 的一种出血模式,在临床上常见。其病因可由于卵巢雌激素分泌不足、无排卵或因手术创伤、炎症、粘连等因素导致子宫内膜对正常水平的性激素不反应。见图 9-6。

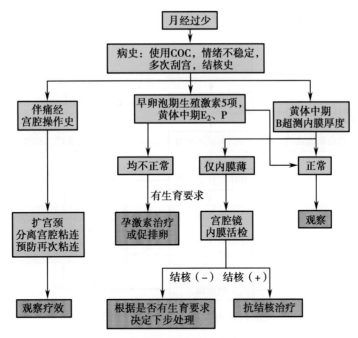

图 9-6 月经过少的诊治流程图

生殖激素 5 项：FSH、LH、PRL、E_2、T；COC：复方口服避孕药。

黄体中期子宫内膜薄，伴有雌孕激素水平低，可给予雌孕激素人工周期。

4. 月经稀发的诊治 见图 9-7。

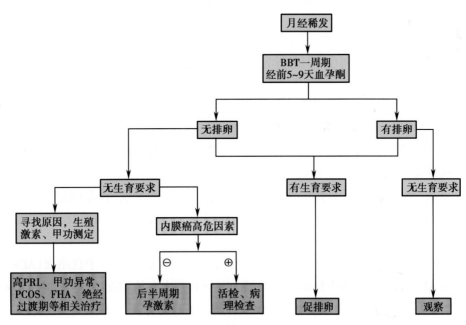

图 9-7 月经稀发的诊治流程图

BBT：基础体温测定；PCOS：多囊卵巢综合征；FHA：功能性下丘脑性闭经。

5. 经间期出血的诊治　见图 9-8。

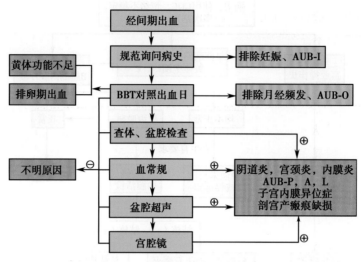

图 9-8　经间期出血的诊治流程图

（张以文　田秦杰）

第三节　子宫器质性异常导致的异常子宫出血

一、子宫内膜息肉引起的异常子宫出血

子宫内膜息肉来源于子宫内膜层，系内膜基底层过度生长突入宫腔所致。其特点是基质中有明显的血管成分形成核心、周围是增殖的腺体，是局灶性的子宫内膜过度增生，包括子宫内膜息肉和宫颈管息肉。其发生机制尚不清楚，与遗传、生化和激素变化、基因突变、细胞凋亡、炎症刺激等有关。子宫内膜息肉发生的高危因素包括围绝经期、不育史、绝经、近期HRT、高血压、肥胖、使用三苯氧胺等。息肉可见于所有年龄女性，青春期前少见，41~50 岁是息肉发病的高峰期，大约 60% 的息肉发现于绝经前。在接受内膜活检及子宫切除的妇女中，息肉的发病率大约在 10%~24%。

子宫内膜息肉患病率约 7.8%~34.9%，子宫内膜息肉引起的异常子宫出血（AUB-Polyps, AUB-P）是 AUB 结构性原因中最常见的类型。在有异常出血的妇女中，约有 30% 患有内膜息肉。息肉可单发或多发，大小不等。临床上约 67% 的息肉有 AUB，表现为月经持续时间长、经间出血、月经过多、不规律出血、不孕。在无症状的妇女中大约 10% 也发现患有息肉，但相对于与出血有关的息肉，体积通常较小（直径<1cm），而且随着时间的延后更可能会消退（25%）。

子宫内膜息肉发生非典型增生或恶变的概率约为 0.5%~3%，也有研究报告可达 12.9%。

恶变的危险因素包括：AUB、年龄增加、雌激素水平升高、肥胖、糖尿病、高血压、应用三苯氧胺、Lynch 综合征(遗传性非息肉病结直肠癌综合征,Lynch syndrome,LS)。

经阴道盆腔超声检查是最常用的筛查方法,最佳检查时间为周期第 10 天之前,如果超声评价子宫内膜疾病不充分时可考虑应用宫腔镜或超声下宫腔灌注造影检查进一步诊断。尽管 FIGO 分类中没有考虑息肉大小和数量的差别,但可能需要把息肉样内膜排除在外,因为这可能是正常内膜的一种变异。

AUB-P 的治疗：直径<1cm 的息肉若无症状,1 年内自然消失率约 27%,恶变率低,可观察随诊。对体积较大或有症状的息肉推荐宫腔镜指引下息肉摘除,盲刮容易遗漏。通过宫腔镜进行或宫腔镜引导下的刮宫(9 年内复发率 2.5%~3.7%),而传统的刮宫残留可达 50%~80%。息肉易复发(复发率 2.5%~68%),尤其多发性息肉的复发率较高,建议息肉术后应长期管理。息肉、肌瘤及子宫腺肌病似乎有着共同的病理生理机制,故其复发的预防类似,应用复方口服避孕药(COC)、左炔诺孕酮宫内缓释系统(LNG-IUS)或孕激素(如地屈孕酮)可减少复发风险;对要生育的妇女,术后即可试孕,可能改善生育;对无生育要求且伴有非典型增生或恶变者可行子宫切除术。

二、子宫腺肌病引起的异常子宫出血

子宫腺肌病的特征是异位内膜腺体和间质存在于子宫肌层中,高发于 40~50 岁妇女,可分为弥漫型与局限型两种,弥漫型子宫多呈均匀性增大,质硬,局限型则表现为结节或团块状,称子宫腺肌瘤。

约 60% 患者主诉有子宫异常出血,称为子宫腺肌病引起的异常子宫出血(AUB-adenomyosis,AUB-A),主要表现为月经量过多和经期延长,部分患者可有经间期出血、不育。多数患者有不同程度的痛经、性交痛,发生率在不同的研究中,随人群、诊断方法差别很大,范围从 5% 到 70%。

子宫腺肌病确诊需经病理学检查,临床可根据典型症状及体征、血 CA125 水平增高作出初步诊断,妇科检查可发现子宫均匀性增大或局限性结节隆起,质韧有压痛。随着影像学的进展,经阴道超声(TVS)和磁共振成像(MRI)已用于子宫腺肌病的临床诊断。

子宫腺肌病和 AUB 发生的关系尚不明确。尽管传统诊断子宫腺肌病的标准是依据子宫切除术标本中子宫内膜和肌层界面浸润深度的组织病理学,但在临床分类系统中这种诊断方法应用价值有限。因为基于超声和 MRI 也有一套诊断标准,故在此系统中子宫腺肌病是通过子宫的影像学检查诊断的。考虑到世界范围内能够做 MRI 检查的妇女有限,建议诊断子宫腺肌病时至少应该符合超声的标准。与息肉和子宫肌瘤类似,子宫腺肌病也可以有自己的亚分类系统,包括影像学和组织病理诊断方法的标准化。

2018 年 FIGO 提出根据子宫超声形态评分(morphological uterus sonographic assessment,MUSA)来定义阴道超声的诊断结果(图 9-9),但这一系统应用因主要涉及超声检查,故临床应用尚需时日。

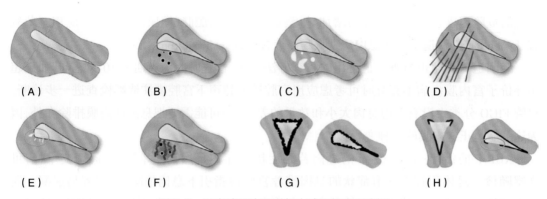

图 9-9 子宫腺肌病阴道超声诊断标准示意图

（A）不对称性肌层增厚；（B）肌层囊肿；（C）肌层高回声岛；（D）扇形阴影；（E）内膜下回声线和芽；（F）经过病灶的血管形成；（G）如能看到交界区，呈不规则形态；（H）间断的交界区（交界区在三维超声中容易看到）。

AUB-A 的治疗：视患者年龄、症状和有无生育要求决定，分药物治疗和手术治疗。一线治疗方案包括口服孕激素、COC 和 LNG-IUS。促性腺激素释放激素激动剂（GnRH-a）或促性腺激素释放激素拮抗剂为二线治疗药物。近期无生育要求、子宫小于孕 8 周大小者也可放置 LNG-IUS。对子宫大于孕 8 周的子宫腺肌病可予 GnRH-a 使子宫缩小后放置 LNG-IUS。年轻、有生育要求者可用 GnRH-a 治疗 3~6 个月之后酌情行辅助生殖技术助孕。手术治疗是药物治疗无效的三线方案。对于有生育要求的局限性子宫腺肌病患者，根据情况可选择病灶切除。对于无生育要求患者，可行子宫内膜消融、高强度聚焦超声消融和射频消融术、子宫动脉栓塞或子宫切除术。

三、子宫肌瘤引起的异常子宫出血

子宫平滑肌瘤是良性平滑肌细胞肿瘤，很常见，好发于生育年龄。临床上 45 岁以上妇女 60% 有肌瘤。根据生长部位可分为影响宫腔的黏膜下肌瘤与其他肌瘤，因为前者最可能引起 AUB。

FIGO 2018 年新的标准中，把以往 3 型肌瘤从其他（O）归到黏膜下（SM）下面；见表 9-4 与图 9-10。

表 9-4　2018 年子宫肌瘤的 FIGO 分类

黏膜下（SM）	0	宫腔内，带蒂
	1	≥50%（肌壁内<50%）
	2	<50%（肌壁内≥50%）
	3	100% 肌壁内，但触及内膜

续表

	4	完全肌壁间
其他型（O）	5	肌壁间为主（≥50%）或（浆膜下<50%）
	6	浆膜下为主（≥50%）或（肌壁间<50%）
	7	浆膜下，带蒂
	8	其他部位（如宫颈、阔韧带内）
混合型 （与子宫内膜和浆膜相接触）	横跨肌层、两边突起（用黏膜-浆膜表示），例如	
	2~5	既突至内膜下，又突出浆膜下，但突起小于肌瘤直径的1/2

0型（宫腔内带蒂型）与7型（浆膜下带蒂型）带蒂肌瘤要求蒂的直径要小于或等于肌瘤平均直径的10%。这样可以鉴别0型与1型（肌壁间<50%）、7型与6型（浆膜下，肌壁间<50%）肌瘤。宫腔镜是鉴别2型（肌壁间>50%）-3型（贴近黏膜，肌壁间100%）肌瘤的方法：宫腔镜最低压力下仍突入宫腔的为2型。超声或MRI可鉴别4、5型。对于多发性肌瘤：可分为1、2、3、4与>4个，建议至少统计到4个，并至少描述最大一个的体积，如果认为疾病轻重和处理与其他肌瘤均有关，则详细描

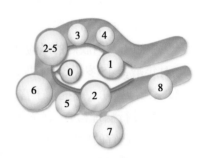

图9-10　子宫肌瘤的FIGO分类示意图

述每个肌瘤的大小。没条件的可描述为孕多少周大小。能看清楚内膜的，描述肌瘤与内膜的关系。这样经过影像学诊断后，医生将对术前的肌瘤情况进行评估，哪些需要手术？哪些不必手术？手术的难易程度？是宫腔镜、腹腔镜还是宫腔镜结合腹腔镜治疗？

子宫肌瘤可无症状而在常规查体时通过腹部触诊或超声检查发现。但通常表现为经期延长或经量增多，称为子宫肌瘤引起的异常子宫出血（AUB-L）。大的肌瘤可通过盆腔检查发现。特殊部位和较大的肌瘤会出现临床症状，如月经量多、AUB、膀胱和/或直肠压迫症状、疼痛；想怀孕的出现流产、不育；黏膜下肌瘤引起AUB较严重，通常可经盆腔B超、宫腔镜发现，确诊可通过术后病理。

治疗方案决定于患者年龄、症状严重程度、肌瘤大小及数目、位置和有无生育要求等，可采用药物和手术等多种治疗方式。患有黏膜下肌瘤的妇女，宫腔镜或联合腹腔镜下肌瘤剔除术有明确的优势。对于以经血过多为主的已完成生育的妇女，口服短效避孕药、止血药、非甾体抗炎药（NSAIDs）和放置LNG-IUS可缓解症状。对于月经量过多、有AUB引起贫血的，合并其他手术指征或怀疑肌瘤恶变的，通常建议手术治疗。

有生育要求的妇女可采用GnRH-a、米非司酮治疗3~6个月，待肌瘤缩小和出血症状改善后自然妊娠或助孕治疗；对严重影响宫腔形态的子宫肌瘤可以采用宫腔镜和/或腹腔镜/开腹肌瘤剔除术等。但这些治疗后肌瘤都可能再次复发，完成生育后视症状、肌瘤大小、生长速度等因素酌情考虑其他治疗方式，必要时可考虑子宫切除术。

四、子宫内膜恶变和癌前病变引起的异常子宫出血

子宫内膜恶变和癌前病变引起的异常子宫出血(AUB and associated malignant or prema-lignant lesions of the uterus, AUB-M)包括子宫内膜不典型增生(atypical hyperplasia, AH)和恶变引起的 AUB,是 AUB 少见而重要的原因。不典型增生是癌前病变,随访 13.4 年不典型增生的癌变率为 8%~29%。常见于 PCOS、肥胖、使用三苯氧胺的患者,偶见于有排卵而黄体功能不足者。不典型增生合并子宫内膜癌的风险高达 19%~45%,合并卵巢癌的风险约 4%,死亡率为 0.5%。

临床主要表现为不规则子宫出血,可与稀发月经交替发生,少数为经间出血,患者常有不孕。约 5% 的子宫内膜癌患者是遗传性子宫内膜癌,如 Lynch 综合征(LS),有 LS 家族史者一生中患子宫内膜癌的风险高达 60%。内膜病变确诊需行子宫内膜活检病理检查。

对年龄 ≥45 岁、长期不规律子宫出血、有子宫内膜癌高危因素(如高血压、肥胖、糖尿病、LS 家族史等)、B 超提示子宫内膜过度增厚且回声不均匀、药物治疗效果不显著者应行诊断性刮宫并行病理检查,有条件的首选宫腔镜直视下定点活检。如疑有 LS,必要时可进行基因检测和适宜的肿瘤筛查。

子宫内膜癌(endometrial carcinoma, EC)占女性生殖道恶性肿瘤 20%~30%,平均发病年龄为 53 岁,高发年龄 40~65 岁,常有不排卵性 AUB 史、PCOS 史、不孕、腹痛、绝经后出血表现。

子宫内膜不典型增生的处理需根据内膜病变轻重、患者年龄及有无生育要求选择不同的治疗方案。无生育要求的患者首选子宫切除术。对年轻、要求保留生育功能、有随诊条件的患者,经全面评估和充分咨询后可采用全周期连续大剂量高效合成孕激素内膜萎缩治疗,如甲羟孕酮 250~500mg q.d.、甲地孕酮 160mg, q.d.~b.i.d. 等,也可应用 GnRH-a 和 LNG-IUS,LNG-IUS 完全缓解率更高,治疗后复发率更低。3 个月后行诊断性刮宫或宫腔镜下定点活检,送病理检查。如内膜未逆转应考虑增加剂量或换药,继续用药 3 个月后再复查。如果内膜不典型增生消失,建议继续孕激素治疗,3 个月后复查仍为阴性,则可停止大剂量孕激素治疗。后续治疗中,有生育要求的积极助孕,推荐辅助生殖;期间月经后半期使用生理剂量孕激素(如地屈孕酮 20mg/d, 12~14 日)以达到保护子宫内膜的作用,同时不影响排卵与妊娠。暂时没有生育要求的,需采用长效管理措施,预防子宫内膜不典型增生复发,可考虑放置 LNG-IUS,或定期使用孕激素保护子宫内膜。在使用孕激素治疗子宫内膜不典型增生的同时,应治疗和管理内膜增生的高危因素,如肥胖、高血压、胰岛素抵抗等。治疗 9~12 个月后子宫内膜不典型增生没有逆转或有进展的,重新评估,必要时考虑全子宫切除。推荐 LS高危患者在 35~45 岁或完成生育后实施降风险手术(全子宫和双侧输卵管 - 卵巢切除术)或采取降风险措施干预。详见第十章子宫内膜增生的组织学分类与处理。子宫内膜恶性肿瘤诊治见相关临床指南。

(张以文　田秦杰)

第四节 非子宫器质性异常导致的异常子宫出血

一、凝血障碍引起的异常子宫出血

包括再生障碍性贫血、各类型白血病、各种凝血因子异常、各种原因造成的血小板减少等全身性凝血止血机制异常引起的 AUB,称为凝血障碍引起的异常子宫出血(AUB-coagulopathy,AUB-C)。最常见的是血管性血友病(von Willebrand 病)。大约 90% 的这种患者存在家族史。有报道月经量过多的妇女中约 13% 有全身性凝血异常。

凝血功能异常除表现为经量过多外,亦可有经间出血和经期延长等表现。有些育龄妇女由于血栓性疾病、肾透析或放置心脏支架后必须终身用抗凝治疗,因而可能导致月经过多的副作用。以往把用药导致凝血异常的放在该组,现把所有与用药有关的均归为 AUB-I。

出现下列情况,需要考虑 AUB-C 的可能,见表 9-5。

表 9-5　筛查 AUB-C 风险的内容

---

1. 自月经初潮就有月经过多

2. 具备下面一条

　　产后出血

　　外科手术相关的出血

　　口腔科相关操作的出血

3. 下述症状中具备 2 条或以上

　　每月 1~2 次瘀伤

　　每月 1~2 次鼻出血

　　频繁牙龈出血

　　有出血家族史

注:满足 1、2、3 中任何一项即为筛查阳性,应做进一步评估,包括请血液学家会诊和 / 或进行血管性血友病因子和瑞斯托霉素(ristocetin)辅助因子的检测。

治疗应与血液科和其他相关科室共同协商,原则上应以血液科治疗措施为主,妇科协助控制月经出血。妇科首选药物治疗,主要措施为大剂量高效合成孕激素内膜萎缩疗法,有时加用丙酸睾酮减轻盆腔器官充血。氨甲环酸、短效口服避孕药(COC)和 LNG-IUS 也有帮助,但需除外 COC 的禁忌证,必要时可考虑 GnRH-a 治疗。

药物治疗失败或原发病无治愈可能时,可考虑在血液科控制病情、调整身体状态至可行手术治疗。手术治疗包括子宫内膜剥除术(热球、微波、射频等)和全子宫切除术。

二、卵巢排卵障碍引起的异常子宫出血

卵巢排卵障碍引起的异常子宫出血(AUB-ovulatory dysfunction,AUB-O)包括因稀发排卵、无排卵与黄体功能不足所引起的 AUB。是以往功能失调性子宫出血的主要原因,是指由于下丘脑 - 垂体 - 卵巢轴系统功能失调引起的子宫出血。治疗原则是出血期止血并纠正贫血,止血后调整周期,预防子宫内膜增生和 AUB 复发,有生育要求者促排卵治疗。诊断时需把所有可能影响排卵的药物排除在外,后者被归为 AUB-I。详细内容见本章第五节。

三、子宫内膜局部异常引起的异常子宫出血

如果月经周期规律、可预测,排卵正常,也没有其他确定的病因,那么 AUB 发生的可能机制就是子宫内膜原发性疾病所导致的,称为子宫内膜局部异常引起的异常子宫出血(AUB-endometrial,AUB-E)。主要临床症状是月经过多,也可表现为经间期出血或经期延长,目前认为主要是调节子宫内膜局部凝血与纤溶功能的机制异常或子宫内膜修复的分子机制异常所致。诊断尚无特异方法,主要基于有排卵月经的基础上排除其他明确异常后确定,因此 AUB-E 是一种排除性诊断。常见原因包括子宫内膜炎症、感染、炎性反应异常和子宫内膜血管生成异常等。慢性子宫内膜炎(chronic endometritis,CE)可能导致局部的炎性反应异常或内膜血管发生异常,引起 AUB,多见于既往有宫内节育器、黏膜下肌瘤、息肉、妊娠产物残留、多次宫腔操作史或存在其他潜在感染风险的患者。子宫内膜菌群失调,也可出现炎性反应,可结合宫腔镜、常规组织病理及免疫组织化学 CD138 检测,提高子宫内膜炎诊断准确性。目前,对这些疾病还没有特异的检测方法,所以育龄期排卵正常的妇女 AUB-E 的诊断需要排除其他可确定的病因。

治疗子宫内膜炎,临床常用广谱抗生素,如多西环素 0.2g/d 治疗。如明确致病菌为革兰氏阴性菌,常用环丙沙星 / 氧氟沙星 0.5g/d 治疗;致病菌为革兰氏阳性菌,常用阿莫西林 / 克拉维酸盐的组合(2g/d)治疗,合并厌氧菌可联合甲硝唑 / 替硝唑 0.5g/d,治疗时长 7~10 天,必要时联合应用益生菌。

对此类非器质性疾病引起的月经过多,建议先行药物治疗,推荐的药物治疗顺序为:①LNG-IUS,适合于近 1 年以上无生育要求者;②氨甲环酸抗纤溶治疗或非甾体抗炎药(NSAIDs),用于不愿或不能使用性激素治疗或想尽快怀孕者;③短效 COC;④孕激素内膜萎缩治疗,如地屈孕酮 20mg 每日 1~2 次,或炔诺酮 5mg 每日 3 次,从周期第 5 天开始,连续服用 21 天。刮宫术仅用于紧急止血与病理检查。对于无生育要求者,可以考虑保守性手术,如子宫内膜切除术。

四、医源性原因引起的异常子宫出血

在应用外源性性激素治疗时发生的非预期子宫内膜出血称为突破性出血(BTB),如漏服、延迟、错用口服避孕药、人工周期、放置宫内节育器、使用可能含雌激素的中药、保健品等,称为医源性原因引起的异常子宫出血(AUB-itrogenic,AUB-I)的主要组成部分,引起突破性出血的原因可能与所服药物雌孕激素比例不当有关。避孕药的漏服可引起撤退性出血。放置宫内避孕环引起经期延长可能与局部前列腺素生成过多或局部纤溶亢进有关,首次应用 LNG-IUS 的妇女 6 个月内也常会发生突破性出血。使用含单孕激素的皮埋避孕法(如依伴侬)亦容易出现医源性 AUB,使用利福平及灰黄霉素、抗惊厥及抗生素等药物也易导致医源性 AUB 的发生。另外,女性吸烟者的激素浓度下降,容易出现突破性出血。此外,全身性或局部用药,如使用影响排卵的抗抑郁药(PRL 升高)、影响凝血的用药、子宫内膜诊刮、宫颈电烙等能够明确找到与相关治疗有关的 AUB,均归为此类。

临床诊断需要通过细心的病史询问,尤其强调详细询问用药历史,分析服药与出血时间的联系后确定。必要时应用宫腔镜检查术,排除其他诊断。

有关口服避孕药引起的出血,首先应排除漏服,强调规律服用;若无漏服可通过增加炔雌醇剂量改善出血。因放置宫内节育器所致,治疗首选抗纤溶药物。应用 LNG-IUS 或单孕激素的皮埋避孕法引起的出血可对症处理或期待治疗,做好植入前咨询。

五、其他原因导致的异常子宫出血

AUB 的个别案例可能与其他某些因素有关,但目前这些因素尚缺乏结论性的证据支持,也不好分到前 8 类中间,如动静脉畸形、剖宫产瘢痕缺损、子宫肌层肥大等,或者目前缺乏足够或完善的检查手段作为诊断依据,或较为少见,暂时被归为其他原因导致的异常子宫出血(AUB-not otherwise classified,AUB-N)。此外,可能存在某些尚未明确的因素,需通过生化或分子生物学手段明确病因。2018 年 FIGO 将这类疾病改为"其他类",而非"尚未分类类",因迄今为止,尚无法将其归入其他 8 类,也不打算进一步分类。

动静脉畸形(瘘)(arteriovenous malformatons,AVMs)所致 AUB 确切患病率不清,有报道大约 4.5%,病因有先天性或后天获得性(子宫创伤、剖宫产术后等)。临床表现多为突然出现的不明原因的大量子宫出血。诊断首选经阴道多普勒超声检查,子宫血管造影检查可确诊,其他辅助检查方法有盆腔 CT 及磁共振(MRI)。治疗上,根据患者是否有生育要求,出血量不多可采用口服避孕药或期待疗法保存患者生育力;出血严重患者,首先维持患者生命体征平稳,尽早采用选择性子宫动脉血管栓塞术,但有报道术后容易出现宫腔粘连、子宫内膜瘢痕形成,导致以后妊娠率较低,需术前告知患者。无生育要求患者,可采用子宫切除术。

剖宫产瘢痕憩室(cesarean scar defect,CSD),又称剖宫产术后子宫切口缺损(PCSD),是继发于剖宫产术后由于各种原因所致的子宫切口愈合缺陷。剖宫产瘢痕缺损所致 AUB 发病率报道约从 19.4% 到 88% 不等,剖宫产瘢痕缺损所致 AUB 的高危因素包括剖宫产切口位置不当、子宫下段形成前行剖宫产手术等多种原因,常表现为正常月经后的淋漓出血,导致出血时间延长。推荐的诊断方法为经阴道超声检查、MRI 或宫腔镜检查。治疗上,无生育要求者使用口服 COC 治疗,可缩短出血时间,停药后易复发;药物治疗效果不佳,可考虑宫腔镜手术治疗,使憩室内经血流出更为通畅、缩短出血时间。对于有生育要求者,孕前应充分告知有妊娠期子宫破裂风险,手术治疗包括宫腔镜下、宫腹腔镜联合、经腹或经阴道行 CSD 及周围瘢痕切除修补术或瘢痕折叠加固缝合术。

(张以文　田秦杰)

第五节　卵巢排卵障碍引起的异常子宫出血

卵巢排卵障碍引起的异常子宫出血(AUB-ovulatory dysfunction,AUB-O)是 AUB 中最常见的病因,约占 AUB 的 49.6%,包括无排卵、稀发排卵与黄体功能不足。其发病率约占妇科门诊的 10%,以无排卵型最为多见,由下丘脑 - 垂体 - 卵巢轴(HPO 轴)功能异常引起,常发生于青春期与绝经过渡期,即生殖功能开始发育和衰退过程中两个神经内分泌系统波动大的阶段。生育期相对较少,但也比较常见,其中一种是内、外环境刺激(如劳累、应激、流产、手术或疾病等)引起短暂无排卵,病因去除后可重新恢复排卵功能;另一种则是肥胖、胰岛素抵抗、PCOS、高 PRL 血症、甲状腺功能异常等长期因素引起的无排卵。排卵型 AUB-O 多表现为经间期出血,常见于育龄期妇女,并需与子宫器质性病变相鉴别,也可以与子宫器质性病变合并存在。

AUB-O 是临床 AUB 最常见的原因,也是诊断明确后通过药物治疗能取得良好效果的一类 AUB,故本节单独重点详细介绍。

一、无排卵型 AUB-O

无排卵型 AUB-O(anovulatory AUB-O)常见于青春期与绝经过渡期,也可见于生育期,尤其常见于合并不孕的患者。北京协和医院妇科门诊统计无排卵 AUB 患者 476 例,其中以青春期最多(267 例,56.1%),绝经过渡期次之(151 例,31.7%),生育期最少(58 例,12.2%),以下分别介绍。

(一)青春期无排卵型 AUB-O

1. **病因**　青春期无排卵 AUB-O(adolescent anovulatory AUB-O)的发病机制是下丘脑 - 垂体 - 卵巢轴尚未完全成熟。青春期月经初潮说明下丘脑 - 垂体 - 卵巢轴已成功地建立了功能关系,但仍需一段时间建立稳定的有排卵周期的相互关系。Lemarchand-Beraud 等对 90 例健康少女在初潮后 5 年内测定雌二醇(E_2)、孕酮(P)、黄体生成素(LH)、促卵泡激素(FSH)基础值,以及 LH、FSH 对促性腺激素释放激素(GnRH)的反应,所得结果说明,初潮后第 1 年内 E_2、P、LH、FSH 基础值和对 GnRH 的反应性尚未达到成年水平。第 2 年内,随着 E_2 的升高,LH、FSH 基础值和对 GnRH 反应两者均有升高,与成年妇女正常月经周期的卵泡期和黄体期相似,但 P 水平仍低。自第 3~5 年,黄体期 LH、FSH 对 GnRH 的反应持续升高,甚至明显高于成年对照组。初潮后 5 年内虽性激素持续增多,但排卵周期发生率仍低,为 0~63%。Apter 报道 200 例青春期少女初潮后第 1 年内 80% 的周期是无排卵的,第 3 年内为 50%,第 6 年内为 10%。Widholm 报道,初潮后第 5 年尚有 20% 的周期是无排卵的。因此初潮并不意味发育成熟。下丘脑 - 垂体 - 卵巢轴从初潮至发育成熟往往需要几年的时间。

在发育成熟过程中,下丘脑 - 垂体 - 卵巢轴是不稳定的,容易发生功能失调。北京协和医院 1983 年报道的 200 例排卵异常的 AUB 中,初潮时即发病占 66.5%;初潮后 3 年内发病占 89.6%,为绝大多数;初潮后 4 年以上发病者仅占 10.4%。与 Lemarchand-Beraud 等所报道的结果相符合。

青春期排卵异常的 AUB-O 内分泌改变与多囊性卵巢综合征(PCOS)类似。Apter 用放射免疫法测定了 200 例初潮前后少女的孕烯醇酮、孕酮、17- 羟孕酮、去氢表雄酮、雄烯二酮、睾酮、双氢睾酮、雌二醇和皮质醇,同时也测定了促肾上腺皮质激素(ACTH)、FSH、LH 和催乳素(PRL),并与骨龄、乳房和阴毛的不同发育阶段进行比较,发现其中最早开始增加的是去氢表雄酮和孕烯醇酮。青春期无排卵周期中睾酮、雄烯二酮和 LH 的水平高于有排卵周期。这种生理的激素类型,与 PCOS 中所见到的相似。Aksel 提出初潮后排卵异常的 AUB 有可能是 PCOS。

北京协和医院报道 200 例 AUB 中 38 例测定了 LH、FSH。结果证明 30 例(78.9%)有类似 PCOS 的特征。临床有多毛者占 84.5%,说明多数无排卵 AUB 患者有 PCOS 的特征。根据 Apter 的测定,青春期生理性的无排卵周期的激素改变,与 PCOS 类似,进一步为多数无排卵 AUB 患者属 PCOS 提供了客观依据。

青春期少女初潮后一段时期内下丘脑 - 垂体 - 卵巢轴复杂而精密的调节关系是不稳定的,易于受各种内外的环境改变,如剧烈运动、精神紧张或疾病等影响而失调,需注意保护。

临床中亦有无排卵月经而无 AUB,其原因可能是在周期末雌激素完全撤退,内膜全部脱落、修复而血止。此类月经,下丘脑 - 垂体 - 卵巢轴仍有周期性波动。当下丘脑 - 垂体 - 卵巢轴的周期停留在卵泡期,卵泡反复发育,雌激素水平不能达到排卵前高峰诱导 LH 峰而出现的排卵,但雌激素水平波动在一定的水平,当内膜失去支持时即可发生出血。内膜破坏少,出血就少;内膜积累时间久而厚或雌激素水平下降多时,内膜破坏亦多,出血就多。当下丘脑 - 垂体 - 卵巢轴间的关系逐渐走上成熟而出现排卵周期即不再发生 AUB-O。

2. 临床表现　无排卵 AUB-O 的临床特征是完全无规律的子宫出血。出血间隔时间可长可短,可从几天到数月或甚至 1 年以上,可被诊断为闭经。出血持续时间亦可长可短,常发生在生活上某些事件如考试、比赛、剧烈运动后等。出血量少时仅点滴出血,多时可有大血块,出现严重贫血,血红蛋白可低至 30~40g/L,贫血时可伴有头晕、头昏、无力、食欲缺乏、失眠、多梦等。长期出血时因盆腔充血而下腹坠胀,乳房受雌激素影响而胀痛,亦可出现面部与四肢水肿。无排卵的月经或出血前通常不伴有痛经,因前列腺素水平不高。

体格检查一般无特殊体征,详见图 9-2,少数患者可有多毛,提示可能为 PCOS(现初潮 8 年内不诊断 PCOS)。肛查盆腔器官均属正常范围,偶可有单侧或双侧卵巢囊性增大。腹部超声检查有助于了解腹腔病变,已列为常规之一。

北京协和医院青春期 AUB-O 患者治疗前,基础体温测量 134 例,单相 104 例(77.6%),单相偶有双相 15 例(11.2%),有双相而黄体期短者 15 例(11.2%)。

BBT 测定呈单相,激素测定 LH 与 FSH 在正常范围。雌激素水平可低亦可高。子宫内膜病理为增殖期、增生或囊性增生。偶亦可见有腺瘤样增生或不典型增生。

(二) 育龄期无排卵型 AUB-O

育龄期女性常因内外环境的影响而暂时出现一次无排卵 AUB-O,有时进行一次黄体撤退即足以使其自然恢复排卵而不再反复。生殖期下丘脑 - 垂体 - 卵巢轴功能旺盛,偶尔出现一次无排卵功血,很快即恢复排卵,无需其他处理。对于反复的、无明显器质性病因的子宫出血过多,可考虑缓慢释放孕激素的宫内节育系统,可同时达到避孕和控制出血的目的。

但对肥胖、胰岛素抵抗、PCOS、高 PRL 血症、甲状腺功能异常等因素引起的持续无排卵,则需进行病因治疗,达到排卵或保护子宫内膜的目的,从而纠正因此而引起的育龄期无排卵型 AUB-O(adult anovulatory AUB-O)。

(三) 绝经过渡期无排卵型 AUB-O

绝经过渡期无排卵 AUB 虽与青春期无排卵 AUB 有相似之处,容易出现绝经过渡期无排卵型 AUB-O(perimenopausal anovulatory AUB-O),但仍有很多不同之处。

1. 病因与表现　绝经过渡期是从规律的月经周期开始出现不规律,月经提前或错后 ≥ 7 天、连续 2 次提示已开始进入绝经过渡期。过渡期开始到绝经平均约 4 年。过渡期标志着卵巢功能开始衰退,对垂体激素反应差,卵泡发育推迟,出现无排卵周期。是在走向月经停止前的过程中出现无排卵周期。亦有只是无排卵月经而无明显的 AUB。约 20% 的绝经过渡期妇女出现无排卵 AUB。过渡期在出现无排卵周期后又可有正常的排卵月经,间歇出现,无排卵周期逐渐增多,最后卵泡耗竭而绝经,因此绝经过渡期是无排卵与有排卵相间隔交错的一个阶段,出血亦可能持续反复,亦可间隔几个月的正常月经,在绝经前最后几个周期多数是无排卵的。

2. 诊断与鉴别诊断　绝经过渡期 AUB-O 的鉴别诊断与青春期不同,青春期器质性病变较少,而绝经过渡期器质性病变较多,绝经过渡期 AUB 应首先考虑与以下多种器质性病变相鉴别,如子宫肌瘤是 40 多岁妇女最常见的器质性病变;子宫腺肌病与子宫内膜异位症也是较为常见的病变;内膜息肉也较为常见;出血是否与避孕环或与妊娠有关? 除外癌前病变与癌变也十分重要。除外器质性病变后方可认为是无排卵 AUB-O。详细询问病史与盆器检查能发现子宫是否增大,有无异位结节,盆腔粘连等。阴道超声检查对确诊器质病变已成为不可缺少的检查方法之一。诊断性刮宫可除外内膜器质性病变,内膜病检对绝经过渡期十分必要,与青春期亦有所不同。

(四) 无排卵型 AUB-O 的治疗

治疗目的是尽快止血,建立或恢复正常规律的月经模式,预防 AUB 复发,预防子宫内膜病变,有生育需求者促排卵治疗。可根据出血情况,分为急性与慢性 AUB-O 的处理。

1. **急性 AUB-O**　指出现了严重的大出血,需要紧急处理以防进一步失血的 AUB,其中以月经过多(heavy menstrual bleeding,HMB)表现最为常见。重度及极重度贫血患者需要维持生命体征,及时输液输血治疗,建议收住院治疗。对于急性 AUB-O 的止血,除性激素治疗外,需同时配合止血药、抗贫血等辅助治疗手段,改善患者的一般情况,必要时考虑手术治疗。急性 AUB-O 治疗选择参见图 9-11。

(1)复方口服避孕药(combined oral contraceptives,COCs):其作用是多环节的,主要包括两方面:一是中枢性抑制作用,通过抑制下丘脑 - 垂体系统抑制自身雌激素的产生,抑制内膜增殖;二是通过强效孕激素对卵巢和子宫内膜的直接抑制作用。使用前需排除 COCs 的使用禁忌证。推荐使用新型复方短效口服避孕药,如屈螺酮炔雌醇片(Ⅱ)、屈螺酮炔雌醇片、炔雌醇环丙孕酮片、去氧孕烯炔雌醇片等,用于青春期与生育期患者,围绝经期不推荐使用大剂量 COCs 止血。用法如下:COC 每次 1 片,每 8~12 小时一次,直至血止 3 日后,仍无出血可开始减量,每次减少 1 片,减量到维持 1 片 /d,维持至血红蛋白含量正常、希望月经来潮,停药即可。COC 如包含有安慰片,应去除安慰片而连续应用活性药片。

(2)高效合成孕激素内膜萎缩法:人工合成的高效孕激素转化子宫内膜的效能高,尤其适用于年龄大、血红蛋白<90g/L 的患者。止血 3 天后可以逐步减量,一般每 3 天减量一次,减量不应超过 1/3,直至维持剂量,维持至血红蛋白含量正常、希望月经来潮,停药即可。建议用法如下。

1)炔诺酮:口服每次 5~7.5mg,每 8~12 小时一次,直到血止,血止 3 天后开始减量,方法同上,维持量为 5mg/d。

2)甲羟孕酮:口服每次 10~20mg,可每 8 小时一次,血止 3 天后开始减量,方法同上,维持量为 6~8mg/d。

3)左炔诺孕酮(紧急避孕药左炔诺孕酮片成分):口服每日 1.5~2.25mg,血止 3 天后渐减量,方法同上,维持量为 0.75mg/d(40 岁以上女性禁用)。

(3)雌激素促进内膜修复法:使用雌激素促使内膜快速生长、修复止血。若患者血红蛋白低于 8~9g/dl 时不宜行黄体酮撤退止血,避免撤退时血红蛋白下降过低,发生休克等,可采用雌激素使内膜修复止血,目前因为常常缺乏合适的药物而较少采用。有药的地方仍可参照使用。一般采用苯甲酸雌二醇 2mg 肌内注射,注射过程中每 4~6 小时严密观察出血情况,如出血量在注射后 4 小时显著减少,可延迟至 6~8 小时重复注射(一般苯甲酸雌二醇每日最大量不超过 12mg)。出血完全停止后,维持原剂量治疗 3 天后仍无出血可开始减量。减量以不多于原药量的 1/3 为原则,每 3 天减量一次,直至每日 1mg 为维持量。现在许多地区没有苯甲酸雌二醇注射针剂供应,故改用口服戊酸雌二醇或结合雌激素治疗,但效果较慢、止血所需时间较长,推荐剂量为戊酸雌二醇 4~6mg 或结合雌激素 1.2~2.5mg,每 6~8 小时口服一次。对血红蛋白极度低下的患者,应注意有无凝血因子及血小板的过度稀释,单纯增加雌激素剂量若仍无效,应请血液科检查血小板及凝血功能,必要时补充新鲜冻干血浆或血小板。血止后减量方法同上,直至达到戊酸雌二醇 1mg/d 或结合雌激素 0.625mg/d 时即不必再减,维持至用药 20 天左右,血红蛋白>100g/L 时,再改用孕激素使内膜脱落,结束这一止血周期。用雌激素使内膜修复止血,只是权宜之计,待血红蛋白上升后仍需用黄体撤退止血。

(4)子宫内膜脱落法:适用于生命体征稳定、血红蛋白 ≥ 80~90g/L 者。急性 AUB 推荐使用黄体酮针剂,20~40mg/d,肌内注射,每日一次,共 3 天,促使内膜快速同步脱落以达到止血目的。口服孕激素需要较长用药时间。需告知有停药后阴道出血量偏多的可能,积极防治贫血。

正常有排卵的月经子宫内膜已受孕酮的准备,出血时在 2~3 天内内膜大片脱落同时开始修复,而在 5~7 天内出血停止,形成一个正常月经的过程。无排卵时因子宫内膜未受孕酮的准备,黏膜脆性增加,出现不规则、不同步地脱落,导致出血时间延长。止血的目的是使内膜全部同步脱落然后再次生长修复而止血。

用黄体酮撤退止血必须懂得药物刮宫后的出血规律。黄体酮并非止血药,若认为是止血药而在发生撤退出血时认为是无效而再用黄体酮,那么停药后又将再一次撤退。反复使用将无休止的撤退,血仍不止。在撤退出血量多时,应卧床休息,给一般止血剂,必要时输血,此时不再用性激素。第一次撤退出血,一般血量较多,有时血红蛋白可下降 3g/dl。因此在用黄体酮前必须测血红蛋白,不低于 8~9g/dl 方可使用。为减少撤退出血量,黄体酮 20mg 肌内注射 /d 同时加丙酸睾酮 25~50mg 肌内注射 /d×3 天,可使子宫收缩并减少充血,使撤退出血量减少,注射用黄体酮加丙酸睾酮吸收效果更好。若估计内膜较厚,可用 5 天黄体酮加丙酸睾酮。一般第二次撤退时血量将比第一次减少,若第一次撤退时血量多而不止时,亦可单加丙酸睾酮 100mg 肌内注射一次,但勿多用,以免影响今后恢复排卵月经,丙酸睾酮每周期使用不超过 300mg。

(5)促性腺激素释放激素激动剂(GnRH-a):推荐用于其他方法用药困难时的急性 AUB-O 治疗。GnRH-a 通过对下丘脑 - 垂体 - 卵巢轴的降调节,抑制卵泡生长,使卵巢分泌雌孕激素减少,导致闭经。这种方案在临床上并非常规治疗方法,但对于某些难治的、其他方法无效或有禁忌证时的 AUB-O 可作为备用方案,如近期发生或有静脉血栓反复发生史、服用抗凝药物引起凝血功能异常、合并肝、肾衰竭、年龄大、长期吸烟、重度肥胖或有其他性激素使用禁忌证的患者。用法:GnRH-a 1 支(如醋酸曲普瑞林 / 醋酸亮丙瑞林 3.75mg 或醋酸戈舍瑞林 3.6mg),肌内注射或皮下注射。考虑到 GnRH-a 的价格与长期使用的副作用(如骨量下降、血管舒缩症状等),对于 AUB-O 的患者不建议长期使用,血止后积极进行周期调整,并长期管理。合并其他导致 AUB 的病因,如子宫肌瘤、子宫腺肌病等,可酌情延长 GnRH-a 治疗时间 3~6 个月。

(6)手术治疗:诊断性刮宫手术(诊刮)是急性出血的最为快速有效的止血方法,止血的同时还可以进行子宫内膜组织病理检查。因此,对于有诊断性刮宫(诊刮)指征或有药物治疗禁忌的患者,建议将诊刮(或宫腔镜检查直视下刮宫)作为急性 AUB 的治疗和诊断的首要选择;对于 3~6 个月内已通过内膜活检明确除外恶变或癌前病变者,不建议反复刮宫。对于难治的、无生育要求的患者,可考虑子宫全切除术。子宫内膜切除术或消融术不推荐作为 AUB-O 的手术方式。

手术适应证:年龄 ≥ 45 岁、长期不规律子宫出血、有子宫内膜癌高危因素(如肥胖、糖尿病、高血压等)、B 超检查提示子宫内膜过度增厚并且回声不均匀、药物治疗有禁忌证或治疗效果不满意者。

手术刮宫不能彻底地刮去全部内膜,有时术后仍少量出血不止,可用肌内注射黄体酮药物刮宫,再次撤退止血。

(7)其他治疗:其他治疗对于维持一般状况和生命体征非常重要,联合性激素治疗可达到更好的止血效果,可酌情同时进行。贫血严重的患者,常存在一定程度的凝血功能异常,子宫内膜常存在纤溶活性增高。可使用纤溶酶原激活物抑制剂氨甲环酸(妥塞敏)辅助治疗,文献报告妥塞敏 1g,t.i.d.,5 天可显著减少 47%~54% 的月经出血量。对于严重贫血的患者,必要时需输血或新鲜血浆,以增加凝血因子、改善凝血功能。此外,一部分患者可使用非甾体抗炎药(nonsteroidal anti-inflammatory drugs,NSAIDs),减少月经量。贫血患者酌情选择口服或静脉铁剂、叶酸,积极纠正贫血;出血时间长、有感染征象者,应及时应用抗生素;也可酌情选用中药辅助治疗。见图 9-11。

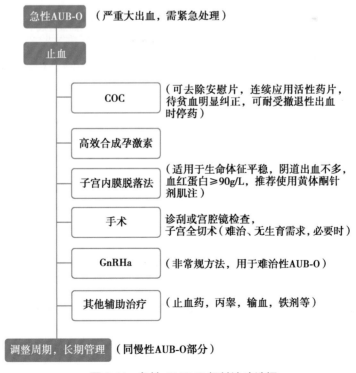

图 9-11 急性 AUB-O 相关治疗选择

2. 慢性 AUB-O　指近 6 个月内至少出现 3 次 AUB-O 的情况。需分析病因,并规范采取有效止血措施,同时纠正贫血,并对患者进行长期管理。对于慢性 AUB-O 患者应密切关注长期无排卵导致的子宫内膜增生甚至子宫内膜癌风险,长期进行管理以避免内膜病变的发生发展。可以通过 BBT、卵泡监测,或者估计下次月经前 5~9 天(相当于黄体中期)进行血清 P 水平测定来明确患者是否有排卵及与 AUB-O 的关系。

无排卵或稀发排卵:患者因无排卵而缺乏孕激素,表现为不规律出血模式,无固定的周期和经期,出血量时多时少不定,慢性 AUB-O 多表现为月经淋漓不尽。稀发排卵如不超过 60 天,可以随诊观察,但更长时间的稀发排卵处理与无排卵相似。慢性 AUB-O 治疗选择参见图 9-12。具体的调整周期方法如下:

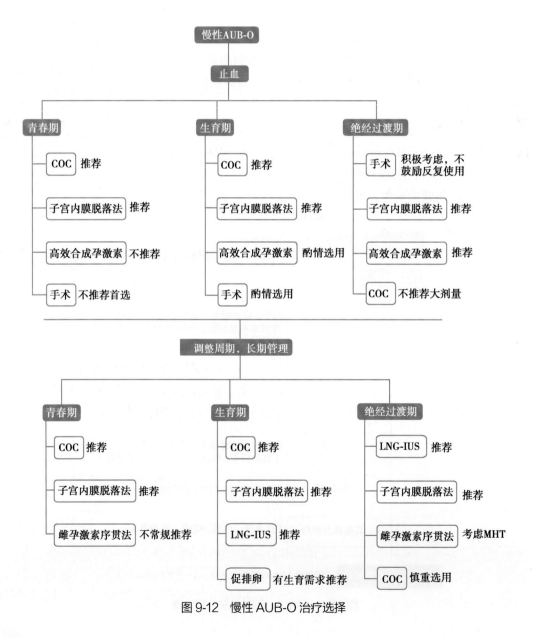

图 9-12　慢性 AUB-O 治疗选择

1. 孕激素定期撤退法

（1）孕激素后半周期治疗：适用于阴道出血量不多，生命体征平稳、血红蛋白≥80~90g/L 的患者。适合于各年龄段体内有一定雌激素水平、无排卵的患者，于月经周期或撤退性出血第 11~15 天起，使用口服孕激素，根据患者情况使用 3~6 个周期。建议首选天然或接近天然的孕激素。用法如下：地屈孕酮 10~20mg/d，或微粒化黄体酮 200~300mg/d，共 10~14 天，或醋酸甲羟孕酮：4~10mg，每日 1~2 次，共 10~14 天。

（2）孕激素长周期治疗：适用于月经过多、月经过频的 AUB-O 患者，也适用于无不典型子宫内膜增生的子宫内膜增生症患者。用法如下：地屈孕酮 10~20mg/d，或口服微粒化孕酮 200~300mg/d，或醋酸甲羟孕酮 8~10mg，每日 1~2 次，或炔诺酮 2.5~5mg，每日 1~2 次。从撤退出血或自然月经第 5 天开始用药，连续用药 21~25 天，根据患者情况使用 3~6 个周期。如 AUB 复发，可积极重新开始治疗，必要时再次评估内膜风险。

2. 复方口服避孕药 尤其适用于有避孕需求、经量多、伴痛经、经前期综合征、PCOS 或有高雄表现的 AUB-O 患者。育龄期女性建议长期应用，避免慢性 AUB 的反复发作以及由此引起的贫血、子宫内膜病变风险。使用者需排除 COCs 的禁忌证，用法如下：从药物撤退性出血或月经来潮第 1~5 天开始口服（有避孕要求的，建议月经第 1 天开始服用，月经第 2~5 天用药，前 7 天需增加屏障避孕），每天一片，连续 21~28 天，连用 3 个周期为 1 个疗程。停药后病情复发或月经周期仍然不稳定、无排卵者可延长至 6 个周期或以上。

绝经过渡期患者如有需求、并排除了 COCs 的使用禁忌证，可以密切观察下使用常规剂量 1 片 /d，应根据 WHO 对 COCs 的使用分级限制进行处方，并应告知并关注血栓风险。

3. 有生育要求，诱导排卵治疗

（1）来曲唑：从自然月经或撤退性出血的第 2~5 天开始，2.5mg/d，共 5 天；如无排卵则每周期增加 2.5mg，直至 5.0~7.5mg/d。

（2）氯米芬：从自然月经或撤退性出血的第 2~5 天开始，50mg/d，共 5 天；如无排卵则每周期增加 50mg，直至 150mg/d，如卵巢刺激过大可减量至 25mg/d。单独氯米芬用药建议不超过 6 个周期。

在止血过程中应开始测基础体温（BBT）直至恢复排卵。在诱导排卵的过程中 2/3 很快出现双相体温，亦有开始诱导排卵，只能出现规律的无排卵月经，几个周期后才开始有双相体温。可将知识教给患者，自己从 BBT 中了解月经情况而主动配合治疗。北京协和医院用氯米芬治疗单相患者 104 例，885 个周期，出现双相体温 577 个周期（65.2%）；偶有双相的病例 39 周期，有效 31 个周期（79.5%）。

有生育要求并伴有 AUB-O 的患者，促排卵效果不好的，可转生殖中心，积极促排卵治疗。

4. 雌孕激素序贯治疗 适用于雌激素水平低下的 AUB-O 患者，常见于青春期 HPO 轴功能低下或者绝经过渡期有低雌激素症状的患者。对于绝经过渡期患者，采用雌孕激素序贯治疗还能缓解围绝经期症状，但不能有效避孕。对于青春期 AUB-O 患者，不推荐常规使用雌孕激素序贯疗法，仅在少见的情况，如孕激素治疗后不出现撤退性出血、考虑是内源性雌激素水平不足时使用。可使用复合制剂,如戊酸雌二醇片/雌二醇环丙孕酮片、雌二醇片/雌二醇地屈孕酮片,按说明书应用。此外可配合雌激素孕激素序贯应用,用法从撤退性出血第 1~5 天起,使用口服雌激素如戊酸雌二醇或 17β- 雌二醇 1~2mg/d,或结合雌激素 0.625~1.25mg/d,或使用经皮吸收的雌二醇凝胶,剂量 0.75~1.5mg/d,或雌二醇皮贴,剂量 50~75μg/d,共 21~28 天,在使用雌激素第 11~14 天起加用孕激素 12~14 天,建议首选天然或接近天然的孕激素,剂量参照孕激素子宫内膜脱落法。连续用药 3~6 个周期为一疗程。

5. 左炔诺孕酮宫内缓释系统(LNG-IUS)　内含 52mg 左炔诺孕酮,宫腔局部释放量为 20μg/d,尤其适用于长期(超过 1 年)无生育要求者及绝经过渡期的 AUB-O 患者,可显著减少月经出血量,并可长期、有效保护子宫内膜,减少子宫内膜病变的风险。

6. 手术治疗　如药物治疗失败,或不能耐受药物治疗,或怀疑子宫有器质性疾病时应选择手术治疗:宫腔镜检查、诊刮术,推荐宫腔镜检查。

不同年龄段的患者,由于常见出血原因不同,具体的方法选择有所不同,推荐的止血与调整周期的方法见图 9-12。

二、有排卵型 AUB-O

有排卵的 AUB(ovulatory AUB-O)顾名思义发生于有排卵妇女,以育龄期妇女多见,出血特点是有周期规律。分为两种情况,一种是没有明确病因的出血过多;一种是经间出血,持续时间较长,出血可在周期的不同阶段,在经前、经后或排卵期,很少超过月经量。详细询问出血的起止时间及出血量,根据 BBT、出血前 5~9 天作血孕酮测定或检查内膜即可鉴别,同时也了解了黄体功能。

(一) 月经过多(HMB)或特发性月经过多

2007—2018 年期间,FIGO 采纳将月经失血量 ≥ 80ml 定义为月经过多(HMB),指连续数个规则周期月经出血>80ml,周期及经期皆正常,常伴有大血块与贫血,血生殖激素水平也有正常周期性波动。正常妇女的平均月经失血量为 50~60ml。该定义的优点是可以通过特殊的检查方法客观测定出血量,准确,但缺点是繁琐、在临床实践中患者难以用具体的毫升数来进行评估、临床工作中难以操作。根据此客观标准,研究显示有 9% 和 14% 的女性患有 HMB。现多采用英国 NICE 指南的标准,即当月经期出血量影响妇女的身体、情绪、社会和物质生活质量,无论单独发生还是与其他症状伴发,就可诊断月经过多。该诊断标准更为简单,以对患者的生活质量影响为指标,更符合医学的最终诊治目标,即改善、减少患者的痛苦与不适。根据此标准,约有 1/3 的女性在其一生中的某一时期受过 HMB 影响。另有研究报告显示,20%~52% 的女性根据月经期失血的自我评估显示有 HMB。该定义更加容易引起妇女的注意和及时就诊,也更有利于保护妇女的健康。2018 年最新的 FIGO 标准,将患者的感受月经量多作为诊断标准,同时推荐 NICE 的 HMB 标准,则更有利于发现月经过多的患者,同时减轻或避免 HMB 对女性的健康不良影响,2022 年中国指南也推荐此诊断标准。

对 HMB 的认知存在多种误差,源于对 HMB 定义的分歧与文化的差异,进而影响患者的就诊和对 HMB 的研究。但令人不安的是,迄今女性和社会对 HMB 的了解和认识水平较低。其原因有多种,一是与女性对月经量的传统文化观念有关;二来也与女性不了解 HMB 的危害有关。月经忌讳仍然深深植根于许多文化中,患者不愿多谈或告知家长月经过多的现象。很多女性,尤其是中国女性,对月经量的关注更多是与月经量过少或闭经有关:月经量少了,担心是否影响将来的怀孕、是否是要绝经及衰老的征兆,从而反复就诊寻求增加月经量,以得到心理的安慰。但对 HMB,女性患者或其家属反而采纳一种习惯、接受、容忍甚至是愉悦的态度,认为 HMB 是在"排毒""排污""毒素多""不排出来会影响身体健康"等,是"正常"现象,患者本人或家属多采取适应、应付这一状况的生活方式改变,因而不常或不愿意就医。在一项对 15 个国家、年龄 18~55 岁的 6 179 例妇女的问卷调查研究中,半数以上(59%)MBL 超过平均值的女性认为这是正常现象,41% 认为就诊也没有什么好办法治疗,仅有 35% 的 HMB 女性会与她们的初诊医生讨论这一问题。提示 HMB 是一全球性的问题,不仅仅存在于中国。除急性 HMB、患者出现不能行走、不能工作外,一般不去医院就诊。少数就医的,到了医院又可能由于医生本身的错误与陈旧观念,或者因为 HMB 诊断标准混乱,而被推辞或不予诊治。

临床医生缺乏对 HMB 的认识不足也导致了 HMB 患者不愿就诊。HMB 妇女在寻求治疗时,所能得到的治疗选择可能非常有限,因而治疗效果不佳。这可能与用药时医生和患者及家属考虑的因素过多有关,包括因年龄、合并症或家族病史所产生的治疗用药的禁忌证,药物的副作用(尤其是谈激素而色变),就诊医院缺乏可用的药物和治疗措施,医生对症状缓解与维持生育能力意愿的需求考虑,患者对医生所提供治疗方法的可接受性,包括对激素与非激素类治疗选择的观念与偏好,以及医生对 HMB 的误解,如无贫血、无药物可用以及感觉不需要治疗等,因而没有提供帮助,仅仅是建议患者改变生活方式来适应 HMB,最终导致 HMB 患者不愿就诊或感觉即使就诊也帮助不大。

其实,HMB 对于女性的生活质量具有深远的影响。HMB 会导致月经期间脏乱或不便、疼痛、不适以及经前期综合征症状,严重者会干扰生活质量,造成缺勤、缺课和工作效率降低。HMB 会影响女性的社会生活和人际关系,影响女性的工作和日常活动。大部分患 HMB 女性同时患有缺铁甚至贫血,女性的贫血发生率比男性高 2 倍以上。一项 421 例中国妇女的研究显示,血色素水平与月经失血量有关:月经失血量少于 20ml 时,没有贫血;月经失血量在 60~80ml 时,贫血发生率为 17%;月经失血量 >100ml,贫血发生率可达 26.1%。HMB 常常合并月经出血时间延长,长期的 HMB 及贫血有可能增加患者继发感染的风险,导致将来不育和对身体的其他不良影响,严重影响患者的生活质量。有限的数据也表明,HMB 与较高的直接和间接花费相关,花费主要是因为 HMB 所进行的手术费用,在英国 HMB 占门诊妇科转诊的 20%,超过 1/2 的妇科手术是因为 HMB,其中 50% 进行子宫切除手术后的子宫病理发现是"正常"的,即没有发现明显的子宫病理改变。

HMB 的病因是混杂的,而且难以识别。HMB 的许多潜在原因往往是无症状的,且可以在一个个体内共存,HMB 可能会出现在排卵性周期和无排卵性周期,它可能在周期的任何时间发生。在与激素分泌失调相关的 HMB 女性患者中,通常没有可识别的器质性病理改变。

HMB 作为一种严重影响妇女生活质量的疾病,引起了各国专业人士的关注,并制定了各国治疗 HMB 的指南。临床医师一般认为,诊治指南对指导临床实践是有用的,但他们却并不会始终遵循指南,因为按照指南去做,可能比较费事、过于专业、实施起来很昂贵,而且指南往往是以所有人群为基础制定的,并非是针对个人的具体情况、特定医院和特定条件,指南中推荐的方法和措施有时医生手头没有,不同的指南的治疗建议也不一致等。

此外,HMB 的诊断也受到了一些临床因素的阻碍。临床存在混杂且应用不一致的名称和定义,如异常子宫出血、大出血、功能性子宫出血、"崩漏",因而研究结果也不一致;缺乏标准化的检查方法和潜在原因分类;获得正确诊断检查(包括实验室检查、超声检查和子宫内膜活检)的可能性受限,且能够熟练开展检查的人员有限;单纯依据患者叙述、不检查就进行诊断或依赖于超声检查结果("子宫内膜"的厚度)会导致频繁的经血高估或低估。

针对这些情况,为了从实际出发,简化烦琐流程,以解决出血多、改善生活质量为目标,国际上成立了一个来自全球 12 个国家的专门评价和研究 HMB 的专家小组,在对大量现有数据、指南、循证证据进行分析、综合、简化后,提出了基于循证医学基础上的 HMB 最佳临床实践学习(HELP)计划,在全世界推广 HMB 的诊治规范。

为了简化和认识 HMB,HELP 小组从多个提问问题中推荐了 4 个强烈提示 HMB 的关键问题,其中存在任何一项,即可诊断 HMB:①你是否必须根据月经期来安排你的社会活动和 / 或是否担心出现出血导致的意外?②你是否需要在夜间更换你的卫生防护用品和 / 或你是否有过 2 小时内经血渗透卫生巾或卫生棉条的经历?③你的经期是否有过大血块和 / 或是否你在经期时出现过缺铁或贫血症状?④你是否经历过月经时间延长、月经频繁和 / 或不规律?

确立有 HMB 的同时,为尽快寻找和诊断常见的病因,HELP 小组推荐了三项用于寻找异常出血原因、指引进一步检查及指导治疗管理选择的关键措施:①获取病史;②体格检查:除非有很好的避免理由,如年轻女孩,或正在经期,应经阴道或直肠做盆腔检查,观察阴道积血和宫颈情况,同时注意观察一般情况,腹部触诊排除压痛、反跳痛;③血常规和超声(如果可能的话),只有在指定情况下才需要进行其他影像学及子宫内膜评估和活检。

通过病史询问,再考虑其他必要的检查。如果有怀孕的可能性,则应当进行尿液或血清妊娠检查。凝血功能障碍的检查仅在自月经初潮后即有 HMB 历史或具有 AUB 个人史或家族史的女性中进行。只有存在提示甲状腺疾病的临床发现时才有必要进行甲状腺功能检查。

对于有性交后出血、持续经间期出血、腹胀、腹部压痛等症状,年龄>40 岁、药物治疗失败、有结构性病因的证据、有不良生活方式历史(糖尿病、肥胖、使用性激素、吸烟、有遗传病史等)的女性,需要排除子宫内膜恶变的风险,再做进一步影像学与病理学检查。

明确诊断 HMB 后,即可开始治疗,首选药物治疗。药物治疗又分激素治疗(包括左炔诺孕酮宫内节育系统、注射用孕激素、20 天以上长周期口服孕激素、复方口服避孕药、GnRH-a

等)和非激素(抗纤维蛋白溶解药物、非甾体抗炎药)治疗(具体治疗用药详见前面内容)。选择治疗方法时,应考虑治疗方法的有效性、安全性、副作用、可获得性等。药物治疗失败后,要分析原因。当首次药物治疗无效时,可以考虑进行第二次药物治疗,而不是立即转为手术治疗。必要时再采用手术治疗,包括诊断性刮宫送病理检查、子宫内膜切除术或切除子宫等。

1. 药物治疗

(1)对无避孕要求或不愿意用或不能使用性激素治疗的患者,可选用抗纤溶药或非甾体抗炎药:氨甲环酸 1.0g,2~3 次/d。氟灭酸 0.2g,3 次/d。皆于月经第一天起服用 5 天。

(2)对要求避孕的患者,可选用内膜萎缩治疗,包括口服避孕药和高效孕激素内膜萎缩法。左炔诺孕酮宫内释放系统,每 24 小时宫腔释放 LNG 20μg,有效期 5 年。药物直接作用于内膜使其萎缩变薄,70%~90% 月经量减少,15%~30% 出现闭经;对全身的副作用少,停用 1 个月后作用消失。但初用 6 个月内可能发生突破性出血,表现为少量淋漓出血。

2. 手术治疗　对药物治疗无效、持久不愈、年长、无生育要求的患者,可手术切除子宫或经宫颈子宫内膜切除术(transcervical resection of the endometrium,TCRE)。TCRE 适用于不宜或不愿切除子宫且无生育要求的有排卵型月经多的患者。TCRE 减少月经出血量 90%,但 5 年内复发或切子宫者约占 20%。

(二) 经间期出血

经间期出血(inter-menstrual bleeding,IMB)指有规律、在可预期的月经之间发生的出血,包括随机出现和每个周期固定时间出现的出血,其中 95% 是有排卵的出血,PALM-COEIN 的其他原因也可表现为经间期出血,需进行排除、鉴别。按出血时间可分为卵泡期出血、排卵期出血、黄体期出血。

1. 卵泡期出血或经后出血　月经 7 天以上仍持续少量出血,考虑系卵泡发育不佳、引起雌激素合成不足,导致子宫内膜修复不佳所致,称为卵泡期出血或经后出血(post-menstrual bleeding)。月经仍按期来潮,但出血时间延长至 10 余天。可在周期第 5~7 天少量出血期间,使用小剂量雌二醇 1~2mg/d 连续 3~5 天帮助修复内膜,血止后停药;或氯米芬/来曲唑促排卵,促进卵泡发育。或用口服避孕药 3 个周期抑制排卵。

2. 排卵期出血　正常排卵期阴道分泌物显微镜下可见少许红细胞,多时可有 1~2 天粉色分泌物,属正常范围。若排卵期有明显出血,为排卵期出血(peri-ovulational bleeding)。少时仅点滴出血,多时可如少量月经并伴轻微腹痛,原因为排卵前有雌激素高峰,后下降不能维持子宫内膜而有少量出血,形成黄体后可分泌足量雌、孕激素时,子宫内膜修复而出血停止;排卵后的流出液可能刺激腹膜,较敏感的女性会有轻微腹痛感。此类出血发生几个周期后常自愈,亦可再次复发。一般并不影响健康,只是生活上不便或影响性生活。诊断主要根据病史及测量 BBT,记录出血日期即可确诊。但实际上排卵引起的出血不属于 AUB-O。

治疗上,如出血不多,诊断明确后可以观察、随诊,不用药,可能自愈。也可于排卵期出血前后加用小剂量雌激素,如雌二醇 1~2mg/d,连续 3~5 天,有时出血消失,有时无效。停药后常又复发,多数可自愈。对于肯定的排卵期出血,使用口服避孕药可有效避免排卵而解决出血问题。也有研究显示使用纤溶酶原激活物抑制剂氨甲环酸辅助治疗,可改善出血情况。

3. 经前出血或黄体期出血　经前出现少量出血,1~3 天或 4~7 天不等,然后出现正式月经 5~7 天,称为经前出血或黄体期出血(pre-menstrual or luteal phase bleeding)。考虑黄体功能不足、不能维持内膜稳定而提前少量出血。多见于 40 岁以上卵巢功能开始衰退的妇女,因黄体分泌雌、孕激素不足,不能支持内膜而提前少量出血。子宫内膜检查可见腺体分泌不足,间质水肿不明显,亦可见增殖期与分泌期同时存在的"混合型子宫内膜"。某些患者黄体功能不足仅表现为黄体期短而不一定发生出血。经前出血发生在生育期可影响受孕或易流产。月经后半期补充口服孕激素或卵泡期使用氯米芬/来曲唑促排卵,通过促进卵泡发育而改善黄体功能,可减少经前出血情况。

4. 无规律经间期出血　对于随机的、无规律的经间期出血,应及时寻找病因、排除医源性因素后,积极药物治疗,效果不佳时,进行宫腔镜手术检查与干预,排除其他疾病导致的 AUB,以免耽误病情。对于可预测的、周期性的 IMB,多考虑内分泌因素所致。在排除器质性病因后,如 IMB 出血不多、患者可以耐受、无治疗需求,可以观察、随诊,不用药;如有治疗需求,对于无生育要求者可采用短效复方口服避孕药治疗,可很好地控制周期,治疗 IMB,尤其适用于有避孕需求的患者。推荐使用口服避孕药 3 个周期,病情反复者可酌情延长至 6 个周期,效果不好的可考虑进一步宫腔镜检查,排除其他原因导致的经间期出血。

(田秦杰　张以文　葛秦生)

参考文献

1. 陈子江, 田秦杰, 张以文, 等. 中华医学会妇产科学分会妇科内分泌学组. 异常子宫出血诊断与治疗指南 (2022 更新版). 中华妇产科杂志, 2022, 57 (7): 481-490.

2. 中华医学会妇产科学分会内分泌学组. 闭经诊断与治疗指南 (试行). 中华妇产科杂志, 2011, 46 (9): 712-716.

3. 子宫肌瘤的诊治中国专家共识专家组. 子宫肌瘤的诊治中国专家共识. 中华妇产科杂志, 2017, 52 (12): 793-800.

4. 中国抗癌协会肿瘤内分泌专业委员会, 中国优生科学协会女性生殖道疾病诊治分会, 中国优生科学协会肿瘤生殖学分会. 遗传性妇科肿瘤高风险人群管理专家共识 (2020). 中国实用妇科与产科杂志, 2020, 36 (09): 38-47.

5. 张炜, 田秦杰, 史惠蓉, 等. 全国卫生产业企业管理协会妇幼健康产业分会生殖内分泌学组. 中国子宫内膜增生诊疗共识. 生殖医学杂志, 2017, 26 (10): 957-960.

6. 田秦杰, 常青, 吴洁, 等. 排卵障碍性异常子宫出血诊治路径共识专家组, 中华预防医学会生育力保护分会生殖内分泌生育保护学组. 排卵障碍性异常子宫出血诊治路径. 生殖医学杂志, 2020, 29 (6): 703-715.

7. 陈子江, 田秦杰, 张以文, 等. 中华医学会妇产科学分会妇科内分泌学组, 排卵障碍性异常子宫出血中国诊治指南. 中华妇产科杂志. 2018, 53 (12): 801-807.

8. 田秦杰. 异常子宫出血的新概念. 生殖医学杂志, 2020, 29 (3): 283-287.

9. 李雷, 陈晓军, 朱兰, 等. 中国子宫内膜增生管理指南. 中华妇产科杂志, 2022, 57 (8): 566-574.

10. MUNRO MG, CRITCHLEY H, FRASER IS. The two FIGO systems for normal and abnormal uterine bleeding symptoms and classification of causes of abnormal uterine bleeding in the reproductive years: 2018 revisions. Int J Gynaecol Obstet, 2018, 143: 393-408.

11. MARNACH ML, LAUGHLIN-TOMMASO SK. Evaluation and Management of Abnormal Uterine Bleeding. Mayo Clinic Proceedings, 2019, 94: 326-335.

12. LUDWIN A, LINDHEIM SR, BOOTH R, et al. Removal of uterine polyps: clinical management and surgical approach. Climacteric, 2020, 23: 388-396.

13. CHEN Q, ZHANG D, WANG S, et al. A prospective, open-label, single-arm study to evaluate the efficacy of dydrogesterone in the treatment of endometrial polyps. Gynecological Endocrinology, 2020, 37 (6): 1-5.

14. KHO KA, CHEN JS, HALVORSON LM. Diagnosis, Evaluation, and Treatment of Adenomyosis. JAMA, 2021, 326 (2): 177-178.

15. LEE-MAY CHEN, STEPHANIE V BLANK, ELIZABETH BURTON, et al. Reproductive and hormonal considerations in women at increased risk for hereditary gynecologic cancers: Society of Gynecologic Oncology and American Society for Reproductive Medicine Evidence-Based Review. Fertil Steril, 2019, 112: 1034-1042.

16. KAREN H LU, RUSSELL R BROADDUS. Endometrial Cancer. N Engl J Med, 2020, 383 (21): 2053-2064.

17. KOH WJ, ABU-RUSTUM NR, BEAN S, et al. Uterine Neoplasms, Version 1. 2018, NCCN Clinical Practice Guidelines in Oncology. Journal of the National Comprehensive Cancer Network Jnccn, 2018, 16 (2): 170-199.

18. ELENA PUENTE, LUIS ALONSO, ANTONIO SIMONE LAGANÀ, et al. Chronic Endometritis: Old Problem, Novel Insights and Future Challenges. Royan Institute International Journal of Fertility and Sterility, 2020, 13 (4): 250-256.

19. WEIYU HUANG, BO LIUA, YONGHUA HE, et al. Variation of diagnostic criteria in women with chronic endometritis and its effect on reproductive outcomes: A systematic review and meta-analysis. Journal of Reproductive Immunology, 2020,(140): 103-146.

20. HILARY OD CRITCHLEY, ELNUR BABAYEV, SERDAR E BULUN, et al. Menstruation: science and society. Am J Obstet Gynecol, 2020, 223 (5): 624-664.

实用女性
生殖内分泌学

Practical Female
Reproductive Endocrinology

3ʳᵈ EDITION

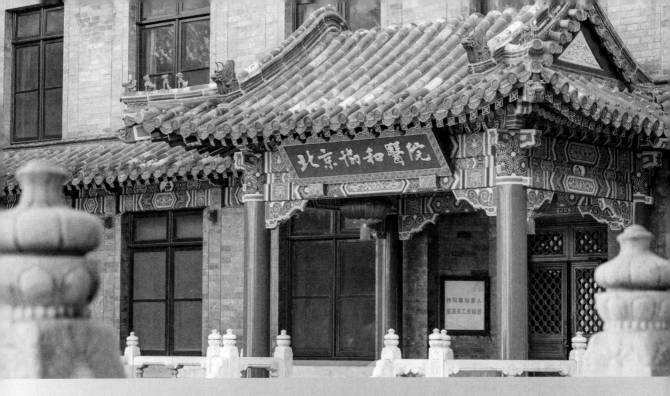

第十章

子宫内膜增生的组织学分类与处理

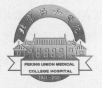

子宫内膜增生（hyperplasia of endometrium）以子宫内膜腺体的增生为主要特征，并可能与子宫内膜癌并存。子宫内膜增生是由长期的无孕激素拮抗的雌激素作用所致。绝大多数子宫内膜增生是一种可逆性病变，或保持一种持续性良性状态。但少数病变在较长的时间间隔以后可能发展为癌，为子宫内膜癌的癌前病变。

一、发病因素及生物学特征

目前已经明确，长期的、无孕激素拮抗的雌激素刺激是发生子宫内膜增生的主要原因。生理状况下，在正常的月经周期中，雌激素刺激子宫内膜增殖，而增殖状况被排卵后黄体分泌的孕激素所拮抗，阻止了子宫内膜的无限制增殖，从而保护了子宫内膜，并为受精卵的着床作准备。

雌激素的来源主要为内源性，也可为外源性。前者见于多囊卵巢综合征、晚绝经、肥胖、糖尿病、分泌雌激素的肿瘤等。后者则主要见于绝经后的单一雌激素补充治疗，以及乳腺癌患者术后的三苯氧胺（tamoxifen，TAM）的长期使用。TAM 为选择性雌激素受体调节剂（selective estrogen receptor modulators，SERMs），在乳腺局部有抗雌激素作用，主要用于乳腺癌术后的辅助内分泌治疗或乳腺癌高危人群的预防。但 TAM 对子宫内膜局部有微弱的类似雌激素作用，长期服用，也可刺激子宫内膜增生，与子宫内膜癌、特别是癌肉瘤的发生有一定的相关性。目前基本明确，TAM 主要与绝经后妇女的子宫内膜癌相关，对于育龄期妇女的子宫内膜基本是安全的。

此外，某些遗传性因素，例如 Lynch 综合征（hereditary nonpolyposis colorectal cancer，HNPCC，遗传性非息肉性结肠癌）由于 DNA 错配修复基因突变，也使患者子宫内膜增生及子宫内膜癌的发生明显增加。

理论上说，在雌激素作用下，子宫内膜增生是均匀一致的，是一种良性病变。但是，持续的雌激素作用作为选择因子，使子宫内膜的某些零星突变的腺体作为克隆进一步增殖、结构拥挤，并发生细胞学的改变，演变为癌前病变（不典型增生）。子宫内膜的这两种增生形式可以独立存在，也可在同一患者的子宫内膜标本中共存，但恶变的风险不同。因此，在病理学上区分子宫内膜增生及不典型增生具有重要的临床意义。

二、组织学分类

子宫内膜增生在形态学上以子宫内膜腺体的增生为特点，与正常子宫内膜相比，腺体与间质的比例增加，同时可伴随腺上皮细胞的异形性。

既往多年以来，子宫内膜增生的组织学分类一直采用 1994 年 WHO 的 4 级分类标准（WHO94），主要根据腺体的复杂性将子宫内膜增生分为单纯增生与复杂增生，进一步根据细胞的异形性决定其是否合并不典型增生。由于该标准主要为描述性的，在理解上带有主观性，使不同病理科医生对相同的标本诊断上出现偏差，可重复性差。

WHO94 分类系统中,细胞异形性是子宫内膜增生是否会发生癌变的重要因素,在一定程度上能反映病理诊断与预后的关系。Kurman 等报道无细胞异形性者随访 13 年进展为分化好的子宫内膜样癌的风险为 1%~3%,Lacey 等报道诊断后 20 年,子宫内膜病变(包括单纯增生和复杂增生)进展为癌的风险低于 5%。总体而言,无细胞异形性者发生子宫内膜癌的风险为 1%~7%,而合并细胞异形性者,即不典型增生的风险为 8%~45%。由此可见,不典型增生是真正的子宫内膜癌的癌前病变,应属于子宫内膜上皮内肿瘤(endometrial intraepithelial neoplasia,EIN)。因此,综合了 WHO 94 分类标准及其他分类标准(如子宫内膜上皮内瘤变系统,endometrial intraepithelial neoplasia system),2014 年 WHO 再次修订了子宫内膜增生的分类标准,将 WHO 94 的 4 分类改为 2 分类:增生不伴不典型增生和不典型增生 / 子宫内膜上皮内瘤变。

1. 子宫内膜增生,不伴不典型增生(endometial hyperplasia without atypia) 指子宫内膜腺体高度增生,腺体大小不一,形状不规则,和正常的增殖期子宫内膜相比,腺体与间质比增加,腺上皮为复层柱状上皮,可见核分裂象,但细胞无异形性。大体上子宫内膜较均匀,可为正常厚度,也可极度增厚,有时可为息肉样或海绵状。如前所述,此类病变癌变风险较低。

2. 子宫内膜不典型增生 / 子宫内膜上皮内瘤变(atypical hyperplasia/endometroid intraepithelial neoplasia,AH/EIN) 指在上述子宫内膜增生不伴不典型增生的基础上并存细胞异形性。镜下可见拥挤聚集的子宫内膜腺体中见细胞学改变。细胞异形性是其与子宫内膜增生不伴不典型增生的最主要区别,表现为细胞核增大、多形、极性消失等。免疫组化提示 PTEN、PAX2 或错配修复蛋白缺失。从本质上说,此类病变是在持续的无拮抗雌激素的作用下,由子宫内膜增生不伴不典型增生进展而来,有些研究认为是由个别内膜细胞克隆性发展而来,因而初期病变通常是局灶性的。另外,子宫内膜不典型增生可能和子宫内膜癌并存,此类患者在即刻进行或一年内进行的子宫切除中,约 1/4~1/3 的病例合并子宫内膜癌。

关于子宫内膜增生组织形态学的诊断,虽经世界卫生组织的多次修订,但在应用实践中的重复性仍然较差。主要是针对不典型增生中细胞异形性的判定及不典型增生与子宫内膜癌的鉴别,不同专家阅片,其诊断结果互不相同,甚至同一个人在不同时间阅片,其结果也可能有出入,不符合率 10%~50%。基于此,针对子宫内膜病变的病理切片应由两位以上病理医师复核,或者由有经验的妇科病理医师进行诊断。

三、临床表现

1. 年龄 子宫内膜增生不伴不典型增生可发生于比较年轻的妇女,也可见于围绝经期或绝经后妇女,通常不典型增生者的年龄更长。

2. 月经情况 异常阴道出血是本病突出症状之一。常表现为育龄期或围绝经期的阴道不规则出血、月经稀少或闭经一段后继发长期大量阴道出血,也可为绝经后出血或无症状的子宫内膜明显增厚（≥11mm）。

3. 生育情况　因内分泌失调造成长期不排卵使此类患者生育力低。北京协和医院病例中 40 岁以下患者不育占 90%，比文献报告提到的 22% 及 66% 不育发生率高。

四、子宫内膜增生的评估与诊断

1. 子宫内膜的无创性评估

（1）经阴道超声是进行子宫内膜病变评估最常用和普及的无创性方法，由于子宫内膜病变最重要的临床症状是异常阴道出血，因此多数研究针对有上述症状的妇女进行，尤其是绝经后出血。多数研究认为，对于绝经后出血的妇女，当子宫内膜<5mm 时，此类患者患内膜癌的概率约 1%~2.5%。对于育龄期或绝经过渡期妇女，由于其病理正常及异常者的内膜厚度有很大的重叠，超声诊断的标准不确定。同时，超声诊断由于受操作者的经验影响较大，因此在子宫内膜病变鉴别诊断中不确定因素较多。但是，可以作为有症状（异常阴道出血）妇女的初步评估办法，如果超声发现异常，应进行进一步的组织学检查。对于症状反复出现的患者，即使子宫内膜菲薄，也不能完全除外内膜病变。

（2）盆腔磁共振（MRI）检查：是目前针对子宫内膜病变局部诊断准确性最高的办法。尽管 MRI 不能区分子宫内膜良性子宫内膜病变如息肉、子宫内膜不典型增生及局限于子宫内膜的早期内膜癌，但是对是否有子宫肌层浸润，是否有伴发的卵巢病变，诊断的准确性较高，特别对于判断年轻病例是否能够保留生育功能有重要价值。目前盆腔 MRI 已逐步取代超声，成为子宫内膜病变特别是高分化子宫内膜癌患者重要的治疗前评估办法。子宫内膜肿瘤通常显示在 T_2 加权像上与正常子宫肌层相似或略低的信号，多数肿瘤较子宫肌层增强慢且呈现低强化，在 DWI 弥散像上为高信号，正常子宫内膜在 DWI 弥散像上也为高信号，但恶性肿瘤弥散更慢，因而信号更高。T_2 加权成像上的结合带（子宫肌层的最内层）为低信号条带，其是否连续、清晰有助于判断是否有子宫肌层浸润。Taieb 以磁共振显像（MRI）对 86 例内膜癌检测肌层浸润，其准确率为 81.4%。Frei 复习文献，比较 B 超、CT、MRI，对比加强 MRI 几种技术检测肌层浸润，以对比加强 MRI 诊断肌层浸润最为准确。

2. 子宫内膜组织学诊断的取材　子宫内膜增生是组织学诊断，主要取决于对子宫内膜组织的病理学检查，因此获取子宫内膜组织的方式有可能影响组织学诊断的判断。目前，获取子宫内膜组织的主要方式包括：子宫内膜活检、扩宫刮宫/负压吸宫术（D&C）以及宫腔镜检查术。

（1）子宫内膜活检：采用特殊装置获取少量子宫内膜组织进行组织学检查。其优点为操作简单，患者创伤及痛苦小。有大量研究证实了子宫内膜活检的优势。一项包括 39 项研究、7 914 例患者的荟萃分析发现，Pipelle 装置优于其他子宫内膜活检装置，其对子宫内膜癌诊断的敏感性，在绝经后妇女为 99.6%，绝经前妇女为 91%，特异性为 98%~100%，对子宫内膜不典型增生的敏感性为 81%，仅 5% 的患者标本取材不足。但由于子宫内膜不典型增生常表现为散在或局灶性病变，因此该方法的主要缺陷为漏诊。当病变范围占宫腔面积的 50% 以上时，漏诊的概率极低。如果子宫内膜活检的病理阴性，但异常阴道出血的症状持续存在时,应考虑其他方法进一步明确诊断,如 D&C 及宫腔镜检查。

(2)扩宫刮宫 / 负压吸宫术(D&C):多年来,D&C 获得病理一直是异常阴道出血的确诊方法。但在异常阴道出血的妇女中,D&C 和子宫内膜活检对子宫内膜癌有相似的检出率,后者在很大程度上已经取代了 D&C。但在某些情形下,如子宫内膜活检病理阴性,但患者异常阴道出血的症状持续存在,或临床高度怀疑子宫内膜癌,或子宫内膜活检病理标本取材少不足以诊断时,仍需进行 D&C。

(3)宫腔镜检查术:宫腔镜可直视宫腔,上述 D&C 的指征对宫腔镜而言同样适用。对比 D&C 和宫腔镜手术的研究表明,宫腔镜检查的风险更低,且诊断的准确性更高。因此,目前宫腔镜是诊断子宫内膜病变的金标准。宫腔镜可全面清晰探查宫腔,同时可就可疑处活检,也可进行全面刮宫或吸宫,以防漏诊较小的病变,并可去除小的内膜息肉,同时获得宫腔内膜的基本情况。

五、鉴别诊断

病理学上,子宫内膜重度不典型增生与高分化腺癌的鉴别主要是根据子宫内膜间质有无浸润,但在诊断性刮宫的标本中,有时很难明确间质是否有浸润,甚至在某些病例是不可能的。当组织学鉴别诊断遇到困难时,可结合临床特点综合考虑。根据北京协和医院的临床资料与病理材料相结合的分析,对于子宫内膜不典型增生与内膜腺癌的鉴别,以下几点有参考价值。

1. 年龄　年龄对诊断有重要的鉴别意义。对于年轻的妇女,特别是切盼生育的妇女,如果刮宫材料不能肯定见到间质浸润的特点,虽有腺体明显增生及细胞异型性,仍应倾向于不典型增生的诊断。

2. 药物治疗的反应　对药物治疗的反应也有助于子宫内膜不典型增生和内膜腺癌的鉴别。前者对药物治疗的反应较敏感,在用药后短时间内其内膜即有明显逆转,而且用药剂量可偏小。轻度不典型增生者,如果用小量孕激素周期性治疗一般在 3 个月内显出疗效。中度或重度不典型增生者,所用孕激素剂量需要增加并且须不间断地连续应用 3~6 个月。停药后,虽然可能复发,但多数经过相当一段缓解后才会复发。而内膜腺癌患者一般对药物治疗反应慢,并需要更大剂量才能使内膜有转化反应。一旦停药亦有很快复发的特点。所以药物治疗的反应可作鉴别诊断的参考。

3. 子宫肌层有无病灶浸润　当内膜不典型增生与高分化腺癌不能鉴别时,如果影像学子宫肌层见到可疑病灶的浸润,如盆腔 MRI 提示子宫内膜的结合带不完整时,可更多考虑腺癌的诊断。

六、治疗

(一) 子宫内膜增生,不伴不典型增生的治疗

子宫内膜增生不伴不典型增生是子宫内膜对无孕激素拮抗的雌激素作用的生理性反

应,恶变为子宫内膜癌的概率低,因此,治疗上主要使子宫内膜转化,以达到为控制异常子宫出血,同时防止少部分病例恶变的目的。治疗上最常用孕激素,剂量为生理量,原 WHO 94 分类中的单纯增生或复杂增生对药物的剂量无影响。同时,由于长期无孕激素拮抗的雌激素作用的原因有时很难从根本上去除,例如多囊卵巢综合征等,因此应告知患者长期维持月经正常的重要性,必要时选择长期维持治疗,常用药物如下。

1. 醋酸甲羟孕酮(medroxyprogesterone acetate,MPA) 是报道最多的治疗子宫内膜增生的孕激素,可采用连续给药(10mg/d,连续 3~6 个月)或周期性给药(10mg,每月 12~14 天,共 3~6 个月)。针对周期性给药,一项研究分析了 376 例患者每月用药 7、10、及 13 天共 3~6 个月的完全缓解率,分别为 81%、98% 和 100%。因此,每月应使用 12~14 天。

2. 微粒化黄体酮(micronized progesterone)或地屈孕酮(dydrogesterone) 微粒化黄体酮属于天然黄体酮,200~300mg/d,地屈孕酮 20mg/d,月经周期的第 11~15 天开始,每周期 10~14 天。一项报道连续治疗 6 个月,缓解率 91%,停药后 6 个月复发率 6%。

3. 左炔诺孕酮宫内缓释系统(levonorgestrel-releasing intrauterine system,LNG-IUS) 含左炔诺孕酮 52mg,每 24 小时于子宫内膜局部释放 20μg,适合同时有避孕要求的妇女。可于避孕环在位时使用子宫内膜活检来评价疗效。研究认为疗效优于口服孕激素,6 个月时完全缓解率可达 100%。由于药物释放可维持 5 年,适合不排卵因素无法去除、需要长期维持治疗、无生育要求的病例。

4. 联合激素口服避孕药 适合同时有避孕要求的妇女,也可作为长期治疗的措施。但应注意其血栓相关事件的风险,不适合 40 岁以上妇女或 35 岁以上同时吸烟的妇女长期应用。

5. 促排卵治疗 对于有生育要求的妇女,促排卵治疗成功后黄体形成,可提供足量的孕激素促使病变消退。

(二) 子宫内膜增生不伴不典型增生药物治疗的随访

国内外对 EH 合适的随访和活检间隔时间尚无共识。大部分文献采用治疗 3~6 个月后行内膜活检一次;英国皇家妇产科医师学院(RCOG)2016 年发布的《子宫内膜增生管理指南》推荐至少 6 个月一次内膜活检。我们推荐治疗过程中至少 6 个月复检一次,在至少有连续 2 次间隔 6 个月的组织学检查结果为阴性后,可考虑终止治疗的随访。但对于内膜增生风险依然存在的患者,如长期无排卵或稀发排卵、肥胖、胰岛素抵抗、用孕激素拮抗剂等,建议 2 次转阴后改为每年活检随访一次。如果发生 AH/EIN、子宫内膜癌,应予以恰当治疗。EH 会显著影响患者的生育力,对于有生育要求的患者,需要在逆转子宫内膜后积极促排卵受孕。

(三) 子宫内膜不典型增生 / 子宫内膜上皮内瘤变的治疗

子宫内膜不典型增生的治疗,首先要明确诊断,查清不典型增生的原因,是否有多囊卵巢、卵巢功能性肿瘤、垂体瘤或其他内分泌功能紊乱等。有上述任何情况者应作针对性的治疗。同时针对异常的子宫内膜进行治疗,治疗方案的选择应根据患者年龄、对生育的要求以及身体健康情况等而确定。由于诊断时有约 1/4~1/3 的患者合并子宫内膜癌,并且今后有约

29%~45% 的患者进展为癌,因此,对于已完成生育的患者,首选手术切除子宫,绝经前妇女可考虑保留卵巢。对于年轻而切盼生育者,经评估生育能力、交代风险、有随诊条件的,可先试用药物治疗。对高龄或合并其他内科合并症对手术耐力差者,也可考虑在紧密随诊监测下先试用药物治疗。

1. 保留生育功能患者的药物治疗　药物治疗的目的是拮抗雌激素的作用。高效孕激素可抑制雌激素受体(ER)、胰岛素样生长因子受体 -1(IGF-1),因此针对子宫内膜有抗增殖的作用,并可抗血管生成。子宫内膜不典型增生及低级别子宫内膜样癌通常雌激素及孕激素受体阳性,因此对高效孕激素治疗有反应,而孕激素受体阴性的病变对孕激素治疗无效。常用的孕激素有醋酸甲羟孕酮(MPA)、醋酸甲地孕酮(megestrol acetate,MA)和左炔诺孕酮宫内缓释系统(LNG-IUS)。推荐的用药剂量为 MPA 250~500mg/d,MA 160~320mg/d,子宫内膜不典型增生可取低剂量,而高分化子宫内膜样癌通常大剂量足量给药,一般需至少治疗 6 个月。治疗期间应注意监测肝功能;同时,由于大剂量孕激素可促进食欲且水钠潴留,多数患者会有体重增加,应告知患者注意控制体重。另外,血栓栓塞性疾病也是需要注意的问题,特别是下肢深静脉血栓,即使是结合型口服避孕药,其发生血栓的风险为未使用者的 3.5 倍,在用药过程中应注意监测。

孕激素类药物的局部应用,如 LNG-IUS,治疗子宫内膜不典型增生及低级别子宫内膜样癌的疗效优于全身用药,且不顾虑药物的全身副作用。早期报道 Scarselli(1988)等以其连续用于 31 例子宫内膜不典型增生的患者,全部组织学表现萎缩。近期也有多个临床试验正在进行,比较 LNG-IUS 与大剂量口服孕激素对子宫内膜不典型增生及高分化子宫内膜癌的疗效。

表 10-1 表明,高效孕激素,无论口服或宫腔内局部用药,治疗子宫内膜不典型增生及高分化子宫内膜癌的疗效肯定,病变消退率达 42%~100%,没有癌变的患者高达 67%~100%。但由于患者病因不能完全去除,如多囊卵巢综合征、肥胖等,应同时给予治疗,并注意病情监测。

在大剂量孕激素治疗的患者中,约 30% 发生耐药,而且随治疗时间的延长而升高,其主要机制是孕激素受体的下调及子宫内膜腺体中细胞凋亡通路的变化。长效 GnRH-a 持续使用,可降调垂体的敏感性,使黄体生成素(LH)及卵泡刺激素(FSH)的分泌减少,最终导致持续的低雌激素血症,使雌二醇水平降至绝经后水平。GnRH-a 尚可直接对内膜癌有抗增生作用,有实验室研究在增生内膜或癌组织内发现有 GnRH 及其受体的表达,而可起到自分泌生长因子的作用。多项研究表明了 GnRH-a 在治疗子宫内膜不典型增生及高分化子宫内膜癌方面的疗效,多与口服孕激素、芳香化酶抑制(来曲唑)或 LNG-IUS 联合应用。

另外,二甲双胍可显示出抗增殖的作用,其降低胰岛素和 IGF-1 水平,增加孕激素受体浓度,从而减少孕激素耐药。荟萃分析表明二甲双胍可逆转肿瘤增殖的生物标志物,可延长子宫内膜癌者的生存期。但近期 Acosta-Torres 等包括子宫内膜不典型增生及高分化子宫内膜癌的研究表明,在孕激素的基础上加上二甲双胍对病变的完全缓解率无明显影响,与既往单用孕激素治疗的报道类似。但在子宫内膜病变的队列中,很多病例合并肥胖和血糖的异常,二甲双胍可作为辅助用药。

表 10-1 孕激素治疗子宫内膜不典型增生及高分化癌的效果

作者	例数	治疗	病变消失率	复发	妊娠/活产
Randall 1997	29（AH 17+EC 12）	孕激素	AH：94% EC：75%	12.5%	20%/NA
Kaku 2001	30（AH 18+EC 12）	MPA	AH：83% EC：75%	AH：7% EC：22%	AH：27%/NA EC：22%/NA
Jobo 2001	20	MPA	75%	10%	15%/NA
Wheeler 2007	44（AH 18+EC 26）	口服孕激素或左炔诺孕酮宫内缓释系统	AH：67% EC：42%	NA	NA
Ushijima 2007	45（AH 17+EC 28）	MPA 600mg/d	AH：82% EC：55%	42%（3年）	12次妊娠
Gunderson 2014	46（AH 17+EC 29）	口服孕激素（MA89%）	65%	23%，28%病变持续存在或进展	NA
曹冬焱 2013	51（AH 13+EC 38）	MPA 500mg/d MA320~480mg/d	88% AH：84.6% EC：89.7%	NA	47%/NA
Wei 2017	28项研究 1 038例 （AH/EC）	口服孕激素 左炔诺孕酮宫内缓释系统	77% 76%	29% 9%	34%/20% 18%/14%
Luo 2018	19例AH	口服孕激素 左炔诺孕酮宫内缓释系统	77% 100%	NA	NA

注：AH：不典型增生；EC：子宫内膜癌；MPA：醋酸甲羟孕酮；MA：醋酸甲地孕酮；NA：未提示。

在药物治疗时，必须重视在治疗过程中对不典型增生的监测。每3个月即刮宫或取子宫内膜作组织学检查，现多以宫腔镜下直视检查刮取内膜来代替。根据对药物的反应，或停止治疗，或对药物的剂量酌情增减。增生的内膜在治疗开始10周后，组织形态即有明显的改变，如果用药效果好，内膜腺体将表现分泌期或萎缩性改变，间质细胞蜕膜样变以及鳞状上皮化生。内膜如已转化正常，建议继续治疗3个月，复查子宫内膜，活检2次阴性，可纳入长期随诊，想生育的积极予以辅助生殖。多数研究认为，孕激素治疗后达完全缓解的时间为6~9个月，对于长期不愈的顽固性病例，应提高警惕，注意有无癌变的问题，某些顽固性耐药病例很可能伴随子宫肌层的浸润。

对于治疗前无不孕历史的患者，内膜逆转后自然妊娠的成功率达30%~60%，因此，应对其采用测定基础体温、监测排卵等措施，督促患者积极尝试妊娠。但是，子宫内膜增生患者中，不孕比例较高，北京协和医院的资料中，合并不孕者占74%。对此类患者，病变消退后并未解除不孕的原因，因此自然妊娠率很低，应积极采取助孕措施，促进患者早日妊娠。近年来，各种辅助生殖技术的应用，使妊娠率大大提高。各种促排卵技术，以及IVF-ET的应用，可使内膜逆转后的妊娠率达75%以上。

2. 手术治疗　针对子宫内膜不典型增生及高分化子宫内膜样癌,子宫切除术是标准的治疗方法,对于绝经前妇女,特别是子宫内膜未发生癌变的妇女,可以考虑保留卵巢。如年龄过大或有一些不利于手术的条件,如过分肥胖、糖尿病及高血压等内科并发症,以往也可考虑暂不做手术切除子宫,先试药物治疗。近几十年微创手术技术,包括腹腔镜和经阴道手术蓬勃发展和成熟,使这部分患者获得手术治疗的机会大大增加。对于年轻患者经过正规的药物治疗无效,内膜持续增生或加重或怀疑已发展为癌,或阴道出血不能为刮宫及药物治疗所控制,以及产后复发者,均可考虑手术切除子宫。

对于期望保留生育功能的患者,刮宫吸宫术不仅是重要的诊断方法,也是治疗手段之一。对于已经形成的不典型增生的内膜通过药物逆转,其过程是极其缓慢的。而局部病灶通过刮宫是有可能被清除干净的,从而缩短了药物逆转内膜所需要的时间。此外,合并高分化子宫内膜样癌的患者内分泌治疗也可联合宫腔镜的病灶切除,Mazzon 等于 2005 年报道,宫腔镜病灶切除术后联合药物治疗,疾病消退率、复发率、妊娠率及活产率均较单纯药物治疗者为高。

(四) 子宫内膜不典型增生 / 子宫内膜上皮内瘤变的随访及维持治疗

大量内膜不典型增生的年轻患者,其不排卵或黄体不足等现象是由于下丘脑 - 垂体 - 卵巢轴中某些环节有所欠缺或不平衡造成的。经过药物治疗后,增生的内膜可以逆转,但下丘脑 - 垂体 - 卵巢轴的正常功能未能恢复,致使停药后,月经周期又复不正常,最终疾病复发。因此应重视此类患者内膜逆转后的随诊及维持治疗。此类患者疾病复发的根源在于卵巢排卵功能的异常。对于某些肥胖患者,减轻体重有助于排卵功能的恢复,从而有益于妊娠和长期维持月经和子宫内膜的正常。但一些排卵功能难以恢复正常的患者,则病变极有可能复发。表 10-1 内作者报道的复发率为 10%~42%。对于无生育要求的患者,建议给予维持治疗。维持治疗的方案包括:周期性应用孕激素,剂量较治疗量小,例如 MPA 5~10mg/d,从月经中期起,每月 12~14 天;联合口服避孕药,适用于有避孕要求的患者,选择复方去氧孕烯避孕片等周期性服用;左炔诺孕酮宫内缓释系统(LNG-IUS),适合有避孕要求的患者,且药物维持释放 5 年,治疗依从性好,无明显全身的副作用。

(金　滢　潘凌亚　连利娟　郭丽娜)

参考文献

1. 曹冬焱, 俞梅, 杨佳欣, 等. 大剂量孕激素治疗早期子宫内膜癌及子宫内膜重度不典型增生患者的妊娠结局及相关因素分析. 中华妇产科杂志, 2013, 48 (7): 519-522.

2. 张炜, 田秦杰, 史惠蓉, 等. 全国卫生产业企业管理协会妇幼健康产业分会生殖内分泌学组. 中国子宫内膜增生诊疗共识. 生殖医学杂志, 2017, 26 (10): 957-960.

3. 李雷, 陈晓军, 崔满华, 等. 中国子宫内膜增生管理指南. 中华妇产科杂志, 2022, 57 (8): 566-574.

4. AAX SF, MUTTER GL. Endometrial atypical hyperplasia/endometriod intraepithelial neoplasia. WHO classification of

tumours of female reproductive organs (5th edition). Edited by the WHO Classification of Tomous Editorial Board. IARC: Lyon, 2020: 250-251.

5. ACOSTA-TORRES S, MURDOCK T, MATSUNO R, et al. The addition of metformin to progestin therapy in the fertility-sparing treatment of women with atypical hyperplasia/endometrial intraepithelial neoplasia or endometrial cancer: Little impact on response and low live-birth rates. Gynecol Oncol, 2020, 157: 348-356.

6. DECKARDT R, LUEKEN RP, GALLINAT A, et al. Comparison of transvaginal ultrasound, hysteroscopy, and dilatation and curettage in the diagnosis of abnormal vaginal bleeding and intrauterine pathology in perimenopausal and postmenopausal women. J Am Assoc Gynecol Laparosc, 2002, 9 (3): 277-282.

7. ELLENSON LH, MTIAS-GUIU X, MUTTER GL. Endometrial hyperplasia without atypia. WHO classification of tumours of female reproductive organs (5th edition). Edited by the WHO Classification of Tomous Editorial Board. IARC: Lyon, 2020: 248-249.

8. GUNDERSON CC, DUTTA S, FADER AN, et al. Pathologic features associated with resolution of complex atypical hyperplasia and grade 1 endometrial adenocarcinoma after progestin therapy. Gynecol Oncol, 2014, 132 (1): 33-37.

9. LACEY JV JR, SHERMAN ME, RUSH BB, et al. Absolute risk of endometrial carcinoma during 20-year follow-up among women with endometrial hyperplasia. J Clin Oncol, 2010, 28 (5): 788-792.

10. LOFFER FD. The Time Has Come to Quit Relying on a Blind Endometrial Biopsy or Dilation and Curettage to Rule Out Malignant Endometrial Changes. J Minim Invasive Gynecol, 2019, 26: 1207-1208.

11. LUO L, LUO B, ZHENG Y, et al. Oral and intrauterine progestogens for atypical endometrial hyperplasia. Cochrane Database Syst Rev, 2018, 4, CD009458.

12. PASHOV AI, TSKHAY VB, IONOUCHENE SV. The combined GnRH-agonist and intrauterine levonorgestrel-releasing system treatment of complicated atypical hyperplasia and endometrial cancer: a pilot study. Gynecol Endocrinol, 2012, 28 (7): 559-561.

13. STEIN EB, HANSEN JM, MATUREN KE. Fertility-Sparing Approaches in Gynecologic Oncology: Role of Imaging in Treatment Planning. Radiol Clin North Am, 2020, 58 (2): 401-412.

14. USUBUTUM A, ERTOY D, OZKAKYA O, et al. Search for problem areas in endometrial biopsies to achieve quality assurance. Pathol Res Pract, 2000, 196: 625.

15. WEI J, ZHANG W, FENG L, et al. Comparison of fertility-sparing treatments in patients with early endometrial cancer and atypical complex hyperplasia: A meta-analysis and systematic review. Medicine, 2017, 96, e8034.

16. ZHANG Q, QI G, KANIS MJ, et al. Comparison among fertility-sparing therapies for well differentiated early-stage endometrial carcinoma and complex atypical hyperplasia. Oncotarget, 2017, 8: 57642-57653.

17. WHO Classification of Tumours Editorial Board. Female genital tumours. WHO classification of tumours series; vol 4. Lyon (France); International Agency for Research on Cancer. 2020.

18. AUCLAIR MH, YONG PJ, SALVADOR S, et al. Guideline No. 392-Classification and Management of Endometrial Hyperplasia. J Obstet Gynaecol Can, 2019, 41 (12): 1789-1800.

19. MITTERMEIER T, FARRANT C, WISE MR. Levonorgestrel-releasing intrauterine system for endometrial hyperplasia. Cochrane Database Syst Rev, 2020, 9: CD012658.

20. JACOBS I, TIBOSCH R, GEOMINI P, et al. Atypical endometrial polyps and the incidence of endometrial cancer: a retrospective cohort study. BJOG, 2020, 127 (8): 994-999.

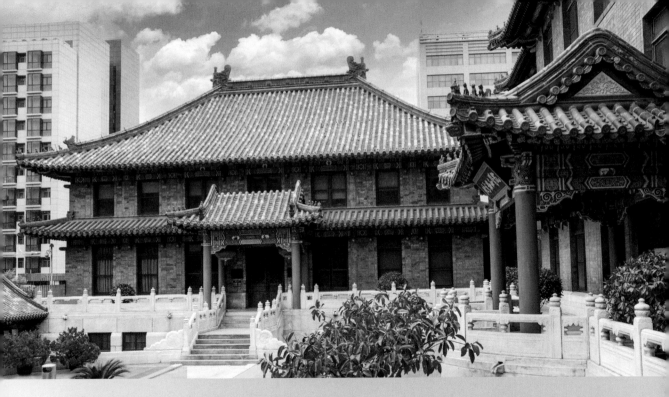

第十一章

闭　经

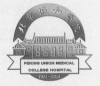

闭经(amenorrhea)是妇科疾病中最常见的症状之一,不是疾病的诊断。月经的发生依靠大脑 - 下丘脑 - 垂体 - 卵巢轴系的启动,卵巢内卵泡发育与排卵,分泌雌、孕激素,周期地刺激子宫内膜,准备为受精卵着床发育。一旦卵子未受精,黄体萎缩,雌、孕激素水平下降,内膜失去支持而脱落,从阴道排出表现为月经。上述任何一个环节出现异常就可以出现月经暂时或永久停止,称为闭经。其他内分泌系统,如甲状腺、肾上腺或全身其他疾病也可影响生殖内分泌系统而发生闭经(图 11-1)。

闭经涉及病种繁多,不同病种诊断方法与处理各异,需要系统地进行检查与分析,才能正确地诊断与选择正确的治疗措施。

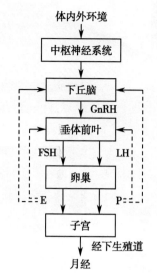

图 11-1　月经生理控制程序图

第一节　定义、分类与病因

一、定义

闭经包括生理性与病理性,生理性闭经有青春期前、妊娠期、哺乳期与绝经后。病理性又常区分原发性闭经与继发性闭经。

女孩年龄超过 14 岁,第二性征未发育;或年龄超过 16 岁,第二性征已发育,月经还未来潮,称为原发性闭经(primary amenorrhea)。近年来国外将闭经定义年龄均提前 1 年,即 13 岁没有乳房发育或发育后 15 岁不来月经,即可诊断。正常月经建立后,月经规律的停止 6 个月,或按自身原有月经周期停止 3 个周期以上(专指月经稀发患者),称为继发性闭经(secondary amenorrhea)。近年来将继发性闭经简化为曾来过月经、以后停止的,包括原来月经频率正常的停经 3 个月或原来月经稀发的停经 6 个月。月经过期,不能随便称为闭经,因为可能与月经稀发者相混淆。若已出现第二性征,正常时估计 2~3 年左右将有月经来潮,如乳房发育 5 年后仍不来月经,也应考虑原发性闭经的诊断,进行全面检查。

出现下列情况的,建议及时就诊,寻找病因,以避免延误治疗时机。

1. 嗅觉异常。

2. 乳房发育正常,无月经来潮,却有周期性腹痛,需除外生殖道畸形。

3. 自幼发育差、身高异常(身高超过或低于同龄 2 个标准差(Standard deviation,SD)以上)、外生殖器性别模糊,需除外性发育异常。

4. 体重明显异常的(超过或低于同龄 2SD 以上)

二、分类

按生殖轴病变和功能失调的部位,闭经可分为中枢-下丘脑性闭经、垂体性闭经、卵巢性闭经、子宫性闭经以及下生殖道发育异常导致的闭经;世界卫生组织(WHO)将闭经归纳为三型:Ⅰ型为无内源性雌激素产生,卵泡刺激素(FSH)水平正常或低下,催乳素(PRL)正常水平,无下丘脑-垂体器质性病变的证据;Ⅱ型为有内源性雌激素产生、FSH及PRL水平正常;Ⅲ型为FSH升高提示卵巢功能衰竭。此外,临床上将孕激素试验后能来月经的称为Ⅰ度闭经,提示不缺雌激素,仅缺乏孕激素;将用雌孕激素周期后才能来月经的称为Ⅱ度闭经,提示子宫反应正常,缺乏雌、孕激素。

病理性闭经中,原发性闭经中以先天性疾病为多见,如各种性发育异常、Kallmann综合征等;继发性闭经多考虑后天发生的疾病。寻找闭经原因可从月经生理控制程序图采用由下生殖道逐级向上至卵巢、垂体、下丘脑或整个下丘脑-垂体-卵巢轴系统的失调考虑。

三、病因

闭经的病因亦十分广泛,归纳如下。

1. 下丘脑-垂体-卵巢轴内分泌功能失调是最常见的主要的病因,如各种原因引起的不排卵。

2. 先天性生殖道器官发育畸形与性发育异常,如阴道与子宫缺如、性分化与发育异常,常是原发性闭经的病因。

3. 生殖道各部位与邻近的肿瘤。

4. 生殖道各部位的感染破坏了器官的功能,如子宫内膜炎、盆腔脏器炎、卵巢炎、脑炎、脑膜炎等。

5. 生殖道各部位的创伤与手术破坏,化疗或放疗的损伤等。

6. 全身营养不良与精神创伤影响各器官功能。

7. 其他内分泌腺功能失调的影响,如甲亢与甲减,肾上腺功能亢进与低落等。

8. 医源性闭经,如治疗精神病药物或免疫抑制性药物造成闭经。

第二节　生理性闭经

一、青春期前的闭经

是由于促性腺激素释放激素(GnRH)的分泌尚未启动,下丘脑-垂体-卵巢轴处于抑制、低下状态所引起的生理性闭经。所以,明了原发性闭经的定义非常重要,临床上有过度诊断与治疗的问题。

二、妊娠期

胎盘分泌大量雌、孕激素支持内膜改变保证胚胎的发育而停经。除雌、孕激素外亦有其他激素如催乳素(PRL)的升高抑制 GnRH 分泌而停止卵泡发育,造成暂时闭经。

三、产后哺乳期

胎盘娩出后,胎盘激素全部消失,解除了对 GnRH 的抑制,不哺乳的妇女在 1~2 个月内恢复 GnRH 脉冲分泌而恢复月经。

哺乳期乳头吸吮刺激多个系统,如多巴胺、5- 羟色胺、ACTH 等,并与间断性地分泌 PRL 共同影响 GnRH 分泌而造成闭经。一旦停止哺乳,解除对 GnRH 的抑制将逐渐恢复 GnRH 脉冲分泌而恢复月经。

四、绝经后

绝经后的闭经与前三种 GnRH 被抑制不同,是因卵子耗竭导致雌、孕激素水平低下而造成月经停止。

第三节　病理性闭经

病理性闭经的种类和常见病因见表 11-1。

一、下生殖道闭经

下生殖道是月经排出体外的通道。下生殖道由于先天发育异常,出现畸形造成阻塞而出现闭经。此类闭经可有正常月经产生,只因生殖道阻塞经血不能流出,又称为隐经。

女性下生殖道是由副中肾管尾端与尿生殖窦融合,上皮增生形成实质阴道板,以后腔化而形成阴道下段,若此段未腔化不能与上段相通,经血不能流出。轻者如处女膜闭锁或阴道横隔,若横隔仍有小孔经血能畅流者,亦仍能怀孕。早孕期检查偶尔可发现有横隔,有时甚至分娩时才发现。

表 11-1　病理性闭经的种类与常见病因

种类	疾病
下生殖道闭经	处女膜闭锁
	阴道闭锁
	阴道横隔
	先天性无阴道
子宫性闭经	MRKH 综合征
	雄激素不敏感综合征
	宫腔粘连
	感染性　多见于结核性感染
	创伤性　多次人工流产及反复刮宫史
	宫颈粘连
	医源性
	先天性宫颈发育不良
	始基子宫或幼稚子宫
卵巢性闭经	先天性性腺发育不全
	染色体异常
	特纳综合征及其嵌合型
	染色体正常
	46,XX 单纯性腺发育不全
	46,XY 单纯性腺发育不全
	酶缺陷
	17α- 羟化酶缺乏
	芳香化酶缺乏
	卵巢早衰或早发性卵巢功能不足
	特发性
	卵巢抵抗综合征
	损伤性(炎症、化学疗法、放射、手术)
垂体性闭经	希恩综合征
	催乳素瘤
	其他垂体肿瘤：分泌 ACTH、GH、Gn、TSH 肿瘤
	空泡蝶鞍
	颅咽管瘤
	先天性垂体病变
	垂体单一性促性腺激素缺乏症
	垂体生长激素缺乏症
	半乳糖血症
	免疫性疾病

续表

种类	疾病
下丘脑性闭经	功能性
	应激性闭经
	运动性闭经
	神经性厌食
	营养相关性闭经
	药物性闭经
	假孕
	基因缺陷或器质性
	单一促性腺激素释放激素(GnRH)缺乏症
	下丘脑浸润性疾病
	下丘脑肿瘤
	头部创伤
雄激素增高的疾病	多囊卵巢综合征
	先天性肾上腺皮质增生症
	分泌雄激素的肿瘤
	卵泡膜细胞增殖症
其他腺体异常	肾上腺功能亢进或低落
	Cushing 综合征
	甲状腺功能亢进或低落

先天性无阴道(congenital absence of vagina):可合并或不合并先天性无子宫,合并者称为MRKH综合征(Mayer-Rokitansky-Küster-Hauser syndrome)。由于副中肾管不发育或发育不良,表现为原发性闭经,染色体46,XX,女性第二性征发育正常,先天性无阴道或短浅阴道盲端,伴先天性无子宫或子宫发育不良即始基子宫,通常输卵管和卵巢外观正常,常合并其他系统先天性异常,包括骨骼、泌尿系统,特别是肾脏发育异常或肾脏移位。约有1/10患者可有部分子宫体发育,且有功能性子宫内膜,青春期后由于经血潴留,出现周期性腹痛,无月经出血,就医检查获得确诊。或者由于长期无月经或直至婚后因性交困难就诊检查而发现。

阴道闭锁(atresia of vagina):根据阴道闭锁的解剖学特点将其分为:①Ⅰ型阴道闭锁:即阴道下段闭锁而阴道上段及宫颈、子宫体均正常。由于患者的子宫内膜功能正常,因此症状出现较早,主要表现为阴道上段扩张,严重时可以合并宫颈、宫腔积血,盆腔检查发现包块位置较低,位于直肠前方,就诊往往较早,较少由于盆腔经血逆流引发子宫内膜异位症。②Ⅱ型阴道闭锁:即阴道完全闭锁,多合并宫颈发育不良、子宫发育异常、子宫内膜功能异常,症状出现较晚,经血易逆流至盆腔,常常发生子宫内膜异位症或盆腔积血包块。Ⅰ型阴道闭锁部分需手术切开以引流经血。应选择在月经期进行手术,当阴道内积血较多,并有一定张力,解剖标记即较清楚,较易寻找并安全进入阴道腔。

阴道横隔(transverse vaginal septum):分为完全横隔及不完全横隔。完全性阴道横隔症状与阴道闭锁相似,有原发性闭经伴周期性腹痛。妇科检查发现阴道较短或仅见盲端,可在经血潴留于阴道横隔的上方触及阴道上段积血的块状物。不完全性阴道横隔位于阴道上段者多无症状,位于阴道中段者可影响性生活,一般不影响生育。患者可以表现为经期长,经血淋漓不尽。阴道分娩时影响胎先露部下降。

患者初潮后出现周期性下腹痛,阴道坠胀,一般很快求治。下生殖道检查时发现处女膜闭锁或阴道闭锁。必须注意梗阻部位的长短,处女膜闭锁一般均很薄,若已有几次月经即可见处女膜膨出、发紫,切开处女膜经血即流出,切开时注意勿伤及尿道口。若闭锁部位较长而组织厚时需行人工阴道整形术,手术难度较大需作好术前术中的准备,必要时切除子宫。

由于泌尿与生殖道在胚胎发育期是同源的,下生殖道畸形患者常可伴有肾脏与骨盆畸形,需进行超声、MRI及静脉肾盂造影明确诊断。

二、子宫性闭经

子宫是月经的来源地,没有子宫或有子宫而无内膜时亦即丧失了月经的来源地,必然出现无月经,称为子宫性闭经。

(一) 原发性子宫性闭经

1. 先天发育异常 常见的有无阴道与无子宫的患者,亦称为MRKH综合征。患者下丘脑-垂体-卵巢轴正常,能有正常的排卵周期,基础体温双相,第二性征发育良好,但子宫未正常发育而没有经血。

子宫发育不全时,可有不同的程度,如始基子宫、幼稚子宫。有时仍可有少许内膜,用人工周期后,可有少量经血排出。

2. 子宫内膜后天破坏 可以在初潮之前发生原发性闭经;亦可在初潮之后发生继发性闭经。多见于结核病变对内膜的破坏。幼年在结核菌初次侵袭时经血运或淋巴系统扩散至盆器造成盆器结核。首侵输卵管,蔓延至子宫破坏内膜。幼年时不易发现,至青春期未见初潮而就诊时发现常已属晚期。亦有内膜未全部破坏而有少量淡或深色月经,或至婚后因不育行子宫造影检查时发现为子宫结核。若询问有无结核病史时部分患者能回忆曾有胸膜炎、淋巴结核、腹膜结核或骨结核等病史,将是强有力的佐证。即便某些患者有抗结核治疗史,但常仅短期1~3个月的治疗不足以控制病变。

3. 雄激素不敏感综合征 完全型患者,女性体态,青春期乳房发育但乳头发育差,阴腋毛无或稀少,女性外阴,发育幼稚,阴道呈盲端,无宫颈和子宫。不完全型可有部分男性化表现,如阴蒂增大、会阴后联合高等。性腺可位于大阴唇、腹股沟或腹腔内。其染色体为男性XY,性腺为睾丸,性激素为正常男性水平,因雄激素受体障碍导致雄激素不能正常发挥作用引起,详见第六章性分化与发育异常。

(二) 继发性子宫性闭经

成年后继发性子宫性闭经多见于刮宫术后,包括多次人工流产与无痛流产术后,因多次刮宫或刮宫时将子宫内膜功能层全部破坏或损伤过深、破坏了子宫内膜基底层,使之不能再生。产后或流产后严重的盆器感染,包括结核性炎症复发,破坏内膜形成宫腔粘连而造成闭经。恶性肿瘤行化疗与/或放疗后内膜破坏造成闭经。因治疗而切除子宫将停止月经再现。若内膜部分破坏而仍有少量月经时将诉月经少而就诊。

(三) 诊断与处理

基础体温测定表现有正常的双相体温,说明卵巢功能正常。其他激素测定如 LH、FSH、PRL、E₂、T 与 P 均应在正常范围。雄激素不敏感综合征患者的睾酮水平显著升高,达男性水平。

诊断子宫性闭经采用激素功能试验即能明确诊断。首先用黄体酮撤退试验,具体用药见表 11-2。能来月经,可诊断为Ⅰ度闭经;无反应时,说明子宫内膜未受雌激素的准备。再用雌、孕激素人工周期,能来月经,可诊断为Ⅱ度闭经;而无反应时,即显示子宫内膜已被破坏,对雌、孕激素不反应或无子宫内膜,属子宫性闭经。行雌、孕激素人工周期时必须用足量雌激素(每日戊酸雌二醇或 17β- 雌二醇 2~4mg 或结合雌激素 0.625~1.25mg/d 共 20~30 天,后 10 天加孕激素,有撤退出血时,可除外子宫性闭经,无撤退出血时可考虑诊断为子宫性闭经,但一次试验不能确诊,对于子宫发育差的妇女,必要时需重复几个周期,再下结论。

表 11-2 孕激素试验用药方法

药物	剂量	用药时间
黄体酮针剂	20mg/ 次,1 次 /d,肌内注射	3~5 天
醋酸甲羟孕酮	10mg/ 次,1 次 /d,口服	8~10 天
地屈孕酮	20mg/ 次,1 次 /d,口服	10 天
微粒化黄体酮	100mg/ 次,3 次 /d,口服	10 天

若子宫内膜部分破坏而有粘连导致经血无法流出导致继发性闭经时,可在宫腔镜下分离粘连后放置避孕环,隔开子宫前、后壁,术后大剂量雌激素使内膜增殖,3 个周期后取出避孕环,仍有怀孕而分娩正常胎儿的可能。

三、卵巢性闭经

(一) 定义与分类

卵巢是提供卵子和分泌性激素的器官。有卵泡发育的周期、子宫反应正常、未妊娠,生殖道通畅,随之可出现月经。没有卵子的发育和性激素的分泌,也就没有月经,此类闭经称为卵巢性闭经。卵巢性闭经是由于卵巢本身原因引起的闭经;这类闭经促性腺激素升高,属高促性腺素性闭经,其原因可因先天卵巢发育不全而无卵子,或因后天多种原因导致卵子耗竭而闭经。前者为原发性卵巢性闭经;而后者为继发性卵巢性闭经,40岁之前停经,没有卵子,诊断为卵巢早衰或早发性卵巢功能不足(premature ovarian failure or insufficiency,POF或POI)。

卵巢性闭经的原因多种多样,并不十分清楚。有时是完全没有卵子,有时仍有卵子,个别是有卵子而对促性腺激素不反应。生理性绝经后亦并非一个卵子都没有,偶有个别卵子发育而来月经。

(二) 原发性闭经

1. **先天性性腺发育不全**参考第六章"性分化与发育异常"。

(1)性染色体异常:Turner综合征45,X或嵌合与X部分缺失等,卵巢无卵子。XO/XY性腺发育不全,多数无卵子,个别患者有卵子。超雌的某些患者有原发或继发性闭经。

(2)性染色体正常型:性染色体46,XX或46,XY的单纯性腺发育不全,无卵子。患者女性表现型,性征幼稚。

2. **酶缺陷型** 包括17α-羟化酶缺乏或芳香化酶缺乏。患者卵巢内有许多始基卵泡及窦前期卵泡及极少数小窦腔卵泡,但由于上述酶缺陷,雌激素合成障碍,导致低雌激素血症及FSH反馈性升高;临床多表现为原发性闭经,性征幼稚。性染色体可为46,XX或46,XY。

3. **卵巢抵抗综合征**(resistant ovary syndrome,ROS) 卵巢内有始基卵泡,但对促性腺激素不反应,无发育的卵泡。卵巢内呈局灶性或弥漫性透明变性。

卵巢抵抗综合征的病因至今仍不清楚。可能卵巢内缺乏促性腺激素受体或受体出现变异,或局部调节因子异常,亦可能是免疫功能异常。

临床可表现为原发性闭经,第二性征发育差,阴、腋毛少或无,乳房发育差。性染色体46,XX,腹腔镜见卵巢小,活检有始基卵泡,激素测定雌激素低,促性腺激素升高。给予促性腺激素亦无反应。

(三) 继发性卵巢性闭经(POF/POI)

1. **定义与发生率** 妇女一生的卵子储备有限。当卵子耗竭而闭经称为绝经。正常妇女绝经的平均年龄为50岁左右,在40岁前即绝经称为卵巢早衰,发生率各地报道差异较大,0.88%~14.6%,在继发性闭经中占5%~10%。

卵巢早衰虽与妇女生理性绝经同属卵子耗竭,但仍有某些不同于生理性绝经。

2. **病因**

(1)卵子储备不足。如性染色体部分缺失或嵌合等,虽有卵子,但数量不足而提前用竭。

(2)在某些消耗性或慢性疾病中卵子消耗加快而提早衰竭。

(3)环境中一些物理、化学、放射、病毒、酗酒与吸烟等因素加速卵子消耗。

(4)卵巢肿瘤破坏卵巢组织,如各种卵巢肿瘤,或手术切除双侧卵巢。

(5)免疫性病因:上述病因可在某些病例中出现,但很多病例未能找到发病原因。临床发现卵巢早衰有15%~20%与其他免疫性疾病同时存在,免疫系统与生殖功能与多种妇科疾病均有关,对卵巢早衰虽已取得不少证据,但仍未完全清楚,需进一步研究。

（6）基因突变：在某些患者中,亦发现有 FSH 受体基因突变而出现缺乏雌激素与抑制素。

3. 临床表现　POF 的临床特征是 40 岁前卵巢功能衰竭,可有典型的绝经综合征症状与生殖道萎缩等改变。患者青春期发育正常,亦可先有生育子女,然后发生早绝经。亦有发育正常而早绝经,婚后不育,少数妇女在不同的诱导排卵方法下亦仍能怀孕,分娩后继续闭经。有时合并免疫性疾病如红斑狼疮,经治疗而在缓解期时亦仍可怀孕,这与生理性绝经后不同,生理性绝经后虽可偶有卵泡发育,但不再怀孕。然而哪些患者仍有卵子可怀孕,哪些不能难以预测。腹腔镜检查直接观察卵巢形态可能协助估计有无卵子存在。若卵巢为条索状或已萎缩,有卵子可能性不大,若仍有卵巢形态,光滑而较小,且 FSH 测定不高,仍有可能有卵子。腹腔镜下采取活体组织有一定局限性。取小块组织比较安全,没有卵子亦并不代表卵巢全貌。

4. 诊断　卵巢内的卵泡发育过程中分泌抑制素抑制 FSH 升高。有正常发育的卵泡时,FSH 与 LH 测定在正常低水平,当无卵泡发育而缺乏抑制素时,FSH 即升高。FSH>40U/L 即认为无卵泡发育,卵巢功能衰竭。诊断卵巢早衰除临床表现外的重要指标是 FSH>40U/L,同时 E_2 水平低下。

5. 治疗　若已有子女,可按绝经妇女使用激素补充治疗以预防绝经后的并发病。若无子女而要求生育者,可考虑借卵,采用 IVF-ET 达到生育目的。详见第二十章早发性卵巢功能不全与卵巢储备功能减退。

四、垂体性闭经

垂体前叶(腺垂体)在下丘脑的控制下调节它的靶器官(性腺、肾上腺与甲状腺)的功能与分泌生长激素与催乳素促使生长与泌乳。当垂体的某一方面或几个方面发生问题而出现闭经时为垂体性闭经。

(一) 希恩综合征

因 Sheehan 首先描述此征而命名。希恩综合征(Sheehan syndrome)是典型的垂体功能低下的垂体性闭经,特发于产后大出血与休克。

1. 发病机制　妊娠期垂体生理性增生肥大,较非孕期增大 2~3 倍。为准备分娩后哺乳,催乳素细胞增生,血运增加,至分娩期达高峰,需氧量亦增多,对缺氧十分敏感。垂体前叶80% 供血来自门脉系统,亦从门脉传递下丘脑促垂体释放激素。当分娩后发生大出血与休克时全身循环衰竭,致垂体缺血。休克时交感神经反射性兴奋,引起动脉痉挛甚至闭塞,使垂体门脉供血显著减少,甚至断绝。由于缺氧血管内皮细胞受损,血小板黏附使细胞凝集,可引起弥散性血管内凝血(disseminated intravascular coagulation,DIC),形成血栓,进一步导致垂体前叶缺血性坏死,影响靶腺功能。垂体后叶有动脉直接供血,不依靠门脉血流,故很少累及。

垂体前叶坏死将影响靶器官的功能。休克时间长,垂体前叶破坏面大,影响靶器官功能多而重。严重时可涉及促性腺激素、促甲状腺激素、促肾上腺激素与催乳素,造成性腺、甲状腺、肾上腺功能与催乳素及偶见生长激素低落。偶亦可影响神经垂体而发生尿崩症。若坏死部位少,则影响靶腺功能亦轻。

分析协和医院妇科门诊 96 例希恩综合征涉及的靶腺功能的频率:53 例 3 个靶腺功能均低下(占 55.2%);34 例 2 个靶腺功能低下(占 35.4%),其中累及性腺 31 例、肾上腺 28 例、甲状腺 9 例;9 例累及 1 个靶腺(占 9.4%),其中肾上腺 6 例、性腺 3 例、甲状腺未累及。3 个靶腺中以性腺与肾上腺最多,甲状腺相对较少(表 11-3)。

表 11-3　96 例希恩综合征靶腺受累频率

累及腺数 / 个	例数	总腺体数	%	性腺 / 次	肾上腺 / 次	甲状腺 / 次	总次	%
3	53	159	55.2	53	53	53	159	
2	34	102	35.4	31	28	9	68	
1	9	27	9.4	3	6	0	9	
合计	96	288	100.0	87	87	62	236	81.9

2. 临床表现　垂体前叶功能低落的临床表现取决于垂体组织破坏的程度和受损累及的内分泌轴系。据估计,破坏约 50% 以上开始有临床症状;破坏 75% 时症状明显;破坏 95% 时将出现严重的垂体前叶全功能低减症状。按不同激素缺乏分类,但仍应注意有程度的不同。

(1)促性腺激素分泌不足:无卵泡发育、雌激素低落、长期闭经、乳房与生殖器萎缩、产后无奶、雄激素亦低落,性欲下降、记忆力减退、水肿等。

(2)促肾上腺皮质激素分泌不足:全身虚弱无力、生活无力自理、抵抗力低、易感冒或其他感染、食欲差、恶心或呕吐、血压低、面色苍白、水肿、消瘦、脱发、脱毛、无性欲等。

(3)促甲状腺激素分泌不足:出现畏寒、面色苍白、皮肤粗糙、毛发脱落、表情淡漠迟钝、心率慢等。

(4)催乳素不足:产后乳汁少或缺乏。

(5)生长激素不足:主要表现易发生低血糖。

3. 诊断　有产后出血史与典型的症状与体征,不难诊断。进一步对 3 个主要腺体进行激素测定了解功能状态。

(1)性腺激素:LH、FSH、PRL、E_2、T。

(2)甲状腺激素:TSH、T_3、T_4。

(3)肾上腺激素:皮质醇、17- 羟孕酮、ACTH 等。

(4)血常规。

(5)空腹血糖与糖耐量试验。

(6)心电图等。

临床轻度患者不易确诊时可行促性腺激素对各腺体的兴奋试验了解各腺体的储备功能。

4. 预防与治疗

(1)预防:产后大出血所致希恩综合征是可以预防的疾病。作好产前、产中与产后的准备及时处理,避免休克,一旦发生休克应避免休克过久。近年来,希恩综合征已明显减少,少数边远地区仍偶有发生。

(2)治疗:此病涉及多个内分泌腺体的功能,需与内分泌科协同诊治。腺体功能明显低落者应及时补充至正常腺体功能。某些患者腺体功能低落轻时在补充前应慎重考虑,一旦开始补充,可能意味着终生补充。若产后时间短,可先给予中西药支持疗法,给予一定的机会和时间使功能自己恢复。过早或用大剂量补充使腺体依赖外源性激素将影响自然恢复。若累及靶腺多、程度重,则需用激素补充治疗,以减轻症状,恢复劳动力及预防危象。一般均以补充靶腺激素为主。

肾上腺功能低落者可用泼尼松 5.0~7.5mg/d,清晨服 1/3,睡前服 2/3,以符合皮质激素的昼夜分泌规律。原则上以最小剂量控制其不足为度。若遇有高热、感染、手术、创伤等并发症时,需加量以应付应激情况。在并发症痊愈后再递减至维持量。

性腺功能低落者可用雌激素、孕激素及雄激素补充治疗,同绝经后 HRT。

甲状腺功能低落者,应加用甲状腺片。从小剂量开始,每日 15~30mg,数周内逐渐增量至 60~120mg。补充甲状腺素后,对因甲状腺功能低落所引起的水肿及贫血效果显著。单用甲状腺素治疗可加重肾上腺皮质功能不足,因此应先用或同时用皮质激素。

中药治疗对改善全身症状具良好的作用。中医辨证属气血两虚及肾阴阳两虚。

希恩综合征患者常因小儿夭折而要求生育,此类患者卵巢仍有卵子,用促性腺激素诱导排卵成功率高。通过怀孕对希恩综合征患者能刺激垂体细胞再生与自然补充各种激素,均将大有裨益。

(二) 垂体肿瘤

垂体肿瘤是垂体性闭经中常见的原因之一,垂体前叶腺瘤约占颅内肿瘤 7%~10%,近年来由于诊断方法先进,发生率有所上升。

垂体肿瘤分类:经典的垂体肿瘤分类按病理形态分为嗜酸、嗜碱与嫌色细胞 3 种,以嫌色细胞瘤最多,占 85%。这一分类不能准确区分不同类型的垂体肿瘤,近年来改为按分泌激素分类。

1. **催乳素腺瘤**　是妇科内分泌病中最常见的垂体肿瘤,表现为闭经、泌乳与高催乳素血症,详见第十二章高催乳素血症。

2. **生长激素腺瘤**　分泌过多生长激素,儿童期表现为巨人症,成年后表现为肢端肥大症。一般生长激素过多时较少影响生殖激素,多数患者仍能生育,偶可出现闭经。一般均在内分泌科诊治。

3. **促肾上腺皮质激素腺瘤**　分泌过多促肾上腺皮质激素致成库欣综合征。患者亦有闭经,需在内分泌科确诊治疗,闭经属次要。若因低雌激素出现并发症,可用 HRT。

4. **促性腺激素腺瘤**　FSH 与 LH 肿瘤除闭经外并无特征,事先难于诊断,一般在术后病理检查,用特殊免疫染色方能确诊。临床表现有垂体微腺瘤或大腺瘤,偶有多发性、反复出现的卵巢功能性囊肿。

5. 促甲状腺素腺瘤 具有促甲状腺激素与催乳素的功能。临床有甲状腺功能亢进与泌乳等症状。

6. 混合型垂体腺瘤 有时垂体腺瘤由几种不同的组织细胞所组成,如生长激素与催乳素细胞肿瘤,亦有无功能细胞肿瘤导致闭经。闭经患者怀疑垂体性闭经时应行 MRI 或 CT 检查诊断有无垂体肿瘤。

几种垂体腺瘤中妇科最多见的是催乳素腺瘤,其他均在内分泌科处理。

当垂体肿瘤长大后,临床可出现颅内压迫症状,如头痛、视野模糊缩小等;结合相关靶器官腺体过度活跃或受抑制的临床表现,可怀疑相关的垂体肿瘤,可能的话经手术病理证实。

(三) 空泡蝶鞍综合征

常表现有闭经、泌乳与 PRL 升高,详见第十二章高催乳素血症。

(四) 颅咽管瘤

颅咽管瘤(craniopharyngioma)不属垂体肿瘤,但其部位可压迫下丘脑与垂体,导致闭经,因此可列入垂体或下丘脑部位。

颅咽管瘤是来自胚胎发育过程中的颅咽囊,以后发展为颅咽管瘤,多数为囊性,当肿瘤增大后,向上可压迫第三脑室底部,向前可挤压视神经交叉,向下可压迫下丘脑和垂体,根据年龄不同、压迫部位不同而出现不同的症状。

1. 临床表现 颅咽管瘤占颅内肿瘤的 3%,囊性约占半数,实性 14%,混合型 32%,囊壁为鳞状上皮,少数为柱状上皮。男性多于女性,多见于青年。

肿瘤生长缓慢,直至增大引起压迫与颅内压增高出现头痛,方引起注意。压迫视交叉出现视力障碍等症状。压迫下丘脑与垂体出现厌食、尿崩、口渴,压迫垂体柄出现催乳素升高、泌乳与闭经。发病在青春期前,有性幼稚,生长障碍;发病在青春期后可有继发性闭经、生殖器萎缩等。

2. 诊断 X 线头颅侧位相可见蝶鞍扩大,或鞍背骨质破坏,此肿瘤特点可见钙化影。CT 或 MRI 均能确诊与定位。

3. 治疗 颅咽管瘤一经诊断应立即考虑手术切除与放射线治疗。但全部切除比较困难,因此复发率高,部分切除肿瘤后加放疗能取得比较满意的效果。

(五) 垂体单一促性腺激素缺乏症

1. 促性腺激素缺乏 近年来发现某些不明原因的原发性闭经患者促性腺激素功能低下,可能是由于 LH 或 FSH 分子 α 与 β 亚单位或受体异常所致原发性闭经。卵巢内有始基卵泡和初级卵泡,性器官与性征不发育,血 LH 与 FSH 以及 E_2 水平低下。外源性促性腺激素能使卵泡发育排卵,无生育要求者用激素补充疗法(HRT)。

2. 生长激素缺乏 幼年时影响生长,身材矮小,体态匀称,智力正常。青春期发育差,无初潮,激素测定尤以生长激素低,其他促性腺激素可能均低。年龄小时用生长激素能增加身高。亦有不影响生殖激素而有正常初潮的。

五、下丘脑性闭经

垂体以上，下丘脑部位引起闭经的疾病称为下丘脑性闭经（hypothalamic amenorrhea, HA）。下丘脑是促性腺激素释放激素（GnRH）的合成与分泌部位。当下丘脑不分泌 GnRH 或分泌不足时，将影响垂体与卵巢一系列生殖功能的调节而出现闭经。包括中枢神经系统及下丘脑各种功能和器质性疾病引起的闭经。此类闭经的特点是下丘脑 GnRH 合成和分泌缺陷或水平下降导致垂体促性腺激素（Gn），即 FSH、特别是 LH 的分泌功能低下，故属低促性腺激素性闭经。临床上按病因可分为功能性、基因缺陷或器质性、药源性三大类。

(一) 功能性

当机体处于生物 - 社会 - 精神的应激时，将通过下丘脑促肾上腺皮质激素释放因子（corticotropin releasing factor，CRF）刺激肾上腺系统平衡应激状态。CRF 的分泌将抑制 GnRH 的分泌而造成闭经。亦将同时激活交感神经系统与垂体分泌应激激素如 PRL、GH 与 ACTH。ACTH 刺激肾上腺轴分泌皮质激素与儿茶酚胺是应激中最重要的代谢与内分泌反应。也通过激活内源性鸦片肽抑制 GnRH 而影响生殖系统，导致功能性闭经（FHA），因此 FHA 是一种排除性诊断，在除外其他导致闭经的原因后才能诊断。生活中的应激方式多种多样，以下举例几种常见因素从神经影响生殖功能导致闭经。

1. **假孕** 假孕（pseudocyesis）是一种典型的精神心理原因而发生躯体症状的心身疾病。妇女因思子心切而认为自己已怀孕而出现典型的怀孕症状与体征，LH 的脉冲与雌、孕激素测定升高，PRL 的升高与泌乳等均类似怀孕，但 β-hCG 不会升高。一旦告以不是妊娠，一切怀孕的改变即将消失，PRL 与 LH 均下降。说明了生殖与精神神经内分泌的关系。曾提出假孕的产生是由于忧郁。

2. **神经性厌食** 神经性厌食（anorexia nervosa）是一种非常特殊的心理神经内分泌疾病，早在 200 多年前已被发现，多见于青春期女孩，近年来发现有所增加。因过分追求"骨感"苗条身材，严酷节食，导致过度消瘦，偶可致死亡。家庭背景常为中上等，父母可能管教过严或疏忽。个人多为强迫性格与内向，缺乏自我鉴别的能力，有心身受暴力的侵害或性骚扰或乱伦史，出现内在的心理与性冲突，适应力差。此症的发病机制尚不清楚，但已发现多种下丘脑 GnRH 的特异改变。

(1)临床表现：个性较固执、不易商量问题，少言寡语，极不合作，孤僻，闭经。消瘦，体重减轻，皮肤干燥。体温、血压低，血象、血浆蛋白低，LH、FSH、E_2、T 均低。

(2)诊断与处理：诊断并不困难，处理尚无统一的意见。首先必须进行大量的思想工作，父母尽可能避免与其对抗，需要极大的耐心，引导患者知道没有健康就没有一切。补充辅助治疗，如维生素与微量元素，减轻生活与思想压力。用小剂量雌激素周期治疗，若能来少量月经，对患者和家属亦是一种鼓励，提高治疗信心。对患者能纠正雌激素低落状态，对神经 -

下丘脑 - 垂体与全身起良好的作用。轻型患者经过一段时间的治疗可逐渐恢复。一旦代谢异常开始扭转，即将逐渐恢复，恢复时间比较缓慢，不能急于求成。多数轻型患者处理得当均能恢复。若已严重缺乏营养，需肠外补充营养而预防死亡。

患者因闭经骨矿物密度的下降，尤其在成年前积累骨量的阶段，在处理神经性厌食患者时也是一个关键的问题。体重的增加和月经的恢复导致骨密度增加，但骨软化仍持续，提示在青春期的骨矿物丢失，可能不是完全可逆的。激素补充治疗可能对部分患者有效，但非全部有效。一项在骨软化的神经性厌食患者中经短期用重组 IGF- I 治疗的报告显示有骨形成指标的增加，可能提供一种新的治疗选择，但尚需更多的研究。

3. 应激性闭经 影响卵巢功能另有一条途径是直接通过神经系统。患者在一次强烈的神经刺激后立即发生闭经，速度极快，难以用内分泌系统进行解释。现已了解卵泡膜 - 间质细胞部位有直接的交感神经支配。卵泡膜 - 间质细胞是儿茶酚胺接受和作用的部位，因此可直接通过交感神经的影响发生闭经。此种闭经恢复亦较慢。

4. 运动性闭经 约占女性运动员的 1%~14%，常将月经紊乱、能量摄入不足和骨量下降称为女运动员三联症（female athlete triad，FAT）。女运动员，尤其是体操运动员、马拉松运动员、芭蕾舞演员等，在持续剧烈运动后可能出现闭经。剧烈运动亦是一种强烈的应激反应，影响下丘脑与垂体一系列的应激反应。多少运动量后出现闭经尚难于估计，个体的基础条件各不相同，月经失调程度亦各不相同。可出现初潮延迟、月经稀发、无排卵或闭经。芭蕾舞演员、田径或游泳运动员等闭经发生率约 60%~80%。运动性闭经不一定发生于体重减轻。但若体重减轻 10%~15%，反映体脂丢失 30% 时将出现闭经。脂肪是睾酮芳香化至雌激素的主要部位，当运动量减少、应激逐渐减轻或消失，月经周期即可恢复。此外，运动员压力大、受伤、使用兴奋剂等也可能导致功能性闭经。

5. 营养相关性闭经 慢性消耗性疾病、肠道疾病、营养不良等导致体重过度降低及消瘦，均可引起闭经。

（二）基因缺陷或器质性

单一 GnRH 缺乏，包括 Kallmann 综合征与特发性低促性腺激素性腺功能低下（idiopathic hypogonadotropic hypogonadism，IHH），前者除低 GnRH 性腺功能低下外尚有嗅觉丧失或低下，属原发性器质性病变。

1. 发病机制

（1）Kallmann 等首次描述此征而命名为 Kallmann 综合征（Kallmann syndrome）。早期研究中发现患鱼鳞病者与家族中同时有 Kallmann 综合征。已知鱼鳞病患者甾体硫酸脂酶基因缺失在 Xp 远端，发现 Kallmann 综合征者在 Xp22.3 有基因突变，命名为 *KAL-1* 基因。女性发病率为 1/150 000。

KAL-1 基因编码 680 个氨基酸的细胞外基质蛋白，具有抗丝氨酸蛋白酶及细胞黏附分子功能。*KAL-1* 基因编码蛋白具有调控神经轴突向外生长和识别靶组织或靶细胞的功能，可能参与 GnRH 分泌神经元和嗅觉神经元的迁移。

早年的发育生物学研究,发现下丘脑 GnRH 神经元来自脑外,与嗅神经元均来自嗅板上皮细胞。然后这两种神经元沿嗅神经通道移行进入大脑。入弓状核前需有一个急转弯而后到达弓状核而起作用。KAL 蛋白作为一个神经粘连分子引导嗅神经元与 GnRH 神经元的移行,*KAL* 基因缺失造成嗅神经元与 GnRH 神经元不能到位建立神经元联系而出现 Kallmann 综合征。

临床发现 Kallmann 综合征有家属史而推测有常染色体显性遗传、常染色体隐性遗传与 X- 连锁遗传。*KAL-1* 基因虽与 X 基因相近,但以后的研究显示 X- 连锁方式只占 18%~36%。多数情况的发生只是散在的,因此以常染色体的遗传方式更为多见。

(2)特发性低促性腺激素性腺功能低下(IHH): IHH 虽与 Kallmann 综合征相似,但无嗅觉障碍,可能是由于 GnRH- 受体 1 基因突变所致。

2. 临床表现与诊断　典型表现为无性征发育,原发性闭经,Kallmann 综合征有嗅觉丧失或低下。GnRH 亦可有不同程度的缺乏。可影响原始卵泡的发育,亦可有卵泡发育而有不同程度的性征发育。

原发性闭经患者,激素测定 FSH 与 LH 低,E_2 亦低,用 GnRH 刺激试验有 LH 与 FSH 的反应。应考虑用 MRI 或 CT 除外下丘脑与垂体部位肿瘤,方能诊断下丘脑性闭经。

3. 处理　青春发育前可考虑用性激素人工周期补充治疗使第二性征发育。成年后可结婚,希望生育时进行不育常规检查后,如无其他异常,可用 GnRH 脉冲泵治疗。每 60~90 分钟注射 5μg GnRH 诱导一次脉冲。若快于或慢于每 60~90 分钟将诱导卵泡发育异常与出现异常黄体期。若用每 10μg 一次脉冲增高 LH 波幅,将增多卵泡发育与排卵。GnRH 脉冲治疗,达到排卵与妊娠成功率较高,不易有卵巢过度刺激和多胎,现有类似定时注射胰岛素的泵,可定时注射 GnRH,达到较好的促排卵结果,而卵巢过度刺激和多胎的发生率显著降低,且不需监测,较为简单。使用促性腺激素直接刺激卵巢排卵也可以达到排卵的目的,需预防卵巢过度刺激(OHSS)和多胎妊娠。

(三) 药源性

为治疗疾病,某些影响中枢或下丘脑的药物亦可导致药物性闭经或医源性闭经。

1. 抗精神病药物　接受抗精神病药物过程中可出现闭经,或伴泌乳。如氯丙嗪、奋乃静或合并应用等,1990 年上海精神病院治疗 116 例女性中,年龄 18~49 岁,29 例(25%)发生闭经、泌乳。

2. 避孕药　长期服用避孕药,用药过程中或停药后出现闭经,详见第二十四章激素类避孕药的临床应用。

3. 其他药物　某些药物也可能抑制下丘脑与垂体功能的药物治疗疾病时即出现闭经。

但需注意的是,棉酚及雷公藤虽也能导致闭经,但它们主要是通过抑制卵巢而非中枢,抑制中枢与绝经是不同的机制,两者应无相关关系。

某些年轻患者当生殖功能旺盛时,停药后能自然恢复。年龄 40 岁以上近绝经过渡期时,停药后不能自然恢复而早绝经时应予治疗,不能恢复者为预防绝经后并发病应予 HRT。

六、其他

人体是一个有机整体,各器官与组织之间,既有各自的特殊功能,又相互影响与相互制约,成为一个完整的有机体。生殖内分泌系统是一个完整的系统,但亦受其他系统的影响。内分泌系统中最明显的是肾上腺与甲状腺功能异常时生殖内分泌系统亦受到影响而出现月经失调、无排卵或闭经。高雄激素血症是临床常见的症状,也是导致闭经的常见原因,涉及内分泌 - 免疫 - 代谢等全身多领域。

(一) 雄激素增高的疾病

有多囊卵巢综合征、先天性肾上腺皮质增生症、分泌雄激素的肿瘤及卵泡膜细胞增殖症等。

1. 多囊卵巢综合征 多囊卵巢综合征的基本特征是排卵障碍及雄激素过多症;常伴有卵巢多囊样改变,普遍存在胰岛素抵抗,病因尚未完全明确,目前认为是一种遗传与环境因素相互作用的疾病。临床常表现为月经稀发、闭经及雄激素过多症,育龄期妇女常伴不孕。详见第十三章多囊卵巢综合征。

2. 分泌雄激素的卵巢肿瘤 主要有卵巢性索间质肿瘤,包括卵巢支持 - 间质细胞瘤、卵巢卵泡膜细胞瘤等;临床表现为明显的高雄激素体征,呈进行性加重。

3. 卵泡膜细胞增殖症 卵泡膜细胞增殖症是卵巢间质细胞 - 卵泡膜细胞增殖产生雄激素,可出现男性化体征。

4. 先天性肾上腺皮质增生症(CAH) CAH 属常染色体隐性遗传病,常见的有 21- 羟化酶和 11β- 羟化酶缺陷。由于上述酶缺乏,皮质醇的合成减少,使 ACTH 反应性增加,刺激肾上腺皮质增生和肾上腺合成雄激素增加;故严重的先天性 CAH 患者可导致女性出生时外生殖器男性化畸形,轻者青春期发病可表现为与 PCOS 患者相似的高雄激素体征及闭经,详见第六章性分化与发育异常。

(二) 甲状腺疾病

常见的甲状腺疾病为桥本氏病及 Graves 病;常因自身免疫抗体引起甲状腺功能减退或亢进,并抑制 GnRH 的分泌引起闭经;也有发现抗体的交叉免疫破坏卵巢组织引起闭经。由于甲状腺疾病而出现闭经时应首先治疗肾上腺或甲状腺疾病。

第四节 诊 断 步 骤

前面介绍的闭经种类繁多,诊断的关键是怎样有步骤地逐层递进,由下生殖道开始向上至中枢神经系统寻找闭经原因的部位,然后再从这一部位中深入分析属哪一类的闭经,提出针对性的治疗。对于原发性闭经和高促性腺激素性闭经的患者,应注意检查性染色体,结合其他检查寻找病因。希望最后能寻找到病因,至少要将闭经原因定位于哪个水平。有妊娠可能的需首先除外妊娠相关的停经。

一、首先除外下生殖道闭经

原发性闭经患者应注意检查下生殖道有无解剖异常。病史中月经流畅,妇科检查生殖道通畅即足以除外下生殖道闭经。

二、子宫性闭经

子宫性闭经若用黄体酮撤退无反应;再周期用足量雌、孕激素亦无撤退;说明内膜对雌、孕激素无反应,可考虑为子宫性闭经。结合病史有无结核或重要感染或多次人工流产史等破坏内膜病史更可佐证。

若用黄体酮撤退有月经,就可以除外子宫性闭经。

三、除外下生殖道与子宫性闭经后的诊断步骤

需从卵巢向上鉴别卵巢、垂体、下丘脑或神经性闭经。首先测定 LH、FSH、PRL、E_2、T 和 P 六项激素从中鉴别闭经的原因部位(图 11-2)。

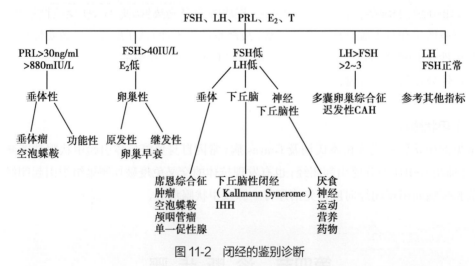

图 11-2 闭经的鉴别诊断

1. FSH>40U/L、E_2 低,考虑为卵巢性闭经,卵巢无卵泡发育,不分泌抑制素,FSH 失去抑制而升高是诊断卵巢性闭经的重要标志,也称为高促性腺激素性性腺功能低下性(hypergonadotropic hypogonadism)闭经。然后进一步从卵巢性闭经中寻找先天性或后天性的原因。

2. FSH 低、LH 亦低、E_2 低,属低促性腺激素性性腺功能低下性(hypogonadotropic hypogona-

dism)闭经。属垂体或下丘脑性闭经,进一步区分垂体或下丘脑性。若病史中有产后出血休克史者即应考虑为垂体性闭经属希恩综合征,进一步检查涉及几个靶腺:性腺、肾上腺与甲状腺。然后除外该区有无肿瘤,若无肿瘤应寻找下丘脑与神经因素中的各种原因。

3. GnRH 刺激试验可证明垂体功能是否有反应。LH 与 FSH 比例失调者,LH/FSH>2~3 时,考虑多囊卵巢综合征或少见的迟发性肾上腺皮质增生。

4. PRL>30ng/ml 或>880mU/L(WHO)属高催乳素血症,然后进行 MRI 或 CT 区分是肿瘤性还是功能性,可参考第十二章高催乳素血症。

5. P 升高,而 E_2 和 T 下降,提示有性激素合成障碍,常见于 CAH 中的 17α- 羟化酶缺乏。

6. 当 FSH 与 LH 在正常范围时,E_2 水平低,多提示下丘脑 - 垂体功能性改变,常见于 GnRH 的脉冲异常。

测定这六种激素可大致区分闭经原因的部位,然后进一步分析该部位的可能原因,缩小寻找的范围。在诊断闭经时,医生对闭经原因有一个全面的了解,然后按照上述的方法层层寻找,寻找中不断补充详细的病史必能找到闭经的原因。可参考下列推荐的诊断流程图(图 11-3、11-4)。

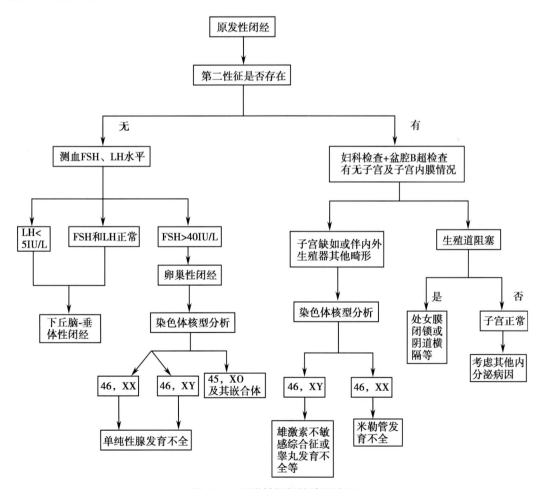

图 11-3 原发性闭经的诊断流程

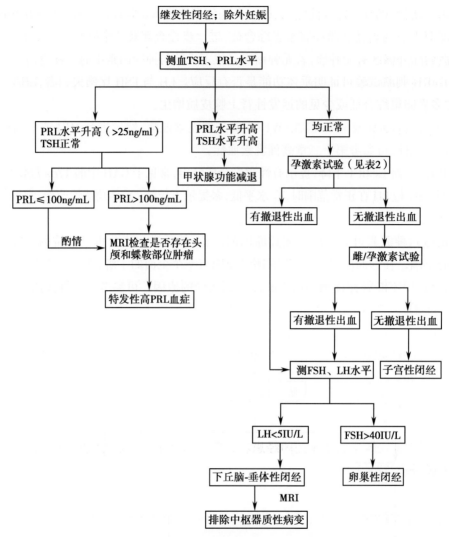

图 11-4 继发性闭经的诊断流程

第五节 闭经的处理

前面介绍的闭经原因很多,处理方法各异,已在不同的闭经原因中介绍,具体疾病的治疗已有介绍,这里不再重复,只是将一些共同的治疗原则作一介绍。

一、病因治疗

部分患者去除病因后可恢复月经,如神经精神应激起因的患者应进行精神心理疏导;低体重或因节制饮食消瘦致闭经者应调整饮食、加强营养；运动性闭经者应在合适的时机适当减少运动量及训练强度。对于下丘脑（颅咽管肿瘤）、垂体肿瘤（不包括分泌催乳素的肿瘤）及卵巢肿瘤应手术去除肿瘤；含 Y 染色体的高促性腺性闭经，其性腺具恶性潜能，应尽快行性腺切除术；因生殖道畸形经血引流障碍而引起的闭经，应手术矫正使经血流出畅通。

二、雌激素补充或／及孕激素治疗

对青春期性幼稚及成人低雌激素血症者，为维持健康，预防骨质疏松，都需要补充雌激素与孕激素，维持女性特征与生理功能，提高妇女的生活质量。用药原则如下。

1. 对青春期性幼稚患者，在身高尚未达到预期身高时，起始剂量应从小剂量开始，如每日或隔日 17β- 雌二醇或戊酸雌二醇 0.5mg/d 或结合型雌激素 0.3mg/d；在身高达到预期身高后，可增加剂量，如 17β- 雌二醇或戊酸雌二醇 1~2mg/d 或结合型雌激素 0.625~1.25mg/d 促进性征进一步发育，待有阴道出血提示子宫发育后，可根据子宫内膜增殖程度定期加用孕激素或采用雌、孕激素序贯配方的制剂周期疗法。青春期女孩的周期疗法建议选用天然或接近天然的雌激素与孕激素，如地屈孕酮和微粒化黄体酮，有利于生殖轴功能的恢复。

2. 成人低雌激素血症则先采用 17β- 雌二醇或戊酸雌二醇 1~2mg/d 或结合型雌激素 0.625mg/d 以促进和维持全身健康和性征发育，待子宫发育后同样需定期加用孕激素或采用雌、孕激素序贯配方的制剂周期疗法。有雄激素过多体征的患者可采用含抗雄激素作用的孕激素配方制剂。

3. 对有内源性雌激素水平的闭经患者则应定期采用孕激素，使子宫内膜定期撤退，保护子宫内膜，按时来月经。

三、针对疾病病理生理紊乱的内分泌治疗

根据闭经的病因及其病理生理机制，采用针对性内分泌药物治疗以纠正体内紊乱的激素水平，而达到治疗目的。如 CAH 患者应采用糖皮质激素长期治疗；对于有明显高雄激素体征的 PCOS 患者可采用雌孕激素联合的口服避孕药，合并胰岛素抵抗的 PCOS 患者可选用胰岛素增敏剂；上述治疗可使患者恢复月经，部分患者可恢复排卵。甲状腺与肾上腺疾病请内科内分泌医生协助诊治。

四、诱发排卵

对于 WHO Ⅰ型闭经患者，即低 Gn 闭经患者，在采用性激素治疗促进生殖器发育、子宫内膜已获得对雌孕激素的反应后，可采用 GnRH 泵治疗或人绝经后尿促性腺激素（HMG）联合人绒毛膜促性腺激素（hCG）促进卵泡发育及诱发排卵，由于可能导致卵巢过度刺激综合征（OHSS），严重者可危及生命，故使用促性腺素诱发排卵必须由有经验的医生在有 B 超和

激素水平监测的条件下用药。

对于 WHO Ⅱ型闭经患者,即不排卵的闭经患者,应设法诱导卵子发育成熟,出现月经。由于患者体内有一定内源性雌激素,可首选氯米芬或来曲唑作为促排卵药物。

对于 WHO Ⅲ型闭经患者,即 FSH 升高的闭经患者,由于其卵巢功能衰竭,不建议采用促排卵药物治疗,可考虑赠卵、IVF-ET 治疗。

五、辅助生殖的治疗

希望生育的妇女,除原发性卵巢性闭经无卵子者需采用辅助生殖技术借卵生育。凡有卵子者均可用促排卵治疗,人工刺激卵子发育、排卵而受孕。

对于有生育要求,诱发排卵后未成功妊娠,或合并输卵管问题的闭经患者或男方因素不孕者可采用辅助生殖技术治疗。详见第十五章辅助生殖技术的分类与适应证。

(田秦杰　葛秦生)

参考文献

1. 中华医学会妇产科分会内分泌学组. 闭经诊断与治疗 (试行). 中华妇产科杂志, 2011, 46 (9): 712-716.
2. JEROME F STRAUSS Ⅲ, ROBERT L BARBIERI, ANTONIO R GARGIULO. Yen & Jaffe's Reproductive Endocrinology. 8th ed. Philadelphia: Elsevier, 2019.
3. The Practice Committee of the American Society for Reproductive Medicine. Current evaluation of amenorrhea. Fertility & Sterility, 2008, 90 (Supplement): S219-S225.
4. DIAZ A, LAUFER MR, BREECH LL, et al. Menstruation in girls and adolescents: using the menstrual cycle as a vital sign. Pediatrics, 2006, 118: 2245-2250.
5. ABREU AP, KAISER UB. Pubertal development and regulation. Lancet. Diabetes & Endocrinology, 2016, 4: 254-264.
6. YOUNG J, XU C, PAPADAKIS GE, et al. Clinical management of congenital hypogonadotropic hypogonadism. Endocrine Reviews, 2019, 40: 669-710.
7. MICHOPOULOS V, MANCINI F, LOUCKS TL, et al. Neuroendocrine recovery initiated by cognitive behavioral therapy in women with functional hypothalamic amenorrhea: a randomized, controlled trial. Fertil Steril, 2013, 99 (7): 2084-2091. e1
8. BOEHM U, BOULOUX PM, DATTANI MT, et al. Expert consensus document: European Consensus Statement on congenital hypogonadotropic hypogonadism--pathogenesis, diagnosis and treatment. Nat Rev Endocrinol. 2015, 11 (9): 547-64.
9. LEE PA, NORDENSTRÖM A, HOUK CP, et al. Global Disorders of Sex Development Update since 2006: Perceptions, Approach and Care. Horm Res Paediatr. 2016, 85 (3): 158-80.
10. EUROPEAN SOCIETY FOR HUMAN REPRODUCTION AND EMBRYOLOGY (ESHRE) GUIDELINE GROUP ON POI. ESHRE Guideline: management of women with premature ovarian insufficiency. Hum Reprod.

2016, 31 (5): 926-37.

11. PHYLACTOU M, CLARKE SA, PATEL B, et al. Clinical and biochemical discriminants between functional hypothalamic amenorrhoea (FHA) and polycystic ovary syndrome (PCOS). Clin Endocrinol (Oxf). 2021, 95 (2): 239-252.

12. SPEISER PW, ARLT W, AUCHUS RJ, et al. Congenital Adrenal Hyperplasia Due to Steroid 21-Hydroxylase Deficiency: An Endocrine Society Clinical Practice Guideline. J Clin Endocrinol Metab. 2018, 103 (11): 4043-4088.

13. 中华医学会妇产科学分会妇科内分泌学组. 闭经诊断与治疗指南(2023 版). 中华妇产科杂志, 2024, 59(01): 5-13.

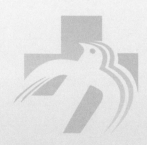

实用女性
生殖内分泌学

Practical Female
Reproductive Endocrinology

3rd EDITION

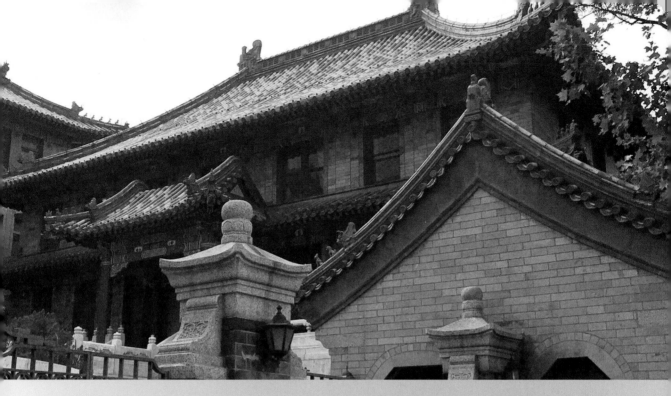

第十二章

高催乳素血症

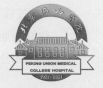

20世纪20年代生理学家正式命名了催乳素(prolactin,PRL),1971年成功分离并纯化了人PRL,建立了人血清PRL浓度测定方法。随着检测的便捷、治疗经验的积累,本领域的认识在不断地更新。2009年国内第1版《高催乳素血症诊疗共识》由神经外科联合妇科内分泌、内分泌及放射治疗科等领域的专家共同编写,2016年中华医学会妇产科学分会内分泌学组对2009年共识进行了更新,形成了新一版《女性高催乳素血症诊治共识》。本章将从PRL的生理开始讲述,然后着重讲解女性高催乳素血症(hyperprolactinemia,HPRL)的诊疗。

一、催乳素在女性体内的生理

(一) 催乳素的合成和分泌

人类PRL是一种肽类激素,主要由腺垂体催乳素细胞(lactotroph)合成和分泌,妊娠期绒毛和蜕膜也合成产生PRL。非妊娠状态下,以下部位也合成少量PRL:黄体中期蜕膜样变的子宫内膜,免疫系统中的淋巴结、胸腺、脾脏、外周血单核细胞,大脑,皮肤,乳腺,血管内皮,肠道及汗腺等。

人类*PRL*基因位于第6对染色体的短臂,靠近HLA-DRB1区,长约10kb,含有5个外显子和4个内含子,其5′端有组织特异性的转录活化区域Pit-1。转录活化区Pit-1增强PRL基因转录的作用受其他因子的调控,这些因子中包括有促甲状腺素释放激素(thyrotropin-releasing hormone,TRH)和雌激素等。在经过PRL mRNA翻译后,由于裂解、多聚化、糖基化、磷酸化和降解等修饰程度的不同,以及其免疫性不同,导致产物PRL分子具有明显的异质性,即其分子形式有多种。

已报道的PRL分子形式有四种:①小分子PRL:为PRL单体,分子量约23kDa;②单体糖基化形式两种:G_1hPRL和G_2hPRL,分子量25kDa,G_2hPRL的生物活性是G_1hPRL的4倍;③大分子PRL:是G_2hRL的二聚体或三聚体,分子量50kDa;④大大分子PRL:是多聚体,分子量100~160kDa,推测该多聚体是单体G_2hPRL与一种免疫球蛋白G抗体的复合物,后者可能是抗PRL分子的自身抗体。

四种PRL分子形式都具有生物活性,但程度明显不同。单体PRL与其受体结合能力高,因此生物活性高;大大分子PRL因其多聚体中存在抗PRL分子的抗体,而不能与受体恰当地结合,因此在体内生物活性低。这四种分子形式均具有免疫活性,但程度不等,也以小分子PRL最高。生理情况下,血中PRL的80%~90%为单体,8%~20%为二聚体,1%~5%为多聚体。若HPRL患者血中不同分子形式PRL的构成比发生明显改变,从而可能导致PRL升高的程度与临床表现不一致。比如个别患者,虽然其血PRL水平异常升高,但生殖功能可能正常,不出现明显的月经失调和/或泌乳等临床症状,这是因为增多的PRL多为生物活性低的大分子PRL。

(二) 女性催乳素的分泌特点和影响因素

1. 非妊娠期、非哺乳期的PRL分泌特点和影响因素

(1)脉冲式分泌:每日约有13~14次峰值,平均振幅可达正常值上限的20%~30%。成年女性血平均水平在不同的实验室,约为 5~25ng/ml 或 10~28ng/ml 或 200~800mU/L。

(2)睡眠觉醒节律:入睡约 1 小时后,PRL 开始升高,在凌晨 2 点时达峰值,醒后 1 小时迅速下降,上午 10 点至下午 2 点最低。

(3)与生长发育有关:由于母体高雌激素水平的刺激,新生儿血 PRL 水平可超过正常 10 倍以上,出生 3 个月后逐渐降至正常低水平。从青春期开始渐升高达成熟期水平,绝经后约 1.5 年内又渐降至成熟期水平的 1/2。这些变化似乎与一生中雌激素水平的变化相平行。

(4)与月经周期的时相有关:在排卵前较高,似与 LH、FSH 峰的出现相平行,在黄体期虽渐下降,但仍高于卵泡期,至下周期的卵泡早期末降到最低,约为排卵前水平的 1/2。

(5)与进食富含蛋白质的食物有关:在摄入这样的食物后的 30 分钟内,血 PRL 水平可升高 50%~100%。

(6)与应激有关:应激可使血 PRL 水平升高,通常升高 1 倍左右,但很少超过 40ng/ml,持续时间少于 1 小时。

2. 妊娠期 PRL 分泌特点 由于妊娠期高雌激素水平,使孕妇垂体催乳素细胞增殖,导致血 PRL 水平逐渐升高,其升高曲线与雌激素升高水平相平行。在孕晚期升至最高,可高达 200ng/ml 以上。

在孕期,绒毛和蜕膜合成分泌 PRL,这种来源的 PRL 虽然结构和生物活性与母体垂体来源的 PRL 相同,但其合成分泌几乎不受多巴胺调节。绒毛和蜕膜细胞合成的 PRL 进入羊水,使羊水中 PRL 浓度比母血浓度高 10~100 倍。同时胎儿垂体也能合成和释放 PRL,胎儿血 PRL 水平高于母血。

3. 产后和哺乳期 PRL 分泌特点 自然临产时血 PRL 水平下降,于分娩前 2 小时左右达低谷,产后 2 小时内又升至高峰。不哺乳者,产后 3~4 周恢复正常;哺乳者,因乳头吸吮刺激促使垂体快速释放 PRL,血 PRL 水平在产后 6~12 个月恢复正常,延长哺乳时间则高 PRL 状态相应延长。哺乳期妇女可能会持续闭经。

(三)催乳素分泌的调节

垂体催乳素细胞分泌 PRL 主要受下丘脑释放的两类因子调节:PRL 抑制因子(PRL-inhibitory factor,PIF)和 PRL 释放因子(PRL-releasing factor,PRF)。生理情况下,抑制途径占主导,多巴胺(dopamine,DA)是最主要的 PIF。

1. 抑制因子 许多实验已证明,DA 是在生理情况下起主导作用的 PIF。下丘脑的两个主要多巴胺能系统:结节—漏斗(tuberoinfundibular DA,TIDA)路径和结节—垂体(tuberohypophyseal DA,THDA)路径负责对 PRL 发挥抑制作用。DA 能神经元分布于下丘脑弓状核,其轴突终止于正中隆起,由位于正中隆起神经末梢的突触小体分泌的 DA,随即进入垂体门脉系统,到达垂体前叶,与垂体前叶的催乳素细胞膜上的 DA 受体结合,抑制催乳素的分泌。门脉中(垂体柄处)DA 的浓度比外周血高 5~10 倍,当门脉中 DA 的浓度达约 6ng/ml 时足以发挥降低血 PRL 水平的作用。垂体柄疾患、受伤、受压或被切断,都可使下丘脑的 DA 不能到达垂体催乳素细胞,从而不能实施其抑制作用,而导致血 PRL 水平异常升高。

DA 受体既分布于中枢,也分布于外周组织,分为 D_1 和 D_2 两种。垂体催乳素细胞膜上有 D_2 受体,若垂体催乳素细胞的 D_2 受体被结合,则 PRL 的分泌被抑制。当体内 D_1 受体起作用时,则会产生轻度肾上腺素能副作用,如头晕、恶心、呕吐、鼻塞、直立性低血压。两种受体基因位于不同的染色体,信号转导不同。对 DA 受体的选择性效应,为开发新一代 HPRL 治疗药物 DA 受体激动剂提供了一个思路:选择性地作用于催乳素细胞膜上的 D_2 受体,而避免作用于体内其他亚型受体,既可能提高抑制 PRL 的效果,又可能降低药物副作用。

除 DA 外,PIF 包括 GnRH 相关蛋白(GnRH-associated protein,GAP)、γ- 氨基丁酸(γ-aminobutyric acid,GABA)以及可能还有 PRL 自身。

一些实验研究表明 GAP 和 GABA 对 PRL 的分泌有抑制作用,但其生理重要性尚待明确。动物实验表明 PRL 对自身分泌有负反馈抑制作用,已称之为短环反馈或自身反馈。有证据提示,这种反馈是通过放大 TIDA(结节 - 漏斗 DA 通路)而起作用的。在人类尚未证实存在 PRL 短环反馈。

此外,糖皮质激素和甲状腺素可抑制 PRL 基因转录,抑制 PRL 的分泌。维生素 D 也能抑制 PRL 的合成和释放。

2. 释放因子　下列物质来自下丘脑、垂体或外周组织,可以促进 PRL 的释放,可能起释放因子的作用。

已知来自下丘脑的有:促甲状腺素释放激素(thyrotropin-releasing hormone,TRH);生长激素释放激素(growth hormone releasing hormone,GHRH);促性腺激素释放激素(gonadotropin-releasing hormone,GnRH);5- 羟色胺(5-hydroxytryptamine,5-HT),又称为血清素(serotonin)。来自垂体的有:血管活性肠肽(vasoactive intestinal peptide,VIP);VIP 前体中的一种多肽,组氨酸甲硫氨酸肽(peptide histidine methionine,PHM);PRL 释放肽(PRLrP);垂体后叶催产素(oxytocin)和血管升压素(vasopressin)。其他活性肽和神经递质还有:血管紧张素 Ⅱ(angiotensin Ⅱ);内源性鸦片样物质;组胺(histamine);神经紧张素(neurotensin);P 物质(substance P)等;以及性甾体激素:雌激素与孕激素等。

在这些物质中,对 TRH 促 PRL 释放的作用研究较多。垂体催乳素细胞有 TRH 受体,给予 TRH 可以快速刺激 PRL 基因转录和迅速释放 PRL。但是并非在所有实验、生理以及病理情况下 TRH 和 PRL 都呈现一致性的升高或降低。尽管部分研究资料未提供一致性结果,而且,TRH 促 PRL 释放的生理作用可能并不重要,然而仍支持 TRH 是一种生理性的 PRF。

持续较高浓度的雌激素通过刺激垂体催乳素细胞增殖、促进基因转录、影响 DA 的抑制作用等途径,可致 PRL 的合成和释放增加。GnRH 促 PRL 释放的作用,可能与围排卵期 PRL 的升高有联系。5- 羟色胺可能与睡眠相关的 PRL 升高及峰值形成有联系,也参与吮吸诱导的 PRL 升高。VIP 和催产素可能参与吮吸、应激诱导的 PRL 的升高。生理非孕情况下,上述物质促进 PRL 释放的作用均很弱,研究结果也不一致,它们的生理意义还有待明确。

绒毛和蜕膜合成和分泌的 PRL 调控与上述的垂体催乳素细胞分泌的 PRL 调控完全不

同,几乎不受多巴胺受体激动剂和拮抗剂的影响,主要由孕激素或者孕激素加雌激素调节,在有雌激素分泌的基础上,孕激素水平升高会促进绒毛和蜕膜合成和分泌 PRL,但单独 E_2 无作用。若无特殊说明,通常讲述 PRL 分泌调控指的是垂体催乳素细胞分泌的 PRL 调控。

(四) 催乳素的生理作用

PRL 受体在体内广泛表达,不仅存在于生殖系统各部位和乳腺,而且还存在于心血管、神经、消化道、免疫系统、各内分泌腺(肾上腺、胰岛、甲状旁腺)系统以及皮肤等处,因此 PRL 的生理作用广泛。

1. 生殖系统—繁衍后代

(1)孕期促进乳腺组织生长和分化,哺乳期参与乳汁释放。孕期来自母亲垂体和胎儿附属结构的 PRL,与皮质醇、胰岛素、甲状腺素及雌、孕激素等共同促进乳腺小叶和腺泡的生长和分化,刺激合成包括乳蛋白在内的乳汁成分,为哺乳作准备,是产生乳汁的关键激素。敲除 PRL 及其受体基因的雌小鼠没有乳汁,不能哺乳,支持 PRL 在形成乳汁中起关键作用。妊娠期高水平的雌激素、孕激素抑制了 PRL 受体而无乳汁分泌。产后雌激素、孕激素水平迅速下降降低,解除了 PRL 的抑制;伴随着吸吮,血 PRL 水平升高,与其他激素共同作用,释放乳汁,提供婴儿早期生长和发育所需的营养。需注意的是,直接促使射乳的激素是催产素,催产素通过促使乳腺导管肌上皮收缩而射乳。产后泌乳的维持依赖于婴儿吸吮对乳头的刺激。此外,延长哺乳的时间,维持哺乳的强度,使 PRL 维持在较高水平,可抑制乳母的生殖功能,成为生物进化过程中一种适应性自然避孕的措施,以保护母亲和提高其后代生存可能性。

(2)参与营造适于胎儿生长的环境。羊水 PRL 水平不受 DA 和雌、孕激素的影响,能在羊水中保持高水平的 PRL,在孕期起调节羊水渗透压、胎儿肺成熟、子宫收缩及其免疫系统的作用,参与营造适于胎儿生长的宫内环境,促进和维护胎儿的正常发育。若孕期羊水 PRL 水平过低,胎儿生长可能受限。

(3)促进和维护生殖功能。女性一生各期中,血 PRL 水平有生理性改变,从进化角度考虑,这种变化应该是与其相应生理阶段的需求相关联的,由此推测到 PRL 对生殖和繁衍后代的可能起作用。在经历了妊娠期和新生儿期的生理高血 PRL 状态之后,进入生理的低血 PRL 时期;从青春期开始,血 PRL 水平再度升高,这与卵巢功能初现及随后的快速生长发育有关。已知青春期 HPRL 会导致卵巢轴功能不发育、停滞或退缩,但尚不了解青春期是否有病理性低 PRL 血症及其对机体的影响。育龄期 PRL 水平是一生中最高的浓度。

在正常的卵巢周期中,PRL 呈现轻度但明确的周期性改变,可能是适应卵泡生长和发育的需要。在卵泡晚期,生理较高水平的 PRL,可能促进优势卵泡生长,成熟卵泡排卵,卵子可以受精,使妇女具有受孕能力;在黄体期,稍高于卵泡早期的 PRL 水平,有利于孕酮合成,有助于支持胚胎的早期发育。卵泡颗粒细胞上的 PRL 受体出现在雌激素和 FSH 受体之后;在一个卵巢周期中,颗粒细胞上的 PRL 受体常与 LH 受体同时出现,意味着 PRL 在卵母细胞成熟和排卵的关键时刻都有重要作用。敲除 PRL 和 PRL 受体基因的雌小鼠,其动情周期紊乱,失去生育能力。敲除了 PRL 受体的雌小鼠,其卵巢内始基卵泡数、排卵及受精的卵数均减少;受精卵向囊胚期的发育有障碍;子宫接受囊胚植入的能力下降;雌二醇和孕酮水平低。已有试验显示,PRL 能激活 Ⅱ 型 3β- 羟甾脱氢酶,有利于孕酮的生物合成。若给月经正常的妇女服用溴隐亭,当其血 PRL 水平降至约 5ng/ml 时,其卵泡晚期雌二醇水平升高,而黄体期孕酮水平较低,并且黄体期缩短。过高的 PRL 也会抑制卵巢分泌孕酮和雌激素;抑制 FSH 激活芳香化酶的作用,直接抑制芳香化酶的生成;从而减少雌激素的合成。缺乏 PRL 或 PRL 过多均可导致生殖功能出现障碍,表明正常的生殖功能需要生理水平的 PRL 及其受体。

2. 其他器官系统　PRL 受体的广泛分布,说明 PRL 参与调节各器官系统的生理功能。对这方面的认识更多来自动物实验和女性 HPRL 时出现的异常表现所提示。

(1)对免疫功能的影响:许多研究显示,PRL 具有免疫刺激剂的作用。其受体能在免疫系统的各种细胞表达,以 B 淋巴细胞为主。动物实验显示,血 PRL 水平升高 1 倍即可改变脾脏内 B 淋巴细胞的发育过程;PRL 有抗凋亡作用;HPRL 可促进自动免疫力,增强对抗原刺激的增殖反应,增加免疫球蛋白的合成,产生各种自身抗体。已有报道,HPRL 患者自身抗体水平较正常者明显升高;长期 HPRL 可能导致最终发生系统性红斑狼疮(systemic lupus erythematosus,SLE)。已证实自身免疫性多器官病,如 SLE、类风湿性关节炎(RA)、系统性硬化、反应性关节炎等与 HPRL 有关。15%~33% 的 SLE 患者血 PRL 轻~中度升高。多巴胺能激动剂——溴隐亭能明显缓解轻~中度活动的 SLE 病情,停用溴隐亭后,病情再次突然加重,表明 PRL 在 SLE 发病机制中可能有作用。小鼠实验显示,溴隐亭在降低血 PRL 的同时,还降低了小鼠血清抗 dsDNA 抗体滴度,提高了狼疮易感小鼠的生存率。30% 的多发性硬化病患者伴有血 PRL 轻~中度升高,但未发现血 PRL 升高的程度与病情活动的程度相关。自身免疫性甲状腺疾病的一种,原发性甲减患者中,约 42% 有 HPRL,发生率高于甲状腺功能正常者。2/3 银屑病关节症状在仅用溴隐亭后得到明显改善。许多实验和临床现象的确表明 PRL 与免疫功能有关,PRL 的基因位置与免疫功能至关重要的 HLA-DRB$_1$ 区十分靠近,提供了遗传上的关联性。虽然 PRL 对免疫系统影响的许多方面仍未明确,但是临床上应关注 HPRL 对免疫系统的刺激作用。

(2)对肾上腺轴的影响:在受急性约束性应激时,HPRL 和低 PRL 两种模型大鼠下丘脑—垂体—肾上腺轴的反应不同,HPRL 大鼠的肾上腺皮质对 ACTH 的刺激更敏感,肾上腺皮质激素和孕酮释放增多。在约 50% 的 HPRL 患者血中脱氢表雄酮(dehydroepiandrosterone,DHEA)和硫酸脱氢表雄酮(DHEA sulfate,DHEAS)水平轻度升高,表明 PRL 可能影响肾上腺轴、促进肾上腺皮质合成和释放 DHEA 和 DHEAS。PRL 有缓冲焦虑的作用,因此升高的 PRL 能减缓急性应激的压力。

(3)对代谢的影响:观察到 HPRL 在发病早期的一段时间内体重增加,胰岛素水平升高,甚至有胰岛素抵抗,表明 PRL 可能影响糖代谢。对钙、骨代谢可能也有作用。雌性大鼠实验研究显示,PRL 作为钙平衡调节剂控制小肠钙吸收,鼠龄年轻者反应较敏感。

总之,PRL 对生殖系统及其他各器官系统的生理作用广泛而复杂,对其详细的作用过程还知之甚少。

二、女性高催乳素血症

(一) 定义

高催乳素血症(HPRL)是指血 PRL 水平持续超过正常范围,既有生理性也有病理性。HPRL 女性高于男性。

正常育龄期妇女血清 PRL 水平一般低于 30ng/ml。规范化地采集血标本和稳定准确的实验室测定对判断 HPRL 至关重要。各实验室应根据本实验室的数据界定血清 PRL 水平的正常范围。

继发性闭经及闭经泌乳患者中 HPRL 各占 10%~25% 及 70%~80%。HPRL 中 90% 存在异常泌乳,但月经正常者中 5%~10% 可有泌乳。

(二) 高催乳素血症的病因

HPRL 可由多种原因引起。这些原因可归纳为以下:生理性、药物性、病理性及特发性。

1. 生理性高催乳素血症 见于正常妊娠期和哺乳期女性。

2. 药物性催乳素血症 通过拮抗下丘脑多巴胺或增强 PRF 刺激而引起 HPRL 的药物有多种,详见表 12-1。

表 12-1 导致高催乳素血症的药物性因素

药物	作用途径	PRL 升高的程度
精神镇静类药 **(经典型抗精神病药)**,如	DA 受体阻断剂,有量效关系	可升高 10 倍以上,但大多低于 <100ng/ml
酚噻嗪类		停药 3 周左右
氟哌啶醇		PRL 恢复至正常
硫苯酰胺		
……		
(非经典型),如		
利培酮	5-HT 受体和 DA 受体双拮抗剂	轻度 / 中度 / 明显升高
奥氮平	D_2 受体 /5-HT 双拮抗剂	一过性升高
精神兴奋类药,如		
三环类抗抑郁药	DA 受体阻断剂	轻 / 中度升高
丙米嗪		
……		
单胺氧化酶抑制剂		轻度升高

续表

药物	作用途径	PRL 升高的程度
选择性 5- 羟色胺再摄取抑制剂类,如 氟西平	促进 PRL 分泌	多在正常范围内的轻度升高
抗癫痫药,如 卡马西平	兴奋 5-HT 能途径	中度升高 / 不升高
抗高血压药,如 α- 甲基多巴	抑制 DA 合成	中度升高
钙通道阻断剂 维拉帕米	阻断 DA 合成	轻度升高
抗胃溃疡药,如 西咪替丁	H_2 拮抗剂,促进 PRL 分泌	个别有 PRL 轻度升高
胃动力药,如 甲氧氯普胺 多潘立酮	DA 受体阻断剂	轻 / 中度升高
鸦片类	抑制 DA 分泌 促进 PRL 释放?	轻度升高
蛋白酶抑制剂	?	?
雌激素	影响 DA 对 PRL 的抑制	非孕期妇女应用治疗量雌激素,偶有 PRL 轻度升高
含雌激素的口服避孕药	影响 DA 对 PRL 的抑制	可能升高(有些研究)

药物性 HPRL 最常见于服用针对精神问题的药物。HPRL 是抗精神病药的常见不良反应,约 70% 接受抗精神病药治疗的患者出现 HPRL。近年来研究发现抗精神病药所致 HPRL 不仅与药物对多巴胺 D_2 受体阻断作用强弱相关,血脑屏障(blood brain barrier)也是一个重要影响因素。抗精神病药需穿透血脑屏障进入脑内发挥治疗作用,而垂体因血脑屏障缺如更易受血中抗精神病药浓度影响导致 HPRL。不同抗精神病药穿透血脑屏障能力的差异导致其对大脑及垂体的 D_2 受体占有率不同,其疗效和不良反应均受到通透性的影响。经典型抗精神病类药(镇静类药)阻断 DA 受体,而且无选择性,因此常有锥体外系副作用。该类药镇静精神疗效的强弱与导致血 PRL 水平升高的程度相平行。非经典型抗精神病类药,对 5-HT 受体和 DA 受体具双重拮抗作用,同时对 DA 受体选择性阻断,可以减少在经典型抗精神病药中常见的锥体外系副作用。利培酮是其中一种,但也可导致血 PRL 水平明显升高,升高程度有个体差异。氯氮平或奥氮平,也是非经典型抗精神病药,因其可能兼有 D_2 受体拮抗剂和激动剂两种作用,或与 D_2 受体亲和力弱,结合时间短暂,很少引起血 PRL 升高或明显升高。在接受经典型抗精神病药的妇女中,约有 20%~78% 发生闭经,并可能合并

泌乳,30%伴性功能障碍。由于抗精神病药常在20岁前后开始应用,并要持续数年甚至数十年。对其长期内分泌失调的后果虽已给予一定关注,但总体看来,关注仍不足。

多数抗高血压药会导致PRL升高,但不是全部,例如虽同属于钙通道阻断剂类,二氢吡啶(dihydropyridine)和苄硫噻嗪(benzothiazepine)则不影响血PRL的水平。表明属于同一类别的不同药物,其作用途径可以不同,对血PRL水平的影响也不同。

一些研究表明,在使用含雌激素的口服避孕药的女性中,约12%~35%有HPRL,但与雌激素的剂量之间无量效关系。

总体看来,药物诱导的PRL升高,其血PRL水平多在25~100ng/ml之间,为轻、中度升高,停药数天或数周后PRL可恢复正常。

3. **病理性高催乳素血症**　病理性HPRL中,下丘脑-垂体疾病因素是最重要的因素,见表12-2,其中又以垂体PRL腺瘤最值得重视。

表 12-2　导致高催乳素血症的下丘脑—垂体疾病

病因	病因
垂体肿瘤,如	**炎症性、自身免疫性疾病,**如
垂体催乳素腺瘤	结核
垂体分泌PRL与其他促激素的混合瘤	淋巴细胞性垂体炎
垂体分泌其他促激素肿瘤	结节病
GH-肢端肥大症	嗜酸性肉芽肿
ACTH-库欣病	……
TSH、Gn……	**创伤性(垂体柄断裂),**如
垂体无分泌功能肿瘤	外伤
其他肿瘤,如	……
颅咽管瘤	**其他,**如
生殖细胞肿瘤	空蝶鞍综合征
神经胶质细胞肿瘤	血管性疾病
转移性肿瘤	放疗损伤
遗传性垂体催乳素瘤或HPRL,如	功能性
Ⅰ型多发性内分泌肿瘤中的PRL瘤(MEN-Ⅰ)	……
Carney综合征中的HPRL	
家族性孤立性垂体瘤中的PRL瘤	
McCune-Albright综合征中的HPRL	

(1)垂体疾病

1)垂体腺瘤:HPRL中20%~30%有垂体瘤,最常见为PRL瘤,其他有GH瘤(25%~40%有高PRL血症)、促肾上腺皮质激素(ACTH)瘤、无功能细胞瘤。按大小分为微腺瘤及大腺瘤,前者直径≤10mm,位于鞍内;后者直径>10mm,可局限于鞍内或向鞍外扩展,可引起压迫视交叉、下丘脑及第三脑室等的症状。它们导致血 PRL 水平升高的机制有:分泌 PRL 的肿瘤自主性分泌 PRL 增多,直接导致血 PRL 水平异常升高且升高明显;升高的程度常与肿瘤的体积相关;大多数肿瘤患者血 PRL 水平高于 100~250ng/ml;在大腺瘤患者,其血 PRL 水平常高于 250ng/ml,个别可高达 1 000ng/ml。若大腺瘤患者血 PRL 水平仅轻度或中度升高(<100ng/ml),通常需要将血样稀释后再测定,以避免一种假低值(称为"钩子效应")。

2)空(泡)蝶鞍综合症:蝶鞍区的占位性病变阻断或部分阻断垂体柄输送 DA 至垂体,也称为垂体柄效应(stalk effect)。尸检资料显示,空泡蝶鞍症的发生率为 5.5%~23.5%,以多产妇和中年肥胖妇女居多。分原发性和继发性两类。原发性因鞍膈先天性解剖缺陷所致,继发性因鞍内肿瘤经放疗、手术或自发梗死后,或妊娠时垂体增大产后复旧缩小等情况,使鞍内空间增大,加上某些颅压升高的因素引起脑脊液进入鞍内,垂体柄受压所致。

(2)下丘脑或邻近部位疾病:肿瘤如颅咽管瘤、神经胶质瘤等;头部外伤引起垂体柄切断;脑膜炎、结核、组织细胞增多症或头部放疗等影响多巴胺的分泌或运送;下丘脑功能失调如假孕。

(3)多发性内分泌瘤Ⅰ型:在已报道的遗传性垂体催乳素瘤中,Ⅰ型多发性内分泌瘤(multiple endocrine neoplasia-Ⅰ,MEN-Ⅰ)的患病率估计为每千人中 0.02~0.2;约 22% 的 MEN-Ⅰ患者将会发生垂体催乳素瘤,多数为大腺瘤,侵蚀性约占其中的 1/3;其升高的血 PRL 较难控制。Carney 综合征,具有多发性内分泌肿瘤的特性,但 PRL 升高轻度,几乎同时伴有 GH 升高,表现有临床或亚临床肢端肥大,而月经与生殖障碍等症状不明显。家族性孤立性垂体瘤,也以催乳素瘤多见,女性为主。在 McCune-Albright 综合征中,也见有 HPRL,并常伴有 GH 分泌过多。

(4)引起高催乳素血症的其他病理因素:见表 12-3。

表 12-3　导致高催乳素血症的其他病理病因

病因	作用途径	PRL 升高的性质及程度
神经性,如	通过脊髓传入神经	反射性升高
胸壁损伤	兴奋 5- 羟色胺?	慢性病变时 PRL 持续升高
脊髓病变	抑制 DA？	
刺激乳腺		
精神性(心理社会压力),如		
假孕	?	正常孕期似明显并持续升高,心理治疗后即恢复正常
其他,如		
原发甲状腺功能减退	合成 TRH 增多	约 40% 甲减患者的血 PRL 轻度升高,但只有 10% 高于 25ng/ml
肾上腺皮质功能不足	PRL 合成和分泌增加	很少发生

续表

病因	作用途径	PRL 升高的性质及程度
多囊卵巢综合征（PCOS）	无周期性改变的雌激素影响 DA 的抑制性调节	约 1/3 PCOS 患者的血 PRL 轻度升高
绝经前切除双卵巢	?	术后 PRL 迅速升高，约持续数周
肾衰竭	PRL 清除减少 影响 DA 功能	3/4 以上晚期肾衰竭患者的 PRL 升高 1/4 慢性肾衰竭患者的 PRL 可高达 25~100ng/ml
肝硬化	PRL 代谢受阻 中枢 DA 产生不足？	PRL 的升高多见于酒精性肝硬化患者
多器官或器官特异性自身免疫性疾病	?	轻~中度升高
癫痫发作	?	一过性升高
异位分泌催乳素肿瘤	自主性分泌 PRL	升高明显

表 12-3 列出的一些病因，如神经性因素被去除后，其血 PRL 可恢复至正常。部分甲减或 PCOS 患者的血 PRL 水平轻度升高，病情控制后，其 PRL 水平也可以恢复正常。对与自身免疫疾病有联系的 HPRL 的发生机制，目前尚不了解，有观点认为与遗传因素有关。癫痫发作可引起血 PRL 升高。有报道，在癫痫发作后 15 分钟时，血 PRL 的升高达峰值，约为发作前基础水平的 5.1 倍，发作后 90 分钟时大多数血 PRL 下降。

4. 特发性高催乳素血症　指血 PRL 水平轻度增高并伴有症状，但未发现任何使血 PRL 水平升高的原因。可能为 PRL 分泌细胞弥漫性增生所致。有报道，本症随诊 6 年后 20% 自然痊愈，10%~15% 发展为微腺瘤，发展为大腺瘤者罕见。根据该定义所判断的病例，可能包括了当时影像学检查未能发现的小催乳素瘤，其他原因可能为下丘脑调节障碍，但目前尚没有针对特发性 HPRL 功能失调的确切阐述。

（三）高催乳素血症的临床表现

1. 下丘脑—垂体—卵巢轴受抑制　在下丘脑—垂体部位，过高的 PRL 可以抑制 GnRH 的释放；通过降低 GnRH 脉冲的振幅和频率来抑制 LH 或 Gn 的脉冲式分泌，使卵泡不能按程序正常发育；抑制卵巢来源的雌激素对垂体 Gn 的正反馈，而阻碍排卵。在卵巢，过高的 PRL 可能直接抑制其卵泡及黄体合成雌二醇和孕酮；在肾上腺，过高的 PRL，通过某种机制，使其合成和释放硫酸脱氢表雄酮（DHEAS）增多；在卵巢和肾上腺共同作用的结果是女性患者体内雌激素不足、雄激素相对过多，造成卵巢内环境相对雄激素过高，进一步影响卵泡的发育。正常垂体组织受损使促性腺激素不足，进一步加重了对 HPO 轴的抑制。这些作用环节相互影响，相互联系，综合作用的结果导致 HPO 轴受抑制，卵巢周期性功能发生不同程度的障碍，受抑制严重时卵泡不能发育，雌激素严重缺乏，子宫萎缩，妇女闭经。

HPRL 对女性的影响，与年龄有关。育龄期 HPRL 常表现为闭经和泌乳，或月经稀少；

也可能为黄体期缩短、性欲下降和不能受孕。女性隐匿型 HPRL（即 PRL 一过性升高）也常伴有排卵障碍、黄体功能不足。虽然 HPRL 妇女体内雄激素活性相对升高，但发生性功能障碍比例高于血 PRL 正常的健康妇女。在青春期前发病，其生长发育因 HPO 轴受抑制而停滞。在青春期发病，会出现青春发育停滞或延迟、原发性闭经或月经失调和泌乳。在更年期发病，可出现提前闭经和泌乳。

长期 HPO 轴受抑制，雌激素水平过低，导致骨量丢失加速、低骨量或骨质疏松。低雌激素状态还引起生殖器官萎缩、性欲减低、性生活困难。

2. 泌乳 HPRL 患者常有泌乳。其特点是乳样物，显微镜下可见脂滴，当脂含量较少时，分泌物偏向较清亮，乳样物无血细胞或其他异常物质。是否泌乳及泌乳的程度并不一定与血 PRL 的水平相关，这可能与大分子 PRL 所占的比例及乳腺细胞对 PRL 的敏感性有关。泌乳本身并不会给患者带来严重的临床问题，但它是 HPRL 患者十分常见的体征，是发现该症的一个重要线索，但患者乳量个体差异大，若乳量少，患者常未能发现泌乳，因此临床对内分泌紊乱就诊妇女的乳房应进行常规的挤压检查。

3. 占位病变的局部影响 取决于病变的大小和鞍外扩展的方向与程度，多见于无分泌功能的垂体大腺瘤或其鞍外的扩展。育龄期女性垂体催乳素瘤，由于其血 PRL 的升高导致月经和生殖问题出现较早，多在出现明显的压迫症状前，已得到有效治疗。儿童、青春期和老年期常因压迫症状就诊，才发现患有大腺瘤。这些生理阶段中大腺瘤的比例明显高于育龄期。

在压迫症状中，常见有位于前额、鼻梁、眶部或颞部的头痛，多为胀痛；肿瘤扩展导致颅内压升高时，头痛持续，并伴恶心和头痛。另一常见的症状是第 Ⅱ 对脑神经，即视神经在鞍上交叉处受压，依据鞍上扩展的情况，受压的部位不同，可出现不同程度的视野缺损，从完全性双颞侧偏盲至小的部分象限缺损或暗点。此外有研究报道，个别微腺瘤早期生长分流了供应视交叉的血运，可能导致视交叉中部缺血，也会出现双颞侧视野受损。肿瘤扩展到海绵窦，压迫脑神经Ⅲ、Ⅳ、Ⅴ1、Ⅴ2 和Ⅵ时会出现眼肌麻痹和脑神经Ⅴ1 分布区疼痛和感觉过敏，但这种情况相对少见；颈动脉可被肿瘤包裹。偶尔会发生颅底广泛受侵蚀，导致脑神经内陷和重要脑结构受压。鞍外其他方向的扩展可能引起颞叶癫痫和脑积水。这种大肿瘤不多见，但并不罕见，此时需与癌进行鉴别。占位病变在局部直接压迫垂体或下丘脑 / 垂体柄，导致垂体功能低落。随肿瘤体积的增大，出现一种或多种垂体促激素不足的可能性增大。

4. 原发病变的相关症状 如原发性甲状腺功能减退者，除了 HPRL 外还有甲减的症状和体征。垂体 ACTH 瘤，过多的 ACTH 导致皮质醇增多症；垂体 GH 瘤，过多的 GH 导致肢端肥大症等。

（四）高催乳素血症的诊断和鉴别诊断

HPRL 的诊断分为两部分：HPRL 的确定和 HPRL 病因的确定。

1. 高催乳素血症的确定 通过病史、常规体检、妇检和临床表现，可以大致明确应该对谁进行血 PRL 的检测。若女性有与其生理阶段（儿童期、青春期、育龄期、更年期、老年期)不相适应的,并可能与 HPRL 相联系的一组特征性临床症状和体征及其发展过程(详见 HPRL 的临床表现),令人怀疑其存在 HPRL 或需除外 HPRL 时,应告知这些女性,她们需要检测血 PRL。

测定血 PRL 的方法已较成熟,各级医院都可进行该项检测。但临床中有时发生从不同地区、不同实验室获得的同一患者的 PRL 值相差 10 倍。有可能是血 PRL 水平正常的女性,却被报告有 HPRL,从而引起随后的一系列检查,不当的医疗干预,给妇女带来了本不该承受的精神、躯体和经济负担;也有发生在 HPRL 的患者,却被报告为 PRL 水平正常或与其真实 PRL 水平差值大,而出现漏诊或过诊,可能延误或过度治疗。遇到这种情况,面对这不同的数据,如何判断? 临床医生需要仔细了解这个数值是怎么得到的。

(1)试剂盒和检测仪符合要求吗? 现有多种商业试剂盒和高度自动化的检测仪供临床快速而准确地获得血 PRL 的水平。试剂盒和检测仪的名称多种多样,但大多数都基于抗体与抗原相结合的免疫反应,而且待测血样 PRL 蛋白的抗原与标准已知浓度 PRL 蛋白的抗原以相同程度竞争性地与反应系统中的抗体结合。在反应系统中还有可代表不同 PRL 浓度的指示剂。如在以颜色作为指示剂的试剂盒,当反应终止时,反应体系可呈现出一种色调的颜色,但其深浅程度不同。深浅的不同代表着被测定血中不同浓度的 PRL。这种深浅程度再以光的信号被检测仪探察到,经与标准曲线比对后,得到测定值。这是特异性地检测血中微量物质的常用方法。准备购买的试剂盒和检测仪是否能满足临床对其准确度和精确性的需求呢? 准确度是指能反映血中真实 PRL 水平的程度;精确性是指获得测定值的稳定程度。多数情况下,商售的试剂盒与测定仪是能满足临床需要的。但也有例外,因此对准备购进的试剂盒和检测仪,应了解其准确度和精确性。

(2)检验的质量控制合格吗? 来自多方面的误差影响检验值的可靠性。误差可来自:待测样本;操作者每一步的操作;试剂;检测仪;甚至环境的温度、湿度等。为使检测质量适应临床需要,应对每次测定进行质量控制。临床医生应主动了解检验的质控水平,并要求提供质控合格的报告。知晓本实验室测定值单位和正常值。常见的单位有两种。一种是重量单位,用 ng/ml 表示,意思是每毫升血清中含有 PRL 的毫微克数。另一种是国际单位,来自最初标定 PRL 的生物活性时所定义的单位,用 mIU/L 表示,意思是每升血清中含有 PRL 的毫国际单位数。两种单位之间的转换系数取决于商业试剂盒标准品的来源,标准品来源不同的试剂盒,两种单位之间的转换系数是不同的,大约为 20~40,多数按 ng/ml × 21.2=mIU/L。检验报告上的单位是由所购试剂盒规定,临床应用时不必强求单位相同。重要的是应建立所用试剂盒和相应检测仪所在实验室环境下的正常值范围,才能确定该实验室的异常值。

(3)取血样的条件合适吗? 取血样时间应在空腹上午 10 点后,非应激状态下取合格的血样,按规定分离出血清待测。PRL 为应激激素,当过饱、过饿、情绪激动、反复扎针取不到血样或跑跳后均会升高。

(4)是否需要将血清稀释后再检测? 鉴于检测系统的抗体是定量的,有时血中 PRL 升高程度严重,可能使定量的抗体完全被饱和,而出现一个与临床表现或影像学检查不相称的假低值。若遇此情况,而且临床怀疑 PRL 水平可能升高严重,并可能与垂体催乳素瘤有关,建议应将血清按 1:100 稀释,并将稀释后样本与未经稀释的样本在同一次测定中进行检测,以获得正确的测定值。

(5)应结合临床评价报告和必要的进一步分析。"检验值结合临床"本是综合判断检验质量方法中的一个组成部分。若发现测得值与临床表现不符合,应了解测定的质控是否符合要求,并再次取样重复测定。若有不能解释的 PRL 水平与临床表现的不一致,应怀疑可能与大 PRL 分子有关,可用层析纯化分离蛋白的方法进一步分析。

(6)作出 HPRL 的诊断,有时需重复测定。若获得血 PRL 值过程中所有环节的操作质量都合格,通常一天内任何时间的单次血样测定值是足以明确是否有 HPRL。但是生理情况下,由于 PRL 分泌的脉冲式特性及躯体和心理的应激可能使血 PRL 水平升高达 25~40ng/ml,因此在诊断 HPRL 之前必要时应进行重复测定,尤其是 PRL 值比正常高限高出幅度 1 倍以内时。

2. 高催乳素血症病因的确定　以下几方面的操作将有助于逐步明确导致 HPRL 的病因。

(1)病史:应按常规逐项采集病史,包括主诉、现病史、既往史、个人史、家族史。现病史除常规外,还应特别关注其生长发育、月经改变,泌乳与否,体重的变化,神经与精神的症状,有无特殊药物应用,目前的生殖轴发育状态是否与生理分期一致等。既往史包括详细的生长发育、月经、生育、性生活及各科疾病与手术史;个人史还应包括生活和工作压力、心理承受力等;家族史应注意遗传病史及肿瘤患病情况。

(2)体格检查:应包括常规妇科盆腔检查及乳腺是否有泌乳的挤压检查。

(3)必要的实验室检查:育龄期女性出现月经紊乱时应常规行血清 FSH、LH、PRL、雌二醇、睾酮、孕酮检查。以临床表现为线索,必要时检查甲状腺功能、GH、ACTH 等。

(4)鞍区影像学检查:MRI 对软组织分辨率高,无放射线损伤,在排除或确定压迫垂体柄、垂体 PRL 微腺瘤及空泡蝶鞍症等鞍区病变的定性、定位诊断等方面有明显优势,是鞍区病变首选的影像学检查手段。MRI 平扫加增强检查的病变检出率较高,有时为鉴别有无微腺瘤应行鞍区动态增强 MRI 检查。

(5)眼部视野检查等其他检查:疑为大腺瘤或有压迫症状的患者应常规筛查视野,对确定垂体瘤扩展部位有意义。

通过病史、查体和血 PRL 测定,可以除外妊娠和哺乳相关的 HPRL,同时明确 PRL 异常升高的相关因素,如神经、精神因素,药物性因素,疾病以及肿瘤等。详细的用药史、药物与出现 HPRL 症状与体征(如月经紊乱和泌乳等)的时间关系,可以提供是否为"药物性"的线索,停用相关药物或换用不影响血 PRL 水平的药物后,血 PRL 水平很快恢复正常,即可明确为"药物性"。疾病中,如原发性甲状腺功能减退,临床表现有甲减症状和体征;实验室检测显示血 TSH 水平异常升高,游离 T_3 或 T_4 水平低于正常。

(五)高催乳素血症的治疗

明确诊断后即应该考虑治疗。治疗的目的是纠正分泌过多的激素,消除临床症状,恢复垂体功能,恢复正常月经、排卵和生育力;制止病情进展;预防复发。泌乳是一个体征,仅泌乳并无临床意义,因此不需要仅针对泌乳进行治疗,除非影响生活。当 HPRL 得到纠正,相应的雌激素缺乏也会缓解,因此大多数情况下也不需要仅针对雌激素不足给予治疗。空泡蝶鞍症无特殊处理。正常人群中 10% 有微腺瘤,PRL 微腺瘤随诊 >10 年只有 7% 增大,如无症状也可随诊观察。药物性高 PRL 血症需请相关学科会诊,权衡利弊后决定更换不升高血 PRL 水平的同类药或停药 3 天后复查血 PRL 水平,一般不需多巴胺激动剂治疗。

需要治疗的是:①HPO 轴受抑制而引起的生长发育受阻、月经紊乱和生育问题;②下丘脑 - 垂体肿瘤引起的局部占位症状;③垂体促激素肿瘤引起的相应内分泌障碍;④其他原发原因:神经精神性、疾病和药物引起的临床问题。

引起 HPRL 的原发原因,大多数属于其他多学科的专业领域。因此,HPRL 的诊疗常需要多学科共同协作。垂体其他促激素肿瘤引起的内分泌问题应推荐由内分泌科给予处理,垂体无功能瘤通常需要有神经外科处理。下丘脑垂体的一些病变,如炎症性、免疫性等也应去专科治疗。

需由妇科内分泌大夫处理的是 HPRL 引起的 HPO 轴受抑制的临床问题,以及垂体催乳素瘤引发的临床问题。对这两方面的治疗手段主要有 3 种:药物、手术和放射治疗,以药物疗法为一线治疗。

1. 药物疗法　DA 激动剂类药物是针对发生 HPRL 的直接原因—DA 活性不足而开发出来的一类药物。该类药物能激动垂体催乳素细胞上的 D_2 组受体,抑制 PRL 的分泌,起效快,疗效十分显著,可使 80%~90% 患者的 PRL 水平降至正常范围;90%~95% 的月经失调者恢复排卵和月经;70%~80% 不孕的妇女获得妊娠。可使 90% 以上催乳素微腺瘤患者的 PRL 降至正常;能迅速缩小催乳素大腺瘤的体积,直径 2.5cm 以上的大腺瘤,其体积缩小更明显,80% 大腺瘤缩小,80% 患者的 PRL 恢复正常;80%~90% 肿瘤患者视野改善。DA 受体激动剂是国内外相关共识和指南推荐的 HPRL 治疗一线药物。

该类药已有多种。甲磺酸溴隐亭(bromocriptine methanesulfonate,BRC)是第一个在临床应用的多巴胺激动剂。该药开发几乎与 PRL 分子结构确立的过程同步,在建立放射免疫测定 PRL 方法的同年(1971 年)即进入医药市场,在临床应用至今已 36 年。口服吸收好,血浓度在口服后 1~3 小时达峰值,一次口服片剂 2.5mg,作用持续 9 小时,血浆半衰期为 3~4 小时,14 小时之后,在血中几乎不能检测到该药,因此一日剂量要分 2~3 次服用。为了减少药物不良反应,口服用药从 1.25mg/d 开始,根据患者对药物的敏感性和耐受性每 3~7 天加量一次,逐渐增量至治疗量,常规量 2.5mg/ 次,每日 2~3 次;也有极度敏感者,每日 0.625~1.25mg 即可控制住血 PRL 水平;最大剂量为 15mg/d。若疗效欠佳考虑为溴隐亭抵抗,剂量的调整依据是血 PRL 水平。当血 PRL 降至正常,可以逐步减量,减量应缓慢分次进行,通常每 1~2 个月减少 1.25mg/d。通常需要长期服用低剂量,甚至低至 0.625mg/d 以维持血 PRL 在正常范围。溴隐亭的不良反应主要是恶心、呕吐、头晕、头痛、便秘,多数病例短期内消失。由小剂量起始逐渐加量的给药方法可减少不良反应,如在增加剂量时出现明显不耐受现象,可减少递增剂量及减慢加量的进程。与食物同服或睡前服用也是减少其副作用的措施。大剂量时可能发生雷诺现象和心律异常。该药最严重的不良反应是初剂量时少数患者发生体位性低血压,个别患者可出现意识丧失,故开始时剂量一定要小,服药时不要做那些可使血压下降的活动如突然起立、热水淋浴或泡澡。溴隐亭治疗期间不要同时使用致血 PRL 升高的药物。长期服用高于 30mg/d 剂量时,个别患者可能发生腹膜后纤维化。随用药时间的延长,副作用可缓解甚至消失。但约有 5%~10% 催乳素瘤患者不能耐受较大的剂量而停药。阴道用药一次 2.5mg(片剂),11 个小时之后,血 PRL 达最大的降低,维持 12 小时,只需每日一次用药,并可减少口服副作用,当不能耐受口服用药时,可选择该途径。一部分不育患者,服用溴隐亭治疗获得妊娠,在早孕期常需孕激素补充黄体功能,可避免孕早期流产;若合并其他器质性病变,应同时进行针对性治疗;若血 PRL 水平已降至正常,也未发现其他导致不育的原因,但卵泡发育仍受限、不能排卵或不能受孕,可合并应用其他促排卵治疗,甚至辅助生殖的手段。

喹高利特(quinagolide)和卡麦角林(cabergoline)也是可用于治疗 HPRL 的 DA 受体激动剂。前者为人工合成的非麦角类 DA 激动剂,活性成分为盐酸 -8- 氢卡喹啉,降低 PRL 的作用比溴隐亭强 35 倍,每片 75μg,半衰期 17 小时,只需每日睡前服用一次,75~150μg/ 次,但其副作用比溴隐亭多,主要用于对溴隐亭耐药者,国内仅有临床试验报告,未见销售。6- 烯丙基 -N-［3-(二甲基氨基)丙基]-N-(乙基氨基甲酰基)麦角林 -8- 甲酰胺(卡麦角林,6-Allyl-N-［3-(dimethylamino)propyl]-N-(ethylcarbamoyl)ergoline-8-carboxamide,cabergoline,CAB),是具有高度选择性的多巴胺 D_2 受体激动剂,是溴隐亭的换代药物,作用时间更长,半衰期 62~115 小时,一次口服 0.3~1.0mg 后,其作用可持续 21 天,每周只需给药 1~2 次;疗效强于溴隐亭;用药次数少,患者依从性好;此外,因其选择性作用于垂体催乳素细胞 D_2 组受体,因此副作用较少,不能耐受者约 3%,远低于溴隐亭。对溴隐亭耐药或不能耐受时可选用此药。美国 FDA 仅批准溴隐亭和卡麦角林在美国内应用于 HPRL 的治疗,但只批准溴隐亭可用于诱导排卵。

甲磺酸 α- 二氢麦角隐亭(dihydro-α-ergocryptine mesylate),是新一代高选择性多巴胺 D_2 受体激动剂,其在麦角碱分子上的结构改良——在 C9 和 C10 位置的双链结构,使其具有很强的多巴胺能活性,并且避免了对肾上腺素能及血清素通道的交叉作用,副作用更小,患者长期耐受性高,是溴隐亭的更新换代产品。服药方法:初始治疗患者:甲磺酸 α- 二氢麦角隐亭从 5mg(1/4 片),b.i.d. 开始,1~2 周后加量至 10mg,b.i.d.,并根据患者血清催乳素的变化,逐步调整至最佳剂量维持,最高不超过 60mg/d。从溴隐亭转换的患者:以正在服用的溴隐亭剂量按照 1:2 的比例进行转换,即 2.5mg 溴隐亭相当于 5mg 甲磺酸 α- 二氢麦角隐亭。

甲磺酸 α- 二氢麦角隐亭和卡麦角林无妊娠期使用的资料,假如患者有生育要求,溴隐亭有更加确定的安全性,可能是更好的选择。

2. HPRL 药物治疗的一些问题

(1)药物治疗的必要性:PRL 轻度升高时,并非所有患者都需要应用 DA 激动剂治疗,在下列情况可以考虑不用该类药进行治疗,但需定期观察:绝经后无临床症状;生育期仍有月经、无雌激素不足、无明显临床症状;生育期妇女虽有月经失调,但无生育要求,也无其他临床症状时,可用恰当性激素治疗以调整月经;有骨质疏松症危险和性功能障碍时可用适量性激素治疗。

(2)停止药物治疗:95%微腺瘤不会继续长大,因此当微腺瘤患者和特发性患者的血PRL恢复正常后,在适当时机可以停止治疗,但需随访。若再度出现有意义的临床问题时可以恢复治疗。而对大腺瘤患者,因停止治疗后,瘤体迅速增大,或一段时间后再度增大,会出现临床问题,考虑停止治疗要十分慎重,最佳方法还是长期用维持PRL稳定的低剂量甚至相当低量的药物治疗。Pereira报道了743例高PRL血症患者停药后至少随诊6个月的结果,总血PRL水平保持正常者仅占21%,其中特发性高PRL血症为32%,微腺瘤21%,大腺瘤16%;服药长于2年者34%,短于2年者16%保持正常。绝经有利于停药后血PRL水平保持正常。推荐停药时机为小剂量溴隐亭维持PRL水平正常、MRI检查肿瘤消失或呈空泡蝶鞍,疗程达2年以后。停药初期每月复查血PRL水平,3个月后可每半年查1次,或者,前1年每3个月复查1次血PRL水平、以后每年查1次;如PRL水平升高,同时复查MRI;若又升高仍需长期以最小有效剂量维持。

(3)影像学检查MRI的应用:建议对HPRL患者,有临床问题者在开始药物治疗前,均应进行MRI检查。应请有经验的放射科医师阅片或会诊,作出正确诊断,避免过度诊断、过度检查和不必要的治疗。MRI还是随访垂体催乳素瘤对治疗的反应、停药后病情进展的必要手段。治疗早期以MRI监测肿瘤体积缩小的情况,以便及时发现对治疗没有反应的肿瘤,包括极少见的癌和肿瘤再次增大的病例。

(4)临床症状是效/价比最高的随诊指标。治疗中,个别患者的PRL已恢复正常,但肿瘤继续增大,出现临床症状,若注意观察临床症状,可以及时发现病情改变。治疗早期监测血PRL的变化可以了解病变对治疗的敏感性,当血PRL正常后,仍需结合临床症状择日检测血PRL水平。较大的大腺瘤明显缩小时,可能引起脑脊液鼻漏,这种情况虽然罕见,但随诊时需注意。

3. 手术治疗 若针对垂体催乳素腺瘤给予手术治疗,可使70%微腺瘤患者的PRL恢复正常,但仅能使10%~20%的大腺瘤患者的PRL降至正常,长期手术治愈率,微腺瘤为58%,大腺瘤为26%,手术疗效显然差于药物治疗。手术还需承担下列风险:瘤体不易切净;颅内感染和出血;脑脊液漏;损伤垂体功能;卒中;视神经损伤;尿崩症;复发率20%;复发后重复手术可治疗其中的1/3患者,但合并症的发生率更高;死亡率在微腺瘤为0.3%,在大腺瘤为0.9%。

对DA激动剂耐药或不耐受或不愿长期用药者可选用手术。妇科内分泌医生可将此类患者推荐至神经外科。手术多采用经蝶显微操作,但有些情况仍须采用经额手术,术式及术前后应用DA激动剂等应由神经外科根据个体情况决策。对生长发育期或生育期未育的大腺瘤患者选择手术应慎重,临床时时可见此类患者因手术损伤,术后长期垂体功能低落,闭经和不孕。其他肿瘤如颅咽管瘤或无功能性垂体瘤可以优先考虑采用手术。

4. 放射治疗 传统的放疗需多次,时间需4~6周,疗效差,仅能使少数患者PRL降低,并需时长达数年。承担的危险有:损伤垂体,垂体功能低落发生率可高达90%;损伤脑神经;损伤周围脑组织;远期可能致癌等。联合应用 CT 和 MRI 使定位更准确。近年来发展起来的 γ- 刀立体定位按序放射手术和立体定位保形放疗方法,定位与制动好,损伤周围组织的危险虽降低,但仍有放疗合并症的危险。其最主要的优点是只需单次操作。目前缺乏其远期安全性的资料。选择新型的放射治疗,同样要慎重,避免滥用而带来终生遗憾。只在耐药或手术失败,如术后海绵窦残留肿瘤时考虑选用。

5. 垂体催乳素瘤妇女的妊娠 患者希望妊娠时,应用溴隐亭控制其 PRL 水平。有报道不增加妊娠合并症,也不增加胎儿的异常,但仍建议一旦确认妊娠,即停用溴隐亭。目前共识孕期应用溴隐亭是安全的,因此垂体催乳素大腺瘤患者在妊娠期建议继续应用溴隐亭,微腺瘤患者通常一旦诊断妊娠即停用溴隐亭,孕期需密切监测症状,需要时孕期可以再启用溴隐亭,不建议手术。若肿瘤在妊晚期增大,而且溴隐亭治疗无效,可行经蝶手术。分娩后可以哺乳,停止哺乳后,首先以 MRI 检测瘤体情况,结合临床症状和血 PRL 水平,必要时启动溴隐亭治疗。

(林守清 陈 蓉)

参考文献

1. 曹泽毅. 中华妇产科学. 4 版. 北京: 人民卫生出版社, 2023.
2. JEROMEF. STRAUSS Ⅲ, ROBERTL. BARBIERI. Yen&Jaffe 生殖内分泌学. 5 版. 林守清, 主译. 北京: 人民卫生出版社, 2006.
3. 中华医学会妇产科学分会内分泌学组. 女性高催乳素血症诊治共识. 中华妇产科杂志, 2016, 51 (3): 161-168.
4. 中国神经科学学会精神病学基础与临床分会精神分裂症临床研究联盟. 抗精神病药所致高催乳素血症干预对策的专家共识. 中华精神科杂志, 2021, 54 (3): 163-169.
5. EDINOFF AN, SILVERBLATT NS, VERVAEKE HE, et al. Hyperprolactinemia, Clinical Considerations, and Infertility in Women on Antipsychotic Medications. Psychopharmacol Bull, 2021, 16; 51 (2): 131-148.
6. MELMED S, CASANUEVA FF, HOFFMAN AR, et al. Endocrine Society. Diagnosis and treatment of hyperprolactinemia: an Endocrine Society clinical practice guideline. J Clin Endocrinol Metab, 2011, 96 (2): 273-288.
7. PEKIĆ S, MEDIC STOJANOSKA M. Hyperprolactinemia/Prolactinom as in the Postmenopausal Period: Challenges in Diagnosis and Management. Neuroendocrinology, 2019, 109 (1): 28-33.
8. VILAR L, VILAR CF, LYRA R, et al. Pitfalls in the Diagnostic Evaluation of Hyperprolactinemia. Neuroendocrinology, 2019, 109 (1): 7-19.

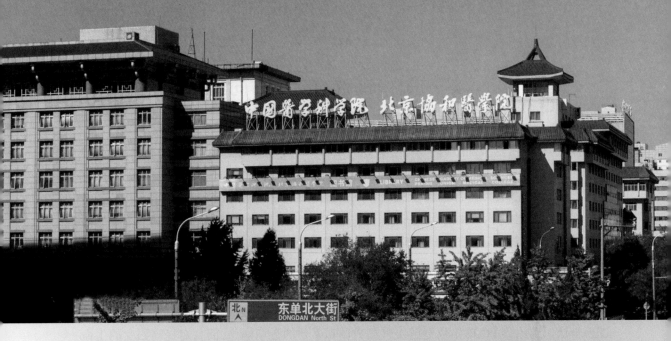

第十三章

多囊卵巢综合征

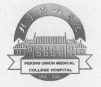

第一节　认识的演变和方向

多囊卵巢综合征（polycystic ovary syndrome，PCOS）是青少年到生育年龄妇女发生高雄激素性无排卵现象中的最常见的、较复杂的病种之一。发病率为 5%~12%，有报道 PCOS 在闭经患者中占 1/3，在月经稀少患者中占 90% 左右；不孕患者中，卵巢功能障碍者占 20%~30%，而 PCOS 占其中的 90%。按记载，1450 年我国清代名医舒弛远《伤寒集注》的闭经章节内，有"腹大无胎息，闭经，痰（增大的卵巢）据胞胎（子宫旁）……"是"肾阳虚而成痰"类似 PCOS 的记载；近 90 年来国际上的科学研究中，PCOS 已成为妇科内分泌学中的一个热点，治疗方法及病因、病理机制和预防研究方面均有了较大的进展。20 余年来对 PCOS 中神经、内分泌、代谢紊乱日益增多的研究及其对妇女生命质量的长远影响的报道，使人们进一步认识到治疗 PCOS 不仅是解决月经失调和不孕的近期病患，而且对提高妇女的生命质量有着重要的长远意义。

复习对 PCOS 实质的认识，对提供今后研究的线索和思路会有较大帮助。历史上对 PCOS 的认识，从 1450 年我国中医舒弛远最早描述该病，认为该病是"肾阳虚痰湿重"，1848 年 Chereau "硬化囊性变卵巢"和 1904 年 Frindley 对"囊性退化卵巢"的描述，直到 1935 年 Stein 与 Leventhal 针对临床上具有月经稀少、闭经、多毛、不育、肥胖和双侧卵巢多囊性增大的患者，提出了 Stein-Leventhal 综合征（Stein-Leventhal syndrome）的病名，这时 PCOS 才在较大范围内引起了学者们的兴趣。Stein 又于 1964 年报道了双侧卵巢楔形切除法对 108 例病例取得 95% 排卵率和 85% 妊娠率的结果，此手术广泛地在世界范围内推广，认为本综合征的病因可能是源于卵巢分泌雄激素过多。随着患者症状之间的差异逐渐增多和双侧卵巢楔形切除手术后排卵效果的差异日渐明显，1962 年 Goldzicher 和 Green 整理了 187 篇报道中的 1 079 例多囊卵巢而月经失调的病例，指出其中有相当多的非典型病例，如无多毛者占 17%~83%；基础体温双相者占 12%~40%；有周期性月经者占 7%~28% 等，遂改 Stein-Leventhal 综合征为多囊卵巢病（polycystic ovarian disease，PCOD），结合其多态表现，学者们又采用了多囊卵巢综合征（PCOS）这个病名。

20 世纪 70 年代后，随着放射免疫测定法、超声显像技术等的开展和促性腺激素释放激素（GnRH）、促性腺激素等激素制剂的合成和提取成功，生殖内分泌的研究有了崭新的进展，PCOS 的研究也进入了形态学与生物生化学相结合的新阶段。PCOS 患者血黄体生成素（LH）、睾酮（T）、雌酮（E_1）水平明显升高的发现，将研究范围从卵巢引向性腺轴各个水平的调节失常。Yen 提出了 PCOS 的病因是肾上腺初现亢进的学说，这个学说启动了对 PCOS 的研究思路，支持了 PCOS 在月经初潮时即易发病的临床现象。20 世纪 60 年代起应用的氯蒇酚胺（克罗米芬，clomiphene）治疗 PCOS 促排卵率达 50%~70%，至今它仍为治疗 PCOS 中促排卵的一线药物。

20 世纪 80 年代后,分子生物学的兴起,为 PCOS 的研究带来了更深入的认识。Burghan 等提出 PCOS 患者还存在着高胰岛素血症和胰岛素拮抗现象,胰岛素可通过协同 LH 促使卵巢卵泡膜细胞分泌过多雄激素,并抑制胰岛素样生长因子结合蛋白 -1(IGFBP-1)和性激素结合球蛋白(SHBG),使体内雄激素持续处于高水平。在青春期前正值生长激素(GH)分泌高峰,GH 不仅在肝脏内转化为 IGF-1,且协同 LH 促进卵巢内的雄激素合成增加,形成了 GH-IGFS-IGFBP$_S$ 系统对性腺轴的影响。

20 世纪 90 年代 Adashi 等报道卵巢内部因子通过自分泌、旁分泌等途径对卵巢颗粒细胞与卵泡膜细胞等作用,这些因子中包括多个生长因子、神经肽、细胞因子等,在卵泡的生长发育、停止或萎缩中起不同作用。较多报道指出 PCOS 中雄激素代谢酶 P450c17 在肾上腺和卵巢中表达均有增加,卵巢内高睾酮 50% 衍生于肾上腺皮质的脱氢表雄酮(DHEA);1996 年 I 'Allemand 等报道了肾上腺皮质内也有 IGF-I 受体,结合 PCOS 或先天性肾上腺增殖症中可出现胰岛素拮抗的报道,提示了 PCOS 的病理过程除中枢作用外,卵巢、肾上腺、胰岛素、IGFs 均与之密切相关。

1991 年,Lobo 结合本综合征的主要特征及 PCO 亦可出现于 20% 的月经正常妇女的现象,认为 PCO 是非特异现象,建议将 PCOS 改为高雄激素性无排卵病(hyperandrogenic chronic anovulation,HCA),但高雄激素合并月经失调中,PCOS 占 82%,故此意见未被采纳。1990 年,美国国立卫生研究院(NIH)儿童健康和人类健康(National Institute of Child Health and Human Development)听证会上认为 PCOS 诊断的关键是高雄激素血症(占 68%)和月经紊乱(占 52%)两项。超声显像上出现典型 PCO 者占 52%,其他临床高雄激素现象占 48%,有 69% 出现高胰岛素血症 / 胰岛素拮抗,LH/FSH 比值增高者占 55%,有 62% 起病于初潮期,患者中有 59% 须除外先天性肾上腺皮质增生病(congenital adrenal hyperplasia,CAH),鉴于病症异质性表现还是保留原来 PCOS 的病名。

1994 年发现表达肥胖基因的蛋白质—瘦素(leptin)水平和肥胖之间存在着正相关的联系。报道了女性围青春期时,体内 IGF-I 和瘦素水平的升高有助于 GnRH 分泌的增加,促使性腺轴的成熟,血瘦素水平和初潮的年龄在一定程度上呈正相关;IGF-I 或瘦素水平的失常,也是青春期容易出现胰岛素拮抗(IR)的原因之一。10 余年来对瘦素及其他脂肪细胞因子的研究,更说明 PCOS 和代谢综合征之间有着密切的关系。国内外多年来对 PCOS 患者,采用氯米芬结合二甲双胍或激活细胞内过氧化物酶体增生活化受体(PPAR-γ)的格列酮类药物治疗,提高了效果。2000 年后 Wild 等曾多次报道了 PCOS 患者在 30 年后发生肥胖、糖尿病、心血管疾病及患子宫内膜癌、结肠癌的机会数倍增长。2003 年美国生殖医学会和欧洲人类生殖医学会在鹿特丹(Rotterdam)会议提出 PCOS 的诊断标准:具备下列 3 项中 2 项诊断即可成立:①稀发排卵或不排卵;②临床或生化高雄激素表现;③超声显像卵巢体积 >10ml,或可见 ≥ 12 个直径 2~9mm 的卵泡;要除外先天性肾上腺皮质增生症、库欣综合征、卵巢或肾上腺肿瘤。以后如 Azziz 等有不同的意见。

20 世纪 90 年代后期,俞瑾等报道在 PCOS 中,血高睾酮不仅阻碍卵泡发育,还可引起胰腺的胰岛素分泌增加及下丘脑内高 NPY 和高 POMC 分泌,促进饮食、肥胖和血瘦素增加,血小板凝聚,血黏度增加;众因素又使卵巢和肾上腺合成更多雄激素;形成了神经、内分泌和代谢间的 3 个恶性循环;卵泡生成雌激素水平低下,FSH 缺少雌激素负反馈而升高,而肥胖导致 LH 合成减少下,出现 LH/FSH 比值降低和氯米芬拮抗现象;造成了 PCOS 的"病三角"现象(图 13-1)。并在 2003 年提出了"生命网络调控论":人是一个生命网络调控的整体,体内各个系统、器官(尤其是人脑)、组织、细胞、分子本身也均各形成了大、中、小、微的亿万个运转着的生命网络,各大小网络内部和网络之间相互关联并不断接受外界各种影响而适应和变化着,从无休止,直到生命结束,男女间有一定差异。其他动植物也都具有种族不同的、独特的生命网络调控活动。认为 PCOS 患者的生命网络失控是由于高雄激素的切入引起,这种高雄激素病根既有复杂的遗传基因的因素,也有年龄、时代环境、饮食和情绪因素等的影响;并在 50 余年的研究中,建立了以生命网络调控论为指导的中西医融合诊断和治疗思路:诊断上必须同时具备高雄激素、无排卵和 PCO 三项指标;又将 PCOS 的患者分为高雄激素为主的 PCOS Ⅰ 型,下分为 PCOS Ⅰa 型(雄激素主要来自卵巢)和 PCOS Ⅰb 型(雄激素来自卵巢和肾上腺皮质);和高雄激素和高胰岛素为主的 PCOS Ⅱ 型,对同 Ⅰ 型分类设 PCOS Ⅱa 型和 PCOS Ⅱb 型(包括卵泡膜细胞增殖征)。治疗上强调结合社会和环境实况的整体调整,发挥患者的主观能动性,细致采用中医、西医辨证互补(中西医融合)的全面综合治疗,从疗效的明显提高和反复验证中,提出了防治 PCOS,不只是针对月经不调和不孕的问题,更重要的是要改善患者长远的健康问题;从而也认为此分类方法当有利于遗传病因研究思路。

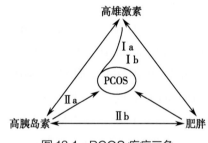

图 13-1 PCOS 疾病三角

在 PCOS 的病因研究方面,半个世纪来进行了遗传因素的探索。自 20 世纪 90 年代后期至今,公认 PCOS 是个多基因的复杂疾病,但鉴于取得病例不足和诊断、种族的差别,难以得出结论。曾提及在常染色体 19 短臂 13.2 附近有个区域可能将胰岛素和雄激素的关系相连。近期采用的全基因组关联研究(GWAS)方法较广地在中国、美国、欧洲、冰岛的 PCOS 患者间找到了某些相关基因,如 2p21 上的 THAPA 和 9q33.3 上的 DENNDIA,中国人更多一个 2p16.3 上的 LHCGR 等。俞瑾建议按高雄激素是 PCOS 的根本原因,高胰岛素是此"根"遇上的"特殊土壤"的考虑来进行探索性研究。

2008 年开展了已发现 5 年的吻肽(kisspeptin)对生殖功能的研究,如雌激素通过 ERα 调节室周核(AVPV)内 Kiss-1 神经元对 GnRH 促发正反馈,及吻肽对青春期启动到围绝经期间的变化。近年来非编码 RNA microRNA 对卵泡生长发育功能的调节研究也已有报道,这些研究的开展,对深入认识 PCOS 发生的新病因有较新启示。目前医学科学界开展的、对占脑细胞数 90% 的中枢胶质细胞(glial cell)中星状胶质细胞(astrocyte)等的研究,已涉及生殖功能方面,相信会将 PCOS 的神经、内分泌、代谢网络式失调的认识引向更全面、更深入的前景。

1996 年,Norman RJ 等研究发现 PCOS 女性的家庭中,<35 岁的男性也存在 PCOS 的一

些性激素特点(DHEAS、AMH、LH 增加,LH/FSH 比值升高、游离睾酮升高)与代谢特征(IR、高胰岛素血症、SHBG 水平降低、高血糖),也有体重超重 / 肥胖、雄激素过多的临床表现(男性秃头发生早),提出存在男性 PCOS,可能对健康和生殖产生不良影响。因此在女性 PCOS 的一级亲属中应进行评估,以预防以后 2 型糖尿病和心血管疾病的风险。这些尚需要更多的研究来加以证实,并研究这种男性 PCOS 对睾丸功能的影响。

第二节　PCOS 的临床表现和病理生理

PCOS 是个异质性(heterogenesis)的疾病,多数患者具备无排卵、高雄激素和多囊卵巢的基本现象,但又各带有自身机体的特点。时代的发展、环境及年龄的变化会给人的生活方式和身心普遍地带来不同的、复杂的影响,疾病的表现和患者的机体反应就会随之逐渐变化。对 PCOS 的临床表现和病理生理认识在历史进展中有一致的方面,也有变异的方面。但是PCOS 患者是个"社会人",受自己特殊情况和外环境影响而有不同表现,每个临床表现,都有其科学内涵,并联系着全身诸部分,因此在描述症状及其病理生理时,不能孤立地看,需要找出其和体内外的关联。

一、无排卵型月经异常

PCOS 常在妇女月经初潮后即出现,1980 年 Yen 报道 PCOS 初潮年龄是 12.3 岁,接近于一般人群初潮年龄 12.9 岁。1996 年 Dramusic 报道:亚洲地区平均初潮年龄 12.6 岁 ± 1.3 岁;PCOS 患者 52.8% 初潮年龄为 9~12 岁,12 岁后者 33.2%,原发性闭经者 14.0%。2004 年 van Hooff 等对少女的月经情况从 15 岁随访到 18 岁,原来月经正常者有 2% 转为月经稀少;月经不规则者 12% 转为月经稀少;原来月经稀少者中 51% 仍是稀少。1998 年 Dramusic 在 700 名亚洲的 12~18 岁青少年月经失调病中观察,经血激素测定和腹部超声检查初步诊断为 PCOS 者 179 例,一年后复查肯定为 PCOS 者的 150 例。Adams 等 3 个报道中,共对初潮时月经失调者 200 余例随访 2~7 年,其中大部分(约 60%~80%)卵巢继续是 PCO 或向 PCO 发展,血雄激素不断上升,大多数偏高,原来正常的卵巢数从 36% 减少到 22%,仅半数偶出现过排卵(BBT 双相),只有少数被随访者有规律月经和排卵。以上报道提示,正常青春期卵巢功能在初潮后 2 年左右能自然调整,PCOS 的月经异常发病年龄较早,41.0% 为继发性闭经,23.9% 为排卵障碍性异常子宫出血,16.8% 为月经稀少,14.8% 为原发性闭经,部分患者在初潮时是无排卵月经,没有排卵周期时出现的痛经或经期不适等症状,1~2 年后逐渐出现月经不规则或闭经,才被注意就诊。因此初潮 2 年后的无排卵性月经稀少、闭经成为 PCOS 患者的主要症状。

2000 年后 Elting 和 Bili 等观察到 PCOS 患者在 30~35 岁后,大部分患者的月经周期明显地由稀少转为周期性来潮,和月经仍稀少或闭经的患者相比,卵巢中卵泡数和血抑制素 B 水平明显减少,FSH 水平明显升高,卵巢储备功能明显下降,这些月经规则的患者从 17 岁到 42 岁间的年龄与血 LH、InhB、T、DHEAS 水平及原多囊卵巢内的卵泡数之间均呈负相关,提示随年龄增加 PCOS 患者的卵巢功能减退,性激素尤其雄激素水平减少,其 PCOS 的特点将不再存在。

由于缺少孕激素的对抗作用,PCOS 的子宫内膜主要表现为增殖反应,也有部分呈增生过长现象。McDonald 报道 PCOS 中有少量内膜癌的发生,但分化好,很少有浸润现象。肥胖患者脂肪细胞可将较多的雄烯二酮转换成雌酮,有可能促成内膜增生过长和内膜癌,但其恶性程度比一般为轻,预后也较好。因此,对患者在超声检查时,除了看卵巢外,应观察子宫内膜的厚度、性质和血流情况,必要时作诊断性刮宫。

2018 年,由澳大利亚学者 Teede HJ 牵头、ASRM 与 ESHRE 提出共识性意见,提出初潮后第一年是青春期的过渡阶段,不规律也视为正常。将月经不规律定义为:初潮后 1~3 年,<21 天或>45 天;月经初潮后>3 年至围绝经,<21 天或>35 天或每年<8 个周期;初潮后>1 年,任一周期>90 天。在 15 岁或乳房初现(乳房发育)后 3 年不来月经,为原发性闭经。这既反映了初潮后的正常变化过程,又提醒注意 PCOS 的存在及风险。

二、高雄激素血症

PCOS 者占女性雄激素过高疾病中的 85% 左右,血雄激素增高是 PCOS 的核心。在全身会引起不同影响,临床主要表现为无排卵、多毛、多囊卵巢、肥胖和 / 或内在性胰岛素过高等。

(一)女性雄激素的合成和水平

女性雄激素主要在卵巢和肾上腺内合成,部分可在腺体外组织如脑、肝、肌肉、脂肪、肺、皮肤、毛囊内合成。按合成部位不同有 2 个途径:孕烯醇酮($\triangle^5$ 途径,主要在肾上腺皮质)与孕酮途径($\triangle^4$ 途径,主要在卵巢);两者间可经 3β- 羟类固醇脱氢酶(3β-HSD)转化。合成的部位主要在细胞内质网或线粒体上,首先是 LH 通过细胞膜上受体(G 蛋白耦联蛋白族),激活腺苷酸活化酶,增加 cAMP 活性引起基因转录,编码激素合成酶和其他辅助蛋白等顺序而完成,如类固醇生成急性调节蛋白(steroidogenic acute regulator protein StAR,它只存在于卵巢和肾上腺内)或其同族 MLN64,类固醇生成激活多肽(steroidogenic activator polypeptide,SAP),类固醇载体蛋白 2(steroid carrier protein 2,SCP2)等,将胆固醇从线粒体膜外转入膜内,通过细胞色素 450(P450)酶(现采用基因表达的名称——CYP)为主的作用(表 13-1),合成不同甾体激素。雄激素的合成中主要是 $P450_c17$ 酶;上述 cAMP 也可通过结合蛋白与鸟苷酸交换活性,激活 P13K/PDKI-PKB 通路,LH 还可通过膜上受体激活 DAG/PKC 通路,再合成相关甾体激素。血脱氢表雄酮(DHEA)和雄烯二酮可在周围组织如肌肉、脂肪和皮肤细胞及毛囊内激活芳香化酶(CYP19)、脱氢酶和 5α- 还原酶的表达而合成雌酮(E_1)、双氢睾酮(DHT),DHT 经 β- 酮类固醇脱氢酶还原为 3α- 雄烯二醇,结合葡萄糖苷酸后成为葡萄糖醛酸雄烯二醇(3α-diol-G)由尿中排出。因此上述因素的改变都能影响体内雄激素的水平和作用。

表 13-1 类固醇激素合成酶与其基因

原名	过去称	现在称	基因
胆固醇 20,22- 侧链裂解酶	P450scc	CYP11A1	*CYP11A1*
3β- 羟甾体脱氢酶	3bHSD	3bHSDII	*HSD3B2*
17α- 羟化酶 /17,20- 裂解酶	P450c17	CYP17	*CYP17A1*
21- 羟化酶	P450c21	CYP21A2	*CYP21A2*
11β- 羟化酶	P450c11	CYP11B1	*CYP11B1*
芳香化酶	P450arom	CYParom	*CYP19*
醛固酮合成酶 皮质酮 18- 甲基皮质酮氧化酶	P450C11AS	CYP11B2	*CYP11B2*

　　雄激素中以 T 和 DHT 的活性为最高,后者又为前者的 2~3 倍;DHEA 和雄烯二酮的活性较弱,前者为 T 的 10%~20%,后者为 T 的 5%。血 T 中的 80% 与性激素结合球蛋白(SHBG)结合,19% 与白蛋白结合,1% 是游离状态。SHBG 与 DHT 结合力最大,3 倍于其与 T 的结合力,与 T 的结合力是与 E_2 结合力的 3 倍,故 SHBG 的水平很大程度上影响着 T 的生物作用发挥。SHBG 的合成在肝脏内合成,受雌激素促进,也受 IGF- I 和雄激素抑制。

　　正常女性体内每日生成雄激素的情况:DHEA 16mg,90% 以上来自肾上腺皮质[其中 30% 以上由硫酸脱氢表雄酮(DHEA-S)水解而来],10% 左右来自卵巢;雄烯二酮 3mg,来自肾上腺和卵巢者各占 50%;T 250μg,30%~40% 直接来自卵巢,50% 来自周围组织雄烯二酮转化,故肥胖者可有雄激素过高现象,余下 10% 以上来自肾上腺。正常妇女血中 DHT 的 20% 来自 T,其余来自雄烯二酮。故 DHEA 常被认为是评价肾上腺雄激素水平的指标,T 常被考虑为评价卵巢合成雄激素水平的主要指标,而 DHT 或 3α-diol-G 常被认为是评价腺体外合成雄激素的指标。

　　雄激素的合成除下丘脑 - 垂体 - 靶腺轴内的自身调节外,女性从胎儿中期起垂体 ACTH 和 LH 即受到胰岛素、IGF- I 和 IGF- II 的协同作用(co-gonadotropin),在卵巢和肾上腺内也均有胰岛素和 IGF- I 的受体,可引起 P450scc 和 P450c17 表达的增加而逐渐增加体内雄激素。在肾上腺初现时,血雄激素水平明显上升,并维持到围青春期。青春前期 GH-IGF- I 的增加可引起 SHBG 水平下降,游离 T 增多。肾上腺皮质内也有 LH-R 的表达,因而在用 GnRH 作垂体兴奋试验或 hCG 试验中,17α-OHP 的升高代表卵巢的反应,但也有来自肾上腺的成分;说明卵巢轴和肾上腺轴之间的交互作用。同时细胞因子等也参与其间,如上皮生长因子 -1(EGF-1)可促进肾上腺内雄激素的合成;转化生长因子 -$β_3$(TGF-$β_3$)通过 SMAD3(TGF-β 信息途径中的常见调节因子)促使 SF-1 增加和 CYP19$α_1$P11 的启动子结合,于是 CYP19$α_1$ mRNA

增加,在卵泡从窦房前期到次级卵泡期内促进颗粒细胞内激素合成,并协同 FSH 促进 E_2 分泌。正常妇女的一系列神经 - 内分泌 - 代谢 - 免疫机制协调地参与促使卵泡发育成熟,故正常的环境和生活条件下,卵巢内的雄激素和雌激素相对平衡,维护着卵巢的正常生理功能。多方面因素可使围青春期的女性卵泡的发育受到不同程度的干扰和阻碍,发生体内雌、雄激素不平衡现象,高雄激素对合成代谢的促进和其内在性促胰岛素分泌的作用,容易出现相随的肥胖现象,这也是青春期易发生 PCOS 的因素之一。

(二) PCOS 的高雄激素血症

PCOS 患者的高雄激素主要来自卵巢卵泡膜 - 间质细胞或合并有肾上腺皮质来源,包括 T、雄烯二酮、17α- 羟孕酮(17α-OHP)和 DHT 水平不同程度的增高,P450C17 是关键酶。17α- 羟化酶和 17,20- 裂解酶虽然同属 P450c17(CYP17),但在不同组织内的活性各有不同,17,20- 裂解酶在 P450c17 丝氨酸磷酸化、细胞色素 b5 和 P450c17 氧化还原酶的交互作用下活性增强,雄烯二酮合成增多。故 CYP17 在不同 LH 水平中表现有差异;LH 高时,17,20-裂解酶水平低,17α-OHP 水平增高;而 LH 低时,17α- 羟化酶水平高,于是雄烯二酮和睾酮水平明显升高。同样在 ACTH 试验中皮质醇和雄烯二酮的反应程度也有不同。在上述刺激试验中,除 LH 和 ACTH 本身的直接作用外,不同雄激素通过丝氨酸磷酸化阻碍胰岛素受体,直接引起的胰岛素和 IGF- Ⅰ 水平增加,更刺激 P450c17 的表达和活性,直接使肾上腺、卵巢的雄激素的合成增加。有报道在高雄激素和高胰岛素同时出现的 PCOS 中,T 和雄烯二酮的产量分别为正常妇女的 8 倍和 3 倍,过高雄激素和胰岛素对肝脏合成 SHBG 的抑制作用,使游离睾酮部分可再升高 2 倍;在体外试验中,卵巢生成的雄激素和雌激素比例为 8:1(正常比例为 2:1)。长期的雄激素过高,如前所述,使卵泡早期卵泡上 FSH-R 增加,故卵泡数增多,持续的高雄激素微环境使卵泡发育迟缓,有的在 LH 作用下黄素化,少量趋向萎缩,后果是无排卵、黄素化未破裂卵泡综合征(luteinized unruptured follicle syndrome,LUFS)或少量的黄体功能不全,因此即便怀孕也易流产。1986 年俞瑾曾报道 PCOS 患者撤退性出血第 3 天血 E_2 和 T 的水平可都在各自的正常范围内,但采用对数比值($\log T/E_2$)计算时,就显著高于正常值(0.97),因此可以将 $\log T/E_2$ 作为高雄激素的指标,也可推知 SHBG 水平的高低。

1976 年 Yen 提出肾上腺初现亢进是 PCOS 主要原因的假说:肾上腺初现时(6~7 岁),肾上腺皮质内 *CYP17* 基因表达不断增加,此时 17α-OHP、DHEA 和雄烯二酮的水平均不同程度地增加,9~11 岁时达高峰;过多的雄烯二酮在周围组织内转化成雌酮(E_1),经 17β-HSD(尤其是 17β-HSD1)和雌二醇互相转化,在中枢促进 GnRH 的合成和促使垂体对 GnRH 的反应处于敏感的状态,导致月经初潮时,GnRH/LH 过多分泌,刺激卵巢(也部分通过 LH-R 刺激肾上腺皮质)产生过多雄激素,易于引起 PCOS 的发生。PCOS 患者中有 50% 左右明显表现兼有肾上腺来源的雄激素如 17α-OHP、DHEA-S 等增加(PCOS Ⅰb 型、Ⅱb 型)。在对正常人和 PCOS 患者作 250μg ACTH 试验中,PCOS 患者各项雄激素均明显高于正常人,提示肾上腺的 P450c17α 也明显失控,成为 PCOS Ⅰb 型、Ⅱb 型的高雄激素原因之一;用小剂量 ACTH

（1μg）试验时，PCOS 患者雄烯二酮和 DHEA 比正常人稍高，提示 PCOS Ⅰa 型、Ⅱa 型的肾上腺皮质功能可能只是轻度活跃；说明肾上腺皮质在不同程度上确实参与了 PCOS 的病理机制。有报道雌激素还可降低肾上腺雄激素生成中对 ACTH 敏感性，而游离的雌二醇可以促进肾上腺皮质内雄激素的合成，过程尚不清楚，提示雌、雄激素之间的关系是复杂的，至少在这两个靶腺轴之间是交互地影响的。已知青春前期是生理性的胰岛素拮抗时期，IR 导致了 SHBG、IGFBP-1 降低，这些因素如发生在肾上腺初现亢进继续存在的患者，就易发生 PCOS。以上所述符合于 PCOS 患者中 50% 而不是全部出现肾上腺来源雄激素的升高的多个报道，并与 PCOS 治疗中部分患者需加用地塞米松来阻抑肾上腺来源的雄激素以提高效果的情况是相符合的。故 PCOS 患者性腺轴的异常中，肾上腺轴的影响可能较早就不同程度存在，而且可延续到以后。有人提出 PCOS 是肾上腺皮质网状带和卵巢卵泡膜 - 间质细胞 CYP17 基因表达的异常、活性改变的原因，而不是下丘脑、垂体的原因。可能问题要综合全面地看。

俞瑾认为 PCOS 中雄激素过高的现象，中枢和周围器官间均可相互影响，但 P450c17 是 PCOS 中高雄激素的关键，在卵巢内主要依赖 LH 作用，在肾上腺内主要依赖 ACTH 作用，P450c17 酶在两个腺体内还有自分泌和旁分泌的作用，并受其他因素如胰岛素/IGF-Ⅰ、应激、肥胖和适应性、饮食、生活方式、气候、年龄等影响，故在不同患者间和不同情况下可有差异，这是 PCOS 的异质性综合表现中的又一个表现。

三、高雄表现：多毛和痤疮

临床上一般以多毛、痤疮作为雄激素过高（高雄）的表现。PCOS 的多毛（hirsutism）是指性毛的增多，主要在上唇或颏下，乳晕周围、中下腹正中线有粗长的毛；耻毛和阴毛浓密呈女性分布，可延及大腿内侧或肛门周围；也有与肾上腺皮质分泌雄激素过多相关而引起的小腿前长毛和乳晕周围无毛现象。痤疮主要呈丘疹状或囊性结节样，分布在面部、上胸部或背部。

PCOS 的多毛现象占 60%~70%，受种族、遗传、年龄、气候的影响；提示了 PCOS 发病率在种族、地区间的不同，如美国为 4.5%~11.2%，希腊为 9%，西班牙为 6.5%，南亚的发病率较高。1996 年 Dramusic 报道了 1 200 名亚洲的青春期妇女，痤疮在正常月经者中占 23.5% 出现，其中 88.2% 是轻度；在排卵障碍性异常子宫出血者中占 19.3%，月经稀少者中占 27.3%，类 PCOS 者中占 27.3%，PCOS 患者中，多毛与痤疮均出现者 52.6%，以中、重度为主，其中多毛中度者 32.9%，重度者 11.4%，以印度妇女为明显；痤疮中度者 64.6%，重度者 11.4%，以中国妇女为主。95% 的多毛现象与 PCOS 雄激素升高相关，多毛也可单纯由于局部 5α- 还原酶过高而引起，称之为原发性多毛症，与遗传相关。多毛再伴有雄激素很高现象且在短时期内出现，应排除肾上腺或卵巢分泌雄激素肿瘤的可能。

毛囊和皮脂腺联成一个毛囊皮脂腺单元，其生长和生长激素、性激素相关。人体毛发分为毫毛与恒毛两大类。

1. **毫毛**（vellus hair）　毛细软而色淡，无髓部，布于全身。

2. **恒毛**（permanent hair）　毛粗黑而有髓部，皮下部分是毛囊；在臀部、小腿及粗细毛交界处，如发际部位者为中毛，毛囊深达真皮。在头部、腋下、耻部及阴部者为粗毛（即性毛），毛囊可达皮肤的全层，甚至可达皮下脂肪层，毛囊根部有真皮伸入的乳头，富含血管与神经末梢及不同的激素受体。

毛发的生长分初期（anagen 生长期）、中期（catagen 退化期）和终期（telogen 静止期）。各期在不同种族、不同部位的维持时间及对激素尤其是雌、雄激素的反映阈值有不同，如头发生长的初期和终期分别是 3 年和 2 个月，面毛是 4 个月和 2 个月。毫毛的生长主要受生长激素、甲状腺素影响，部分可转为恒毛。性毛的毛囊乳头为毛的生长中心，此乳头内有将 DHEA 和雄烯二酮转变成 T、DHT 和少量雌激素的 17β-HSD、3β-HSD、5α- 还原酶和 P450arom 等，细胞核内有 DHT-R、ERα，性毛以雄激素受体为主。通过局部基因转录、雄激素代谢的活跃及芳香化酶活性改变，可改变毛囊的生长周期，使毛囊由静止期向生长期发展，ERβ 可使 ERα 的作用缓慢。T 经 5α- 还原酶转为 DHT 是刺激毛发生长的主要因素。在青春前期肾上腺来源的雄激素增多，生长素也明显升高，同时 DHEA 和 IGF-Ⅰ有促 5α- 还原酶合成的作用，这些是青春前期性毛皮脂腺单位成熟的要素，也是 PCOS 在合并高胰岛素时（PCOS Ⅱa 型、Ⅱb 型）多毛程度加重的主要相关因素。各部位毛囊性激素受体的不同也造成了体内各部位多毛程度的不同，如 PCOS Ⅰb 型、Ⅱb 型患者青春期乳房的乳头和乳腺未很好发育，乳头小，有时乳房大但主要是脂肪多，乳晕周围却无长毛，提示这些部位的雌激素受体是较早存在和所需，却较早受到肾上腺出现时高雄激素抑制。此外，毛囊内还有 PGE$_2$-R 的亚型，提示前列腺素对毛的再生有作用。

目前常用的是改良的 Ferriman-Gallwey（modified Ferriman-Gallwey scoring，mF-G）评分系统，对上唇、下颌、胸、上腹、下腹、上背、下背、大腿、上臂等共 9 个部位的毛发生长情况按照 0~4 分分别进行评分。其水平 ≥4~6 提示多毛症，评分标准取决于种族，我国一项纳入 10 120 名社区育龄女性的大型调查研究显示，mF-G 评分 > 4 分是适用于中国女性的多毛诊断标准，或者包括上唇、大腿及下腹三个部位评分 ≥2 分亦可诊断。

痤疮是皮脂腺口被封闭引起的皮脂囊肿，但皮脂腺没有毛囊中的 3α-diol 与 3α-diol-G，主要是 DHEA 与 DHEA-S 促使 5α- 还原酶使 DHT 增加的原因。围青春期卵巢为主来源的睾酮水平增加，血 IGF-Ⅰ水平和周围 5α- 还原酶活性的增加，可出现生理性的痤疮。痤疮易出现在 PCOS 中，尤其在 PCOS Ⅰα 型患者中存在，以 DHT 增加为主因。头部皮脂腺可能 DHEA-R 较丰富，受 DHEA 刺激而有头发油腻、面部油脂较多或身体上散发出"男人气味"的现象（PCOS Ⅰb、Ⅱb 型）。催乳素（PRL）可协同 ACTH 促使肾上腺分泌过多雄激素，故有些高催乳素血症患者会有痤疮。

女性雄激素增多症的皮肤表现主要包括皮脂分泌过多（seborrhea，S）、痤疮（acne，A）、多毛症（hirsutism，H）和雄激素源性脱发（androgenic alopecia，A），这些症状同时出现，称为 SAHA 综合征（SAHA syndrome），是雄激素增多症的重要征象。

四、PCOS 者多囊卵巢形态学和其卵巢合成激素的特点

多囊卵巢形态（polycystic ovary morphology，PCOM）是 PCOS 的重要特征之一，双侧卵巢对称性增大，远超过正常卵巢体积 6ml 的最大极限，尤其在胰岛素的刺激下，可达正常卵巢的 2~3 倍。Dramusic 报道亚洲 PCOS 患者右侧卵巢略大于左侧卵巢，卵巢体积>14ml 者，左、右侧分别占 18.6% 与 24%，体积 8~14ml 者分别占 50% 与 60%，体积 6~8ml 者占 31.4% 与 16%。肉眼下观察，卵巢的表面饱满光滑、呈略暗的珍珠色，被膜增厚，可达 150~600μm（正常 ≤100μm），表面可见到血管网和囊状卵泡突起。B 型超声显像，卵巢被膜下可见 10 个以上直径 2~6mm（一般<10mm）的卵泡，典型者卵泡可成串排列在被膜下，在卵巢体积和小卵泡数量之间更倾向于卵泡数量，有统计显示，卵巢体积大者 PCOS 患者数比正常人高 5 倍，而小卵泡数>10 个的 PCOS 患者数比正常人高 50 倍。使用频率带宽为 8MHz 的阴道内超声换能器，PCOM 的阈值应为在任一卵巢中，卵泡数>20 和／或卵巢体积 ≥10ml，并且是确保没有黄体、囊肿或优势卵泡存在。另外，卵泡的多少与年龄有很大的关联，在女性青春期的发育过程中，会出现多发性滤泡（multiple follicles）卵巢的生理现象，很难与 PCOM 鉴别，因此 2018 年的共识提出，对初潮 8 年内的女孩，不推荐使用超声作为诊断 PCOS 的依据。俞瑾在 50 年来观察的 PCOS 患者中，卵巢最小的约 6ml，一般在 8~12ml，关键是小卵泡数>10 个。三维超声可计算 PCOS 卵巢皮质间质部的增生程度，尤其在 PCOS Ⅱb 型患者更明显，比正常卵巢的间质增加 25% 以上，故卵泡被推向卵巢边缘而呈串珠样排列。光镜下，可见增厚的卵巢被膜是由弥漫而均匀的胶原纤维组成，这是高雄激素刺激所致。皮质层内初级、次级、三级卵泡数比正常增加 2~3 倍，但常停留在小卵泡阶段。卵泡壁的颗粒细胞层减少，而其外层的卵泡膜 - 间质细胞明显增生可达数十层厚或出现黄素化现象，少量卵泡呈闭锁状，内见凋亡的颗粒细胞，卵细胞也可凋亡或消失。偶尔皮质内可见到黄体或白体，故 PCOS 偶尔也自发排卵。间质细胞明显增生，间质内有时呈散在的黄素化细胞团状，胞质内富类脂质，除了是 LH、T 的作用外，它们也是去甲肾上腺素作用的靶细胞。卵巢内分泌的大量 T 抑制着雌激素受体，因此高雄激素被认为是造成大量卵泡发育受阻、凋亡的主要原因。卵巢的髓质部有小动脉分支及其相随的无鞘交感神经末梢分布，这和去甲肾上腺素能神经的作用增加相关；和局部成群的有激素生成功能的类黄素细胞——门间质细胞（hilar interstitial cell）相接触，对 PCOS 患者卵巢的髓质部具体情况尚不清楚。在彩色多普勒超声检查中，PCOS 的卵巢动脉的血流增加，搏动指数（PI）和阻抗指数（RI）下降，这和胰岛素、游离睾酮及 E_2 的水平之间呈正相关，和抑制素 B 水平呈负相关。

PCOM 在月经正常妇女中占 5%~23%，在闭经患者中占 26%，在月经稀少患者中占 87%，在多毛者占 92%，正常人使用雄激素者亦可出现 PCOM，说明同为 PCOM，其原因可各异。2000 年 NIH 总结 PCOM 在 PCOS 中占 52%，故单有 PCOM 证据是不能作出 PCOS 诊断的。有排卵的 PCOM 妇女，血 T、FT、DHEA 雄烯二酮水平略高于正常，SHBG 水平较低，但在用 GnRH 垂体兴奋试验后 LH、T、17α-OHP 值的升高介于 PCOS 患者和正常人之间，有学

者认为这些妇女有转为 PCOS 患者的潜能,且也可能是自然反复流产的原因,临床上应提高警觉。在灵长类中证实,给雄激素后,其卵巢增大,包膜增厚,窦前卵泡数增多。俞瑾在长期临床观察中,有一组月经稀少、闭经或不孕患者曾被诊断为 PCOS,使用氯米芬或中药治疗久未获效,但其临床和实验室高雄激素现象不明显;在给中药结合雌激素治疗后都能排卵并妊娠,暂定其为"小卵泡综合征"。可见 PCOM 只是一个形态学上表现,其功能可各异,就大部分说是高雄激素的一个迹象,故 PCOS 诊断应有无排卵月经失调和雄激素增高征象,同时有 PCOM 这三个要点并列。下面将对 PCOS 患者的 PCOM 所表现的功能变化大概作一叙述。

1980 年,两种细胞,两种促性腺激素学说的提出对性腺轴研究有了很大促进,认为 PCOS 在高 LH 和低 FSH 影响下,卵泡膜细胞分泌雄激素多,颗粒细胞合成 E_2 少。随着分子生物学兴起,近 20 余年来对卵巢与 PCOS 者卵巢功能的认识有了很大改变。就俞瑾提出的女性生命网络调控论看,卵巢这个小生命网络内部和全身及其他各网络中相互地影响着。PCOS 患者之不排卵,在卵巢本身应存在着千丝万缕的变化。举例:在体外实验中,同量 LH 作用下,卵泡膜细胞的 17α-OHP 水平,PCOS 者比正常人高 4~8 倍,CYP17mRNA 半衰期增加 2 倍,提示 PCOS 者细胞内 *CYP17* 基因的过度表达;PCOS 者卵泡膜细胞内的 CYP11A1、3β-HSD、17β-HSD 和 STAT 水平比正常人均明显增加;加入低剂量 LH 时,CYP17 的 17α- 羟化酶增加,细胞分泌雄烯二酮和睾酮水平增加;加入高剂量 LH 时,CYP17 中的 17,20- 裂解酶减少,细胞分泌 17α-OHP 明显增加,而雄烯二酮水平不高;和正常人的卵巢对比有明显不同。正常卵泡膜细胞上的骨形态蛋白 -9(BMP-9)和激活素一样,可使 CYP 表达减少,却不使 CYP11A1、3β-HSD 和 STAT 减少;PCOS 患者的卵泡膜细胞中,BMP-9 和激活素比正常人明显降低,其后续反应亦相反。又如卵泡膜细胞上有 CRF、CRF-R 和 CRFBP 的表达,CRF 可抑制 LH 所引起的细胞内 CYP17 表达,造成卵巢自身分泌功能调节下降,为肾上腺轴抑制卵泡发育的作用提供了依据;这也是 PCOS 者卵泡膜细胞动态失衡的原因之一。

正常卵泡膜细胞内胰岛素、IGF-Ⅰ和 IGF-Ⅱ可通过各自受体,刺激细胞中雄激素合成增加。在 PCOS 患者中,胰岛素或 IGF-Ⅰ均未能使其卵泡膜细胞内雄激素分泌增加,但用降低胰岛素药物后,随胰岛素下降,雄激素也下降,提示 PCOS 的卵泡膜细胞存在胰岛素拮抗(IR)现象。有报道 LH 和胰岛素在猪卵泡的卵泡膜细胞上有分子水平的交互作用,单用 *fos* 或 *fos* 加胰岛素可通过胰岛素受体后的 P13-K 途径而不是 MARK 途径,促使 CPY17 和 STAT mRNA 的表达,提高 CYP17 活性使雄烯二酮产量增加;但在 cAMP 和胰岛素之间就无此交互作用。同时在猪卵泡膜细胞内还有调节脂质代谢的 PPARγmRNA,经格列酮类药物激活后,靶组织对胰岛素的敏感性提高,使 LH 或胰岛素作用下该细胞内的雄烯二酮和睾酮下降 53%~69%。就以上举例可见 PCOS 者卵泡膜细胞这个细胞网络比之正常人更为复杂。正常水平的胰岛素可使颗粒细胞内的 IGF-Ⅱ-R 移向细胞表面,和其配体结合后,使细胞内雌激素升高;在高胰岛素时,Ins-R 受到降调,于是细胞内 IGF-Ⅱ-R 较少能移向细胞表面,这使有高胰岛素现象的 PCOS 者的颗粒细胞更减少了受促性腺素协同者作用的机会,不能合成较多雌激素,致持续性不排卵和不孕。

卵泡早期,卵泡发育主要依赖卵巢内因素调节,月经期,始基卵泡的颗粒细胞受 FSH

第二高峰作用而增生,细胞上 AR 量增加,AR 又促进细胞的 FSH-R 增多,故始基卵泡数明显增加;从窦前卵泡到初级、次级卵泡内分泌的雄烯二酮和 T 可还原成 DHT,部分被芳香化为雌激素;卵泡中期在 FSH 诱导下,卵泡微环境遂由雄激素转为雌激素,这是卵泡进入选择期和优势卵泡期的决定因素。已知 PCOS 患者卵细胞分泌的生长因子 GDF-9(growth differentiation factor-9)比正常低,故颗粒细胞不能增生而量少,卵泡膜细胞也发育不良,虽然颗粒细胞活性比正常者为大,但总雌激素分泌量不足,如再有 FSH 作用受到中枢相关信息干扰,卵巢内 IGFBP-2、-4 增加,IGFS 减低,或瘦素增高等因子的影响,卵泡内低雌激素、高雄激素现象就持续存在,卵泡难以发育成熟,或在 LH 作用下黄素化,少量卵泡出现闭锁现象。

临床上,PCOS 者的颗粒细胞对外来 FSH 的正常反应阈值较窄,FSH 剂量 75U 以下时,雌激素产量与正常人相似或略少,150U 以上则较正常颗粒细胞的雌激素产量有过度增加;有报道从未经刺激的 PCOS 患者中穿刺得的颗粒细胞比 PCOS 排卵者和正常人的颗粒细胞对 FSH 的结合力明显增高。这种敏感性过高是与其始基卵泡上 AR 过多,引起 FSH-R 过多相关,还是与 PCOS 者卵泡数量过多受 FSH 刺激产生雌激素过高相关,尚待研究,这可以是 PCOS 者在进行 IVF 时易发生 OHSS 的重要原因之一。以上所述,也提示 PCOM 在 PCOS 者和其他病种中或正常人在形态上虽貌似,但功能上有差异,加强了俞瑾提出 PCOS 诊断标准必须无排卵、高雄激素和 PCO 三者具备的看法。

近 20 年来对卵巢颗粒-黄体细胞和卵巢表面上皮细胞中均有 GnRH-I、GnRH-II 及其受体的研究,说明它们可在细胞内抑制促性腺素的促激素生成作用和使卵巢表面上皮增生的作用,提示卵巢内有 GnRH 系统;这系统在 PCOS 中又如何表现还待研究。另外,FOX(forkhead box)基因家族对卵泡内颗粒细胞和卵泡膜细胞作用的研究也已开展,如 FOXD/FOXL2 转录因子在颗粒细胞中可通过其结合元件 FBE 直接或参与 P13K/AKT 等途径调节颗粒细胞的增生和凋亡,FBE 和 SBE(SMAD 结合元件)间有着交互作用;FOXP3 可通过调节 CD4[+] 和 CD25[+] 来调节 T 细胞功能和自身免疫作用,是否也影响到卵巢功能的衰竭尚不清楚。上述多个内容的交互关系及如何在 PCOS 中扰乱卵巢的网络调控还有待今后研究。

五、胰岛素拮抗

1980 年,Burghan 提出 PCOS 中存在高胰岛素血症(hyperinsulinemia)/胰岛素拮抗(insulin resistance,IR)现象,已证实高雄激素可通过胰腺内的 AR 使胰岛素分泌增加,成为 PCOS 患者中高雄激素内在性导致高胰岛素血症/IR 和肥胖的原因之一。随着人们生活方式、精神和物质环境、饮食习惯的改变,有 IR 的肥胖者不断增多,这还可以是遗传基因,如对糖尿病、高血压等的影响,50% 的高血压的后代中可发生 IR,在 PCOS 中 IR 现象也相应增加,故有人提出 PCOS 是代谢综合征之一,但后者均有 IR,而并非所有 IR 患者都有高雄激素现象,故两者是有区别的。已知 PCOS 者出现非胰岛素依赖性糖尿病(NIDDM)在 30~40 岁,比一般的 NIDDM 患者早 20 年左右,可能高雄激素也可成为高胰岛素/IR 的诱发原因。

胰岛素作用的主要靶器官是肝、脂肪、肌肉。在糖代谢方面,胰岛素在肝内促进细胞内葡萄糖运载蛋白（GLUT-4）的活性，抑制肝糖输出、糖原合成和糖的异生；胰岛素在雄激素、生长激素等的促蛋白合成中也起着重要作用；在肌肉和脂肪内刺激糖的摄取和蛋白合成、细胞增生和分化及抑制脂溶作用。PCOS 患者高胰岛素血症时，脂肪细胞的抗脂溶效应比正常人低 3 倍；血糖和胰岛素还可刺激胃肠道分泌胃促生长素（ghrelin）等，不仅促生长激素分泌，还刺激食欲。胰岛素还可使脂肪细胞分泌的瘦素水平增加，瘦素又可直接通过胰腺 β 细胞的瘦素受体或通过中枢而干扰胰岛素分泌，这是个脂肪细胞 - 胰腺 β 细胞间的内分泌调控轴，故胰岛素过高或 IR 不仅是糖代谢异常，且是代谢综合征的主要基础。此外，胰岛素还有抗胰高血糖素、儿茶酚胺和糖皮质激素的作用；IR 者常伴有纤溶酶原激活物抑制酶 -1（PAI-1）的升高，有的学者认为是后者引起了前者，这也是 IR 与肥胖、血栓形成和纤维化现象相关的主要原因。在 IR 与 SHBG 的负相关及 IR 与 T 的正相关之间，前者的系数更高于后者。在卵巢轴，胰岛素对 LH、FSH 的分泌影响不大，主要作用在卵巢上，这在多囊卵巢节已介绍。PCOS 中的高胰岛素 /IR，主要是通过胰岛素四聚体糖蛋白受体 β 亚单位酪氨酸磷酸化受阻，丝氨酸磷酸化过度，引起 GLUT-4 障碍，故 PCOS 患者在 OGTT 的胰岛素释放试验中第一时相的值不能达峰值，表示 β 细胞功能受损。近年来提出了胰岛素及其生长因子可经 AKT、丝 / 苏氨酸激酶的磷酸化而负向调节 FOXOs 转录因子等影响生殖的设想。

体内各个组织内均有与胰岛素密切相关的生长激素 - 胰岛素生长因子 - Ⅰ系统（GH-IGF-Ⅰsystem），主要调节体内细胞分裂和代谢，受垂体的 GH 和体内营养状况调控。此系统内有生长激素结合蛋白（GHBP）、IGF-Ⅰ（日产量为胰岛素 5~6 倍）和 IGF-Ⅱ、IGF 结合蛋白（IGFBPs）、IGFBP 酶（IGFBPase）等的相互调控。腺垂体细胞中 50% 是生长激素细胞，女孩初潮前 1~2 年其分泌量达顶峰，可直接对抗胰岛素在肌肉内的糖生成和脂肪内的脂溶作用。由于结构的不同，胰岛素可和 IGF-Ⅰ受体（IGF-Ⅰ-R）结合，但不和 IGF-Ⅱ受体（IGF-Ⅱ-R）结合，IGF-Ⅰ和胰岛素受体及 IGF-Ⅱ-R 受体均可结合，故 IGF-Ⅰ和胰岛素有协同作用，胰岛素升高可抑制肝内 IGFBP-Ⅰ的生成，于是游离 IGF-Ⅰ增加，产生胰岛素样的代谢作用。

胰岛素和生长激素 - 胰岛素生长因子 -1 系统和性腺轴有着重要的关系，在下丘脑水平，GnRH 神经元上有 IGF-Ⅰ-R、IGF-Ⅱ-R 和胰岛素受体的表达，胰岛素和 IGF-Ⅰ在此主要促细胞分裂，而 IGF-Ⅱ对 GnRH 的分泌呈双向调节，在性成熟中起促进作用。在垂体水平，垂体前叶分泌 GH 的细胞内有 GHmRNA、LH-βmRNA 和 FSH-βmRNA 的共同表达，垂体分泌的 LH 幅度与 GH 幅度之间呈现正相关，GH 还可刺激促性腺细胞内卵泡抑制素（follistatin）的表达，从而减少 FSH 的分泌活动，故在垂体反应性较差的超促排卵中，曾运用 GH 与促性腺素的协同作用来提高效果。IGFs 在垂体内广泛表达，垂体细胞内可自身合成 IGF-Ⅰ，胰岛素和 IGF-Ⅰ均可抑制 LH 的基础水平和 GnRH 刺激后的分泌水平，并使肝内 SHBG 的合成下降，故 PCOS 高胰岛素者 LH 可不高。卵巢颗粒细胞和卵泡膜细胞上均有 GH 受体基因表达，并有 IGFs 和 IGFBPs 及 IGFBPase 的合成，这些物质也存在于卵泡液内，与卵泡发育相关。

PCOS 患者除上述遗传因素、肥胖、胰腺 β 细胞受损及肝脏胰岛素的廓清作用减弱而成为高胰岛素血症 /IR 的原因外，还有增高的雄激素本身和高胰岛素对 SHBG 的抑制后导致的游离 T 过高又刺激胰岛素分泌的作用。此外,如睡眠长期缺少,可引起高胰岛素血症 /IR;较大的应激和交感神经兴奋可刺激 HPA 轴,使炎性细胞因子增加而损坏胰岛素受体后途径,而导致代谢综合征。在脂肪因子的作用中瘦素的促胰岛素增加作用最大,胰岛素抵抗素(resistin)次之;脂联素(adiponectin)则直接降糖而提高胰岛素的敏感性。因此,PCOS 患者中高雄激素者内在性引起的高胰岛素血症,和起于高雄激素而患者原有代谢综合征或有类似遗传史者,其病情及病理机制就不全相同,这成为本章提出对 PCOS 分类 I 型和 II 型的主要依据。

六、肥胖与脂质代谢

(一) PCOS 和肥胖(obesity)的关系

在 15 世纪 50 年代我国清朝中医舒弛远就提出闭经中有"痰湿占据胞宫(指卵巢增大)者,其腹渐大,又无胎息可验……肾阳虚无以气化,而痰积胞中。"诸类似 PCOS 的现象。1935 年 Stein-Leventhal 综合征中把肥胖列为症状之一;1962 年 Goldzicher 和 Green 总结 1 079 例 PCOS 患者中 41% 有肥胖;1980 年 Burghan 提出高胰岛素血症 /IR 与 PCOS 的肥胖现象密切相关。1990 年美国卫生研究院发表资料:PCOS 中肥胖者占 52%,这类肥胖都以上腹部为主。Dunaif 报道空腹血胰岛素水平在 PCOS 肥胖者最高,正常月经而肥胖者次之,与 PCOS 非肥胖者相近,正常月经而体重正常者,空腹血胰岛素水平正常,提示了 PCOS、肥胖与高胰岛素水平间的相关性。正常饮食下,幼年到 6~7 岁仍肥胖,或家族中有糖尿病史者,如无高雄激素的介入,一般是不会成为 PCOS 患者的。实质上,脂肪在全身也形成一个网络,在不同年龄段,和各网络间产生着相互间不同作用和影响。PCOS 的肥胖是复杂因素的表现,主要由高雄激素促使合成代谢明显增加,能量的生成远超消耗,甘油三酯储存在脂肪组织内,尤其在上腹部和腹腔的脂肪内,雄激素过高又可通过胰岛素分泌的增加,帮助腹部脂肪积累,故腹围的增加度(腰围 / 臀围比值,WHR)比体重的增加度[体重(kg)/ 身高(M)^2 BMI]更明显;其中还可夹杂肥胖的遗传因素、代谢综合征、IR 和 / 或生活和工作中应激的影响。美国世界观察研究所的一项调查报告指出,全球 60 亿人口中肥胖者占 20% 以上,中国 2005 年原卫生部公布的资料,成人超重率为 22.8%,肥胖率为 7.1%,在大城市两者分别高达 30.0% 和 12.3%,比 1992 年分别上升 39% 和 97%,儿童肥胖率已达 8.1%,这些数据在近 10 年来应有所增加。遗传因素肯定对肥胖有影响,同卵孪生儿的体重常相近,在人群中单亲肥胖者,子代 40%~50% 肥胖;双亲肥胖者,子代 70%~80% 肥胖。脂肪细胞长度平均为 67~98μm。肥胖者体内脂肪组织过多,主要是脂肪细胞明显肥大,长度可增加 50%~100%,约为 127~134μm。严重肥胖者脂肪细胞不仅肥大且细胞数增生 3 倍。婴幼儿期是脂肪细胞同时出现肥大与增生的时期,是肥胖发生的关键性时刻,因此不主张胎儿或 3 岁以内的孩子超重。但肥胖主要还是与饮食不当、缺少运动锻炼相关;精神压力过久、过大,使肾上腺分泌过度,不仅抑制女性生殖功能,且降调肾上腺能 -β$_2$ 受体,使脂溶作用减少;有学者提出下丘脑的 Agouti 蛋白(原在毛囊上发现)可抑制黑皮质素 -4 受体的信息转导,刺激食欲和肥胖。20世纪末发现来自胃肠道的激素如 PPY$_{3-36}$ 和饥饿激素（ghrelin）分别通过中枢抑制和刺激食欲；有学者提出从源头上讲肥胖是后天多吃、少动引起，久之影响基因及后代。总之，PCOS 中有以雄激素和胰岛素引起肥胖的现象，由于近代肥胖者的增多，其中具高雄激素的女性就易于发病为 PCOS，至今尚无肥胖者中 PCOS 的发病率报道，但应比非肥胖者中的发病率高。

PCOS 患者中，非肥胖者的 GH 分泌幅度比正常人增大 30%，但其脉冲频率、血 GHBP 不改变，对 GHRH 反应亦与正常人相同，这可能与下丘脑的调控相关，其卵泡中 IGFBP-1 明显升高，故未出现由于 GH 水平升高而随发的局部 IGF-1 水平升高现象。相反，较之正常人，肥胖型 PCOS 患者的 GH 分泌幅度，GH 水平和对 GHRH 反应下降 50%，而 GHBP 水平增加 2 倍，这些现象在正常月经肥胖者也有，故游离 GH 水平较低，肥胖者的高胰岛素现象抑制 IGFBP-1 水平，使 IGF-1/IGFBP-1 比值上升 10 倍，这样 IGF-1 与 LH 协同下，卵泡膜细胞产生雄激素更多，低生长素轴和高胰岛素血症又共同促进患者肥胖现象。

（二）脂肪的生成和溶解作用

脂肪细胞核内的过氧物酶体增生的激活受体（peroxisome proliferator-activated receptor，PPAR）是调控脂肪细胞生成和代谢的关键因素。PPARγ 刺激脂肪的生成和存储，PPARα 促进脂肪在肝脏内的消耗，PPARδ 在人体的作用机制尚未清楚。胰岛素刺激 PPARγ 的磷酸化和 PPAR 的转录，引起前脂肪细胞的分化，促进脂肪的生成和代谢作用。因此有用 PPARγ 的激活剂如马来酸罗格列酮（rosiglitazone maleate）等，提高胰岛素的敏感性来治疗 NIDDM 和 PCOS 的肥胖。如前所述的在培养液内加马来酸罗格列酮后，可使 LH 及／或胰岛素刺激下猪的卵泡膜细胞雄烯二酮和睾酮生成量减少，但其孕酮量和 CYP11、CYP17 的基因表达均增加，而 CYP 蛋白无变化；提示 PPARγ 的激活主要促进卵泡膜细胞分化和孕酮合成，但干扰孕酮转为雄烯二酮的作用，这启动了脂肪细胞和性激素间直接关系的研究。

脂溶作用主要是脂肪细胞内甘油三酯经脂酶而代谢和分解，它受肾上腺能（或交感神经系）的调节，α$_1$ 与 α$_2$- 肾上腺素能受体刺激脂溶作用，α$_2$- 肾上腺素能受体抑制脂溶作用。内脏脂肪如大网膜脂肪细胞除 90% 有 α$_2$- 肾上腺素能受体外，还有 α$_3$- 肾上腺素能受体协同 α$_2$- 肾上腺素能受体的脂溶作用；大网膜的脂肪前细胞富含 11- 羟脱氢酶 1 的活性，可在局部产生活跃的糖皮质激素，促进 IR，转换游离脂肪酸的作用比皮下脂肪更为活跃。在上腹部肥胖或胰岛素拮抗的妇女和 PCOS 患者中，均已发现有脂肪细胞内 α$_2$- 肾上腺素能受体减少（PCOS 者可减少 50%）和受体后蛋白激酶和相关脂酶的活性下降，反映了这些人群中存在与交感神经活动相关的儿茶酚胺拮抗现象。脂肪组织自身产热，减少散热，使人体能量消耗下降；PCOS 患者如有精神压力引起多食，又不注意消耗能量，更易使脂肪堆积，这也是青春期 PCOS 容易肥胖的原因之一。

PCOS 除上述的生脂作用易于增加、溶脂作用易于下降外，脂肪组织内有 CYP19 表达促成血内雄烯二酮转为 E$_1$，使 E$_2$/E$_1$ 比值更低；脂肪组织所产生的脂肪酸可直接干扰代谢；所分泌的多种脂肪细胞因子各具不同作用；如胰岛素抵抗素（resistin RST）可拮抗胰岛素，并抑制脂肪细胞分化；脂联素（adiponectin APN）有降糖作用和对抗 PAI-1 的血栓形成作用，并与 IR、腹部脂肪负相关，故 WHR 被认为是 APN 的最佳负向临床指标。雄激素尤其是雄烯二酮的升高可使 APN 水平下降，PCOS 肥胖者 APN 水平明显低于非肥胖者；胰岛素、皮质醇、生长素、肾上腺能 -β_2 受体亦可上调或下调上述脂肪细胞因子。故脂肪组织与上述毛囊皮脂腺单元一样，已各自成为一个表现机体活动的神经 - 内分泌 - 代谢 - 免疫的波及全身的网络，PCOS 的病理机制中也因涉及遗传或后天产生的脂肪组织功能紊乱而更趋复杂。1994 年对脂肪细胞分泌的蛋白质瘦素（leptin）的发现和研究，对肥胖和 PCOS 的认识有了新进展，将在下面和其他与 PCOS 较相关的脂肪细胞因子 PAI-1、TNF-α、IL-6 中进行叙述。

（三）PCOS 的脂谱

去除肥胖因素后，PCOS 患者的脂谱与正常人相比：甘油三酯、低密度脂蛋白胆固醇（LDL-C）、极低密度脂蛋白胆固醇（VLDL-C），载脂蛋白 A1、B 游离脂肪酸均增高，高密度脂蛋白胆固醇（HDL-C）下降，和胰岛素拮抗或心血管病危险人群的脂谱相类似。女性高雄激素可增加肝脂肪酶活性，使 HDL-C 降解，LDL-C 水平上升并促成血游离脂肪酸和甘油三酯水平的升高，前者还可抑制肝脏对胰岛素的代谢，减少葡萄糖的转运，在促进肥胖中起重要作用。在雄性大鼠中，肥胖与雄激素过低、胰岛素拮抗及 α_2- 肾上腺素能受体上调相关；在雌性大鼠中，肥胖与雄激素过多相关，但不一定均与胰岛素拮抗相关。

（四）瘦素

1994 年，Zhang 在遗传性肥胖小鼠模型（ob/ob）中定位克隆了肥胖基因（obese gene, *ob* 基因）及其表达的 164 个氨基酸单链的蛋白质瘦素（leptin）。leptin 词来源于希腊文 leptos，意思是"瘦"，人的瘦素基因定位于染色体 7q31。瘦素受体（Ob-R）由 302 个氨基残基组成，属 1 类细胞因子受体家族，按其细胞内段和外段氨基残基的长短分，共有 6 个异构式，至今主要研究的有 2 个：瘦素短相受体（Ob-Ra），它没有细胞内的信息段，存在于周围组织中，更多是在脉络丛内存在，是将周围瘦素转入中枢的受体。瘦素长相受体（Ob-Rb），为功能受体，是 302 个氨基残基的跨膜蛋白，其胞内段有 JAK2[430]（janus kinase）位点，经 StAR3、5、6 蛋白激活 MARK 途径起转录作用。瘦素存在于下丘脑、肺、肝、肾、肾上腺、胰腺、骨髓、血小板、卵巢及睾丸等组织中，尤其存在于下丘脑的 NPY、POMC、α-MSH、β-EP 等神经元上；在皮下脂肪与内脏脂肪之间的水平无大区别。正常情况下，瘦素有抑制食欲、促进能量代谢 - 产热和控制体内脂肪存积的作用，并有促进 GnRH 的分泌和促性成熟作用，有报道围青春期时，瘦素上升 1ng/ml，初潮年龄可提早 1 个月。实验室用 ob/ob 小鼠和 db/db 小鼠两个模型，从分子水平说明瘦素蜕变和瘦素受体突变可引起的肥胖和不生育，前者给瘦素后可纠正该模型的肥胖和不孕。体外实验证实，人体脂肪细胞内瘦素的基因转录和水平受糖皮质激素和胰岛素的刺激，对后者反应在 24 小时后才出现。

瘦素和代谢、生殖的关系：在中枢，瘦素通过 Ob-Ra 的活性饱和系统（active saturable system）而转运入大脑，肥胖者因瘦素在中枢神经系统作用的位点缺陷，或血脑屏障，经常瘦素的脑脊液/血比值下降,结合食欲增加、能量消耗不增加,和类似 PCOS 的雄激素致不孕大鼠模型(9d-ASR)中血瘦素升高和下丘脑 Ob-Rb 水平降低表现,提示肥胖者存在瘦者拮抗现象。至今在人体已发现 2 个与肥胖相关基因的异常情况:①严重肥胖不孕者中有瘦素基因 133 位鸟嘌呤核苷酸缺失的先天性瘦素不足;②人激素原转化酶 1(prohormone convertase 1,*PC1*)基因蜕变,使胰岛素原不能转为胰岛素,前阿黑皮质素(POMC)不能转化为肾上腺素、ACTH 等,从而影响了肾上腺、代谢和生殖的功能,而有肥胖和血瘦素水平升高现象。在肥胖与生殖之间,瘦素最明显的作用是在调节厌食神经肽和促食欲神经肽间的平衡中,成为调节能量和生殖的环路中的一个重要信息。下丘脑弓状核内的瘦素和胰岛素可提高细胞信息媒介物的磷酸化而出现 JAK2-STAT3、MARK 和 PI3K 的连锁反应和 K_{ATP} 通道激活的发现,提供了瘦素和胰岛素调节下丘脑内代谢和生殖功能的分子机制的线索。在垂体水平,含 FSH-βmRNA 和 LH-βmRNA 的细胞内有瘦素的颗粒,瘦素可促进 FSH-βmRNA 和 LH-βmRNA 的表达;尤其在夜间,瘦素的脉冲分泌同步于 LH 的脉冲分泌由高频率低幅度转到低频率高幅度,两者之间呈正相关。已知血瘦素的水平女性高于男性,原因尚不明,但性激素不是这种差别的直接因素。卵巢内有瘦素受体 Ob-Rb mRNA 表达,瘦素可阻断 IGF-Ⅰ和 FSH 协同刺激大鼠颗粒细胞合成 E_2 和卵泡膜细胞分泌雄烯二酮的作用,这和肥胖妇女优势卵泡分泌 E_2 不足相关。肾上腺的皮质部和髓质部均有 Ob-Rb,瘦素在皮质部可使 ACTH 刺激下的皮质醇分泌减少,在髓质部可使其分泌肾上腺素和去甲肾上腺素量增加,提示瘦素对代谢和应激间有调节作用,尚未发现瘦素对肾上腺内的 P450 酶的直接影响。

在 CD4$^+$ 的 T 免疫细胞上有瘦素受体,提示瘦素对免疫系统有调节作用。大鼠血瘦素水平的升高,可增加下丘脑 α-MSH 通过黑皮质素受体(MC-4R)上调 T 细胞 Th1,增强自身免疫反应;瘦素水平下降时,下丘脑的 CRF 可通过本身受体而降调 Th1 功能,减弱免疫反应;瘦素和 CRF 水平在女性中易于升高,这被认为与女性的应激反应大,易发生自身免疫病相关。脂肪代谢中的微粒体酶——硬脂烯基 CoA 去饱和酶 -1(stearoyl CoA desaturase-1 SCD-1)对瘦素的代谢有决定性作用,在自身免疫病中瘦素的作用被认为是受到 SCD-1 降调所致。

综上所述,瘦素是脂肪组织主要传导信息,是脂肪组织在人体整个生命网络建立联系的主要蛋白。

(五) PCOS 和瘦素

对 PCOS 患者血瘦素水平是否增高报道不一,但均认为在 PCOS 患者和正常人中血瘦素水平是和肥胖相平行的。PCOS 肥胖者存在瘦素拮抗,故血 LH 不高,经治疗后患者体重、血瘦素下降,LH 升高和排卵,提示瘦素不仅和性腺轴的功能有关,而且对性腺轴每分钟的活动均可有影响。侯景文报道肥胖型 PCOS 患者血瘦素水平明显高于非肥胖型患者,两者又分别高于肥胖或非肥胖的正常月经妇女,瘦素水平主要与 BMI 正相关。俞瑾、孙斐等在 9d-ASR 类似 PCOS 的大鼠模型中发现,高雄激素可通过下丘脑 AR 增加,引起过多 NPY 和 POMC 分泌,刺激食欲引起肥胖和瘦素拮抗,后者因 NPY 神经元上的 Ob-Rb 被降调使 NPY 的分泌更多,构成 PCOS 中一个恶性循环。Mantzoros 报道在 PCOS 患者用提高胰岛素敏感性药改善 IR 后,瘦素水平可以仍不受影响;但 Auwerx 等综述 PCOS 患者血瘦素水平的高低,与不同程度的中枢和 / 或外周的胰岛素拮抗有相关性,后者除引起胰岛素受体细胞内信息传递障碍外,亦可能和中枢神经物质传递与再摄取障碍所导致靶细胞反应低下相关。有瘦素拮抗的 PCOS,在中枢引起 GnRH/LH 分泌受抑制,在卵巢上如前所说有加剧阻断颗粒细胞的芳香化酶作用及促进卵泡膜细胞雄烯二酮分泌的作用。已知血小板上也有瘦素的受体,可促进其凝集而增加血黏度,成为高血压、心血管疾病发病率增加的重要因素。说明瘦素拮抗对 PCOS 生命网络的调节有较大负面影响。

肥胖对 PCOS 性激素异常的直接影响:脂肪组织内有 CYP19 的表达。在正常体重妇女的性激素周围转化中 1.5% 的雄烯二酮转为 E_1,0.15% 的睾酮转为 E_2。肥胖型 PCOS 患者的脂肪组织当成为较多雌酮的持久合成基地,对子宫内膜、卵巢内及性腺轴的调节都能产生异常影响。

(六) 肥胖的细胞因子与 PCOS 较相关者

1. PAI-1 主要抑制纤溶酶原的激活,是心血管病的危险因子。体内脂肪组织是 PAI-1 的主要来源,瘦素在皮下和内脏脂肪的表达相同,但 PAI-1 在内脏脂肪内的表达高于皮下脂肪,如大网膜脂肪细胞分泌的 PAI-1 比皮下脂肪细胞高 2 倍。PAI-1 是上腹部肥胖的 PCOS 者易发生 IR、高血压、心血管病的重要原因,也是 PCOS 患者肥胖不易控制的原因之一。在血管壁内有 PAI-1mRNA 表达,PAI-1 有促进血管上皮细胞增生的作用,有报道在 43 例 18~22 岁的 PCOS 中,11.6%(5 例)有代谢综合征,她们的颈动脉内膜 - 中层厚度 (0.746mm ± 0.106mm) 比正常同龄者 (0.608mm ± 0.105mm) 明显增厚($P<0.001$)。

2. TNF-α 已知脂肪组织内有促炎症反应因子,脂肪组织内的 TNF-α 几乎全由巨噬细胞分泌,它可刺激 PAI-1 和瘦素的表达和分泌,并通过对抑制胰岛素受体的酪氨酸激酶活性的干扰而使胰岛素的敏感性下降引起 IR。在脂肪组织间质细胞内的 TNF-α 可刺激脂肪细胞的芳香化酶——CYP19 表达,促使 PCOS 患者体内雌酮水平升高,也有认为 TNF 的基因变异与高雄激素相关。

3. IL-6 属炎症细胞因子,大部分由脂肪组织内的巨噬细胞分泌,和制瘤素 m (oncostatin m OSM) 两者均属糖蛋白 130 配基族,在体外实验中,两者可使脂肪细胞内 PAI-1 的表达分别上升 12 倍与 9 倍。IL-6 在内脏脂肪的分泌量比在皮下脂肪的分泌量高 3 倍,它还可刺激肝脏内甘油三酯的分泌和降低脂肪的脂蛋白酶活性。有报道 IL-6 基因的变异和肥胖的 PCOS 患者间有一定关系。

上面已提到的 APN、RST 在此不再详述。其他如内皮素 -1(endothelin-1,ET-1) 可通过脂肪细胞上的内皮素受体使细胞分泌 APN 增加,但持续使脂肪细胞暴露于 ET-1 中,APN 的分泌就下降,因此,脂肪组织在全身网络中涉及的范围是很多的。

(七) 黑棘皮症

黑棘皮症分真性、假性、药物性、混合性及恶性五种,在 PCOS 中属于内分泌代谢相关的假性黑棘皮症、常与肥胖并存。21 世纪曾有个在校普查,学生中假性黑棘皮症为 7.1%,在成年肥胖者中占 74%,5%~10% 左右的 PCOS 患者出现假性黑棘皮症(acanthosis nigricans)现象,在 PCOS 的肥胖患者中则发生率为 50%。黑棘皮现象表现为在颈背部、腋窝、外阴、大腿上内侧、肛门周围、腰围、肘部、指关节及皮肤皱褶处,皮肤呈由浅到深的灰棕色或黑色,干燥、略粗糙,或表面呈细绒状,乃至逐渐成细小乳头瘤样丘疹,或如丝绒般苔藓状粗厚,触之柔软,有时表面呈疣状(acrochordon)。病变局部主要有葡糖胺聚糖(glycosaminoglycans)和透明质酸(hyaluronic acid)的积聚,光镜下显示表皮过度角化或有真皮处乳头状瘤样生长及色素沉着,皮下棘层细胞和成纤维细胞都含有胰岛素和 IGF-I 的受体,血胰岛素的升高可刺激这两类细胞过度生长,导致黑棘皮症的皮损现象发生;但已证实局部无黑色素细胞或黑色素沉着。假性黑棘皮症在 PCOS 中被认为是胰岛素拮抗的一个皮肤标志。

七、脑内调节生殖与能量代谢的主要信号

国内对脑的研究也已有 20 余年,20 世纪 80 年代起至今国际上对脑的研究中,可以推测占脑细胞中 10% 的神经元和 90% 的胶质细胞共同参与了脑本身相对独立的神经、内分泌、免疫、代谢等调控功能。如脑内有合成胆固醇到各类激素的能力,DHEA 是 N- 甲基 - 天冬氨酸(NMDA)的协同剂,后者对学习和神经元有兴奋功能;分布于脑内杏仁核、下丘脑、海马等部位的 AR 可通过 POMC、NPY 等神经元协调全身代谢、生殖功能;在下丘脑内不到 25% 的 T 结合于细胞核内,绝大部分转化为雌激素,在新生鼠中,这个雌激素的水平与脑的性分化相关。至今对神经与生殖功能相互调节的绝大部分研究工作是在动物(包括猴)体内外进行,而人与动物的最大区别是在脑的发育、结构和功能方面,因此许多动物实验的结果不能完全说明人体尤其是人脑的作用,如 CRF 在鼠、猴的下丘脑内引起 GnRH 分泌受抑制,但在人则因脑内 CRFBP 水平很高,给予了部分中和,故 CRF 在人主要通过 HPA 轴的皮质醇而抑制 GnRH 的分泌,这常是精神压力、应激反应对生殖和代谢等产生负面影响的原因之一。脑主宰着人的生命生物钟,下丘脑视前核虽只是其中一个部分,也有复杂而密切的联系,人脑又是人体对外界最敏感的部位,它与时代的变迁,地球的温热效应,社会精神和物质环境的巨大变化相撞,从思想到实际活动中得出反应和适应方式及和谐相处的结果,不断细微地反映到脑的应变性。30 年来,分子生物学的蓬勃进展,对脑的研究有了更多的见解。脑对生殖和能量代谢关系的作用,在 50 年前已注意到澳洲羊的生殖时间和植物生长季节周期有密切关系,以后注意了脑中枢对生殖和代谢调控的研究。

国际上在脑对生殖和代谢方面的研究,主要集中在神经元方面,如下丘脑弓状核(AN)GnRH 神经元的轴突除行向正中隆突(ME)外,也行向边缘系统、脑室周边核及神经垂体等部位,故 GnRH 除调节性腺轴外,有调节性的行为等功能,更多的是接受着脑内激素、神经递质和神经肽类的调节;又如神经元对能的平衡调节有多个途径,下丘脑内就包括着周围因素如胰岛素、瘦素、交感神经信息、饥饿激素(结合于 GH 受体,可通过下丘脑 NPY 神经元刺激食欲)和胃肠激素 PYY_{3-36}(在下丘脑 NPY 神经元上通过受体 y2r 抑制食欲)及脑内外激

素系统如性激素、甲状腺素、皮质醇等通过对刺激食欲的肽类如神经肽 Y（NPY）、Agouti 相关蛋白（AGRP）、前阿黑皮质素（POMC）、黑素浓集素（MCH）、促食欲素（orexin）等，和对抑制食欲的肽类如 α- 黑素细胞刺激素（α-MSH）、调节可卡因苯丙胺转录蛋白（CART）、CRF 和尿皮质素（urocortin）等的综合而起能量的平衡调节作用，也对生殖功能活动有直接和间接不同作用。

对占脑细胞 90% 的神经胶质细胞功能在生殖医学研究方面时间不长，胶质细胞内自有雄激素、雌激素、孕激素、糖皮质激素等受体，使激素对脑细胞的多种功能可进行调节。星状胶质细胞（astrocyte）和少轴突胶质细胞（oligodendrocyte）具有激素生长因子 -1（SF-1）等调控 P450 酶和启动因子 StAR 蛋白的作用，还有 3β-HSD、5α- 还原酶、3α- 氧化还原酶等，在脑的不同部位和神经元共同将胆固醇转成不同浓度的孕烯醇酮、DHEA 等激素，脑内 DHEA 水平比周围高 10 倍，除可向下游激素衍化外，对脑内的 GABA-R 抑制、对天门冬酸受体（NMDA-R）刺激，可对抗老年人脑功能的下降；星状胶质细胞分泌的 PGS，经 erbβ 受体而刺激 GnRH 神经元分泌 GnRH；更有趣的是星状胶质细胞的阿米巴样活动对 GnRH 轴突部位的释放活动又受细胞上雌激素受体调节，ERα 和 ERβ 在此的作用有不同甚至相反。这也增加了除部分血脑屏障外，脑内神经 - 内分泌的自我调节作用。胶质细胞对能量代谢的作用尚未见报道。但在 PCOS 中的活动尚未见报道。

这里主要介绍的还是较经典的神经元调节，集中在对 PCOS 中枢 GnRH/LH、FSH 的调节和涉及的能量代谢信息方面，在前面已提过的瘦素和 IR 中部分在此不予复述。

（一）GnRH/LH、FSH 与 PCOS

GnRH 神经元是 1971 年被发现的，至今有连续报道 GnRH 存在 GnRH-Ⅰ（位于 8p21-p11.2）、GnRH-Ⅱ（位于 20p13）和 GnRH-Ⅲ 三个结构，当初发现 GnRH-Ⅰ（一般就指 GnRH）主要在哺乳类的中枢神经系统内，GnRH-Ⅱ 主要在哺乳类等的中枢神经系统和周围组织中发现，GnRH-Ⅲ 主要在鱼类的神经系统中，各司其职，被认为是动物进化中的现象。GnRH（GnRH-Ⅰ）被认为是脑对生殖调节中的最后通道；在人类 GnRH-Ⅱ 主要存在于周围组织内，如卵巢内的颗粒细胞，GnRH-Ⅱ 可和 10%~20% 的 GnRH-Ⅰ R 结合，它的作用包括对 K⁺ 通道的调控，作用时间比 GnRH-Ⅰ 快；灵长类中 GnRH-Ⅱ 在下丘脑如弓状核（AN）、室旁核（PVN）等核内和垂体柄区均有分布，被认为和促性腺素的分泌相关，还涉及对代谢等功能的作用，在公羊中用 GnRH-Ⅱ 可促 FSH 的分泌，GnRH-Ⅱ 和生殖的关系尚在研究中；故本文集中在 GnRH（GnRH-Ⅰ）的讨论。

在 PCOS 中，GnRH 有高或低两个主要表现，按 1976 年 Yen 对 PCOS 者肾上腺初现过亢的学说，即肾上腺初现时（约 6~7 岁），过多的雄激素转化成的 E_1 和 E_2，使垂体对 GnRH 处于敏感的状态，月经初潮时可出现 GnRH 和 LH 昼夜间分泌频率和幅度持续增高，其均值可 3 倍于生育期，LH 对 GnRH 的反应也明显增加，FSH 值则维持在低于生育期的卵泡早期 30% 水平，缺少对卵泡的募集等作用，亦无月经中期的峰值出现；如果此高雄激素现象在初潮后 2 年依然存在，卵巢趋向 PCOM 改变，可成为 PCOS 的主要状态。在 PCOS 患者中，GnRH 频率过高时,垂体内 LHβ mRNA 表达增多,FSHβ mRNA 表达减少(图 13-2),LH/FSH 比值升高,患者的 E_2 与 E_1 维持 GnRH/LH 的上升和对垂体的负反馈,FSH 持续低下;如再加其他周围因素如瘦素通过 Ob-Rb 减少卵巢合成 E_2 的水平,对 FSH 负反馈减弱,LH/FSH 比值可下降到<1。但 PCOS 患者卵泡内颗粒细胞的 FSH-R 很敏感,对 FSH 反应阈值较低,故如上所述 PCOS 者给 FSH 中易引起卵巢过度刺激症。正常人合用雌激素和孕激素可使 GnRH/LH 下降,而 PCOS 患者要先给抗雄激素药后,再合用雌激素和孕激素才易于使 GnRH/LH 下降。20 世纪 80 年代前强调 PCOS 患者 LH/FSH 比值 ≥3,而后,逐渐注意到 PCOS 肥胖者 LH 值只为正常月经者的 0~2 倍,总 PCOS 患者中 LH 值升高者只占 50%,在合并高胰岛素、肥胖或体内雄激素也来自肾上腺者 LH 水平均可不高,LH/FSH 比值也不升高。雄激素同时有高皮质醇水平患者,GnRH/LH 被抑制,其脉冲频率仍高,但幅度降低,故 GnRH 试验中,体重正常者 LH 的反应明显高于肥胖者。Arrouo 亦报道 PCOS 者 BMI 在 20kg/m² 时,血 LH 幅度比正常组上升 2.5 倍,LH 幅度随 BMI 增加而减少,当 BMI 达 40kg/m² 时,LH 水平与正常组相同,同时伴有 GnRH 刺激后垂体释放 LH 值的下降,提示 PCOS 的肥胖因素对 LH 幅度有负向作用;高胰岛素血症时 LH 也不升高。相当多学者报道 PCOS 的 LH 水平与胰岛素水平间存在负相关,但也有报道 PCOS 体重正常而 LH 水平高者也有胰岛素升高的现象。俞瑾、孙斐等报道了在 9d-ASR 模型中,过高血瘦素水平通过降调其下丘脑 AN 内 OB-Rb 而促进 NPY 和 POMC 分泌,两者同步影响下丘脑摄食和生殖中心,引起肥胖和 GnRH/LH、FSH 分泌受抑制现象。侯景文、俞瑾等观察到 PCOS 肥胖者 LH 值可不升高甚至低于 FSH 值。PCOS 患者肥胖者的血胰岛素、C-肽及瘦素水平比非肥胖患者高,服氯米芬后有排卵或月经来潮者比非肥胖者明显减少,因此提示 PCOS 主要表现高 T 和 PCO 外,非肥胖者可有 LH/FSH 升高的现象,而肥胖者则不明显。

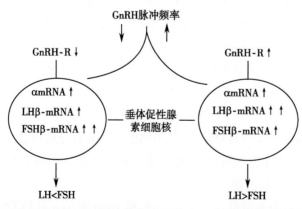

图 13-2　GnRH 脉冲频率对 FSH、LH 分泌的不同调节

PCOS 的 GnRH/LH 与 FSH 分泌的不平行现象,还受到体内其他神经、内分泌和细胞因子等的影响。中枢的神经元和星状胶质细胞,直接或间接分泌 β-内啡肽(β-EP)、NPY、5-羟色胺(5-HT)生长抑制素等抑制 GnRH 的释放;去甲肾上腺素(NE)、一氧化氮(NO)、谷氨酸、天门冬酸、吻肽、甘丙肽(galanin)、CART、前列腺素(PGs)等递质刺激 GnRH 的释放;

而多巴胺（DA）和 γ- 氨基丁酸（GABA）属于双向性作用（可能与雌激素水平相关）。具体疾病中又有不同，如癫痫患者可由中枢兴奋性神经递质过高导致 GnRH 升高，但治疗癫痫的丙戊酸可引起 LH 更升高，并刺激卵泡膜细胞合成更多雄激素，出现类 PCOS 的现象。上面所举是经典的神经递质和肽类作用，对一些新发现的神经肽如可卡因和苯丙氨酸转录调剂物（CART）、垂体腺苷酸环化酶（PACAP）、内皮素（endothelin）对 GnRH 的作用尚不清楚。性激素（包括雌、雄、孕激素）、抑制素（inhibin）、激活素（activin）、卵泡抑制素（follistatin）、生长激素（GH）、胰岛素样生长因子 - I（IGF- I）、白介素 -1 等除了通过中枢作用和垂体促性腺细胞对 GnRH 脉冲频率的不同反应外，还通过不同水平的自分泌 / 旁分泌的内环境，参与上述 GnRH/LH 和 FSH 转录、翻译、储存及分泌的不同调控。1990 年转基因 GT-I 细胞株的研制成功，为 GnRH 神经元的研究跨出了一大步。GnRH 受体是 G 耦联蛋白 GPR54a 的一个受体配基系统，这系统除存在于脑、脑干、脊髓自主神经系统外，在内、外分泌组织，如胃、呼吸系统、生殖道内均存在。从女性的生殖功能来看，经典的性腺轴自身反馈调节学说，已发展到受各个内分泌腺轴、能量代谢信息等在脑内、外影响而复杂化。但 PCOS 患者的中枢作用，还是以 GnRH 和 LH- 卵泡膜细胞轴和 FSH- 颗粒细胞轴的交互作用为主干。

对促性腺素的作用途径研究也有进展，如 FSH 除激活 CAMP、PKA、P13K 等已知途径外，还激活其他途径，主要为：①决定雌性的因子 WNT（无翼基因家族）及 WNT/FZD/β-Catenin（β- 联蛋白）途径：β- 联蛋白可增加芳香化酶 CYP19a1 的表达，提示 FSH 激活的 GSK-3β（糖原合成激酶 -3β）磷酸化可能是生理性有助于激活 WNT 途径；②RAS/ERK1/2 途径：FSH 和 LH 均可激活 RAS/ERK1/2 途径。FSH 在激活以上和 RAS/ERK1/2 途径中，使颗粒细胞增生和变化、进入优势卵泡而准备排卵；LH 峰所刺激的 PKA、P13K/AKT、RSA/ERK1/2 途径，使优势卵泡内颗粒细胞表达 AREG、BTC 和 ERBG 等因子而促进局部前列腺素等产生，又使卵丘细胞形成卵细胞 - 细胞复合体（cell oocyte complex，COC），它分泌到基质内的透明质烷等有助于卵丘细胞的扩散和卵细胞的减数分裂，促成排卵，在部分未扩散的卵丘细胞围着卵细胞一起被排出卵泡后，又促成黄体。故 FSH 主要使卵泡内颗粒细胞增生和合成雌激素；LH 主要调控排卵和黄体生成。

对 PCOS GnRH/LH、FSH 调节的深入研究有 2 个方面值得介绍。

1. Kiss-1/GRP54（Kissir）信息途径　1996 年，Lee 发现染色体 6 上有可抑制黑色素瘤转移部分 kisspeptin（吻肽），因是在美国 Hershey 市发现，即以当地所产巧克力 Kisses 命名其为 Kiss-1，1999 年继发现 Kiss-1 神经元后，发现了 Kiss-1 C 端磷酰胺有 45 个氨基酸能和耦联蛋白 GPR54 结合。已知 GnRH 神经元上有 GPR54 受体，但一般无 ERα；2003 年发表了 Kiss-1/GPR54 和生殖的关系，下丘脑不同神经元核团对 Kiss-1mRNA 表达的调节作用不同；Kiss-1 神经元上有 ERα，E_2 通过在弓状核内 ERα 的经典途径 ERE 抑制 Kiss-1/GPR54 系统表达，故 Kiss-1/GPR45 主要对 AN 的 GnRH 神经元起负反馈作用，而在室周核（AVPV）内 ERα 通过非经典途径诱发 Kiss-1/GPR54 系统，使 kisspeptin 的表达增加，对 GnRH 神经元起正反馈作用。Kiss1 神经元同时有神经激肽 B（neurokinin B，NKB）和强啡肽（dynorphin，

Dyn)表达,称为 KNDy 调节系统,目前认为是 GnRH 平时脉冲分泌和排卵前激增分泌的主要调节因子。NKB 对 kisspeptin 的分泌具有刺激作用,而强啡肽对 kisspeptin 的分泌有抑制作用。NKB 和强啡肽与其他 KNDy 神经元的神经活动相互协调,从而调节 kisspeptin 的脉冲式分泌。当然,正负反馈作用中还应有其他因素交互作用。同时 Kiss 神经元上还有瘦素、强啡肽等受体,Kiss-1/GPR54 成为生殖和代谢、应激及光周期中对生殖功能影响的主要桥梁。有报道 PCOS 者 kisspeptin 水平明显增加,研究尚属开始,但这对 PCOS 患者生命网络的调控研究将很为乐观。

2. FOX(forkhead fox)基因对促性腺素基因表达的调控 转录因子 FOX 家族有100 多种,均有个核心的 DNA 结合区(DBD),其周围结构各异,功能亦随之不同,并有种属间差异,它对从果蝇到人的发育、生长、分化,抗应激、凋亡、代谢和生殖方面都有重要作用。近 10 年来在啮齿类和哺乳类中 FOX 蛋白对促性腺激素的作用有所报道,如鼠垂体细胞中 FOXL2 转录因子可和 PRα 及 PRβ 结合,又能和 SMAD3 交互作用,使 FOXL2 加强了激活素(activin)和孕酮对 FSHβ 启动子的促进,引导出动情期后第二个 FSH 峰,但羊、猪和人的实验中激活素和 FSHβ 启动子间无如此的关系。提示 FSHβ 启动子的 FOXL2 结合元件位置和 FOXL2 亲和力在种属间差异大,因此这个普遍存在的第二个 FSH 峰(人在月经期)信息途径和反应也不同,也说明动物实验结果只能对人体促性腺素等生殖功能研究提供信息。目前期待更多的研究。此外尚有 FOXOS 调节小鼠垂体 LHβ 水平及 FSHβ 水平中的关系;人 FOXP3 突变与自身免疫病关系等,了解其进展也可能对 PCOS 的未来研究有所涉及。

(二) 高催乳素与 PCOS 关系

PCOS 患者中有 10%~15% 显示血催乳素(PRL)有轻、中度的升高,有的患者乳头部可挤出少量乳汁,有认为是 GnRH 原的 GAP 段促垂体 PRL 分泌的作用,有报道是 PCOS 者血雌酮过高引起中枢 DA 分泌的下降,或是 PCOS 者垂体促性腺细胞 LH 过度分泌的旁分泌作用。高催乳素血症(包括垂体瘤)患者也常常出现双侧多囊卵巢现象,但其 LH 与 FSH 值不高甚至低于正常,是由于高 PRL 引起下丘脑多巴胺(DA)代偿性增加,刺激了内啡肽神经元的分泌增加,进而抑制 GnRH 神经元的释放活动使 GnRH/LH 水平下降所致;或当垂体瘤使垂体柄部门脉循环受压,引起到达垂体的 GnRH 浓度很低。Yen 等提出内在的或外来的 GnRH 可同时引起 PRL 与 LH 的分泌,结合绝经后妇女 LH 与 PRL 脉冲分泌的同步升高现象和黄体期给纳洛酮后,不仅 LH 升高且 PRL 也同样升高的实验,均提示 GnRH 分泌过高,对 LH 与 PRL 同步影响可能性较大,故部分 PCOS 者用溴隐停治疗也有较好效果;也有用 GnRH 刺激试验中 PRL 反应来发现隐性高催乳素血症。

(三) CRF 与 PCOS 关系

下丘脑室旁核(PVN)是中枢促肾上腺皮质素释放因子(CRF)神经元较集中的部位,其他尚有中枢杏仁核。其神经纤维大部终止于内侧视前核和正中隆突,并有部分和脑干蓝斑核到下丘脑的去甲肾上腺（NE）神经纤维相联系。CRF 神经元上有肾上腺素能受体,受 NE 的刺激,CRF 同样也刺激 NE 的释放,CRF 与 NE 神经元还受脑及脑干内 5- 羟色胺及胆碱能系统的刺激和 γ- 氨基丁酸（GABA）及阿片肽的抑制,这是中枢应激系统的主要部分,与人的高度警醒、快速反应、认知能力、痛阈提高、免疫系统调节、食欲和性欲降低相关。在下丘脑和垂体内发现 CRF 有 2 类受体:CRF-R1 和 CRF-R2,CRF-R1 主要分布在下丘脑的视前区（POA）与弓状核（AN）及垂体和性腺内,CRF-R2 分布在中枢和周围组织内。应激、炎症情况下中枢 CRF 分泌过多,可刺激 CRF-R1mRNA 表达,在动物中抑制 GnRH 的分泌,也可间接通过 CRF 裂解 POMC 时产生的 β-EP 所致;此外,CRF 可直接激活 POMC 突触后对 GnRH 神经元的抑制作用;糖皮质激素对 CRF-R1mRNA 表达有抑制作用。在人及某种鼠类则因脑内有较多的 CRFBP,故受应激时 GnRH 神经元的被抑制主要是因皮质醇分泌较高的作用,PCOS 患者在应激中,也可出现类似情况。

多年来在人和鼠的垂体内发现了尿皮质素（urocortin）,它是 CRF-R 的配体,含 40 个氨基酸残基。尿皮质素在促生长激素细胞内有 75% 表达,催乳素细胞内有 22% 表达,故在应激中,血皮质醇的升高常伴有血 PRL 水平的升高而在促肾上腺皮质素细胞内仅有 1% 表达。与 CRF 相比,尿皮质素和 CRF-R1 的结合力与 CRF 相同,但与 CRF-R2 的结合力比 CRF 高 10 倍,故尿皮质素促 ACTH 分泌及抑制食欲的作用比 CRF 强;尿皮质素和 CRFBP 结合力为 CRF 的 1/2,在尿皮质素作用下游离 CRF 水平和 ACTH 水平明显升高,而 GnRH 水平显著降低。PCOS 的中枢尿皮质素的作用尚待研究。

（四）神经肽 Y

神经肽 Y（neuropeptide Y,NPY）是 1982 年 Tatemoto 等首先在猪脑中发现及提取的 36 个氨基酸的多肽,已知 NPY 神经元同时分泌 Agouti 相关蛋白,10 余年来两者被认为同时是能量平衡与生殖功能的调控者,并与心血管、呼吸、平滑肌等器官功能有关系。NPY 广泛分布于下丘脑,主要在 AN 内,沿两条神经元通路投射,即 AN-PVN- 背中核（DMN）通路主要与摄食相关,和 AN- 内侧视前区（MPOA）-ME 通路主要与生殖相关。NPY 的受体 Y_1 与 Y_5 参与调节对食欲的刺激作用;胰腺分泌的胰岛素、脂肪分泌的瘦素和肠道分泌的 PYY_{3-36} 均可降调 NPY 和 Agouti 蛋白而减少食欲,NPY 还可通过抑制甲状腺轴而影响能量平衡。瘦素拮抗时受降调的 Ob-Rb 刺激 NPY 分泌,促进食欲和肥胖。代谢中脂肪所需能量比肌肉明显减少,故脂肪易于储存而更胖。NPY 另一主要功能是调节卵巢轴功能,性成熟前小鼠腹腔注射瘦素后,在加速生殖功能成熟同时,下丘脑弓状核 NPY mRNA 表达减少;青春期妇女血瘦素的增加可关系到初潮年龄的提早是个实例。缺少瘦素的 Ob/ob 小鼠腹腔内给瘦素后,摄食及肥胖程度下降,中枢 NPY mRNA 表达下降,LH 和 FSH 水平上升,生殖功能恢复正常。瘦素可通过下丘脑 NPY、POMC 使促生长激素甘丙肽（galanin GAL）在 PVN 的表达下降,而低浓度的 NPY 和 GAL 能同步刺激去卵巢大鼠（OVX）GnRH 分泌,故 GAL 也被认为是对摄食代谢和生殖均有影响的神经肽。瘦素拮抗时,中枢 NPY 增加而抑制 GnRH 分泌,是 PCOS 病理机制之一（见上述 9d-ASR 模型介绍）。一般认为 NPY 促 GnRH/LH 分泌是性激素依赖的,NPY 还作用于垂体 GnRH 受体和蛋白激酶的"信号交谈"(cross-talk)增强垂体促性腺细胞对 GnRH 的敏感性。

(五) 前阿黑皮素

1981 年,Takahasi 报道人脑神经肽前阿黑皮素(pro-opiomelanocortin,POMC)含 241 个氨基酸,受 CRF 作用而裂解为 ACTH、β-EP(β- 内啡肽)、黑色素细胞刺激素(melanocyte-stimulating hormone,MSH)三个片段。β-EP 神经元主要分布于 AN 中,纤维投射到 ME、PVN、视前区、杏仁核、边缘系统等,和肾上腺轴关系密切,影响着精神因素对食欲的改变,β-EP 可直接抑制 GnRH 分泌(在动物中)或通过抑制突触前去甲肾上腺素(NE)分泌,或抑制兴奋性氨基酸(NMDA)及 NO 的产生而抑制 GnRH 合成和释放。在 AN 中 NPY 神经元与 β-EP 神经元间有胞体和树突间的交接,随外周性激素波动而调节 β-EP 分泌。给去卵巢大鼠以 NMDA 产生 LH 脉冲分泌,再给或同时给 β-EP 则 LH 脉冲分泌即增大,提示 POMC 除抑制 GnRH 脉冲分泌外,尚可能在性激素缺乏下通过与其他神经元之间活动促使 GnRH 神经元分泌的作用。GnRH 神经元内无雌激素受体 ERα 表达,但是有 β-EP 的受体和上述 Kiss-1/GPR54 的表达,β- 内啡肽神经元上有 ERα 表达,在体内外实验中均证实 β- 内啡肽对 GnRH 的抑制是雌激素依赖的。垂体中叶的 POMC 受后叶的 DA 作用,被分解为 β-EP、MSH 和促皮质激素样中叶肽(CLIP),这些物质对性腺轴的影响是否与来自下丘脑的 POMC 作用相同尚待研究。

POMC 在能量平衡方面有重要调节作用,人群中肥胖者血 β-EP 水平显著高于非肥胖者。在大鼠下丘脑 AN 或 PVN 部位注入 β-EP 或其受体激动剂,或注入强啡肽 A 或其 κ- 受体激动剂均可刺激摄食行为,如注入 β-EP 受体或 κ- 受体的拮抗剂则摄食减少。下丘脑 AN 中的 POMC 神经元上有瘦素长相受体存在,瘦素对 POMC mRNA 的表达起正向调节。

以上所述说明除了 NPY 神经元与 POMC 神经元有直接连接外,两者又共为瘦素作用的"靶分子",NPY 可促进 β-EP 的释放,β-EP 受体拮抗剂又可减弱 NPY 所诱发的摄食行为,NPY 与 β-EP 的交互作用或交互对话现象,说明 NPY 神经元可同时通过自身分泌 NPY 和 Agouti 蛋白或通过调节 β-EP 及上述的 GAL 释放等而调控能量摄入(图 13-3)和生殖功能,两个神经元以共存(coexist)、共表达(coexpression)和共释放(corelease)的方式形成下丘脑食欲与生殖调节网络的核心,这个复合的调节网络还受到激素、细胞因子的影响。在临床和动物实验中,下丘脑内 NPY 和 POMC 的过度分泌引起肥胖和卵巢轴功能受抑制,已被认为是 PCOS 患者和 9d-ASR 动物模型中因高雄激素、高胰岛素和瘦素拮抗所促成;如和近 10 年来对 Kiss-1/GPR54 系统的研究结合,可能对 PCOS 的神经 - 生殖内分泌 - 代谢失控及与环境、应激综合影响有深入了解。

中枢胶质细胞在下丘脑和垂体后叶中分布很多,轴突常达神经元及血管壁,成为血脑屏障的主要部分,对神经元有旁分泌作用,有广泛的神经内分泌作用包括可分泌 TGF 而刺激 GnRH 分泌,也参与 GABA 及谷氨酸的调控,中枢胶质细胞对脑调节生殖和能量的功能的研究尤其是在 PCOS 中的病理机制研究尚在开始阶段。

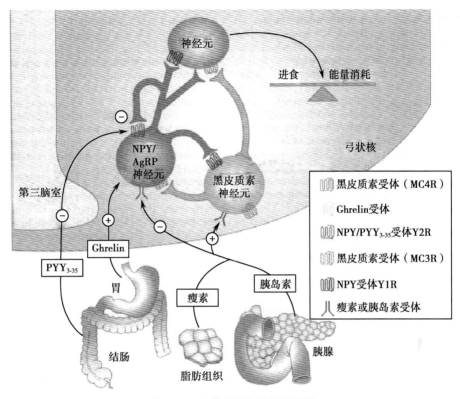

图 13-3 食欲的神经内分泌调控

八、卵巢内的主要调节因子与 PCOS

近年来分子生殖医学的发展,对卵巢内颗粒细胞、卵泡膜 - 间质细胞、巨噬细胞等和髓质部的门细胞及无鞘交感神经末梢等功能,和卵巢内始基卵泡的启动和发育到优势卵泡及排卵的过程,已从性激素、激素合成酶、卵细胞相关因子(如 GDF-9、BMP-15)、卵巢蛋白激素(如抑制素、松弛素)等影响的认识,发展到许多分子及其信息转换途径参与的研究;尤其在形成次级卵泡前、卵泡生长发育相对独立于垂体 FSHβ 的阶段中是如此。不同因子在卵泡不同阶段起着旁分泌、自分泌作用,也可调节促性腺素。这些研究日益深细地显示了卵巢内在网络的调节及其和全身及下丘脑垂体等网络相关而具有的真面貌。以下就较成熟的相关因子作一介绍。

(一) 胰岛素样生长因子类

卵巢除受到体内 GH-IGF-1 系统分泌的影响外,内部有 IGFS、IGFBPs 和 IGFBP 酶的表达,也受 LH、FSH 的调节。人的窦前卵泡内有 IGF- I;而 IGF- II 则在窦前和优势卵泡内均有,由颗粒细胞分泌,其卵泡液中浓度在雌激素占优势的卵泡内远高于雄激素占优势的卵泡;IGF- I 在这两类卵泡的卵泡液内浓度无差异。因此 IGF- II 成为卵泡内主要的 IGFS,可增加 LH 诱导卵泡膜细胞内 P450$_{SCC}$ mRNA 和 P450c17 的表达和活性,使雄激素分泌增加;

又上调颗粒细胞内芳香化酶水平和雌激素分泌,并促进卵细胞成熟。IGF-Ⅰ受体主要在优势卵泡的颗粒细胞内表达,IGF-Ⅱ受体则在颗粒细胞及卵泡膜细胞中均有表达。故 IGFs 对卵巢作用主要是扩大促性腺激素的效应,并在正常卵泡中期 FSH 水平还低时,使优势卵泡能自行生长发育。

已知卵泡液内有 IGFBP1、2、3、4 成分,在 PCOS 雄激素占优势的卵泡液内有高水平的 IGFBP-2 和 IGFBP-4 和低水平的 IGFBP 酶,故局部 IGFs 水平降低,与卵泡发育缓慢相关。在 PCOS Ⅱb 型患者卵巢间质细胞上 IGF-Ⅰ结合力高于正常人,但胰岛素结合力低于正常人,故其卵巢血管内高雄激素与 IGF-Ⅰ相关。体外实验证实 IGFBPs 可促使卵泡凋亡,而促性腺激素与 IGFs 可逆转这种凋亡现象。在雌激素占优势的卵泡内 IGFBPs 水平极低、几乎测不出,同时 IGFBP-4 酶的表达增加,通过降低 IGFBPs 活性而增加了 FSH 与 IGF-Ⅱ在颗粒细胞上的协同作用(表 13-2)。

表 13-2　IGFS 系统在不同卵泡的卵泡液中表现

	雄激素占优势卵泡	雌激素占优势卵泡
IGF-Ⅰ		
IGF-Ⅱ		
IGFBPs	↑	↓
IGFBPase	↓	↑

与 GH 在体内协同 LH 增加卵巢 P450c17 酶表达和雄激素分泌增加作用相应的是,卵巢颗粒细胞上有 GH-R 的表达,可协同 FSH 使颗粒细胞分泌的雌激素水平增加。

(二) 转化生长因子 -β(TGF-β)类

转化生长因子 -β(transforming growth factors-β,TGF-β)类因子的结构均是两个同源或异源的肽链二聚体(homodimer,heterodimer),包括 TGF-β,抑制素 / 激活素 / 卵泡抑制素,BMP-2、-4、-5、-6、-7、-15,GDF-9 及 AMH,其结构均相类似,但功能上有差异,在卵巢上以内分泌 / 旁分泌形式调节卵泡生长、凋亡和分泌等活动。常见者如下。

1. TGF-β　是有多功能的调节因子,有 5 种异构体;在哺乳类中已鉴定出 3 种:TGF-$β_1$、TGF-$β_2$ 和 TGF-$β_3$,有 Ⅰ 型或 Ⅱ 型受体进行信息传递,Ⅱ 型受体和激活素(activin)受体同属丝氨酸 - 苏氨酸激酶受体类。人卵泡内有 TGF-β,半衰期<3 分钟,是在卵巢内局部生成,起自分泌 / 旁分泌作用,不同大小卵泡内 TGF-β 水平有不同。如颗粒细胞内 TGF-$β_3$ 必须通过 $SMAD_3$(TGF-$β_3$/SMAD 途径)而 SF-1 和 CYP19a1P11 启动子结合的增加,而促进雌激素的合成。颗粒细胞和卵泡膜细胞均分泌 TGF-$β_1$ 和 TGF-$β_2$,颗粒细胞内 TGF-$β_2$ 分泌占优势,可促颗粒细胞增生,有的学者认为 TGF-$β_2$ 要通过其他因子才发生作用;在自颗粒细胞而成的黄体细胞内,TGF-$β_2$ 可调控抑制素和激活素水平。近年来,有学者证明颗粒细胞内 TGF-$β_1$ 可使 microRNA-224 表达增加导致 SMAD4 降低,而促进 CYP19a1 的增加,但不改变

CYP11a1 水平,故雌二醇分泌增加,而孕酮分泌不增加。卵泡膜细胞内以 TGF-β_1 占优势,但其 TGF-β_2mRNA 的表达却多于 TGF-β_1mRNA 表达,TGF-β_1 可抑制卵泡膜细胞内 P450c17 酶的活性,使雄激素生成减少。在卵细胞内只发现有 TGF-β_1 的生成。目前对 TGF-β 对人卵泡内的生理作用及其和 PCOS 的关系尚不清楚。

2. 抑制素 / 激活素 / 卵泡抑制素 抑制素可抑制垂体分泌 FSH。主要由颗粒细胞分泌,它由 α 与 β 两个肽链构成,由于其 β 链有 β_A 与 β_B 两种,故有抑制素 A 与抑制素 B 之分,但功能相同。血抑制素 B 在卵泡中期升高,与雌二醇水平相平行,在 LH 峰后即下降,在黄体期水平极低;血抑制素 A 在卵泡早期很低以后逐渐升高,在卵泡中期时达峰值。抑制素 A 可协同 LH/IGF-Ⅰ 使卵泡膜细胞的 11β- 脱氢酶和 P450c17 酶增加使雄激素分泌增加。颗粒细胞经 FSH 刺激后,给双氢睾酮或睾酮则抑制素 A 分泌增加,但如给雌激素,则抑制素 A 分泌不增加,其关系尚待阐明。虽有不同意见,但近年来认为 PCOS 患者卵泡内抑制素 A 与抑制素 B 均低于正常人,示卵泡发育有障碍。临床上 LH、胰岛素、BMI 升高者抑制素 B 均下降。

激活素是抑制素 β_A 与 β_B 的二聚体,有 $\beta_A\beta_B$、$\beta_A\beta_A$ 与 $\beta_B\beta_B$ 三种。主要通过其受体刺激垂体 FSH 分泌,在颗粒细胞中抑制孕激素和雌激素的合成,并增加 FSH 诱导下的 LH 受体增加,在卵泡膜细胞中则抑制 LH 促雄激素生成作用;可刺激胰腺 B 细胞分泌胰岛素。激活素较多与卵泡抑制素相结合,从而阻碍卵泡发育。

卵泡抑制素是由 FSH 诱发颗粒细胞分泌的单链多肽,主要结合激活素受体,产生与抑制素相似的抑制 FSH 作用,月经周期中血内浓度相对恒定,在小卵泡和优势卵泡内均有表达。卵泡抑制素可使颗粒细胞内孕酮分泌增加。PCOS 患者卵泡抑制素高,激活素下降,卵泡发育停止。

3. AMH 正常人由小卵泡内颗粒细胞分泌到卵泡腔内的抗米勒管激素(AMH 或 MIF),有 2 个丝 / 苏氨酸激酶受体型,Ⅰ 型是独立作用,Ⅱ 型需与 BMP 结合才起作用。AMH 可抑制始基卵泡被招募入卵泡池及降低卵泡对促性腺素的敏感性,以防卵泡的过早排空,按理,PCOS 者卵泡内 AMH 比正常内少,应有更多卵泡可发育,但卵泡数的增多使血 AMH 水平升高,而参与了阻碍卵泡发育作用。

Didier Dewailly 等研究了雄激素、雌激素、FSH 与 AMH 的关联,提出从始基卵泡到窦前卵泡阶段,卵泡的发育是不依赖于促性腺激素的,大约需要 3 个月,该阶段是由雄激素驱动的。在没有雌激素的作用下,雄激素通过促进 FSH 受体而发挥刺激 FSH 对颗粒细胞的作用,FSH 促进小卵泡中 AMH 的表达,而 AMH 反过来又对抗 FSH 促进颗粒细胞的生长,雄激素似乎不会直接影响 AMH。而在 Gn 依赖性的卵泡生长期,FSH 促进芳香化酶的表达,雄激素转化为雌激素,AMH 抑制 FSH 这种诱导芳香化酶的活性,这种抑制作用逐渐减弱,允许 FSH 诱导芳香化酶,进而合成雌二醇,加速卵泡生长,在大卵泡中 AMH 的合成减少,而雄激素促进 AMH 表达,进而形成一种动态平衡。在 PCOS 中,卵巢中的泡膜细胞过于活跃,导致卵巢内雄激素合成增多,导致 AMH 表达增加,FSH 水平受增高的 AMH 抑制,FSH 水平低于正常,而导致芳香化酶表达不足,雌激素合成受抑制,不能诱导足够的 AMH 作用降低。补充

FSH 可降低 AMH 并促进卵泡的发育，给予高浓度 FSH，导致过度产生 E_2 后，AMH 的保护抑制丧失，导致卵巢过度刺激综合征；LH 与 AMH 成正相关。

(三) 上皮生长因子(EGF)类

主要指 EGF 与 TGF-α。上皮生长因子(EGF)是 53 个氨基酸的单链多肽，与 50 个氨基酸的单链多肽转化生长因子 -α(TGF-α)结构上有 20% 相似，均结合在 EGF/TGF-α 受体上，两者在全身广泛分布，主要调节细胞的生长。人卵泡液内有 TGF-α 和少量 EGF，其水平与卵泡大小呈负相关。卵细胞内含有 TGF-α 与 EGF 的成分，颗粒细胞、卵泡膜细胞及黄体细胞内均有 TGF-α 及 EGF/TGF-α 受体，但无 EGF mRNA 表达。在体外实验中 EGF/TGF-α 刺激颗粒细胞增生，但此作用受 TGF-α 的抑制，EGF/TGF-α 又抑制 FSH 促颗粒细胞内雌激素的合成作用。TGF-α 则阻断卵泡膜 - 间质细胞内 P450c17 酶活性，降低了 LH 促雄激素生成的作用，因此 EGF/TGF-α 本身对卵泡的发育是以抑制作用为主。与正常卵泡液中高 IGF- I 、低 EGF 水平不同，PCOS 卵泡液内 IGF- I 水平降低而 EGF 水平增高，其颗粒细胞内芳香化酶活性很低；用促性腺素治疗中，加用生长激素则可使卵泡液内 IGF- I 水平明显提高，而 EGF 则无变化，故排卵效果明显提高，同时卵泡内雄烯二酮水平的下降，亦伴有卵细胞质量提高。

(四) 细胞因子

在卵巢内细胞因子由巨噬细胞或卵巢细胞分泌。现已知的如 TNF-α、干扰素(INF-γ)、白细胞介素 -1(IL-1 分 IL-1α 与 IL-1β)等，在卵泡液、颗粒细胞和黄体内均可测出，都有抑制 FSH 对颗粒细胞促芳香化酶的作用。TNF-α 有抑制 hCG 促大鼠卵泡膜 - 间质细胞合成雄激素的作用，但又有刺激排卵前卵泡生成 17- 羟孕酮和雄烯二酮。IL-1 可促进颗粒细胞的增生，月经中期卵巢内 IL-1 的转录受促性腺素促进。

对卵巢内因子及其在 PCOS 中的作用尚待研究，本节还未涉及卵巢的髓质部，已发现多囊卵巢的间质和髓质部和正常卵巢比较，具有较密的自主神经纤维和极少的巨细胞，其意义尚不清楚。无疑，正常的和 PCOS 的卵巢内因子的调节是很复杂的，但也是在卵巢轴的微细调节中不可缺少的部分。

第三节　病因和病理机制的探讨

在 PCOS 的临床和实验近 80 年的研究历程中，时代、物质(包括空气、气温等)、精神环境的巨大变化，人们衣、食、住、行、生活方式的改变又无不影响着 PCOS 病理机制的复杂化和病因从量变到质变的突变，遗传基因学和表观遗传学的研究就日益复杂，由于诊断标准的不够统一，生活方式、种族和地区上的差异，还难以找到结论，因此有的学者认为 PCOS 是个"基因迷宫"，不断有新的发现和新问题，要在理顺对病理机制的认识下，来探索可能存在的不同病因。

俞瑾认为本病的主要"病根"是雄激素过高。1976 年 Yen 的肾上腺初现功能亢进为 PCOS 的病理机制奠定了基础,20 世纪 90 年代报道,孕中期给猕猴注射睾酮,其子代有 PCOS 和高雄激素不排卵表现,在孕中期母猴的 SHBG 水平的升高和胎盘代谢中产生大量芳香化酶,可以中和体内高雄激素水平及作用,但宫内高雄激素现象已影响到胎猴的肾上腺和卵巢,卵巢内原始间质细胞和卵泡膜细胞的 P450c17 高表达,在肾上腺皮质内也是,但以 17- 羟化酶增多为主,17,20- 裂解酶增加较少。到围青春期性成熟过程中,过高的雄激素易导致 PCOS,此时至少引起了 3 个恶性循环:首先,阻碍了下丘脑 - 垂体 - 卵巢的调节,卵泡发育不同程度受阻,呈 PCOM 形态,过高的雄激素经胰腺的 AR 可使胰岛素分泌增高,后者通过其卵巢、肾上腺上的胰岛素和 IGF-1 受体生成更多的雄激素。第二,高雄激素引起下丘脑的弓状核内 AR 升高,促使 NPY、POMC 等的分泌增加,促进食欲、肥胖和瘦素拮抗,后者对卵巢、血黏度、免疫系统均有负面效应;升高的胰岛素又加重代谢失常,如血脂升高和肥胖增加。有报道 18~22 岁 PCOS 患者的颈内动脉的内膜和中层厚度比正常人明显增加($0.746cm \pm 0.106cm$ $vs.$ $0.608cm \pm 0.105cm$,$P < 0.001$)。第三,升高的 NPY 和 POMC 又抑制 GnRH 神经元的分泌,改变了 PCOS 原来 GnRH/LH 值和 LH/FSH 比值升高的特色。如高雄激素来自卵巢成为 PCOS 分类的 Ⅰa 型,由于 DHT 增加,痤疮较多。肾上腺初现后 CYPc17 表达持续过度,则体内雄激素 / 雌激素比值持续升高,患者过早骨骺融合、脂肪堆积、肌肉厚实、身体粗短、青春期前乳头和乳腺及乳晕周围毛囊上的 ER 受高雄激素过度抑制而呈发育不良或萎缩而无长毛,但头部皮脂腺和小腿上毛囊乳头主要存在 DHEA-R,在 DHEA 作用下,头部皮脂分泌亢进、头发油腻、脱发、面部"出油"、小腿毛粗长,阴蒂可增大达直径 4~8mm,成为 PCOS Ⅰb 型常见征象。以上 3 个恶性循环交互加重,卵泡功能无以恢复;FSH 由于缺少雌激素负反馈而升高,导致 LH/FSH 比值降低和临床上的氯米芬拮抗现象。

当高雄激素的病根"种植"到具有代谢综合征家族史,或有 IR 的女性时("土壤"),则高雄激素和高胰岛素现象更明显,肥胖、黑棘皮现象明显增加,按其不同程度分为 PCOS Ⅱa 和 PCOS Ⅱb。后者由于胰岛素更高,促进卵巢和肾上腺合成更高的雄激素,卵巢间质细胞增生更多、聚集成团,雌激素更低,卵泡更难发育。相互的影响更深地波及全身神经、内分泌、代谢、免疫的基因网络复杂范围(图 13-4)。俞瑾提出 PCOS 病三角关系(见图 13-1),主角还是内在的雄激素过高,这可能有助于临床诊断、治疗、预防三方面思考。近来有报道在 1 型糖尿病女性患者中,PCOS 发生率为 40.5%,对照组中为 2.6%,提示过高胰岛素与 PCOS 高雄激素的密切关系。

当今人们从幼年就开始进入社会的各方面的竞争,有报道女性的下丘脑 - 垂体 - 肾上腺(HPA)轴如果持续呈高亢状态,肾上腺皮质的过度分泌,就增加了对性腺活动抑制,并提早衰老。社会竞争、精神和物质生活上的某些误导,饮食失调无度,使人们在不健康或肥胖情况下,又缺少有氧锻炼,却增多了不解决根本的美容和某些不良减肥措施,环境和大气污染程度的加重,促进"生物放大"的不良后果,如微量有机氯、二噁英等易于结合在脂肪细胞内的芳香烃受体(Ah-R),且可经 6 年仍不易分离,影响免疫系统和生殖系统的功能,出现"生物积累"。故在 PCOS 病理机制和遗传因素研究中还要了解变异的环境因素影响和信息转导系统变化对基因功能影响,这些不利因素急需尽快遏制,否则医药卫生的防治工作是难以追赶上的。

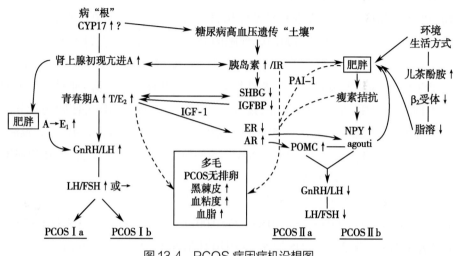

图 13-4　PCOS 病因病机设想图

　　1968 年,Cooper 首先报道了 PCOS 的遗传家谱,学者们的研究也从 X- 连锁遗传发展到常染色体遗传的认识,科学的进展中有了微阵列(microarray),使遗传基因的研究更易、更多地开展。首先 PCOS 高雄激素的表现,在对 CYP17、CYP11A 与 CYP21、3β-HSD 的研究中,较集中于 CYP11A 突变后活性增高,CYP17、CYP21、3β-HSD 变异的重复性不强,而少部分 CYP21 突变者可不出现 CAH 而出现 PCOS 表现,其 DHEA 水平也不增高。对 LH 及 LH-R、AR、SHBG、DA-R 的错义突变、卵泡抑制素等变异的基因研究中重复性较差。2003 年发现 PCOS 者卵泡膜细胞内醛脱氢酶 -6(aldehyde dehydrogenase 6,NAD+ 6)和视黄醇脱氢酶 2(retinol dehydrogenase 2)表达增加,可通过增加转录因子 GATA6 使 17α- 羟化酶增加。遗传性肾上腺皮质雄激素分泌过高是磺基转移酶(sulfotransferase,*SULT2A1*)基因的变异,而非类固醇硫酸脂酶(sulfatase,*STS*)基因的变异。胰岛素拮抗方面,胰岛素的 *VTVTR* 基因半胱氨酸蛋白酶(colpain-10,CADN10,与高胰岛素相关)、胰岛素受体基质蛋白(IRS-1、2)和 IGF-1 变异的重复性差;1995 年,Dunalf 提出在 50% 的 PCOS 肌肉和成纤维细胞中,胰岛素受体的丝氨酸磷酸化增加;2001 年,学者发现了 PCOS 者在近胰岛素受体处有染色体 $19_p13.3$ 的 D19S884 标记,这个标记在白种人中和高雄激素相关,这些都有待进一步的工作。其他在脂肪细胞内的 TNF-α、IL-6、PAI-1 的研究也缺少众多报道,PPARγ 的 SNP、Pro120Ala 突变在高加索人中肥胖的 PCOS 中更明显,但在美国、西班牙人的患者中无此表现。近年来,广泛相关基因组(GWAS)方法能对多态表现的 PCOS 的复杂基因研究做出一些成果,如发现中国、欧洲、冰岛和美国的患者中存在 2p21 上 *THADA* 和 9q33.3 上 *DENNDIA* 的相似变化。2011 年,陈子江教授团队对汉族女性首次 GWAS 结果发现 2p16.3、2p21 和 9q33.3 与 PCOS 发病有关。第二次扩大样本量之后新发现 8 个位点,这些相关基因与胰岛素信号通路、2 型糖尿病、钙信号通路等有关,为 PCOS 的遗传学研究提供了新靶点。

从以上大量工作看 PCOS 的遗传基因研究还有相当长的过程。按目前的分类法,结合模仿临床动物模型,9d-ASR 是后天给睾酮后出现类似 PCOS 高雄激素和高胰岛素的全貌,而孕中期猕猴给睾酮后,雌仔猴出现 PCOS 现象但无胰岛素增高现象,提示了遗传与后天病因均可引起异质性 PCOS(图 13-4)。

第四节　PCOS 的诊断与鉴别诊断

由于 PCOS 患者临床表现的高度异质性,对这一疾病的诊断与治疗目前世界范围内仍存在很大争议。关于 PCOS 的诊断,最早的有 1990 年美国国立卫生研究院(NIH)制定的标准,目前应用最广泛的是 2003 年欧洲人类生殖与胚胎学会与美国生殖医学会(Rotterdam)提出的诊断标准,2011 年中华医学会妇产科学分会内分泌学组又发表了中国 PCOS 诊断标准,下面分别介绍。

一、育龄期 PCOS 的诊断

(一) NIH PCOS 诊断标准

1990 年 NIH 制定了 PCOS 的诊断标准:需要同时具有临床或生化高雄激素的表现及持续性无排卵,并排除可引起排卵障碍或高雄激素的其他疾病(如高催乳素血症、Cushing 综合征、先天性肾上腺皮质增生症等),才可诊断 PCOS。按照美国 NIH 诊断标准,PCOS 的发病率在生育年龄女性中约为 6%~10%,发病率较低。该标准强调高雄是 PCOS 的核心特征和基本诊断要求。以后人们逐渐认识到 PCOS 的临床表现比 NIH 定义的范围更为广泛,因此,对 NIH 的诊断标准一直存在争议。

(二) 鹿特丹 PCOS 诊断标准

2003 年欧洲人类生殖与胚胎学会与美国生殖医学会联合在荷兰鹿特丹制定了 PCOS 的诊断标准:具备下列 3 项中 2 项诊断即可成立:①稀发排卵或不排卵;②临床和 / 或生化高雄激素表现;③超声一侧或双侧卵巢内直径 2~9mm 的卵泡数 ≥12 个,和 / 或卵巢体积 ≥10ml(卵巢体积按 0.5× 长径 × 横径 × 前后径计算);需要除外先天性肾上腺增生、库欣综合征、卵巢或肾上腺肿瘤。按照此标准,可将 PCOS 分为 4 个表型:①"经典型":雄激素过多 + 排卵功能障碍 + 多囊性卵巢形态;②雄激素过多 + 排卵功能障碍;③雄激素过多 + 卵巢多囊形态;④排卵功能障碍 + 卵巢多囊形态。"经典型"临床表现最重。应用 Rotterdam 诊断标准 PCOS 的发病率可能上升至 20%。

在 2012 年 ESHRE/ASRM 发表的 PCOS 共识中,首先提及青春期 PCOS 的诊断问题,青春期 PCOS 患者应满足 Rotterdam 诊断标准的三点才可诊断。大约 70% 的 PCOS 患者有多毛症,即使考虑种族差异或肥胖等全身性因素,多毛症仍是高雄激素血症一个很好的标记,而痤疮和脱发不应被视为高雄激素血症的临床证据。PCOS 患者出现的月经失调通常可认为存在更高的代谢紊乱风险,且月经周期越不规则,PCOS 的相关临床表现越严重。

2013 年美国内分泌协会指南仍采用 Rotterdam 的 PCOS 诊断标准,但指出如患者存在高雄激素的临床表现,且合并女性男性化,则血清雄激素测定可以不作为诊断必需;同样,若患者同时存在高雄激素体征和排卵障碍,则卵巢超声表现可以不作为诊断必备条件。关于青春期 PCOS 的诊断是在持续存在月经稀发的基础上出现高雄激素血症的临床表现(在此应排除其他病因导致的高雄激素血症),超声形态学上的双侧卵巢的多囊样改变不能作为诊断青春期 PCOS 的标准。

(三) PCOS 国际循证医学标准

2018 年由澳大利亚研究者牵头、ASRM 与 ESHRE 提出基于循证医学的 PCOS 国际诊断共识,仍然认可成人采用 2003 年鹿特丹 PCOS 诊断标准,强调在同时存在月经周期不规律和高雄激素表现的情况下,卵巢超声表现不是诊断的必要条件。在月经初潮以后的 8 年内,PCOS 的诊断需要同时存在高雄激素和排卵障碍,不推荐超声诊断。随着技术的进步,超声诊断标准越来越严格。同时推荐 PCOS 的诊断呈渐进式,越来越简化。能从临床症状下诊断的,如有月经不规律 + 高雄临床表现,临床诊断即可成立,不用抽血查性激素、不用做超声检查;月经不规律、无高雄临床表现的,再抽血化验是否有高雄激素血症,以后决定是否诊断;单独有月经不规律或高雄临床表现的,才需查超声,有 PCOM,才可诊断 PCOS。

该标准更强调从临床症状出发。但新的建议对一些指标的判断提出更详细的界定,如月经不规律的判断应考虑初潮后时间的长短,初潮 3 年后的患者可采用 21~35 天的正常周期标准予以判定。"临床高雄"结合病史和查体;"实验室高雄"依据计算出的游离雄激素水平和游离雄激素指数;"临床高雄"的重要性要高于"实验室高雄"。初潮 8 年内不建议 B 超检查;B 超判断 PCOM,新机器单侧卵泡>20 个;旧机器计算单侧卵巢容积 ≥10ml。

2023 年更新的 PCOS 国际循证医学标准,将旧超声机器计数的一侧或双侧卵巢内直径 2~9mm 的卵泡数由 ≥ 12 个改为 ≥ 10 个,并提出成年 PCOS 患者中 AMH 水平升高可能替代超声的诊断价值,但对 AMH 的诊断截断值仍未定义。新共识仍然强调对 PCOS 的终身管理,除了考虑 PCOS 对生殖健康的影响外,还应关注 PCOS 对代谢、心血管、皮肤、睡眠和心理的不良影响。

(四) 中国 PCOS 诊断标准

2011 年中华医学会妇产科学分会内分泌学组发表了中国 PCOS 诊断标准,此标准是基于相关文献以及针对中国人群的循证医学研究,对 PCOS 的危险因素及临床表现进行了定义,规范了辅助检查和实验室检查并明确了诊断及分型。强调指出,月经稀发或闭经或不规则子宫出血是诊断必需条件,再有下列 2 项中的 1 项符合,即可诊断为"疑似的"PCOS:①临床和 / 或生化高雄激素表现;②超声为 PCOM,具备上述疑似 PCOS 诊断条件后,需排除其他可能引起高雄激素的疾病和引起排卵异常的疾病才能是"确定的"PCOS,目的在于避免过度诊断和治疗。推荐将 PCOS 患者分型,有必要区分有无肥胖、有无糖耐量受损(IGT)、2 型 DM、代谢综合征等,以指导处理,判断预后。2018 年中华医学会妇产科学分会内分泌学组在多囊卵巢综合征中国诊疗指南中再次支持 2011 年的中国 PCOS 诊断标准,并推荐使用。

二、青春期 PCOS 的诊断

有关青春期 PCOS 的诊断一直存在争议。目前国内外尚无公认的青春期 PCOS 的诊断标准。

在 2012 年 ESHRE/ASRM 发表的 PCOS 共识中,首先提及青春期 PCOS 的诊断问题,青春期 PCOS 患者应同时满足 Rotterdam 诊断标准的三条才可诊断。

2013 年美国内分泌协会指南提出关于青春期 PCOS 的诊断是在持续存在月经稀发的基础上出现高雄激素血症的临床表现(在此应排除其他病因导致的高雄激素血症),超声形态学上的双侧卵巢的多囊样改变不能作为诊断青春期 PCOS 的标准。

2016 年全国卫生产业企业管理协会妇幼健康分会生殖内分泌学组提出中国青春期 PCOS 的诊治共识,强调青春期 PCOS 的诊断必须同时符合 2003 年鹿特丹诊断标准中的 3 个指标,包括高雄表现、初潮后月经稀发持续至少 2 年或闭经并应包括超声下卵巢体积的增大($>10cm^3$);同时应排除其他导致雄激素水平升高、引起排卵障碍的疾病。应关注高风险人群(例如肥胖、多毛症、月经不调),但是医生也应注意避免青春期 PCOS 的过度诊断;即使暂时不符合青春期 PCOS 诊断,但对相关的临床表现如肥胖、多毛症和月经不调也应予以治疗和管理。

在 2018 年的循证医学为基础的指南中强调,对青少年 PCOS 推荐更严格的诊断标准,需要同时满足高雄激素血症和不规则的月经周期,但不要求有超声影像证据,因为其与正常的生理情况相重叠。对青春期 PCOS 妇女做出及时恰当的诊断,同时避免过度诊断,具体建议包括:①在月经初潮 8 年内不建议行超声检查用于诊断;②诊断不明确时,识别有风险的年轻女性,进行随访再评估;③细化诊断特征,防止与无 PCOS 患者重叠,从而提高诊断精确度。

在诊断中要减少资源浪费,重点强调以临床特征为核心的分步诊断,限制超声诊断的指征,减少不必要的抽血化验。积极治疗症状,不着急"戴"PCOS 的"帽子"。

三、绝经后 PCOS

随着年龄的增加,育龄期经典的 PCOS 的表现会有所变化,对围绝经期和绝经后女性 PCOS 的诊断会面临新的挑战。进入围绝经期后,PCOS 女性的月经周期通常在 40 岁以后变得较为规律,卵巢体积和卵泡数量会随年龄减少(但与正常对照组相比,卵巢体积变化较轻),绝经时间通常后延 2 年。但绝经后 PCOS 患者高雄的表现会比正常女性更强。

2013 年美国内分泌协会指南中指出对绝经后女性的诊断标准尚不明确,但对绝经后 PCOS 的诊断可以基于育龄期长期明确的月经稀发和高雄表现。B 超发现 PCOM 可以提供诊断支持。由于卵巢体积和卵泡数量会随年龄减少,诊断需排除其他导致高雄的原因,包括卵巢卵泡膜细胞增生症和分泌雄激素的肿瘤。

2018 年最新国际指南亦支持上述关于绝经后 PCOS 的诊断标准,强调对有持续性高雄表现者考虑 PCOS 的诊断,并需要排除其他的病因。此时的诊断有利有弊,好的一面是可以重视高危因素,筛查血糖、代谢异常;不利的一面是可能带来不良的心理影响。

四、有关 PCOS 诊断与分型的注意事项

(一) 诊断要点

1. 月经稀发或闭经或不规则子宫出血 初潮开始 2~3 年内性腺轴应逐渐发育成熟,2018 年后将月经不规律定义为初潮后 1~3 年,<21 或>45 天;月经初潮>3 年至围绝经,<21 天或>35 天或每年<8 个周期;初潮后>1 年,任一周期>90 天。在 15 岁或乳房初现(乳房发育)后 3 年不来月经,为原发性闭经。出现这些情况应当进行检查。相当部分患者是因正常性生活 1 年以上不孕就诊,过去可偶有排卵或流产的病史。简单的方法是测基础体温(BBT)来了解患者是否有排卵,但要注意的是 BBT 双相并不提示一定有排卵,因此尤其是对合并不孕者,应当用 B 型超声监测周期内卵泡发育的情况。

2. 高雄激素表现 高雄激素主要临床表现是多毛、痤疮。多毛指唇毛、乳晕周围长毛,阴毛浓密可布达肛门周围、大腿内侧、下腹正中线,或小腿前侧长毛;痤疮以面部为主,亦可在胸、背部。同时头发油腻、面部多油也是高雄激素表现之一。如短期内较快出现多毛现象,应考虑分泌雄激素肿瘤可能。高雄激素的主要生化表现是血 T 升高,或 $\log T/E_2$ 比值>0.97;必要时查血 17α-OHP 和雄烯二酮。

3. 多囊卵巢 常用的是 B 型超声检查,未婚者可用肛超的探头。卵巢体积增大或相当于正常大小,长径(cm) × 宽径(cm) × 后径(cm)/2 ≥ 10ml,卵巢被膜回声增强,一侧或双侧皮质内必须有 10~12 个以上 2~9mm 直径卵泡,间质区增大,三维超声能计算其体积;强调此 PCO 形态与上述卵巢功能的一致性。腹腔镜诊断性检查基本不用。2018 年的寻找医学证据提出,由于初潮后<8 年的女性卵巢卵泡数增多的发生率较高,因此该年龄段的患者不应当使用超声进行 PCOS 的诊断。

此外,诊断中还要除外先天性肾上腺皮质增殖症、库欣综合征、卵巢或肾上腺肿瘤、小卵泡综合征。

(二) 分型

按上述对 PCOS 病理机制的认识,俞瑾教授提出可将 PCOS 患者细分为二大型四小型,

在分述中可看到各型的临床征象和血激素测定间的一定关系。

1. PCOS Ⅰ型 高雄激素型为主(主要由 P450$_c$17 酶表达异常引起),按患者的临床表现和雄激素主要来源于卵巢或兼来源于肾上腺者,分为二小型。

(1)PCOS Ⅰa 型:雄激素主要来源于卵巢,临床可见月经稀少或闭经、性毛多、痤疮、向心性肥胖(WHR≥0.8 为指标)。对氯米芬有 BBT 双相反应。血睾酮升高或血睾酮/雌二醇对数比值升高(≤0.97),血雄烯二酮、17α-OHP 不高。LH/FSH 比值≥2.5,小部分患者血 PRL 水平升高。

(2)PCOS Ⅰb 型:雄激素主要来源于卵巢和肾上腺皮质,临床上以闭经为主,身高多数在 1.55m 左右,身材偏粗实,肥胖,尤其双肩很厚实如"水牛肩",下腹或大腿外侧有白色皮纹,多毛,大腿皮肤毛孔较粗糙,小腿毛粗长;痤疮可不多或无,头发油腻或脱发。乳房大,主要为脂肪,乳腺组织少,乳头较小,乳晕色淡,周围无长毛;阴蒂头可略增大,直径约 4~8mm。对氯米芬可无 BBT 双相反应。患者无口干的现象。除血 T 升高外,血 17α-OHP、雄烯二酮、皮质醇也升高,血 DHEAS 可正常,ACTH 刺激试验阳性;血 T/E$_2$ 对数比值升高(≥0.97),血 E$_1$/E$_2$ 比值≥1;LH 值不高,FSH 值可升高,LH/FSH 比值可≤1;血瘦素水平升高。

2. PCOS Ⅱ型 高雄激素和高胰岛素型为主(主要是 P450$_c$17 酶在高胰岛素血症或代谢综合征中表现)。

(1)PCOS Ⅱa 型:临床上以闭经为主,食欲亢进、性毛多,向心性肥胖明显,WHR>0.8。在腋下、颈背部、腰部、手指关节及外阴部皮肤可见黑色素沉着或黑棘皮现象,可能有高血压或糖尿病家族史。对氯米芬无 BBT 双相反应。患者有明显口干的现象,烦躁。血睾酮升高,雌二醇水平低下,血睾酮/雌二醇对数比值升高(≥0.97);FSH 水平可升高,LH/FSH 比值可<1;糖耐量试验正常,空腹胰岛素及释放试验水平明显升高;血瘦素水平升高。

(2)PCOS Ⅱb 型:持续闭经,多毛,食欲亢进,向心性肥胖很明显,在腋下、颈背部、腰部、手指关节和外阴部皮肤可见明显黑色素沉着或黑棘皮现象,下腹或大腿外侧有白色皮纹,有高血压或糖尿病家族史。对氯米芬 BBT 呈单相反应。患者一般口不干。血睾酮和 17-羟孕酮升高,ACTH 刺激试验阳性,血硫酸脱氢表雄酮可正常或略升高,血皮质醇升高;血雌二醇水平较低,雌酮/雌二醇比值≥1;LH 值不高,FSH 值可升高,LH/FSH 比值可≤1;血瘦素水平升高;糖耐量试验正常,空腹胰岛素及释放试验水平升高很明显。卵巢超声显示,卵泡小,间质体积明显增大。卵泡膜细胞增殖症属此型。

根据临床表现,国内一般将 PCOS 分成两种类型:内分泌和代谢型,内分泌型主要表现为稀发排卵、高雄激素血症、卵巢多囊性改变,治疗主要以纠正内分泌紊乱为主;代谢型主要表现胰岛素抵抗、脂代谢紊乱和肥胖,治疗主要以减重、改善代谢紊乱为主,部分患者两种表型有所重叠。

从以上分型可知,在问病史和体格检查中要很仔细,除妇科检查外,对患者的外形、头、颈(包括甲状腺)、腋下、胸、背、腹、四肢均应检查,并测量 BMI(正常值体重 kg/身高 m^2=25)和 WHR(正常值腰围 cm/臀围 cm<0.80)。按以上的病史和体检就可初步得到分型的判别,必要时单凭临床观察也可初步作出分型处理,有助于基层或缺少某些激素测定条件医疗单

位的工作。

五、鉴别诊断

PCOS 作为异质性的疾病,应与下列诸病进行鉴别。

(一)卵巢轴疾病

1. 低促性腺素性卵巢功能低下 本病以无排卵性月经稀少或闭经为主,多毛现象可不显著,其体重也正常。卵巢直径均<2cm,卵泡较小,间质细胞无增生。血 LH、FSH、T、和 E_2 均不高,但 T/E_2 对数比值可偏高。患者对氯米芬试验无反应,可对促性腺激素有反应。

2. 卵巢雄激素肿瘤 支持细胞-间质细胞瘤、卵泡膜细胞瘤、门细胞瘤及颗粒细胞瘤等卵巢肿瘤均分泌较多雄激素,除多毛、闭经外,可见阴蒂增大、肌肉发达、音调降低等男性化征象,进展快、男性化症状重,一般是单侧性,可用 B 超、MRI 等方法进一步检查。

3. 无反应卵巢综合征或卵巢功能低下性月经失调 部分妇女年龄在 35 岁以下,但出现无排卵月经失调或闭经,可留有过去的多毛等现象,或出现轻度的围绝经期症状。卵巢体积可正常或>6ml,有少量卵泡,间质无增生,血 T 水平相对略高。血 FSH 水平在 10mIU/ml 以上,可比 LH 高 1~2 倍,部分是由于卵巢 FSH 受体的膜外段突变所致。

4. 小卵泡综合征 由于过去有腮腺炎、肾炎或自身免疫病等,患者有无排卵月经失调或闭经不孕症状,卵巢内小卵泡可>10 个,但血 LH 和 T 水平不高,$T/E_2<0.97$,FSH 水平相对升高。临床上常被诊断为 PCOS,久治未见效,实质上是卵巢内 E_2 分泌不足,暂名其为小卵泡综合征。

(二)肾上腺轴疾病

1. 先天性肾上腺皮质增生症(CAH) 其中以迟发型或不典型 21-羟化酶缺陷为常见,是 CYP21A2 表达缺陷,使皮质醇和醛固酮合成发生障碍,血皮质醇较低,而 17α-OHP 积聚升高,尤其在 ACTH 刺激后 1 小时血 17α-OHP 明显升高(>30.3nmol/L),孕酮与 T 亦相应升高,由于其来自肾上腺,故上述激素在血中水平有昼夜波动,临床上可产生类似 PCOS 现象,外阴部可见阴蒂增大等男性化现象。血皮质醇水平较低。而 PCOS 者血 17α-OHP 水平不明显升高,血皮质醇水平却不低,且无昼夜波动。

2. 库欣病(Cushing disease) 垂体分泌过多 ACTH 引起肾上腺皮质功能亢进为库欣综合征(Cushing syndrome);如是异位性 CRF 或 ACTH 分泌过多,或肾上腺本身病变引起皮质醇过多分泌者为库欣病。过多的皮质醇和雄激素会导致肥胖、痤疮、全身性多毛和月经失调和 PCO 现象,但 LH 水平及其 LH/FSH 比值均正常范围,尿皮质醇升高和血 E_2、T、SHBG 呈负相关,与 LH、FSH 不相关。有报道轻度的库欣病中有 70% 类似 PCOS,有时难以区别,但前者皮质醇很高,且有昼夜性波动,雌激素不低,LH 不高。

3. 肾上腺分泌雄激素肿瘤 临床上少见,可分泌较多的脱氢表雄酮(DHEA)和睾酮,不受地塞米松抑制,ACTH 处低水平,B 超、CT、MRI 可协助诊断。

(三) 高催乳素血症

由于高催乳素对卵巢轴的抑制,雌激素水平较低,PRL 刺激肾上腺皮质分泌 DHEA,血 T 水平随之升高,出现 PCO、多毛等现象。有少数 PCOS 患者血 PRL 相对升高,鉴别时,高催乳素血症者的血 LH 与 FSH 水平由于中枢多巴胺增多,刺激 POMC 的分泌,故 LH、FSH 水平很低。

(四) 甲状腺功能紊乱

甲状腺功能亢进一般不易引起性腺轴的紊乱,因血 SHBG 水平上升,性激素的代谢廓清除率(metabolic clearance rate,MCR)下降。甲状腺功能减退者,血 SHBG 水平降低,性激素 MCR 上升,T 增加、E_2 下降、E_3 上升和无 LH 峰值出现等,均可引起类似 PCOS 的表现。

第五节　PCOS 的治疗和预后

目前对 PCOS 的治疗,不仅是改善多毛等高雄激素现象、促排卵和帮助受孕,还要考虑患者未来的健康问题,如预防心血管病、糖尿病及子宫内膜癌、乳腺癌,包括心理问题等。本章将对目前的有关西医及中西医结合治疗及对 PCOS 的预后进行介绍。

一、生活方式改善

生活方式改善与生活方式干预已成为 PCOS 治疗的普遍共识,被国内外列为 PCOS 的基础治疗。

(一) 肥胖型 PCOS

以减重为目标的饮食、运动生活方式干预应该先于和 / 或伴随药物治疗;强调从认知行为上改变 PCOS 患者的思维模式是长期体重管理的关键。超重和肥胖的 PCOS 患者体重减轻 5%~10% 将有利于生殖、代谢指标的改善和心理健康。

"饮食 + 运动 + 认知行为"生活方式干预使 PCOS 的女性体重降低、IR 及高雄激素血症得到改善,从而恢复排卵功能。超重者每天须达到 30% 或 500~750kcal 的能量负平衡。具体根据个人的能量需求、体重和日常活动量。每周至少达到 250 分钟中等强度的锻炼,或者 150 分钟高强度锻炼,或者同等运动量的复合强度锻炼。每周在非连续日,至少进行 2 次包括主要肌群的肌肉强化训练。每天 10 000 步的运动量较为理想,可以由日常活动和 30 分钟或 3 000 步左右的结构式锻炼组成。依据女性的家庭传统和文化背景。每周循序渐进地增加 5% 的运动量,达到每日锻炼 30 分钟的目标。对于肥胖型的患者可以考虑简单易行的运动方案。如:早晚 2 次,每次 30 分钟,形式不限,要求心率次数达到(140 - 年龄)/min。

在坚持减重期间,定期使用孕激素按时来月经,保护内膜,不仅可以为下步妊娠作好准备,也有助于增强患者康复的信心。常规剂量(10~20mg/d)地屈孕酮不会抑制排卵,简单方便。

(二) 非肥胖型 PCOS

其生活方式干预的目标是防止体重增加,以增肌为主要目标的高蛋白饮食和肌力锻炼使患者骨骼肌含量增加后,患者 IR 可改善并伴随排卵功能的恢复。

均衡饮食,适当运动,18~64 岁成年人,每周至少达到 150 分钟中等强度的锻炼,或者 75 分钟高强度锻炼,或者同等运动量的复合强度锻炼。每周在非连续日,至少进行 2 次肌肉强化训练。对于青少年,每天至少进行 60 分钟中~高等强度锻炼,每周至少进行 3 次肌肉和骨骼的强化锻炼。

建议由经过适当培训的医生、护士、营养师、运动教练组成的多学科团队为 PCOS 患者提供有效的生活干预措施,适当增加增肌训练、力量训练。

二、缓解高雄激素症状

1. **短效口服避孕药(COC)** COC 是由乙炔雌二醇和高效合成孕激素组成的复方避孕药,其中的孕激素成分通过负反馈作用抑制垂体激素的分泌,从而抑制 LH 分泌降低卵巢卵泡膜细胞的雄激素合成;雌激素成分促进肝脏合成性激素合成蛋白(SHBG),继而降低血中游离雄激素水平;COC 具有抗雄作用的孕激素(醋酸环丙孕酮、屈螺酮),在靶器官阻断雄激素转化的双氢睾酮与雄激素受体结合,进一步增强 COC 的抗雄作用。

目前推荐使用小剂量炔雌醇 20~30μg 或者天然雌激素的 COC 为 PCOS 抗雄的首选。鉴于 35μg 炔雌醇 + 醋酸环丙孕酮的高危血栓风险,只建议用于中~重度多毛和痤疮的治疗,而不被作为 PCOS 的一线治疗。对于避孕、不规律月经和轻~中度多毛的 PCOS 患者,推荐其他低剂量雌激素的 COC 制剂作为一线治疗,同时需要考虑不同 COC 的治疗效果、代谢风险、副作用、费用和可用性。

2. **螺内酯(spironolactone)** 是抗醛固酮利尿剂,结构与睾酮相近,可竞争双氢睾酮受体,并可抑制卵巢和肾上腺 P450c17 酶,以减少雄激素生成,此药对雄激素较敏感的患者效果较好,对肾上腺抑制不明显,故可长期使用,每日 50~100mg,口服 2~6 个月即可见粗毛变细软现象,可继续用维持量 25~50mg/d。也有在月经周期第 5~21 天每日口服 40mg,使血 LH 与睾酮下降,可能出现排卵现象。服药数周内应监测血钾、肝功能,并防止低血压出现。

3. **地塞米松** 在肾上腺来源的雄激素过高时,宜用地塞米松 0.25~0.5mg 每晚口服,以抑制肾上腺皮质雄激素水平,同时又不影响皮质醇的分泌,有报道地塞米松可抑制大鼠脑内星状胶质细胞释放 CRFBP 的作用。在服药后早晨血皮质醇水平<55.8nmol/L 时,应减少剂量或撤药。

4. **抗雄激素治疗**　在欧洲应用氟他胺、非那雄胺等联合 COCs 以加强抗雄激素活性。氟他胺是一种非甾体抗雄激素，低剂量（低于 250mg/d）治疗多毛症同高剂量（500mg/d）同样有效，建议治疗期间定期监测肝功能指标。非那雄胺是一类 5α- 还原酶抑制剂，可在双氢睾酮结合靶组织的雄激素受体前，局部性抑制睾酮转化为双氢睾酮。常规剂量为 5mg/d。亦有用 GnRH 类似物（GnRH-A）治疗的报告，但可能价格过贵，并有低雌激素的副作用。

5. **醋酸环丙孕酮（cyproterone acetate，CPA）**　为 17- 羟孕酮制剂，可与双氢睾酮竞争受体、抑制 5α- 还原酶活性和通过抑制促性腺素分泌而减少卵巢内雄激素合成的作用。服后积聚在脂肪组织中，活性可长达 8 天，使用后 6 个月和 9 个月时，多毛可分别减少 50% 和 70%，但可引起低雌激素现象，如不规则阴道流血和水肿、体重增加、乳房发胀、性欲减退等，故目前常用低剂量并与雌激素合用。从月经来潮第 5 天起每日 CPA 2mg 和炔雌醇 35~50μg 共 21 天，对痤疮、脱发可有效，对多毛较差，用药时有提高胰岛素敏感性作用。

6. **物理方法**　去除多余的毛发，包括电蚀和激光治疗，被 PCOS 的较多患者所接受。

三、降低高胰岛素水平

高胰岛素血症和 IR 是 PCOS 的高危因子，在降低雄激素水平后部分患者如 PCOS Ⅰ 型的胰岛素水平也相应下降，但在相当部分患者还须进行降胰岛素治疗，诱使脂肪细胞核内激活过氧化物酶体增生的受体（PPARγ）减少，促使糖和脂肪代谢正常化。

1. **二甲双胍（metformin）**　是治疗非胰岛素依赖糖尿病（NIDDM）的常用改善胰岛素敏感性药，主要作用是降低肝内葡萄糖产量，降低胰岛素拮抗和血胰岛素水平；二甲双胍还使卵巢卵泡膜细胞的雄激素分泌下降，有报道服二甲双胍 6 个月后，患者肱动脉增厚的壁明显变薄。一般口服 250~500mg 每日 3 次。治疗 3 个月后排卵率达 10%~20%。目前尚无二甲双胍致畸的报道。

2. **格列齐特（gliclazide）**　通过关闭胰岛 β- 细胞的 K^+ 通道，开放 Ca^{2+} 通道，使胰岛素早相分泌峰恢复，降低餐后高血糖，减少高胰岛素血症，并增加周围组织对胰岛素的敏感性。每日服 40~80mg，可按血糖水平调整剂量，最高到每日 160~320mg，分 2 次服用，注意对肝功能和心脏功能的损害。

其他如曲格列酮（troglitazone）或马来酸罗格列酮（rosiglitazone maleate）为脂肪细胞核内 PPARr 的配体或激活 PPARr 制剂，调控核内基因表达和糖类、脂质代谢；PCOS 患者服后血胰岛素和雄激素（包括 DHEA-S）和雌激素水平下降，血 PAI-1 活性也明显下降，有利于纤溶作用。但对肝功能损害较大已不使用。

四、辅助生殖

（一）诱发排卵

1. **口服药物**　为促排卵的一线治疗，在代谢紊乱改善后仍未恢复排卵的患者，可给予药物促排卵治疗。治疗前需排除配偶不育因素,用药前需排除妊娠。

(1)来曲唑(letrozole,LE):LE是第三代高选择性芳香化酶抑制剂,LE可抑制芳香化酶的活性,阻断雄激素向雌激素转化,从而解除雌激素对下丘脑-垂体的负反馈,使内源性促性腺激素增加,刺激卵泡生长发育。

LE目前已作为一线的促排卵药物用于无排卵或稀发排卵的PCOS患者。相较于氯米芬(CC),LE半衰期短,仅45小时,停药后雌激素水平可迅速恢复,对子宫内膜无明显抑制,因此更常用于CC抵抗或治疗失败的PCOS患者。近年来的研究发现,LE促排卵的妊娠率和活产率均高于CC,多胎妊娠率和出生缺陷发生率无明显差异。该药物FDA妊娠安全性分级为D级,孕妇禁用,使用前必须排除妊娠。

具体方案为:从自然月经或撤退性出血的第2~5天开始用药,2.5mg/d,共5天;若无排卵则下一周期递增2.5mg/d,直至用量达7.5mg/d。使用LE促排卵后仍需密切监测卵泡发育情况,监测方法与CC治疗相同。针对LE促排卵治疗的疗程,目前国内外学者尚无推荐。

来曲唑常见的不良反应有潮红、恶心、疲劳等,主要由于服药之后体内雌激素水平降低导致。严重肝肾功能损伤的患者需慎用此药。

(2)氯米芬(clomiphene,CC):通过与雌激素受体结合,解除雌激素对下丘脑-垂体的反馈作用,使垂体促性腺激素分泌增加,促使卵泡生长发育。大约60%~85%的患者在用药后有排卵,妊娠率约25%,活产率约18%。CC价格便宜,使用广泛。

具体方案为:从自然月经或撤退性出血的第2~5天开始用药,50mg/d,共5天;若无排卵则下一周期递增50mg/d,直至用量达150mg/d;若50mg/d的剂量对卵巢刺激过大导致多个卵泡发育,可减量至25mg/d。

CC常见的不良反应包括:轻度卵巢过度刺激综合征(OHSS)、多胎妊娠、潮热、视觉干扰、腹部不适、乳房疼痛等。如患者有原因不明的不规则阴道出血、影像学检查提示子宫或卵巢占位但性质不明确者、肝功能损害、精神抑郁、血栓性静脉炎等,禁用此药。

PCOS患者使用LE、CC后需采用基础体温、LH试纸或B超监测排卵,妊娠多发生于促排卵治疗的最初3~6个月。在监测卵泡发育过程中,如发现3枚及以上优势卵泡(卵泡直径≥14mm),建议取消该周期治疗。由于CC的拮抗雌激素作用可抑制子宫内膜增生及宫颈黏液分泌,可能对妊娠产生不利影响。如CC成功诱导排卵3~4个周期仍未妊娠,建议进一步检查;CC促排卵治疗建议不超过6个月,如治疗6个月仍无效,应更换其他药物或及时转诊。

(3)二甲双胍:二甲双胍被认为可使PCOS女性恢复排卵、提高妊娠,还可以降低血清雄激素水平和VEGF生成、减少OHSS的发生,因此2018年的国际循证指南认为该药是PCOS一线治疗用药之一,也可以与CC配合使用。此外,二甲双胍有改善代谢、协同促排卵药物改善妊娠结局的获益。目前相关的RCT研究中大多是在激动剂方案中进行,药物剂量从500mg b.i.d. 到850mg t.i.d. 不等、使用时间通常到hCG日。加用二甲双胍后,OHSS风险、临床妊娠率、活产率和周期取消率可能有所改善,而促性腺激素用量、获卵数、流产率、多胎率无明显差异。

（4）中医药促排卵：PCOS 排卵障碍的中医病机主要是肾 - 天癸 - 冲任 - 胞宫生殖轴失常。有肾虚、肝经郁热、脾虚痰湿等证候。中医药在调经促排卵方面，强调"辨证论治"，即根据中医证候来确定治法方药。这是中医药的个体化治疗特色。

一般来说，高龄或病程较长、反复促排卵失败、卵巢低反应者，多表现为肾虚；高雄激素血症、痤疮较多、体形消瘦者，多表现为肝经郁热；IR 和 / 或糖耐量异常、体形肥胖者，多表现为脾虚痰湿。

在临床上，以上各种证候可单独出现，也会相兼而见，如肾虚肝郁、脾肾两虚、脾虚肝郁等。用药可兼顾主要证候和次要证候，并根据月经周期进行周期性治疗。

2. 促性腺激素（gonadotrophin，Gn）

（1）适应证：①LE、CC 抵抗；②既往 LE、CC 促排卵方案下内膜发育不良（扳机日内膜厚度 ≤ 6mm）；③LE、CC 连续促排 3 个周期未孕且无其他不孕因素者。

（2）禁忌证：①有卵巢肿瘤者；②甲亢或肾上腺功能异常；③垂体肿瘤。

Gn 是 PCOS 不孕患者促排卵的二线治疗方法之一，包括 FSH、LH 及 HMG，目前 Gn 的制剂多样，如 HMG、尿源性 FSH、基因重组 FSH 和基因重组 LH，应用外源性 Gn 促排卵，应在有条件进行卵泡监测及处理并发症的医疗中心进行，避免多胎妊娠和 OHSS 发生。PCOS 患者应用 Gn 易发生卵巢高反应，多推荐采用小剂量递增方案，虽然诱发排卵的时间较长，但 OHSS 发生率和多胎妊娠率显著降低。

小剂量递增方案常规方法：月经 3~5 天起始，Gn 起始剂量为 37.5~75U/d，B 超监测卵泡发育情况，如卵泡增长明显，以每天 1~2mm 的速度增加，则维持原量；若卵泡生长缓慢则每 3 天递增 37.5U 或每 5 天增加 75U，直到 B 超下见到不多于 3 个优势卵泡出现，最大剂量 225U/d，至优势卵泡形成后注射 hCG10 000U；如卵泡多，有 OHSS 倾向，则注射 hCG5 000U 或促性腺激素释放激素类似物（GnRH-a）0.2mg，予以扳机，排卵后加用孕酮进行黄体支持。

为避免 OHSS 的发生，如果出现 ≥ 3 个 17mm 以上的卵泡形成时应停用 Gn，禁用 hCG 诱发排卵，可取消该周期或改行其他助孕方式。

伴雄激素和 LH 水平升高时，应用促性腺激素治疗的 PCOS 妇女多表现为卵巢高反应（一般指 >3 个卵泡发育），OHSS 及多胎妊娠发生率也较高。应用 GnRH-a 在促排卵前进行垂体降调节可增加治疗成功率，减少 OHSS 和多胎妊娠发生率和流产率。

3. 腹腔镜卵巢打孔术（laparoscopic ovarian drilling，LOD） 亦作为促排卵的二线治疗方案。

（1）适应证：主要适于 LE 治疗无效、CC 抵抗、顽固性 LH 分泌过多、因其他疾病需进行腹腔镜检查盆腔、随诊条件差不能进行促性腺激素治疗监测者。建议选择 BMI ≤ 34kg/m^2、LH > 10U/L、游离睾酮升高的患者作为 LOD 治疗对象。

（2）禁忌证：有腹腔镜手术禁忌者、疑有卵巢储备功能下降者、盆腔粘连严重者不宜行 LOD。

（二）辅助生殖技术的选择

当应用一线、二线治疗失败或存在其他辅助生殖技术指征时（如输卵管因素或男性因素等),应积极考虑辅助生殖措施,作为 PCOS 的三线治疗措施。

1. 宫腔内人工授精(intrauterine insemination,IUI) IUI 包括夫精人工授精 (artificial insemination with husband's sperm,AIH)和供精人工授精(artificial insemination by donor,AID),必须在腹腔镜或子宫输卵管造影证实至少一侧输卵管通畅的情况下使用。IUI 对于不明原因不孕或轻度少弱精子征患者的治疗作用已被广泛接受,但 IUI 对于排卵功能 障碍性不孕患者的治疗效果尚不明确。目前缺乏在 PCOS 患者中比较单独排卵诱导和排卵 诱导联合 IUI 后临床结局的 RCT,因此 PCOS 患者在药物诱导排卵时是否要联合使用 IUI 应 根据 IUI 指征,主要包括男性因素、宫颈因素、不明原因不孕、性功能障碍等。

2. 体外受精胚胎移植术(IVF-ET) 参照《2018 年国际循证指南:PCOS 的评估和管 理》和 2016 年 WHO 指南小组对于 PCOS 患者无排卵性不孕症管理的推荐意见,在推荐不 同的治疗方法时需要考虑到可获得性、费用和治疗风险。

PCOS 和非 PCOS 女性进行 IVF 助孕的临床妊娠率和活产率相似,但存在 OHSS、卵泡发 育与子宫内膜成熟不同步、多胎妊娠、流产率增高、妊娠并发症增高等风险。可以通过改变 促排卵和扳机方案、全胚冷冻和单胚胎移植来控制 OHSS 和多胎妊娠风险。

对于 PCOS 患者需权衡各种促排卵方案的有效性和安全性,进行个体化的控制性超促 排卵治疗。研究显示拮抗剂方案比激动剂长方案的总促性腺激素用量更少、用药时间更短、 OHSS 风险更低,推荐 PCOS 患者采用 GnRH 拮抗剂方案进行控制性超促排卵。其他方案的 选择及具体用药(如长方案、温和刺激方案)方法请参考《多囊卵巢综合征中国诊疗指南》。 不同类型促性腺激素的效果和安全性的差异很小,因此没有证据推荐特定的促性腺激素类 药物,临床应用时应综合考虑到可获得性、使用方便和费用方面。此外,目前没有证据表明 外源性 LH 补充影响 PCOS 患者的 IVF/ICSI 结局,因此不推荐 PCOS 患者在控制性超促排过 程中常规添加 rLH。

关于 PCOS 患者的扳机,应采用最低剂量 hCG 来避免 OHSS 风险,必要时应考虑进行选 择性全胚冷冻。对于采用拮抗剂方案并且为了预防 OHSS 全胚冻的 PCOS 女性,可以考虑采 用 GnRH-a 扳机;但由于 GnRH-a 扳机后造成的黄体功能缺陷可降低新鲜移植周期的持续 妊娠率和活产率、增加流产率,因此不推荐用于新鲜胚胎移植的扳机。

3. 未成熟卵体外培养技术(in vitro maturation,IVM) 的定义和效果均存在一定争议, IVM 在 PCOS 患者辅助生殖治疗中的适应证是对促排卵药物不敏感和既往应用常规低剂量 促性腺激素发生中重度 OHSS 的患者。然而 IVM 新鲜移植周期存在临床妊娠率低、流产率 高、胚胎停育发生率高等问题。

五、流产的预防和治疗

1. 孕前评估和预治疗 PCOS 患者备孕前需要进行健康和疾病评估,特别是对于有自 然流产史的 PCOS 患者,应当把 IR 和肥胖作为自然流产的重要风险因素进行筛查。存在肥 胖、IR 或糖耐量异常的患者,需要进行孕前的预治疗,将导致流产的风险因素控制到正常或接近正常后再怀孕,可以降低流产的风险。同时,定期应用孕激素进行周期调整,推荐月经后半期使用地屈孕酮 10~20mg/d,10~14 天,不影响基础体温和排卵,可以通过基础体温检测患者排卵的恢复情况,同时建议在孕前检查易栓症的相关指标。

2. 黄体支持　PCOS 患者自然妊娠或促排卵治疗后妊娠者,容易有 LPD,推荐给予黄体支持,建议黄体支持的时间从排卵后 1~3 天内开始,直到排卵后 35 天左右,出现胚芽胎心搏动后可逐渐停用孕激素。目前用于黄体支持的药物首选口服孕激素,如地屈孕酮,20~40mg/d;黄体酮胶囊 200~300mg/d。也可以选择阴道用黄体酮凝胶或注射用黄体酮针剂。

3. 自然流产的治疗　患者出现出血、下腹疼痛等流产先兆时,需要结合 B 超、hCG 值排除异位妊娠,区别是先兆流产或难免流产,确诊先兆流产后,建议通过孕激素进行保胎治疗,首选孕激素口服制剂,如地屈孕酮、黄体酮胶囊,地屈孕酮首次剂量 40mg,之后每天 3 次,一次 10mg,用药过程定期检测 hCG 和 B 超,无症状后 2 周可以停药,RSA 患者用药至上次流产孕期后的 2 周,或用药至 12~20 周。PCOS 流产患者建议检测高同型半胱氨酸,其发生率可能增高,可对症处理。

六、心理治疗

包括科普宣教、心理疏导、行为疗法及家属情感支持,严重者需要专科药物治疗。对所有患者和家属进行疾病的科普宣教,消除对疾病的恐惧、担忧和误解。加强心理疏导,对可能在 PCOS 治疗过程中产生的问题和相应的对策进行详细的介绍,增加患者的配合度。帮助 PCOS 患者建立饮食、运动等健康的生活方式。在心理医师的指导下进行 PCOS 及家属们的团体心理辅导,放下"心理包袱",获得家属的情感支持。对焦虑、抑郁症状严重的患者,转诊至精神科专科医师在确诊心境障碍后,给予抗精神病药物治疗。

七、中西医融合诊治 PCOS

在长期的中西医结合临床实践中,俞瑾领悟到中医的天人合一及阴阳五行学说就是以人为本,所用辨证论治方法贯穿了"有症即是病",因此有"上工治未病"的提法,是个合防病和治病为一体的医学,中医的心、肝、脾、肺、肾等脏腑概念,就是人体不同功能相互联系的组合和涟漪反应的范例。西医具备对人体各系统、器官、细胞、分子及基因研究的细致性和科学性,尊重"有病才有症",客观上出现了防病与治病相分离的状态,因此有临床医学和预防医学之分。从实践中,作者以中医的观点为指导,以现代医学的进展为内容和手段,以一个个疾病为研究的对象;从辨病和辨证、审因,近期和远期效果,以及宏观和微观的三个结合中认识到:人是一个能进行内外调节的生命网络的"社会人"。按不同病的特点,出现了生命网络中不同的主干失调及其引起的多米诺牌样效应,如 PCOS 主要是雄激素过高产生的全身影响,成为 PCOS Ⅰ 型,中医辨证主要为肾虚痰实;在有高胰岛素的"土壤"时,成为 PCOS Ⅱ 型,中医辨证主要为肾阴虚瘀痰交阻;在中医微观化和西医宏观化的研究中,取中、西医各方之长,避各方之短;以临床中西医结合效果的提高和副作用的减少,作为药理作用和对生命网络观点阐明的基础,这里要强调的是,只有在今天现代医学的飞速发展中,才能有创想这个观点的科学依据。

PCOS的中医辨证原则是按"肾主生殖"的理论和元代医家朱丹溪提出"躯脂满闭经""阳有余,阴不足";清代医家舒弛远提出"湿痰者其腹渐大,饮食喜恶不常""留饮(痰脂)窒塞,是以经血不行,兼之肾阳不足,不能化气,而痰乃能占据胞胎"的启示。同时,中医特别强调"女子以肝为先天",提示女性很易受环境和精神的压力而影响整体功能,在诊病和治疗中必须综合考虑。

所以在俞瑾的中西医融合研究PCOS中,不仅突出了雄激素过高的"肾、痰"的问题,更注意到"社会人"的"肝、瘀"的问题,并考虑到"脾""肺"和"心"所受牵连而产生的症状。将"肝肾同源"理论及实践运用于此,精神紧张不只是血皮质醇水平高对生殖轴各个平面间的相互抑制问题,还涉及其通过炎性因子对胰岛素受体后途径的干扰,而导致代谢综合征,以及对免疫功能受抑制下累及卵巢内细胞功能的后果。又从现代医学中出发,观察到"痰""瘀"交加和肥胖时血瘦素过高,通过其受体使血小板凝聚度和血黏度增加,不仅影响心血管等系统,且降低卵巢血流并直接和间接地使卵泡内颗粒细胞功能受抑制的关系。肥胖不只对中枢LH有抑制等抑制生殖功能作用,所分泌的瘦素水平过高通过MSH—Th1—MC-4R上调免疫细胞的敏感性,诱发自身免疫性问题;故相聚而至对卵巢的卵泡发育造成种种负面影响;提示在PCOS的诊治中,必须抓住生命网络失控的切入点——高雄激素这个病根,同时清楚其"土壤"中是否有高胰岛素血症的存在,遵循治病及人的原则,而考虑对漪涟的众多方面而采取有主有次的相应综合措施。当前大环境下,人的性腺功能都有下降现象,西医治PCOS常开始就用达英或避孕药,为避免在周期开始就有孕激素抑制雌激素受体之弊,故不用达因等,而辨证用雌激素周期治疗,连续3个月未有排卵,则用一次雌孕激素序贯治疗。

中西医融合治疗方法是先用中药2个周期,无排卵时再结合适量雌激素周期治疗,一般少用氯米芬,用时也只限小剂量,或用三苯氧胺,且不建议连续使用。治疗有排卵时,应坚持一年的继续治疗,以后每3~6个月随访巩固。

PCOS Ⅰ型(雄激素过高者):治法以补肾化痰为主。

方药1:黄精、仙灵脾、补骨脂、菟丝子、皂角刺等,经期不停药。

经中药治疗2个周期后,PCOS Ⅰa型患者一般能来月经或排卵,无排卵者可加服少量EE周期治疗,也可在透明白带增多时用针刺促排卵治疗;不孕者,在透明白带增多的下个周期,必要时可用氯米芬50mg/d或三苯氧胺10mg/d共5天,以期排卵。PCOS Ⅰb型患者在上述治疗基础上,周期开始加服地塞米松,每日0.25~0.75mg,约2周即停,以防排卵后地塞米松与孕激素争夺孕激素受体的不良作用。

PCOS Ⅱ型(高雄激素与高胰岛素者):治法以滋肾清热,化痰祛瘀为主。

方药2:生地、白芍、龟板、知母、贝母等,经期不停药。

PCOS Ⅱa型患者,除Ⅰa型治法外,加服二甲双胍每日1 500mg(分3次服),可结合针刺促排卵治疗;Ⅱb 型患者,除口服二甲双胍外,按血 FSH 水平,加用不同剂量 EE 的周期治疗,在透明带增多时,用针刺促排卵治疗;对不孕者同前,亦可试服氯米芬 50mg/d 或三苯氧胺 10mg/d,共 5 天。

PCOS Ⅱba 患者,按中医辨证服方药 1 或方药 2,可合并口服二甲双胍、辨证使用 EE 周期治疗和 / 或加地塞米松治疗。

合并子宫内膜异位症者,中药方加活血化瘀药,如桃仁、水蛭等;合并盆腔炎者,中药方加清热化浊药,如败酱草、莪术等;两者均给腹部中药热敷。

研究总结了 63 例对氯米芬无反应的 PCOS 患者用以上方法治疗的效果,其中 PCOS Ⅰa 者 2 例,PCOS Ⅰb 者 19 例,PCOS Ⅱa 者 35 例,PCOS Ⅱb 者 4 例,结果总排卵率为 93.6%(59/63),持续排卵率 73.0%(46/63),妊娠率为 75.6%(31/41)。同时,患者的症状包括肥胖(WHR)、黑棘皮、口干、心烦、便秘、痤疮等都有明显好转。以后又在 174 例对氯米芬无反应的 PCOS 患者中疗效得到验证。

八、中医补肾药对 PCOS 作用的研究

按中医"肾主生殖"和"女子以肝为先天"等的理论,俞瑾在临床治疗妇科 20 余种卵巢功能失调病的 55 年中,从发现了肾阳虚者 FSH 水平常降低,肾阴虚者 FSH 水平常升高。在补肾化痰治疗 PCOS Ⅰa 型患者中,首先有 FSH 水平上升→LH/FSHT 比值下降→T/E$_2$ 对数比值下降→诱发 LH、FSH 峰值而排卵。在 20 世纪 80 年代初,发现针刺可在体内有一定雌激素水平时,使下丘脑 β-EP 不断释放而水平低落,于是 GnRH 迅速释放达峰值导致排卵、妊娠;继而又观察到针刺同样能使神经性厌食患者垂体的 ACTH 过多分泌下降,使皮质醇水平下降,扭转患者执拗心理,进食增加、瘦素、FSH、LH、E$_2$ 水平上升而排卵、妊娠,很好地降低精神压力作用。中医学和神经 - 生殖 - 内分泌 - 免疫 - 代谢间存在着密切关系。在用补肾化痰法和滋肾清热,化痰祛瘀法治疗 PCOS Ⅰ型、PCOS Ⅱ型患者有效后,在这些中药对临床患者和类 PCOS 大鼠模型 9d-ASR 的研究中,首先发现了卵巢和肾上腺内高雄激素水平的下降,以及在病理机制章节中所述的 3 个恶性循环每个细节上的扭转,包括从临床表现、中枢到周围器官、细胞、受体及分子水平的恢复。同时在此思路下看到了对西药、激素的科学、辨证地创造地和中药、针刺合用的融合效果和意境,经过思路的整理,每个研究都从不同角度证实和得出了"(女性)生命网络调控观"的理论概念,再到实践中去鉴验,在 PCOS 治疗中抓住生命网络中高雄激素这个主干,对 PCOS Ⅰ型者用补肾化痰法可引起多米诺牌样效应,导致排卵、妊娠和体重下降。对 PCOS Ⅱ型者在有高胰岛素为背景的高雄激素主干失调者进行滋肾清热、化痰祛瘀治疗,可引起涟漪影响,使生殖功能得以恢复,代谢功能趋向正常。当然,临床效果还要首先结合身心治疗(包括心理疏导和针刺治疗)和部分激素治疗,但是在 9d-ASR 动物模型中,单用短期中药灌服,得到了从中枢到周围神经 - 内分泌 - 代谢网络相互关联的 3 个恶性循环被扭转的资料:卵巢内卵泡膜 - 间质细胞减少、颗粒细胞增生、卵泡发育而排卵和受孕产仔;肾上腺皮质网状带增宽现象消失,血 T、游离睾酮、T/E$_2$ 对数比值和雄

烯二酮均明显下降，"爬背"现象（雄性大鼠才有）消失；胰腺 ARmRNA、伴胰岛素和 C- 肽明显下降，卵巢等的 T 水平又进一步下降。第二，下丘脑 AR 水平明显下降，引起 NPY、POMC 的显著减少，过大食量、体重、腹部脂肪和血瘦素水平明显降为正常。第三，下丘脑 GnRH 神经元的 GnRHmRNA 表达和释放明显增多，垂体内及血中的 LH、FSH 明显增加，促成了正常排卵。这些临床和实验宏观和微观结合的结果说明抓住了 PCOS 在生命网络中的主干高雄素和肾虚痰瘀交阻进行治疗，就能起到纲举目张的效果。

九、对 PCOS 治疗的看法

长期以来教科书的 PCOS 治疗中，对未婚者常用雌孕激素联合治疗以期月经来潮和体内雄激素下降；对 IR 者，加用二甲双胍等治疗；对不孕者用氯米芬或助孕法（ART）。笔者在几十年的探索中，对 PCOS 除上述中西医结合诊治经验外，尚有以下看法。

（一）及早发现和及时治疗 PCOS

从以上对 PCOS 的病因及病理机制介绍提示，此病在青春期表现出来，实质上在此以前已存在，而且即便有过排卵和生育，还可顽固地或隐在地不断变化，发生糖尿病、心血管病、肥胖症等的机会比正常人增加 6~8 倍，而且这些疾病会提前约 20 年发生，如 18~22 岁就可出现颈内动脉壁增厚等迹象；提示应对此病及其以后生育中的遗传可能要及早警觉，而抓住及早治疗的时机——青春期。当初潮 2 年后，虽然每月来月经，但无经期不适或有较多痤疮、多毛，应自测 BBT 是否有双相反应，尤其家族中有闭经、糖尿病、高血压病史者更应注意，及早作检查，如确是 PCOS，应及早用温和些的方法，如中医或中西医融合治疗会有较好效果。

（二）重视身心治疗在近期和远期治疗中的作用

从生命网络调控的新医学思路，医者均应成为健康知识的宣传者，对 PCOS 患者应尽力介绍有关 PCOS 的知识，说明本病的异质性，解除患者的"单靠药物""很快治愈"等不正确想法，告知应有长期综合治疗的准备；PCOS 既是异质性病，医生治疗中为突出效果，宜采用综合性治疗为上策，看病中要结合不同患者的健康、能力、职业、家庭、生活方式及心理状态，协助她们安排各自的生活、学习、婚姻、恋爱、家庭和工作定位要求和方向，提出身心健康或针刺治疗建议，劳逸结合、学习与工作上不作超乎实际的苛求或奢求、提高精神上的承受力，以减少应激对下丘脑 - 垂体 - 肾上腺轴的长期刺激，导致血皮质醇过高对下丘脑 - 垂体 - 卵巢轴的抑制；减少体内儿茶酚胺过高对脂溶作用的抑制；这方面针刺治疗的效果很突出，针刺肝肾经和任脉上的穴位，可平衡患者自主神经系统的紊乱，使血皮质醇水平下降，调节下丘脑生殖中枢功能，使卵泡生长发育而促使排卵，这在针刺促排卵和针刺治疗神经性厌食的工作中已有显示。患者需保持 8 小时的睡眠，已知短期缺少睡眠，可使血糖升高，下午的血皮质醇升高，交感神经、迷走神经失衡，甚至心率减慢；长期缺少睡眠可使胃肠内分泌饥饿激素增加和血 TSH 水平上升、食欲增加、血胰岛素升高,导致代谢功能失常、过早衰老和忧郁现象。因此,缺少睡眠不只是无神、乏力的问题,对神经、内分泌、代谢和免疫功能均有影响。饮食方面增加新鲜蔬菜水果,肥胖者间断进食粗粮,粗粮在小肠内不被吸收,而在大肠内起促进糖原肽-1(IGCP-1)等分泌而促进发酵通便,并有降低脂肪酸吸收及餐后血糖和胰岛素水平的作用;荤菜以含 ω-3 脂肪酸的水产品为主,少食富含 ω-6 脂肪酸的肉食,以减低血脂水平。有报道肥胖的 PCOS 患者控制饮食 4~12 周后,血 SHBG 上升 2 倍,血游离 T、胰岛素、IGF-1 下降,有近 30% 的患者出现排卵。坚持每日 30 分钟以上的有氧锻炼,如快走、慢跑等,不仅对消耗能量、减少脂肪很有帮助,并可使体内皮质醇、瘦素、PAI-1、胰岛素水平下降,均有利于雄激素水平下降,并促进血液循环、免疫功能和精神松弛,改善患者因少动和应激引起的弊端。尽可能地避免和远离一切污染和感冒等疾病。医者面对患者时除注意月经、BBT、透明白带外,还应注意其神态、体重等。上述工作由于社会大环境的影响,经常很难取得患者的合作,就要经常反复地做,通过共同努力,患者有了治病健身的主观能动性,大部分人能坚持下去,获得更好效果。

(三) 药物治疗中以降低雄激素、求得排卵为目标

在 PCOS 药物治疗中,笔者一般跳过周期性雌激素治疗,对准雄激素过高的"病根"治疗,以诱发卵泡发育、排卵和受孕,但并非就要直接用氯米芬治疗,应尽量减少对卵巢生物功能的影响。可在中药治疗中,间断地、辨证地使用适量雌激素周期治疗,随卵泡及子宫内膜生长情况而加减其剂量。高雄激素有来自肾上腺皮质者,卵泡期可短期服用适量的地塞米松,有 IR 者可增加二甲双胍治疗。在显示阴道透明带明显增加时,提示卵泡发育、雌激素水平明显升高,可用针刺促排卵方法或使用 hCG,有时加用一次性雌、孕激素,通过下丘脑 E-ERα 作用对室周核的正反馈及孕激素对弓状核内 POMC 的抑制,引起 GnRH 峰,促使成熟卵泡排卵,所谓"不见兔子不撒鹰"的猎人策略。一般不用氯米芬,对不孕而有较好雌激素水平者,可使用氯米芬 50mg/d(或他莫昔芬 10mg/d)共 5 天,剂量不宜增加,更不宜连续使用,以避免体内雌激素效应的降低。在治疗中还要注意适量补给钙剂,钙的平衡有利于卵泡的发育和卵细胞的成熟。

作者认为对 PCOS 患者,中西医融合治疗方法和效果较好,中药复方制剂的辨证使用,确能起到降高雄激素、高胰岛素作用。有部分 PCOS 患者合并有子宫内膜异位症,在引起排卵后会有典型的子宫内膜异位症痛经症状及盆腔结节出现,可在中药治疗中加入祛瘀的中药和中药热敷法。在临床治疗中,出现有双相 BBT 时,应辨认是真排卵还是 LUFS,这对下一步治疗是很重要的,但临床上不可能对患者经常做 B 超监测,作者在长期的临床观察中,认为一般 LUFS 虽有双相 BBT,但体温常呈坡状上升,有时可升高 14 天以上,此前的透明白带常很少,这个周期的月经量也不多。作者不主张用手术治疗 PCOS,即便是腹腔镜下的电灼术或激光手术,外表看是微型手术,但这些物理刺激对卵巢及输卵管粘连和功能的影响是存在的,影响可在近期或以后出现卵巢储备功能的下降和输卵管问题。一切治疗中要时时注意保护患者的卵巢生物功能,由于 PCOS 的这个特点,笔者不主张患者晚婚或晚育。

（四）鼓励患者长期随访

许多患者因闭经、不孕而来，经治疗而持续排卵或有孕育后自认为已治愈，但"病根"未除，以后又发生闭经、月经稀少再来医治，因此在介绍 PCOS 的知识外，要强调患者今后定期检查、治疗和巩固效果的重要性，以期减少患者发生糖尿病、高血脂、心血管病、内膜癌等机会，减少社会上有关代谢综合征等发病率；1990 年美国 NIH 发表：美国国内 PCOS 发病率6.6%，一年内为治疗这 400 万患者所用医药费用全年共 43.36 亿美元，其中 40.5% 是用于治与 PCOS 相关的糖尿病，31.0% 是用于治月经失调，14.2% 是用于治多毛，12.2% 是用于不孕方面（IVF 等是自费的，不算在内），其他费用 2.1%。此外，在 PCOS 怀孕后应连续早孕时的安胎、养胎治疗，督促患者注意控制饮食、进行适当锻炼及给予产后新生儿及以后养育知识，尽量使新生儿体重正常，尽量减少遗传方面的影响。

十、PCOS 的预后

对 PCOS 的预后，已从长期无排卵和雌激素持续影响下能导致子宫内膜癌和乳腺癌的认识，进入到了对 PCOS 患者未来生命质量的警觉。在患者年龄 35~40 岁以后，由于卵巢和肾上腺皮质功能自然下降，故月经可趋每月一次，但并非痊愈。较突出的是 1992 年 Dahlaren 对进行过卵巢楔形切除术的 PCOS 患者 30 年后的随访结果显示：与对照组相比，子宫内膜癌与乳腺癌发病率上升 2 倍。高血压发病率上升 8 倍，糖尿病发病率上升 6 倍，这也是 PCOS 的起因在近老年时生命网络调控失常的系列表现。故 PCOS 已成为妇女健康研究中的一个重要环节。

子宫内膜癌症在持续无排卵患者中的发病率比有排卵者明显升高，有报道与正常人相比，PCOS 患者的卵巢癌概率大 5.3 倍。除了持续雌激素的作用外，PCOS 患者中 50% 有肥胖现象，为高雄激素转成大量雌酮提供条件，E_1/E_2 比值的升高，明显与子宫内膜癌的发生有关。但 PCOS 患者一旦患子宫内膜癌，其病理变化属分化较好的 I 级。在子宫内膜癌的尸体解剖中发现肥胖者占 63%，糖尿病占 30%，高血压占 58%，而对照组分别为 2.8%、5% 及 15%。说明 PCOS 患者发生子宫内膜癌者除长期雌激素作用外可能尚有其他因素的影响，如肥胖者脂肪细胞内的 Ah-R 可长久结合环境中二噁英等毒性物质。PCOS 患者结肠癌的发病率也比正常人高 2 倍。

PCOS 患者尤其肥胖型中 20%~40% 可在 40 岁左右发生非胰岛素依赖性糖尿病（NIDDM），比正常人提早 20 年左右，PCOS 的高雄激素现象引起或加重胰岛素拮抗的发生和程度。在孕期这个易具有胰岛素拮抗现象的时期，PCOS 患者发生妊娠期糖尿病者显著增多。有报道在有或无 PCOS 病史的绝经后妇女中发生 NIDDM 者分别为 13% 与 2%。

PCOS 患者半数有肥胖现象，其血脂谱中游离脂肪、甘油三酯和低密度脂蛋白水平的升高，高胰岛素血症和血脂谱的改变密切相关，两者成为 PCOS 者发生心血管病的基础。PCOS 肥胖时 PAI-1 和瘦素升高，瘦素可通过其受体促使血小板凝聚，因此 PAI-1 与血小板上瘦素受体的增加，有成为 PCOS 血黏度增高、血栓形成和心血管病发病率增加的主要诱因。

综上所述,PCOS 患者应及早诊断、治疗,在有排卵与分娩后,还应长期随访、不断调节。

（俞　瑾　田秦杰）

参考文献

1. 俞瑾. 多囊卵巢综合症诊断和分类的探讨. 生殖医学杂志, 2006, 15: 261-263.

2. 俞瑾. 肾主生殖与生命网络研究中的启示. 中国中西医结合杂志, 2000, 20: 409-411.

3. 潘芳, 俞瑾. 中西医结合治疗氯米芬无反应多囊卵巢综合症 62 例的临床观察. 生殖医学杂志, 2007, 16 (6): 409-414.

4. 俞瑾. 中西医结合治疗多囊卵巢综合征 50 年. 中国中西医结合杂志, 2009, 28 (7): 585-587.

5. 陈子江, 田秦杰, 乔杰, 等. 中华医学会妇产科学分会内分泌学组及指南专家组. 多囊卵巢综合征中国诊疗指南. 中华妇产科杂志, 2018, 53 (1): 2-6.

6. 吴洁, 田秦杰, 史惠蓉, 等. 全国卫生产业企业管理协会妇幼健康产业分会生殖内分泌学组. 青春期多囊卵巢综合征诊治共识. 生殖医学杂志, 2016, 25 (9): 767-770.

7. 田秦杰, 吴洁, 徐丛剑, 等. 多囊卵巢综合征相关不育治疗及生育保护共识专家组, 中华预防医学会生育力保护分会生殖内分泌生育保护学组. 多囊卵巢综合征相关不育治疗及生育保护共识. 生殖医学杂志, 2020, 29 (7): 841-849.

8. 陈子江, 乔杰, 黄荷凤. 多囊卵巢综合征指南解读. 北京: 人民卫生出版社, 2019.

9. CONWAY G, DEWAILLY D, DIAMANTI-KANDARAKIS E, et al. The polycystic ovary syndrome: a position statement from the European Society of Endocrinology. Eur J Endocrinol, 2014, 171 (4): 1-29.

10. AVERSA A, LA VIGNERA S, RAGO R, et al. Fundamental Concepts and Novel Aspects of Polycystic Ovarian Syndrome: Expert Consensus Resolutions. Front Endocrinol, 2020, 11: 516-532.

11. TEEDE HJ, MISSO ML, COSTELLO MF, et al International PCOS Network. Recommendations from the international evidence-based guideline for the assessment and management of polycystic ovary syndrome. Fertil Steril, 2018, 110 (3): 364-379.

12. DIDIER DEWAILLY, GEOFFROY ROBIN, MAËLISS PEIGNE, et al. Interactions between androgens, FSH, anti-Müllerian hormone and estradiol during folliculogenesis in the human normal and polycystic ovary. Hum Reprod Update, 2016, 22 (6): 709-724.

13. AVERSA A, LA VIGNERA S, RAGO R, et al. Fundamental Concepts and Novel Aspects of Polycystic Ovarian Syndrome: Expert Consensus Resolutions. Front Endocrinol, 2020, 11: 516-532.

14. NORMAN RJ, MASTERS S, HAGUE W. Hyperinsulinemia is common in family members of women with polycystic ovary syndrome. Fertil Steril, 1996, 66: 942-947.

15. RONG LI, QIUFANG ZHANG, DONGZI YANG, et al. Prevalence of polycystic ovary syndrome in women in China: a large community-based study. Human Reproduction, 2013, 28 (9): 2562-2569.

16. SHI Y, ZHAO H, SHI Y, et al. Genome-wide association study identifies eight new risk loci for polycystic ovary syndrome. Nat Genet, 2012, 44 (9): 1020-1025.

17. RISAL S, PEI Y, LU H, et al. Prenatal androgen exposure and transgenerational susceptibility to polycystic ovary syndrome. Nat Med, 2019, 25: 1894-1904.

18. VITACOLONNA E, SUCCURRO E, LAPOLLA A, et al. Guidelines for the screening and diagnosis of gestational diabetes in Italy from 2010 to 2019: critical issues and the potential for improvement. Acta Diabetol, 2019, 56:

1159-1167.

19. PANDA SR, JAIN M, JAIN S, et al. Effffect of orlistat versus metformin in various aspects of polycystic ovarian syndrome: a systematic review of randomized control trials. J Obstet Gynaecol India, 2018, 68: 336-343.

20. HAGHIGHATDOOST F, GHOLAMI A, HARIRI M. Alpha-lipoic acid effect on leptin and adiponectin concentrations: a systematic review and meta-analysis of randomized controlled trials. Eur J Clin Pharmacol, 2020, 76: 649-657.

21. TEEDE HJ, TAY CT, LAVEN JJE, et al. International PCOS Network. Recommendations from the 2023 international evidence-based guideline for the assessment and management of polycystic ovary syndrome. J Clin Endo & Metab, 2023, 108, 2447-2469.

22. AZZIZ R, CARMINA E, CHEN Z, et al. Polycystic ovary syndrome. Nat Rev Dis Primers. 2016; 2 (1): 16057.

23. WEIBEL S, POPP M, REIS S, et al.. Identifying and managing problematic trials: A research integrity assessment tool for randomized controlled trials in evidence synthesis. Res Synth Methods. 2023; 14 (3): 357-369.

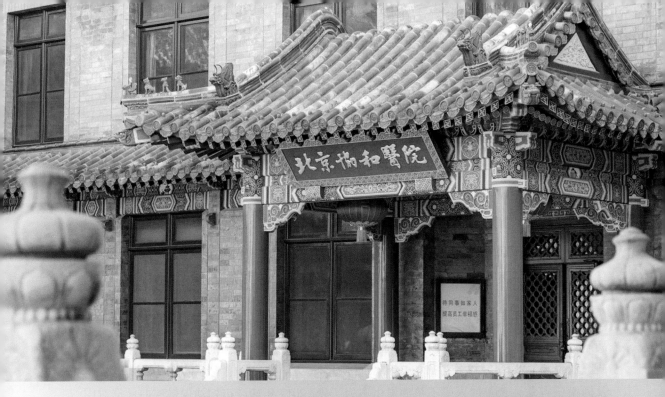

第十四章

不 育

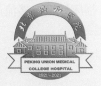

不育（infertility）是指正常性生活并未采取避孕措施 12 个月后未妊娠。不育分为原发性不育和继发性不育，原发性不育（primary infertility）是指有正常性生活一年并未采取避孕措施而从未妊娠者；继发性不育（secondary infertility）是指曾有妊娠史，包括足月妊娠、早产、流产、异位妊娠、葡萄胎等，以后有正常性生活一年并未采取避孕措施而未妊娠者。

一、不育的发生率

不育的发生率受社会环境、经济发展、文化程度以及医疗设备等多种条件所影响，全球各地区报告原发性不育的发病率为 2%~32%，差异较大。美国在 1965—1985 年间调查 15~44 岁结婚的夫妇中 13% 患有不育；新加坡文献报告为 85%~90% 夫妇在结婚一年内妊娠；北京协和医院徐苓等于 1989 年对大连地区不育的流行病调查示该地区原发性不育的发病率仅为 1.01%。一个国家内亦可因地区不同而发病率不同，我国的不孕症发生率全国性研究较少，区域性研究较多，如 2011 年北京协和医科大学的侯丽艳流行病学调查四川、安徽及河南三省六县 55 984 人的不孕症发生率为 7.4%，2017 年珠江市妇幼保健院曲仕浩对广东省江阳区 7 294 对夫妇的调查显示不育症发生率为 13.5%，我国目前各地区育龄女性不育症的发生率不等，但是呈逐年上升趋势。

不育的临床定义是相当粗略的，因为它不能反映 12 个月未怀孕夫妇的潜在生育能力。目前临床上在讨论生育力和不育时采用新的概念——受精力和生殖力。受精力（fecundability）是指在一个月经周期中获得一次妊娠的可能性（健康的年轻夫妇大约为 0.25）。"每周期妊娠率"等于受精力乘 100。生殖力（fecundity）是指一个月经周期中获得活产的妊娠的能力。不育夫妇人群的临床特点不同，预期的受精力不同。例如，男性无精子症受精力为 0.00，女性早期子宫内膜异位症受精力为 0.04。

受精力可以对各种不育治疗的有效性进行定量比较，有助于不育夫妇选择更适合的治疗方案。如，预期受精力为 0.04 的未经治疗的不育夫妇，其生育治疗有两种选择：一种费用较低（氯米芬加宫腔内人工授精），可以使受精力提高到 0.08；另一种费用较高（体外受精胚胎移植术），能使受精力提高到 0.25。

研究报道人群受精力随着不育时间的延长而下降。如果健康的年轻夫妇的受精力大约为 0.25，那么尝试怀孕 12 个月而未怀孕的夫妇若不治疗，其受精力仅在 0.00~0.04。治疗不育是提高这部分怀孕率低的患者每周期的妊娠率。

一些非常早期的妊娠流产常用隐性妊娠和生化妊娠来表示。隐性妊娠的定义是妊娠在植入后很快终止，临床上尚未发现其存在。文献报告大约 13% 的妊娠是隐性的；生化妊娠是怀疑妊娠，血或尿人绒毛膜促性腺激素（human chorionic gonadotropin，hCG）测定为妊娠，但超声未发现妊娠的证据。所有的临床妊娠中大约 20% 自然流产。隐性妊娠、生化妊娠和临床妊娠自然流产大约占所有妊娠的 30%。

二、不育的病因

不育的病因很多,世界卫生组织于 1992 年曾调查发达国家 8 500 对不育夫妇中,女方不育约占 37%;男方不育约占 8%;双方因素不育约占 35%;不明原因不育约占 5%;调查期间约 15% 已妊娠。Collins 于 1995 年复习 21 篇文献 14 141 对夫妇,分析其不育的病因为排卵障碍 27%;精液不正常 25%;输卵管问题 22%;子宫内膜异位症 5%;其他 4%;不明原因 17%。北京协和医院徐苓等统计 1986 年 4 月 ~1988 年 2 月妇科不育门诊 1 024 例不育患者的不育病因,其中器质性病因 40.3%;内分泌原因 38.3%;多因素原因 14.7%;不明原因 6.7%;Sandro 等于 2021 年发表在 *JAMA* 的关于不育的诊断和管理的综述报道女性输卵管盆腔粘连相关因素占 11%~67%;子宫内膜异位症会导致 25%~40% 的女性不育;在不育夫妇中有 35% 的男性因素,如生理功能失调睾酮激素水平下降及精子计数减少等;随着女性年龄的增加,卵巢储备功能的下降也是导致不育的重要原因。

影响受精力的 5 个主要因素如下。

1. 卵母细胞活化过程异常(排卵因素或卵母细胞池耗竭)。

2. 运输精子、卵母细胞和胚胎的生殖道发生异常(输卵管、子宫、宫颈和腹膜因素)。

3. 植入过程异常,包括胚胎发育和胚胎 - 子宫内膜相互作用的早期缺陷(胚胎 - 子宫内膜因素)。

4. 精子产生异常(男方因素)。

5. 其他情况,包括影响整个过程多环节的免疫因素。

以上任何一个或几个环节异常即可影响生育过程而造成不育。不育可以是单一因素造成的,也可由多因素造成。不育是男女双方的问题。不育检查必须男女双方同时进行。治疗需双方同时配合,方能提高成功率。

女性引起不育的内分泌原因主要为不排卵。世界卫生组织(WHO)将无排卵分为三大类:

1. WHO　Ⅰ型　为内源性促性腺激素降低、内源性雌激素水平极低的无排卵(低促性腺激素性的性腺功能减退)。

2. WHO　Ⅱ型　包括无排卵或稀发排卵、各种月经失调、促性腺激素水平相对正常或升高、有明显内源性雌激素产生证据的无排卵。

3. WHO　Ⅲ型　无排卵是卵巢早衰引起(高促性腺激素性的性腺功能低下)。

在无排卵中下丘脑功能障碍约 38%,常见于神经性厌食、营养不良引起的过度消瘦及精神紧张、极度劳累或剧烈运动后引起闭经等;垂体功能障碍约 17%,常见于高催乳素血症、空泡蝶鞍综合征和希恩综合征等;卵巢功能障碍约 45%,常见于卵巢早衰、多囊卵巢综合征等。

男方引起不育的常见原因有:无精症,如:先天性睾丸发育不全、睾丸炎等;促性腺激素缺乏;高催乳素血症;输精管堵塞、性交困难,如:阳痿、逆行射精等;自身免疫性疾病、药物、紧张或全身性疾病等。

三、不育的检查

不育检查的目的是发现不育的原因,可根据上面谈到的病因选择优先的检查。基本评估内容包括:精液分析、确定有效排卵和输卵管的通畅性。交媾后试验、为评估黄体期缺陷作子宫内膜活检、鼠卵渗透试验、常规支原体培养及抗精子抗体检查等现已不列为不育的基本检查范围。

(一) 病史及体格检查

病史采集是不育检查的第一步,也是非常重要的一步。首先要详细询问不育的年限,包括结婚时间(年、月),是否同居,有无正常性生活,是否采取避孕措施,如避孕要询问采取何种方法,停避孕的时间;如分居,需了解每月或每年同居的时间;如继发性不育,要询问前次妊娠的详细情况,有无流产、刮宫史、流产后或产后有无出血或感染史等;月经史需要了解初潮年龄,月经周期长短,经期长短,规律性,出血量多少,有无痛经等;如闭经或月经不调,要详细询问闭经或月经改变的时间;有无排卵障碍性异常子宫出血及贫血史,曾用何种药物治疗,黄体酮撤退有无出血,是否用过人工周期治疗、结果如何,最后用药时间,原发性闭经患者是否做过染色体检查等;既往史需询问是否做过有关不育的检查(如:基础体温、男方精液检查、排卵监测、盆腔超声、子宫输卵管通液、子宫输卵管造影及宫腔镜、腹腔镜等,结果如何),有无妇科疾病(如:子宫肌瘤、子宫内膜异位症或盆腔炎史),有无其他全身疾病(如结核)或手术史(特别是阑尾手术史)等。

体格检查包括患者的身高和体重,体重太重或太轻会影响排卵,身高过于高大或矮小可能提示有性发育异常的可能,要注意第二性征发育,尤其是乳房发育的级别,若乳房发育差提示体内可能有各种原因引起的雌激素水平低下,乳晕周围和脐下若有多毛可见于多囊卵巢综合征或体内雄激素水平过高,若有泌乳要考虑高催乳素血症、空泡蝶鞍及垂体催乳素瘤等,若有贫血貌则应考虑有无月经过多或血液病等。

妇科检查首先是观察外阴与阴道有无各种先天畸形,观察阴蒂大小,有无阴道及尿道开口异常等以除外下生殖道发育异常,注意有无各种阴道畸形、炎症;有无先天性宫颈闭锁、宫颈糜烂、息肉及囊肿,注意宫颈黏液的性质、量;子宫大小、位置、形态、软硬度及是否活动、有无压痛等;注意双侧附件有无包块及压痛,宫骶韧带有无触疼结节等。

(二) 有效排卵的确定

许多疾病会引起无排卵,导致不育。确定无排卵的原因很复杂。常规的性激素六项,包括血清卵泡刺激素(follicle-stimulating hormone,FSH)、黄体生成素(luteinizing hormone,LH)、催乳素(prolactin,PRL)、睾酮(testosterone,T)、雌二醇(estradiol,E_2)和孕酮(progesterone,P)测定可大致了解不排卵的原因并进行分类、定位。若 FSH、LH、E_2 低,则为下丘脑垂体功能性疾患(WHO Ⅰ型);若 FSH、LH 高,而 E_2 低则考虑卵巢性闭经(WHO Ⅲ型);若 FSH、LH、E_2 均在正常范围,考虑下丘脑-垂体-卵巢功能性问题;PRL 高则诊断高催乳素血症或垂体催乳素瘤;T 高一般考虑多囊卵巢综合征、分泌雄激素肿瘤或先天性肾上腺皮质增生等。黄体中期(或经前 5~7 天)孕激素水平测定亦为提示有无排卵的指标之一,黄体中期血清孕激素水平>3ng/ml 可诊断有排卵。测 P<3ng/ml,提示本周期没有排卵。

基础体温(basal body temperature,BBT)是了解有无排卵的最简单的方法之一,排卵后产生孕激素可使基础体温上升,典型的黄体期体温大约上升 0.3~0.5℃,并可维持 12~14 天,形成双相体温,说明一般有排卵,若体温在周期后半期无上升则为单相,提示无排卵,当然偶有例外[如黄素化未破裂卵泡综合征(luteinized unruptured follicle syndrome,LUFS)时,无排卵而有体温的上升]。

在排卵前后使用排卵试纸亦有助于确定排卵的时间。该试纸是利用排卵前血中出现 LH 峰值,通过测定尿中 LH 峰来了解排卵的时间,配合 BBT 使用,有助于选择性交的时间,增加妊娠机会。

B 超可观察子宫大小、有无畸形、子宫肌瘤、内膜厚度、卵巢大小、有无多囊卵巢及盆腔包块等,并可监测卵泡大小、子宫内膜厚度及后穹窿有无积液等,监测卵泡生长和优势卵泡破裂可以作为排卵的证据。目前尚不清楚偶尔发生的卵泡未破裂黄素化综合征是否为不育的主要原因。

(三) 卵巢储备功能评估

卵巢储备功能的评估目前主要通过测定月经第 2~4 天的 FSH、E_2 水平;卵巢基础状态(月经第 2 天经阴道超声测定)窦卵泡计数(antral follicle count,AFC)以及测定血清抗米勒管激素(anti-Müllerian hormone,AMH)水平来间接反映卵巢储备功能。卵巢储备功能的检查可以为患者不孕原因以及治疗预后提供参考,特别是行辅助生殖治疗时,为预测对外源性促性腺激素的反应性以及治疗成功妊娠的预测提供参考。

1. 月经第 2~4 天测定的血 FSH 水平 FSH≥10U/L(也有报道>12U/L),提示卵巢储备功能下降,由于月经周期的波动,FSH 水平在不同周期可能不一样,建议连续两个周期 FSH 均≥10 或 12U/L,更有诊断意义,升高的 FSH 提示卵巢反应性及妊娠的可能性下降。单独的 E_2 水平不能评估卵巢储备,有文献报道当 FSH 正常时,月经第 2~4 天 E_2>60~80pg/ml 时,在行 IVF 治疗时卵巢反应性下降致周期取消率升高,妊娠结局不良。

因基础 FSH 及 E_2 在不同的月经周期之间波动比较大,因此应用他们来进行评估卵巢的储备及卵巢反应性的可靠性不高,明显升高的 FSH(>10~20U/L)对于辅助生殖治疗进行卵巢刺激时对于卵巢的反应性预测有较高的特异性(83%~100%),但是敏感性不高(10%~80%)。

2. 基础窦卵泡计数(AFC) 是指在月经第 2 天经阴道超声下计数的双侧卵巢窦卵泡数量的总和。

窦卵泡指评价直径在 2~9mm 的卵泡,AFC 在月经周期中及月经周期间比较稳定,故作为评估卵巢的储备功能有较高的可靠性。AFC 在 8~20 个提示卵巢储备功能正常,如果 AFC

只有 5~7 个提示卵巢储备下降。当 AFC>20 甚至更多提示有卵巢多囊性。在辅助生殖治疗中 AFC 可以很好地预测卵巢的反应性以及治疗结局。2011 年博洛尼关于卵巢低反应定义中因为 AFC<5~7 个为卵巢储备下降能预测卵巢反应性下降,2016 年波塞冬的低储备标准为 AFC<5 个。

3. 血清抗米勒管激素(AMH)水平 AMH 是由人卵巢颗粒细胞所产生的。AMH 的表达最早出现于初级卵泡,包括由始基卵泡池中募集的卵泡至早窦卵泡,当卵泡生长至 8~10mm 时表达消失。AMH 水平在 18 岁时达到峰值,随后分泌量逐渐下降,直至 50 岁左右停止分泌。因为这种表达模式,AMH 被认为可以反映早期生长卵泡的数量,同时也有较多的研究显示血清 AMH 水平与窦卵泡计数密切相关,因此 AMH 被当作反映卵巢储备的指标在临床被应用。AMH 水平检测方便,在月经不同时间段的波动较小。2011 年博洛尼关于卵巢低反应定义中因为 AMH<0.5~1.1ng/ml 为卵巢储备下降能预测卵巢反应性下降,2016 年波塞冬的低储备标准 AMH<1.2ng/ml。

(四) 精液检查

男方精液检查是判断不育病因的一项很重要的指标。根据世界卫生组织颁发的第 4 版标准,精液标准的正常值为精液量>2ml,精子浓度为 $20 \times 10^6/ml$ 以上;活动率为 75% 以上;射精后 60 分钟内活力为快速向前运动(a 级)25% 以上;向前运动(a 级和 b 级)50% 以上;正常形态>15%,白细胞应少于 $1 \times 10^6/ml$。根据 2010 年世界卫生组织颁发的第 5 版最新标准,对正常精液的标准有所下调,精液标准的正常值为精液量>1.5ml,精子浓度为 $15 \times 10^6/ml$ 以上;向前运动(相当于 a 级和 b 级)32% 以上;正常形态>4%,白细胞应少于 $1 \times 10^6/ml$。目前国内不同单位既有采用第 4 版标准的,也有采用第 5 版标准的。

精液的采集方法决定精液检查的准确度。精液的采集时间最好在禁欲 48 小时后,但不长于 7 天;首次分析应采集两份标本,两次精液采集时间不应少于 7 天或多于 3 个月;采集标本最好在实验室附近的房间里单独进行,不然标本应在采集后 1 小时内送到实验室;须手淫采精并射入一个洁净的预热的玻璃器皿内;普通避孕套影响精子的存活,不能用于精液收集;特殊情况不能手淫时,可用特制的避孕套采集,中断性交法取精不可取;不完整的精液标本不宜进行分析;标本转送过程中,应防止温度波动过大(20℃以上但不能超过 40℃)。

射出的精液符合以上标准为正常精子状态;精子浓度低于 $15 \times 10^6/ml$ 为少精子症;具有向前运动的精子少于 32%(a 级和 b 级)为弱精子症;具有正常形态的精子少于 30% 为畸形精子症;具有三种变量均异常为少、弱、畸形精子症(两种变量异常时可用两个前缀);所射精液中无精子则为无精子症;不射精则为无精液症。诊断男方因素不育需重复测定精液均异常。

(五) 输卵管检查

常用的输卵管检查有输卵管通气、输卵管通液、子宫输卵管造影和腹腔镜检查等。由于输卵管通气有一定的危险,目前临床很少应用。

1. **输卵管通液**（hydrotubation）　为简单、安全、有效的输卵管检查方法，一般于月经干净 3~7 天实施，通液前禁性生活。常规冲洗消毒外阴阴道及宫颈后，经宫颈口插入导管缓慢注入无菌生理盐水 30ml，若 30ml 盐水全部注入宫腔并无阻力、宫颈口无外漏则诊断为输卵管通畅；若注入时有阻力，加压后可注入，但有少量外漏则诊断为输卵管通而不畅；若注入时阻力大，加压后边推边漏，患者腹痛难忍则诊断为卵管不通。

输卵管通液是最简单、可行、安全的输卵管检查方法，无需特殊设备，适用于广大基层卫生机构。其准确性可达 70%~80%。但一般的输卵管通液只能了解输卵管是否通畅，不能区分仅一侧输卵管通畅还是双侧输卵管均通，也无法了解宫腔内状况。宫腔或输卵管腔增大（如输卵管积水、子宫肌瘤等）可造成输卵管通畅的假象，输卵管痉挛亦可造成输卵管不通的假象，因此操作轻柔、缓慢推液可减少输卵管痉挛，提高准确性。

子宫输卵管超声造影（hysterosalpingo-contrast sonography，HyCoSy）是近年来发展的超声新技术，是经非血管途径评价输卵管通畅性的安全、有效检查方法，其以实时、无创、简单、可重复、诊断准确性高等优势在临床上应用越来越广泛。子宫输卵管超声造影是经宫腔置管注入特殊造影剂后，使宫腔及输卵管腔充盈显影，在超声下实时动态观察子宫腔及输卵管形态、输卵管走行、造影剂在输卵管末端溢出的一种检查方法。子宫输卵管超声造影目前有四维、三维、二维模式，临床工作中常将四维和二维联合应用，从而提高了输卵管通畅性评估的准确性。

2. **子宫输卵管碘油造影**（hysterosalpingography，HSG）　是一项很好的评估输卵管通畅性的检查，常规在月经干净 3~7 天实施，造影前禁性生活，做碘过敏试验。术前常规消毒外阴阴道与宫颈，在 X 线荧光屏下将 40% 碘化油 10~20ml 经宫颈缓慢注入宫腔，随着造影剂的推入，可见子宫及输卵管显影，直至可见碘油自伞端滴出即摄片；取出造影导管，宫腔内碘油部分流出再次摄片观察宫腔内碘油充盈情况；24 小时后冲洗阴道内残留碘油再摄腹部 X 线片观察碘油在盆腔内弥散情况。

子宫输卵管造影亦为比较简单、可靠、安全的输卵管检查方法，假阴性很少，但假阳性率大约为 15%。HSG 感染的风险在 1% 以内。子宫输卵管造影除可反映输卵管是否通畅以外，可全面观察子宫腔及输卵管腔内部的情况，对于诊断宫腔粘连、子宫畸形、子宫黏膜下肌瘤、子宫肌腺病、特别是生殖道结核有特异的诊断价值，并可摄片长期保存。但不能准确反映盆腔病变、粘连程度及子宫内膜异位症等，北京协和医院何方方等在总结输卵管通液、造影和腹腔镜的准确性时发现有 14 例子宫内膜异位症（其中包括 2 例卵巢巧克力囊肿）患者在造影时均未诊断而后行腹腔镜检查时予以诊断。有些患者对碘化油有过敏反应，检查前应做碘过敏试验。当 HSG 提示输卵管堵塞时，应该进一步行腹腔镜检查证实。

目前造影剂有油性和水性两种。一般来说是油性比水性对照药物术后妊娠率更高。但是，也有一些设计很好的研究认为油性药物能更好显示宫腔形状，水性药物能更好显示输卵管黏膜。两组的术后妊娠率相似。

3. **腹腔镜检查**　腹腔镜检查的术前常规同通液，除外禁忌证后，全麻下在脐部和双侧下腹部分别行一个 1.0cm 和两个 0.5cm 小切口，插入腹腔镜及操作器械，观察盆腔脏器的外观、形态与色泽、能否活动、盆腔内有无粘连、结核病灶及子宫内膜异位症病灶等。然后经宫颈注入稀释亚甲蓝液,直视下观察双侧输卵管伞端有无亚甲蓝液流出。

与 HSG 相比,腹腔镜在诊断方面的优越性是诊断输卵管疾病的敏感性和特异性更高。腹腔镜比较复杂,需要特殊的仪器设备和操作技术。但腹腔镜能直接观察盆腔内的状况、子宫、卵巢和输卵管的外形,是不育检查、诊断子宫内膜异位症和不明原因不育的主要手段,并可对子宫内膜异位症病变的程度给予评分,以评估妊娠的结局。同时可取活体组织送病理检查,并可分离盆腔粘连、输卵管造口、剔除囊肿及烧灼子宫内膜异位症病灶、子宫肌瘤剔除、子宫肌腺瘤挖除等。但严重的盆腔粘连可影响评估输卵管通畅的准确性,并增加手术的风险。另外腹腔镜毕竟是一种手术,可有一定的手术并发症,如:出血、伤口感染及损伤脏器等。目前,随着腹腔镜器械和操作技术的提高,腹腔镜已越来越广泛地应用于不育的诊断和治疗。腹腔镜下行单、双侧输卵管成形术和输卵管造口术的总受精力是 0.026。严重粘连作双侧输卵管手术者妊娠机会更小。相反,输卵管疾病体外受精的受精力是 0.30。当然,经过腹腔镜下行输卵管手术后,不育夫妇可增加自然周期妊娠的机会。但经过手术治疗后累计异位妊娠率大约是 20%。因此,对输卵管疾患严重、输卵管反复积水而拟行体外受精胚胎移植术(in vitro fertilization and embryo transfer,IVF-ET,试管婴儿)辅助受孕的患者,可考虑从根部切断输卵管,以增加 IVF-ET 着床率并减少异位妊娠的机会,当然,术前应与患者及家属充分沟通,交代输卵管切断的利弊,必要时术中再次与患者家属交代商定。

对于一个不育患者选择输卵管检查方法的原则是先选择简单的方法,若诊断不清或检查后经一系列处理仍不育者选择后一种较复杂的方法。但亦要根据患者的年龄、不育的年限、以前做过的检查结果以及可能导致不育的原因等具体情况给予适当的选择。例如:患者较年轻,不育年限较短并无其他并发症,仅为排卵不正常,可选择通液后行促排卵治疗;相反,如患者年龄较大(>35 岁),不育年限较长,尽管盆腔检查未发现异常,亦应选择腹腔镜检查后积极促排卵治疗,因为女方的年龄是影响妊娠率的重要因素,对于年龄大的不育患者的治疗应积极。另外,若要除外盆腔结核、子宫畸形等应首选造影,而要除外子宫内膜异位症或盆腔粘连者应首选腹腔镜。

北京协和医院何方方等在总结输卵管通液、造影和腹腔镜检查的优、缺点的同时还观察到这三种方法均具有检查后 6 个月内妊娠率较高的特点,因此认为通液或造影及腹腔镜均有一定的治疗作用。因此为提高三种检查后 6 个月内的妊娠率,在检查前了解女方排卵与否和男方精液是否正常,除外其他不育因素,检查后积极诱导排卵,指导排卵期同房,争取 6 个月内妊娠尤为重要。

(六) 宫腔镜及子宫内膜活检

宫腔镜检查亦为近年来了解子宫腔内病变的常用方法,在月经干净 3~7 天实施。常规消毒外阴阴道及宫颈后插入宫腔镜观察宫腔内形态子宫内膜的数量和形状,有无黏膜下肌瘤突起、粘连、息肉等,并可分离粘连,摘除息肉及肌瘤、子宫纵隔切除及取活检送病理检查等。

对于长期不规则阴道出血应警惕子宫内膜癌的可能,高度怀疑子宫内膜癌或子宫内膜病变时应分段行诊断性刮宫,并将刮出组织送病理检查。

(七) 不明原因不育的诊断

不明原因不育的诊断标准是一对夫妇在努力争取妊娠 12 个月后未能怀孕并通过以下全面评估(包括腹腔镜)后未发现不育的原因:

1. **排卵正常** 中黄体期血清孕酮水平>10ng/ml 或子宫内膜活检显示分泌期子宫内膜。

2. **输卵管通畅** HSG 或腹腔镜。

3. **精液检查正常** 每毫升超过 1.5 千万精子,向前活动力>32%,正常形态超过 4%。

4. **充足的卵母细胞储备** 周期第 3 天 FSH<10mIU/ml,或氯米芬刺激试验中在周期第 3 天和第 10 天 FSH 均<10mIU/ml。

5. 腹腔镜下未发现子宫内膜异位症以及临床有意义的卵巢粘连或盆腔粘连。

若排卵正常、精液分析正常、输卵管通畅的不育夫妇不做腹腔镜,可将一些子宫内膜异位症和卵巢粘连误诊为不明原因不育。

四、不育的治疗

(一) 普通治疗

对于发现的、可能影响妊娠的因素应积极予以治疗。

对于阴道炎、宫颈糜烂、急性子宫内膜炎及盆腔炎症的患者应针对病因积极使用抗生素治疗。

若有子宫内膜息肉可在宫腔镜下将息肉取出,然后积极争取妊娠,因息肉摘除术后仍可能复发。若为活动性结核应积极抗结核治疗。宫腔粘连者一般宫腔镜下将粘连分离,放置防粘连装置,同时使用大剂量雌激素(如:戊酸雌二醇 2mg,3 次 /d)连续治疗 3 个月后黄体酮撤退,然后积极诱导排卵,争取怀孕。如因多次人工流产或其他宫腔操作、子宫内膜结核导致子宫内膜薄,可试用较大剂量雌激素试验治疗(如:戊酸雌二醇 3mg,每日 2~3 次,10~14 天或更长)2~3 个月并行阴道超声观察内膜生长情况,如内膜生长满意可考虑进一步治疗,如无效则建议患者放弃治疗。使用大剂量雌激素时需注意告知患者可能出现的一些危险情况,如静脉栓塞等。目前也有宫腔内富血小板血浆(PRP)灌注、干细胞治疗、生长激素治疗等,疗效均有待提高。

子宫肌瘤患者因肌瘤侵入宫腔或压迫子宫内膜或影响生殖道通畅或子宫严重变形时将影响受孕。肌壁间肌瘤>4cm 也应考虑先行肌瘤剔除术,术后根据手术是否进入宫腔行短期避孕后争取妊娠;若发现子宫畸形,如子宫纵隔或弓状子宫等影响怀孕时可行整形术矫正畸形。

对于通液或造影诊断输卵管堵塞的患者可考虑行腹腔镜手术,如术中处理后输卵管通畅,术后应积极诱导排卵或控制下刺激卵巢,争取早日妊娠,如腹腔镜术后仍输卵管不通或经处理后输卵管虽通畅,但经一系列治疗效果不满意者可行 IVF-ET 以达到妊娠的目的。

输卵管积水降低 IVF 周期的妊娠率这一点已在业内达成共识。输卵管积水的液体可能含有降低胚胎种植率或直接作用于胚胎的毒性因素,在 IVF 治疗前去除盆腔超声能发现的输卵管积水可升高 IVF 妊娠率和活产率。因此腹腔镜下发现输卵管积水可行输卵管造口术,术后经短期治疗如仍未妊娠者可考虑行 IVF-ET,也可在腹腔镜下将输卵管自根部切断后行 IVF-ET。

(二) 不育的诱导排卵治疗

1. 氯米芬诱导排卵　克罗米芬(clomiphene,氯米芬)1956 年合成,1961 年由 Greenblatt 首先应用于临床。氯米芬诱导排卵的机制是通过其结构与己烯雌酚相似,能与内源性雌激素争夺并抑制雌激素受体,从而使靶细胞对雌激素不敏感,解除了雌激素对下丘脑的负反馈作用,使下丘脑释放促性腺激素释放素(gonadotropin releasing hormone,GnRH),刺激垂体分泌 LH、FSH,使卵泡发育成熟,分泌雌激素增多至 LH 排卵前达高峰,随即出现 LH 高峰,卵泡破裂,排卵。因此应用氯米芬排卵成功需要一个完整的下丘脑 - 垂体 - 卵巢轴。氯米芬诱导排卵主要用于 WHO Ⅱ型的无排卵患者。WHO Ⅱ型患者未经治疗的受精力为 0.00。经过 3~6 个周期氯米芬治疗,受精力可上升至 0.08~0.25。如果只是女方不排卵造成的不育,氯米芬治疗后的受精力的范围是 0.20~0.25。

氯米芬服药方法比较简单,一般起始剂量为每日 50mg,自周期第 5 天开始服,连续 5 天,服药期间要坚持每天测量基础体温或 B 超监测卵泡发育,了解有无排卵。如仍不排卵,则下一周期将每日剂量加至 100mg。用药周期中排卵一般发生在停氯米芬 5~12 天。可用尿 LH 试纸或 B 超监测卵泡发育预测排卵期,以指导性生活的时间。50% 的患者在每日 50mg 剂量时可达到排卵,25% 的患者在每日剂量增加到 100mg 时可排卵。北京协和医院谷春霞等于 1980 年报告应用氯米芬诱导排卵 301 例,有效率 75.7%,治疗不育 199 例,妊娠率达 29.6%。

应用氯米芬每日 100mg 连续 5 天仍不排卵,可增加剂量或延长用药时间。尽管美国 FDA 批准的氯米芬最大剂量是每天 100mg,但国外每日最高剂量可达 250mg,北京协和医院每日剂量一般不超过 150mg。延长用药时间亦可增加氯米芬的有效率。国外文献报告应用氯米芬延长用药时间治疗无排卵患者 87 例,每日剂量 150mg,连续服药 7 天,如仍无效,下一周期增至 9 天;再无效,增至 11 天……最长至 21 天,结果示 87 例中 12 例失访,77 例最终排卵。北京协和医院何方方等应用氯米芬延长用药时间 26 例,每日剂量 100mg,连续 7 天、9 天,最长至 11 天,结果显示除 5 例未坚持治疗外,其余 21 例最终均排卵,排卵有效率为 80%,妊娠 6 例共 7 次,占 29%。每日应用氯米芬低于 100mg 不排卵的妇女中大约有 70% 能在应用高剂量时排卵,但妊娠率低于 30%。氯米芬治疗 3~6 个周期后生殖力会下降。

应用氯米芬简便、价廉、有效、安全,排卵率可达 70%,妊娠率可达 30%,产生多胎妊娠和卵巢过度刺激的危险性较低。氯米芬诱导排卵怀孕的自然流产率大约是 15%。氯米芬治疗最常见的症状有:血管舒缩症状(20%)、附件疼痛(5%)、恶心(3%)、头疼(1%),罕见的还有视觉模糊或闪光点。如应用氯米芬后患者有视觉改变应永久性停用氯米芬。氯米芬治疗可对一些患者的宫颈黏液的质量和子宫内膜形态有不良影响,这可能与氯米芬对抗雌激素有关。可酌情给予少量天然雌激素(如戊酸雌二醇 1mg/d)或行宫腔内人工授精(intrauterine insemination,IUI)。一些研究显示氯米芬治疗时加用雌激素,与单独使用氯米芬相比,可增加子宫内膜的生长。尽管如此,目前还没有临床试验能证明氯米芬联合应用雌激素比单用氯米芬增加妊娠率。

有人提出应用诱导排卵药物可增加卵巢肿瘤的危险性,但也有人认为未产、不育远比促排卵药增加卵巢肿瘤的风险更大。尽管对这一点尚有争论,但考虑到应用氯米芬治疗 6 个周期后生殖力会下降,且长期应用氯米芬肿瘤的发生率增加,因此一般认为应用氯米芬诱导排卵最好不超过 12 个周期。如果氯米芬治疗 6 个周期后仍未怀孕,应重新评价失败的可能原因,并考虑新的治疗方法,如促性腺激素等。

氯米芬可与某些药物合用诱导排卵,例如:对于去氢表雄酮硫酸盐大于 2mcg/ml 的不排卵患者和非典型的肾上腺皮质增生患者可在周期 5~9 天服用氯米芬的同时加服地塞米松每日 0.5mg;对于三碘甲腺原氨酸低于 80ng/ml 的患者可加用甲状腺素联合治疗;对于某些常规应用氯米芬每日 100~200mg 无效的患者可在应用氯米芬 5 天后注射促性腺激素[FSH 或人绝经期促性腺激素(human menopausal gonadotropin,HMG)],其目的为提高卵泡对促性腺激素反应的敏感性并减少每周期诱导排卵时所需要的促性腺激素的用量。

2. 二甲双胍与二甲双胍加氯米芬 高胰岛素血症是多囊卵巢综合征(PCOS)妇女一种常见的内分泌异常。胰岛素水平升高,抑制肝脏产生性激素结合球蛋白,可协同 LH 刺激泡膜细胞合成雄激素,因而导致生殖功能紊乱。因此降低胰岛素水平是 PCOS 患者的一个治疗目标。

二甲双胍是一种口服双胍类治疗高血糖的药物,对 2 型糖尿病有效。二甲双胍降血糖的机制是抑制肝脏产生葡萄糖、增加外周葡萄糖摄取,在受体后水平增加胰岛素的敏感性,促进胰岛素介导的葡萄糖摄取。二甲双胍的最常用剂量是 500mg,每日 3 次。为减少二甲双胍的恶心等胃肠道反应,建议二甲双胍剂量从 500mg,每天 1 次,连用 1 周后增加到 500mg,每天 2 次,再用 1 周后才增加到 500mg,每天 3 次。缓释剂型有 500mg 和 750mg。缓释剂的副作用较少。

测量基础体温或孕酮水平可了解是否排卵。若二甲双胍治疗 5~10 周仍无排卵,可在二甲双胍治疗基础上加氯米芬 50mg,每天 1 次,连用 5 天。一旦患者妊娠,停止二甲双胍治疗。

二甲双胍最常见的副作用是胃肠道不适,包括腹泻、恶心、呕吐和腹胀。罕见二甲双胍治疗引起致命性的乳酸酸中毒。在二甲双胍治疗前应测定患者血清肌酐浓度,只有血清肌酐浓度<1.4mg/dl 时才能使用。其他胰岛素增敏剂无论是单用,还是与氯米芬或 FSH 联合应用,也能有效促排卵。

临床试验显示,单用氯米芬无排卵的 PCOS 患者,二甲双胍既增加肥胖、高雄激素血症患者的自然排卵率,也增加其氯米芬诱导排卵率。二甲双胍、氯米芬合用,与单用氯米芬相比,宫颈黏液评分较好,子宫内膜厚度增加。

3. 芳香化酶抑制剂　来曲唑(letrozole,LE)是新一代高选择性的芳香化酶抑制剂,为人工合成的苄三唑类衍生物,来曲唑通过抑制芳香化酶,使雌激素水平下降,从而消除雌激素对肿瘤生长的刺激作用,用于乳腺癌的内分泌治疗,2005 年 12 月在英国上市用于经手术治疗的、绝经后雌激素受体阳性的早期侵袭性乳腺癌患者。近年来逐渐应用作诱导排卵的药物,其诱导排卵的机制是通过阻断雌激素的产生,解除对下丘脑 - 垂体 - 卵巢轴的抑制作用,反馈性导致 FSH 的分泌增加而诱导促进卵泡的发育,同时因为来曲唑阻断了雄激素转化为雌激素,导致雄激素在卵泡内积聚,可上调 FSH 受体的表达也有利于卵泡的发育。适应证:主要应用于对氯米芬产生抵抗的排卵障碍患者、肥胖的 PCOS 患者以及不明原因不孕的患者。虽然氯米芬是 PCOS 患者的经典一线诱导排卵药物,但是近年来越来越多的研究证据提示,LE 对于 PCOS 患者的单卵泡发育率、排卵率以及活产率均高于 CC,并于 2018 年澳大利亚 PCOS 国际共识推荐为治疗 PCOS 诱导排卵的一线诱导排卵药物。LE 诱导排卵常用方案:常用的 LE 剂量为 2.5~7.5mg,由 2.5mg 起,如果未排卵则逐渐加量至最大剂量 7.5mg,如果 7.5mg 仍未诱导出排卵则建议行辅助生殖治疗。LE 可以通过口服给药,开始给药的时机与 CC 相同,可于自然月经周期或孕激素或避孕药撤退性出血的 2~5 天开始,研究表明,于周期 2~5 天任一天启动诱导排卵,排卵率及妊娠率相似。LE 诱导排卵周期的特点:LE 是芳香化酶抑制剂,可阻断颗粒细胞内雌激素的产生,故其诱导排卵的单卵泡雌激素水平相较自然周期及 CC 周期均明显低,平均为 142pg/ml,故可以用于合并雌激素敏感肿瘤如子宫内膜病变逆转后及乳腺癌患者的诱导排卵。在诱导卵泡数量上 CC 优于 LE,LE 诱导的单卵泡发育率显著高于 CC,故更常用于 PCOS 患者,能更好地降低卵巢过度刺激及多胎妊娠。LE 对子宫内膜的影响较 CC 小,卵泡发育成熟时 LE 内膜平均能达到 8.3mm 而 CC 为 7.6mm,基本可以不额外添加雌激素改善内膜厚度而能获得更高的妊娠概率。与促性腺激素(Gn)诱导排卵相比,LE 及 CC 均为口服制剂,治疗过程中不需要过度超声监测卵泡甚至可以自行测定基础体温监测是否有排卵,多胎妊娠及卵巢过度刺激等并发症较少,应用更方便,主要作为 WHO Ⅱ 型排卵障碍患者的首先诱导排卵治疗,如果失败可以进一步行 Gn 的诱导排卵治疗。

4. 促性腺激素诱导排卵　自 Gemzell 等于 1958 年从垂体提取 FSH 可有效地诱导排卵、Lunenfeld 等于 1961 年从绝经后妇女尿中提取促性腺激素诱导排卵成功以来,促性腺激素诱导排卵持续沿用至今已超过 30 年。目前应用的药物有基因重组的 FSH、hCG、LH 制剂和纯化的尿 FSH、hMG 制剂。由于大多数 WHO Ⅱ 型不排卵妇女能够分泌足够的 LH,因此在卵泡发育的早期不需要外源性 LH,可单独使用 FSH 诱导排卵即可达到卵泡生长和产生雌激素的目的。LH 基线浓度 >1.2mIU/ml 的 WHO Ⅰ 型无排卵妇女单独使用 FSH 诱导排卵和促进妊娠有效。LH 基线浓度 <1.2mIU/ml 的 WHO Ⅰ 型无排卵妇女加用重组 LH 可以提高诱导排卵的有效率。加用外源性的 hCG 有利于卵泡最后成熟及排卵。

促性腺激素诱导排卵或控制下超促排卵(controlled ovarian hyperstimulation,COH)常用于低内源性促性腺激素和低内源性雌激素水平患者、多囊性卵巢综合征、应用氯米芬或来曲唑诱导排卵无效者、不明原因不育者及子宫内膜异位症需进行卵巢刺激以及需要人工辅助受孕的患者。排卵率>80%,妊娠率可达每周期 10%~40%。6 个月的累积妊娠率可达 91%,平均受精力为 0.33。妊娠成功率与女方年龄和不排卵的原因有关,对于卵巢早衰患者诱导排卵效果不好。由于药物价格昂贵,用药前应对夫妇双方进行全面的不育原因的检查,有条件者最好行腹腔镜检查除外其他不育的病因,以提高用药后妊娠成功的概率。

用药方法通常是在周期 2~3 天开始每日肌内注射 FSH 或 LH/FSH 75~150U,直至周期 6~7 天测量血清雌二醇(E_2)水平和阴道 B 超监测卵泡。如 E_2 水平证实卵泡已有充分反应或 B 超已有卵泡发育>10mm,则维持原剂量;卵泡反应不充分,则需加大剂量。反复 B 超监测卵泡及血清雌二醇水平测量,直至优势卵泡达 18mm,子宫内膜厚度>8mm,可注射 hCG 5 000~10 000U,36 小时左右性生活或行宫腔内人工授精(IUI)。排卵后可用黄体酮或 hCG 支持黄体。排卵后 16 天和 18 天取血查 hCG 以确认是否妊娠。如果 E_2 水平达 1 500pg/ml 以上,则存在卵巢过度刺激综合征(ovarian hyperstimulation syndrome,OHSS)的危险,不应注射 hCG。

低剂量递增的促性腺激素诱导排卵方案适用于多囊卵巢综合征患者。多囊卵巢综合征特有的生化特征和生理结构决定其诱导排卵时的低反应性和一旦有反应则呈"爆发式",极易造成 OHSS 的发生。因此,对于多囊卵巢综合征患者应用促性腺激素诱导排卵一定不能性急,要以小剂量开始,并逐渐加量,以减少多胎妊娠和 OHSS。用药方法为 FSH 每日 75U,7~14 天后如果没有 ≥10mm 的卵泡发育则增加 37.5U 维持治疗 7 天,如果有 10mm 卵泡发育后则维持原剂量治疗直到卵泡发育成熟到 18mm。采用这一方法往往用药时间较长,北京协和医院曾有一患者用药长达 30 多天才获得发育成熟的卵泡并妊娠。PCOS 妇女使用氯米芬未能妊娠者,低剂量递增的 FSH 治疗是一个有效的选择。相对于 WHO Ⅰ 型的患者,PCOS 无排卵不育患者 FSH 或 hMG 治疗受精力低。近期研究表明 IVF 对 FSH 或 hMG 治疗后仍不育的 PCOS 患者有效。初步研究显示 IVF 治疗 PCOS 不育患者的受精力是 0.24~0.27。

卵巢过度刺激综合征(OHSS)的发生率在无 B 超监测和雌激素测定之前为 5.0%,在实行 B 超监测和雌激素测定之后为 0.5%。早卵泡期用药剂量过大、瘦而小的妇女及 PCOS 患者是 OHSS 发病的危险因素。其主要临床表现为腹疼腹胀,恶心呕吐,腹泻,呼吸困难,体重增加,卵巢增大,重度卵巢过度刺激综合征可引起电解质紊乱,出现胸腔积液、腹腔积液,血液浓缩、休克,严重者可导致死亡。轻者卧床休息,重者需住院治疗调整电解质,输白蛋白提高血浆内渗透压,必要时可抽胸腔积液、腹腔积液,除增大的卵巢扭转外,一般不需手术。预防 OHSS 的发生非常重要。在拮抗剂方案中,可使用 GnRH 激动剂替代 hCG,达菲林 0.1~0.2mg 肌内注射,可降低 OHSS 的风险,但 25% 患者垂体无反应(LH<15),黄体功能差,新鲜周期妊娠率下降。也可采用全胚冷冻或 Coasting 方案减少 OHSS 的发生率。促性腺激素诱导排卵后的妊娠中大约 15% 为多胎妊娠。

5. 促性腺激素释放激素诱导排卵　机制是脉冲释放促性腺激素释放激素刺激垂体产生 LH 和 FSH,刺激卵泡发育、排卵和黄体期孕激素分泌。适用于原发性或继发性闭经至少 6 个月但有完整的下丘脑 - 垂体 - 卵巢轴反馈系统;体重不低于标准体重的 90%;无过量的运动和过多的压力;血清催乳素、甲状腺刺激素、去氢表雄酮硫酸盐及睾酮的浓度正常;促性腺激素浓度低;无明显中枢神经系统结构异常。

应用泵将促性腺激素释放激素以每90分钟一次,每次10mcg皮下输注。戈那瑞林是化学合成的十肽GnRH,静脉注射2分钟,血药浓度即达峰值,半衰期为20分钟,非常适合模拟GnRH脉冲。其他类型的长效GnRH类似物通常用来干扰下丘脑正常的GnRH分泌,故不推荐脉冲治疗使用。如果用药2~3周后仍无反应,则促性腺激素释放激素每次可增加10~20mcg。直接比较促性腺激素和脉冲性GnRH诱导排卵有效性的研究报道,两者具有同样的排卵率和妊娠率。但是,促性腺激素比脉冲性GnRH治疗多胎妊娠的风险高(14% *vs.* 8%)。随着泵体积的缩小,携带更加方便,有越来越多下丘脑型闭经的患者经促性腺激素释放激素诱导排卵、妊娠成功。

6. 调整体重 体重指数>28的肥胖妇女以及体重指数低于17的妇女患有不排卵性不育的危险性比体重指数在20~25的妇女分别高3.1和1.6倍。低体重指数的不排卵常见于下丘脑性闭经,高体重指数引起的不排卵常见于多囊卵巢综合征(PCOS)。这类患者调节饮食和运动量,调整体重指数将有助于排卵的恢复。

7. 溴隐亭治疗 闭经伴有高催乳素血症及垂体微腺瘤伴催乳素高的不育患者应用溴隐亭治疗可达到排卵和妊娠的目的。用药剂量从每日1.25mg开始,逐渐增加至每日7.5mg,维持此剂量,同时测BBT,一般可达排卵及妊娠。

对于垂体微腺瘤患者,大约10%在妊娠期间垂体瘤增大,需手术治疗。因此对垂体微腺瘤患者诱导排卵前需进行减少妊娠并发症的治疗,药物治疗可使瘤体缩小后再妊娠。妊娠后考虑到不除外溴隐亭对胎儿的影响,主张确诊后立即停药,但要密切注意患者一般情况,如出现头痛、视野缺损应手术治疗。除非有产科适应证,否则不需手术分娩。

(三) 不育的辅助生殖治疗

1. 不育的人工授精治疗 人工授精(artificial insemination,AI)是指将男性精液通过非性交的人工方式注入女性生殖道内,以使卵子和精子自然受精达到妊娠的目的。该项技术开始应用于20世纪50年代,美国阿肯色大学医学中心的Sherman首次报道取得成功。人工授精根据精液来源分为夫精人工授精(artificial insemination with husband's sperm,AIH)和供精人工授精(artificial insemination by donor,AID);根据授精部位可分为直接阴道内人工授精、宫颈内人工授精以及宫腔内人工授精(intrauterine insemination,IUI)等,目前绝大部分生殖中心都采用宫腔内人工授精技术,IUI的操作包括将射出的精液标本经上游或梯度离心技术处理后通过一个特制的细的管子经宫颈达到宫腔内后将精子混悬液直接注射到宫腔,IUI每周期的妊娠率报道在10%左右。IUI有两种治疗方案即自然周期方案和卵巢刺激方案。

(1)自然周期方案:适用于不育原因为男方少、弱、畸形精子症,宫颈因素不育或性交障碍等,同时女方排卵功能正常的不育夫妇。具体操作:根据女方平时的月经周期确定超声监测卵泡的时机,通常从月经第10~12天开始监测卵泡发育及子宫内膜厚度。根据卵泡大小确定监测的频度,待卵泡成熟时(18mm)给予hCG10 000U扳机,安排24~36小时行人工授精。在排卵时及排卵 12 小时内行人工授精成功率较高。

(2)卵巢刺激方案：适用于 WHO Ⅰ型及 WHO Ⅱ型多囊卵巢综合征患者(应先纠正肥胖、高雄及代谢异常肥胖及胰岛素抵抗)无排卵患者、子宫内膜异位症患者及不明原因不育患者。常用的卵巢刺激方案包括氯米芬 +hCG、来曲唑 +hCG 以及促性腺激素 Gn+hCG。当优势卵泡<4 个，最大卵泡直径在 16~20mm 时，可以给予 hCG10 000U 扳机，24~36 小时行 IUI。

一项由美国国立卫生院(NIH)资助的一项大型研究，932 对不明原因不育或Ⅰ期、Ⅱ期子宫内膜异位症的不育夫妇随机分入下列 4 组中的 1 组：宫颈内注射精液(intracervical insemination of sperm，ICI)、IUI、FSH 注射加 ICI、FSH 注射加 IUI。ICI 的目的是模拟自然性交作为对照。IUI 的目的是将大量的精子放在生殖道的较高位置。FSH 注射的目的是刺激多个卵泡发育和排卵，增加单个周期中可受精的卵母细胞数量。研究报道，对照组(ICI)每周期的妊娠率是 2%，与期待治疗的结果相似；IUI 每周期妊娠率是 5%；FSH 注射加 ICI、FSH 注射加 IUI 的每周期妊娠率分别是 4% 和 9%。在这项研究中，显然 IUI 治疗对不明原因不育更加有效。

氯米芬(增加双重排卵的概率)加 IUI(将大量有活动力的精子放在女性生殖道的上部位置)可同时治疗轻度的排卵异常。在一项研究中，67 对夫妇随机接受氯米芬加 IUI 或安慰剂治疗。安慰剂组每周期妊娠率是 3.3%，氯米芬加 IUI 每周期妊娠率是 9.5%。氯米芬加 IUI 周期，确定排卵时间通常是用尿 LH 试纸测定或外源性的 hCG 注射来确定 IUI 时间。女方年龄增加，IUI 治疗的成功率下降。

单独促性腺激素注射和促性腺激素加 IUI 都能增加不明原因不育的受精力。促性腺激素加 IUI 也能增加Ⅰ期、Ⅱ期子宫内膜异位症不育女性和精液异常男性的受精力。不明原因不育 FSH 注射治疗的主要并发症是增加多胎妊娠和卵巢过度刺激的概率。

在促性腺激素注射加或不加 IUI 的一项研究中，62 对不明原因不育的夫妇随机接受单用 IUI、单用促性腺激素注射或促性腺激素注射加 IUI。每周期的妊娠率，单用 IUI 组是 2.2%，单用促性腺激素注射组是 6.1%，促性腺激素注射加 IUI 组是 26%。其他研究者也报道了相似的结果。

2. 不育的体外受精胚胎移植术治疗 体外受精胚胎移植术治疗(in vitro fertilization and embryo transfer，IVF-ET)是指分别将卵子和精子取出后，置于试管内或培养皿内进行体外受精，再将受精后卵裂的胚胎移植回母体子宫发育成胎儿的技术，俗称试管婴儿。世界上第一例试管婴儿于 1978 年 7 月 25 日在英国诞生。随着生殖技术的完善，IVF 的成功率在逐步提高，已由原来的 20%~25% 提高至 60% 甚至更高的水平。也因此被越来越多地应用于不育的治疗。常规的 IVF-ET 过程包括卵巢刺激、取卵、受精培养与胚胎移植。

IVF-ET 的适应证如下。

(1)女方各种原因导致的配子运输障碍：如双侧输卵管梗阻、输卵管缺如、严重盆腔粘连或输卵管手术史等输卵管功能丧失者。

(2)排卵障碍：患者因排卵障碍经反复常规治疗，如药物诱导排卵或诱导排卵，结合宫腔内人工授精技术治疗后仍未获妊娠者。

(3) 子宫内膜异位症和子宫腺肌病：对于子宫内膜异位症合并不育的患者，单纯药物治疗对妊娠率的改善有限，腹腔镜手术是首选的治疗方式，可在术中对内异症的类型、分期以及生育指数（EFI）进行评估，根据 EFI 给予患者生育指导。对于年轻的轻中度内异症以及 EFI 评分高的患者可以术后期待自然妊娠 6 个月，6 个月仍未孕者可以建议行辅助生殖治疗；对于年龄 35 岁以上、EFI 评分低、重度内异症以及盆腔粘连严重甚至有输卵管问题的患者应积极进行 IVF-ET 治疗，如复发型内异症伴有卵巢储备功能下降患者建议首先 IVF-ET 治疗。IVF-ET 治疗较期待自然妊娠能显著提高妊娠概率。

(4) 男方因素：男方少、弱、畸形精子症或复合因素的男性不育，经宫腔内人工授精治疗仍未获得妊娠，或男性因素严重程度不适宜实施宫腔内人工授精患者可行 IVF-ET 治疗，严重少弱精，受精率<30% 以及常规 IVF 失败可以选择单精子卵胞质内注射术（intracytoplasmic injection of monosperm，ICSI）。

(5) 不明原因不育或免疫性不育：反复经宫腔内人工授精或其他常规治疗仍未获得妊娠者。IVF 能有效治疗不明原因不育，文献报告 IVF 治疗不明原因不育的每周期妊娠率在 20%~40% 之间。在一项比较 IVF 与期待治疗的研究中，接受 IVF 的夫妇妊娠率明显提高。在一项队列研究中，不明原因不育的夫妇接受最多 3 个周期的促性腺激素注射加 IUI 治疗，没有怀孕的夫妇接着行 IVF 治疗。促性腺激素注射加 IUI 治疗的每周期妊娠率是 16%，IVF 治疗每周期妊娠率是 37%。有些作者建议年龄超过 37 岁的不明原因不育的夫妇应接受"快速途径"行 IVF 治疗。

(6) 由于遗传疾病需要行植入前诊断：某些遗传性疾病，可以通过 IVF 联合胚胎植入前遗传学检测来获得健康的后代。

(7) 有医学指征的女性生育力保存：比如一些年轻的恶性肿瘤患者在行放化疗前可以通过 IVF 技术冷冻保存卵母细胞。

(四) 不育治疗效果的评估

女方年龄是决定不育治疗结果的重要因素之一。卵母细胞和卵泡的数量在子宫内的女性胎儿体内就已经决定了，出生时卵母细胞和卵泡数量大约是 200 万。青春期后卵母细胞数量是 25 万个。35~37 岁以后卵母细胞和卵泡丢失的速度加快。在生育年龄期间，对 FSH 生长刺激作用最敏感的卵泡最容易被选为优势卵泡。当卵巢和残留的卵泡池老化时，剩下的卵泡对 FSH 相对不敏感。老化卵泡中含有的卵母细胞成功妊娠的可能性更小。

女方年龄影响生殖力的主要原因是卵泡池中卵母细胞质量相对较差。基础（月经第 2~4 天）FSH 浓度上升、AMH 下降以及超声下双侧窦卵泡计数的减少都是卵泡池减少的很好的标志，与受精力下降和流产率上升相关。尤其是年龄在 35 岁以上的不育妇女，上述指标低可以帮助确定妇女卵泡池减少。

除了预示 IVF 妊娠率，基础 FSH、AMH 以及 AFC 也预示了卵巢对外源性促性腺激素刺激的反应强度——包括雌二醇峰浓度、卵泡数量和卵泡抽吸时能得到的卵母细胞数量。女方年龄显然对受精力起主要作用。

一些遗传和生活方式因素也决定卵泡丢失的速度,例如,吸烟可以加速卵泡池消耗的速度,化疗或盆腔放疗是卵泡池消失的两个重要因素。

高分辨率的阴道超声确定窦卵泡数量也能预测 IVF-ET 能否妊娠。

一旦确定卵泡池已消失,经常已经"太晚"了。这时同样的生育治疗比在卵泡池正常的妇女成功率低。卵泡池消失的妇女最好建议考虑供卵。30 岁以上不育妇女作基础 FSH、AMH 以及 AFC 的评估是必要的。老化的卵母细胞受精、植入到子宫内膜,自然流产率显著上升。IVF 流产率 40 岁以下妇女大约是 19%,但 40 岁以上妇女则超过 35%。

(五) 不育的心理治疗

许多观察性研究表明压力与不育有关;反过来,治疗不育又可能引起压力。不育及其相关的诊断和治疗过程对男女双方都会产生重大压力,诊断和治疗过程提供了成功妊娠的希望,但每个接下来的周期都要重复失望的过程。希望和失望的重复过程可能对不育夫妇产生巨大压力。目前尚无大量临床试验能证明在不育治疗前减轻压力能增加妊娠率。但是在一项小型临床试验中报道,有组织支持或参加放松课程的不育治疗妇女比对照组妊娠率高。最近的初步研究表明,有效控制压力和不育心理后遗症也许能增加夫妇的受精力。因此,目前越来越多的临床医生在对患者治疗不育的同时关注到患者的情绪,尽量减少对患者的压力,提高患者的依从性,争取尽快妊娠。

(何方方　周远征)

参考文献

1. 徐苓, 谷春霞, 何方方, 等. 女性不育的病因和预后. 生殖医学杂志, 1992, 1 (2): 81-84.
2. 何方方, 徐苓, 葛秦生, 等. 女性不育输卵管检查法评估. 生殖医学杂志, 1993, 2 (1): 28-32.
3. 侯艳丽, 程怡民. 我国三省不育症的流行病学研究. 北京协和医学院 (中国医学科学院) 博士生论文, 2011-6-5.
4. 曲仕浩, 徐榗荧, 黄晓清, 等. 广东阳江地区初婚育龄夫妇不孕不育症流行病学调查. 广东医学, 2017, 38 (10): 1586-1588.
5. SANDRA AC, AMANDA NK. Diagnosis and Management of Infertility A Review. JAMA, 2021, 326 (1): 65-74.
6. 林守清, 谷春霞, 徐苓, 等. 溴隐亭治疗高催乳素血症性女性不育. 中华妇产科杂志, 1992, 27 (1): 28-31.
7. 何方方, 谷春霞, 林守清, 等. 氯米芬延长法诱导排卵治疗不育. 生殖医学杂志, 1996, 5 (1): 7-10.
8. 葛秦生. 临床生殖内分泌学- 女性与男性. 北京: 科学技术文献出版社, 2001.
9. 田秦杰, 徐丛剑, 黄荷凤, 等. 卵巢储备功能减退临床诊治专家共识专家组; 中华预防医学会生育力保护分会生殖内分泌生育保护学组. 卵巢储备功能减退临床诊治专家共识. 生殖医学杂志, 2022; 31 (4): 425-434
10. 田秦杰, 吴洁, 徐丛剑等。多囊卵巢综合征相关不育治疗及生育保护共识专家组, 中华预防医学会生育力保护分会生殖内分泌生育保护学组。多囊卵巢综合征相关不育治疗及生育保护共识。生殖医学杂

志, 2020, 29 (7): 841-849

11. YEN SSC, JAFFE RB, BARBIERI RL. Reproductive endocrinology. 4th ed. Philadelphia: W. B. Saunders Company, 1999.

12. 梁晓燕, 方丛, 黄睿, 等. 辅助生殖临床技术实践与提高. 北京: 人民卫生出版社, 2018.

13. The ASRM Practice Committee. Optimal Evaluation of the Infertile Female. Birmingham, Ala: American Society for Reproductive Medicine, 2000: 1-4.

14. ESHRE Capri Workshop Group. Optimal use of infertility diagnostic tests and treatments. Hum Reprod, 2000, 15: 723-732.

15. TOM T, PETER F. Endometriosis-associated infertility: aspect of pathophysiology mechanisms and treatment options. AOGS, 2017, 96: 659-667.

16. HUGH ST, ALKXANDER MK. Endometriosis is a chronic systemic disease: clinical challenges and novel innovation. The Lancet, 2021, 397 (27): 839-852.

17. Practice Committee of the American Society for Reproductive Medicine. Committee opinion: role of tubal surgery in the era of assisted reproductive technology. Fertil Steril, 2021, 115 (5): 1143-1150.

18. Practice Committees of the American Society for Reproductive Medicine and the Society for Reproductive Endocrinology and Infertility. Diagnosis and treatment of luteal phase deficiency: a committee opinion. Fertil Steril, 2021, 115 (6): 1416-1423.

19. Thessaloniki ESHRE/ASRM-Sponsored PCOS Consensus Workshop Group. Consensus on infertility treatment related to polycystic ovary syndrome. Fertil Steril, 2008, 89: 505-522.

20. ESHRE Task Force on Ethics and Law, DONDORP W, DE WERT G, et al. Lifestyle-related factors and access to medically assisted reproduction. Hum Reprod, 2010, 25: 578-583.

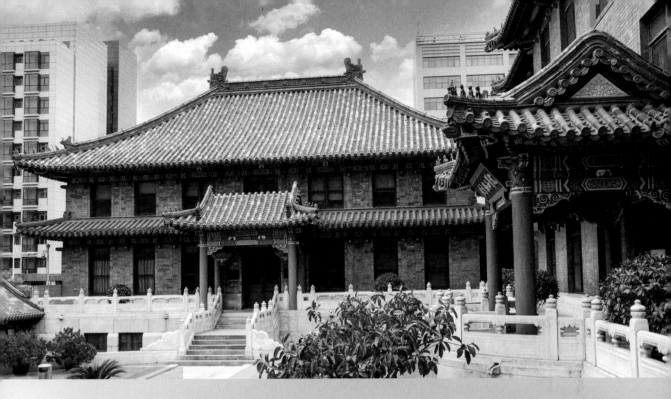

第十五章

辅助生殖技术的种类和适应证

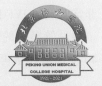

一、分类

哺乳动物繁殖的核心过程是卵子和精子融合成一个新的孕体,并生长分化为一个新的生物体。自然情况下所有的过程都是在女方和男方的体内完成,不需要第三者的介入。而辅助生殖技术(assisted reproductive technology,ART)的实质是有第三者,即生殖医生或胚胎学家直接参与,对卵子和精子进行操作,以提高受孕的可能性。ART 技术包括两个要素,即药物刺激卵巢以获得多个卵母细胞,以及卵母细胞在实验室中受精并发育成胚胎,也就是说,要有在患者体外处理卵母细胞的过程。因此,从这种意义上说,宫腔内人工授精(intrauterine insemination,IUI)并不属于 ART 的范畴。但是,由于 IUI 常常是患者进行 ART 治疗的前期工作,因此也有人把 IUI 也归于辅助生殖技术的范畴,将辅助生殖技术定义为:采用各种医疗手段促使不育患者妊娠的方法的统称。

ART 的种类很多,体外受精胚胎移植术(in vitro fertilization and embryo transfer,IVF-ET)是 ART 的核心技术,俗称试管婴儿。IVF-ET 的主要步骤包括:①药物刺激卵巢,目的是获得多个成熟的卵子;②B 超下经阴道穿刺取卵;③不育夫妇的男方取出精液并在实验室中处理;④在实验室内使卵母细胞受精并培养;⑤将胚胎通过宫颈植入子宫。

IVF-ET 技术的衍生技术包括单精子卵细胞内注射(intracytoplasmic sperm injection,ICSI)技术、胚胎种植前检测(preimplantation genetic testing,PGT)技术、冻融胚胎移植技术、赠卵体外受精胚胎移植术以及不成熟卵体外培养成熟技术、囊胚培养技术等。

单精子卵细胞内注射是通过显微操作技术,将单个精子注入卵细胞内,培养后将胚胎植入子宫。

种植前遗传检测是指在胚胎种植前通过显微操作技术取出极体、卵裂期胚胎的 1~2 个细胞,或囊胚的数个滋养层细胞,经分子生物学检测,除外胚胎的遗传学问题后再移植入子宫。主要用于有遗传性疾病患者。

冻融胚胎移植是将多余的胚胎冷冻保存,这样既可减少多胎的危险,又可在以后的周期中进行胚胎移植,提高累积妊娠率。

赠卵体外受精胚胎移植术主要用于卵巢功能衰竭的患者。应用这项技术一方面需用雌激素和孕激素为受卵者准备子宫内膜、准备胚胎植入,另一方面为赠卵者诱导排卵以准备卵子。

最初 IVF-ET 技术的初衷是帮助输卵管不通的不育患者,随着技术的成熟和发展,IVF-ET 技术已被推荐用于多种其他原因的不育患者。但是目前有些不育患者和医生对 IVF-ET 技术存在着不同的看法,有的患者虽然患有不育症,但还没有经过一般的常规治疗,怕麻烦或"耽误时间",就要求做试管婴儿,以为做了试管婴儿就一定能成功妊娠;也有患者已经有了非常明确的 IVF-ET 指征,也经过了反复的治疗失败,但仍然不愿意作试管婴儿,以至于错过了做试管婴儿的时机;也有人认为是在万不得已才作试管婴儿,甚至有的医生建议患者到40 岁仍不怀孕再去做试管婴儿,殊不知 IVF 的成功率是和女方的年龄相关的,女方年龄越大,成功率越低。如果女方年龄超过了 40 岁,IVF-ET 成功的概率就非常低了。因此,作为临床医生了解 IVF-ET 的适应证就非常重要了。由于本书是面向广大的临床医生,我们在这里重点讨论 IVF-ET 适应证,使临床医生对 IVF 的适应证有个初步的了解,在临床上能够适时将具备 IVF-ET 适应证的患者转诊。

二、适应证

卫生部于 2001 年和 2003 年分别发表了《人类辅助生殖技术管理办法》(2001 年卫生部第 14 号部长令)和《人类辅助生殖技术规范》《人类辅助生殖技术和人类精子库伦理原则》(卫科教发[2003]176 号)及《人类辅助生殖技术与人类精子库评审、审核和审批管理程序》(卫科教发[2003]177 号)等文件。文件明确规定,体外受精 - 胚胎移植(IVF-ET)的适应证为:女方各种因素导致的配子运输障碍;排卵障碍;子宫内膜异位症;男方少弱精子症;不明原因的不育和免疫性不育。

谈适应证问题之前,首先要明确不育的定义。不育是指正常性生活 12 个月后未妊娠。为患者实施 IVF 应该在不育这个大前提之下。也许有人会说这么简单的问题还用提醒吗?然而在临床上不少患者还不能诊断不育,医生却为其实施了 IVF 技术,是不妥的。有这样一个病例,一位 27 岁的患者,婚后一直避孕,一次查体发现卵巢子宫内膜异位囊肿即行囊肿剔除术,术后应用长效促性腺激素释放素激动剂(gonadotropin releasing hormone agonist,GnRH-a)3 支,医生建议患者尽快妊娠,在征得患者同意后为患者实施 IVF-ET 技术。这个病例,需要指出的是,临床医生重视了患者的疾病,但忽略了一个最简单的问题,那就是这位患者尚未达到不育的诊断标准。虽然子宫内膜异位症是 IVF 的指征之一,但治疗后也完全有自然妊娠的可能,而为其实施 IVF 也不能保证患者能妊娠。

在明确了不育的大前提后,我们再来谈 IVF 的适应证。

(一) 有关女方各种因素导致的配子运输障碍

配子运输障碍可由于阴道、宫颈、子宫和输卵管病变引起,其中最常见的是输卵管病变引起输卵管不通导致的配子运输障碍。输卵管阻塞是 IVF-ET 最常见的适应证。常用的输卵管检查有输卵管通液、子宫输卵管造影和腹腔镜检查。

输卵管通液为简单、安全、有效的输卵管检查方法,但由于单纯输卵管通液毕竟有其局限性,故仅凭一次输卵管通液不足以作为 IVF 的适应证,一般通液怀疑输卵管有问题还应行子宫输卵管造影或腹腔镜再进一步证实。

子宫输卵管造影亦为比较简单、可靠、安全的输卵管检查方法,其假阳性率大约 15% 左右。腹腔镜能直接观察盆腔内的状况、子宫与卵巢输卵管的外形,是不育检查和诊断子宫内膜异位症的重要方法。对于不育患者,腹腔镜和宫腔镜同时做可对患者的子宫、输卵管、盆腔及宫腔进行全面的评估。目前,随着器械和操作技术的提高,腹腔镜和宫腔镜已越来越广泛地应用于不育的诊断和治疗。

对于一个不育患者选择输卵管检查方法的原则是先选择简单的方法,若诊断不清或检查后经一系列处理仍不育者选择后一种较复杂的方法。但亦要根据患者的年龄、不育的年限、以前做过的检查结果以及可能导致不育的原因等具体情况给予适当的选择。在这里特别要提醒注意的是要重视输卵管积水的诊断,因为输卵管积水将明显影响 IVF 的成功率。一旦发现有输卵管积水,建议将积水处理后再实施 IVF 技术。在笔者医院,腹腔镜处理输卵管积水的方式有两种:输卵管造口或输卵管根部切除。两种处理方式各有利弊,前者的优点是可给患者自然妊娠的机会,但也增加异位妊娠的概率和再次输卵管积水需要再次手术的可能;后者可防止异位妊娠,但患者只能依赖 IVF 技术达到妊娠的目的,因此,对于那些年龄较大或卵巢储备功能下降的患者实施输卵管根部切断要慎重,因此,在腹腔镜术前评估卵巢功能非常重要。

对于输卵管阻塞的患者,通过期待疗法很难获得妊娠,IVF 和手术都能治疗这种疾病,然而遗憾的是,至今尚无有关比较 IVF 和盆腔重建手术治疗输卵管阻塞性不育的前瞻性随机对照的研究报道,但由于 IVF 的成功病例的不断增加,使 IVF 成为治疗输卵管因素不育的较好选择。

(二) 排卵障碍

排卵障碍并不是 IVF 的绝对适应证。除 WHO Ⅲ型无排卵患者恢复排卵的可能性极小,可考虑借卵实施 IVF 外,其余的排卵障碍均可应用药物行促排卵治疗。

对于 WHO Ⅰ型的无排卵患者,主要应用促性腺激素或 GnRH 泵促排卵,而对于 WHO Ⅱ型无排卵患者,口服药物,如氯米芬、来曲唑仍是一线的治疗药物。对于应用氯米芬等无效或出现某些并发症时可考虑采用促性腺激素治疗,详见第十四章不育。经过以上治疗仍未妊娠的患者可考虑实施 IVF 技术。具体的促排卵方法的选择要根据患者的年龄、不育的年限、无排卵的原因及患者本人的意愿来决定。

多囊卵巢综合征(polycystic ovary syndrome,PCOS)患者通常由于无排卵而导致不育,详见第十三章多囊卵巢综合征,对于经氯米芬、来曲唑、促性腺激素治疗无效的患者,至今尚无更有效的方法。越来越多的资料证实了 IVF 对治疗 PCOS 的有效性。

当然,如果患者有排卵障碍的同时合并其他不育的因素,如输卵管因素或男方因素等,则应全面考虑患者自然妊娠的困难,积极进行助孕治疗。

(三) 子宫内膜异位症

在生育年龄妇女中,子宫内膜异位症的发病率为 2%~5%,而在不育患者中,发病率为 25%~40%,患子宫内膜异位症的妇女不育的发病率为 30%~50%,约有 1/3 原因不明的不育患者在腹腔镜检查中见到子宫内膜异位病灶。

盆腔解剖异常是子宫内膜异位症引起不育的主要原因。但盆腔解剖无明显异常的轻度子宫内膜异位症患者亦可发生不育,可能有其他原因。

子宫内膜异位症不育的治疗应根据子宫内膜异位症病变的严重程度、患者的年龄及不育的年限等具体情况决定治疗方案。

在没有严重的解剖异常的情况下,子宫内膜异位症患者是可生育的。但与普通人群相比,生育力明显下降。而且,随着疾病程度的加重,妊娠率亦随之下降。重度子宫内膜异位症患者的自然妊娠率文献报告接近于零。对轻度子宫内膜异位症不孕患者,如果经短期观察仍未妊娠,则不应再继续等待。

药物对治疗子宫内膜异位症的效果已得到肯定,但对于治疗合并不育的患者并未提高妊娠率。因此传统的药物治疗子宫内膜异位症不育时没有单独应用的价值。

所有期别的子宫内膜异位症均可采用手术治疗。手术后妊娠率平均在 50% 左右,而且绝大多数妊娠是在术后一年之内。子宫内膜异位症究竟应采取何种手术方式才能更有效地提高术后妊娠率,关于此方面的文献是有限的。总的原则是尽量减少对卵巢组织的损伤,以利于术后促排卵治疗。

控制性超促排卵和宫腔内人工授精(controlled ovarian hyperstimulation with intrauterine insemination,COH/IUI)适用于解剖关系正常并且除外了男性不育因素的患者。如果是非广泛性病变,如经手术重建解剖关系,COH/IUI 亦有可能有一定效果。

IVF 前应用 3 个月 GnRH-a 可显著提高妊娠率。超长 GnRH-a 方案使重度子宫内膜异位症患者 ART 的妊娠率提高。IVF 较 COH/IUI 妊娠率高,特别是在 Ⅳ 期子宫内膜异位症和 >38 岁的患者。因此,IVF 应是一线治疗方法。如果应用 COH/IUI,则不应超过 3~4 周期,最好用于 Ⅰ ~ Ⅱ 期患者。

对于患有早期子宫内膜异位症合并不育的患者,目前尚无临床随机研究证实 IVF 治疗优于其他治疗方法,然而也有一些研究表明 IVF 和其他方法相比可获得较高的周期妊娠率,说明 IVF 治疗具有时间效益性,女方年龄越大,IVF 的时间效益性就越显得重要。

总之,在没有严重的解剖异常的情况下,子宫内膜异位症患者可自然妊娠,但生育力明显下降。传统的药物对治疗子宫内膜异位症的效果已得到肯定,但对于治疗合并子宫内膜异位症的不育并无单独应用的价值。所有期别的子宫内膜异位症均可采用手术治疗。在无广泛病变或经手术重建盆腔解剖结构后,COH/IUI 是有效的。IVF 适用于存在盆腔解剖结构异常的 Ⅲ ~ Ⅳ 期子宫内膜异位症不育患者。超长 GnRH-a 方案使重度子宫内膜异位症患者 ART 的妊娠率显著提高。

(四) 男方少弱精子症

男方精液检查是判断不育病因的一项很重要的指标。根据世界卫生组织颁发的标准,精液标准的正常值为精子浓度为 15×10^6/ml 以上;向前运动(PR 级,也就是 a 级 +b 级)32% 以上;白细胞应少于 1×10^6/ml。

射出的精液符合以上标准为正常精子状态;精子浓度低于 15×10^6/ml 为少精子症(oligospermia);具有向前运动的精子少于 32%(PR 级,也就是 a 级 +b 级)为弱精子症(asthenospermia);具有正常形态的精子少于 30% 为畸形精子症(teratozoospermia);具有三种变量均异常为少、弱、畸形精子症(两种变量异常时可用两个前缀);所射精液中无精子则为无精子症(azoospermatism);不射精则为无精液症。

精液检查不正常或无精子症的患者要经过男科医生的进一步诊断和治疗,如治疗效果不明显则应考虑采用辅助生殖技术。男科治疗时间的长短要根据精液好坏的程度、治疗的效果以及女方的年龄来决定。如果男方的精液很差,女方年龄又大,建议尽快进行辅助生殖的治疗。一般来说,轻度少弱精子症可考虑实施人工授精技术,中度~重度少弱精子症则应考虑行 IVF-ET 或 ICSI 技术,对于严重的少弱精子症,ICSI 是最好的治疗方法。但在实施 ICSI 技术之前,应对严重的男性不育的患者进行染色体核型分析,因为在这一人群中染色体核型异常者可占 10%。梗阻性无精子症可采用附睾穿刺或睾丸活检,如能取得精子,可以行 ICSI 技术治疗。

(五) 不明原因的不育

不明原因不育(unexplained infertility)是一种排除性诊断,指经过详尽的包括腹腔镜在内的不育评估而未能发现不育原因的夫妇。特发性不育(idiopathic infertility)指的是完成了基本的不育的检查步骤(精液检查、排卵的证据和输卵管的通畅)但可能未行腹腔镜的检查,而未发现原因的不育夫妇,可参考第十四章不育的相关章节。

许多不明原因不育实际上是由多种因素引起的,单个因素本身对生育的影响不大,但是超过一个因素时,妊娠率降低。据报道,不明原因不育妇女可能在卵泡发育、排卵、卵母细胞功能、黄体期和精子功能等诸方面均有微弱改变。不明原因不育的治疗一般是从简单的、花费较少、风险较低的项目开始,如改变生活方式、期待治疗、IUI、氯米芬、氯米芬加 IUI 等,再逐步过渡到较复杂的、花费较高、风险较高的治疗方法,如促性腺激素注射加 IUI 或 IVF。这种治疗方法被描述为"阶梯式"治疗。阶梯治疗的每一步上升依赖于很多因素,包括女方的年龄、患者的需求以及医生的考虑等。如果女方年龄超过 37 岁或有证据证实卵巢功能下降的妇女不建议期待治疗,应推荐积极的治疗。IVF 能有效地治疗不明原因不育。

(六) 免疫性不育

免疫性不育的诊断比较困难。目前临床上常见的有关不育的免疫检查是抗精子抗体的检查。然而,抗精子抗体存在几种不同的类型,目前的抗精子抗体的检查方法各不相同,因此目前还不能确切估计抗精子抗体在人群中的患病率,也缺乏明确的证据证实抗精子抗体与不育的相关性。故目前在临床上很少诊断免疫性不育。

然而,在一些不育的夫妇中,精子功能异常可能是由于精子表面的抗体所致,IVF 和 ICSI 都可用于治疗因抗精子抗体导致的精子功能异常性不育。

对于一对不育夫妇是否要选择 IVF 治疗,何时选择 IVF 治疗,要根据患者的年龄,特别是女方的年龄、不育的年限、不育的原因、以往的治疗以及患者的经济条件、希望生育的迫切程度等多因素综合考虑。在这里还要再一次强调的是,IVF 有很强的时效性,随着女方年龄的增长,卵泡数量逐渐减少,妊娠率下降,且临床妊娠流产率增加。因此,建议临床医生在对不育夫妇进行一般治疗仍无效的不育夫妇应适时建议他们采取 IVF 治疗。

（何方方　孙正怡）

参考文献

1. 葛秦生. 临床生殖内分泌学- 女性与男性. 北京: 科学技术文献出版社, 2001.

2. JEROMEF. STRAUSS Ⅲ, ROBERTL. BARBIERI. Yen & Jaffe 生殖内分泌学. 林守清, 主译. 北京: 人民卫生出版社, 2006.

3. 黄荷凤. 现代辅助生育技术. 北京: 人民军医出版社, 2003.

4. 陈子江. 人类生殖与辅助生殖. 北京: 科学出版社, 2005.

5. EMRE S, MURAT B, AYDIN A. Pathogenesis of endometriosis. Obstet Gynecol Clin N Am, 2003, 30: 41-61.

6. GIANETTO-BERRUTTI A, FEYLES V. Endometriosis related to infertility. Minerva Ginecol, 2003, 55 (5): 407-416.

7. PJEVIC M, TRNINIC-PJEVIC A, RADULOVIC A. Med Pregl. Endometriosis and infertility, 2002, 55 (3-4): 120-124.

8. SURREY ES, SCHOOLCRAFT WB. Management of endometriosis-associated infertility. Obstet Gynecol Clin North Am, 2003, 30 (1): 193-208.

9. PORPORA MG, PULTRONE DC, BELLAVIA M, et al. Reproductive outcome after laparoscopic treatment of endometriosis. Clin Exp Obstet Gynecol, 2002, 29 (4): 271-273.

10. YUTAKA OSUGA, KAORI KOGA, OSAMU TSUTSUMI, et al. Role of laparoscopy in the treatment of endometriosis-associated infertility. Gynecol Obstet Invest, 2002, 53 (suppl 1): 33-39.

11. JONES KD, SUTTON CJG. Pregnancy rates following ablative laparoscopic surgery for endometriomas. Hum Reprod, 2002, 17: 72-75.

12. TAKUMA N, SENGOKU K, PAN B, et al. Laparoscopic treatment of endometrioma-associated infertility and pregnancy outcome. Gynecol Obstet Invest, 2002, 54 (Suppl 1): 30-34; discussion 34-35.

13. Practice Committees of American Society for Reproductive Medicine; Society for AssistedReproductive Technology, Mature oocyte cryopreservation: a guideline, Fertil Steril, 2013, 99: 37-43.

实用女性
生殖内分泌学

Practical Female
Reproductive Endocrinology

3rd EDITION

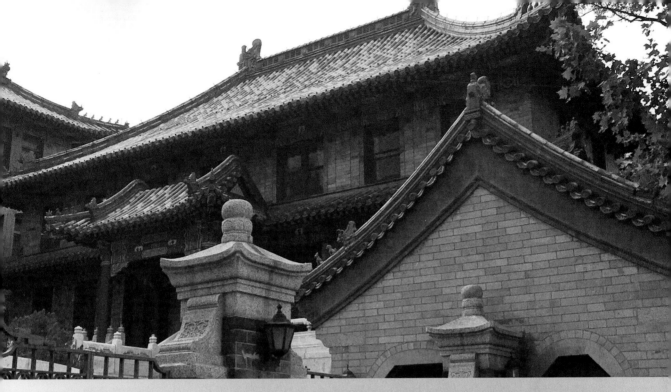

第十六章

肥胖与生殖功能的关系

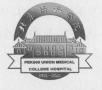

肥胖(obesity)是指体内脂肪细胞数目增多或体积增大,脂肪(主要是甘油三酯)堆积过多,使体重超过标准体重20%以上的病理状态。随着社会经济的发展,人们生活方式的变化,如饮食结构的改变、交通工具的发达,越来越多的人正加入肥胖的行列。早在1948年,肥胖就被定义为一种疾病,但直到1980年才引起医学界的重视。肥胖是现代人类多种慢性疾病的危险因素,包括高血压、2型糖尿病、血脂代谢异常、冠心病、胆道疾病、睡眠呼吸暂停、呼吸困难、骨关节炎等,对于女性肥胖者还可引起生殖激素异常、无排卵、月经失调、不育等,甚至引起肿瘤风险增加,如子宫内膜癌、结直肠癌等。肥胖严重影响患者的生活质量,威胁患者的生命健康,也因此越来越引起人们的重视。

第一节　肥胖的定义、诊断和流行病学

肥胖患者的脂肪细胞数量增多,体脂分布失调,局部脂肪沉积。对于肥胖的诊断尚缺乏世界统一规范的诊断标准。目前的诊断方法分为两大类:体脂测定法和体重测定法。

一、体脂测定法

测量方法有水下称重法、生物电阻抗分析法、双能X线吸收法(dual-energy x-ray absorptiometry,DEXA)、整体电传导法(TOBEL)、超声波检查法、计算机X线断层摄影术(computed tomography,CT)或磁共振显像法(magnetic resonance image,MRI)等多种方法,体脂测定法准确,但测量困难,多应用于临床研究中。

用仪器测量人体脂肪量是判定肥胖的最确切的指标,为人体脂肪的绝对含量(kg)或可表示为脂肪占体重百分率(Fat%)。脂肪百分比的正常范围:18岁男性为15%~18%,女性为20%~25%;肥胖的标准是男性>20%,女性>30%。

二、体重测定法

1. 体重指数　体重指数(body mass index,BMI)=体重(kg)/身高(m²)。BMI简便、实用、与作为金标准的水下称重法所测得的结果有较好的相关性,故临床上最常用来评价体重和进行肥胖程度分类,对远期(10年以上)慢性病发生率及死亡率有重要的预测价值。BMI的切点是人为制定的,应用BMI对于超重和肥胖的诊断,依人种不同标准不尽相同。世界卫生组织(WHO,1998)肥胖顾问委员会对肥胖进行了系列分类(表16-1),但这种基于欧洲白人的标准并不适用于亚太地区和中国。

表 16-1　WHO 根据 BMI 对体重的分类

分类	BMI(kg/m²)	相关疾病的危险性*
体重过低	<18.5	低(但其他疾病危险性增加)
正常范围	18.5~24.9	平均水平
超重	≥25	
肥胖前期	25~29.9	增加
轻度肥胖	30~34.9	中度增加
中度肥胖	35~39.9	重度增加
重度肥胖	≥40	极度增加

注:* 疾病危险:糖尿病,高血压,冠心病(coronary artery disease,CAD)。

2000 年,WHO 西太平洋地区官员、国际肥胖研究协会(IASO)和国际肥胖工作组(IOTF)共同制定了"对亚太地区肥胖及防治的重新定义",提出该地区肥胖与超重的诊断标准(表 16-2)。中国国内则以 BMI ≥ 24 为超重, ≥ 28 为肥胖。

表 16-2　亚洲成人根据 BMI 对体重的分类

分类	BMI(kg/m²)	相关疾病的危险性*
体重过低	<18.5	低(但其他疾病危险性增加)
正常范围	18.5~22.9	平均水平
超重	≥23	
肥胖前期	23~24.9	增加
轻度肥胖	25~29.9	中度增加
中度肥胖	≥30	重度增加

注:* 疾病危险:糖尿病,高血压,CAD。

2. 标准体重计算法

(1)身高<165cm 者,标准体重(kg)= 身高(cm)–100

(2)身高为 166~175cm 者,标准体重(kg)= 身高(cm)–105

(3)身高为 176~185cm 者,标准体重(kg)= 身高(cm)–110

(4)标准体重(kg)= [身高(cm)–100] × 0.9

正常人体重波动在 ±10% 左右。标准体重的 120% 为肥胖,其中 ≥120% 为轻度肥胖, ≥150% 为重度肥胖。

三、流行病学

在发达国家和部分发展中国家,肥胖正在成为一个越来越令人关注的流行病。例如,在世界上,有超过 10 亿的成人和 10% 儿童属于超重和肥胖。在美国,有超过 65% 的成人属于超重和肥胖。在过去 40 年间,中国的肥胖症发病率也迅速上升,逐渐成为威胁中国人口健康的重大挑战。在此期间,成人肥胖症患者的数量增加了 4 倍多,超重患者的数量增加了 1 倍。而 1990—2019 年间,中国超重和肥胖对总死亡数的百分比贡献也几乎翻了一番。2015—2019 年的国家数据显示,16.4% 的中国成年人的 BMI>28.0kg/m^2 或更高,另外 34.3% 的人处于超重状态(24.0~27.9kg/m^2)。

第二节　肥胖的发生机制及分类

一、病因学分类及发生机制

1. **单纯性肥胖**　也称为原发性肥胖,为最常见的肥胖类型,约占肥胖人群的 95% 左右。此类患者无明显内分泌代谢病因,普遍观点认为是遗传易感性和环境因素相互作用的结果。过多摄食、高脂饮食、喜欢静坐、缺乏体力活动的生活方式、某些遗传因素导致热量摄入大于消耗,造成脂肪在体内积聚过多,引起肥胖。

2. **继发性肥胖**　是由内分泌疾病或代谢障碍性疾病引起的一类肥胖,约占肥胖病的 2%~5% 左右。肥胖只是这类患者的重要症状之一,同时还会有其他各种各样的临床表现,如:①皮质醇增多症;②甲状腺功能减退症;③胰岛 β 细胞瘤;④性腺功能减退;⑤多囊卵巢综合征(polycystic ovary syndrome,PCOS),PCOS 患者中,肥胖者 ≥ 50%;⑥颅骨内板增生症。

3. **药物性肥胖**　有些药物在有效地治疗某种疾病的同时,还有使患者身体肥胖的作用。如应用肾上腺皮质激素类药物、治疗精神病的吩噻嗪类药物等。一般情况而言,只要停止使用这些药物后,肥胖情况可自行改善。遗憾的是,有些患者从此而成为"顽固性肥胖"患者。

二、根据脂肪分布分类

除了体脂含量之外,脂肪分布也决定肥胖相关的危险性。腹部脂肪含量与代谢综合征的危险性相关,并降低生育年龄女性生殖功能。BMI 不能反映躯体脂肪分布,同样 BMI 的肥胖妇女身体脂肪含量可能相差很多;因此,根据脂肪分布的不同,临床上提出了男性型肥胖和女性型肥胖的概念。

女性型肥胖患者脂肪主要分布于臀部和大腿,又称为"梨型""非向心性""臀型"肥胖。男性型肥胖患者脂肪组织主要分布于腹部皮下和腹腔内,也称为"苹果型""向心性""腹型"肥胖,这类肥胖更易表现为脂代谢紊乱、糖代谢紊乱及心血管疾病,对于女性患者来说生殖功能更易受到影响,乳腺癌及子宫内膜癌的危险也增加。Hartz 等研究发现

WHR>0.8 的腹型肥胖妇女较 WHR≤0.8 的下身肥胖妇女相比,月经不规律及闭经的相对危险分别为 1.56 和 2.29。

WHO(1995)推荐的测量腰围(WC)、臀围(HC)方法如下:穿薄内衣,测量腰围时,被测量者的双脚分开 25~30cm,体重均匀分布在双腿上,测量位置在水平为髂前上棘与第 12 肋下缘连线的中点。测量者坐在被测者一旁,将皮尺紧贴身体,但不能压迫软组织。臀围则通过环绕臀部最突出点测量周径而得到。

腰围及臀围比(腰围 cm/ 臀围 cm,Waist-hip ratio,WHR)可作为测量腹部肥胖的方法,欧美白人中 WHR 在男性>1.0、女性>0.85 视为腹型肥胖。国内以原中国预防医学科学院等对 11 个省市城乡 4 万余人抽样调查后建议 WHR 在男性≥0.9,女性≥0.8 视为腹型肥胖。WHR 除受腰围及臀围影响外,还与体形及身高有关。因此,WHO(1998)认为,腰围较 WHR 更适合于测量腹型肥胖。

腰围测量腹型肥胖的标准如下:欧美人群中男性腰围≥102cm、女性腰围≥88cm 为腹型肥胖;亚洲人群中男性腰围≥90cm、女性腰围≥80cm 为腹型肥胖;中国肥胖问题工作组建议采用男性腰围≥85cm、女性腰围≥80cm 为腹型肥胖的切点。

第三节　肥胖对生殖功能的影响

正常月经和生殖功能的维持需要临界的脂肪储存量和足够的营养环境,体重对生殖功能的影响呈倒 U 字形,即体重极高和极低时生育能力下降。该学说提出下丘脑接受一个与代谢率或摄食有关的信号以启动青春发育,并认为机体需要临界或适当的脂肪量才能排卵和承担耗能 5 000kcal 的妊娠。

尽管一定的脂肪含量是女性生殖功能发育的前提,但研究发现有相当一部分不育或生殖功能下降的患者表现为肥胖或超重,流行病学资料显示肥胖对生育能力影响很大,可以导致月经失调、无排卵、不育、流产、妊娠结局不良等;研究显示,对于 BMI≥29kg/m^2 的育龄期女性,BMI 每增加 1 个单位,受孕的机会就减少 5%。肥胖亦可作为独立因素,促进肾上腺功能提早启动而引发 PCOS,或加重 PCOS 症状,加重生殖功能异常——造成高雄、不育及流产、妊娠结局不良等并发症,降低 PCOS 患者对促排卵治疗的反应性。肥胖妇女与正常体重的妇女相比,在自然周期和不育治疗周期中的妊娠率均低,诱导排卵率和 IVF 成功率亦低。Al-Azemi M 等对 270 名 PCOS 妇女根据 BMI 将患者分为四组:正常体重组,BMI 为 18~24;超重组,BMI 为 25~29;肥胖组,BMI 为 30~34;极度肥胖组,BMI≥35。对所有患者进行枸橼酸氯米芬(clomiphene citrate,CC)和促性腺激素(gonadotropin,Gn)促排卵,在 6 个月内 BMI 为 18~24 的女性中 79% 排卵,而 BMI 为 30~34 的女性中 15.3% 排卵($P<0.001$),BMI≥35 的女性中 11.8% 排卵($P<0.001$)。这一结果说明肥胖对不育的治疗结局有负面影响。

年轻时 BMI 过高的患者,日后生殖功能异常的可能性大。Rich-Edwards 等对 18 岁

少女研究发现 BMI 为 28~33 的少女较 BMI 为 18~22 的少女今后无排卵性不育的危险高
2.7 倍。目前认为,肥胖患者可产生胰岛素抵抗、高雄激素血症和瘦素抵抗,进而影响生殖
功能。

近些年的研究发现,肥胖对于生殖生育的影响不仅体现于排卵与妊娠,而且会对子
代的生长发育产生长远影响。与正常体重的孕妇相比,妊娠前的肥胖状态会显著增加
娩出巨大儿或小于胎龄儿的风险,而胎儿出现神经管、心脏和肢体发育缺陷的风险也分
别增加 50%、30%~40% 和 30%。多项流行病学研究还表明,孕前肥胖与后代的儿童与
青春期肥胖症的发展、儿童期总体脂肪量有直接关系,可能导致后代更高的心血管疾病
风险。

一、胰岛素抵抗、高胰岛素血症和高雄激素血症

胰岛素抵抗是指胰岛素效应器官或部位对其生理作用不敏感的一种病理生理状态。肥
胖是公认的发生胰岛素抵抗最常见的危险因素。胰岛素抵抗患者对胰岛素作用不敏感,不
仅限于糖代谢范围,同时存在脂代谢紊乱及血管病变倾向,影响女性生育年龄患者的生殖功
能。高胰岛素血症和胰岛素抵抗常发生于腹型肥胖患者。

肥胖患者发生胰岛素抵抗的可能机制如下:①高胰岛素血症的蛋白分解作用:既往研
究表明:胰岛素分泌与体内脂肪组织积聚特别是腹内脂肪积聚呈正比。肥胖者常出现高胰
岛素血症。美国德州大学医学院一家实验室的工作表明,细胞长期暴露于高浓度胰岛素情
况下可使其胰岛素受体 β 亚单位发生蛋白分解,产生 β' 片段。β' 片段可以抑制胰岛素受
体的磷酸化过程,导致受体后水平上的胰岛素作用减低。这是发生胰岛素抵抗的一个可能
机制。②代谢内分泌紊乱:肥胖时发生的代谢紊乱主要体现在脂代谢上。表现为血中游离
脂肪酸(free fatty acids,FFA)增高,胆固醇、甘油三酯及各种载脂蛋白异常。血中游离脂肪
酸增高可促进胰岛素的分泌,同时也可使肝脏、肌肉等外周组织对葡萄糖的摄取利用降低,
肝脏糖异生增加,加重胰岛细胞负担。肥胖时还会出现激素分泌紊乱。表现为血胰岛素、皮
质醇水平升高。在肥胖时分泌增高的一些激素具有与胰岛素拮抗的作用,如糖皮质激素,
拮抗激素水平的升高可能引起或加重胰岛素抵抗的发生与发展。③细胞因子作用:另一类
对肥胖与胰岛素抵抗发生有影响的因素是细胞因子。脂肪组织可分泌肿瘤坏死因子(tumor
necrosis factor alpha,TNF-α)并与脂肪组织积聚呈正比。肿瘤坏死因子可通过旁分泌作用
直接抑制细胞膜上葡萄糖转运蛋白,使其表达减少,功能减退。还可影响胰岛素与胰岛素
受体亲和力,抑制胰岛素受体磷酸化而导致胰岛素作用减低。④过氧化物酶增生物激活
受体(peroxisome proliferators-activated receptors,PPAR)功能障碍。以上这些机制可引发
和加重胰岛素抵抗。而高胰岛素血症又可以刺激食欲,促进脂肪储存,引起肥胖,形成恶
性循环。

高胰岛素血症和胰岛素抵抗通过以下机制引起高雄激素血症。①高胰岛素使细胞色
素 P450c17α 的活性增强,刺激卵巢雄激素的合成,引起高雄激素血症。②胰岛素抑制肝

脏合成性激素结合球蛋白（sex hormone-binding globulin，SHBG），导致血清游离睾酮、游离雌二醇水平增高，及雄激素的生物利用度增加，高雌激素血症增加了垂体 LH 的分泌，进一步刺激卵巢雄激素分泌。③胰岛素通过作用于卵巢表面的胰岛素样生长因子（insulin-like growth factor，IGF）受体或自身受体，使卵泡膜细胞合成过多的雄激素。④胰岛素抑制肝脏合成胰岛素样生长因子结合蛋白 -1（insulin-like growth factor binding protein-1，IGFBP-1），使循环中的 IGFBP-1 降低；还通过作用于卵巢上的胰岛素受体而抑制卵巢颗粒细胞产生 IGFBP-1，游离 IGF-1 增加，从而促进卵泡膜细胞合成雄激素。⑤胰岛素可能在垂体水平促进 LH 的分泌，或在卵巢水平协同 LH 刺激卵巢雄激素的合成、分泌增加。⑥高胰岛素血症可加强促肾上腺皮质激素（adrenocorticotropic hormone，ACTH）的作用，刺激肾上腺产生雄激素增多。

过多的雄激素在肥胖患者的周围脂肪组织中通过芳香化作用转化为雌激素，表现为相对的高雌激素血症，通过调节促性腺激素释放激素（gonadotropin releasing hormone，GnRH）的释放，导致 LH 分泌增加，FSH 分泌下降，升高的 LH 进一步刺激卵巢产生雄激素。

高胰岛素血症、胰岛素抵抗和高雄激素血症导致 LH 水平升高、LH 峰早现，卵巢内的雄激素浓度升高和 FSH 浓度下降阻碍正常颗粒细胞的分化，卵巢内雌激素缺乏，从而导致卵泡成熟障碍、慢性无排卵，继而不育。

二、高瘦素和瘦素抵抗

1994 年瘦素（leptin）的发现让研究者认识到：脂肪组织不仅是人体储备能量的重要器官，同时也是重要的内分泌器官。人类第 7 号染色体上肥胖基因编码的蛋白质为瘦素，主要由脂肪细胞分泌，具有激素的作用，可以通过调整能量摄入和消耗来调整脂肪分布。瘦素作为身体脂肪量对中枢神经系统的指示信号在控制体重方面有重要意义，瘦素水平与 BMI 正相关，与身体脂肪含量正相关，这提示肥胖妇女存在瘦素抵抗；同时瘦素也可能作为机体能量贮存的指示信号，成为女性青春期启动的必要条件之一。

瘦素对下丘脑 - 垂体 - 卵巢轴具有中枢和外周两种调节作用。生理浓度的 FSH 不足以促进卵泡发育、排卵，优势卵泡产生的一些因子，如 IGF-1 可增强 FSH 的作用，并在大量的卵泡中获得选择性的优先发育。瘦素能阻碍 FSH 与这些因子间的相互作用，抑制卵泡发育、排卵，导致肥胖妇女生育能力降低。高浓度的瘦素抑制卵泡膜细胞产生雄烯二酮，并且作用于颗粒细胞，阻止雄烯二酮芳香化作用，这一联合作用阻止优势卵泡分泌适当量的雌二醇，不足以维持生育周期和为着床准备子宫内膜，从而导致不育。

瘦素还可作为脂肪 - 胰岛素分泌轴的一部分，参与胰岛素的分泌。在生理状态下，瘦素抑制胰岛素分泌，而胰岛素刺激瘦素的释放，在脂肪组织和胰岛 β- 细胞之间通过瘦素和胰岛素形成一个双向反馈环。在病理状态下，瘦素的敏感性下降，对胰岛素分泌抑制减轻，出现高胰岛素血症。瘦素还促进脂肪合成、抑制脂肪分解，造成胰岛素拮抗（insulin resistance，IR）。

三、脂肪因子与炎症状态

随着对于肥胖的病理生理机制的研究不断深入,脂肪组织的内分泌和代谢调节功能逐渐被揭示。脂肪组织中过多的宏量营养素(macronutrients)会刺激释放炎症介质,即脂肪细胞因子,如肿瘤坏死因子α和白细胞介素6,这些脂肪因子的增加会刺激肝脏合成和分泌C反应蛋白,维持系统性炎症的状态。脂肪组织还会抑制脂联素的产生,这种因子具有强大的抗炎功能,在改善胰岛素敏感性、减少代谢异常和调整能量消耗方面发挥重要作用。因此,肥胖状态下过多的脂肪组织会促进机体炎症状态和氧化应激反应的发生,损害糖脂代谢、生殖、免疫反应等重要生理过程。目前,这种持续的炎症被认为是发展心血管疾病、代谢综合征、糖尿病和癌症等多种疾病的高危因素。脂肪因子的正常水平也对于维持下丘脑-垂体-性腺轴的完整性、卵母细胞的线粒体功能以及调节排卵过程、成功的胚胎植入等生理妊娠过程至关重要,肥胖导致促炎性介质的过度释放是不孕症病理生理学的重要环节。

第四节　肥胖不育妇女的减重治疗

一、减重治疗肥胖患者不育的机制

减重对生殖功能的改善得到了大量的临床证实。Guzick DS等选择12名高雄激素血症、没有排卵的肥胖妇女,进行前瞻性随机对照研究:6例患者进行12周的减重训练,另6例患者期待治疗。结果与对照组相比,治疗组女性平均减轻体重16.2kg,SHBG水平升高、血浆游离睾酮水平及空腹血浆胰岛素水平明显下降,4例患者恢复排卵。Al-Azemi M等对270名肥胖的PCOS妇女研究发现肥胖对不育的治疗结局有负面影响,故提出减轻体重是不育治疗的基本组成部分。

肥胖患者减重后血浆游离脂肪酸减少,肌肉和脂肪组织摄取葡萄糖的功能增强,胰岛素与受体的结合力增加,减重不仅改善了外周组织对胰岛素的敏感性,还使脂肪细胞中酪氨酸激酶的活性增强,导致细胞内胰岛素作用加强。减轻体重使SHBG和IGFBP-1水平增加,减少卵巢雄激素的合成和循环中的游离睾酮。减重后FSH分泌可能增加,达到一定浓度后可促进卵泡发育而最终排卵。

减重是对于肥胖妇女激素失调的病因治疗,尤其是腹部脂肪的减少可以改善患者的生育能力。减重可以避免针对月经失调、不育的药物治疗带来的副作用,增强药物治疗的效果,而且是最经济的治疗,故减重应作为肥胖不育女性的治疗首选。

研究表明:减少基线体重的5%~10%,就可以减少中心性分布的脂肪和提高胰岛素的敏感性,降低血浆胰岛素水平,从而恢复排卵。肥胖无排卵妇女体重减轻12~14磅即可恢复排卵,因为体重减轻 12~14 磅(1 磅 =0.45kg)即足以减少腹部脂肪,增加胰岛素敏感性。Hollmann 等报道体重减少不足 10% 时即有 80% 患者月经周期改善,29% 妊娠。Kiddy DS 等研究表明患者体重下降 7%~15%,可改变胰岛素抵抗,并使糖耐量低减好转。降低体重至正常范围可以阻止糖尿病、高血压、高血脂和心血管等疾病。

二、减重的方法

肥胖是现代社会的流行病,随着肥胖病发病率的增加,肥胖对人体带来的危害广受人们关注,如何减轻体重成为人们研究的热点。以下是美国国立卫生研究院(NIH)关于超重、肥胖长期治疗指南。

(1)适当节制饮食,养成良好的饮食习惯。

(2)坚持长期有效的体育运动。

(3)行为治疗,减轻压力,保持良好的心理状态。

(4)行为治疗、节食与运动疗法联合治疗。

(5)来自医生、家庭、配偶及肥胖患者之间的支持对于减重很重要。

(6)戒烟、减少饮酒。

(7)避免过度节食和短期内过度减轻体重。

(8)药物减重不作为主要的减重方法。

(9)手术减重不作为主要的减重方法。

(10)针对不同的肥胖个体,设计不同的减重方案。

(11)对于减重成功的肥胖患者应进行长期的随访观察,并鼓励患者,避免体重反弹。

减重应该作为肥胖不育妇女的首要治疗策略。但最有效减轻并维持体重的方法还不清楚,主要有以下方法。

(一) 饮食疗法

饮食调整可以遵循单纯肥胖人群体重管理的饮食推荐原则,需要在"质""量"的管理双管齐下,即控制总能量的摄入的同时优化膳食结构。饮食疗法的目的是通过减少食物中的能量、对人体摄入的总热量加以控制,以减轻体重。Hollmann M 等对 35 位月经不规律、不育的肥胖妇女进行节食治疗(食物能量: 5 000~10 000cal/ 周;蛋白质最低摄入量:40g/d),并鼓励患者增加运动量,治疗 32 周 ±14 周后,患者减重 10.2kg ± 7.9kg,80% 患者月经改善,29% 患者妊娠。Kiddy DS 等对 24 位肥胖的 PCOS 妇女进行 7 个月的低热量、低脂肪的饮食控制,体重下降 >5% 的 13 位妇女中,原来闭经、稀发排卵的 11 位妇女中,有 9 位 SHBG 水平升高和游离睾酮(T)水平降低,或恢复了规律月经或妊娠;而没有减重的妇女,血液循环中的 SHBG 和游离 T 水平、胰岛素及 LH 水平都没有变化,月经未有改善。

1. 根据食物能量的多少分类　根据每天摄入能量的多少,国外将饮食疗法分为减食疗法即低能量饮食、半饥饿疗法即超低能量饮食,甚至还有绝食和断食疗法。国内肥胖的饮食疗法一般分为三种类型饮食：饥饿疗法、超低能量饮食疗法（very low calorie diet，VLCD）和低热能饮食疗法（low calorie diet，LCD）。饥饿疗法、超低能量饮食疗法对机体正常新陈代谢过程影响大，不良反应较多，不作为常规的减重方法。低热能饮食疗法每天摄入热能3 344~5 016kJ，或每日每千克理想体重能量摄入在41.8~83.6kJ之间，为临床上较常采用的饮食疗法。对于超重和肥胖的PCOS患者，有研究和指南推荐，应指导患者每天在总能量的摄取中制造30%（或者500~750kcal）的能量缺口。

2. 根据食物中不同宏量营养素配伍分类　除了限制能量摄入达到减重的目的外，人们还对不同宏量营养素配伍的饮食对于减重的效果进行了进一步研究。Sondike SB等研究发现，12周的低碳水化合物饮食（low carbohydrate，LC），指一天中碳水化合物的摄入总量低于35g，总脂肪量的摄入不加以限制）较低脂饮食（low fat，LF），指每天摄入的总热量较正常饮食减少500kcal，且脂肪摄入所产生的热卡低于总热量的30%）使肥胖的青少年体重减轻更多，而且没有不良的脂蛋白改变。Samaha FF等应用随机对照的方法进行为期6个月和1年的LC/LF饮食干预。在实验的前6个月，LC组较LF组体重下降明显，LC组平均下降6~7kg，LF组平均下降2~3kg，但此种差异在研究持续到一年则不再明显。一项高质量总结5个关于饮食疗法RCT研究的系统回顾进一步提示，常量营养物不同配比对于多数代谢、生殖、生活质量和社会心理评估结果的改善没有显著差别，以上指标可能只与总能量限制程度相关。值得提醒的是，某些特定的宏量营养素配伍（如高脂低碳水的生酮饮食）存在一定的禁忌证和副作用，患者需要在专业医师、营养师的指导下开展饮食，并积极监测营养学指标，在达到减重目的后及时回归常规的均衡饮食。

需要注意的是，研究发现很多仅通过节食减重的患者最终会恢复到原来的体重。目前已达成共识和推荐，饮食必须结合有计划的锻炼和行为疗法才能维持减重效果，达到远期减重目标。一旦体重恢复，肥胖以及PCOS的表现和远期代谢病的患病、致死风险可能增加同前。

（二）运动疗法

运动疗法的基本原理是通过运动使脂肪组织中储存的甘油三酯分解，其分解释放的脂肪酸作为能量来源被肌肉组织所消耗，使人体对热量的收支呈平衡或负平衡状态，从而达到减少脂肪、控制肥胖的作用，能显著延缓心脑血管疾病与糖尿病等疾病进程，降低发生率和致死率；辅助调整个体情绪和心理状态，同时带来精神心理方面的获益。运动疗法减重效果肯定，又能增强体质，历来是减重的基本方法。而大量研究显示，运动与饮食治疗结合所能达到的减重效果优于单独的饮食或运动疗法，提示运动疗法能够辅助维持长期减重成果。最新的荟萃分析显示，随机接受饮食和运动联合干预的妇女比起对照组中不接受或接受最少干预的妇女有更高的怀孕概率（$RR=1.87$，95% CI：1.20~2.93）并实现活产（$RR=2.20$，95% CI：1.23~3.94）。

45分钟耗氧运动可通过提高肝内糖原合成，上调骨骼肌葡萄糖转运蛋白表达，增加胰岛素受体的磷酸化等一系列作用改善胰岛素抵抗，该过程并不依赖于减重。同时加强运动可直接降低体重。体重降低16%可2倍提高外周组织葡萄糖利用率。减轻体重后还可减少TNF-α的表达，提高细胞胰岛素受体数目，改善胰岛素抵抗。可见加强运动是所有胰岛素抵抗者提高胰岛素敏感性的有效措施。由于无氧酵解对脂肪的利用效率较有氧状态下差，而中等强度以下的运动，肌肉组织利用游离脂肪酸的比例较高，同时长期运动可明显改善肌肉等外周组织对胰岛素的敏感性，适量、规律、长期的有氧运动是肥胖患者减重的最佳选择。有氧运动是指运动时间较长，运动强度在中、小程度的任何韵律性的运动。它必须具备3个条件：运动所需的能量主要通过氧化体内的脂肪或糖等物质来提供；运动时全身大多数的肌肉（2/3）都参与；运动强度在低、中等之间，持续时间为15~40分钟或更长。有氧运动的形式很多，如快走、慢跑、健身操、游泳、骑自行车和各种跑步机等。有氧运动的强度因人而异，简单有效的强度计算方法是监测运动时心率，即在运动结束后测得10秒钟的脉搏数后乘以110%，来推算出运动时心率；20~30岁的运动时心率应维持在140次/min左右，40~50岁的心率120~135次/min，60岁以上的人心率100~120次/min，为有氧运动范围。

另外，静态抗阻力训练，能够满足部分人群在相对静止状态、基础代谢水平下的减重需求，同样能够改善机体组织胰岛素敏感性并通过增加肌肉含量来实现减脂、提高基础代谢率。因此有研究主张有氧运动与抗阻力运动联合，推荐有氧为主，辅以无氧运动，从而更好改善胰岛素敏感性与机体成分、减脂减重。

在PCOS相关的研究中，虽然该患者群体肥胖程度增加，但肥胖患者PCOS发生率与一般人群相似。所以基本观点为PCOS患者的肥胖更多反映环境因素的结果，而不是PCOS的病因。Palomba等发现，分别对两组各20名肥胖患者进行24周的饮食疗法与有氧运动，均能明显改善其排卵率（25%、65%）和妊娠率（6.2%、1.7%），无显著差别。但进一步比较排卵明显改善者，运动组月经恢复后的频率与排卵率更高，提示可能有更高的妊娠概率，性激素改善也会更显著，有更显著的SHBG升高和睾酮、FAI和胰岛素抵抗状态（9% *vs.* 41%）的改变。饮食组则有更显著减重效果（10% *vs.* 5%）与肾上腺来源雄激素下降。因而这也是首次有证据提示运动疗法本身与饮食疗法相比，可显著改善PCOS患者的胰岛素抵抗状态及临床结局，且存在独立于减重以外的机制实现该目标，胰岛素抵抗的改善可能是运动疗法中卵巢功能改善的启动因素。

值得提醒的是，对于临床上肥胖的患者，制订运动方案的时候应当考虑到她们运动上的障碍和禁忌，例如不推荐重度肥胖女性做大量慢跑、跳绳等对膝盖负重能力要求过高的运动，而应考虑到个人身体的限度循序渐进，规避运动损伤。

虽然饮食管理是减重干预中最主要的措施，但长期肥胖研究表明，运动是减重后维持体重成果的关键因素，规律体育锻炼更重要的作用在于能够稳定减重成果并实现长期体重管理。所以，强调体育锻炼也更加符合肥胖症治疗中长期慢病管理的思路。

（三）行为疗法

行为疗法（behavior therapy），又称为行为矫正疗法，反映了"心理-医学-社会"的新型医学模式。这种干预策略的主要目的是强调自我管理和健康生活方式的重要性，它是在心理医师的指导、家属的帮助和监督下，鼓励患者主动改掉易于引起疾病的心理状态和生活习惯（如戒烟戒酒），积极采取健康的生活方式，训练自己的目标设定、自信建立、控制饮食等认知行为学技能,从而改善患者的健康状态。

不少研究指出,在饮食和体育活动的基础上进行认知行为学干预对肥胖和超重患者的减重治疗有额外的受益,这种干预可以进一步减轻体重,并控制体重反弹的趋势。

对于肥胖、无排卵的患者应告知:月经失调、无排卵性不育与肥胖有着重要关系,分析不排卵、代谢紊乱相关指标,告知如果长此以往所导致的严重后果:脂代谢异常、糖耐量异常和 / 或 2 型糖尿病、高血压等(具体、详细、以常见的疾病举例描述)。向患者及其家人说明减重的重要性,并要求家属监督并配合减重。指出减轻体重是最好的治疗方法,不但会恢复排卵、促进生育,还可以避免严重的代谢性疾病的发生,治疗作用甚至优于药物,而且长期坚持,受益终生。而药物仅仅持续几个疗程,且有副作用,停药后有反弹的可能。在制订个体化的减重方案前,要做好各种生活行为的自我观察和评估。减重者每日做好减重日记和饮食日记。行为疗法强调在全面了解肥胖患者饮食、运动行为存在的问题上,从生活方式干预着手,从根本上促使肥胖患者改变与肥胖的发生、发展密切相关的不良生活习惯,以防治肥胖,达到减肥目的,并保持减肥效果。

妇女的月经周期和受孕能力受心理因素的影响。生活方式的改变可以使肥胖患者恢复自信,使心理健康发展,帮助治疗肥胖相关的不育。

Kelly A Shaw 等回顾总结相关研究指出,行为及认知 - 行为疗法为主的心理干预使得超重肥胖人群在减重过程中明显受益,与饮食和行为疗法相结合效果更佳。行为疗法已演变成了"饮食控制 + 运动 + 行为矫正"的综合疗法,就原则而言,应当以运动、饮食调整为基础,行为矫正为关键技术,以日常生活为基本场合,家庭成员、肥胖者共同参加,创造一个轻松环境,使之持之以恒。

北京协和医院对 2003 年 6 月 ~2005 年 6 月在妇科内分泌门诊就诊的 66 例月经紊乱(34 例为月经稀发,32 例为闭经)的生育年龄肥胖妇女进行减重治疗 3 个月,减重采取"饮食控制 + 运动 + 行为矫正"的综合疗法。所有患者减重前后 FSH、LH、LH/FSH 未有明显变化。减重≤5% 的患者血清睾酮、血清空腹真胰岛素水平较减重前未有明显变化;减重<10% 的患者血清睾酮水平较减重前明显下降($P<0.05$),血清空腹胰岛素水平未有明显变化;减重≥10% 的患者血清空腹胰岛素水平较减重前明显下降,血清睾酮水平未有明显变化。减重≤5% 的 25 例患者中,9 例月经改善,3 例恢复排卵;减重<10% 的 21 例患者中,7 例月经改善,4 例恢复排卵;减重≥10% 的 20 例患者中,15 例月经改善($P<0.05$),10 例恢复排卵($P<0.05$),其中不育的 4 例患者中有 1 例妊娠(表 16-3)。

表 16-3 减重前后患者的临床表现比较

组别	例数	规律月经 [例(%)]	BBT 双相 [例(%)]
减重≤5%	25	9(36.0)	3(12.0)
减重<10%	21	7(33.3)	4(19.0)
减重≥10%	20	15(75.0)**	10(50.0)*

注:**:在改善月经方面,与减重≤5% 组相比,$P<0.001$;与减重<10% 组相比,$P<0.01$。

*:在 BBT 改善方面,与减重≤5% 组相比,$P<0.01$;与减重<10% 组相比,$P<0.05$。

另外,认知行为学治疗对肥胖的多囊卵巢综合征患者有格外的获益。大量荟萃分析得出,PCOS 患者中尤其是肥胖患者,情绪障碍和焦虑症的风险显著增加,情绪问题更加突出。这些问题可引发暴饮暴食、酗酒等不良行为,导致无法管理体重。认知行为治疗的介入可以有效缓解患者的焦虑和情绪障碍,维持管理体重的稳定心态。一项纳入 183 名 PCOS 的超重妇女的随机对照实验发现,饮食、运动和认知行为疗法联合的生活方式指导让患者体重下降 5% 的可能性比常规护理的对照组高 7 倍,且患者中抑郁的情况得到明显改善。另一项随机临床研究也显示,在饮食、运动的基础上接受认知行为治疗的患者组比仅由饮食和运动管理体重的对照组达到了更明显的减重效果,且 PCOS 健康相关生活质量明显改善。

(四) 药物治疗

尽管调节饮食和体育活动在内的生活方式是减重的一线措施,但这种干预很少能减轻体重 10kg 以上,这意味着对于过度肥胖的患者来说,仅依靠生活方式的干预达到健康体重的挑战性过大。而且,通过生活方式达成的减重效果往往需要投入较大的时间和精力,部分患者难以长期维持。我国最新的肥胖症基层诊疗指南提出,对于 BMI ≥ 28kg/m² 且单纯干预生活方式效果不佳的患者以及 BMI ≥ 24kg/m² 且有并发症的患者,减肥药物可作为一种选择,结合生活方式干预联合治疗。值得提醒的是,考虑到许多患者有强烈的生育愿望,开具药物时建议怀孕咨询和风险告知。

1. 奥利司他　目前认为较有效的药是奥利司他(orlistat),它可阻断胰腺脂酶的作用而抑制脂肪的吸收。对 5 个试验的统计分析表明,奥利司他与低热量饮食(<1 500kcal/d)结合可使体重适度减轻,实验组体重减轻 6.1kg(剂量为 120mg/ 片,每日 3 次),对照组为 2.6kg。研究提示奥利司他能够降低糖尿病发生率,改善糖尿病患者的胆固醇、低密度脂蛋白胆固醇、血压及甘油三酯水平,轻微升高高密度脂蛋白胆固醇水平。其主要副作用是大便软、急,直肠产生脂滴,需补充脂溶性维生素。

2. 二甲双胍　二甲双胍是双胍类降糖药的代表药物,不但有减轻肥胖的作用,而且对肥胖引起的内分泌紊乱有良好的作用,可作为肥胖,尤其是年轻肥胖伴停经患者的一种治疗手段。二甲双胍可通过增加胰岛素敏感性和糖的利用减少餐后胰岛素分泌,降低 T、LH 浓度,升高 FSH 浓度,以逆转月经失调症状,恢复月经规则来潮,少数自发排卵并受孕。通常每日剂量为 1 500~1 700mg,治疗 2~6 个月。Diamanti Kandarakis 等对 16 位肥胖的 PCOS 妇女进行二甲双胍 850mg,每日 2 次治疗,1 例患者因药物的副作用退出治疗。治疗 6 个月后患者的 BMI 从 33.6 ± 6.0 降为 32.6 ± 6.2,体重从 90.7 ± 5.4kg 降为 88.4 ± 5.8kg。完成治疗的 15 位患者中 60% 患者或恢复了月经周期(7 例),或妊娠(2 例)。空腹胰岛素水平下降 10%,没有显著性差异。游离睾酮和雄烯二酮明显下降,SHBG 水平明显升高。

3. GLP-1 受体激动剂　胰高血糖素样肽 -1(GLP-1)受体激动剂属于肠促胰素类药物。肠促胰素这种物质受食物刺激下促进胰岛 β 细胞合成、分泌胰岛素,并抑制胰岛 α 细胞释放胰高血糖素。所以,GLP-1 受体激动剂可以改善胰岛素的抵抗,促进外周组织的葡萄糖摄取,加速脂肪分解代谢并抑制食欲,在临床上用于 2 型糖尿病和肥胖症的治疗。

目前,这类药物在肥胖 PCOS 患者的研究中一致观察到了良好的结果。临床试验中观察到,利拉鲁肽对 PCOS 患者减重、脂代谢、胰岛素敏感性改善的药效显著。一项对于利拉鲁肽的观察性研究探究了这种药物对肥胖和超重 PCOS 患者的减重效果:实验纳入了生活方式和二甲双胍干预后无减重获益的患者 84 名,平均使用利拉鲁肽 27.8 周后,发现患者平均减重 9kg。目前已有多篇综述对比并分析了这类药物和二甲双胍对 PCOS 患者的疗效,结果均显示,使用 GLP-1 受体激动剂治疗后,PCOS 患者体重减轻的效果更明显优于二甲双胍;更有一篇大型荟萃分析指出,对比现有的减重药物,利拉鲁肽是肥胖 PCOS 患者最为有效的减重干预手段。但值得提醒的是,利拉鲁肽需要每日皮下注射给药,价格及恶心、呕吐等胃肠道副作用也是需要酌情考虑的方面。

(五) 其他治疗

生物制剂例如:瘦素、脂联素、抵抗素等脂肪细胞产物,既可以通过经典的内分泌途径作用于远处的器官,例如下丘脑的食欲调控中枢,调节动物的食欲;也可以通过自分泌和旁分泌途径,作用于自身或邻近组织,直接影响宏量营养素的代谢。但从目前的研究来看,脂肪细胞产物仅适用于治疗相应激素先天性缺乏的患者。

肥胖患者通过严格的饮食、运动、药物、行为矫正疗法后,效果仍不明显时,可施行外科手术治疗。手术治疗的适应证如下:①体重超过理想体重 1 倍或 45kg;②BMI>39kg/m^2;③肥胖史不少于 5 年;④非手术治疗无效。外科手术通过影响食物摄入量或导致营养物质吸收障碍,以达到减轻体重的目的。目前较成熟的手术有:限制食物摄入量的胃成形术、既限制食物摄入又诱导"倾倒综合征"的胃旁路术、选择性消化及营养吸收障碍的胰胆旁路手术等。需注意,完成手术并不等同减重成功及长期保持,术后积极的营养教育及生活方式调整、避免可能营养素的缺乏及不耐受等急慢性并发症,对于患者完成减重目标、追求较高的生活质量都极为重要。

生物制剂和外科手术对于肥胖患者排卵功能是否能够改善未有报道。

第五节　肥胖的预防

随着肥胖的流行,它所带来的危害越来越得到关注,高胰岛素血症、胰岛素抵抗、高雄激素及高瘦素血症,导致代谢综合征的发病率增高,生育年龄的患者可表现为月经紊乱、无排卵性不育。积极治疗和预防肥胖显得尤为重要。肥胖不是简单的营养过剩,而是营养状态不良,是一个生物 - 医学 - 社会问题。对于肥胖病的预防应从幼年开始,正确理解现代健康概念应包括身、心、社会适应上的完好状态,坚持体力劳动和运动锻炼,合理安排饮食。由于遗传因素是不可改变的,肥胖患病率增加的主要原因是环境因素,因此,必须通过调控生活方式即合理的饮食及适宜的体力活动来控制体重的上升;青春期女孩开始出现肥胖并月经异常如月经紊乱、闭经,须积极进行生活方式调整包括不良行为心理的疏导,及时干预,有可能减少肥胖及 PCOS 的发生。肥胖病的预防应从两个方面着手,一是通过社会各种组织和媒介在人群中开展普遍的社会动员,使人们对肥胖病有正确认识(既不麻痹,又不紧张恐惧),改变不良的生活方式、饮食习惯和不合理的膳食结构等,使人群中肥胖病的危险因素水平大大降低。另一方面是提高对危险因素易感人群的识别,并及时给予医疗监督,以控制肥胖病的进展。Koplan 和 Dietx 建议:国家和以社区为基础的公共卫生的战略措施,即在大众水平上预防肥胖是必需的。

(郁 琦　冯鹏辉　林 琳　刘明娟　杨 爽　金利娜)

参考文献

1. 董砚虎, 孙黎明, 李利, 等. 肥胖的新定义及亚太地区肥胖诊断的重新评估与探讨. 实用糖尿病杂志, 2001, 9: 3-5.

2. 裴海成等. 实用肥胖病治疗学. 北京: 人民军医出版社, 2006.

3. KELLY A SHAW, PETER O'ROURKE, CHRIS DEL MAR, et al. Psychological interventions for overweight or obesity. Cochrane Database Syst Rev, 2005,(2): CD003818.

4. RAJ S PADWAL, DIANA RUCKER, STEPHANIE K LI, et al. Long-term pharmacotherapy for obesity and overweight. Cochrane Database Syst Rev, 2009,(1): CD004094.

5. DAVID HEBER, FRANK L GREENWAY, LEE M KAPLAN, et al. Endocrine and Nutritional Management of the Post-Bariatric Surgery Patient: An Endocrine Society Clinical Practice Guideline. J Clin Endocrinol Metab, 2010, 95 (11): 4823-4843.

6. ZENG Q, LI N, PAN XF, et al. Clinical management and treatment of obesity in China [published correction appears in Lancet Diabetes Endocrinol, 2021, 9 (7): e2]. Lancet Diabetes Endocrinol, 2021, 9 (6): 393-405.

7. CHANDRASEKARAN S, NEAL-PERRY G. Long-term consequences of obesity on female fertility and the health of the offspring. Curr Opin Obstet Gynecol, 2017, 29 (3): 180-187.

8. ELLULU MS, PATIMAH I, KHAZA'AI H, et al. Obesity and inflammation: the linking mechanism and the complications. Arch Med Sci, 2017, 13 (4): 851-863.

9. SILVESTRIS E, DE PERGOLA G, ROSANIA R, et al. Obesity as disruptor of the female fertility. Reprod Biol Endocrinol, 2018, 16 (1): 22.

10. ABDALLA MA, DESHMUKH H, ATKIN S, et al. A review of therapeutic options for managing the metabolic aspects of polycystic ovary syndrome. Ther Adv Endocrinol Metab, 2020, 11: 2042018820938305.

11. HUNTER E, AVENELL A, MAHESHWARI A, et al. The effectiveness of weight-loss lifestyle interventions for improving fertility in women and men with overweight or obesity and infertility: A systematic review update of evidence from randomized controlled trials. Obes Rev, 2021, 22 (12): e13325.

12. COONEY LG, LEE I, SAMMEL MD, et al. High prevalence of moderate and severe depressive and anxiety symptoms in polycystic ovary syndrome: a systematic review and meta-analysis. Hum Reprod, 2017, 32 (5): 1075-1091.

13. JISKOOT G, TIMMAN R, BEERTHUIZEN A, et al. Weight Reduction Through a Cognitive Behavioral Therapy

Lifestyle Intervention in PCOS: The Primary Outcome of a Randomized Controlled Trial. Obesity (Silver Spring), 2020, 28 (11): 2134-2141.

14. COONEY LG, MILMAN LW, HANTSOO L, et al. Cognitive-behavioral therapy improves weight loss and quality of life in women with polycystic ovary syndrome: a pilot randomized clinical trial. Fertil Steril, 2018, 110 (1): 161-171.

15. RASMUSSEN CB, LINDENBERG S. The effect of liraglutide on weight loss in women with polycystic ovary syndrome: an observational study. Front Endocrinol (Lausanne), 2014, 5: 140.

16. HAN Y, LI Y, HE B. GLP-1 receptor agonists versus metformin in PCOS: a systematic review and meta-analysis. Reprod Biomed Online, 2019, 39 (2): 332-342.

17. LYU X, LYU T, Wang X, et al. The Antiobesity Effect of GLP-1 Receptor Agonists Alone or in Combination with Metformin in Overweight/Obese Women with Polycystic Ovary Syndrome: A Systematic Review and Meta-Analysis. Int J Endocrinol, 2021, 2021: 6616693.

18. WANG FF, WU Y, ZHU YH, et al. Pharmacologic therapy to induce weight loss in women who have obesity/overweight with polycystic ovary syndrome: a systematic review and network meta-analysis. Obes Rev, 2018, 19 (10): 1424-1445.

19. ESCOBAR-MORREALE HF, SANTACRUZ E, LUQUE-RAMÍREZ M, et al. Prevalence of'obesity-associated gonadal dysfunction'in severely obese men and women and its resolution after bariatric surgery: a systematic review and meta-analysis. Hum Reprod Update, 2017, 23 (4): 390-408.

20. MILONE M, DE PLACIDO G, MUSELLA M, et al. Incidence of Successful Pregnancy After Weight Loss Interventions in Infertile Women: a Systematic Review and Meta-Analysis of the Literature. Obes Surg, 2016, 26 (2): 443-451.

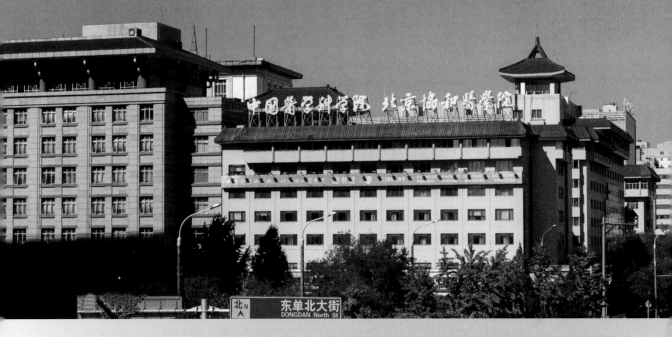

第十七章

反复流产

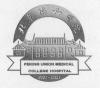

第一节　定义及危害

2011 年，英国皇家妇产科医师协会（Royal College of Obstetricians and Gynaecologists，RCOG）将反复流产（recurrent miscarriage）定义为与同一性伴侣连续发生 3 次或 3 次以上并于妊娠 24 周前的胎儿丢失；2012 年美国生殖医学会（American Society for Reproductive Medicine，ASRM）将其定义为反复妊娠丢失（recurrent pregnancy loss，RPL），即 2 次或 2 次以上的临床妊娠失败（经超声检查或组织病理学检查证实的临床妊娠），明确排除生化妊娠；2016 年中华医学会妇产科分会产科学组定义为复发性流产（recurrent spontaneous abortion，RSA），指 3 次或 3 次以上在妊娠 28 周之前的胎儿丢失；2018 年欧洲人类生殖与胚胎学会（European Society of Human Reproduction and Embryology，ESHRE）定义为反复妊娠丢失（recurrent pregnancy loss，RPL），指的是 2 次或 2 次以上在妊娠 24 周之前的胎儿丢失，包括生化妊娠、自然受孕和 ART 后的妊娠丢失，但不包括异位妊娠、葡萄胎和植入失败。原发性 RPL 定义为既往无超过 24 周妊娠史的 RPL。继发性 RPL 指至少有一次超过 24 周妊娠史的 RPL。

国际上不同国家和地区关于定义尚未达成一致。医学上"复发"指的是同种疾病再次发作，而流产很难确定其发生的原因，每次的流产原因可能不同。称其为反复流产可能更加合适。反复妊娠丢失的概念里有一个充满争议的话题是生化妊娠是否需要关注？是否需要按照反复流产去处理？生化妊娠胚胎种植部位是不确定的，也许有可能包括异位妊娠流产。大多数学者的观点是生化妊娠不应该视为一次妊娠，但也有人持反对意见。

如果在早孕期间只有一次或者在中孕早期只有一次流产的健康妇女是不应该进行 RPL 评估的。因为在孕 20 周前流产是相当常见、散发的事件，发生率 10%~15%。先前没有过活产的患者，在两次流产之后再发生流产的危险度是 35%，有临床显著性。在一项前瞻性的研究中，一次流产后，下一次的流产的风险是 15%；但是连续两次则上升到 17%~31%；并且 3 次或者 3 次以上流产后再次流产发生率为 25%~46%。另外一个主要原因是目前婚育年龄的推迟，连续发生 2 次流产并且既往无超过 24 周妊娠史的即应给予重视，进行反复流产的评估和治疗。此外，有关反复流产的妊娠周数：国际上大多数定义为妊娠 24 周，随着新生儿科技术的迅猛发展，已经有少数 24 周胎龄儿可以存活下来。

对于大多数有过反复流产病史的患者而言，预后是很好的。虽然在已知文献中有着各种差异性，但对于反复流产患者预后的合理估计指出：大约 76% 有过一次自发流产的夫妻将会在下一次的妊娠中产生足月妊娠；两次自发性流产之后，随后发生足月妊娠的机会降至 70%；而三次流产之后的足月妊娠的推测就降到了 65%；经历过四次自发性流产的患者只有 60% 的机会在随后的一次妊娠中达到足月。

第二节 病　　因

在所有的临床可认知到的妊娠之中,大约有 15% 发生自发性流产;而在人类经历的自发性流产中大约有 0.5%~1% 发生反复流产。但通常认为这一数据是被低估了的,因为存在这样一类流产的情况,即在黄体晚期发生流产,这样流产与月经来潮时间相近,患者不易也无法区分,从而在就诊的过程中不会向医生陈述,医生将此类患者多作为不孕症进行治疗。

目前,没有任何数据可以提供给我们,用以确定在一个发生过 2 次、3 次或是更多次流产的人群中找到反复流产原因的可能性有多大;然而,我们仍有理由认为,一个人经历过的流产次数越多,则致病条件存在的可能性就越大。近 10 年来,随着免疫学的进展,该病的病因筛查和治疗有很大的发展。但是临床筛查方法和治疗原则尚存在很多值得探讨并努力统一的问题。

反复流产的危险因素包括年龄、压力、职业或者环境暴露、慢性子宫内膜炎、内膜蜕膜化等。反复流产病因主要包括遗传因素、内分泌代谢性疾病、子宫解剖异常、血栓前状态、感染因素、免疫性因素。此外还有约 40%~50% 反复流产患者病因不明,可能与免疫抑制不足或母体免疫反应以及胚胎染色体异常或基因异常有关,排除已知病因的反复流产称之不明原因反复流产。针对原发性反复流产患者当第二次流产组织的核型为整倍体时才需要对女方进一步检查,女方检查时间大于流产后 6 周。

一、遗传因素

遗传因素包括妊娠组织染色体异常和反复流产夫妇染色体异常。妊娠组织染色体异常是早期流产的主要原因,而随着反复流产次数增多,胚胎染色体异常检出率降低。反复流产夫妇染色体异常的发生率各家报道不一,高者可达 14%,低者仅为 0.8%,反复流产者染色体异常比一般人群高出 10 倍多。太原地区 1 400 例反复流产夫妇中,染色体异常 73 例,占 5.21%,其中常染色体异常发生率女性显著高于男性,性染色体异常发生率男性显著高于女性。

由于男女生殖细胞或受精卵受到内外致畸因素的干扰,影响了正常的细胞分裂过程,致胚胎染色体异常,不能正常发育,造成胚胎早期死亡而发生流产。46%~54% 的自然流产与胚胎染色体异常有关。流产发生越早,胚胎染色体异常的频率越高,在早期流产中为 53%,晚期流产为 36%。其中极少数发育成胎儿,生后存活者中也多有先天发育异常包括神经管缺陷,如无脑儿、脊柱裂等。染色体异常,所致流产的流产物常为空孕囊或结构异常的胚胎。国内外文献表明,反复流产者夫妇染色体异常发生频率为 3%~5%,其中常见的是染色体相互易位占 2%,罗伯逊易位占 0.6%。着床前配子在女性生殖道时间过长,发生配子老化,流产的机会也会增加。流产胚胎染色体异常,除因双亲染色体异常所致外,病毒感染诱发染色体突变导致胎儿畸形也是流产的又一重要原因。妊娠组织染色体异常包括数目异常和结构异常。

1. **染色体数目异常**　染色体数目异常经常是由于细胞分裂时发生染色体不分离或染色体后期延迟所致。

(1)非整倍体:在流产的胚胎中非整倍体占70%。染色体异常的存活者中,以21三体和X三体最常见。除1号染色体外,流产胚胎中所见各号染色体均可发生三体;早期流产胚胎中最常见到的染色体三体是16三体,占全部流产染色体异常的15%,在活婴中则极为罕见。具有一条额外X染色体的胚胎生存率低,仅45%的47,XXY和70%的47,XXX胚胎可发育至足月。单体,即缺少一条染色体,只有45条染色体,占所有流产儿的15%~20%,是最常见的染色体异常。X单体流产中约2/3有胚胎,孕8周内流产的胚胎短小,妊娠晚期,囊性水囊瘤和全身水肿是这类胚胎的典型表现。

(2)多倍体:在流产的胚胎中多倍体约占30%。妊娠初3个月,反复流产中第二类常见的染色体异常是多倍体或单倍体的完全复制,近25%的流产胚胎中可见到多倍体,其中以三倍体常见。若额外一条染色体来自父亲,则常有胚胎发育不良;若来自母亲通常表现为胎盘形成不良。导致三倍体最常见的机制是双精细胞受孕或卵细胞第二次减数分裂时未排出第二极体。流产者中,四倍体较少见,很少能度过妊娠第4~5周。流产物常为空虚的孕囊,病理检查可见绒毛水肿、滋养细胞发育不良。其发生机制可能由于合子在卵裂早期,第一次分裂时细胞尚未完成分裂而染色体已复制所致。

2. **染色体结构异常**　在致畸因子的作用下,染色体发生结构异常,均可导致流产。染色体的断裂和变位重排是形成染色体各种结构畸变的基础。常见的染色体结构异常包括:缺失、倒位、易位、重复、环状染色体、双着丝粒染色体、等臂染色体等。

3. **染色体异常与性别**　反复流产患者染色体异常发生频率与父母有一定关系,大多数学者认为,男性产生的精子多,正常精子优先于异常精子受孕,而女性卵子数量有限,选择机会少,所以在自然流产夫妇中女性染色体异常发生率高于男性2倍。如夫妇双方染色体正常,而胎儿染色体异常,偶尔发生一次流产与反复流产者不同,多数是随机事件。晚期流产的胎儿,染色体核型多数是正常的,流产的原因多为胎儿以外的因素所致。

二、母体生殖道解剖结构异常

生殖道解剖异常可分为先天的及后天获得性的(如粘连、宫颈功能不全、息肉和子宫黏膜下肌瘤)。女性生殖道解剖结构异常可引起反复流产,特别是先天性子宫发育异常,10%~15%的反复流产妇女存在子宫先天异常。流产的发生可能是因为妊娠后子宫的膨胀受限、子宫纵隔使宫腔容积减少导致种植不正常、子宫对甾体激素的敏感性降低等。

1. **子宫畸形**　Manyonda I报道副中肾管发育与融合缺陷可产生不同类型的生殖器官解

剖异常。在胚胎 6 周时,副中肾管在中肾管外前方出现,这时男女生殖系统还是相同的。在女性胚胎,由于缺乏睾丸,不能分泌睾酮和米勒管抑制因子,中肾管开始退化。副中肾管逐渐增长,被腹膜包围,形成阔韧带使得卵巢、卵管和子宫相连。两侧副中肾管逐渐靠拢开始融合。胚胎第 9 周时,两侧副中肾管之间的间隔融合形成子宫阴道腔,之后形成子宫和阴道的上段。在胚胎发育过程中,若受内外因素影响,副中肾管发育受阻或被干扰,则发生异常,出现各种不同程度的畸形。如果诊断为米勒管子宫畸形,应考虑进一步检查肾脏和尿道。单角子宫、双角子宫、双子宫和子宫纵隔等可影响子宫血供和宫腔内环境。正常的妊娠内膜容受性允许胚胎黏附、种植、侵入和发育成胎盘。当子宫内膜容受性存在缺陷时,这个过程可能被干扰,导致不明原因不育和反复流产。子宫内膜容受性缺陷的原因和评估子宫内膜容受性的生物标志物还正在研究中。

(1)鞍形子宫:由于不同鞍形子宫患者的宫底部向腔内突出部分的具体程度不一,因此调查结果有所不同,研究结论较为模糊。总之,鞍形子宫患者的活产率较低,而流产率很高。有调查显示,283 名鞍形子宫妊娠妇女流产率为 20.1%。目前认为,若宫底突起部分<1cm,对妊娠率及结局没有明显影响。

(2)纵隔子宫:纵隔子宫最为常见,占 55%。纵隔处的内膜发育缺陷,对甾体激素的敏感性降低。纵隔子宫突出的临床表现之一即为流产,纵隔子宫患者有 25.5% 流产史,手术治疗有明显效果,但目前缺乏关于妊娠结局方面的数据。Kupesic 综合多个对未治疗纵隔子宫妊娠情况的研究(各研究间异质性较大),结果显示早产率为 10.0%,活产率为 58.1%,异位妊娠率为 1.9%,其中有的研究甚至发现流产率高达 75.7%。

(3)双角子宫:占米勒管异常的 10%。Propst AM 报道双角子宫的反复流产发生率为 32%,早产为 21%,胎儿存活率约 60%。

(4)双子宫:双子宫占子宫发育异常的 6.3%,因研究的样本量不大。有研究显示,86 例患者中,异位妊娠率为 2.3%,流产率为 20.9%,早产率 24.4%,活产率 68.6%。因为双子宫中每一个子宫可视为一个独立的子宫,其妊娠结局相对较好。一旦妊娠后,由于非妊娠侧子宫阻碍先露下降,难产和胎位异常的发生率高,剖宫产率也较高。此外,双子宫通常合并有阴道纵隔或斜隔,如果没有性交困难或阴道排液,通常没有症状也不会导致不孕。

(5)单角子宫:单角子宫在子宫发育异常中占 20%,最新的资料显示,流产率为 51%,早产率为 15%,活产率为 39%。其妊娠结局不佳,原因与宫腔狭小及肌肉组织较薄有关;由于胎位异常和宫缩不规律,单角子宫妊娠的剖宫产率较高。单角子宫的妊娠结局是最差的。

2. Asherman 综合征　由宫腔创伤、感染或胎盘残留等引起的宫腔粘连和纤维化等可影响胚胎种植,导致反复流产。

3. 宫颈功能不全　宫颈功能不全在解剖上表现为宫颈管过短或宫颈内口松弛,是导致晚期反复流产的主要原因。发育异常的子宫,同时宫颈发育也不良。若宫颈肌肉组织与结缔组织比例失衡,也易发生中孕期反复流产。

4. 其他　子宫肿瘤可影响子宫内环境,导致反复流产。

三、母体内分泌代谢异常

在正常妊娠过程中,受精卵的种植及妊娠的维持依赖于发育完好的子宫内膜、正常的雌激素和孕激素水平及子宫内膜激素受体的含量特异性和亲和力。有人提出"种植窗口"的假设来形容胚胎种植需要的各种内分泌苛刻的条件。文献报道反复流产的内分泌异常包括FSH水平偏低,LH、PRL、T水平偏高,E_2和P水平降低。与反复流产相关的内分泌疾病有黄体功能不全、高催乳素血症、多囊卵巢综合征、高同型半胱氨酸血症等。

1. 黄体功能不全 黄体期分泌孕激素总量不足称为黄体功能不全。排卵后卵巢中正常黄体的形成决定于:排卵前卵泡内有足量的颗粒细胞;排卵后黄体细胞有分泌孕酮的功能;卵巢中颗粒细胞和卵泡膜细胞有对促性腺激素产生反应的受体。妊娠初期,孕酮的主要来源是妊娠黄体,高浓度孕酮对增大的子宫起明显的镇静作用,对早期妊娠的支持十分重要。如果其中某项条件不具备,造成卵泡期和黄体期及妊娠早期的内分泌异常,均可导致黄体功能不全。

黄体功能不全在反复流产中发生率为23%~67%。孕酮分泌不足,可引起妊娠蜕膜反应不良,影响孕卵着床和发育,导致流产。

但目前来说,判断黄体功能除了孕酮测定外没有直接的方法,而所谓的黄体功能的最终作用靶点应该是子宫内膜的转化和容受性。孕酮的测定波动较大,而且难以与妊娠的维持直接挂钩,常可见孕酮较低而妊娠良好或孕酮水平较高但依然发生流产的病例。这可能说明每个人的所需要的孕激素水平是不一样的,这又可能与孕酮除了有内膜转化的作用以外,还有免疫调节和改善胎盘血供的作用有关。

2. 多囊卵巢综合征 多囊卵巢综合征患者存在性激素紊乱、代谢失调、肥胖等病理变化,其中高黄体生成素、高雄激素、高胰岛素/IR、肥胖、催乳素轻度升高,导致黄体功能不全和绒毛间隙血栓形成倾向等,被认为是多囊卵巢综合征自然流产率增高的高危因素。这些因素或独立或共同作用致使患者自然流产的发生。

在反复流产中,多囊卵巢综合征的发生率高达41%~81%,而且其中有56%的患者LH呈高分泌状态。卵泡期仅需要低浓度的LH。如卵泡中期LH值升高(>10U/L),可导致不孕、妊娠率降低及早期流产。LH升高引起自然流产的机制不明,现认为,多囊卵巢综合征高浓度的LH可能导致卵细胞第二次减数分裂过早完成、卵母细胞过早成熟,从而影响受精和着床过程。据报道LH不会影响内膜,且LH水平在早孕期是受抑制的,故不大可能影响受孕后的过程。多囊卵巢综合征常伴有胰岛素抵抗,研究发现反复流产的妇女与正常育龄妇女比,胰岛素抵抗的发生率很高。在一个研究中显示用二甲双胍治疗有胰岛素抵抗的反复流产可以降低其发生率。然而,另外一个设计很好的试验二甲双胍与枸橼酸氯米芬比较显示没有降低流产率,所以对于胰岛素抵抗与流产之间的关系仍不十分清楚。

3. 高催乳素血症 催乳素是卵泡发育成熟的必要物质、黄体发育的必要激素,是促性腺激素的主要调节剂。孕酮能促进催乳素的释放,而催乳素又是孕酮产生及黄体功能维持的先决条件。高水平的催乳素可直接抑制黄体生成素,从而影响黄体功能,与反复流产有关。

4. 高同型半胱氨酸血症　叶酸是一种重要的 B 族维生素,也称维生素 B_9。主要参与一碳单位循环和甲基化的调节,作为一碳单位转移酶的辅酶,与氨基酸的合成代谢、DNA 的合成、甲基化的调节及红细胞生成密切相关。主要活性成分为 5-甲基四氢叶酸(5-methyltetrahydrofolate,5-MTFH),5-MTFH 是高同型半胱氨酸再甲基化为甲硫氨酸的甲基供体。5,10-亚甲基四氢叶酸还原酶(MTHFR)是叶酸代谢通路中的关键酶,其基因多态性影响酶的稳定。当叶酸缺乏时,其重要活性成分 5-MTFH 缺乏,导致同型半胱氨酸升高,产生过氧化物和超氧离子自由基损伤血管内皮细胞,导致血管疾病及胚胎毒性作用,进而引起染色体异常及流产的发生。

5. 甲状腺相关疾病　主要是甲状腺功能减退,亚临床甲状腺功能减退。

6. 糖代谢异常　以往认为,糖尿病流产有关,但是这一观点一直存在争议,到目前为止还没有非常可靠的证据。

四、生殖道感染

国外文献报道生殖道感染会引起晚期流产、早产或胎膜早破,但感染因素在反复流产中是个什么角色尚不清楚,目前尚无法肯定 TORCH 的检测对于反复流产的治疗是否有帮助。国内报道随着各种微生物检测技术的发展,已证实某些微生物与反复流产确实有关。子宫内膜感染导致孕卵不能着床或引起配子染色体畸变而致流产,能引起反复流产的病原体可直接导致胚胎死亡或通过炎性反应使胚胎死亡。

1. 巨细胞病毒、弓形体　均可通过胎盘导致胚胎或胎儿感染,主要侵袭心血管系统及神经系统引起胚胎发育异常,最终导致死亡和流产。

(1) 人巨细胞病毒(human cytomegalovirus,HCMV):HCMV 是常见的人类致病性病毒,感染的宿主范围较窄,即不能感染其他动物。HCMV 原发感染常呈隐匿性,感染后多数患者可长期带毒,病原体潜伏于男性生殖器官和女性生殖道内,故病毒可长期或间歇自精液或宫颈分泌物中排出。孕妇发生 HCMV 感染后,病毒在体内各器官分布。胚胎期 HCMV 感染主要侵犯中枢神经系统和心血管系统,同时,亦可侵犯第一胚弓,引起胎儿发育异常,造成流产或死胎。由于 HCMV 在母亲病毒血症时经胎盘传给胎儿,使胎盘成为潜伏 HCMV 的基地,对 HCMV 有免疫效应的母体在妊娠期易复发感染或潜伏感染的激活,因此,流产反复出现。

(2) 弓形虫(toxoplasma):弓形虫病是由鼠弓形虫引起的广泛传播的疾病,在特殊宿主的肠道绒毛中形成卵包囊,而只有猫能排出卵包囊传染给人。此外,进食了生的感染肉类(如猪和羊)的卵包囊和滋养体、接触受污染的养花的土壤亦可被传染。母体原发感染往往无症状,胎儿感染的危险和严重性取决于孕期。原发性母体感染中,胎儿的感染率约 40%,而未经免疫母体在孕晚期或分娩时感染,则胎儿感染的发生率可高达 90%,母体感染发生于受孕前后或孕早期,胎儿感染率仅 10%,但胎儿受损严重。文献已有弓形虫感染致反复流产的报道,系母血经胎盘传播给胎儿,但大多数研究结论都倾向弓形虫不是反复流产的病因。

2. 沙眼衣原体、脲原体 是引起早期自然流产的主要病原体。其机制是其感染产生的子宫内膜炎症反应,免疫系统活动及产生沙眼衣原体细胞因子干扰胚胎植入及母体免疫系统保护胚胎的调节机制所致。

(1)沙眼衣原体(chlamydia trachomatis):衣原体是寄生于细胞内的原核细胞型微生物,由3个亚类组成,即沙眼衣原体(chlamydia trachomatis,CT)、鹦鹉热衣原体(chlamydia psittaci)和肺炎衣原体(chlamydia pneumoniae),与反复流产有关的主要是CT。CT通过性接触感染泌尿生殖道,可致化脓性宫颈炎;在下生殖道感染中,20%宫腔内培养出CT。由于CT是胞内寄生,且有较强的逃避宿主防御系统的能力,故易形成持续感染和潜伏感染。CT感染生殖道后可造成不孕、早产、自然流产。

(2)解脲支原体(ureaplasma urealyticum,UU):UU是一种处于细菌和病毒之间的原核微生物,具有无细胞壁、能在无细胞的培养基中繁殖、特异性抗体可抑制其生长繁殖、生长时需要胆固醇、对抑制蛋白合成的抗生素敏感,而对影响细胞壁合成的药物有耐药性的特点。文献报道,反复流产组精液标本的UU阳性率明显高于对照组,UU阳性标本的精子计数、活率、向前运动级别及畸形率均明显高于UU阴性者,故UU感染可影响精液质量而导致反复流产。UU经宫颈和阴道上行性感染胎膜、羊水及胎儿,亦可由母血经胎盘传播给胎儿。

五、免疫异常

1. 自身免疫因素与反复流产 约有40%的反复流产可能与免疫功能异常有关,以早孕流产较多见。在研究领域中大量的观察显示免疫因素在反复流产的病因中占重要地位。自身抗体是非常常见的,自身免疫型反复流产主要与三种自身抗体有关。抗磷脂抗体、抗细胞核抗体和抗甲状腺抗体在反复流产的妇女中水平比较高。然而,它们的预后价值尚不能肯定。

(1)抗磷脂抗体(antiphospholipid antibody,APA)与反复流产:目前,抗磷脂抗体与流产关系的研究最为深入。APA占反复流产的15%。在妊娠时磷脂的作用像一种黏合剂,能将独立的细胞黏合在一起,是胎盘植入子宫壁的必需物质。APA可与细胞膜上带负电荷的磷脂结合,此抗体本身并不直接导致流产,但指示一个不正常的自身免疫过程存在,该过程可能是中断磷脂的作用发生流产。

抗磷脂抗体阳性并伴有血栓形成或病理妊娠的一组临床征象,称为抗磷脂抗体综合征。抗磷脂抗体综合征的主要病理改变是由APA的靶抗原磷脂/磷脂结合蛋白的复合物引起的,复合物中,主要是磷脂/β_2GP-1(β_2 glucoprotein-1)产生的抗磷脂抗体与临床症状的关系最为密切。肖云山等总结文献认为抗磷脂抗体综合征患者反复流产的发生可能与血栓形成有关,抗磷脂抗体可通过多种途径促进血栓形成。

抗磷脂抗体还可直接干预受精卵的发育、着床和胚胎的生长：①抑制细胞滋养细胞分化为合体滋养细胞，使胎盘 β-hCG 合成和分泌减少；②抑制滋养细胞增殖；③减弱滋养细胞侵蚀能力，干扰子宫螺旋动脉血管重铸。这些因素与促血栓形成作用可合并发生，亦可单独发生。

上海仁济医院对 301 例排除了系统性红斑狼疮的反复流产病例进行 ACA（抗心磷脂抗体）检测，ACA 阳性标准为连续 2 次 ACA 阳性，其时间间隔为 4 周或 4 周以上，结果发现，ACA 阳性率为 14.29%，其中 2 次流产者为 12.73%，而 3 次以上流产者为 15.18%，反复流产患者 ACA 阳性明显高于对照组，而正常妇女 ACA 检出率为 6.73%，这些结果与近年国外报道相一致。

(2) 抗核抗体与反复流产：反复流产的女性其抗核抗体（antinuclear antibody，ANA）滴度明显高于正常妇女，当 ANA 滴度 ≥ 1 : 40，即可引起反复流产。

(3) 抗甲状腺抗体与反复流产：抗甲状腺抗体（antithyroid antibody）包括抗甲状腺球蛋白（TGAb）、抗甲状腺过氧化物酶（TPOAb）和抗促甲状腺激素抗体（TSHrAb）抗体。其中与反复流产最为相关的是 TGAb 及 TPOAb，其阳性的反复流产的发生率为 17%，且无明显甲状腺疾病，这种抗体引发反复流产的机制尚不清楚。

(4) 血型抗体系统与反复流产：分为 ABO、Rh、P 等血型系统。实验证明，上述各血型系统母儿血型不合均可导致早期流产。

一个罕见的免疫介导的反复流产是对血型抗原 P 的自身免疫。细胞毒素的 IgM 或者 IgG3 抗体直接防御 P 和 PK 抗原，这与 50% 的流产有关。而且在妊娠过程中胎儿生长受限；作者推测妊娠早期的血浆去除法也许能够治疗。

2. **同种免疫因素与反复流产** 经过对上述病因的筛查，严格地排除染色体异常、解剖结构异常、内分泌失调、生殖道感染、自身免疫疾病等病因的反复流产，临床上称为不明原因反复流产。反复流产中约 50% 患者流产原因不明。根据现代生殖免疫观点，可认为这类反复流产与同种免疫有关，又称为同种免疫型反复流产。

同种遗传因素可能引起反复流产，可能是通过相似于器官移植时接受者产生的排斥反应的机制。如果囊胚是发育正常的、完整的，胚胎会被滋养层细胞保护。然而，在一些妊娠中，囊胚有遗传异常或不完整，结果父源的抗原暴露于母亲的免疫系统，从而导致了排斥反应。

一些患有反复流产的母亲可能缺少基本的网状系统成分，即对胚胎提供免疫保护，比如合适的补体调控蛋白的表达（如，甘露糖结合凝集素，诱导凋亡的 TNF 超家族成员，巨噬细胞抑制因子 1，Th1/Th2/Th3- 型细胞因子，和 HLA-DR、HLA-G 或者 HLA-E）。

同种免疫型反复流产是指母体对胚胎之父系抗原识别异常而产生免疫低反应性，导致母体封闭抗体和 / 或保护性抗体缺乏和其他的细胞免疫及体液免疫异常，使得胚胎遭受异常免疫系统的攻击而造成的流产，目前多数学者认为它是同种免疫病的一种。但 Porter TF 等认为同种免疫相关的反复流产的概念尚未得到科学的验证。

六、血栓前状态

血栓前状态(prethrombotic state,PTS)又称易栓症(thrombophilia),在妊娠期可导致患者子宫螺旋动脉或绒毛血管微血栓形成,甚至形成多发性胎盘梗死灶,导致子宫 - 胎盘循环血液灌注不良,增加 RSA 和胎死宫内的危险。发生静脉血栓栓塞症(venous thromboembolism,VTE)的汉族人群主要与抗凝蛋白(蛋白 C、蛋白 S 和抗凝血酶)缺陷有关;白种人群主要是凝血因子 V 基因 Leiden(factor V Leiden,FVL)突变和凝血酶原基因突变引起。目前有相当数量的研究报道与自身免疫型反复流产有关,且用肝素治疗有效。最近还有报道反复流产是由于孕期过度的止血反应导致子宫胎盘脉管系统的血栓形成倾向和继之的流产。

有一篇系统的文献复习分析了溶解纤维蛋白缺陷与反复流产的关系发现有明显关系,反复流产患者凝血因子XII明显缺乏(OR=18.11,95% CI: 5.52~59.4; 5 个研究,纳入 1 096 名妇女)。

促凝血的微粒可以有助于形成高凝状态,从而干扰正常的胚胎种植和胎儿的生长。有的研究显示这种微粒与早期和晚期的不明原因流产有关。

胎盘机制在反复流产中也有一定作用。一些数据显示在膜联蛋白 A5 基因(膜联蛋白 A5 是一种胎盘抗凝血蛋白)内存在常见的单倍体 M2 的表达,此与反复流产有关。获得性血栓前状态主要包括抗磷脂抗体综合征(antiphospholipid syndrome,APS)、获得性高同型半胱氨酸血症以及其他引起血液高凝状态的疾病。

七、生活方式因素

吸烟与饮酒均与反复流产有关。过多的咖啡因的摄入也会增加反复流产的危险性。

第三节 诊 断

目前,临床上要求至少从上述几个方面对反复流产的病因进行检查,以达到病因学诊断水平。即染色体异常、母体生殖道解剖结构异常、内分泌失调、生殖道感染、自身免疫疾病和同种免疫因素等。前 5 种病因都有明确的实验室诊断指标,而不明原因反复流产要在确切排除其他原因情况下,才能作出"不明原因反复流产"的诊断。因此,要求对各种病因的筛查要全面、仔细。病因筛查中,除了详细询问病史和常规妇科检查外,还应做以下项目的实验室检查。

一、遗传检测方法

妊娠组织的遗传检测包括常规核型分析、荧光原位杂交(fluorescence in situ hybridization,FISH)、微阵列比较基因组杂交(array-based comparative genomic hybridization,array-CGH)及二代测序(next generation sequencing,NGS)。目前常用的检测方法是 array-CGH 检测技术,可以避免母体污染,并可以检测所有染色体及区分异常原因。

夫妇的染色体检测为常规核型分析。

二、对母体生殖道解剖结构有无异常的检查

1. 先天发育异常 子宫输卵管造影术和超声检查可作出子宫发育异常的诊断,但它们有时不易对纵隔子宫和双角子宫进行鉴别,这时就需要联合腹腔镜检查,以明确诊断。宫腔镜检查可对宫腔内情况进行进一步评估,并且可以与腹腔镜同时进行。目前认为,宫腹腔镜联合检查是诊断子宫发育异常的金标准。

经阴道的三维超声,在诊断子宫异常方面准确性较好。它不仅可以看到宫腔内部,并且可以看到子宫外面的轮廓。因其具有高度敏感性、特异性及无创性可作为先天性子宫畸形初步筛查,可疑时进一步宫腔镜确诊。

超声宫腔造影(SHG)在诊断子宫畸形方面比 HSG 或宫腔镜诊断子宫畸形具有更高的敏感性和特异性,当缺乏经阴道三维超声设备或必须检查输卵管通畅度时可采用超声宫腔造影术评估子宫形态。

磁共振成像(MRI)与经阴道三维超声相比成本高,但 MRI 可将检查扩展到腹部,有助于发现与子宫畸形相关的肾脏畸形。当经阴道三维超声不可用的情况下推荐 MRI。

2. 宫颈功能不全的检查 目前为止尚没有单一的真正的诊断试验。常用的方法如下。

(1)孕前检查方法:①宫颈扩张试验:通过 8 号宫颈扩张器无阻力(有的描述为 7 号宫颈扩张器),提示宫颈功能不全;②宫颈气囊牵引试验:将 Foley 导尿管插入宫腔,囊内注入 1ml 生理盐水,如重量<600g 即可牵出,提示宫颈功能不全;③子宫输卵管碘油造影:宫颈管缩短,管径<6mm,提示宫颈功能不全。

(2)孕期的检查方法:①宫颈指检:宫颈阴道部较短,甚至消失,内外口松弛,可容 1 指通过,有时可触及羊膜囊或见有羊膜囊突出于宫颈外口;②经阴道超声:宫颈管长度在妊娠 24 周前<25mm。

三、内分泌检查

黄体功能不足:目前无有效的检测手段,可以通过基础体温测定判断黄体功能,黄体期低于 11 天通常诊断为黄体缺陷。此外,黄体中期测定孕酮水平<10ng/L,或黄体期三次孕酮水平总和<30ng/L,考虑黄体功能不足的诊断,但这一观点未被广泛接受。

月经 2~4 天:FSH,LH,PRL,E_2,T。

血糖 OGTT 和各时段胰岛素检测。

同型半胱氨酸、血清叶酸、红细胞叶酸及维生素 B_{12},必要时进一步行 *MTHFR* 基因检测。

甲状腺检查: FT_4、TSH 抗甲状腺过氧化物酶抗体(TPOAb)及抗甲状腺球蛋白抗体(TGAb)检测。有甲状腺功能异常临床表现的和有甲状腺异常病史的妇女应该评估甲状腺功能。对于无症状的妇女筛查亚临床型甲减是有争议的。我们认为筛查是合理的,因为有证据表明亚临床型甲减以及甲状腺功能正常但 TPO 阳性比 TPO 阴性的女性流产风险增高。而且,发现补充 LT_4 增加了 TPO-Ab 阳性的孕妇的活产率(OR=3.04,95% CI: 0.69~13.36)。

四、感染因素筛查

各种细菌、衣原体、支原体、病毒等的检测。

1. 人巨细胞病毒 HCMV 平均潜伏期 28~60 天,成人 HCMV 感染通常是无症状的,我国人群 HCMV 感染率极高,达 90% 以上。不过在血清 ELISA 检测中,只有当 IgM(+)时,才说明有活动性感染存在。但 IgM 抗体阳性可能还包括 IgM 抗体假阳性。妊娠期母体原发性 HCMV 感染的诊断方法:①检测孕妇血清抗体水平,间隔 3~4 周 IgG 抗体由阴性转阳性或者 IgG 抗体滴度增加 4 倍;②IgG 抗体亲和力测定:亲和力指数<30%,提示孕妇 HCMV 感染为近 2-~ 个月内的原发性感染。由于母体 IgM 不能通过胎盘屏障传给胎儿,故胎儿 HCMV 感染的诊断方法为妊娠 21 周后进行羊水 PCR 测定或羊水病毒培养法。但上述两项检查结果无法预测先天性 HCMV 严重程度。

2. 弓形虫 弓形虫病可产生 IgG 及 IgM 抗体,故血清学检查可辅助诊断原发感染:①IgM(+)IgG(-),2~3 周复查 IgG(+)。②IgM(+)IgG(+),2~3 周复查和第一份样本同时检测 IgM、IgG,IgG 亲和力(孕 16 周内)出现低亲和力,IgG 抗体滴度明显变化。胎儿宫内感染检测可在妊娠 18~20 周以后,孕妇感染至少 4 周后取羊水样本检测。

3. 沙眼衣原体 细胞培养、抗原检测、抗体检测、核酸检测(NAAT 和基因探针)、细胞学显微镜检测。标本取材:除 NAAT 外,取材必须取到宫颈柱状上皮细胞。NAAT 检测标本取材:①女性:阴道或宫颈拭子或前段尿;②男性:前段尿或尿道拭子。

4. 解脲支原体 UU 感染的临床表现无特异性,诊断主要靠实验室检查:①培养法:各种分泌物、羊水、血等作培养,直接对菌落进行鉴定;血清学诊断:酶联免疫吸附试验(enzyme-linked immunosorbent assay,ELISA),检测类似特异性抗体。②分子生物学方法:PCR 或 DNA 探针技术,这些方法具有培养困难和假阳性率高等局限性,RNA 检测是新发展起来的技术,可检测处于活跃阶段的病原体的存在。上述检查方法标本取材:宫颈柱状上皮细胞。用于 UU 的 NAAT 经 FDA 批准,可用于尿液和尿道、阴茎口、宫颈管和阴道拭子样本的检测。不建议在女性或者男性中筛查无症状的 UU 感染。对有症状患者的性伴侣进行检测。

五、免疫诊断

反复流产的免疫诊断尚属于探索阶段,不能作为确定诊断的指标,仅能作为参数参与综合分析。

1. APA 的检测主要狼疮抗凝物(LA)、抗心磷脂抗体 ACA)、抗 β_2- 糖蛋白 1(β_2-GP1)抗体。间隔 12 周或以上出现 2 次及以上 LA 阳性或 ACA、抗 β_2GP1 抗体滴度 > 第 99 百分数诊断 APA 阳性。

2. 抗核抗体、抗甲状腺过氧化物酶抗体(TPOAb)及抗甲状腺球蛋白抗体(TGAb)检测。

3. ABO 血型及 RH 血型。

六、血栓前状态

凝血功能:PT、APTT、TT、Fg、D- 二聚体,有条件医疗机构可以进一步查蛋白 C、蛋白 S、Ⅻ因子及抗凝血酶Ⅲ(AT-Ⅲ)。

第四节　治　疗

一、染色体异常

染色体异常,尽管有正常妊娠的可能,但再次流产的概率也同时增加。对于染色体异常,目前尚无理想的治疗方法,其中仅一部分患者可以找到发病原因,如由药物所致、饮食污染、电磁波污染,故应当尽力避免暴露于上述危险因素中。如系男性内分泌异常所致,应进行系统检查,找出具体原因,进行有针对性的治疗。杜绝近亲结婚。如夫妇双方染色体核型异常,应采取避孕措施,一旦妊娠,即应进行胎儿检查,如绒毛染色体检查、血 AFP 检测或超声及羊水检查,发现异常者应及时终止妊娠。高危染色体异常夫妇,目前可以采用供体精子或卵子体外受精等辅助生殖技术,并应进行种植前遗传学诊断(PGD),如有问题可以用捐赠者的配子或收养孩子。PGD 可以用来有 RSA 病史的人的治疗,可以改善妊娠结局。另一方面,如果仅仅因为高龄进行种植前的检测,PGD 会降低活产率。

二、母体生殖道解剖结构异常

1. **子宫发育异常**　治疗效果与生殖道发育异常的类型有关,纵隔子宫、双子宫及双角子宫预后相对较好;发育不对称的单角子宫等预后较差。

纵隔子宫是最常见的子宫发育异常,由于微创技术的发展,宫腔镜下宫腔纵隔切除术因其简单、安全、损伤小,且能有效增大宫腔体积,已成为常规和经典的治疗方式。纵隔被切除后,妊娠结局有了显著的改变,有回顾性的研究发现:手术后流产率从 88% 下降到 15%。在一项研究中,关于子宫纵隔处理前后的结局的研究。共有 3 组:切纵隔之前 289 例胚胎移植、宫腔镜下子宫纵隔切除术后 538 例、对照组。纵隔较大的,没手术治疗的活产率 2.7%,

切除纵隔后的为 15.6%，对照组 20.9%。纵隔较小的，活产率分别为 2.8%、18.6%、21.9%。

对于双角子宫患者，有观点认为应行矫形术，然而循证医学研究发现，就算经过手术治疗，双角子宫患者妊娠的概率没有明显的改善。对 21 个研究的回顾性队列研究显示，有 8 个研究发现，经手术治疗后，活产率从 0% 提高到 80%，流产率从 64% 下降到 20%，另有对 14 例患者的观察发现，矫形术后活产率从 21% 提高到 82%，然而另外 13 个未行手术治疗的研究显示，活产率为 57%，而流产率为 30%。基于这些数据，用手术方式来治疗双角子宫不值得推荐。

正常宫颈或双宫颈的双子宫，一般不影响生育力，不需要手术干预。

单角子宫的诊断一旦成立不建议行子宫重建。如合并有内膜的残角者建议切除非交通性残角，避免残角子宫妊娠。并且加强孕期监护，及时发现合并症；分娩时，放宽剖宫产指征，注意预防、发现和处理产后大出血。

2. 子宫肌瘤　黏膜下肌瘤可在宫腔镜下做肌瘤切除术，壁间肌瘤可经腹腔镜行肌瘤剔除术或经腹肌瘤剔除术。

3. 宫腔粘连　可在宫腔镜下做粘连分离术，术后放置宫内节育器 3 个月，同时给予雌激素修复子宫内膜。

4. 宫颈功能不全　宫颈环扎术是目前治疗宫颈功能不全的常用方法。对该方法的有效程度仍有争议。

三、内分泌及代谢异常

据报道，由内分泌原因引起的流产，治疗后妊娠的成功率可达 60%~70%。

1. 黄体功能不全　主要采用孕激素补充疗法。用孕激素治疗可明显减低有 3 次或 3 次以上的不明原因的 RPL 的发生，hCG 可明显减低 2 次及 2 次以上的不明原因的流产。孕期可使用黄体酮 20mg 隔日或每日肌内注射至孕 10~12 周左右，或 hCG 1 000~2 000U，隔日肌内注射 1 次。亦可服用口服的天然孕激素，如地屈孕酮或黄体酮胶囊。对于免疫因素、子宫过度收缩、神经内分泌因素、黄体酮降低用孕激素均有效。

2. 高同型半胱氨酸血症　补充高剂量叶酸及维生素 B_6。

3. 甲状腺功能及抗体　2017 年美国甲状腺协会（American Thyroid Association，ATA）更新的妊娠期和产后甲状腺疾病诊治指南对于亚临床甲状腺减退症使用左甲状腺素治疗的情况：①SCH 合并 TPOAb 阳性；②TSH>10mU/L 而 TPOAb 阴性。有流产史的女性 TOPAb 阳性、甲状腺功能正常的女性，2019 中国妊娠和产后甲状腺疾病诊治指南也建议可以考虑给予左甲状腺素治疗。起始剂量 25~50μg/d。

伴随高浓度的血清甲状腺过氧（化）物酶抗体的甲状腺功能异常的妇女在妊娠中接受甲状腺素片的治疗可能获益，这种治疗可能会降低流产和早产的风险。在一个随机的试验中，早孕期间甲状腺功能正常但甲状腺过氧（化）物酶抗体高的妇女被给予"左甲状腺素钠片"（平均剂量 50mcg/d）降低了流产率，从 13.8% 降到 3.5%（*RP*=1.72，95% *CI*：1.13~2.25）。

目前有研究认为反复流产患者血硒水平与正常妊娠妇女比较,差异无统计学意义,但比非妊娠妇女明显降低,且有统计学意义。也许适当补硒对反复流产患者可能有帮助,但孕期不建议补充硒治疗。

4. 其他 如患者存在多囊卵巢综合征、高催乳素血症或糖尿病等,均宜在孕前进行相应的内分泌治疗,并于孕早期加用孕激素。

四、感染因素

1. HCMV 目前尚无有效的 HCMV 疫苗及治疗方法,严重的 HCMV 感染可用更昔洛韦。高效价抗 HCMV 免疫球蛋白治疗,治疗后可再次怀孕。

2. 弓形虫 孕期感染者可用乙酰螺旋霉素治疗,服法:乙酰螺旋霉素 0.2~0.3g,每日 4 次,连服 3 周,停药 2 周后再次服用,直至分娩。对孕 24 周以下者,一般推荐采用治疗性流产。

3. 沙眼衣原体 孕前治疗方案首选多西环素,100mg,口服,2 次 /d,共 7 天或阿奇霉素,1g,单次口服;妊娠期感染者阿奇霉素单次 1.0g 口服,替代方案阿莫西林,500mg,口服,3 次 /d,共 7 天。

4. UU 进行药敏测试,孕前推荐方案:①大环内酯敏感,多西环素 100mg 口服 2 次 /d,共 7 天,然后阿奇霉素 1g 初始剂量口服,然后 500mg,每天口服一次,持续 3 天;②大环内酯类耐药:多西环素 100mg 口服 2 次 /d,共 7 天,然后莫西沙星 400mg 每天口服一次,共 7 天。孕期感染者可用红霉素 500mg,每日 4 次,连续 7 天,或阿奇霉素。对有症状的 UU 感染者的性伴侣进行检测,若为阳性,应同时治疗并暂停性生活。如性伴侣无法检测,可以接受与患者相同的抗菌方案。

五、免疫相关性反复流产

将反复流产的部分病因归因于免疫因素后,免疫刺激或免疫抑制都被当作恰当的干预手段。白细胞输注、静脉内注射免疫球蛋白、孕酮补充疗法及泼尼松治疗都已用于自身免疫相关性反复流产或不明原因反复流产中。

1. 自身免疫因素

(1)确诊 APS 推荐使用低分子肝素(low molecular weight heparin,LMWH)治疗量:单纯 APL 阳性建议单独使用小剂量阿司匹林(low dose aspirin,LDA),孕前阿司匹林 100mg,q.d. 口服;转阴后可试孕,同时口服阿司匹林 75mg q.d. 至妊娠 12 周。

(2)抗核抗体阳性,建议对抗核抗体阳性的反复流产患者孕前采用泼尼松 10~20mg/d 治疗。国内一项研究比较了年龄及抗米勒管激素无统计差异的 50 位 ANA 阳性女性和 100 位 ANA 阴性女性,经过泼尼松联合羟氯喹治疗对体外受精和胞质内单精子注射冷冻胚胎移植后未发现 ANA 对取卵数、可用胚胎、优质胚胎有影响,但可以提高 ANA 阳性女性冷冻胚胎移植后临床妊娠率、降低流产率。

2. 同种免疫因素（不明原因 PRL） 联合治疗方案：阿司匹林 100mg/d+ 泼尼松 5mg/d+ 复合维生素微量元素 1 片 /d。暂时避孕治疗 3 个月；3 个月后开始试妊娠，方案改为：阿司匹林 75mg+ 泼尼松 5mg/d+ 复合维生素微量元素 1 片 /d。监测 BBT 升高 3 日后加用地屈孕酮 10mg 每日 2 次 ×10 天。如怀孕上述药物服用至妊娠 3 个月。

不明原因 RPL 治疗中孕激素为免疫耐受的基础；多数文献肯定抗磷脂抗体综合征患者的抗凝治疗。免疫抑制剂和免疫治疗可能只针对某些特定人群有效，但目前缺乏必要的准确检查手段。营养元素的缺乏目前检查手段有限。在更准确、更有针对性的检查方法问世之前，联合治疗可能是一种选择。免疫治疗可作为二线治疗方案，针对联合治疗无效者进行。对于具有同种免疫因素的反复流产患者的治疗主要采用免疫刺激，即主动免疫治疗。用父亲的淋巴细胞免疫母亲已经被研究用来作为诱导免疫耐受的一种技术，其中一些不仅使用父亲的细胞免疫，也用第三方捐献的白细胞。滋养层膜以及静脉内滴注免疫球蛋白作为同种抗原。该疗法由 Beer 和 Taylor 在 20 世纪 80 年代初期创立，在全球已应用 20 余年。但是近些年的系统的文献复习发现并持续不断地报道免疫治疗没有效果。

值得怀疑的免疫治疗：尽管同种免疫机制引起反复流产没有被证实，一些免疫治疗已经开始应用来治疗不明原因的反复自然流产。文献复习发现不仅没有作用，有些还有害。

20 个高质量的综述显示经过免疫治疗和不治疗的活产率没有统计学上的差异。研究评估了 4 种免疫治疗：父亲细胞免疫（$OR=1.23$，95% CI：0.89~1.70；12 个研究包括 641 名妇女）；第三者捐赠的细胞免疫治疗（$OR1.39$，95% CI：0.68~2.82；3 个研究包括 156 名妇女）；滋养细胞膜过滤（$OR=0.40$，95% CI：0.11~1.45；1 个研究包括 37 名妇女）；静脉免疫球蛋白（$OR=0.98$，95% CI：0.61~1.58；8 个研究包括 303 名妇女）。

另外系统的文献评估了 3 个随机的和两个队列研究的免疫治疗，特别是对于 IVF 失败的患者，涉及到 373 名患者。患者用静脉免疫球蛋白治疗显示比对照组有一致的增高的活产率；在荟萃分析中却显示结果较差，并有统计学意义。然而，在这 3 个试验中，有许多的不同处，比如预处理、干预时间（妊娠前、妊娠后、妊娠前后均有）、剂量、患者的免疫学异常等不同。而且，一些人用肝素和阿司匹林治疗，对照组不治疗。因此，这种治疗的疗效还不清楚。

六、血栓前状态

无 VTE 表现或相关病史推荐使用预防剂量 LMWH。有 VTE 表现推荐使用治疗剂量 LMWH。

LMWH 启动时机：尽早启动为原则，移植日、排卵同房后或证实怀孕时。

LMWH 停药抉择：使用治疗剂量者需要整个孕期使用至产后 1 个月（分娩前后 24~48 小时暂停）。使用预防剂量者相关实验室指标正常后或超过既往不良孕周，酌情继续使用 2~4 周后停药。

LMWH 孕期监测：①出血；②过敏；③肝肾功能受损。注意症状同时必要时可每月监测血小板、肝肾功能、凝血功能及 D- 二聚体。

> 附：2006 年悉尼国际 APS 会议修订的 Sappora 抗磷脂抗体综合征（antiphospholipid syndrome，APS）的初步分类诊断标准，确诊 APS 至少需同时存在一条临床标准和一条实验室标准。抗磷脂抗体综合征的初步诊断标准具体如下。
>
> 1. 血管栓塞　任何器官或组织发生 1 次以上的动脉、静脉或小血管血栓，血栓必须被客观的影像学或组织学证实。组织学还必须证实血管壁附有血栓，但没有显著炎症反应。
>
> 2. 病理妊娠
>
> （1）发生 1 次以上的在 10 周或 10 周以上不可解释的形态学正常的死胎，正常形态学的依据必须被超声或被直接检查所证实，或
>
> （2）在妊娠 34 周之前因严重的子痫或先兆子痫或严重的胎盘功能不全，所致 1 次以上的形态学正常的新生儿早产，或
>
> （3）在妊娠 10 周以前发生 3 次以上的不可解释的自发性流产，必须排除母亲解剖、激素异常及双亲染色体异常。
>
> 3. 实验室检查标准
>
> （1）血浆中出现 LA，至少发现 2 次，每次间隔至少 12 周。
>
> （2）标准 ELISA 在血清中检测到中~高滴度的 IgG/IgM 类 aCL 抗体（IgG 型 aCL>40GPL；IgM 型 aCL>40MPL；或滴度>99 的百分位数）；至少 2 次，间隔至少 12 周。
>
> （3）用标准 ELISA 在血清中检测到 IgG/IgM 型抗 β_2-GPI 抗体，至少 2 次，间隔 12 周。

（郁 琦　冯鹏辉　林 琳　刘明娟　甄璟然）

参考文献

1. Practice Committee of the American Society for Reproductive Medicine. Evaluation and treatment of recurrent pregnancy loss: a committee opinion. Fertil Steril, 2012, 98 (5): 1103-1111.

2. ESHRE Guideline Group on RPL, Bender Atik R, Christiansen OB, et al. ESHRE guideline: recurrent pregnancy loss. Hum Reprod Open, 2018, 2018 (2): hoy004.

3. 肖云山, 林其德. 自身免疫型习惯性流产的病因、病机、诊断和治疗. 实用妇产科杂志, 2005, 21 (2): 72-74.

4. 赵爱民, 林其德. 同种免疫异常所致习惯性流产的病因、病机及其诊治. 实用妇产科杂志, 2005, 21 (5): 74-75.

5. PLOWDEN TC, SCHISTERMAN EF, SJAARDA LA, et al. Thyroid-stimulating hormone, anti-thyroid antibodies,

and pregnancy outcomes. Am J Obstet Gynecol, 2017, 217 (6): 697. e1-697. e7.

6. ACOG Practice Bulletin No. 142: Cerclage for the management of cervical insufficiency. Obstet Gynecol, 2014, 123 (2 Pt 1): 372-379.

7. XIE J, JIANG L, SADHUKHAN A, et al. Effect of antithyroid antibodies on women with recurrent miscarriage: A meta-analysis. Am J Reprod Immunol, 2020, 83 (6): e13238.

8. WORKOWSKI KA, BACHMANN LH, CHAN PA, et al. Sexually Transmitted Infections Treatment Guidelines, 2021. MMWR Recomm Rep, 2021, 23; 70 (4): 1-187.

9. MIYAMURA H, NISHIZAWA H, OTA S, et al. Polymorphisms in the annexin A5 gene promoter in Japanese women with recurrent pregnancy loss. Mol Hum Reprod, 2011, 17: 447-452.

10. ROGENHOFER N, ENGELS L, BOGDANOVA N, et al. Paternal and maternal carriage of the annexin A5 M2 haplotype are equal risk factors for recurrent pregnancy loss: a pilot study. Fertil Steril, 2012, 98: 383-388.

11. KARATA S, AYDIN Y, OCER F, et al. Hereditary thrombophilia, anti-beta2 glycoprotein 1 IgM, and anti-annexin V antibodies in recurrent pregnancy loss. Am J Reprod Immunol, 2012, 67: 251-255.

12. KUMAR A, MEENA M, BEGUM N, et al. Latent celiac disease in reproductive performance of women. Fertil Steril, 2011, 95: 922-927.

13. CHEN L, HU R. Thyroid autoimmunity and miscarriage: a meta-analysis. Clin Endocrinol (Oxf), 2011, 74: 513-519.

14. THANGARATINAM S, TAN A, KNOX E, et al. Association between thyroid autoantibodies and miscarriage and preterm birth: meta-analysis of evidence. BMJ, 2011, 342: d2616.

15. CERVERA R, BALASCH J. Autoimmunity and recurrent pregnancy losses. Clin Rev Allergy Immunol, 2010, 39: 148-152.

16. ATA B, TAN SL, SHEHATA F, et al. A systematic review of intravenous immunoglobulin for treatment of unexplained recurrent miscarriage. Fertil Steril, 2011, 95: 1080-1085. e1-2.

17. COOMARASAMY A, TRUCHANOWICZ EG, RAI R. Does first trimester progesterone prophylaxis increase the live birth rate in women with unexplained recurrent miscarriages? BMJ, 2011, 342: d1914.

18. KAANDORP SP, GODDIJN M, VAN DER POST JA, et al. Aspirin plus heparin or aspirin alone in women with recurrent miscarriage. N Engl J Med, 2010, 362: 1586-1596.

19. CLARK P, WALKER ID, LANGHORNE P, et al. SPIN (Scottish Pregnancy Intervention) study: a multicenter, randomized controlled trial of low-molecular-weight heparin and low-dose aspirin in women with recurrent miscarriage. Blood, 2010, 115: 4162-4167.

20. GAO R, DENG W, MENG C, et al. Combined treatment of prednisone and hydroxychloroquine may improve outcomes of frozen embryo transfer in antinuclear antibody-positive patients undergoing IVF/ICSI treatment. Lupus, 2021, 30 (14): 2213-2220.

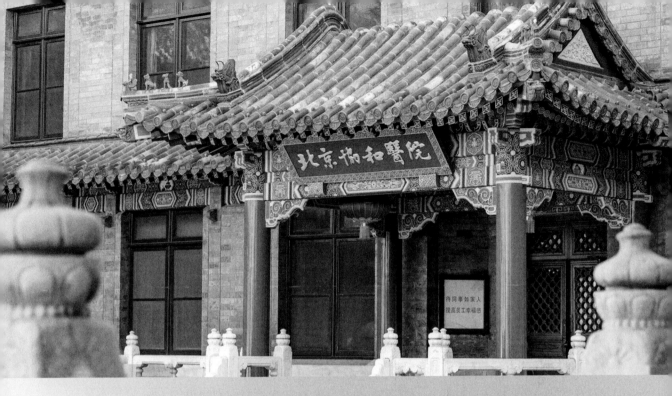

第十八章

子宫内膜异位症与子宫腺肌病

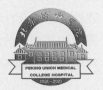

第一节 子宫内膜异位症

一、概述

子宫内膜异位症(endometriosis,EM)是子宫内膜腺体和间质出现在子宫以外的部位,生长、浸润、反复出血,进而引起疼痛、不孕及结节或包块等病症。异位的子宫内膜最常见种植于盆腔,也偶见位于远处器官。

子宫内膜异位症是一种常见的、慢性的、良性的雌激素依赖性疾病,病变广泛、形态多样,极具侵袭性和复发性,可导致痛经、性交痛、不孕不育等多种不适,但也可无明显症状,仅在手术时被偶然发现。

综合文献报道,在育龄妇女中约 10% 患有 EM,合并不孕者约为 40%~50%。近年来在中国的发病率不断上升,已经成为妇科的多发病和常见病。

二、病因

子宫内膜异位症被发现的历史深远,但发病机制至今仍未完全清楚。早年的发病学说包括 Sampson 经血逆流学说,即种植学说,体腔上皮化生学说和良性转移学说等,其中经血逆流被认为是内膜种植的必要条件,但实际上,经血倒流是妇女行经期一种十分常见的现象,而为何在此基础上只有少部分患者患病,可能取决于宫腔内在位内膜的数量及种植能力等,即所谓"在位内膜决定论"。已有大量的研究证据证实,EM 患者在位内膜存在"孕激素抵抗"的机制,雌、孕激素的受体亚型、雌激素合成相关酶等均有异常表达,黄体期的内膜存在分泌反应滞后的组织学特点,而经期脱落的内膜黏附、侵袭和血管形成等能力,均明显强于非内异症患者,更深层次的潜在变异可能来源于基因表达、表观遗传学等的差异。此外,子宫内膜异位症也被认为是一种免疫失调的疾病,机体免疫系统不能很好地清除倒流至盆腔的子宫内膜碎片,盆腔的炎症反应和免疫环境失调均有助于异位内膜存活并增殖,而且 EM 还常合并自身免疫性甲状腺炎等病变,都是其复杂性的体现(图 18-1)。

"子宫内膜异位症生命"的概念是指胎儿和新生儿在宫内和出生后暴露于母体的某些妇科病理因素和生活方式、喂养方式(如子宫内膜异位症或相关子宫肌瘤、妊娠期间吸烟、妊娠期子痫前期、配方奶喂养和早产等)下,将潜在地干扰内膜的个体程序化发育,进而出现病理性改变。青春期后,病变的内膜通过经血逆流则会产生异位病灶。成年期,异位内膜对生理性和药理性的激素均敏感,可发生相应的变化。更年期后,EM 可以归于平静,但仍然可对外周脂肪细胞产生的雌激素起反应。因此,子宫内膜异位症应该被视为一种终生疾病,在

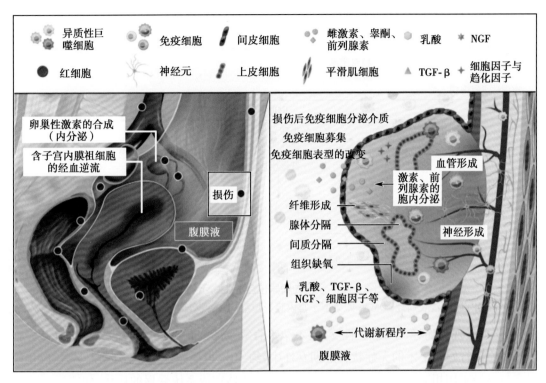

图18-1　子宫内膜异位症病变包含复杂的细胞混合物,代表一个独特的微环境

(左)盆腔和其他关键器官(包括肠、子宫和膀胱)的病变位置。注意盆腔由腹膜间皮细胞排列覆盖,其内可有一定量的腹膜液,而EM患者腹腔液中的成分发生了显著的变化。(右)腹膜浅表EM病灶的示意图。病灶是由上皮(点状)和间质(粉红色)构成的复杂的多细胞结构,间质中含有成纤维细胞、多种免疫细胞亚型、新发育的血管(血管生成)、神经以及纤维化和缺氧的区域。免疫细胞是从血液和腹腔液中被募集到病灶区域,它们的表型受到局部高浓度的类固醇和前列腺素(核内合成)以及细胞因子的影响。病灶的周边可见新生的血管和神经侵入。另外,盆腔内的间皮细胞和一些巨噬细胞在低氧状态下以"代谢新程序(metabolic reprogramming)"产生乳酸这种副产品。

整个生命周期中,炎症、血管生成、神经生成和纤维生成是其发生和维持的主要过程,这些过程受环境及相关疾病影响下的基因、表观遗传和免疫因素等复杂机制的调控(图18-2)。

三、临床表现

　　子宫内膜异位症的基本病变,是异位的子宫内膜在卵巢激素的作用下,发生周期性的出血,局部形成以经血为主的斑片、结节或囊肿。由于渗出的经血对周围组织的刺激,继发急、慢性炎症反应,血管、神经生成和纤维化改变,进而形成深部浸润性病灶及不同程度的粘连。病变最多见于盆腔腹膜、卵巢及直肠子宫陷凹,也可发生于全身其他部位。

(一) 症状
　　子宫内膜异位症最常见的累及部位包括卵巢、直肠子宫陷凹、宫骶韧带和盆腔腹膜等部

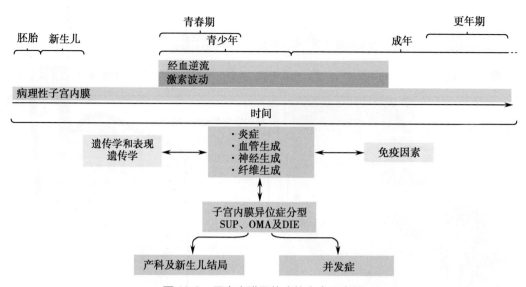

图 18-2 子宫内膜异位症的生命示意图

SOP: 腹膜浅表病灶; OMA: 卵巢型子宫内膜异位症; DIE: 深部浸润型子宫内膜异位症。

位, 由此可表现为痛经、下腹痛、性交痛、不孕不育等临床症状, 但也可以没有明显症状。在因其他原因行妇科手术的无症状育龄期女性中, 约 50% 可偶然发现盆腔 EM。另外, 除生殖器官与月经密切相关的症状外, EM 患者还常有其他器官或系统受累的症状, 如便秘/腹泻、肛门坠胀、排尿或排便时疼痛、疲劳、抑郁等。因此, 与其将 EM 看作是一种疾病(disease)或病变(lesion), 更主张将其视为一种综合征(syndrome) (图 18-3)。远隔部位的 EM, 如胸膜及肺部受累可出现周期性胸痛、呼吸困难、咯血、鼻出血、经期气胸或胸膜渗液等, 也屡见不鲜。腹壁或会阴切口的 EM 病灶是分娩的并发病之一, 以局部包块形成并伴有周期性疼痛为主要表现, 包块增大到一定程度时局部可以明显触及。

1. **痛经及下腹痛** 继发性和渐进性痛经(dysmenorrhea)为其主要症状, 发生率超过 70%。多数为周期性疼痛, 表现为月经前 2~3 天开始下腹痛, 持续整个经期并可延续至月经后, 病情逐渐加重后, 可出现持续性疼痛, 形成所谓慢性盆腔痛(chronic pelvic pain)。下腹痛多位于盆腔及腰骶部, 并可放射到会阴、肛门或大腿部。症状的个体差异较大, 有的早期并无症状。疼痛的有无和程度, 与病变部位、深度及是否涉及神经有关。单纯的卵巢巧克力囊肿往往症状不明显, 而伴有显著疼痛者提示伴有深部浸润性 EM 病灶和/或子宫腺肌病。卵巢巧克力囊肿破裂时可出现围月经期的剧烈腹痛, 腹膜刺激征明显, 但因无内出血, 而生命体征平稳, 是一种较有特异性的急腹症。

2. **性交痛** EM 患者的性交痛(dyspareunia)通常为深部性交痛, 当进行阴道性交时阴茎触碰宫颈或穹窿可诱发深部疼痛, 而不是阴道口疼痛。深部性交痛及排便疼痛通常提示病变累及直肠子宫陷凹、宫骶韧带和/或直肠阴道隔。

3. **不孕不育** 子宫内膜异位症是除排卵障碍、输卵管因素外, 最常见导致不孕的原因, 在 EM 患者中约有 40%~50% 伴发不孕。轻度内异症患者发生不孕的原因不明。这类患者盆腔的病变轻微, 并无解剖学结构的异常, 却伴有顽固的不孕, 可能与内异症病灶产生较多

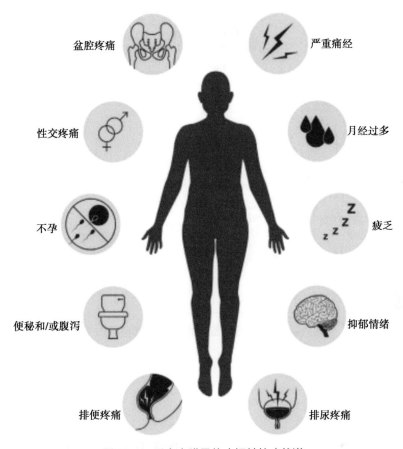

盆腔疼痛　严重痛经　性交疼痛　月经过多　不孕　疲乏　便秘和/或腹泻　抑郁情绪　排便疼痛　排尿疼痛

图18-3　子宫内膜异位症相关的症状谱

的前列腺素、金属蛋白酶、细胞因子和趋化因子等导致的炎性过程,损伤了卵巢、腹膜、输卵管和子宫内膜功能,导致卵泡发育、受精及着床的障碍。重度内异症则因严重的粘连可导致排卵、精子在腹腔的游走及输卵管捡拾卵子困难,还可能因卵巢储备功能下降和/或伴有子宫腺肌病有关。另外,越来越多的证据提示,EM不仅与不孕相关,也与反复胚胎停育和产科不良结局相关(图18-4)。

（二）体征

盆腔检查的发现取决于子宫内膜异位症病情的轻重及病变的位置。典型的子宫内膜异位症盆腔检查时发现子宫后倾固定,宫旁增厚、压痛,子宫后壁、子宫骶骨韧带、直肠子宫陷凹处有触痛结节。严重的可以向下浸润阴道后穹窿和直肠阴道隔。如合并卵巢巧克力囊肿,则宫旁一侧或两侧可及粘连并有压痛的囊性包块。由于病变常位于直肠子宫陷凹及宫骶韧带,应该重视对患者进行盆腔三合诊的检查。腹壁或外阴切口、脐部、宫颈、阴道后穹窿等浅表部位的病灶,肉眼或窥视时,局部可见到蓝紫色结节,或可触及痛性病灶。

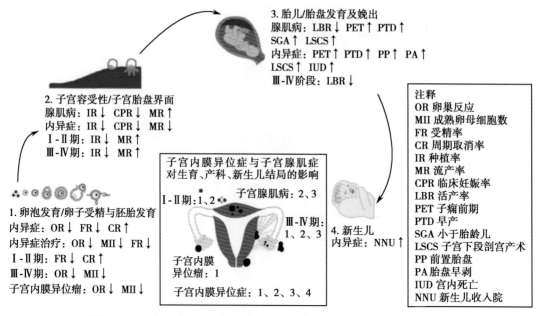

3. 胎儿/胎盘发育及娩出
腺肌病：LBR↓ PET↑ PTD↑
SGA↑ LSCS↑
内异症：PET↑ PTD↑ PP↑ PA↑
LSCS↑ IUD↑
Ⅲ-Ⅳ阶段：LBR↓

2. 子宫容受性/子宫胎盘界面
腺肌病：IR↓ CPR↓ MR↑
内异症：IR↓ CPR↓ MR↓
Ⅰ-Ⅱ期：IR↓ MR↑
Ⅲ-Ⅳ期：IR↓ MR↑

1. 卵泡发育/卵子受精与胚胎发育
内异症：OR↓ FR↓ CR↑
内异症治疗：OR↓ MII↓ FR↓
Ⅰ-Ⅱ期：FR↓ CR↑
Ⅲ-Ⅳ期：OR↓ MII↓
子宫内膜异位瘤：OR↓ MII↓

子宫内膜异位症与子宫腺肌症
对生育、产科、新生儿结局的影响
Ⅰ-Ⅱ期：1、2　子宫腺肌病：2、3
Ⅲ-Ⅳ期：1、2、3
子宫内膜
异位瘤：1
子宫内膜异位症：1、2、3、4

4. 新生儿
内异症：NNU↑

注释
OR 卵巢反应
MII 成熟卵母细胞数
FR 受精率
CR 周期取消率
IR 种植率
MR 流产率
CPR 临床妊娠率
LBR 活产率
PET 子痫前期
PTD 早产
SGA 小于胎龄儿
LSCS 子宫下段剖宫产术
PP 前置胎盘
PA 胎盘早剥
IUD 宫内死亡
NNU 新生儿收入院

图 18-4　子宫内膜异位症与子宫腺肌病对生育、产科、新生儿结局的影响

四、辅助检查

（一）影像学检查

1. 超声检查是妇科最常用的盆腔器官评估方法，最常用于卵巢异位囊肿的评估，不能发现小的种植性病灶，从而不能提示子宫内膜异位症的病变范围。卵巢巧克力囊肿的超声特点包括：壁厚的单房或多房囊肿，其内含低回声或中等回声的细密光点，卵巢囊肿内含有血块及细胞碎屑，可见毛玻璃样图像，或有颗粒状细小回声等。如 B 超提示囊肿内强回声光团，可能为卵巢畸胎瘤。若 B 超下为囊实性病变或伴有乳头样突起者，并有血流信号，应考虑为卵巢交界性或恶性肿瘤。对于不适合行阴道超声检查的患者，经直肠超声更优于经腹部超声。

2. MRI 检查　对于有临床症状或体征的疑似内异症，不推荐首选盆腔 MRI 检查进行确诊；针对疼痛较明显（VAS≥7）和／或 CA125 较高的患者，为评估是否合并子宫腺肌病，和／或累及肠、膀胱或输尿管的深部内异症的病灶范围，可考虑使用盆腔 MRI 检查。MRI 检查的综合敏感度可达到 82%，特异度为 87%。

（二）实验室检查

血清 CA125 测定是最常用的检测指标。由于子宫内膜与卵巢上皮癌均源于胚胎的体腔上皮，故有共性抗原，而使两者在血清 CA125 测定中均呈阳性反应。子宫内膜异位症患者中超过 50% 伴有血清 CA125 的升高（>35U/ml）。一般来说，CA125 升高的水平与病变的严重程度相关。在一项包括 685 例内异症患者的研究中，手术分期为Ⅰ～Ⅳ期的患者血清

CA25 水平分别为 19、40、77 以及 182U/ml。血清 CA25 水平>100U/ml 通常提示粘连广泛或内膜异位囊肿破裂。尽管血清 CA125 的测定对于诊断早期内异症并不敏感,但若内异症患者 CA125 升高,往往预示肠道粘连,术前应充分进行肠道准备。血清 CA125 诊断内异症的特异性并不高,其升高还见于其他的良性妇科疾病,例如盆腔结核、盆腔炎症等。更为重要的是,CA125 在卵巢上皮癌患者中显著升高,大多数超过 400U/ml。

五、临床分期

1. 病灶与粘连评分和分期　目前最常用的仍是美国生殖医学学会(既往称 AFS,现为 American Society for Reproductive Medicine,ASRM)腹腔镜分期方法,主要根据腹膜、卵巢病变的大小及深浅,卵巢、输卵管粘连的范围及程度,以及直肠子宫陷凹封闭的程度进行评分,共分为 4 期,Ⅰ 期(微小病变)1~5 分,Ⅱ 期(轻度)6~15 分,Ⅲ 期(中度)16~40 分,Ⅳ 期(重度)>40 分,强调要按异位病灶深浅及粘连范围打分,直肠子宫陷凹完全粘连者打 40 分,划为重度(表 18-1)。

表 18-1　内异症 ASRM 分期评分表(分)

子宫内膜异位症			<1cm	1~3cm	>3cm
腹膜		浅	1	2	4
		深	2	4	6
卵巢	左	浅	1	2	4
		深	4	16	20
	右	浅	1	2	4
		深	4	16	20
直肠子宫陷凹封闭			无	部分	完全
			0	4	40
粘连			<1/3 包围	1/3~2/3 包围	>2/3 包围
卵巢	左	薄	1	2	4
		厚	4	8	16
	右	薄	1	2	4
		厚	4	8	16
输卵管	左	薄	1	2	4
		厚	4[*]	8[*]	16
	右	薄	1	2	4
		厚	4[*]	8[*]	16

注: [*] 如伞端完全封闭,更改为 16 分,如已切除一侧附件,则另一侧附件打分 ×2。

上述分期法需通过腹腔镜检查或剖腹探查术,将手术发现以统一的描述方法,但与患者的临床症状并不完全平行。分期重度的患者中,其在一定程度上反映了临床预后,但并不完全成正比。此外,现有的分期方法不能反映盆腔以外病灶侵及的实际范围和严重程度,也不涉及子宫腺肌病的评估,与生育结局不直接相关,故存在一定的局限性。

2. 生育力评估 内异症生育指数(endometriosis fertility index,EFI)主要用于预测内异症合并不孕患者腹腔镜手术分期后的自然妊娠情况,评分越高,妊娠概率越高。预测妊娠结局的前提是男方精液正常,女方卵巢储备功能良好且不合并子宫腺肌病。需注意的是,对青春期及生育年龄患者需在术前及术后均进行生育力评估(表18-2)。

表18-2 子宫内膜异位症生育指数(EFI)

1. 手术结束时的最小功能(LF)评分

分值和描述

4 = 正常

3 = 轻度异常

2 = 中度异常

1 = 严重异常

0 = 缺失或无功能

	左侧	右侧
输卵管		
伞端		
卵巢		
最低分		

左侧 + 右侧 = LF 评分

将左右侧最低评分相加即得到最小功能评分。如果一侧卵巢缺失,即将对侧卵巢的最低评分乘以2倍得到总分

2. 子宫内膜异位症生育指数

病史因素			手术因素		
因素	描述	分值	因素	描述	分值
年龄	≤35 岁	2	最小功能评分	7~8(高分)	3
	36~39 岁	1		4~6(中等)	2
	≥40 岁	0		1~3(低分)	0
不育时间	≤3 年	2	AFS 病灶评分	<16	1
	>3 年	0		≥16	0
前次妊娠	前次妊娠史	1	AFS 总分	<71	1
	无妊娠史	0		≥71	0
病史因素总分			手术因素总分		

EFI = 病史因素总分 + 手术因素总分

病史因素   手术因素   EFI 总分

六、诊断

过去一直以手术病理诊断作为诊断子宫内膜异位症的金标准,但由于认识到很多的内异症患者存在诊断延迟的问题,为更早地诊断并给予干预指导,有利于延缓病变进展,更有利于保护生育力,现主张不必为诊断内异症而行腹腔镜检查,基于临床症状、体征、辅助检查的证据,足以达成临床诊断,并可以开始经验性药物治疗。

(一) 临床诊断

根据内异症的常见临床表现:①痛经,影响日常活动和生活;②慢性盆腔痛;③性交痛或性交后疼痛;④与月经周期相关的肠道或泌尿系统症状,尤其是排便痛、尿痛和血尿;⑤合并以上至少一种症状的不孕。具有以上一种或多种症状者,就可以诊断为内异症。

(二) 腹腔镜诊断

腹腔镜检查诊断子宫内膜异位症的敏感性和特异性分别为 94%~97% 及 77%~85%,诊断的准确性与医师的经验有关。

1. **盆腔腹膜表面病灶的诊断**　镜下系统地仔细观察各盆器及浆膜面有无不同颜色的斑片、结节样或瘢痕状的异位病灶。如发现卵巢粘在阔韧带后叶或直肠子宫陷凹处,在通畅的输卵管附近发现卵巢输卵管粘连,或无炎性粘连的盆腔内有较多腹腔液时,常提示有子宫内膜异位症的可能。腹膜病变可呈现不同形态,红色病变通常为比较新鲜的内膜组织,更容易合并血性腹腔积液,水疱样、粘连样病变通常代表炎性反应活跃,紫蓝色结节已比较陈旧,内异灶表面已有纤维包鞘形成,切开后可见巧克力样液体流出,白色病变则纤维化更明显,另外,腹膜缺损或薄翼化伴新生血管丰富,都是腹膜内异症的表现。可疑处应取活检,取活检时要警惕将盆底静脉误认为蓝色结节,而导致活跃出血。遇输尿管或血管走行部位及肠曲表面的病灶,不具备深厚手术经验的情况下不宜活检。

2. **卵巢子宫内膜异位囊肿(又称卵巢巧克力囊肿,chocolate cyst)**　镜下可见囊肿壁厚,呈蓝白色,或隐约的咖啡色,与周围组织有粘连,表面可见蓝点或咖啡色斑块。分离囊肿与周围组织的粘连过程中囊肿常破裂,流出棕色黏稠液,似巧克力液,应考虑卵巢巧克力囊肿,若为暗红血性稀液需除外黄体囊肿或卵巢赘生性肿瘤。

根据卵巢巧克力囊肿的大小和粘连情况可分为 Ⅰ 型和 Ⅱ 型。Ⅰ 型:囊肿直径多<2cm,囊壁多有粘连,层次不清,手术不易剥离。Ⅱ 型:又分为 A、B、C 3 种。Ⅱ A 型:卵巢表面小的内异症种植病灶合并生理性囊肿如黄体囊肿或滤泡囊肿,手术易剥离;Ⅱ B 型:卵巢囊肿壁有轻度浸润,层次较清楚,手术较易剥离;Ⅱ C 型:囊肿有明显浸润或多房,体积较大,手术不易剥离。

3. **深部浸润性子宫内膜异位症(deeply infiltrating endometriosis,DIE)**　指病灶浸润深度 ≥5mm,包括宫骶韧带、直肠子宫陷凹、阴道穹窿、直肠阴道隔、直肠或结肠壁的内异症病灶,也可侵犯至膀胱壁和输尿管。

(三) 病理诊断

典型的子宫内膜异位症可在显微镜下见到内膜上皮、腺体和间质三种成分,如镜下见到3 种成分中的 1~2 种即可诊断,或在纤维结缔组织中见到吞噬细胞中有含铁血黄素,也可诊断为病变符合子宫内膜异位症。

七、鉴别诊断

(一) 原发痛经

原发痛经多于月经初潮起病,一般于经前几小时或月经开始时下腹疼痛,持续一两天,不超过 72 小时。为持续性下腹正中疼痛,可向腰及大腿放射,盆腔检查常无异常发现。异位症的疼痛常为继发性并进行性加重,于经前开始,持续整个经期或经后,可在正中或偏一侧有钝性胀痛及坠痛,且常向直肠、会阴和腰背部放射。同时可有其他伴随症状,如性交痛、经期肛门坠胀感等。盆腔检查如发现小的触痛结节,则更有利于子宫内膜异位症的诊断。但原发性痛经往往是日后发生子宫内膜异位症的高危因素,应注意随诊观察,并鼓励使用非甾体抗炎药(NSAIDs)和 / 或短效口服避孕药控制症状,有利于延缓病变进展。

(二) 子宫腺肌病

此病周期性痛经,进行性加重,并常伴有月经量多及经期延长。妇科检查子宫可呈弥漫性增大,呈球形,其质较韧。B 超可见子宫增大,前后壁增厚,通常以后壁增厚更为明显,子宫肌层回声增强。子宫腺肌病(症)可与盆腔子宫内膜异位症并存。

(三) 卵巢肿瘤

其他病理类型的良性卵巢囊肿,除非囊肿扭转,一般无明显症状,不伴痛经。盆腔检查囊肿比较活动,宫旁无增厚,而卵巢巧克力囊肿多数伴随痛经、不孕等,查体囊肿由于粘连而活动受限,并有宫旁增厚,宫骶韧带或子宫后方可触及痛性结节。卵巢上皮癌体征亦可与子宫内膜异位症类似,但常发生于绝经后妇女,病情进展快,一般不合并痛经,直肠子宫陷凹结节触痛不明显,并可伴有腹腔积液。超声常提示血流丰富的盆腔包块,或囊肿内见有血流信号的实性成分,血清 CA125 较内异症更高,通常 >400U/ml,高度可疑者应尽早行腹腔镜检查确诊。

(四) 慢性盆腔炎

慢性盆腔炎可有反复炎症急性发作史。结核性盆腔炎常伴有其他部位结核,或有经量减少、色暗或淡,伴腰酸。取子宫内膜病理有的可显示内膜结核。子宫碘油造影如显示输卵管通畅而无病变,以子宫内膜异位症可能性大,结核常显示有输卵管的典型病变,如输卵管僵直、串珠样或有瘘管。腹腔镜检查有助于确诊。

(五) 急腹症

当卵巢巧克力囊肿破裂而出现急性下腹痛时,需与其他常见的急腹症鉴别。如急性盆腔炎、卵巢囊肿蒂扭转、宫外孕、急性阑尾炎等。病史与体征、后穹窿穿刺、超声检查、腹腔镜检的选择应用均有助于鉴别诊断。

(六) 直肠癌

当直肠阴道隔子宫内膜异位症病情严重时可侵犯直肠壁,导致直肠腔狭窄,甚至侵犯直肠黏膜,导致经期大便带血,应与直肠癌鉴别。内膜异位症者多数病史较久,常伴有其他内异症的症状与体征,钡灌肠或内镜检查直肠狭窄,但黏膜多完整,活检为良性病变。药物治疗试验也可协助鉴别,内膜异位症经过大剂量孕激素或 GnRH-a 治疗 2~3 个月,肠腔狭窄可缓解。

八、治疗

子宫内膜异位症是一种慢性病,应有尽早诊断和长期管理的理念,总的原则是"减轻和消除疼痛,减灭和消除病灶,改善和促进生育,减少和避免复发"。应坚持以临床问题为导向,以患者为中心,分年龄阶段处理,综合治疗;基于临床诊断尽早开始经验性药物治疗;规范手术时机,注意保护卵巢功能和生育力,使患者的手术获益最大化;保守性手术后进行药物长期管理,综合治疗,预防复发;定期复查,长期随诊,对有恶性高危因素的患者应警惕恶变。治疗上强调个体化,应兼顾患者年龄、生育要求、疼痛程度、临床期别、病灶部位(有无合并卵巢巧克力囊肿、腺肌病或已涉及生殖器以外的脏器)、以往治疗史及其疗效、经济及随诊条件等而决定。

(一) 针对盆腔疼痛的治疗

总体来说,止痛治疗可选择止痛药、孕激素复合口服避孕药、其他激素类药物或手术治疗。止痛药和口服避孕药仅对轻度疼痛患者有效,而中重度疼痛应选择 GnRH-a 等更强效的激素类药。但是,药物治疗并不能彻底去除病灶、改善生育或缓解粘连,所以对于病变较重的患者还需要手术干预。

1. **治疗原则** ①未合并不孕及附件包块直径<4cm 者,首选药物治疗;②合并不孕或附件包块直径 ≥4cm 者考虑手术治疗;③药物治疗无效可考虑手术治疗。内异症相关疼痛的诊治流程见图 18-5。

2. **药物治疗** 可选择口服避孕药物、孕激素类药物、孕三烯酮、GnRH-a 及中医中药等。循证医学证据表明,上述西药治疗内异症痛经效果相差不大,然而副作用各不相同,价格也有较大差异,因此,在选择用药时应与患者充分交流沟通,共同制订治疗方案。上述药物中,能够缩小卵巢子宫内膜异位囊肿的药物主要是孕激素类药物(地诺孕素)及 GnRH-a。若患者近期有生育要求,可以使用地屈孕酮治疗,可缓解痛经而不影响排卵。药物治疗期间,建议每 3 个月复查临床症状、妇科检查和超声检查;应注意药物副作用的监控、药物治疗期间囊肿增大达到手术指征时则建议手术治疗。

(1)非甾体抗炎药(NSAIDs):证实对内异症疼痛有效,尤其对于轻度患者,作用机制包括:①抑制前列腺素的合成;②抑制淋巴细胞活性和活化的 T 淋巴细胞的分化,减少对传入神经末梢的刺激;③直接作用于伤害性感受器,阻止致痛物质的形成和释放。但不能延缓内异症的进展。建议刚出现痛经即应用,不要等最痛时再用,否则药效不佳。推荐与孕激素或 COC 联用。副作用主要为胃肠道反应,偶有肝肾功能异常。长期应用要警惕胃溃疡的可能。

(2)孕激素类:可引起子宫内膜蜕膜样改变,最终导致子宫内膜萎缩,同时可负反馈抑制下丘脑 - 垂体 - 卵巢(HPO)轴,包括:口服甲羟孕酮,注射用长效甲羟孕酮,左炔诺孕酮宫内缓释系统(LNG-IUS),地诺孕素,地屈孕酮,孕三烯酮等。副作用主要是突破性出血、乳房胀痛、体重增加、消化道症状及肝功能异常。

新型孕激素地诺孕素(2mg/d)有中枢和外周的双重作用机制,缓解内异症痛经的同时可以缩小卵巢子宫内膜异位囊肿,并且随用药时间的延长,缩小异位囊肿的效果更显著。而且,由于其日剂量低,对性腺轴的抑制较轻,用药期间不会有类似绝经的低雌症状,对肝肾功能及代谢影响小,耐受性好,适合长期使用,目前长期应用 1 年以上,乃至 5~10 年以上的有效性和安全性证据均较充足,可作为内异症长期管理的首选药物。

地屈孕酮 10~30mg/d 的剂量可缓解内异症痛经,不抑制排卵。对于疑有黄体功能不足者黄体期使用地屈孕酮还可能提高自然受孕率。如果后半周期的用药方案(月经周期第15~24 天用药)缓解疼痛的效果欠佳,可改为全周期用药(第 5~24 天用药)继续观察。

孕三烯酮是睾酮衍生物,其作用机制是抑制卵巢功能,使性激素分泌减低,内膜萎缩,引起闭经。月经第一天起每周 2 次,每次 2.5mg,连续服用至少 6 个月。停药后可恢复月经。其副作用主要有男性化作用如多毛、痤疮、体重增加及绝经期症状等。此类药主要通过肝脏代谢,可损伤肝细胞,导致血转氨酶升高。因有其他药物可选择,目前已经很少使用。

(3)口服避孕药(COCs):作用机制主要是通过抑制排卵,负反馈抑制 HPO 轴,形成体内相对低雌激素环境,而孕激素成分可利于在位内膜和异位内膜蜕膜样化并萎缩。每日一片,连续或周期用药。副作用较少,属于非处方药,偶有消化道症状或肝功能异常。40 岁以上或有高危因素(如糖尿病、高血压、血栓史及吸烟)的患者,要警惕血栓的风险。

(4)促性腺激素释放激素激动剂(gonadotropin releasing hormone agonist,GnRH-a):通过垂体卵巢轴降调节作用,抑制垂体促性腺激素的释放,致卵巢分泌雌激素及孕激素下降达绝经后水平,内膜萎缩,形成药物性绝经。目前常用的药物名称有戈舍瑞林(goserelin)、亮丙瑞林(leuprorelin)、曲普瑞林(tryptorelin)。每 28 天皮下或肌内注射一次,3~6 次为一疗程。GnRH-a 是一种缓释长效制剂,突破出血少,一般用药 1~2 个月后闭经,病灶变小,症状改善,停药后 2~3 个月恢复月经及排卵功能。副作用主要是由于雌激素水平降低而引起的绝经期症状及骨质疏松症。为防止副作用,用药时间一般不超过 6 个月,并可使用反向添加(add-back)治疗来避免。

根据"雌激素窗口剂量理论"学说,不同组织对雌激素的敏感性不一样,将体内雌激素的水平维持在不刺激异位内膜生长而又不引起围绝经期症状及骨质丢失的范围[雌二醇水平在 146~183pmol/L(即 40~50pg/ml) 之间],则既不影响治疗效果,又可减轻副作用。反向添加方案:①雌孕激素方案:雌孕激素连续联合用药。雌激素可以选择:戊酸雌二醇 0.5~1.0mg/d,或每天释放 25~50μg 的雌二醇贴片,或雌二醇凝胶 1.25g/d 经皮涂抹;孕激素多采用地屈孕酮 5mg/d 或醋酸甲羟孕酮 2~4mg/d。也可采用复方制剂雌二醇屈螺酮片,1 片 /d。②连续应用替勃龙,推荐 1.25~2.5mg/d。应用反向添加可以延长 GnRH-a 使用时间,但何时开始反向添加尚无定论,治疗剂量应个体化,有条件可监测雌激素水平指导剂量调整。

3 个月内的 GnRH-a 短期应用,只为缓解症状的需要,可与植物药,如黑升麻异丙醇萃取物、升麻乙醇萃取物联合应用,每天 2 次,每次 1 片,称为联合调节。另外,GnRH-a 在长期管理中还可以与其他药物序贯使用,不仅可以维持治疗,还能减轻后续药物治疗初期的副作用。例如,不规则出血是孕激素应用初期的常见问题,GnRH-a 短期预处理可强效萎缩子宫内膜,可以减少孕激素治疗初期的不规则出血。证据显示,GnRH-a 预处理可以降低 LNG-IUS 的脱落率,延长续用。

(5)芳香化酶抑制剂:芳香化酶抑制剂不仅在卵巢、周围脂肪组织能抑制雌激素的生成,在内异症病变局部也能抑制其合成。在内异症组织中,前列腺素 E_2 刺激芳香化酶过表达并上调其活性,导致雄激素在局部向雌激素转化。相反,雌激素诱导产生更多的前列腺素 E_2 合成,从而在病变内部形成正反馈。芳香化酶抑制剂可中断此通路,从而治疗内异症。常用的两种药物为阿那曲唑(anastrozole 1mg)和来曲唑(letrozole 2.5mg)。值得注意的是,在绝经前妇女,芳香化酶抑制剂可刺激 FSH 释放,导致多个滤泡囊肿产生,因此不能单独应用,应与 GnRH-a 或孕激素复合口服避孕药联合应用,两者均可抑制卵泡发育。研究证实,芳香化酶抑制剂与 GnRH-a 联合疗效优于 GnRH-a 单药。其主要副作用为,长期应用可导致严重的骨质丢失。

3. 手术治疗　以腹腔镜手术为首选。适应证包括:①患者有药物治疗的禁忌证;②经验性药物治疗无效;③合并不孕不育;④盆腔包块需除外恶变。应有仔细的术前评估和准备,良好的手术设备,合理的手术方式,熟练的手术技术,以及合适的术后处理方案。手术方法包括:盆腔粘连松解术,内异症病灶切除术,卵巢囊肿剥除术,一侧附件切除术,子宫腺肌病病灶切除术,子宫全切除加双侧附件切除术,DIE(肠、膀胱、阴道、盆腔等)病灶切除术等。保守性手术后复发率较高,故手术后应辅助药物治疗并长期管理。

(1)保留生育功能手术:又称保守手术,指保留子宫及双侧卵巢的手术,绝大多数育龄期子宫内膜异位症患者第一次手术通常都采取保守手术。术中应先分离与周围的粘连,吸尽囊内巧克力样液体,正确分离囊肿与卵巢皮质的分界,并将囊内壁冲洗干净后剥除囊壁。手术时要注意组织的解剖层面,尽量保护正常的卵巢组织。术毕大量生理盐水对盆腔进行彻底冲洗,手术创面可用防粘连制剂预防粘连。对于无生育要求的年长患者(如年龄 ≥ 45 岁),可以考虑行患侧附件切除术。DIE 与疼痛密切相关,而手术的难度较大,有丰富经验的医生手术才能在不增加输尿管、肠道、血管损伤的基础上尽可能切除病灶。

保守性手术和根治性手术相比,症状缓解率相当(1 年时 60%~80% 疼痛缓解),但远期复发率高。术后 10 年疼痛复发约占 40%,约 20% 患者在 2 年内需要再次手术。卵巢巧囊剥除术后有 15%~44% 的患者在 5 年内复发,年轻且症状重、既往有药物治疗史是复发的高危因素。复发时盆腔检查及超声的典型表现有助于诊断,如囊肿无明显增大,且无症状,可考虑观察,每 0.5~1 年随诊,但是,如患者出现症状,或囊肿迅速增大,或超声提示囊肿内含实性成分,则需要再次手术。

保守性手术后强烈建议对患者进行药物长期管理以延缓或避免疾病复发,并延长疼痛缓解的时间。一般来说,雌孕激素或孕激素的口服避孕药为一线药物,疗程至少 2 年。另外,LNG-IUS 也是副作用较小的备选措施,上述辅助治疗可长期进行。如一线治疗无效,可采用副作用更大的激素治疗,例如 GnRH-a(+ 反向添加)治疗。

(2)根治性手术:即切除子宫及双侧卵巢的手术,适用于年龄大,已有子女,病变范围广而深,疑子宫腺肌病(症)、双侧卵巢巧克力囊肿、病变已涉及肠道或泌尿道,症状严重或其他方法治疗无效者。个别病情极为严重,并已有子女的 35 岁以上患者,或手术后又复发者,也可考虑行此种手术。术后复发率为 0~1%。此类患者术后进行低剂量的雌激素(结合雌激素 0.625mg,大致相当于戊酸雌二醇 2mg/d)的绝经激素治疗,复发率较低,仅 3.5%。安全起见,此类患者若行激素补充治疗,建议同时加用孕激素或服用替勃龙。

40 岁以下,已有子女的复发病例,症状或体征严重,或合并腺肌病的患者,有主张作保留一侧卵巢及切除子宫的半根治性手术,其有效率为 80%,复发率 5%~20%。因此时卵巢功能仍旺盛,仍有一定的复发风险,但过早行根治性手术也不适宜,可服用地诺孕素长期治疗。如患者宫腔大小合适,LNG-IUS 是较适合的选择,或可获得长期缓解。

内异症相关疼痛用的诊治流程图参见图 18-5。

(二) 针对不育的治疗

目前已经明确,子宫内膜异位症合并不育患者进行手术治疗可改善生育。药物治疗尽管可缓解疼痛,但对改善生育无帮助。符合不孕症诊断标准的内异症患者,首先应按照不孕症的诊疗路径进行全面的不孕症检查和生育力评估,包括:①病情程度[既往治疗过程、卵巢囊肿大小、是否合并子宫腺肌病(症)];②生育力评估[年龄、窦卵泡数、抗米勒管激素(AMH)水平、基础内分泌水平等];③输卵管通畅性检查;④男方精液检查;⑤排卵情况。如需行输卵管通畅性检查时,建议优先采用宫腹腔镜联合检查。

对内异症病变较轻的患者(分期Ⅰ~Ⅱ期),烧灼或切除内异症的种植病灶,冲洗盆腔后,术后 0.5~1 年自然受孕的可能性增大,如未成功,可进行辅助生殖治疗,如促排卵 + 人工授精,进而试管婴儿(in vitro fertilization-embryo transfer,IVF-ET)。对于年龄较大的患者(>35 岁),上述期待治疗的时间可相应缩短,或于术后直接进行辅助生殖治疗。存在男方精液异常或配子运输障碍等其他辅助生殖治疗适应证,卵巢疑似子宫内膜异位囊肿的患者,建议直接行体外受精胚胎移植术(IVFET)。

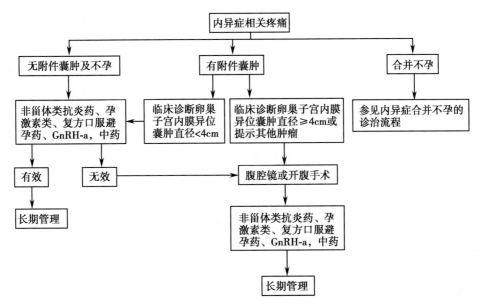

图 18-5　子宫内膜异位症相关疼痛的诊治流程图

引自：子宫内膜异位症诊治指南(第 3 版)，中华妇产科杂志，2021，56(12)：812-824.

对内异症病变较重的患者(分期Ⅲ～Ⅳ期)，剔除卵巢的巧克力囊肿、去除盆腔表浅或深部种植病灶、分离粘连恢复盆腔解剖，均对改善生育有益。即使最终需要进行试管婴儿，去除盆腔病灶也有益于提高其成功率。如果患者较年轻，手术中病灶切除满意，可在 3～6 个月期待妊娠后进入促排卵＋人工授精；如患者年龄偏大，或术后病变仍有残留，或合并输卵管因素，术后应直接进行试管婴儿。

EFI 综合了内异症严重程度、病史因素和输卵管功能，可有效评估和预测内异症患者的自然生育能力，但未考虑患者的卵巢储备功能，也未考虑合并子宫腺肌病(症)的情况，仍有一定局限性。对于 EFI 评分 ≥ 5 分的患者，腹腔镜手术后可期待 6 个月，给予自然妊娠的机会，如患者积极要求，也可以直接进行辅助生殖治疗。对于Ⅰ～Ⅱ期患者，不建议术后使用 GnRH-a，因临床妊娠率与未用药者无显著差异，反而延迟了受孕的时间，增加了药物副作用。对于 EFI 评分 ≤ 4 分者，建议直接行 IVF-ET。对于Ⅲ～Ⅳ期患者，可依据具体情况在术后行辅助生殖技术之前使用或不使用 GnRH-a 治疗。

复发性卵巢子宫内膜异位囊肿合并不孕者不主张再次手术，手术本身不能明显改善术后妊娠率，而且有可能加重卵巢储备功能的损害。临床评估卵巢子宫内膜异位囊肿无恶变的前提下，建议直接行 IVFET。如卵巢子宫内膜异位囊肿影响取卵操作，可考虑 B 超引导下穿刺治疗。对于 DIE 合并不孕的患者，手术不会增加妊娠率，且创伤大、并发症多；疼痛症状不明显的患者，尤其是 DIE 复发患者，首选 IVF-ET 治疗不孕。但若患者疼痛症状严重影响日常生活及性生活或考虑因 DIE 导致的反复胚胎种植失败，可考虑手术治疗。有关内异症合并不孕的诊治流程图参见图 18-6。

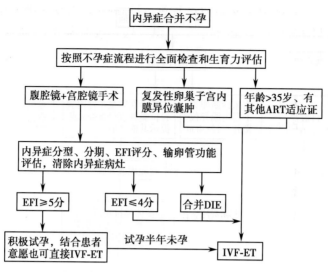

图 18-6 内异症合并不孕的诊治流程图

特别值得一提的是,卵巢巧囊的手术应格外注意保护卵巢功能。患者高龄及双侧卵巢巧囊是术后卵巢储备功能下降的危险因素。在进行囊肿剥离手术时应注意:①卵巢切口选择:可以以破口为剥离囊肿入路,撕开扩大破口找到界限剥离,修剪掉剥离囊肿破口处的纤维粘连环;另外一种是先沿破口剪除纤维粘连环,再找到正确的界面剥离;②囊肿剥离层次的判断:腹腔镜下可通过观察正常卵巢组织和囊肿壁的颜色及表面的光滑程度来判断,正常卵巢组织呈粉红色,囊壁为灰色或灰黄色。一般囊肿剥离从层次清晰部位开始;也可以采用注水形成水垫辅助钝性分离囊肿壁,还可减少术中出血;③止血方式选择:应先用生理盐水冲洗创面,看清出血点,再电凝止血,不可"卷地毯"式对整个卵巢创面电凝,以减少卵巢组织的热损伤。采用可吸收线螺旋式缝合止血也可减少对卵巢组织的破坏。

(三)深部浸润性子宫内膜异位症的治疗

深部浸润性子宫内膜异位症(deeply infiltrating endometriosis,DIE)是一组浸润到腹膜下深度>5mm 的内异症病变,可以位于盆腔的任何地方,但绝大部分 DIE 病变位于后盆腔,常常涉及重要器官如结直肠、输尿管及膀胱。

腹腔镜检查是目前诊断盆腔内异症的金标准,对于位于腹膜下的 DIE 病灶,腹腔镜观察判断病变的深度和范围有困难,诊断有一定的局限性。术前联合 MRI 检查和 / 或经直肠超声,可帮助确定病变的深部和广度,同时可以判断手术切除的彻底性。输尿管 DIE 的影像学检查首选泌尿系统超声检查,静脉肾盂造影(IVP)、泌尿系统 CT 重建(CTU)、泌尿系统 MRI 造影(MRU)等,有助于明确梗阻部位。膀胱 DIE 的诊断则依赖超声、MRI 及膀胱镜检查。

1. 输尿管 DIE 较为少见,因内异症病灶压迫或浸润性生长,导致输尿管扩张或肾积水。临床发病隐匿,临床表现不特异;症状与病变程度不平行,早期诊断很困难。治疗以手术切除为主,术前、术后可辅助药物治疗。手术以切除病灶、恢复解剖、尽量保留和改善肾功能为主要目的,尽量切除盆腔其他部位内异症病灶以减少复发。

2. 肠道 DIE　以直肠前壁受累为最常见，目前的手术方法主要有肠壁病灶削切术、碟形切除及肠段切除吻合术。无肠狭窄，手术以病灶减灭为宜，尽量保证肠壁完整性和功能。肠道 DIE 最佳的手术方案目前仍有争议。手术决策时，要权衡手术安全性与手术效果。

3. 膀胱 DIE　指异位内膜侵犯膀胱逼尿肌，较少见，多位于膀胱后壁和顶部。膀胱子宫内膜异位症(BE)约占子宫内膜异位症的 1%，由于术前评估及腹腔镜术中的诊断遗漏，其发病率可能被低估。有学者将 BE 腹腔镜下的特异性表现概况为三种类型：①内异症导致解剖结构扭曲(anatomy A 征)，如子宫过度前屈、膀胱周围粘连等；②近端输卵管闭塞、前盆腔封闭消失也是较常见的一种征象(blockage B 征)；③最显著的症状为"圆韧带接吻征"(kissing sign,K 征)，表现为双侧圆韧带较正常解剖位置明显靠近，甚至互相接触(图 18-7)。K 征的存在往往提示内异症病灶浸润膀胱全层(占 71.4%)，表浅的内异症病灶通常表现为 A 征(占 58.3%)。

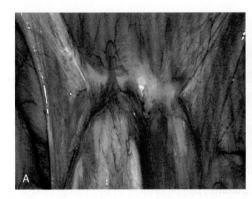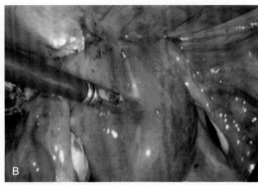

图 18-7　膀胱 DIE 的 B 型和 K 型
A. B 型；B. K 型。

膀胱 DIE 典型的临床症状为膀胱刺激症状，血尿罕见，可合并不同程度的疼痛症状。术前膀胱镜检查的主要目的是除外膀胱肿瘤，以及确定病灶与输尿管开口的关系。治疗以手术切除为主，关键是尽量切净病灶；手术的难易程度与病灶的大小、部位，特别是与输尿管开口的关系密切相关。术中需特别注意病灶与输尿管开口的关系。术后导尿管通畅是保证膀胱创口愈合的关键。主张使用较粗的导尿管，保持持续开放，术后留置 10~14 天。如果合并盆腔其他部位内异症，术后建议药物治疗。

九、子宫内膜异位症恶变

内异症的恶变率约为 1%。恶变主要来源于腺上皮，部位以卵巢居多，称为内异症相关卵巢恶性肿瘤(endometriosis associated ovarian carcinoma,EAOC)；其他部位如直肠阴道隔、腹壁或会阴切口内异症恶变也有报道。内异症间质恶变形成的肉瘤更少见，大多数为子宫外子宫内膜间质肉瘤。目前的证据表明，内异症增加卵巢透明细胞癌(*OR* 3.05,95% *CI*:

2.43~3.84)、卵巢子宫内膜样癌（*OR* 2.04，95% *CI*：1.67~2.48）和低级别浆液性癌（*OR* 2.11，95% *CI*：1.39~3.20）的风险，但不增加卵巢高级别浆液性癌及黏液性癌的风险。据统计，卵巢子宫内膜异位症恶变的概率约为2.5%。

　　Sampson于1925年提出了内异症恶变的诊断标准：①癌组织与内异症组织并存于同一病变中；②两者有组织学的相关性，有类似于子宫内膜间质的组织围绕于特征性的内膜腺体，或有陈旧性出血；③排除其他原发性肿瘤的存在，或癌组织发生于内异症病灶而不是从其他部位浸润转移而来。1953年，Scott又补充了第④条诊断标准：有内异症向恶性移行的形态学证据，或良性内异症组织与恶性肿瘤组织相连接。不典型内异症：属于组织病理学诊断，可能是EAOC的癌前病变，但病理诊断标准尚未统一。其中卵巢交界性子宫内膜样瘤，可能是内异症相关卵巢子宫内膜样癌的癌前病变。

　　有以下情况应警惕恶变：

1. 年龄≥45岁。
2. 绝经后。
3. 内异症病程长，≥10年。
4. 卵巢巧克力囊肿直径>10cm或短期内有明显增大。
5. 疼痛节律改变，痛经有进展，或由痛经转变为慢性盆腔痛。
6. 影像学检查提示囊肿内有乳头或实性结构，彩超提示病灶血流丰富，阻力低。
7. 血清CA125>200U/ml。
8. 合并子宫内膜病变。

　　子宫内膜异位症恶变的治疗遵循卵巢癌的治疗原则。由于内异症恶变发生率较低，不推荐对内异症患者常规进行卵巢癌筛查，同样，也不推荐对内异症患者进行预防性切除治疗。口服避孕药可能降低内异症恶变的概率。但对于有高危因素的内异症患者应加强随诊，必要时积极手术探查。

十、预防

　　临床医师在专注内异症诊疗的同时，应同时提高预防意识，做好预防管理，将治疗关口前移。内异症确切的病因及发病机制尚未完全阐明，但经血逆流种植学说已被公认。凡是能阻止或减少经血逆流的方法对预防内异症发生均有好处。因此及时纠正梗阻性生殖道畸形，避免或减少宫腔操作，避免经期盆腔检查或剧烈活动；对于有痛经或月经过多的患者，要引导她们积极使用NSAIDs和COCs，降低激素和前列腺素水平有助于打破或控制疾病病理进程，不要因抵触"激素类"药物的名称，而牺牲了其药物正效应。另外，剖宫产、阴道侧切助产操作中注意规范操作、保护术野，有助于减少医源性内异症的发生。对内异症的早诊断、早治疗其实着眼于控制疾病进展、保护生育力和避免不良结局。早期的内异症无须手术确诊，药物治疗可避免病变进展而必须手术或推迟内异症的手术时间，在合适的时机做适宜的手术，有利于手术治疗的获益最大化。

十一、青少年内异症

对于青少年内异症患者,要警惕合并梗阻性生殖器官畸形如阴道闭锁或阴道斜隔综合征等情况。对于有痛经和/或不规则腹痛、内异症家族史等高危因素者应尽早行 B 超等相关检查。临床诊断内异症即可开始药物治疗,必要时腹腔镜手术确诊。

青少年内异症的主要问题是疼痛和卵巢囊肿。长期管理的目标主要是控制疼痛、保护生育、延缓进展、预防复发。对合并有梗阻性生殖器官畸形的患者,应及时解除梗阻。控制疼痛以药物治疗为主,COC 是青少年内异症患者的一线治疗药物。孕激素类和 GnRHa 治疗成年内异症有效,但长期使用需要警惕骨质丢失,对于骨密度未达峰值的青少年患者而言应慎用。地诺孕素对骨量影响小,但青少年使用的安全证据尚不充分,如 COCs 无效可考虑使用,但要注意定期评估副作用。

青少年内异症患者的卵巢子宫内膜异位囊肿,如为单侧,且直径<4cm,可经验性使用COC 或地诺孕素缓解疼痛,减缓疾病进展。如用药后症状缓解或改善,可长期药物治疗,建议每 6 个月随访 1 次,随访内容包括:疼痛控制情况、药物副作用、妇科超声检查、有卵巢囊肿者应复查肿瘤标志物。同时,应对青少年患者及其家属进行健康教育,告知内异症复发率高和不孕率高,有条件的患者建议尽早婚育。

十二、特殊部位的内异症

(一) 瘢痕内异症

发生在腹壁切口及会阴切口瘢痕处的内异症,称为瘢痕内异症。主要表现腹壁切口或会阴切口瘢痕处痛性结节,与月经相关的周期性疼痛和包块增大。会阴部瘢痕内异症可伴有肛门坠痛、排便时肛周不适或性交痛等。结合剖宫产术史、内异症手术史、会阴侧切或撕裂史等病史,加上瘢痕部位的周期性痛性结节,临床诊断并不困难,重点是要行恰当的手术切除病灶,并获得病理证据。包括 GnRH-a 在内的所有药物,对于瘢痕内异症病灶来讲,作用不大,手术是首选的方法,应彻底切净病灶包括病灶周围至少 0.5cm 范围的陈旧性瘢痕组织。直径>3cm 的病灶切除后,容易造成腹壁结构,尤其是筋膜缺损,必要时需要使用补片。会阴切口内异症可能还要涉及修补肛门括约肌等,术后除预防感染外,伤口管理也很重要,腹壁 EM 常需要腹壁引流和加压包扎,会阴部瘢痕内异症术后则还需要适当的饮食管理和排便管理。

(二) 其他少见的盆腹腔外内异症

内异症可侵犯胸膜、肺、腹股沟、脐、横膈、坐骨神经、外耳、头皮等身体的各部位。如胸腔内异症可表现为经期气胸、咯血、胸腔积液等,诊断需除外肺部其他疾病,如炎症、肿瘤、结核以及血管炎等免疫性疾病,非经期影像学特征较经期有显著改善以及 GnRH-a 治疗后症状和影像学均有改善都有助于诊断,但最好是能够通过胸腔镜等方法获得病理证实。胸腔内异症可采取药物或手术治疗;药物治疗建议 GnRH-a 3~6 个月诊断性治疗,症状缓解、影像学病灶消失可继续用 COC、地诺孕素等药物维持治疗。有生育要求者建议妊娠。停药后有复发的可能,无生育要求则建议长期管理。

腹股沟内异症表现为发生在圆韧带腹膜外部位不能还纳的腹股沟包块,易误诊为腹股沟疝或圆韧带囊肿,以手术治疗为主。

(邓 姗 金 滢 潘凌亚 孙爱达 连利娟)

第二节 子宫腺肌病

一、概述

子宫内膜腺体和间质出现和生长在子宫肌层内称为子宫腺肌病(症)(adenomyosis, AM)。半数以上发生在 40 岁以上妇女。由于子宫内膜弥散性侵入肌层,引起肌纤维及结缔组织反应性增生,使子宫弥漫性增大。切面病灶呈明显的漩涡状结构,与肌层无清楚界限。如内膜局灶性侵入肌层,则子宫呈不规则增大,外观似肌瘤,质硬,又称为子宫腺肌瘤(adenomyoma)。显微镜下肌层内可见到子宫内膜腺体与间质。

迄今为止,AM 的起源和发病机制尚不完全明确。"子宫内膜基底内陷理论""经血逆流成体干细胞异位分化理论"以及"米勒管残留组织化生"是目前最主流和重要的假说和理论,但它们都只能解释部分临床类型或表型,也高度提示 AM 存在不同的亚型,其发病机制亦存在异质性和异源性(图 18-8)。其中子宫内膜基底层内陷侵入的病理因素最常见,可以来源于妊娠分娩、刮宫等机械因素的损伤,多见于 40 岁以上的已婚育女性,也可来源于内膜局部雌孕激素的不平衡导致的生化损伤,则可见于未婚育的年轻女性。

随着对 AM 发病机制的深入探讨,以及影像学,尤其是磁共振,对不同程度/范围病变的识别能力的提高进而细化分型的研究进展,推测内生型和外生型分别起源于子宫胚胎发育的不同胚层,进而分别通过"子宫内膜基底内陷"和"化生/分化"的机制形成病灶雏形,又在组织损伤修复过程中,伴随包括性激素、炎症、细胞增殖及纤维化、神经血管生成等多种病理因素混杂作用逐渐进展的路线模型似乎越来越清晰(图 18-9)。以往曾经认为子宫腺肌病和子宫内膜异位症是两种独立的疾病,但实际上两者在临床表现及发病机制上有很多相似之处,很大程度上可能都是由"在位内膜决定"的同源性疾病。

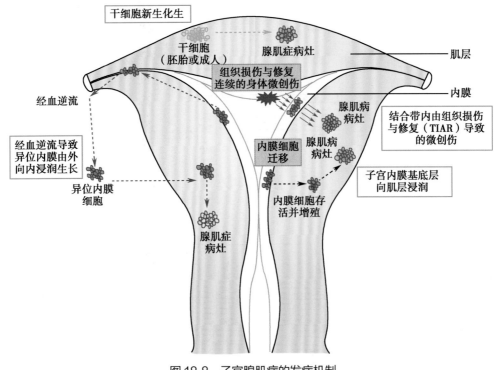

图 18-8 子宫腺肌病的发病机制

二、临床表现

(一) 症状

继发痛经,月经量多及子宫进行性增大是 AM 的三大典型症状。但约 1/3 患者无症状。

1. **痛经** 继发性痛经并进行性加重是 AM 的常见症状,北京协和医院 209 例腺肌病中,痛经 141 例,发生率为 67.5%。腺肌病子宫大小与痛经程度无明确的关系,痛经与异位内膜侵入的深度及涉及的严重程度有明显关系。关于痛经发生的原因,可能是异位内膜组织在经前及经期充血肿胀,或肌层内出血,使包绕内膜组织的周围肌肉的张力增高,结果产生肌肉疼痛性收缩。

2. **月经过多或经期延长** 文献报告月经过多占腺肌病患者的 50%~70%。Emge 及 Benson 分析月经过多的原因:可能由于子宫增大,内膜表面面积增加;卵巢功能失调,雌激素水平持续高涨,常合并子宫内膜增生;子宫肌层肥大,失去收缩力,无力控制充盈增生的血管,致出血过多。除月经过多或经期延长外,AM 患者还容易合并经间期出血和经前期点滴出血症状。

3. **子宫增大** 北京协和医院 209 例中,子宫增大 182 例,占 87.1%。盆腔检查子宫多为均匀性增大,呈球形,较韧,有压痛,一般不超过妊娠 12 周大小。如病灶局限,则呈不规则结节状增大。80% 患者血清 CA125 值增高。伴随子宫不同程度的增大,可伴有膀胱和直肠等的压迫症状。

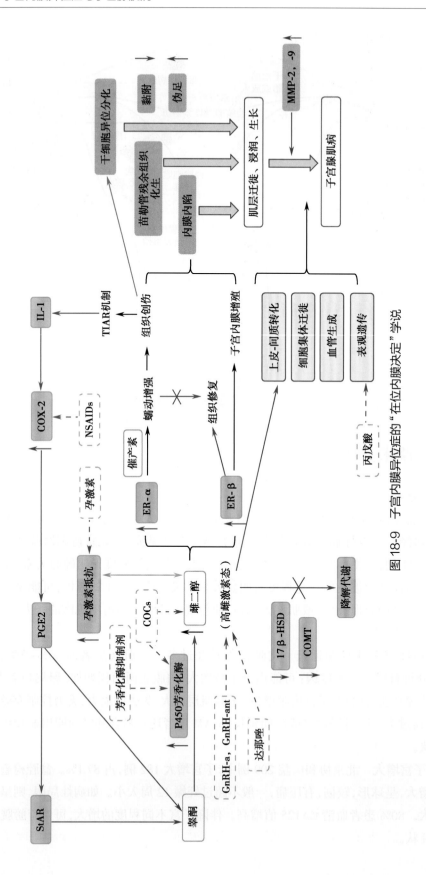

图 18-9 子宫内膜异位症的 "在位内膜决定" 学说

(二) 生育情况

一般报告 AM 好发于已产妇,因此认为分娩可能是肌腺病发病诱因之一。但 AM 合并不育者也甚多。北京协和医院单纯腺肌病 170 例中,除 2 例未婚外,在已婚 168 例中,原发性不育 62 例,继发性不育 34 例,共 96 例,占 57.1%。由于腺肌病患者合并子宫内膜异位症者较多,因此研究不育原因时混杂因素甚多。但是,一项在狒狒中进行的研究证实,即使除外内异症,腺肌病者发生不育的风险仍然增加 20 倍。

三、诊断

AM 的诊断主要根据临床症状和体征,以下辅助检查方法有一定帮助。

(一) 经阴道超声

经阴道超声和盆腔 MRI 均有助于诊断子 AM,尤其是后者的 T_2 像。子宫腺肌病的典型征象(图 18-10)包括:①非对称性子宫肌层增厚,子宫后壁增厚较前壁更多见;②子宫肌层内小囊肿;③子宫内膜的边界不清;④子宫肌层回声增强。子宫腺肌瘤与子宫平滑肌瘤不同的是前者边界不规则且无明确包膜,而子宫肌瘤有清晰和完整的包膜。

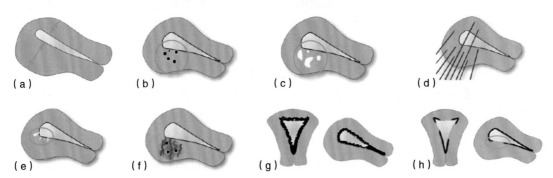

图 18-10 子宫腺肌病的超声表现示意图:a 子宫肌层的厚度不对称,b 肌层内小囊,c 非均质肌层或模糊团块,d 扇形阴影,e 子宫内膜下线状条纹,f 通过血管化,g 内膜肌层移行带边缘不规则,h 内膜部分区域缺失

(二) 磁共振

磁共振(MRI)对软组织影像的鉴别优于经阴道超声,其诊断 AM 的敏感度和特异度分别为 74% 和 91%。自 2012 年日本学者 Kishi 开启 MRI 亚型研究后,临床不断有更新、细化的 MRI 分型法被报道,其中以 Bazot 等于 2017 年发表在 *Fertility & Sterility* 上的 A~K 分型系统最受关注,该系统在内生型、外生型及腺肌瘤三大类的基础上,进一步根据病灶的范围、性质及位置进行了细化区分(图 18-11)。但影像学分型与临床症状的相关性并不明确,是临床研究的热点之一。

根据 MRI 的特点来看,内生型如果只是累积子宫内膜和浅层结合带,则相对隐匿(Bazot A~C 型),更多是通过分子生物学层面上的异常(如前列腺素过度分泌、芳香化酶细胞

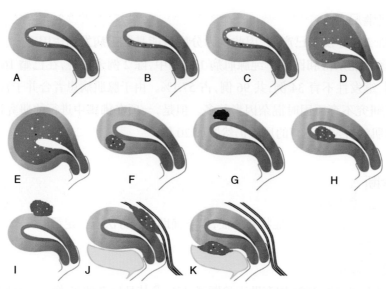

图 18-11　子宫腺肌病 MRI 分型：A~E 为内生型，F~I 为局灶性腺肌瘤型，J~K 为外生型

色素 P450 表达异常）使局部雌激素和孕激素效应失衡、子宫内膜和肌层的血管异常生长、整合素和层粘连蛋白亚单位 γ-1 的表达水平降低、转化生长因子 $β_1$ 和白血病抑制因子的表达异常及在种植窗期间损害 *HOXA-10* 基因的表达等，产生干扰妊娠的后果。而发展为肌层对称或不对称增厚（Bazot D/E 型）后，子宫的体积也随之增大，子宫腔的局部微环境将发生更多变化，患者生育结局更差。而外生型（J/K 型）患者通常伴有直肠和膀胱的深部子宫内膜异位症，且前者更常见，这种类型往往子宫体增大不甚明显，但伴有子宫后壁下段结节性增厚，局部与直肠前壁、双侧骶韧带甚至双侧卵巢子宫内膜异位症均有致密粘连；同时，子宫体外形看似前壁球形膨大，但实际为后壁增厚向前顶压，子宫腔呈背弓的形态，结合带尚清晰。Chapron 等的研究提示，这种局部的 AM（相当于外生型）比弥漫性的 AM（相当于内生型）更容易合并不孕，甚至可根据 2 种 AM 的发病年龄高峰不同而推测它们是两种异质性的病变。

（三）宫腔镜活检

McCausland 对 90 例因月经血过多患者作宫腔镜检查，在 50 例宫腔正常的妇女中，33 例（66%）有肌间的腺肌病（深度>1mm），并发现月经过多的严重程度与腺肌病的深度相关。不仅可以在超声监视下行肌壁穿刺活检，目前也有经宫腔镜行肌壁间活检的工具，有利于在影像学基础上获得病理证据。

四、治疗

（一）有生育要求

年轻，病变轻而未生育者，应设法早日受孕，因孕期闭经有助于治疗，如日后病变加重，治疗困难，可能影响生育。病情较重者，需用药物或手术积极治疗。由于 AM 位于子宫肌层内的病灶多属增殖期子宫内膜,对一般剂量孕激素很少有反应,首选促性腺激素释放激素激动剂(GnRH-a),通常 3~6 个月为一疗程,但 GnRH-a 作用时间短暂,停药后症状常迅速复发。研究表明,几乎所有的妊娠均发生于停药或恢复月经 6 个月内,停药 12 个月以上妊娠概率几乎为零。

针对已诊断不孕合并的 AM 患者,GnRH-a+ 体外受精胚胎移植术(IVF-ET)是目前经验性、共识性的首选方案(图 18-12)。

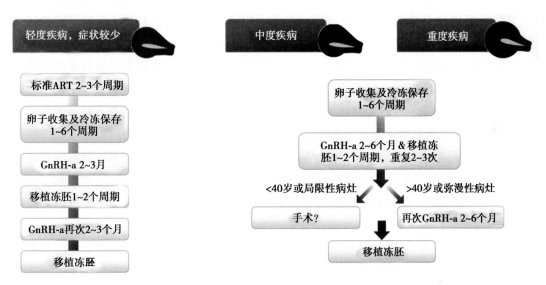

图 18-12　子宫腺肌病合并不孕的处理策略

对于上述病情严重或药物治疗助孕失败的不育患者,可考虑手术治疗。若病灶局限,可行病灶挖除术,北京协和医院统计:子宫腺肌病(症)患者行病灶挖除术 21 例不育患者中,7 例挖除干净,其中 5 例术后妊娠(妊娠率 71.4%)。对近期 100 例 AM 合并不孕的病例的回顾性分析中,在局灶外生型 AM 占 41.1%,子宫无明显增大比例占 49.5% 的背景下,患者经宫腹腔镜手术 + 辅助生殖技术治疗,总体的妊娠率可达 62%,活产率 56%。而对另一系列 64 例 AM 病变更明显的病例分析表明,宫腔形态正常的病例妊娠率为 43.3%(13/30),而宫腔形态失常的病例妊娠率仅为 11.8%(4/34);子宫肌层厚度对称的患者中妊娠率为 56.3%(9/16),而肌层厚度不对称患者妊娠率为 16.7%(8/48);子宫体积正常(≤60ml)的患者中妊娠率为 53.8%(7/13),而子宫体积明显增大(>60ml)者妊娠率为 19.6%(10/51),均有显著差异($P<0.05$)。提示:"大子宫"是妊娠结局不良的明确影响因素,助孕成功概率大小最终取决于 AM 诊断时的基础状态,干预仍是越早越好。

对于病灶弥漫者,单纯 GnRH-a 药物缩小子宫效果有限,助孕失败的患者,也可尝试行保留子宫内膜肌核的病灶切除术,术后子宫可明显缩小,待避孕一年修复期后可再考虑助孕移植。据报道,行该术式的病例 89.8% 在日本,术后妊娠率为 16.8%,活产率为 84.9%,而子宫破裂率为 5.8%。

(二) 无生育要求

年轻、症状不重的患者可以观察。如痛经明显,经期可给予非甾体抗炎药等止痛药物,或使用孕激素、复合口服避孕药对痛经缓解有益。宫内放置释放孕激素的避孕环,也可以治疗痛经,同时可减少月经量。症状严重、药物保守治疗无效的患者可切除子宫,40~45岁以下者应保留卵巢,近绝经期合并严重子宫内膜异位症者,应考虑同时切除卵巢,避免复发。术后可使用激素补充疗法。

近年来,物理治疗的应用为 AM 患者提供了一种保留子宫的新方法,主要包括射频消融、高强度聚焦超声消融及微波消融等。与手术相比,热消融治疗有利于保持子宫的完整性,且可重复,对于某些部位的病变具有手术不能替代的价值。

2021年发表的关于3种热消融治疗对于症状性子宫腺肌病的临床疗效的系统综述和荟萃分析(38项研究,涉及 15 908 例)显示,总体而言效果理想,且安全性较高。上述3种热消融治疗在前期基本上是在超声或 MRI 引导下进行的,由超声科或放射介入科医师独立完成,其共同风险和相对禁忌证是可能造成子宫病灶周围肠损伤或膀胱损伤等,而子宫腺肌病常伴有致密的肠粘连,体外治疗的风险是客观存在的。因此,近年来有妇科医师在腹腔镜直视下开展热消融治疗,在手术分离粘连的基础上进行,既减少了副损伤风险,也发挥了局部高效治疗且保持子宫完整性的优点,是非常有价值的组合治疗策略。其在生殖方面的应用价值也值得探索。

除热消融治疗外,子宫动脉栓塞(uterine artery embolization, UAE)对于缓解痛经和或月经过多也有效,对于不想切除子宫的患者也是可选方案之一。

目前尚无大型或随机对照研究对 AM 的药物疗效进行系统评估,药物研发的进展也相对缓慢。目前的常用药物方案对于改善盆腔疼痛、异常子宫出血和不孕的疗效有限。药物治疗以甾体激素类药物为主,包括高效孕激素(如醋酸炔诺酮、地诺孕素、LNG-IUS)、短效复方口服避孕药以及 GnRH 类似物(激动剂和拮抗剂)。同时也有一些新药,如选择性 PR 调节剂(SPRM)、芳香酶抑制剂、丙戊酸和抗血小板制剂等正在开发,结合 AM 的发病机制,各自的药用机制简要列举于表 18-3。

需要注意的是,作为子宫内膜异位症长期管理的首选药物——地诺孕素,有时也可用于以疼痛为主要表现的 AM 患者,但通常不是 AM 的首选药物。由于 AM 患者常伴有子宫增大和月经量多,服用地诺孕素后出现异常子宫出血以及贫血加重的情况并不少见,在缩小子宫方面,地诺孕素不及 GnRH-a,在控制月经量多方面不及 GnRH-a 和左炔诺孕酮宫内缓释系统,而在控制周期、减少突破性出血方面也不优于 COC,故需慎重选择。

综上所述,AM 是妇科的常见病,也是难治之病。重视痛经和月经过多等症状的早期干预有可能延缓病变进展和保护生育力。MRI 对于 AM 的诊断和分型具有重要的临床价值,但 MRI 分型对于妊娠结局预测似乎局限于轻型和重型之间,子宫体积增大、肌壁显著增厚、宫腔形态变化等均是重度 AM 的表现,此类患者即便借助辅助生殖技术也不易获得良好的妊娠结局。对于没有生育要求的患者,则针对其症状有多种药物和非子宫切除的保守性治疗方法可选择。

表18-3 AM的发病机制与药物选择的关联

	发生						发展			
	内膜内陷±干细胞在位分化				干细胞异位分化	米勒管残迹化生	上皮-间质转化	细胞集体迁徙	血管生成	表观遗传改变
MRI	内生型				外生型	中间型				
临床	经产型	未产型	通用	通用	不孕居多	特例				
机制	干细胞活性增强	组织损伤修复	孕激素抵抗（雌激素占优）	芳香化酶活性增加	经血逆流	?	血小板聚集和激活	MMPs	VEGFs	
对策	抑制生理性内膜修复	避免不必要的刮宫		芳香化酶抑制剂	改变经血性状，减少逆流	尚无，手术治疗	抗血小板治疗	COX-2抑制剂	血管生成因子抑制剂	组蛋白去乙酰化酶抑制剂
药物选择	COCs、左炔诺孕酮宫内缓释系统	高效孕激素 SPRMs GnRH-a		来曲唑	COCs 左炔诺孕酮宫内缓释系统		奥扎格雷钠	美洛昔康（meloxicam）塞来昔布（celecoxib）（类风湿关节炎等使用）	贝伐单抗（恶性肿瘤使用）	丙戊酸

（邓姗 金滢 潘凌亚）

参考文献

1. 冷金花. 深部子宫内膜异位症基础及临床研究现状. 中国妇产科临床杂志, 2009, 10 (5): 323-325.

2. 史精华, 冷金花, 郎景和, 等. 腹腔镜双侧卵巢子宫内膜异位囊肿剔除术对卵巢储备功能及生育的影响及其相关因素分析. 现代妇产科进展, 2013, 22 (1): 51-53.

3. 中华医学会妇产科学分会子宫内膜异位症协作组. 子宫内膜异位症诊断与治疗指南 (第三版). 中华妇产科杂志, 2021, 56 (12): 812-824.

4. 黄琳, 李慧, 郁琦, 等. 子宫腺肌病亚型与生育结局相关性的回顾性分析. 生殖医学杂志, 2020, 29: 155-161.

5. 郎景和, 冷金花, 邓姗, 等. 左炔诺孕酮宫内缓释系统临床应用的中国专家共识. 中华妇产科杂志, 2019, 54 (12): 815-825.

6. 子宫腺肌病伴不孕症中国专家共识编写组. 子宫腺肌病伴不孕症诊疗中国专家共识. 中华生殖与避孕杂志, 2021, 41 (4): 287-296.

7. PEARCE CL, TEMPLEMAN C, ROSSING MA, et al. Association between endometriosis and risk of histological subtypes of ovarian cancer: a pooled analysis of case-control studies. Lancet Oncol, 2012, 13: 385-394.

8. HIRSCH M, BEGUM MR, PANIZ É, et al. Diagnosis and management of endometriosis: a systematic review of international and national guidelines. BJOG, 2018, 125 (5): 556-564.

9. HORTON J, STERRENBURG M, LANE S, et al. Reproductive, obstetric, and perinatal outcomes of women with adenomyosis and endometriosis: a systematic review and meta-analysis. Hum Reprod Update, 2019, 25 (5): 592-632.

10. NAGASE Y, MATSUZAKI S, UEDA Y, et al. Association between Endometriosis and Delivery Outcomes: A Systematic Review and Meta-Analysis. Biomedicines, 2022, 10 (2): 478.

11. TAYLOR HS, KOTLYAR AM, FLORES VA. Endometriosis is a chronic systemic disease: clinical challenges and novel innovations. Lancet, 2021, 397 (10276): 839-852.

12. CHAPRON C, MARCELLIN L, BORGHESE B, et al. Rethinking mechanisms, diagnosis and management of endometriosis. Nat Rev Endocrinol, 2019, 15 (11): 666-682.

13. SHIGESI N, KVASKOFF M, KIRTLEY S, et al. The association between endometriosis and autoimmune diseases: a systematic review and meta-analysis. Hum Reprod Update, 2019, 25 (4): 486-503.

14. SAUNDERS PTK, HORNE AW. Endometriosis: Etiology, pathobiology, and therapeutic prospects. Cell, 2021, 184 (11): 2807-2824.

15. ZONDERVAN KT, BECKER CM, MISSMER SA. Endometriosis. N Engl J Med, 2020, 382 (13): 1244-1256.

16. SHARMA S, S BATHWAL, N AGARWAL, et al. Does presence of adenomyosis affect reproductive outcome in IVF cycles？A retrospective analysis of 973 patients. Reprod Biomed Online, 2019, 38 (1): 13-21.

17. CHAPRON C, S VANNUCCINI P SANTULLI, et al. Diagnosing adenomyosis: an integrated clinical and imaging approach. Hum Reprod Update, 2020, 26 (3): 392-411.

18. MUNRO MG. Uterine polyps, adenomyosis, leiomyomas, and endometrial receptivity. Fertil Steril, 2019, 111 (4): 629-640.

19. CHAPRON C, VANNUCCICI S, SANTULLI P, et al. Diagnosing adenomyosis: an integrated clinical and imaging approach. Hum Reprod Update, 2020, 26 (3): 392-411.

20. TELLUM T, QVIGSTAD E, SKOVHOLT EK, et al. In Vivo Adenomyosis Tissue Sampling Using a Transvaginal Utrasound-guided Core Biopsy Technique for Research Purposes: Safety, Feasibility, and Effectiveness. J Minim Invasive Gynecol, 2019, 26 (7): 1357-1362.

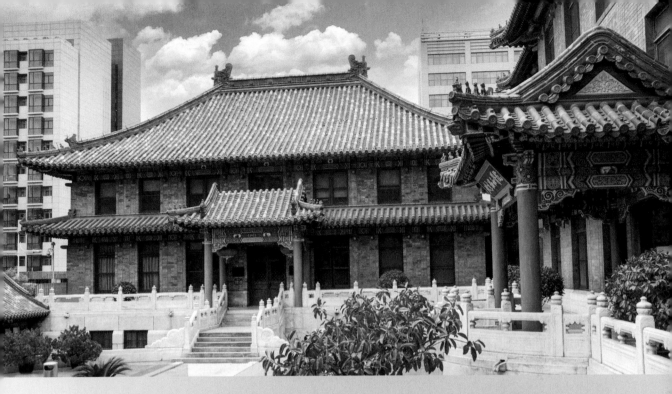

第十九章

月经相关问题

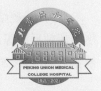

第一节　原发性痛经

一、定义与分类

痛经（dysmenorrhea）是妇科最常见的症状之一。患病率从 16%~90% 不等。主要是指与月经相关的盆腔疼痛。根据是否存在盆腔器质性病变，痛经可分为原发性和继发性。其中，继发性痛经（secondary dysmenorrhea）多是与子宫内膜异位症、子宫腺肌病、盆腔炎、子宫平滑肌瘤、生殖道梗阻和间质性膀胱炎等盆腔器质性疾病相关的疼痛，其治疗侧重于去除病因。而原发性痛经（primary dysmenorrhea，PD）是与盆腔疾病无关的、单纯性、功能性的经期疼痛。一般开始于排卵型月经建立后才开始有痛经。以周期性、痉挛样、下腹痛为特征。本节将重点讨论原发性痛经。

二、发病机制

众所周知，目前原发性痛经的发病机制主要围绕前列腺素释放理论：前列腺素（prostaglandins，PGs）有 9 种，与原发性痛经相关的主要是 PGF_{2a} 和 PGE_2，尤其是 PGF_{2a} 的释放会导致子宫肌层收缩、缺血、神经末梢致敏。原发性痛经患者月经来潮期间，体内雌孕激素撤退，子宫内膜脱落，随之大量的前列腺素释放入血，刺激子宫动脉及子宫肌层不规律收缩，宫腔内压力升高，子宫血供减少，继而子宫肌层缺血、缺氧，子宫内膜缺血坏死释放更多的前列腺素，从而出现痛性痉挛。与此同时，部分 PD 患者痛经期间伴随的头痛、恶心和呕吐等不适，也可能由于前列腺素及其代谢产物进入全身血液循环所引起，这与临床上使用前列腺素制剂引产出现的副作用相似。与正常月经的女性相比，原发性痛经女性的月经血中发现 PGF_{2a} 浓度升高。此外，疼痛的强度似乎与 PGF_{2a} 的释放量成正比。因此，可以有效抑制前列腺素合成的药物包括非甾体抗炎药布洛芬、萘普生和甲芬那酸，都可以缓解痛经症状。钙通道阻滞剂，如硝苯地平也可以有效抑制子宫收缩。复方口服避孕药可以抑制子宫内膜的生长，从而减少内膜总的前列腺素的合成，痛经控制率可达 90%。

除了前列腺素类化合物，其他的炎性介质如白三烯、子宫紧张物质如脂氧合酶产物，血管紧张素和催产素可能都参与了痛经的发病机制。因此，白三烯受体调节剂、血管紧张素受体和催产素受体的拮抗剂都对痛经有治疗作用。氮氧化合物可能舒张子宫平滑肌，其减少也可以强化痛经相关的收缩。

此外，一些结构因素如宫颈狭窄、子宫后屈后倾；精神心理因素如情绪紧张、压抑、焦虑、疼痛超敏反应等均可能加重痛经的主观感受。原发性痛经的危险因素包括：年龄<30 岁、体重指数（BMI）<20、吸烟、初潮<12 岁、月经周期或经期出血持续时间较长、月经不规律或月

经过多、有性侵犯史等。家族痛经史也大大增加了它的风险。

原发性痛经的患者通常在生产后或 40 岁以后好转，可能的原因是子宫的神经支配会随年龄增加而退化并在妊娠晚期消失，仅有部分神经会在分娩后再生。但继发性痛经的进展与严重程度决定于潜在疾病的诊断、治疗和进展情况。

三、流行病学

原发性痛经常被认为是妇科就诊的最常见原因之一，50%~90% 的女性受其影响，其中1/2 的女性称其疼痛为中度 ~ 重度。据报道，大约 42% 年轻女性受此影响感到日常活动受限，17% 不能正常上班或上学。尽管 PD 的发病率很高、严重影响女性生活质量和正常活动，但往往诊断不足，治疗不足，甚至患者自己也会将其正常化。

四、临床表现与诊断

通过详细地询问病史与体格（包括妇科）检查，必要时结合辅助检查以明确诊断原发性痛经。具体包括完整的月经史以及相关症状史，如疼痛、恶心、腹泻和疲劳等，痛经的发病时间、位置、性质、疼痛严重程度和对日常活动的影响。原发性痛经的症状通常开始于月经开始前 1~2 天，或在月经出血后出现，在月经来潮后 24~36 小时达到峰值，持续时长可达 72 小时。疼痛常呈痉挛性，位于耻骨上区域，也可放射至大腿上部或背部。同时可能出现相关的躯体和心理症状，如恶心、腹泻、疲乏、头痛、睡眠不良等不适。结合 B 超、腹腔镜、宫腔镜及生化指标等排除子宫及盆腔器质性疾病。

原发性痛经患者的体格检查显示大小正常、可活动、无压痛的子宫，并且没有黏液脓性分泌物、子宫骶骨结节或附件肿块。对于临床表现不典型、体格检查结果异常或药物治疗无改善的患者，应及时评估痛经的原因。对经验性治疗无反应的患者，应进行盆腔检查和放射学检查，例如腹部或经阴道超声扫描，必要时可能需要进行手术评估。

五、治疗

原发性痛经的治疗选择旨在干扰 PGs 的产生，降低子宫张力，或通过直接镇痛作用抑制疼痛感。具体选择应根据预期治疗效果、潜在副作用、易用性、患者偏好、不同年龄阶段等因素综合考虑。

1. 非药物治疗／自我管理建议　自我管理是指为了维持生命、健康，个体所进行的一些有助于治疗疾病和促进健康的行为活动，包括以下 4 个方面：症状管理、生活方式改变、寻找医疗建议和积极与他人沟通倾诉。如戒烟、减少饮酒、保证充分休息、调整饮食结构、规律运动，喝热饮并且忌生冷食物，和家属或朋友多沟通交流，采用局部热疗等自我管理策略，可在一定程度上缓解痛经，改善生活质量。对于轻、中度 PD 患者来说，自我管理尤其适用。

2. 药物治疗

(1)非激素：非甾体抗炎药（NSAIDs）：通过抑制环氧化酶途径来降低前列腺素水平，从而有效地治疗痛经。NSAIDs 被认为是原发性痛经的一线治疗药物，它们可缓解 17%~95% 女性的痛经，3~5 天起效。不同配方的非甾体抗炎药有相似的疗效，可以缓解大多数妇女的痛经症状，比阿司匹林效果好。非甾体抗炎药不应按需服用，而应按计划给药，甚至可以在月经来潮前 1~2 天开始服用。副作用主要包括胃肠道反应（恶心、呕吐或腹泻等），但多可以耐受。一项对 70 项研究的荟萃分析根据 NSAIDs 在痛经女性中的相对疗效、副作用和安全性进行了排名，称氟比洛芬和噻洛芬酸是最佳的。更昂贵的 COX-2 抑制剂塞来昔布可供给有消化性溃疡病史、凝血异常和使用其他 NSAID 表现出明显胃肠道副作用的女性（图19-1）。

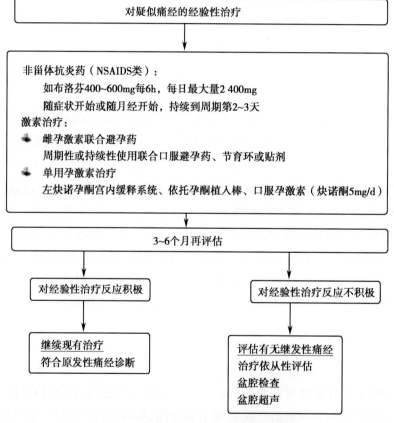

图 19-1 对疑似痛经的经验性治疗流程图

(2)激素类避孕方法：包括复方口服避孕药（COCs）、避孕环、透皮贴剂，以及长效可逆避孕药如释放左炔诺孕酮的宫内节育系统（LNG-IUS）或依托孕烯皮下埋置棒。SOGC 2017 年原发性痛经治疗指南中将口服避孕药作为有避孕要求患者的一线治疗。口服避孕药除了可以减少或抑制子宫内膜增生，创造月经周期增殖早期的内分泌环境，使月经来潮血量和前列腺素的分泌减少外,还能通过抑制排卵缓解痛经。有证据表明联合口服 COC、避孕环和贴剂可改善痛经。连续使用 COC 可能比周期性使用更有效。研究证实 LNG-IUS 也可明显改善痛经。

(3)其他—补充替代疗法:回顾既往文献报道,有关 PD 的补充替代治疗方法主要包括:经皮神经电刺激(trans-cutaneous electrical nerve stimulation,TENS)、光热学疗法(尤其是局部热疗)、中医治疗(针灸、指压法、埋线疗法等)、中草药(如桂皮、茴香、生姜等,桂枝茯苓胶囊等中成药)、运动和锻炼、鱼油和维生素补充制剂、磷酸二酯酶抑制剂、芳香疗法、行为干预等。尽管关于上述疗法的研究多为小样本量的研究、一些研究结果不一致,但并不能掩盖上述方法在缓解 PD 方面的应用价值和潜力,也许可以作为辅助治疗或在无法服用或对药物治疗不感兴趣的患者中使用。

如果上述保守治疗无效,或合并用药禁忌证,或痛经症状影响到患者的日常生活时,需要考虑手术干预,但一般很少用。

第二节　黄体功能不足

一、定义

黄体功能不足(luteal phase deficiency,LPD)是指子宫内膜的组织学与月经周期的时间不一致,潜在病因包括孕激素持续时间不足、内源性孕激素水平不足或子宫内膜孕激素抵抗。临床检测到的 LPD 指的是黄体期长度 ≤ 10 天,也有定义包括 ≤ 11 天和 ≤ 9 天。也有人提出以生化指标来定义:即黄体期整体孕激素水平较低。据相关研究,LPD 与不孕或生育力低下、妊娠早期流产、月经周期缩短、经前点滴出血等有关。

二、病因与临床流行病学

Jones 于 1949 年首次描述了黄体功能不足。它是多种疾病的综合临床表现,而非一种独立的疾病。是由于卵巢激素没有达到足够的数量或持续时间,或子宫内膜反应不够,不足以维持正常功能的分泌型子宫内膜和允许正常的胚胎着床和生长的情况。凡是对生殖内分泌轴造成影响的因素或者说破坏 GnRH 和 LH 正常波动的病理条件都可能会引起黄体功能不足,如下丘脑闭经、饮食失调、过度运动、体重明显减轻、压力、肥胖、多囊卵巢综合征、子宫内膜异位症、衰老、未确诊或治疗不充分的 21- 羟化酶缺乏、甲状腺功能障碍,高催乳素血症,单纯卵巢刺激,辅助生殖技术的使用。在自然周期中,育龄女性 LPD 发生率为 3%~10%,而促排卵周期中发生率明显升高。

三、病理与生理机制

1. 异常的卵泡发育 下丘脑 GnRH 脉冲发生器的功能正常对卵巢正常功能的维持至关重要,同样对黄体功能也是这样。大约半数以上的 LPD 是由于脉冲发生器功能异常造成。LH 脉冲频率的增加或卵泡期 LH/FSH 比值的异常见于 LPD 患者中。其次,黄体的形成从根本上是决定于卵泡发育的情况,凡是造成卵泡发育不良的因素皆有可能引起 LPD。目前比较认同的因素有:高催乳素血症、子宫内膜异位症、氯米芬的影响、卵巢自身的病变以及自主神经功能紊乱等。常用的卵巢储备的生物标志物是 AMH、FSH、E_2 和抑制素 B。相关研究指出卵泡早期的激素功能障碍可能导致 LPD,此时 FSH 和抑制素 B 低,雌二醇高。

2. 异常黄素化 LH 释放的不足会导致卵泡膜细胞产生的雄烯二酮减少,从而导致合成雌激素和孕激素的底物减少,导致最终的孕激素水平下降。LH 峰的不足会导致颗粒细胞的黄素化不足而引起 LPD。

3. 低胆固醇血症 胆固醇是甾体激素的合成底物,营养不良会导致 LPD。

4. 其他 雌激素受体和孕激素受体的表达变化可能与 LPD 患者子宫内膜整合素的表达变异和胞饮小泡(与整合素基因结合调控 B3 表达,与植入有关)的形成有关,这一改变可能暗示着 LPD 妇女的低周期生育率和高胚胎损失率之间存在关联。

四、临床表现与诊断

临床尚无准确统一的诊断标准,主要依赖临床、生化和组织学检查手段。包括基于月经周期长度的黄体期缩短,基于基础体温(BBT)图或尿黄体生成素(LH)波动检测试剂盒的黄体期缩短,单次或多次血清孕酮水平,子宫内膜活检。

1. 月经周期长度 通过监测 BBT 或尿 LH 的波动来监测黄体期长度,可证实排卵是否正常以及黄体期长度是否合适。但相关定义不一而同,2021 年美国医学会发布的黄体功能不足临床相关问题的委员会意见认为黄体期缩短至<10 天诊断 LPD 较为合理,然而,也有发现表明黄体期缩短相对常见,并与 12 个月以上的生殖力下降无关。

2. 孕酮水平测定 正常育龄妇女的黄体功能随月经周期的不同而不同。因此,用单一的孕激素水平来诊断 LPD 有很大的局限性。有研究认为,最佳指标是测定黄体期每日血清黄体酮的含量之和,<80ng/ml 代表周期的最后 10 个百分位,并被建议作为 LPD 的诊断试验。考虑到每日血清检测的难实现性,也提出了以黄体期第 5~9 天中 3 个每日黄体孕酮值共计<30ng/ml 作为 LPD 的替代诊断标准。但总体来说应用价值仍十分有限。

3. 联合诊断 临床和生化 LPD 与卵泡雌二醇、黄体雌二醇、黄体孕酮低和月经量减少有关。几乎所有临床 LPD<10 天的女性也有黄体中期血清孕酮值<10ng/ml 或<5ng/ml。因

此,研究者建议结合这两个阈值来定义 LPD,在他们的研究中,LPD 的患病率为 8.2%。

4. 子宫内膜活检 子宫内膜成熟异常历来被视为诊断 LPD 的金标准。理论上,无论是由于卵巢激素分泌不足还是由于内在子宫内膜异常而延迟成熟,所导致的缺陷都被认为阻止了正常着床或早期胎盘发育。然而,前瞻性、盲法、随机临床试验表明,子宫内膜活检对于区分育龄妇女和 LPD 不育症妇女不是一种精确的工具。

5. 其他子宫内膜标志物 由于子宫内膜的组织学评估往往不精确,现已提出了许多其他反映子宫内膜功能的生化、形态学和分子标志物来评估子宫内膜对着床的容受性。然而,目前还没有在随机对照试验中得到验证或已证实能够区分正常生育和不孕妇女的能力的子宫内膜容受性的标志物。

五、治疗

1. 纠正原发病 如下丘脑或甲状腺功能障碍,或高催乳素血症等。

2. 经验性治疗 经验性治疗的目的是改善排卵功能,促进子宫内膜成熟,增强子宫内膜容受性,支持着床和早期妊娠的发展,但目前仍缺乏高质量文献。经验性策略包括补充孕激素,孕激素加雌激素,黄体 hCG,或用氯米芬或促性腺激素刺激卵巢等。

(1)卵巢刺激:使用药物刺激卵巢可能会提高不孕妇女的生育力。基于发育中的卵泡和黄体之间的生理连续性,改善排卵前卵泡动力学应能改善黄体功能。但很少有研究认为这种刺激是通过增加卵泡数量而非提高卵子质量或纠正 LPD 来提高生育力。关于促排卵治疗,详见第十四章不育,"治疗"中有关促排卵的问题。

(2)孕激素:可以通过口服、阴道或肌内注射给药。对于已生育的女性,其主要影响是因经前少量出血带来的生活不便与心理负担,因此治疗主要在于消除月经前因孕激素水平低落引起的少量出血,理论上补充缺少的那部分孕激素即可,临床上常用的方法之一是黄体中晚期给予适量的孕激素,停药后即月经来潮。但另外有人尝试采用人工周期的方式给予避孕药或联合雌孕激素。用药方法同常规短效避孕药(如复方去氧孕烯避孕片、复方孕二烯酮避孕片等)的说明。人工周期则可给予雌激素(如结合雌激素 0.625mg/d,戊酸雌二醇 1~2mg/d)21~28 天,后 10~14 天加用孕激素。另外一种方法就是采用氯米芬治疗,使用方法同促排卵治疗(月经第 1~5 天开始,每日 50mg,连续使用 5 天)。高催乳素引起的可加用溴隐亭治疗。

(3)hCG:在 GnRH 激动剂/拮抗剂 ART 周期中,补充 hCG 刺激卵巢(黄体)促进内源性雌孕激素的产生与未补充 GnRH 激动剂/拮抗剂的周期相比,补充 hCG 的 ART 分娩率更高,自然流产率更低。然而,中、重度卵巢过度刺激综合征(OHSS)的发生率在补充 hCG 时也显著升高。

如果患者有生育要求,治疗应包括促进子宫内膜成熟,增强子宫内膜容受性并支持胚胎着床和孕早期胚胎的生长。措施包括促排卵治疗,在黄体期或促排卵后补充孕激素,或孕激素加雌激素或人绒毛膜促性腺激素(hCG)。

第三节　经前综合征

经前综合征（premenstrual syndrome，PMS）是在女性月经周期的黄体期出现的一系列躯体和心理症状。在月经开始时即刻或之后很快消退。在月经周期的卵泡期没有症状，是诊断经前综合征的先决条件。这些症状，通常出现在月经开始前的 7~10 天，包括乳房触痛、腹部气胀、下肢水肿、疲劳、情绪波动和抑郁等。许多患者还主诉有头痛、口渴或者食欲增加。症状既可以是逐渐进展的，也可以是突然出现的。严重者有功能性损害或痛苦的情感、行为和身体症状，符合《精神障碍诊断与统计手册》（DSM-5）诊断则为经前焦虑障碍（premenstrual dysphoric disorder，PMDD）。

1931 年 Robert Frank 医生的病例报道引起人们对"经前紧张（premenstrual tension）"这一概念的医疗关注，随后 1953 年 Greene 和 Dalton 认为症状远比"紧张"广泛，主张使用"经前综合征"这一术语。在育龄妇女中，18% 的人在黄体期至少有一种情绪症状，2%~10% 的人有严重的经前症状，2%~5% 的人符合 PMDD 的标准。

据报道，大学生中 PMS 的发病率很高，吸烟、摄入高热量/高脂肪/高糖/高盐食物被认为是 PMS 的高危因素。年龄并非 PMS 的独立危险因素，大量摄入硫胺素、核黄素、非血红素铁，以及摄入过多的钾也可能会增加 PMS，而锌可能可以预防 PMS。

一、病因学

目前，对 PMS 和 PMDD 的发病机制还不清楚，研究集中于激素与躯体和心理方面的反应。考虑与下丘脑-垂体-性腺轴有关，因为症状明显与卵巢性激素的波动有关。可能与每月的化学物质改变有关，包括性激素、神经递质和鸦片类多肽的变化。排卵触发了 PMS 的症状，通过药物抑制卵巢功能或手术切除卵巢可消除 PMS 和 PMDD 的症状，但 PMS 症状不能单用卵巢激素水平异常来解释。事实上，在 PMS 患者与正常人血液中的所有激素水平都是相似的。但似乎有严重症状的女性对性激素的正常暴露和撤退更敏感，假说认为可能是因其更快产生耐受力，导致血清浓度下降时出现戒断症状。

另有研究表明孕酮的代谢产物，特别是异孕烯醇酮，对 GABA-A 受体的正变构调节作用在 PMDD 的病理生理学中发挥重要作用。事实上，GABA 神经传递是大脑中最广泛的抑制系统。通过与 GABA-R 结合，异孕烯醇酮具有镇静、抗焦虑、抗惊厥、神经保护特性和记忆损伤作用，在啮齿动物和人类中都是如此。

目前正在研究的另一个潜在机制是对各种刺激剂（例如，生物或物理上的）和氧化应激的不适当炎症反应。众所周知，育龄妇女在月经周期中会经历炎症状态的交替。有限的证据表明，经前综合征妇女的炎症参数水平升高，抗氧化状态降低。

在研究的多种神经递质中,血清素(Serotonin,即5羟色胺,5-hydroxytryptamine,5-HT,)在PMDD的发病机制中有重要作用。人体中主要的血清素能的途径,从正中脊核(median raphe nucleus)投射,终止于下丘脑。中枢的血清素能系统在调节几个主要的生理功能,例如食欲、活动能力、体温调节和情感等方面起了很重要的作用。此外,血清素能的神经传递功能缺陷可能涉及几种神经精神性疾病的发病,特别是内生性抑郁症。

卵巢甾体激素会影响血清素能神经元的活性。雌激素诱导了血清素节律的昼间模式以及血清素受体和载体的密度,而孕酮可以增加血清素的更新率。经前期综合征患者在月经前一周内观察到外周血中血小板对血清素的摄取减少和血清素水平的降低,推断在此时期血清素能的活性减低。对血清素再吸收抑制剂氟西汀(fluoxetine)和舍曲林(sertraline)的临床对照试验为经前期综合征病理生理学的血清素假说提供了进一步的支持。

PMDD的神经相关因素包括受损的前额叶皮质自上而下的情绪控制,这是由边缘系统产生的。此外有研究认为PMS可能与维生素缺乏或矿物质缺乏有关,但明确的机制需进一步研究证实。

二、临床表现和诊断标准

准确诊断需要详尽的病史、体格检查和前瞻性症状评估。

1. 经前综合征　有经前综合征妇女的症状很多,内容广泛,主诉超过150种,但主要为躯体症状、行为和情感三大类症状(表19-1)。

表19-1　导致PMS患者就诊的主要症状

躯体	行为	情感
乳房触痛	睡眠障碍	易怒
头痛	注意力不集中	心境不稳
四肢肿胀	回避社交	焦虑/紧张
腹部气胀	食欲改变	抑郁
	兴趣下降	情感不能控制

严重的PMS通常包括以易怒为主的情感症状;另外,患者通常主诉经前躯体极度不适,而并非情感症状,也是其特征。由于PMS是月经周期相关的周期性症状,因此需要与其他在月经期症状加重的疾病或其他间歇性发作的疾病如间歇性抑郁症鉴别。在月经周期的其他时期也出现症状,强烈提示要考虑其他诊断。

目前推荐使用自评量表来协助PMS的诊断,最常使用的量表为症状严重程度的日常记录(Daily Record of Severity of Problems,DRSP),应指导患者完成2个月经周期的每日症状图表。该量表由17项常见PMS症状组成,其中包括《精神障碍诊断和统计手册》(第5版)中的11个症状,每项症状得分为0~4分(表19-2)。

如果患者同时满足1~4项躯体、行为或情感方面的症状或满足5项及以上躯体或行为方面的症状可作出PMS的诊断。

表 19-2　PMS 的鉴别诊断

心理疾患	躯体疾患
严重抑郁	子宫内膜异位症
心境恶劣	甲状腺疾病
双相抑郁（躁狂性抑郁症）	癫痫发作
广泛性焦虑症	自身免疫病
恐慌	原发性或继发性痛经
围绝经期	肠易激综合征
变态反应	

也有一些其他筛查量表可帮助进行评估，包括：经前影响和月经严重程度记录（PRISM）、经前经历日历（COP）、每日症状报告（DSR）和视觉模拟量表（VAS）等。然而，这些量表评估严重程度的能力有限，并且不能反映 DSM-5 所描述的 PMDD 的当前诊断标准。

2. 经前焦虑障碍（PMDD）　PMDD 是 PMS 的严重形式，需满足美国精神病学协会（American Psychiatric Association，APA）的《精神障碍诊断和统计手册》（第 5 版）（*Diagnostic and Statistical Manual of Mental Disorders*，DSM-5）的严格标准（表 19-3）。在该诊断标准中，强调月经前一周出现 5 种及 5 种以上的症状，在月经开始后几天内减轻。且症状在前一年的大多数月经周期都存在。他们必须经历 11 种生理、行为或认知 - 情感症状中的 5 种，并且至少有 1 种必须是关键的情绪症状。情绪症状包括：易怒、情绪不稳定、情绪低落或焦虑。症状出现的时间必须在黄体期的最后一周，在月经期间缓解，在卵泡期不出现。这些症状必须严重到足以干扰患者的正常活动或人际关系。最后，症状不应由其他医学或精神疾病引起，也不应是药物使用或滥用的影响。

表 19-3　DSM-5 标准

DSM-5 标准细则
以下症状必须存在一个或多个
情绪波动、突然悲伤、对拒绝敏感
愤怒、烦躁
无助感、情绪低落、自我批判想法
紧张、焦虑、边缘感
以下症状必须存在一个或多个以达到共 5 项症状
难以集中注意力
食欲改变，对食物渴望，暴饮暴食
对日常活动兴趣下降
易疲劳，精力减退
感觉不堪重负，或失控
乳房胀痛，腹胀，体重增加，或关节 / 肌肉酸痛
睡眠过多或睡眠不足

三、治疗

治疗方式的选择应考虑到症状、生活方式的影响、个人病史、既往治疗以及潜在的副作用等多方面。根据英国 NICE 指南,一线治疗包括运动、维生素 B_6(100mg)、认知行为疗法(CBT)、含屈螺酮的口服避孕药和间歇性或连续的 SSRIs。二线治疗如 SNRIs,包括文拉法辛和抗焦虑药物阿普唑仑等来对抗焦虑症状。此外,不含屈螺酮的口服避孕药虽未被证明能持续减轻 PMDD 症状,但它们仍被认为是二线治疗。补钙是非处方治疗中最有希望的,也应被认为是二线治疗,并与其他疗法一起使用。越来越多的证据表明,Vitex(圣洁莓)是一种天然植物西洋牡荆树的果实,是欧洲常用的传统药草,含有一种很类似人体黄体素的成分(Vitex),可缓解经前证候及月经不规则证候,促进乳房健康,对一些 PMDD 患者可能是一种有效的治疗方法,也被认为是三线治疗。GnRH-a+ 反向添加治疗是三线疗法,应考虑对有潜在情绪障碍的女性进行短期治疗,以区分 PMDD 和情绪障碍恶化。此外,它还可以用来评估手术绝经的潜在影响,而手术绝经应该保留为最后的治疗选择。改变生活方式可以作为辅助治疗,但它们通常不足以治疗严重的症状。

1. **保守治疗**　PMS 及 PMDD 的治疗需依据病情的严重程度,一般来说,对于不符合 PMDD 诊断标准的患者,建议保守治疗,不推荐药物治疗。

保守治疗的主要内容见表 19-4,主要包括饮食改变、锻炼、家庭和朋友的情感支持。患者最好进行认知-行为心理治疗,结合生活方式的改变。进行为期 12 周的认知-行为心理治疗后,和安慰剂组相比,患者的症状均有明显改善。体育锻炼可改善一般状况,协助缓解神经紧张和焦虑。体育锻炼可释放内啡肽,后者有助产生良好的感觉。

表 19-4　PMS 和 PMDD 的保守治疗

记录	对每天的症状进行记录
饮食	特别在黄体期,减少或消除盐、巧克力、咖啡因和酒精的摄入;少量多餐,黄体期多进食复合碳水化合物,中量摄入维生素和微量元素
运动	中等量、规律的有氧运动,如游泳、散步、跳舞、瑜伽、普拉提
减少应激	如必要,进行处理应激的课程训练或咨询
放松	松弛训练或听录音
关系处理	必要时进行判断力的训练或婚姻咨询
自助组织	如有可能
教育	自助书籍
针灸	
认知行为疗法	12 次

2. **药物治疗**　主要包括复合维生素、钙剂、镁剂、利尿药、止痛药、口服避孕药、卵巢抑制剂、抗抑郁药以及中草药等辅助药物。

(1)复合维生素、钙剂、镁剂：经过 3 个周期的治疗，碳酸钙可显著改善水潴留、嗜食癖和疼痛的症状。2 个周期后补充镁离子可显著减轻经前水潴留。补充维生素 B_6 和维生素 E 也可改善经前症状和抑郁（表 19-5）。鉴于目前研究的质量较低，且药物有潜在副作用，尚不推荐补充维生素 B_6 和钙剂。

表 19-5 循证医学证明的 PMD 低危药物干预

药物	剂量	治疗推荐
补充钙剂	1 200mg/d	二线方案
维生素 B_6	50~100mg/d	四线方案
维生素 E	150~600U/d	三线方案
圣洁莓	20~40mg/d	三线方案

(2)抗抑郁药：选择性 5- 羟色胺再摄取抑制剂（selective serotonin reuptake inhibitors，SSRIs）对于保守治疗效果不理想的重度 PMS 和 PMDD 患者，SSRIs 都有很好的效果，是治疗经前综合征中重度症状的一线治疗药物。有 4 种给药策略：连续给药；间歇给药；半间歇给药；症状启动（symptom-onset）给药。其副作用一般比较轻微且为一过性的，副作用为性功能障碍，处理对策主要为减量、享受"药物假期"或联合其他药物治疗等。其他抗焦虑药物如阿普唑仑和丁螺环酮、苯二氮䓬类药物在多数临床试验中也证实有效，但其疗效差于 SSRIs，且考虑到它的镇静作用和潜在的镇痛作用，苯二氮䓬类药物被视为二线治疗药物，建议仅在黄体期使用，以避免滥用风险。关于 5- 羟色胺 - 去甲肾上腺素再摄取抑制剂（SNRIs）治疗 PMS/PMDD 的疗效评估的研究较少。但与安慰剂相比，文拉法辛显示出快速的治疗反应和更好的治疗结果。

(3)口服避孕药：口服避孕药可减少月经周期中的激素波动，对某些 PMS 有效，如痛经、头痛等。一项安慰剂对照实验的荟萃分析研究证实含有屈螺酮的口服避孕药对经前综合征有效，其无激素间隔时间较短（4 天休息）。这种效果得到越来越多的研究证实。同时，研究发现连续使用含有左旋 -18- 甲基炔诺孕酮的口服避孕药对缓解 PMDD 症状有益，所以推荐使用。

(4)卵巢抑制剂：对于选择性 5- 羟色胺再摄取抑制剂或口服避孕药治疗无效的患者，可考虑使用卵巢抑制剂进行治疗。促性腺激素释放激素激动剂（gonadotropin releasing hormone agonist，GnRH-a）如亮丙瑞林等可有效缓解躯体症状，但其相关的低雌激素症状和骨质疏松限制了它的长期应用，低剂量雌激素反向添加治疗可防止部分副作用。GnRH-a 通常被保留给严重的经前综合征患者，或者作为 SSRI 和口服避孕药之后的三线药物，且疗程不超过 3~6 个月。达那唑对 PMS 的某些症状也有效，特别可缓解乳腺痛，但由于明显的多毛症、痤疮和体重增加副作用较多，不能长期使用（表 19-6）。

(5)其他药物：溴隐亭（黄体期 1.25~7.5mg/d）对乳腺痛有效。螺内酯使用者中观察到了腹胀 / 肿胀、乳房压痛以及易怒和抑郁等情绪症状的改善。考虑到异孕烯醇与 PMS 发病机制有关,关于其拮抗剂如赛普诺龙等相关药品的临床研究也在积极开展,如在黄体期每隔一天按标化为 0.4ml 的 10/16mg 皮下注射该制剂,共计 5 次,可观察到 PMS 功能损害和 DRSP 负性情绪评分的降低。越来越多文献支持圣洁莓(vitex agnus castus,chasteberry)20~40mg/d 有助于经前症状的缓解,原理可能与多巴胺 -2 受体、阿片受体、β- 雌激素受体结合发挥相应作用有关。主要减少躯体症状。此外还有关于影响神经递质合成的一些中草药,如贯叶连翘、银杏、月见草油等研究也层出不穷。

表 19-6　PMS 和 PMDD 的药物治疗

药物分类	药物	用法 / 天
抗抑郁药 SSRIs	氟西汀	10~20mg 间断;20~60mg 连续
	舍曲林	50~150mg 间断或连续
	帕罗西汀	10~30mg 间断;20mg 连续(致畸性,孕妇应禁用)
SNRIs	文拉法辛	20~200mg 连续
抗焦虑药	阿普唑仑	0.75mg,黄体期
激素类治疗	屈螺酮 / 炔雌醇	3mg/20mcg
	左炔诺孕酮 / 炔雌醇	90mcg/20mcg
	达那唑	200~400mg,间歇用
	螺内酯	50~100mg
	亮丙瑞林 + 反向添加疗法	3.75mg/ 月,或 11.25mg/3 个月

通过双侧输卵管卵巢切除术(BSO)进行手术治疗应被视为 PMDD 的最后手段。但一般很少用。

（郭瀛瀛　孙爱军）

参考文献

1. KAROUT S, SOUBRA L, RAHME D, et al. Prevalence, risk factors, and management practices of primary dysmenorrhea among young females. BMC Womens Health, 2021, 8, 21 (1): 392.

2. OSAYANDE AS, MEHULIC S. Diagnosis and initial management of dysmenorrhea. Am Fam Physician, 2014, 89: 341-346.

3. KHO KA, SHIELDS JK. Diagnosis and Management of Primary Dysmenorrhea. JAMA, 2020, 21, 323 (3): 268-269.

4. ACOG Committee Opinion No. 760: Dysmenorrhea and Endometriosis in the Adolescent. Obstet Gynecol, 2018, 132 (6): e249-e258.

5. BURNETT M, LEMYRE M. No. 345-Primary Dysmenorrhea Consensus Guideline. J Obstet Gynaecol Can, 2017, 39 (7): 585-595.

6. LI M, BI J, LV B, et al. An experimental study of the anti-dysmenorrhea effect of Chinese herbal medicines used in Jin Gui Yao Lue. J Ethnopharmacol, 2019, 245: 112181.

7. WONG CL, IP WY, LAM LW. Self-care strategies among Chinese adolescent girls with dysmenorrhea: a qualitative study. Pain Manag Nurs, 2016, 17 (4): 262-271.

8. FENG X, WANG X. Comparison of the efficacy and safety of nonsteroidal anti-inflammatory drugs for patients with primary dysmenorrhea: a network meta-analysis. Mol Pain, 2018, 14: 1744806918770320.

9. SHARGHI M, MANSURKHANI SM, LARKY DA, et al. An update and systematic review on the treatment of primary dysmenorrhea. JBRA Assist Reprod, 2019, 23 (1): 51-57.

10. DAWOOD MY. Corpus luteal insufficiency. Curr Opin Obstet Gynecol, 1994, 6 (2): 121-127.

11. Practice Committees of the American Society for Reproductive Medicine and the Society for Reproductive Endocrinology and Infertility. Diagnosis and treatment of luteal phase deficiency: a committee opinion. Fertil Steril, 2021, 115 (6): 1416-1423.

12. PILTONEN TT. Luteal phase deficiency: are we chasing a ghost? Fertil Steril, 2019, 112 (2): 243-244.

13. PFISTER A, CRAWFORD NM, STEINER AZ. Association between diminished ovarian reserve and luteal phase deficiency. Fertil Steril, 2019, 112 (2): 378-386.

14. CRAWFORD NM, PRITCHARD DA, HERRING AH, et al. Prospective evaluation of luteal phase length and natural fertility. Fertil Steril, 2017, 107 (3): 749-755.

15. HASHIM MS, OBAIDEEN AA, JAHRAMI HA, et al. Premenstrual Syndrome Is Associated with Dietary and Lifestyle Behaviors among University Students: A Cross-Sectional Study from Sharjah, UAE. Nutrients, 2019, 11 (8): 1939.

16. YONKERS KA, SIMONI MK. Premenstrual disorders. Am J Obstet Gynecol, 2018, 218 (1): 68-74.

17. SCHMIDT PJ, MARTINEZ PE, NIEMAN LK, et al. Premenstrual dysphoric disorder symptoms following ovarian suppression: Triggered by change in ovarian steroid levels but not continuous stable levels. Am J Psychiatry, 2017, 174 (10): 980-989.

18. GRANDA D, SZMIDT MK, KALUZA J. Is Premenstrual Syndrome Associated with Inflammation, Oxidative Stress and Antioxidant Status? A Systematic Review of Case-Control and Cross-Sectional Studies. Antioxidants (Basel), 2021, 10 (4): 604.

19. APPLETON SM. Premenstrual Syndrome: Evidence-based Evaluation and Treatment. Clin Obstet Gynecol, 2018, 61 (1): 52-61.

20. CARLINI SV, DELIGIANNIDIS KM. Evidence-Based Treatment of Premenstrual Dysphoric Disorder: A Concise Review. J Clin Psychiatry, 2020, 81 (2): 19ac13071.

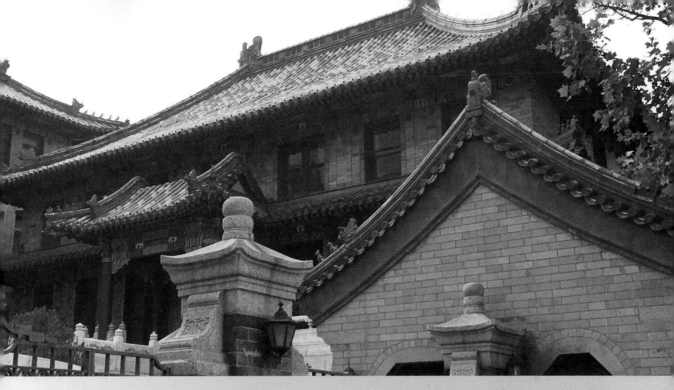

第二十章

早发性卵巢功能不全与卵巢储备功能减退

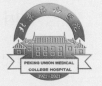

第一节　早发性卵巢功能不全

早发性卵巢功能不全(premature ovarian insufficiency,POI)指女性在40岁以前出现卵巢功能减退,主要表现为月经异常(闭经、月经稀发或频发)、卵泡刺激素水平升高(FSH>25U/L)、雌激素水平波动性下降。1950年Atria首先用卵巢功能早衰(premature ovarian failure,POF)一词来描述女性卵巢功能提前丧失,1967年Morraes-Ruehsen和Jones等学者将卵巢功能早衰定义为青春期后至40岁之间非生理性的闭经,伴有高促性腺激素和低性腺激素的特征,其病理基础为卵巢组织内卵泡几乎消耗殆尽。卵巢功能早衰国内报道发病率约为1%~3.8%,国外发病率约为1%左右,原发性闭经患者中有10%~28%是POF,继发性闭经患者中有4%~18%为POF。目前研究报道POI在<40岁的女性中发生率约为1.1%。POI的发生率与种族、社会经济发展水平及患者年龄相关。

根据组织学研究将POI分成两种类型:一种为无卵泡型,表现为卵巢体积小,不存在闭锁卵泡和活跃的原始卵泡,但卵巢仍然有基质和白体,由富含胶原蛋白的结缔组织囊包围的嗜酸性团块组成。另一种为有卵泡型,表现为卵巢大小正常,拥有许多活跃的原始卵泡,而没有生长的卵泡,在原始卵泡周围时可观察到淋巴浆细胞浸润,由此引出另一种临床综合征,即"卵巢抵抗综合征"(resistant ovary syndrome,ROS),其病因尚不清楚,症状有闭经,但发育正常,促性腺激素升高,尽管组织学上发现卵巢内大量原始卵泡,但对内源性或外源性的促性腺激素的刺激均无反应,雌激素刺激后可能恢复排卵甚至妊娠,因此POI的临床征象是多样的、程度不同并可有波动。

卵巢功能早衰的后果一是丧失生殖功能;二是长期低雌激素状态引起的血管舒缩症状、心血管症状、精神神经症状、泌尿生殖萎缩等症状。Welt等学者提出POF概念存在局限性,无法体现疾病的进展性和多样性,仅代表卵巢功能的终末阶段。美国生殖医学学会提出原发性卵巢功能不全(primary ovarian insufficiency,POI),并以FSH水平、生育能力和月经情况为参数,将疾病进程分为正常、隐匿性、生化异常和临床异常4个阶段:①正常:FSH正常、月经规律,生育力正常;②隐匿性:FSH正常、月经规律,但生育力降低;③生化异常:月经规律,但FSH开始升高,伴生育力下降;④临床异常:在生化异常基础上,出现月经紊乱甚至闭经。为了准确表述卵巢功能提前丧失过程中的波动性并减少卵巢衰竭对患者心理的不良影响,结合少数患者因残留卵巢功能而怀孕的报道,2015年欧洲人类生殖与胚胎学会(ESHRE)推荐使用早发性卵巢功能不全替代卵巢功能早衰。

一、病因

近半个世纪来,随着对卵泡发生、发育、成熟及凋亡的分子遗传学研究的深入,人们对

POI 的病因学有了更深刻的理解。其常见病因包括遗传因素、免疫因素、环境因素、医源性因素、感染因素等。但半数以上的 POI 患者病因仍不明确,称为特发性 POI。

(一) 遗传学因素

POI 在遗传学上具有高度异质性,有阳性家族史者约为 10%(5%~37.5%),这些差别主要由于各研究对 POI 的定义不统一,或受试者的选择差异较大。通过二代测序及全外显子测序等方法证实有较多基因参与 POI 的发病,如 BMP15、FMR1、FMR2、LHR、FSHR、INHA、FOXL2、FOXO3、CYP19A1 及 HFM1 等基因。早期识别并揭示致病基因分子机制,将有助于 POI 的风险预测,可在发病前完成生育。

1. **X 染色体异常和基因缺陷**　通常认为女性的两条 X 染色体中,有一条处于"失活"状态,但 Turner 综合征患者证明女性卵巢发育需要两条 X 染色体同时存在,所谓"失活"的一条 X 染色体实际上仍然有基因逃避了失活,这些基因很可能是卵巢发育的候选基因。卵巢发育过程中,与 POI 有关的某些基因缺失或断裂可能影响 X 染色体的失活过程,或阻碍了减数分裂中染色体的配对等,进而影响卵巢的发育。对 45,XO/46,XX/47,XXX 等嵌合型引起卵巢功能衰竭的研究中推测,X 染色体的数量与卵巢功能之间存在明确的相关性。另有学者对 POI 患者 X 染色体长臂缺失或易位进行研究,Sarto 等提出 X 染色体长臂 Xq21-Xq25 区域对卵巢功能至关重要;Krauss 等将其中 Xq26-Xq27 定义为 POI1 基因,Powell 等将 Xq13-Xq21 定义为 POI2 基因,这两段基因或染色体末端的缺失,造成不同程度的卵巢衰竭的表现型。Sala 等将 Xq21 区域与 11 个断裂点有关的 15Mb 的片段进行分析,鉴别出 8 个基因与卵巢功能有关,但亦报告了 1 例 POI2 基因有断裂但卵巢功能正常的妇女,提示不是所有该区域的中断都引起卵巢功能减退。目前关于研究 X 染色体上与 POI 有关的候选基因如下。

(1)Familiar mental retardation 1 gene(FMR1)/FRAXA:FMR1 基因全长约 38kb,有 17 个外显子,定位于 Xq27.3,是伴发脆性 X 染色体综合征(fragile X syndrome)的 POI 患者的前突变基因。FMR1 基因 5′ 端非翻译区具有三核苷酸 CGG 多态性重复序列,正常重复数目为 5~50,前突变为 50~200,延长为完全突变时为>200,这时 CGG 重复序列及相邻的 CpG 岛均发生了 DNA 甲基化,而甲基化 DNA 结合蛋白直接抑制了启动子,使 FMR1 基因不表达。FMR1 基因表达的缺失造成 X 脆性综合征的相关临床症状。目前研究表明,FMR1 的前突变与女性的 POI 相关,大约 11%14% 家族性 POI 病例和 2%~6% 的散发性 POI 病例存在 FMR1 前突变。另有 FMR1 等位基因的多重关联研究显示,灰色区域和正常范围 FMR1 前突变,如 CGG 重复>36、41~58、45~54 和 35~54 可能与 POI 发病相关。FMR1 CGG 重复的分布也存在种族而异,亚洲的 POI 患者较少携带 FMR1 前突变。FMR1 前突变在中国女性中的致病作用存在争议。有研究表明,中国 POI 患病女性的前突变携带者患病率非常低(<1%),低于西方国家的研究。因此,FMR1 前突变可能不是中国女性 POI 的常见解释。

(2)X-inactivation-specific transcript(XIST):Brown 等的研究认为 XIST 是一个特异表达在失活 X 染色体上的基因,并被定位于 Xq13 上,认为其为一与 X 染色体失活有关的区域。在正常人群中 X 染色体的失活是随机的,但是在有 POI 家族史的妇女中,则表现为失活方式的极端不平衡。Plenge 等报告了两个独立的 POI 家族中,有 9 位女性患者在 XIST 最小启动子的突变,她们都表现出携带这种基因突变的 X 染色体优先失活现象,证明 XIST 表达异常与 X 染色体失活之间有相关性。人类 XIST 的突变可能导致对卵巢发育极其重要的单基因剂量不足,或造成减数分裂的失败,启动细胞程序性死亡,最终导致卵细胞的衰竭。然而南京医科大学第一附属医院通过文献检索进行了一项 X 染色体失活偏倚与 POI 发病相关性的荟萃分析,结果两者并无明显相关性。

(3) Diaphanous(DIA):DIA 基因是果蝇黑色素透明基因的人类同源体,定位于 Xq22 上。果蝇 Dia 突变型等位基因影响精子和卵子的发生而导致不育,在雌性中还可出现卵细胞分化的改变。人类 DIA 基因表达的蛋白是 FH1/FH2(forming homology)蛋白家族的第一个成员,这个家族与发育早期所必需的细胞极化、细胞分裂和肌动蛋白骨架调节的形态发生过程有关。Bione 等证明在一个 POI 家族里发现一例 X 染色体与 12 号染色体的平衡易位 t(X;12)(q21;p1.3),造成了 DIA 基因上存在断裂点,从而推测在人类 DIA 的突变可能影响卵细胞增殖的机制。

(4) Zinc finger protein(ZFX):ZFX 是 ZFY 的同源基因,定位于 Xp22.1~Xp21.3,在许多组织中都有表达,是身材矮小、卵巢功能早衰的候选基因。Schneider Gadicke 等的研究显示人类的 ZFX 逃脱了 X 染色体的失活;Luoh SW 对敲除了 ZFX 基因的雌性及雄性小鼠的研究显示,妊娠中期雌性小鼠胚胎卵巢中的原始生殖细胞数下降 50%,到出生时卵泡数目只有正常的 10%,表现出类似于人类 POF 的症状。Avey 和 Conway 的一项研究对 52 个有家族史或散发的 POI 女性进行了有关突变的筛查,发现有 3 例发生了 ZFX 的突变但未影响其翻译。因此,ZFX 基因的改变在某些妇女中可能导致 POI,但其确切的作用仍未知。

(5) Familiar mental retardation 2 gene(FMR2)/FRAXE:FMR2 基因在脑、胎盘及肺中高度表达,可与 DNA 结合并调节基因转录活性,与智力低下、肿瘤发生有关。Murray 等对 209 例 POI 患者进行了筛查发现 3 例有不多于 11 个重复序列的 FRAXE 等位基因增多,是由于与 FRAXE 有关的 FMR2 基因的缺失造成的。POI 人群中 FMR2 基因的缺失为 1.5%,明显高于正常人群中的 0.04%,因此认为 FMR2 基因的缺失影响了其自身或其相邻基因的表达,可能是 POI 发病的重要原因之一。

(6) 血管紧张素(angiotensin)Ⅱ型受体(AT2 receptor):血管紧张素Ⅱ是一种强血管收缩因子。已证实 AT2 受体在许多细胞系中可以诱导细胞凋亡。Tanaka 等于 1995 年报道 AT2 受体在人颗粒细胞及鼠的闭锁卵泡上大量表达,对 AT2 受体的刺激导致卵泡闭锁过程的启动。Katsuya 等克隆了 AT2 受体基因,在两个 POI 家族中发现了突变,推测是卵泡闭锁过早发生的原因之一,因而与 POI 的发生有关。

(7) FSH primary response rat homologue 1(FSHPRH1):Aittomaki 等学者于 1995、1996 年发现 FSH 受体基因的突变导致可遗传的高促性腺激素型的卵巢功能早衰,对携有此种突变的女性,行组织学研究显示有原始卵泡发育不全。然而,南京医科大学第一附属医院的研究者对散发或有家族史的 POI 女性患者的筛选研究未能确认 POI 患者 FSH 受体的缺失或突变,说明 FSH 受体的缺陷是 POI 的一个很罕见的病因,有可能 FSH 受体基因下游的某些基因参与了卵巢的发育。另外,人们发现小鼠一种富含亮氨酸的原始反应基因 1(*LRPR1*),无论在体内或体外,当对卵巢行 FSH 刺激时其都会表现出翻译活性,而且 LRPR1 mRNA 在卵巢中的表达先于 FSHR mRNA,提示可能 *LRPR1* 在卵巢的发育中不依赖 FSH 刺激。Roberts 等发现了一种人类的 *FSHPRH1* 基因,定位于 Xq22 上,它编码 756 个氨基酸,与小鼠的 *LRPR1* 基因在氨基酸的水平上有 72% 的一致性,与以往认为的卵巢发育的关键性区域相邻,因此被认为是与人类性腺功能失调相关的候选基因之一。

(8) Drosophila fat facets related X-linked gene(*DFFRX*): Jones 等于 1996 年报告一个人类成人睾丸表达的序列标签(EST)与果蝇的肥胖基因(FAT)同源,并且其相关序列分别位于 X 和 Y 染色体上。人类这条与 X 连锁的同源基因被称为 *DFFRX*,与 Y 连锁的同源基因被称为 *DFFRY*,后者的突变导致编码序列的移位与精子缺乏症有关。*DFFRX* 定位于 Xq11.4,逃脱了 X 染色体失活,同时表达于成人和胚胎组织,研究发现 *DFFRX* 恰好位于 Xq 的近端,位于 Turner 综合征有关的主要区域,然而 James 等于 1998 年的研究发现有 2 个病例一条 X 染色体的短臂缺失导致上面 *DFFRX* 丢失,但仍有正常卵巢功能,因此该基因对卵巢功能的影响尚待进一步证实。

(9) SRY-related HMG-box(*SOX*): Foster&Graves 于 1994 年发现人类、小鼠等 Y 染色体上的 *SRY* 基因是启动哺乳动物雄性发育的睾丸决定基因,其含有一些高迁移率族蛋白(HMG 盒)特征的 DNA 结合结构域,被称为 *SOX* 基因家族。*SRY* 的同源序列 *SOX3* 在鼠和人的 *SOX3* 基因有 97.2% 的同源性,可能提示他们分别负责不同性腺的发育,*SRY* 影响睾丸的发育,而 *SOX3* 影响卵巢的发育。Rousseau 等于 1991 年的研究显示一个 *SOX3* 基因缺失的男性患者表现为原发性睾丸功能衰竭。另有研究显示 *SOX3* 的功能丧失导致斑马鱼卵泡发育迟缓并降低繁殖力。*SOX8* 是与 *SRY* 和 *SOX9* 密切相关的 HMG-box 转录因子,在 POI 女性患者中 *SOX8* 突变的频率增加。

(10) Bone morphogenetic protein 15(*BMP15*): *BMP15* 位于染色体 Xp11.2 上。*BMP15* 可能参与 POI 发病机制最初得到动物模型证据的支持。Di Pasquale 等人首先将 *BMP15* 在人类中与 POI 相关联。后在高加索、印度和中国的 POI 女性中发现了其他变异,尽管频率差异很大(1.5%~15%)。

(11) Progesterone receptor membrane component 1(*PGRMC1*): *PGRMC1* 位于 Xq22-q24。1998 年首次被描述为潜在的孕酮膜受体,与生殖系统中的孕酮信号转导相关,介导孕酮对颗粒细胞的抗凋亡作用。Mansouri 等人发现了一对患有 POI 的母女,他们都携带 X;常染色体易位 [t(X;11)(q24;q13)]。研究显示该母女的 *PGRMC1* 的表达明显减少。进一步对 67 名患有特发性 POI 的女性进行突变筛查,发现 3 名患者具有 *PGRMC1* 基因错义突变。深入研究表明,*PGRMC1* 的突变或降低水平可能通过损害微粒体细胞色素 P450 的活化和增加卵巢细胞的凋亡来引起 POI。最近一项针对中国 POI 患者的研究发现了一种新的错义突变(C.556C>T,p.P186S),但暂无功能性研究证实其有害影响。

(12) 雄激素受体(androgen receptor,AR): *AR* 基因位于 Xq12,其编码雄激素受体参与性别分化和生育。在卵巢中,AR 在发育中的卵泡中表达,尤其是颗粒细胞层。动物实验证实,雌性小鼠缺乏 Ar 会导致 POI 样表型及许多卵泡发育的重要基因的表达紊乱,以上表明正常的卵泡发生需要 AR 介导的雄激素作用。研究显示 AR 基因 1 号外显子中 CAG 重复长度的变化与 POI 的发生可能相关,期待进一步研究证实。

2. 常染色体的异常和基因缺陷　既往关于常染色体的缺陷与 POI 的相关性的报道并不多见。Uehar 等报道了 18 和 13 三体的 POI 病例;Amati 等报道了 2 个家系 3 号染色体(3q22-q23)区域的缺失与 I 型睑裂狭小(BPES)伴发卵巢功能早衰的关系。睑裂狭小综合征是一种常染色体显性遗传性疾病,对睑裂狭小综合征进行基因定位和致病基因突变分析,发现 FOXL2 基因是首位致病基因。FOXL2 基因不同的突变将引起两种不同的临床表现类型,其中 I 型患者表现为眼睑畸形伴女性患者卵巢功能早衰和不育。Aittomaki 等在一些芬兰家系的数例原发性闭经妇女中,鉴别出 2 号染色体(2p21)上 FSH 受体的第 7 个外显子上的基因点突变与卵巢的衰竭有关。Lactonico 等发现在男性性早熟的家系中的同样定位在 2p 上的 LH 受体基因发生突变,其中有 1 个女性家族成员表现为卵巢衰竭。

随着全基因组关联研究(GWAS)进行基因分型和二代测序(NGS)进行全基因组测序,越来越多的候选基因被报道,说明了 POI 遗传的复杂性,较多学者开展了相关研究。

(1)与生殖有关的重要的酶变异:半乳糖血症及 17α- 羟化酶缺乏均为此种变异。半乳糖血症是一种常染色体隐性遗传病,是半乳糖磷酸尿苷转移酶(GALT)的缺陷所引起,患者因半乳糖及其代谢产物的堆积,出现肝细胞、眼、肾和神经系统的损害,在 70%~80% 的半乳糖血症妇女中,由于半乳糖过多,影响生殖细胞向生殖嵴迁移,减少卵子数目,导致 POI。

17α- 羟化酶及 17,20- 碳链裂解酶等是性激素合成中非常重要的甾体激素合成关键酶,其基因突变会引起性激素合成障碍,性激素水平低下,或产生高促性腺激素血症者,临床上多表现为原发性闭经,部分患者虽有月经但卵泡闭锁加快,发生 POI。

(2)卵巢功能相关的基因变异

1)FSH receptor(FSHR):FSH/FSHR 信号通路在调节卵泡生长、雌激素产生和卵母细胞成熟过程中起关键作用。FSHR 的突变是 POI 异常学病因分析中的第一个常染色体突变。早年通过 75 例原发性或继发性闭经病例研究中,在 FSHR 的 G 蛋白受体的细胞外部分中发现了纯合突变。该突变导致结合能力和信号转导显著降低。进一步研究发现,在芬兰人群中,FSHR 的 c.566C>T 突变的频率为 0.96%。然而,随后在不同种族的队列中进行的筛查很少发现该突变。近期有研究者在中国 192 名散发性 POI 患者和 192 名汉族血统的匹配对照进行了 FSHR 基因的 Sanger 测序。在 POI 患者中鉴定出两种杂合错义变体:c.793A>G(p.M265V)和 c.1789C>A(p.L597I)。功能研究表明,两种突变体均在细胞表面表达,而 p.L597I 与野生型 FSHR 相比,膜定位降低。。

2)Growth differentiation factor 9(GDF9):为 POI 的重要候选基因,可与 BMP15 组成二聚体,参与卵母细胞发育、排卵、受精和胚胎发育进程。动物模型证实,GDF9 缺失可导致 POI 的发生。目前研究发现在欧洲、高加索和亚洲 POI 患者中均检测到 GDF9 新变体的频率增加。

3）Folliculogenesis specific bHLH transcription factor（*FIGLA*）：为生殖细胞特异性的碱性螺旋 - 环 - 螺旋（bHLH）转录因子，在原始卵泡的形成和协调透明带基因的表达中起关键作用。Zhao 等人筛选了 100 名患有 POI 的中国女性，并在 4 名女性中发现了三种变异，进一步通过酵母双杂交试验的功能分析表明 p.140delN 突变破坏了 FIGLA 与 TCF3 螺旋 - 环 - 螺旋（HLH）结构域的结合。。

4）Newborn ovary homeobox gene（*NOBOX*）：是一种卵母细胞特异性同源盒基因，在早期卵泡发生中起关键作用。动物实验中，*Nobox* 缺乏会破坏早期卵泡发生和卵母细胞特异性基因表达。*Nobox* 的缺乏加速了产后卵母细胞的丢失，并抑制原始卵泡向生长卵泡的转变。在 *Nobox* 敲除的雌性小鼠中，卵泡被纤维组织取代，其方式类似于女性的非综合征性卵巢功能衰竭。秦莹莹等人首次报道了 *NOBOX* 突变与白人女性 POI 相关。

5）Nuclear receptor subfamily 5，group A，member 1（*NR5A1*）：主要编码一种孤儿核受体，该受体调节一系列涉及生殖、类固醇生成和男性性分化的基因的转录，包括 anti-Müllerian hormone（*AMH*）、Nuclear receptor subfamily 0，group B，member 1（*DAX1*）、Cytochrome P450，family 11，subfamily A，polypeptide 1（*CYP11A*）、steroidogenic acute regulatory protein（*StAR*）等基因。动物实验证实，*Nr5a1* 在小鼠颗粒细胞中的失活与卵巢发育不全相关的不孕症有关。菲利伯特等人对有 46，XY 性发育障碍和 46，XX 原发性卵巢功能不全病史的 4 个家系以及 25 名散发性卵巢功能不全的受试者进行了 *NR5A1* 测序结果显示 2 名患者存在 *NR5A1* 突变。近年来研究者在不同种族中发现了 POI 患者的 *NR5A1* 突变。这些结果均提示，*NR5A1* 基因突变可能与 POI 发生发展相关。

6）G protein-coupled receptor 3（*GPR3*）：位于 1p36.1-p35，拥有 2 个外显子，是 G 蛋白偶联受体家族的成员。GPR3 主要在卵母细胞中表达，在卵泡中维持减数分裂停滞。动物实验证实在 *Gpr3* 敲除的小鼠中，窦状卵泡中的大多数卵母细胞出现了计划外的减数分裂过早恢复，*GPR3* 的缺失亦可导致卵巢过早老化衰竭。通过在 100 名中国 POI 患者中对 *GPR3* 的编码区进行了 *GPR3* 基因变异体的筛选。结果显示：3 名受试者的 3′UTR 区域中的一个新变体和一个受试者中另一个新的同义 c.135G-->变体外，此外，编码区没有发现变化。另一项研究也未能在 82 名患有 POI 的北美高加索女性中发现任何潜在的疾病相关变化。因此，*GRP3* 在人类 POI 中的作用及机制仍需进一步探索。

7）Wingless-type MMTV integration site family，member 4（*WNT4*）：编码一种分泌的细胞外信号蛋白，该蛋白在胎儿发育早期在人类卵巢中表达，在女性性别决定和分化中起关键作用。在 *Wnt4* 突变小鼠的卵巢中，细胞凋亡率与出生时的野生型小鼠相似；然而，凋亡细胞在卵泡发育过程中逐渐增加。通过对 55 名患有 POI 的突尼斯女性的 *WNT4* 编码区进行测序，鉴定出外显子 2 中的同义变体（c.99G>A，p.S33S）

（3）DNA 损伤修复及同源重组相关基因变异

1）MutS homolog 4（*MSH4*）和 MutS homolog 5（*MSH5*）：均属于 DNA 错配修复基因家族，在减数分裂重组中起关键作用。哺乳动物 MSH4 和 MSH5 蛋白形成异二聚体复合物，并在合子期发挥正常染色体突触的基本功能。动物实验证实，雌性小鼠中 *Msh4* 或 *Msh5* 的破坏导致不育、卵巢退化和卵母细胞进行性丧失。在 200 例散发性 POI 患者的 *MSH5* 的 Sanger 测序中，亦得到 3 个杂合突变位点（c.1057 C＞A，p.L353M；c.1459 G＞T，p.D487Y；c.2107 A＞G，p.I703V）（Guo 等，2017）。以上研究均提示参与 DNA 损伤修复的基因的突变可能导致散发性 POI 发生发展。

2）Minichromosome maintenance complex component 8 and 9（*MCM8*；*MCM9*）：是高度保守的微型染色体维持蛋白家族的成员，是与双链 DNA 断裂的同源重组和修复密切相关的基因。影响西班牙裔女性初潮和绝经年龄的全基因组研究显示，*MCM8* 基因座与早期绝经风险相关。Desai 等人在一组 173 名被诊断患有 POI 的患者中探索 *MCM8* 和 *MCM9* 变异情况。其中有 3 名患者携带有 *MCM8* 可能具有破坏性的杂合变体，7 名患者携带有 *MCM9* 可能具有破坏性的杂合变体。而 *MCM8/MCM9* 基因突变在特发性 POI 患者中的作用需要进一步探索。

3）ATP-dependent DNA helicase homolog（*HFM1*）：定位于人类 1p22.2 染色体，包含 44 个外显子。*HFM1* 基因编码的蛋白质与酿酒酵母的 DNA 解旋酶 Mer3 具有相似的结构域，因此被认为是 ATP 依赖的 DNA 解旋酶，其优先在睾丸和卵巢中表达。动物实验证实，*Hfm1* 缺失雌性小鼠的卵巢和卵泡数量显著减少，基质细胞数量增加，另 *Hfm1* 条件敲除雌性小鼠卵巢储备过早耗竭，影响生殖寿命。在近 200 名散发型中国汉族 POI 患者发现 *HFM1* 基因的 9 种变异（涉及 11 例患者），这些变异在 316 名健康对照女性中均未发现，且从千人基因组计划和 *NHLBI* 外显子测序的数据库中均未检索到。

4）Stromal antigen 3（*STAG3*）：是编码黏附蛋白的一个亚基，对于减数分裂过程中染色体的正确配对和分离至关重要。研究者在高度近亲的中东家系中鉴定出由 *STAG3* 中 1bp 缺失（c.968delC，p.F187fs*7）引起的纯合移码突变。动物实验发现 *Stag3* 的缺陷可导致雌性小鼠卵巢发育不全，卵巢内缺乏卵母细胞，进一步在胚鼠的卵母细胞中观察到早期减数分裂停滞和着丝粒染色体凝聚缺陷。

5）Synaptonemal complex central element 1（*SYCE1*）基因：是编码联会复合体蛋白的重要组成。*Syce1* 缺失的小鼠不育，性腺较小，卵巢内缺乏明显卵泡。在不同人种的 POI 患者中均有 *SYCE1* 基因突变的报道。

（二）免疫学因素

POI 患者中自身免疫因素约占 5%~30%。临床数据显示，POI 患者合并的自身免疫性疾病以桥本氏甲状腺炎最常见，其次为艾迪生（Addison）病、类风湿性关节炎、系统性红斑狼疮、重症肌无力等疾病，POI 常被认为是全身多腺体综合征的一部分。文献报道，多达 40%~50% 的 POI 女性至少有一种器官特异性自身抗体阳性，最常见的是甲状腺过氧化物酶抗体和抗甲状腺球蛋白抗体。此外，在患有自身免疫性疾病如原发性肾上腺功能不全（Addison's disease）、自身免疫性甲状腺疾病（Grave's or Hashimoto's disease）以及各种自身免疫性胃肠道疾病（inflammatory bowel disease）的患者中，性腺功能不全的发生率增加。POI 的病理生理过程中，自身免疫启动的确切机制仍然不清，遗传或环境因素都可能激活免疫系统,导致一系列连环效应。

1. 自身抗原及抗体所致POI 早期研究报道,POI患者抗卵巢抗体(antiovarian antibodies,AOAs)阳性的频率各不相同,结果范围从24%到73.3%。Vallotton和Forbes首次描述了POI患者中针对卵泡胞质和核因子的抗体存在。

促性腺激素受体也被列为潜在的自身抗体靶标,大多数抗卵巢自身抗体都针对促卵泡激素的β亚基(抗FSH),影响FSH与其受体的结合,从而影响卵巢功能。研究证实:抗FSH抗体的存在与卵巢衰竭风险的增加有关,少数POI患者具有可检测的FSH受体的抗体。

抗透明带(zona pellucida,ZP)抗体被认为可能引起卵巢衰竭,ZP抗体不仅阻断卵子表面与精子的结合,而且也影响卵泡的发育。动物模型表明,ZP抗体可以引起卵泡耗竭和闭经。人群研究发现POI患者的ZP抗原抗体的血清反应明显强于对照女性和健康男性。

目前,临床上将抗体检测作为POI诊断或者风险评估指标之一仍然任重而道远,一是阳性抗体出现的时间窗暂不明确;二是卵母细胞储备与抗体浓度之间平行性有待证实。目前,尚无有效的血清标志物可以作为自身免疫性POI的诊断标准。

2. 与其他自身免疫性疾病相关POI POI患者相关的临床自身免疫病患病率在10%~55%之间,其中甲状腺疾病最为常见,在12%~40%的患者中可以发现甲状腺抗体阳性。Addison病(AD),也称为原发性肾上腺功能不全。大约10%的Addison病患者有原发性卵巢功能不全,而2.5%有原发性卵巢功能不全的女性表现出肾上腺自身免疫阳性。

自身免疫性多腺体综合征(autoimmune polyglandular syndrome,APS)是一系列以针对2个或多个内分泌器官的自身免疫为特征的疾病,包含自身免疫性甲状腺疾病、免疫介导的1型糖尿病、白癜风、恶性贫血、Addison病和卵巢功能早衰等组合的常染色体显性遗传疾病。APS-Ⅰ是一种罕见的常染色体隐性遗传病,由*AIRE*基因突变导致,其作用是调节免疫耐受。41%~72%的APSⅠ型患者会发生POI,与其他形式的APS相比,性腺功能衰竭发生率较高,患者年龄较年轻。APS-Ⅱ是一种常染色体显性遗传病。APS-Ⅱ中卵巢功能衰竭的发生率为10%~25%。根据POI和Addison病之间的关联性,可假设存在针对类固醇激素生成细胞抗原的交叉反应性自身抗体。目前该抗体已经通过免疫荧光技术被检测到,并且命名为:类固醇生成细胞(StCA)的抗体。该抗体的几个抗原性靶标已经确定,包括P450-17α羟化酶、P450侧链裂解酶和21-羟化酶(21-OH)。现已证实,StCA存在于APS-Ⅰ、APS-Ⅱ、Addison病和POI中。此外,还有其他自身免疫性疾病也可与POI共存,包括内分泌和非内分泌疾病,如甲状腺功能减退,糖尿病,垂体炎,血小板减少性紫癜,白癜风,自身免疫性溶血性贫血,类风湿性关节炎,系统性红斑狼疮,原发性肝硬化和肝炎等。

3. 淋巴细胞性卵巢炎所致POI 自身免疫性淋巴细胞性卵巢炎表现为卵巢膜细胞的单核浸润,特别是在生长卵泡和黄体中,然而原始卵泡和初级卵泡并不受到影响。较多研究提示POI表现出不同程度的T淋巴细胞的活性增高,与绝经后妇女的卵巢中活性T淋巴细胞增多相似,因此,有学者推测活性淋巴细胞可能是POI的结果而非原因。另有报道患者外周血中B淋巴细胞数量也是升高的,但目前还无法证实与自身免疫抗体之间的关系。此外,有报道称POI患者的CD4$^+$/CD8$^+$比率和Ⅱ类MHC抗原的表达异常。炎症反应会影响排卵前卵泡中产生类固醇的细胞,尤其是卵泡膜的内外层、黄体,偶尔也会影响颗粒细胞。但是,在 POI 的终末阶段仅可观察到卵巢体积减小,卵巢活检亦不能观察到明显炎症迹象。因此,该诊断相对建立困难。

(三) 环境因素

1. 吸烟 众多循证医学证据显示,吸烟是女性绝经年龄提前的独立因素。实验室研究集中在吸烟与哺乳动物卵泡储备之间的关系上,烟草暴露可通过细胞凋亡和氧化应激等机制诱导卵泡耗竭。甚至在停止吸烟的情况下,这种卵泡储备的消耗似乎仍会持续。另有人类临床数据可证实:吸烟可导致窦状卵泡数减少,血清 FSH 水平升高和 AMH 水平下降。目前研究热点在于产前暴露于烟草对卵巢储备的影响。动物研究显示,烟草暴露会使卵巢内促凋亡现象增加,出生时和成年期的卵泡数量减少。一项针对 1 399 名青少年的队列研究表明,父亲吸烟与女儿 AMH 降低的发生率相关。

2. 农业杀虫剂 目前,常用的农业杀虫剂可包括有机磷类、有机氯类和拟除虫菊酯类,接触各种农业杀虫剂会损害女性的生育能力并导致生殖潜力的高风险。有机氯农药对卵巢的影响也被深入讨论,动物实验证实:其可影响牛卵巢睾酮、雌二醇和前列腺素的分泌及子宫肌层的收缩。拟除虫菊酯是天然除虫菊酯的合成衍生物,过去认为其对哺乳动物相对无毒,因此广泛用于日常生活。其对卵巢的负面影响已在各种动物模型中被验证,其可通过激活线粒体凋亡途径,诱导颗粒细胞的程序性死亡。一项涉及总共 172 名卵巢功能早衰患者和 247 名对照女性的病例对照研究显示,尿液中拟除虫菊酯代谢物 3-PBA 浓度与 FSH 水平和 LH 水平正相关,而与 AMH 水平负相关,表明拟除虫菊酯暴露可能损害卵巢功能并增加女性 POI 的风险。

3. 有机化合物 目前人类社会使用较广泛的有机化合物有:双酚 A(BPA),一种芳香族有机化合物,可用于食品包装的塑料(如聚碳酸酯)、金属容器和饮料罐的内涂层(环氧树脂)中。在人类样本种超过 90% 对照人群尿液样本中存在 BPA,证实其在现代人类整个生存环境中无处不在,且 BPA 在不孕女性中更常见,尿液 BPA 水平与卵巢储备卵泡呈负相关。另一项人类数据分析则发现:BPA 的暴露水平与卵巢内卵泡数目和女性类固醇激素水平相关。动物实验的数据强调了 BPA 对卵巢储备跨代负面影响,无论在产前,新生儿还是在成年时期暴露,均可导致原始卵泡的数量的减少。

邻苯二甲酸酯是另一种广泛用于工业应用的塑料制造中的有机化合物,可生产儿童玩具和家居用品、地板和墙壁装饰材料、食品包装、医疗设备、个人护理产品(化妆品)等。在许多研究中,邻苯二甲酸酯被证实为损伤卵巢功能的内分泌干扰物,其可影响卵泡生成和类固醇生成,导致不育和 POI 发生。孕鼠暴露于邻苯二甲酸酯可扰乱胎鼠卵母细胞的减数分裂进程和损伤 DNA 损伤修复过程,最终导致 POI 的发生,此结果可证实邻苯二甲酸酯在胎儿期即存在暴露窗。进一步研究发现,这种影响存在跨代效应,不仅损伤胎儿卵巢生殖细胞,也可在 F1 和 F2 等后代中存在负面影响,而邻苯二甲酸盐改变印迹基因的 DNA 甲基化可解释这种多代效应。目前研究认为,在新生儿期暴露于邻苯二甲酸盐,可破坏卵巢发育,影响卵母细胞成熟。而在青春期前暴露,则可抑制卵泡发育相关的 mRNA 表达,引起氧化应激和卵巢体细胞凋亡。成年期间暴露可诱导卵巢毒性,影响颗粒细胞增殖和甾体激素合成,导致卵泡的数量显著减少。另一方面,人类数据也可印证其生殖损伤作用,在一项前瞻性研究中,研究者通过招募 2004—2012 年 215 例参与者,在调整了年龄、BMI 和吸烟后,尿液中邻苯二甲酸酯水平与其卵泡计数呈负相关。综上可得出结论,环境因素可在卵泡形成的不同阶段破坏卵巢功能并影响卵巢储备。

在过去的几十年中,学者们已经收集了大量证据,证实环境中存在的某些化学、物理和生物因素会对女性卵巢功能有害影响。其主要通过三种方式共存影响卵巢功能:一是作为环境内分泌干扰化学物质,通过主要作用于芳烃受体或雌激素受体来影响卵巢储备。二是作为氧化应激的诱导剂,导致活性氧水平(ROS)的失衡,促进 ROS 的积累,从而损害卵巢功能。三是参与表观遗传修饰,暴露于环境污染物会导致 DNA 甲基化改变,如果这些改变稳定地存在于生殖细胞中,可能引起卵巢功能损伤的跨代遗传。

(四) 医源性因素

1. 化学治疗 化学治疗制剂对卵巢功能的影响取决于它破坏细胞的速度和能力,最早损害的是生长卵泡的颗粒细胞和卵泡膜细胞。化疗所致卵巢损伤的程度取决于化疗药物的类型、累积剂量和治疗时的年龄,其中烷化剂风险最高。在化疗过程中,年龄因素对卵巢损伤程度有着重要影响,童年时接受化放疗,POI 发生的风险约为 30%,21 岁后接受放、化疗,POI 发生风险在 50% 以上。可能是年轻患者有大量停止发育的原始卵泡,故停止使用化疗药物后 65%~70% 的患者可以恢复卵巢的正常功能,并恢复月经。另有研究显示,在乳腺癌化疗期间,AMH 急剧下降,化疗结束恢复十分有限。

2. 放射治疗 放射治疗引起的卵巢功能早衰是根据患者的年龄和放射剂量所决定的。研究发现,当卵巢受到的直接照射剂量在低于 0.6Gy 时,卵巢功能几乎不受影响;0.6~1.5Gy 时,对 >40 岁妇女的卵巢功能有一定影响;1.5~8.0Gy 时,约 50%~70% 的 15~40 岁妇女出现卵巢功能衰竭;>8.0Gy 时,几乎所有年龄段妇女的卵巢将发生不可逆的损害。放射线损害卵巢的主要变化是卵泡丧失,间质纤维化和玻璃样变,血管硬化和门细胞潴留等,年轻患者由于卵泡数量较多,卵巢血运丰富,抗放射线损害能力较强,同等剂量的放射线照射,POI 发生率相对较低,即使闭经后,经过治疗后的月经恢复率也较年长者为高。同化疗一样,放疗引起的卵巢损害存在明显的个体差异。

3. 手术治疗 手术直接切除双侧卵巢后并不属于 POI 定义范围,但手术(如卵巢肿瘤切除术或卵巢子宫内膜异位症囊肿剥除术)后或其他医源性原因可影响卵巢的血运或引起炎症而引起卵巢功能损害和永久性的卵巢衰竭。有研究提示,一侧卵巢切除后,卵巢分泌的激素下降,使垂体分泌的 FSH 升高,另一侧卵巢发生 POI 的机会增加,且术后 1~5 年是卵巢功能减退的高发期。腹腔镜卵巢囊肿剥除术后会导致 AMH 降低,卵巢储备减少,但部分患者卵巢囊肿剥除术后数月,AMH 可部分恢复,其损伤机制可能与剥离卵巢囊肿壁时对健康皮质组织的无意破坏有关。荟萃分析结果显示,双极透热法与非热性止血方法(包括缝合或止血密封剂)相比,会产生更大的卵巢损伤。

(五)感染因素

已明确的感染因素导致的 POI 较少,如腮腺炎并发的卵巢炎,约占 POI 患者的 2%~8%。其他与 POI 相关的感染,包括:结核分枝杆菌,疟疾,水痘病毒,志贺氏菌,巨细胞病毒和单纯疱疹病毒等,仅见病例报道,暂缺乏更多人群统计学证据。实验室研究数据显示,小鼠猪带绦虫感染影响卵巢储备,增加卵泡闭锁,并对雌二醇合成有不利影响。革兰氏阴性细菌感染可导致牛卵巢血管床的减少和纤维化组织的增加,降低原始卵泡池的储备。

目前,基于人类相关数据进行 POI 与感染之间关系的研究相对较少且面临重重困难。首先,回顾性研究中明确感染源和感染时间难以确定。其次,人类在一段时间内可能经历多种复杂的多重的感染,并且随时间和空间不停变化,很难预测一种特定感染对人类健康的影响,而各种组合,可能会产生累积的、拮抗的或协同的作用,更增加揭示感染与和 POI 之间明确关系的难度。最后,感染产生的免疫效应可能是促进卵巢衰竭的重要原因,免疫因素在卵巢对感染的敏感性中发挥作用。各方因素的混杂,成为该研究的最大挑战。

二、诊断

(一)诊断

早发性卵巢功能不全(POI)以月经紊乱、高促性腺激素和低雌激素为特点。中华医学会妇产科学分会绝经学组(2016)及内分泌学组(2017)分别制订了 POI 临床诊疗与激素补充治疗的专家共识,建议诊断标准:①年龄<40 岁;②月经稀发或停经至少 4 个月以上;③至少 2 次血清基础 FSH>25U/L(间隔>4 周)。亚临床期 POI:FSH 水平在 15~25U/L,此属高危人群。

1. 临床表现

(1)月经改变:原发性 POI 表现为原发性闭经。继发性 POI 随着卵巢功能逐渐衰退,会先后出现月经周期缩短、经量减少、周期不规律、月经稀发、闭经等。从卵巢储备功能下降至功能衰竭,可有数年的过渡时期,临床异质性很高。少数妇女可出现无明显诱因的月经突然终止。

(2)生育力低减或不孕:生育力显著下降;在 POI 的初期,由于偶发排卵,仍然有 5%~10% 的妊娠机会,但自然流产和胎儿染色体畸变的风险增加。

(3)雌激素水平降低的表现:原发性 POI 表现为女性第二性征不发育或发育差。继发性 POI 可有潮热出汗、生殖道干涩灼热感、性欲减退、骨质疏松、骨痛、骨折、情绪和认知功能改变、心血管症状和心律失常等。

(4)其他伴随症状:其他伴随症状因病因而异,如心血管系统发育缺陷、智力障碍、性征发育异常、肾上腺和甲状腺功能减退、复发性流产等。

2. 体格检查　一般体格、身材、体重、第二性征正常。Turner综合征患者表现为第二性征不发育、身材矮小、肘外翻、蹼颈、发际偏低等。原发性POI患者可存在性器官和第二性征发育不良、体态和身高发育异常。不同病因可导致不同受累器官的病变,出现相应的伴随体征。继发性POI患者可有乳房萎缩、阴毛腋毛脱落、外阴阴道萎缩表现。妇科检查可发现外阴阴道呈低雌激素表现,黏膜菲薄,弹性差,皱襞减少,有的患者阴毛稀少。双合诊检查可扪及子宫较小,附件扪诊常无异常。

3. 辅助检查

(1)功能试验:孕激素试验常阴性。雌孕激素试验可用序贯口服雌孕激素,戊酸雌二醇或17β-雌二醇1~2mg/d,共21~28日,在用药的第11~15日时加服地屈孕酮10mg或其他孕酮制剂,与雌激素同时停药,观察撤药性出血。如果仍然无出血,则提示为子宫性闭经;如果有撤药性出血,应考虑为卵巢性闭经。

(2)基础内分泌:血FSH、LH、E_2、T、PRL、DHEA-S等检查。至少2次血清基础FSH>25U/L(在月经周期的第2~4天,或闭经时检测,2次检测间隔4周);同时,血清雌二醇水平可能因POI早期卵泡的无序生长而升高,继而降低。通常T、DHEA-S和PRL均正常。

(3)B型超声监测:显示子宫正常或偏小,子宫内膜菲薄;两侧卵巢很可能显示不清或卵巢较小为实体,直径2~10mm的AFC之和<5枚。

(4)血清AMH:血清AMH≤7.85pmol/L(即1.1ng/ml)。青春期前或青春期女性AMH水平低于同龄女性2倍标准差,提示POI的风险增加。

(5)染色体检查:由于POI患者中约20%左右有染色体核型改变,其中主要是X染色体的异常,因此应常规作染色体筛查。必要时通过全基因组关联研究(GWAS)进行基因分型和通过下一代测序(NGS)进行全基因组测序识别与POI相关的遗传变异。

(6)免疫学检查:POI中约20%患者伴发自身免疫性疾病,因此在诊断时要同时进行有关疾病的筛查,如甲状腺功能和免疫学测定。

(7)卵巢活检:对于鉴别POI和卵巢抵抗综合征(ROS)卵巢活检是有一定意义的,活检可以发现患者的卵巢呈萎缩状或条索状,皮质内无原始卵泡,髓质完全为纤维结缔组织所取代。如果组织学切片显示有多个原始卵泡存在,提示符合ROS的诊断,为减少手术的副作用,卵巢活检一般在腹腔镜下进行,但由于ROS较少见,且卵泡位于皮质深部,取材不易,局部标本检查结果不能代表全部结果,故目前应用较少。

目前尚无充分的证据证明卵巢抗体与POI发病的关联性,因此关于抗卵巢抗体、抗核抗体等免疫抗体的诊断意义尚有争论。

(二)鉴别诊断

1. 多囊卵巢综合征(PCOS)　主要鉴别点在于PCOS的血FSH值正常或偏低、睾酮和DHEA-S轻度增高、伴有不同程度的胰岛素抵抗,B超检查显示卵巢增大,多于12枚以上的小卵泡呈"项链"样排列于卵巢皮质,且黄体酮试验可有撤药性出血。

2. 性发育异常　如21-羟化酶缺乏症,可以出现外生殖器的异常和男性化表现,皮质醇减低,17- 羟孕酮升高。雄激素不敏感综合征表现为女性外观但内生殖器缺如,经染色体检查、雄激素受体基因检测以及内分泌检查可以鉴别这类疾病。

3. 卵巢抵抗综合征　患者的临床表现与 POI 极其相似,但病理学检查表现为卵巢大小正常,有多量原始卵泡可见;临床上应用雌孕激素序贯治疗后,有人可以恢复排卵并自然妊娠。

4. 垂体促性腺激素腺瘤　当出现显著升高的 FSH 而正常或低值的 LH,伴垂体肿块,则应怀疑垂体促性腺激素腺瘤的存在,但临床上极罕见。

5. 卵巢储备功能低下　是指卵巢丧失正常的生殖潜能,对卵巢的药物刺激反应下降,获得卵子少,胚胎质量下降、着床和妊娠率低,但仍可以有正常月经,可以是卵巢本身的问题,但更多与年龄有关。

三、治疗

由于 POI 的发病机制尚不十分明了,到目前为止还没有确切有效的方法能恢复卵巢的功能。总的治疗原则为:对于青春期 POI 女性,主要治疗目的是促进性征发育,使月经来潮,保护生殖功能,改善性心理状况;对于生育期 POI 患者,维持女性正常的性生活,应用激素补充治疗(hormone replacement therapy,HRT)改善低雌激素引发的症状,预防骨质疏松,有生育要求者可行助孕治疗,有条件者可行赠卵的体外受精胚胎移植术。

1. 一般处理　包括遗传咨询、心理疏导及生活方式调整。

根据家族史和遗传学检测结果评估遗传风险,为制订生育计划、保存生育力、预测绝经提供指导。对有 POI 或者早绝经家族史的女性,可借助高通量基因检测技术筛查致病基因。对家系中携带遗传变异的年轻女性建议尽早生育,或在政策和相关措施允许的情况下进行生育力保存。缓解 POI 患者的心理压力,尤其是年轻患者,告知仍有偶然自发排卵的情况。健康饮食、规律运动、戒烟,避免生殖毒性物质的接触,增加社交活动和脑力活动。适当补充钙剂及维生素 D,尤其是已出现骨量降低者。有许多可改变的高危因素可能增加年轻 POI 患者的骨折和心血管疾病发生风险,包括吸烟、缺乏锻炼、缺乏维生素 D 和钙、饮酒、低体重。对于没有骨折风险的 POI 患者,这些因素也会导致其骨密度降低。因此,平衡膳食、维生素 D 和钙的充分摄入、负重锻炼、维持适宜的体重、戒烟是重要的干预措施。

2. 激素补充治疗　激素补充治疗(HRT)不仅可以缓解 POI 患者低雌激素症状,而且对心血管疾病和骨质疏松可以起到预防作用。若无禁忌证,POI 即为 HRT 的适应证。由于诊断 POI 后仍有妊娠的机会,对有避孕需求者可以考虑 HRT 辅助其他避孕措施,或应用短效复方口服避孕药(combined oral contraceptives,COC);有生育要求者则应用天然雌激素和孕激素补充治疗。与 COC 相比,HRT 对骨骼及代谢有利的证据更充分。2016 年中华医学会妇产科学分会绝经学组制订的早发性卵巢功能不全的激素补充治疗专家共识指出,POI 患者与正常年龄绝经的妇女相比,HRT 风险更小,收益更大,推荐 HRT 应至少用至正常自然绝经年龄,之后应按照正常年龄绝经妇女进行管理。对于 40 岁以前切除双侧卵巢的妇女,可考虑应用雌激素和必要时雄激素治疗。

POI 患者绝经早，长期缺乏性激素的保护，需长期用药；年轻、并发症少、风险低，是与自然绝经女性的最大区别。应遵循以下原则。

(1) 时机：在无禁忌证、评估慎用情况的基础上，尽早开始 HRT。

(2) 持续性：鼓励持续治疗至平均的自然绝经年龄，之后可参考绝经后的 HRT 方案继续进行。

(3) 剂量：使用标准剂量，不强调小剂量，根据需求适当调整。国外推荐的标准雌激素剂量是口服 17β- 雌二醇 2mg/d 或经皮雌二醇 75~100μg/d。国内常用的雌激素剂量是口服雌二醇 2mg/d、结合雌激素 0.625mg/d 或经皮雌二醇 50μg/d。

(4) 方案：有子宫的 POI 患者雌激素治疗时应添加孕激素，推荐雌孕激素序贯疗法，配伍孕激素的剂量建议为每周期口服地屈孕酮 10mg/d，服用 12~14 天；或微粒化天然黄体酮 200mg/d（口服或阴道置药），12~14 天。通常患者对复方制剂的依从性优于单方制剂配伍，雌二醇 - 雌二醇地屈孕酮（2/10）片有一定的优势。无子宫或已切除子宫者可单用雌激素。如仅为改善泌尿生殖道萎缩症状时，可经阴道局部补充雌激素。

(5) 药物：POI 患者需要 HRT 的时间较长，建议选用天然或接近天然的雌激素（17β- 雌二醇、戊酸雌二醇、结合雌激素等）及孕激素（微粒化黄体酮胶丸或胶囊、地屈孕酮），以减少对乳腺、代谢及心血管等方面的不利影响。现有的数据显示，地屈孕酮相对于其他合成孕激素，不增加乳腺癌的发生风险。

(6) 随访：治疗期间需每年定期随访，以了解患者用药的依从性、满意度、不良反应，必要时调整用药方案、药物种类、剂量、剂型。

需指出的是，当 POI 发生在青春期前时，称为原发性 POI。患者无内源性雌激素，从青春期开始至成年期间必须进行持续治疗，以利于青春期发育。因大剂量雌激素可加速骨骼成熟，影响身高，应在结合患者意愿的情况下，建议从 12~13 岁开始，从小剂量开始进行雌激素补充。起始剂量可为成人剂量的 1/8~1/4，模拟正常的青春期发育过程。必要时可联合使用生长激素，促进身高的生长。根据骨龄和身高的变化，在 2~4 年内逐渐增加雌激素剂量；有子宫并出现阴道流血者应开始加用孕激素以保护子宫内膜，无子宫者单用雌激素即可。当身高不再增长时，有子宫的 POI 患者转为标准剂量雌孕激素序贯治疗。治疗期间应监测骨龄和身高的变化，对于骨骺一直未闭合的患者，在达到理想身高后，应增加雌激素剂量，促进骨骺愈合而使身高增长停止。

3. 非激素治疗　对于存在 HRT 禁忌证、暂时不愿意或者暂时不宜接受 HRT 的 POI 患者，可选择其他非激素制剂来缓解低雌激素症状。①植物类药物：包括黑升麻异丙醇萃取物、升麻乙醇萃取物，作用机制尚未完全明确，可能与神经递质改变有关。②植物雌激素：指植物中存在的非甾体雌激素类物质，主要为杂环多酚类，其雌激素作用较弱，长期持续服用可能降低心血管疾病风险、改善血脂水平、改进认知能力。③中医药：包括中成药、针灸、耳穴贴压、按摩、理疗等，其辅助治疗作用仍有待临床证据证实。④治疗骨质疏松的药物：包括双膦酸盐类阿仑膦酸钠、依替膦酸二钠和利塞膦酸钠，以及选择性 ER 调节剂。雷洛昔芬和甲状旁腺激素肽均能减少患有骨质疏松妇女椎体骨折的风险。

4. 生育支持

(1)辅助生殖技术治疗:对于有生育需求的 POI 患者,可考虑辅助生殖技术治疗,目前尚无最佳的用药方案。增加促性腺激素剂量、促性腺激素释放激素拮抗剂方案、促性腺激素释放激素激动剂短方案、微刺激及自然周期方案虽一定程度上可改善辅助生殖技术治疗的结局,但均不能证实确切有效。多种预处理方案及辅助抗氧化制剂的疗效仍有待进一步证实。亚临床期 POI 患者接受 ART 治疗时,卵巢低反应的发生率、周期取消率增高,妊娠率降低。

赠卵体外受精胚胎移植术(IVF-ET)是 POI 患者解决生育问题的可选途径。采用供者的卵子和患者丈夫的精子进行体外受精,发育成正常胚胎,同时,对接受供卵的 POI 患者进行激素补充治疗,模拟与胚胎发育同步的子宫内膜,将发育好的胚胎植入到受者的子宫腔内,用甾体激素维持早期胎儿的发育和成长,直至胎儿的胎盘能够分泌足够的激素为止。随着技术的不断提高及完善,现在赠卵体外受精胚胎移植术每周期成功率可达 38%~75%。南京医科大学第一附属医院的资料分析了 89 个供卵 IVF-ET 周期中,移植周期率 91.0%(81/89),生化妊娠率 40.7%(33/81),临床妊娠率 37.0%(30/81)。治疗前应根据病因进行系统评估,有化疗、纵隔放疗史或 Turner 综合征患者,需行心血管系统和超声心动图检查;自身免疫性 POI 应检测甲状腺功能、肾上腺抗体;有肿瘤史的患者应接受肿瘤专科评估,排除复发的可能。值得注意的是,该技术因为涉及第三方对生育的参与,所以需要合法化的卵子赠送程序和规范,严格筛查供者,限制供卵次数,控制受者的年龄,防止该技术带来的一些潜在的伦理矛盾和冲突。

(2)生育力保存:针对 POI 高风险人群或因某些疾病或治疗损伤卵巢功能的女性,根据患者意愿、年龄和婚姻情况,建议合适的生育力保存方法。其适应证:①肿瘤患者:需肿瘤学、生殖医学、胚胎学、遗传学等多学科专家合作,充分评估肿瘤治疗和生育力保存的价值,制订和实施个体化方案,患者需充分知情相关风险及结局。②Turner 综合征:部分 Turner 综合征患者卵巢虽然可见少量卵泡,但妊娠后胎儿合并心血管畸形比例高,不一定适宜生育;同时卵母细胞质量差、染色体异常等情况需充分告知、评估。③其他:卵巢子宫内膜异位囊肿手术、药物治疗等引起的 POI。

目前常用生育力保存的方法包括:①胚胎冷冻:是已婚女性生育力保存的主要方法,在有效性和安全性上具有显著的优势。但对于患有雌激素敏感肿瘤的患者需警惕控制性超促排卵(COH)造成的高雌激素暴露风险,可选择芳香酶抑制剂(如来曲唑)、自然周期等获卵方案。②成熟卵母细胞冷冻:为未婚女性提供了生育力保存的机会,但尚存在法律、管理、技术、伦理、安全性等问题。③未成熟卵母细胞体外成熟技术:适用于不能进行 COH 的肿瘤患者或需要即刻行肿瘤治疗的患者。但此技术在安全性、有效性上仍有待证实,建议培养成熟后冷冻。④卵巢组织冷冻:主要用于接受放化疗的患者,但卵巢组织冷冻仍存在管理、技术、伦理、安全性等问题。⑤促性腺激素释放激素激动剂:可用于肿瘤患者化疗时的卵巢功能保护,机制可能与降低卵巢对化疗药物的通透性或降调凋亡分子相关,其有效性仍待进一步证实。

5. 其他

（1）干细胞治疗：干细胞具有自我更新和再生的潜力，目前用于 POI 治疗的干细胞主要有：间充质干细胞、胚胎外组织干细胞、诱导多能干细胞和卵巢干细胞。在动物模型中，人骨髓干细胞输注至化疗引起的卵巢损伤小鼠及移植人类卵巢抵抗综合征患者卵巢皮质的免疫缺陷小鼠中，结果显示：干细胞治疗可促进 POI 小鼠产生较多的排卵前卵泡、M Ⅱ 期卵母细胞、2 细胞胚胎和健康幼崽。干细胞治疗亦可促进移植小鼠的人源性卵巢组织血管化和细胞增殖，同时减少细胞凋亡。最近的另一项研究将子宫内膜间充质干细胞注射到化疗诱导的 POI 小鼠体内，结果显示，干细胞治疗可提高小鼠 AMH 水平，增加小鼠生长卵泡数量，提高小鼠的排卵率和活产率。目前间充质干细胞应用相对广泛，但仍缺乏大样本验证及人类数据。此外，来自其他组织（包括骨髓、脂肪、脐带血和羊膜上皮细胞）的干细胞的治疗作用也在陆续进行中。骨髓来源的干细胞（bone marrow-derived stem cells，BMDSC）是具有低免疫原性的单核细胞，这使其成为治疗和移植的理想选择。动物实验表明：在 POI 及 POR 模型鼠输注 BMDSC 后可提高小鼠生育力。BMDSC 治疗可促进卵巢血管化和细胞增殖，同时减少细胞凋亡。临床试验结果发现，自体 BMDSC 卵巢移植可以使部分 POI 患者成功妊娠；自体干细胞卵巢移植可以显著改善 DOR 患者的卵巢功能，但是胚胎的整倍体率比较低，需要谨慎使用。最近的研究亦在探索干细胞作用机制，尤其关注使用源自干细胞的外泌体来特异性影响卵巢微环境并恢复卵巢功能。干细胞治疗的最新进展可能会转化为新的治疗选择，为 POI 患者带来新的希望。

（2）卵巢内富血小板血浆（PRP）注射疗法：目的在于增加卵巢内局部生长因子的浓度。目前研究显示：PRP 补充培养基可以增加体外培养的人类早期窦前卵泡的活力和生长。冷冻保存的人类卵巢组织自体移植物中的 PRP 可能有助于卵巢切除患者在第一个刺激周期后成功怀孕和分娩。目前研究认为通过 PRP 中含有血小板衍生生长因子（PDGF）、表皮生长因子（EGF）、胰岛素样生长因子（IGF）、转化生长因子 βI（TGFβ-I）、血管内皮生长因子（VEGF）、肝细胞生长因子（HGF）和碱性成纤维细胞生长因子（bFGF）等。而这种基于 PRP 的组织再生方法已经在各类人体组织如肌腱、肌肉和神经等被验证中。在一个病例报告中，使用 PRP 联合促性腺激素卵巢内注射，通过卵巢刺激和体外受精，成功受孕并活产。在 POI 的女性卵巢内注射自 PRP 可能被认为是一种实验性治疗选择。但 PRP 尚未经过严格的临床试验，没有确凿证据表明 PRP 对 POI 患者的卵巢功能具有明确的有益作用。

（3）卵巢冷冻、移植：卵巢组织冷冻保存并进行自体移植常用于恶性肿瘤患者。研究发现在后续移植解冻的卵巢组织后，80 名卵巢冷冻后移植的患者的活产率约为 25%。然而，目前尚不清楚该结果是否可以外推到与其他病因相关的 POI 或有 POI 风险的患者。需注意的是目前该项目仍然是一项实验性治疗，并且有重新植入恶性细胞的风险。

（4）靶向治疗：目前 POI 发病机制的研究正在迅速提高其治疗的潜力。目前较热门的治疗靶点之一是调节原始卵泡生长激活和募集途径，该通路的中心调节因子包括 c-Kit/Kit 配体信号通路、FOXO3、PTEN、AKT 及 mTOR 等成员。研究发现，在环磷酰胺处理的小鼠模型中，用小分子抑制剂阻断 mTOR 通路，可提高小鼠的卵巢储备、AMH 水平和生育能力。此外,AMH 可通过抑制卵泡的募集和生长来调节窦卵泡数量。外源性 AMH 可作为一种创新的预防性策略来治疗化疗后的卵泡丢失。动物研究发现,在化疗暴露的小鼠中给予外源性 AMH 治疗可抑制原始卵泡耗竭,保护卵巢功能。

(5)肾上腺皮质激素的应用:基于自身免疫性 POI 的病因及 POI 伴随的自身免疫性疾病,有学者认为采用肾上腺皮质激素治疗 POI 可取得一定疗效。一般可用泼尼松 10~30mg/d,部分患者治疗后 FSH 水平降低,雌激素水平升高,但在缺乏"卵巢炎"诊断依据的情况下,肾上腺皮质激素应用时的副作用应引起重视。

总之,POI 是妇科内分泌领域的热点及难点,其病因复杂、治疗难度大,其给患者尤其是未生育的患者带来巨大痛苦,严重影响患者的生活质量。随着对 POI 发病机制、易感因素的深入研究和临床治疗的循证医学证据的积累,有针对性地预测其遗传性质,早期诊断、根据患者具体情况选择合适的方案是治疗的关键。

第二节　卵巢储备功能减退

卵巢储备(ovarian reserve,OR)指存在于卵巢中的原始卵泡的数量,它决定了女性的生殖寿命。随着女性年龄的增加,生育能力下降,卵巢中卵母细胞的数量减少和 / 或质量下降,被称为卵巢储备功能减退(diminished ovarian reserve,DOR)。DOR 可引起生育能力下降,并伴有抗米勒管激素(anti-Müllerian hormone,AMH)水平降低、卵巢的窦卵泡数(antral follicle count,AFC)减少、基础 FSH 水平升高。人群中的 DOR 患病率约为 10%~35%。临床上 DOR 可分为与高龄相关的生理性和与年龄不相符的病理性两类。约 10% 的女性可能会因各种原因而导致卵巢储备过早减少,>40 岁女性群体中的 DOR 的发病率可能超过 50%。受限于目前卵巢储备功能检测方法不统一,且不够准确,加上 DOR 的隐匿性、渐变性,常导致 DOR 的发现和诊断被延迟,实际 DOR 的患病率可能更高,因此,早发现、早治疗有助于解决高龄女性的生育难题。

一、病因

关于 DOR 的病因目前尚不明确,可能与以下因素有关:

1. **年龄**　女性年龄是 DOR 的重要影响因素。随年龄增加,卵巢的储备功能逐渐下降,当女性接近围绝经期时,即为生理性 DOR。DOR 是卵巢中卵母细胞的加速减少至耗竭,它是通过募集、选择至排卵或闭锁,卵母细胞减少加快的过程而进展,此为一个与生育期阶段内年龄增长有联系的演变过程。Faddy 分析多个研究后发现,女性 37~38 岁是始基卵泡数量减少速度加快的拐点,构成了所谓的"折棍"现象,在拐点年龄卵泡数约为 25 000 个,绝经时减至 1 000 个左右。与 Hansen 等结果类似,从绝经前 10 余年起卵泡减少的速度加快,这时的加速与卵巢衰老速度加快的进程相联系。近期学者通过纳入449名接受体外受精(in vitro fertilization,IVF)周期的DOR女性进行数据分析后的结果显示,>40岁患者的持续妊娠率明显低于35~40岁患者或<35岁的患者(6.38% vs. 26.15% vs. 28.17%)。多变量分析还表明,实际年龄是与临床结果相关的唯一参数。表明DOR患者仍有合理的怀孕机会,但他们的预后受到实际年龄的显著影响。美国ACOG的"卵巢储备功能检测"指南中将试孕6个月未孕的35岁及以上的女性,视为DOR的高危人群,建议这部分人应该进行卵巢功能评估及其干预治疗。

2. **遗传因素** 为病理性DOR的重要原因,常伴有家族性遗传倾向。

(1)X染色体及相关基因异常:X染色体早已被认为是DOR的最常见遗传因素,基因多态性、基因突变、表观遗传因素和染色体易位均可能参与病理性DOR的发生发展过程。常见如骨形态发生蛋白15(BMP15)(Xp11.2)、孕激素受体膜成分1(PGRMC1)(Xq22-q24)、雄激素受体(AR)(Xq12)、叉头盒O4(FOXO4)(Xq13.1)和脆性X染色体智力缺陷1(FMR1)(Xq27.3)等。国外学者研究还发现,X染色体的失活偏移和端粒长度的改变,同样与卵巢功能减退关系密切。此外,X染色体数目异常亦是遗传性DOR的常见病因。

(2)常染色体及相关基因异常:目前证据较充分的包括:生长分化因子9(GDF9)(5q31.1);卵泡发生特异性bHLH转录因子(FIGLA)(2p13.3);新生儿卵巢同源框基因(NOBOX)(7q35);核受体亚家族5A组成员1(NR5A1);类固醇生成因子-1(SF-1)(9q33);FSH受体(FSHR)(2p21-p16);TGFβ受体Ⅲ(TGFBR3)(1p33-p32);G蛋白偶联受体3(GPR3)(1p36.1-p35)等均可能与DOR的发生有关。

3. **医源性因素** 因一些基础疾病接受放化疗及生殖系统手术的女性等,可在治疗后发生医源性DOR。既往众多研究表明,卵巢手术后卵巢储备明显下降。环磷酰胺、顺铂和多柔比星等化疗药物可通过影响卵巢的不同细胞成分,从而导致卵巢内卵泡储备的快速耗竭。放射治疗引起的卵巢储备减少是主要由患者的年龄和放射剂量所决定的。

4. **自身免疫因素** 自身免疫性疾病、自身抗体异常、细胞免疫失衡等均可导致卵巢功能的损伤而发生DOR。当机体自身免疫系统的自我识别功能受损时,可将机体内的卵细胞误作敌人并攻击,使卵细胞受伤严重以致凋亡,从而导致卵巢储备减少。研究显示,多种自身免疫性疾病与DOR的发生关系密切,如多肌炎、地中海贫血、甲状腺功能减退、艾迪生病、类风湿性关节炎等。育龄妇女最常见的自身免疫性疾病是甲状腺功能障碍,患病率约为5%~20%,甲状腺激素分泌水平的长期降低会导致广泛的生殖改变,包括卵泡发育异常、排卵和受精率的改变以及卵巢功能减退衰竭。有学者研究表明,孕前TSH水平升高与卵巢储备减少有关,但与不良辅助生殖技术或妊娠结局无关。另一项研究分析了自身免疫性甲状腺疾病(thyroid autoimmune disease,TAID)和DOR之间的关联,发现抗体的存在对甲状腺功能正常的女性的卵巢储备没有影响;此外这些自身抗体的存在并不影响ART结果。最近一项前瞻性研究显示TAID女性的卵巢储备与对照组相比没有显著变化。因此自身免疫疾病与DOR的关系尚不明确,仍需大样本临床研究数据进行验证。

5. **感染因素** 细菌和病毒感染可能引起卵巢炎,导致卵泡数量和/或质量下降,发生

DOR。研究表明,HIV 感染、生殖器结核等对不孕妇女的卵巢储备产生不利影响。此外,现有研究者针对新型 COVID-19 进行深入分析,目前有限的结果表明 COVID-19 与女性生育能力有关。有近 1/5 的 COVID-19 感染患者表现出月经量减少或月经周期延长,这些变化在感染治愈后迅速恢复,此证据还不够系统和全面,远期影响仍待证实。

6. 环境因素　环境污染、毒物接触、电力及电磁辐射、女性吸烟等均会损害卵巢功能。研究表明,吸烟是影响女性卵巢储备和生育结局的独立因素。常用的农业杀虫剂暴露,如有机磷类、有机氯类和拟除虫菊酯类等,亦会对女性的卵巢储备及生育能力产生不利影响。此外,多溴联苯醚、多环芳香族化合物等有机污染物亦能加速卵巢颗粒细胞凋亡,诱发卵泡闭锁,导致 DOR。

7. 社会心理因素　女性出现心理问题也是引起 DOR 的重要因素。现代社会生活节奏加快,压力增加,生育期妇女长期处于紧张焦虑状态,可能影响卵巢功能,导致 DOR 的发生。有研究发现,心理应激能够抑制有腔卵泡中窦卵泡内脑源性神经营养因子的表达,从而损伤卵母细胞,降低其卵巢储备。此外,长期处于紧张焦虑情绪中的育龄期女性会增加体内皮质醇的浓度,导致下丘脑 - 垂体 - 卵巢轴的分泌异常而降低卵母细胞的发育潜能。Pal 等学者对不孕女性的情绪进行量表调查,结合评估卵巢储备功能,结果表明卵巢功能的损伤与慢性心理应激关系密切相关。此外,饮食、运动亦影响卵巢储备及功能,进而影响女性生育力。

二、诊断

目前临床上尚无 DOR 的统一诊断标准,评价指标多样。主要通过病史、临床表现及辅助检查进行综合评估。

1. 病史　年龄是评估卵巢储备功能的重要直观指标,成年女性卵巢储备功能随年龄增加而减退。35 岁以上的女性如果积极试孕超过 6 个月仍未成功妊娠,需要进行卵巢储备功能评估。由于女性年龄 ≥35 岁时,其不孕症和自然流产风险显著增加,卵泡数量、卵泡对促性腺激素的反应能力、妊娠率均显著下降,应注意询问其不良孕产史。

2. 临床表现　DOR 患者可能有以下一种或多种表现。

(1)生育力减低:主要表现为不孕、易发生早期流产及反复流产、对促性腺激素的反应不佳、反复胚胎种植失败等。在 DOR 初期,仍然存在自然排卵,但患者每月妊娠概率由正常女性的 20%~25% 下降为 5%~10%,而且容易发生自然流产和胎儿染色体畸变。

(2)月经紊乱:DOR 患者通常有规律的月经,但部分可表现为各种月经紊乱,包括月经稀发或频发、经期延长或缩短、闭经、经量时多时少等。

(3)性激素缺乏或波动的相关症状:表现程度不一,与更年期症状类似,如潮热出汗、生殖道干涩、灼热感、性欲减退、骨质疏松、情绪和认知功能改变及心血管相关症状等,但一般较轻或不明显。

3. 辅助检查　DOR 的诊断常依赖于对卵巢储备功能的评估,但目前尚无理想的单一检测指标。2022 中国卵巢功能减退专家共识推荐使用 AMH、AFC、基础 FSH 并结合年龄因素,对女性卵巢储备功能进行综合评估。此外,还可通过抑制素 B、卵巢体积等方法,但临床上应用不多。

(1)抗米勒管激素(AMH): AMH<1.1ng/ml 提示 DOR。

AMH 系由卵巢内窦前卵泡和小窦卵泡的颗粒细胞分泌,从胎儿时期开始分泌,18 岁时达到峰值,随后分泌量逐渐下降,直至 50 岁左右停止分泌。其可抑制原始卵泡的募集,准确反映窦卵泡池的大小。AMH 水平检测方便,因在月经不同时间段的波动较小,任意时间都可检测,且与年龄、FSH、AFC 有很好的相关性,所以目前被认为是反映卵巢储备功能最可靠的指标之一。此外,近期有研究显示血清 AMH 水平与 DOR 女性的获卵数、冷冻保存的胚胎数、累计移植胚胎的平均数、胚胎移植的周期百分比以及累积活产率高度相关。但其与 DOR 女性的卵母细胞质量似乎并不相关,AMH 在预测胚胎发育潜力方面的作用有限,不能作为卵母细胞质量的标志物。临床实践中应用 AMH 水平评估卵巢储备功能时,还要综合考虑可能影响 AMH 水平的因素,如多囊卵巢综合征(polycystic ovary syndrome,PCOS)患者 AMH 水平偏高,而先天性下丘脑垂体性闭经、口服避孕药或二甲双胍、吸烟史等会导致 AMH 水平偏低。研究发现在首次 IVF/ICSI 治疗中,AMH 水平较高的年轻女性比 AMH 水平中等的女性早期流产的风险更高,排除 PCOS 后,结果仍然相似。因此,血清 AMH 水平亦可能成为评估早期流产风险的重要指标。

(2)卵巢的窦卵泡数(AFC): 两侧卵巢 AFC<5~7 枚,提示 DOR。

AFC 指月经第 2~4 天的双侧卵巢的卵泡(直径 2~10mm)数,与年龄、基础 FSH 呈负相关,是预测卵巢储备功能的另一较为可靠指标。经阴道超声检测方便、结果即时、成本低。但 AFC 的检测依赖操作者的技术与经验,受人为因素影响较大。目前,业内常基于窦卵泡数及 AMH 水平对进行 IVF/ICSI 的女性进行个体化促性腺激素剂量选择,以减少卵巢过度刺激,改善妊娠结局,但目前尚未有确切一致性结论。

(3)基础卵泡刺激素(FSH)和雌二醇(E_2): 连续两个月经周期的基础 FSH ≥ 10U/L 可考虑 DOR。基础 E_2 一般不单独作为 DOR 的评价指标。

基础 FSH 和 E_2 水平指自然月经周期第 2~4 天的血清测定值,推荐同时测定用于评估。基础 FSH 的变异性较大,且 FSH 单一指标的灵敏度和特异度均较低。因此 FSH 结果判读需要结合下丘脑 - 垂体 - 卵巢轴各级激素的数值综合判断。FSH 主要反映卵泡成熟的最后两周情况,由于卵泡的数量或质量下降,卵巢激素分泌不足,通过负反馈直接引起 FSH 先于 LH 升高。研究表明,FSH/LH 比值 ≥ 2.0 与较差的 IVF 周期结果和较高的周期取消率相关。此外,基础 FSH 水平结合年龄可用于评估卵巢储备正常的 IVF-ET 女性卵巢反应性。DOR 情况下,基础 E_2 水平减低,但是 FSH 升高可刺激颗粒细胞分泌 E_2,导致 E_2 水平短暂性升高。研究发现,FSH 正常的年轻女性,基础 E_2 水平较高的妊娠结局相对较差,而 FSH 较高的高龄女性,基础 E_2 水平高妊娠结局亦较差。临床实践时,也须注意 E_2 水平容易受到卵巢囊肿、基础药物等的影响,波动性大。

(4)抑制素 B(inhibin-B): 是一种蛋白质激素,由窦卵泡的颗粒细胞分泌,作为 FSH 的反馈调节器发挥作用,其与 FSH 水平呈负相关。随着卵巢储备降低,inhibin-B 分泌减少,是直接反映卵巢储备的指标。一般认为 DOR 患者,inhibin-B<40~56ng/L。研究显示,在促性腺激素治疗的第 5 天,测量的基础 inhibin-B 水平可用于评估早期卵巢反应性。但因检测方法尚未统一,故临床少有应用。

(5)卵巢体积:卵巢体积大小与卵巢储备的卵泡数目有关,如卵巢体积>3cm^3 提示卵巢储备良好。平均卵巢直径指任一侧卵巢 2 个相互垂直平面最大径线的均值,以 20mm 为界值,当小于该值预示卵巢储备下降。临床应用时,不可忽视个体差异的存在,暂不建议将卵巢体积作为单一评估指标。

(6)其他:氯米芬刺激试验主要用于测定卵巢储备。近年认为此试验较基础 FSH 测验更敏感。具体测定方法是在月经周期第 2 或 3 天测基础 FSH 水平,第 5~9 天服氯米芬 100mg/d,第 10 天再测血 FSH 水平,如 FSH≥25U/L 则为异常。刺激后 FSH 水平可对卵巢储备和生育能力作出预测。但目前研究认为,与基础 FSH 和超声检测的窦卵泡计数(AFC)相比,氯米芬刺激实验在预测不孕妇女卵巢反应不良或怀孕方面并不优于非动态试验。基于这个原因,2020 年美国生殖医学会专家共识建议不常规进行该项检查。

4. 鉴别诊断　由于目前临床上尚无 DOR 的统一诊断标准,常用指标包括基础 FSH 和 E$_2$、抑制素 B、AMH、AFC、卵巢体积等。即便为同一个指标,不同医院的检测方法不同,检查结果的正常值存在差异,导致对结果的判定存在不一致。且单一指标也不能充分反映女性的卵巢储备功能,所以对于 DOR 患者建议采用联合多指标的综合评估,以力求诊断的准确性。

值得重视的是,女性 DOR 应与其他相关疾病进行鉴别诊断,主要是早发性卵巢功能不全(premature ovarian insufficiency,POI)、卵巢功能早衰(premature ovarian failure,POF)及卵巢低反应(poor ovarian response,POR)。

(1)POI:指女性在 40 岁前出现月经异常(闭经或月经稀发>4 个月)、FSH>25U/L(连续两次,测定间隔超过 4 周)、雌激素水平波动性下降(详见本章第一节)。曾经有学者认为 DOR 可能是 POI 的前兆,但到目前为止仍无确切证据。

(2)POF 指女性 40 岁前出现闭经、促性腺激素水平升高(FSH>40U/L)和雌激素水平降低,并伴有不同程度的围绝经期症状,是 POI 的终末阶段。

相对于 POI/POF 的国内外统一的诊断标准及年龄限制,DOR 则着重强调卵巢储备功能参数的变化和女性生育能力的下降,暂无统一的诊断标准和年龄限制。

(3)POR:指在体外受精胚胎移植术(IVF-ET)的女性中卵巢对促性腺激素(Gn)的刺激反应不良的病理状态,主要表现为卵巢刺激周期发育卵泡少、血雌激素峰值低、Gn 用量多、周期取消率高、获卵数少、临床妊娠率低。对于 POR 的诊断以往多参考博洛尼亚标准和在博洛尼亚标准基础上提出的以患者治疗预后为导向、基于个体化卵母细胞数量的波塞冬分组。

总之,由于目前临床上尚无 DOR 的统一诊断标准,常用指标包括基础 FSH 和 E$_2$、抑制素 B、AMH、AFC、卵巢体积等。即便为同一个指标,不同医院的检测方法不同,检查结果的正常值存在差异,导致对结果的判定存在不一致。且单一指标也不能充分反映女性的卵巢储备功能,所以对于 DOR 患者建议采用联合多指标的综合评估,以力求诊断的准确性,并注意与其他疾病的鉴别。

三、治疗

目前国内外关于 DOR 的治疗尚未达成共识。主要治疗原则是鼓励女性在适龄阶段婚育、最佳生育年龄妊娠、完成生育目标、提高生活质量。值得提醒的是,卵巢储备功能的指标并不能预测无生育要求的女性当前的生育潜能,因此,对于 DOR 低风险的未婚未孕育龄期女性,并不推荐常规评估卵巢储备功能,以避免医疗资源浪费、增加患者的恐慌心理。女性高龄、存在遗传性或医源性等 DOR 高危因素,推荐评估卵巢储备功能,有条件者考虑卵巢生育力保存。已经诊断为 DOR 的已婚避孕女性,根据年龄积极试孕 3~6 个月,如仍未怀孕,按女性不孕症处理。目前有生育要求、明确诊断 DOR 相关不孕的女性,应尽快进行相关治疗。

1. 一般处理

(1)提倡健康的生活方式:规律作息时间,健康合理饮食,保持开朗、乐观、积极的生活态度,适当锻炼身体;避免接触生殖毒性物质,包括戒烟、限酒等;补充钙剂及维生素 D 等。如有家族遗传史,应做遗传风险的评估,为生育治疗和预测绝经时间提供指导。

(2)控制理想的体重:女性体重超重或肥胖以及体重过轻与骨质疏松、心血管疾病、代谢性疾病、生育力的降低密切相关,建议 DOR 患者应保持理想的体重(body mass index,BMI)18.5~23.9kg/m^2。

(3)做好心理疏导:缓解 DOR 患者的心理压力,告知 DOR 尤其是年轻的不孕症患者,仍有排卵和自然妊娠的机会。对存在焦虑、抑郁等心理障碍者进行心理咨询指导及社会功能的康复训练,必要时专科就诊采取药物治疗。

(4)注意避孕及性健康:对暂时无生育需求的 DOR 患者需进行避孕及性健康指导,避免非预期妊娠而行人工流产;促进和谐的性生活有利于 DOR 女性的身心健康,增进夫妻感情和家庭和睦。

2. 助孕治疗及药物的预处理　对于有生育需求的 DOR 女性,应尽快进行相关的助孕指导及治疗。根据年龄积极试孕 3~6 个月,可采用诱导排卵的治疗,即通过使用氯米芬、来曲唑、促性腺激素等药物刺激的方法,改善卵子数量和质量,治疗后所获优势卵泡及临床妊娠率均显著提高。符合体外受精胚胎移植术(in vitro fertilization-embryo transfer,IVF-ET)指征的 DOR 患者应积极考虑实施 IVF-ET 助孕,包括常规刺激方案、温和刺激方案、微刺激方案及自然周期方案等(具体内容详见相关章节)。温和刺激和常规刺激方案的临床妊娠率类似,但温和刺激的成本较低,业内专家推荐温和刺激方案作为 DOR 患者主要的刺激方案。美国生殖医学会声明接受自然周期方案和常规刺激方案的 DOR 女性的临床妊娠率没有显著差异,但改良自然周期方案在活产率方面的优势存在争议。

关于 DOR 患者的药物预处理或治疗建议如下。

(1)生长激素(growth hormone,GH):系人体脑垂体前叶分泌的一种肽类激素,由 191 个氨基酸组成,可促进骨骼、内脏和全身生长,促进蛋白质合成,影响脂肪和矿物质代谢,在人体生长发育中起着关键性作用。研究证实,卵泡液中的 GH 浓度与临床妊娠结局相关,其在卵泡发育和成熟中扮演重要角色,因此被用于妇科生殖内分泌领域如 DOR 患者的治疗,尤其有生育需求的 DOR 女性。有研究报道,GH 可刺激颗粒细胞的增殖分化,增加血清和卵泡液中 E_2 水平,也可以增加卵巢基质动脉血流,改善卵巢内血供,进而改善卵巢功能;此外,在 DOR 患者中应用 GH 治疗可以增加卵母细胞线粒体功能及通过胰岛素生长因子 I (IGF-I)调控卵母细胞的发育与成熟,从而提高卵母细胞质量。GH 还可通过促进子宫内膜细胞及内膜下血管增殖,增加子宫内膜容受性相关因子(如 VEGF、整合素 β_3 和 IGF-I 等)的表达,改善子宫内膜厚度及容受性。故建议对于有生育需求的 DOR、ART 过程中胚胎质量低下、薄型子宫内膜以及反复种植失败的患者,提前添加 GH 2U/d,连续 3 个月预处理治疗,可改善卵巢功能、提高卵巢反应性、改善卵母细胞质量、增加子宫内膜厚度及容受性,进而改善 DOR 患者的临床妊娠结局。DOR 患者使用来曲唑或氯米芬的温和刺激方案中加用 GH,可以提高获卵数,改善受精率和优胚率。然而,GH 的作用尚需更多研究证实。

(2)脱氢表雄酮(dehydroepiandrosterone,DHEA):系人体血液循环中含量最丰富的类固醇,是合成类固醇激素的必需底物,主要由女性肾上腺皮质和卵巢中合成,具有弱雄激素活性,可在外周靶组织中转化成更具活性的雄激素或雌激素。由于 DHEA 可以改善类固醇激素的合成,对卵泡的生长发育和卵母细胞的质量具有积极作用,所以可用于 DOR 患者的辅助治疗手段,以延缓女性的卵巢功能下降。DHEA 的水平与年龄呈明显负相关。有研究报道,DHEA 可能改善 DOR 患者卵巢的反应性,提高卵子或胚胎质量,增加获卵数,提高临床妊娠率,但证据尚需进一步完善。DHEA 还可提高 IGF-I 水平,增强促性腺激素的刺激作用,促进卵泡生长。有研究结果表明,DHEA 预处理可以增加 DOR 患者的获卵数、妊娠率和活产率,但也有研究未能证明 DHEA 治疗对 DOR/POR 患者有明显获益。

(3)辅酶 Q10(coenzyme Q,CoQ10):系脂溶性抗氧化剂,可以抑制 DNA 损伤,减少细胞凋亡,改善老化卵母细胞质量。有数据表明,卵泡液中的辅酶 Q10 浓度与胚胎质量和妊娠率呈正相关。在接受 IVF 治疗的女性中使用辅酶 Q10 组较安慰剂组减少非整倍体,增加妊娠率。最近一项荟萃分析则显示,辅酶 Q10 组较安慰剂组可能会增加临床妊娠率,但对活产率及流产率并无明显影响。对 DOR 年轻患者(年龄<35 岁),辅酶 Q10 具有一定的临床疗效,但仍需要大样本试验确认用药的时机、时长和剂量,以及对高龄女性的疗效。

3. 激素治疗(hormone therapy,HT)　DOR 患者如出现月经紊乱或性激素缺乏的相关症状,建议进行 HT,模拟人体正常生理周期,纠正相关症状以提高 DOR 患者的生活质量(参照本章第一节)。

4. 中医及针灸治疗　DOR 患者可进行中医及针灸的方法。中医学认为,卵巢功能障碍的病理机制是"脾肾虚弱,天癸不充,冲任不盛",因此,中医治疗 DOR 患者常用的方法是补肾健脾,行气养血填精,如左归丸、滋肾育胎丸等。有研究认为,这些制剂可有效改善 DOR 患者的卵巢功能,不良反应极小。另有研究发现针灸治疗 1~3 个月经周期后,可以显著提高 DOR 患者的获卵数和胚胎质量,提高胚胎着床率和临床妊娠率。但仍需设计大规模的 RCT

研究以证实中医药和针灸的临床疗效。

5. 体外卵巢激活技术（in vitro activation，IVA） Fabregues 等学者提出常规 IVA 和免药物 IVA 技术的应用，为 DOR 患者的生育提供了新的治疗策略。既往小鼠卵巢中的实验研究表明，使用 PTEN 抑制剂和 PI3K 激活剂 2 天后，随后将这些卵巢移植到切除卵巢的宿主中，可在体内观察到排卵前卵泡和成熟卵母细胞。基于动物研究结果，研究者通过腹腔镜手术结合 Akt 刺激剂治疗、卵巢碎裂和自体移植，建立了常规 IVA 系统。有学者运用常规 IVA 技术，通过促排卵、取卵、体外受精、胚胎移植，顺利诞生了一个健康的宝宝。

为了尽可能减少腹腔镜手术及化学药物对人体产生的不利影响，发展了免药物 IVA 技术。研究者通过仅碎裂卵巢，破坏 Hippo 信号通路，促进卵母细胞生长，避免使用药物促进卵巢激活，并有成功受孕的报道。研究表明：免药物 IVA 方法可增加窦卵泡的数量，有助于帮助 DOR 患者提高妊娠率。

此外，骨髓干细胞疗法（bone marrow-derived stem cells，BMDSC）和卵巢注射富血小板血浆（platelet-rich plasma，PRP）等方法用于 POI 患者的治疗有少量报道，但对 DOR 患者的卵巢功能改善尚缺乏确凿证据，需谨慎使用。

（吴　洁）

参考文献

1. AFLATOONIAN A, LOTFI M, SAEED L, et al. Effects of intraovarian injection of autologous platelet-rich plasma on ovarian rejuvenation in poor responders and women with primary ovarian insufficiency. Reprod Sci, 2021, 28 (7): 2050-2059.

2. AKBARI A, PADIDAR K, SALEHI N, et al. Rare missense variant in msh4 associated with primary gonadal failure in both 46, xx and 46, xy individuals. Hum Reprod, 2021, 36 (4): 1134-1145.

3. CAKIROGLU Y, SALTIK A, YUCETURK A, et al. Effects of intraovarian injection of autologous platelet rich plasma on ovarian reserve and ivf outcome parameters in women with primary ovarian insufficiency. Aging (Albany NY), 2020, 12 (11): 10211-10222.

4. DATTA AK, MAHESHWARI A, FELIX N, et al. Mild versus conventional ovarian stimulation for ivf in poor, normal and hyper-responders: A systematic review and meta-analysis. Hum Reprod Update, 2021, 27 (2): 229-253.

5. DUAN W, CHENG Y. Sequential therapy for kidney-tonifying via traditional chinese medicine effectively improves the reproductive potential and quality of life of women with decreased ovarian reserve: A randomized controlled study. Am J Transl Res, 2021, 13 (4): 3165-3173.

6. FABBRI-SCALLET H, DE SOUSA LM, MACIEL-GUERRA AT, et al. Mutation update for the nr5a1 gene involved in dsd and infertility. Hum Mutat, 2020, 41 (1): 58-68.

7. FLOROU P, ANAGNOSTIS P, THEOCHARIS P, et al. Does coenzyme q10 supplementation improve fertility outcomes in women undergoing assisted reproductive technology procedures？A systematic review and meta-analysis of randomized-controlled trials. J Assist Reprod Genet, 2020, 37 (10): 2377-2387.

8. HERNANDEZ-LOPEZ D, GEISINGER A, TROVERO MF, et al. Familial primary ovarian insufficiency associated with an syce1 point mutation: Defective meiosis elucidated in humanized mice. Mol Hum Reprod, 2020, 26 (7): 485-497.

9. JAILLARD S, MCELREAVY K, ROBEVSKA G, et al. Stag3 homozygous missense variant causes primary ovarian insufficiency and male non-obstructive azoospermia. Mol Hum Reprod, 2020, 26 (9): 665-677.

10. KAWAMURA K, ISHIZUKA B, HSUEH AJW. Drug-free in-vitro activation of follicles for infertility treatment in poor ovarian response patients with decreased ovarian reserve. Reprod Biomed Online, 2020, 40 (2): 245-253.

11. KE H, HU J, ZHAO L, et al. Impact of thyroid autoimmunity on ovarian reserve, pregnancy outcomes, and offspring health in euthyroid women following in vitro fertilization/intracytoplasmic sperm injection. Thyroid, 2020, 30 (4): 588-597.

12. LI HWR, KO JKY, LEE VCY, et al. Comparison of antral follicle count and serum anti mullerian hormone level for determination of gonadotropin dosing in in-vitro fertilization: Randomized trial. Ultrasound Obstet Gynecol, 2020, 55 (3): 303-309.

13. LIU X, HAN Y, WANG X, et al. Serum anti-mullerian hormone levels are associated with early miscarriage in the ivf/icsi fresh cycle. BMC Pregnancy Childbirth, 2022, 22 (1): 279.

14. Practice Committee of the American Society for Reproductive Medicine aao. Testing and interpreting measures of ovarian reserve: A committee opinion. Fertil Steril, 2020, 114 (6): 1151-1157.

15. TAL R, SEIFER DB, TAL R, et al. Amh highly correlates with cumulative live birth rate in women with diminished ovarian reserve independent of age. J Clin Endocrinol Metab, 2021, 106 (9): 2754-2766.

16. VENKIDASAMY B, SUBRAMANIAN U, SAMYNATHAN R, et al. Organopesticides and fertility: Where does the link lead to ? Environ Sci Pollut Res Int, 2021, 28 (6): 6289-6301.

17. ZHANG Y, ZHANG C, SHU J, et al. Adjuvant treatment strategies in ovarian stimulation for poor responders undergoing ivf: A systematic review and network meta-analysis. Hum Reprod Update, 2020, 26 (2): 247-263.

18. ZHE J, YE D, CHEN X, et al. Consanguineous chinese familial study reveals that a gross deletion that includes the syce1 gene region is associated with premature ovarian insufficiency. Reprod Sci, 2020, 27 (2): 461-467.

19. 中华医学会妇产科学分会绝经学组. 早发性卵巢功能不全的激素补充治疗专家共识. 中华妇产科杂志, 2016, 51 (12): 6.

20. 田秦杰, 徐丛剑, 黄荷凤, 等. 卵巢储备功能减退临床诊治专家共识专家组, 中华预防医学会生育力保护分会, 生殖内分泌生育保护学组. 卵巢储备功能减退临床诊治专家共识。生殖医学杂志, 2022, 31 (4): 425-433.

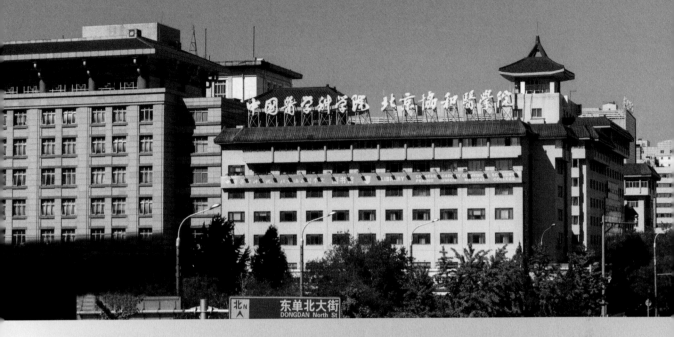

第二十一章

绝经与激素补充治疗

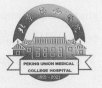

第一节 绝经与更年期综合征

一、绝经与更年期的定义与诊断

绝经(menopause)是指月经的永久性停止,是一种回顾性诊断,其本质是卵巢功能衰竭。40 岁以上女性停经 12 个月,并排除妊娠及其他可能导致闭经的疾病后,则可临床诊断为绝经。对于接受子宫内膜切除和子宫切除的女性,虽然无月经来潮,如卵巢功能正常,则不属于绝经的范畴。

更年期(climacteric)是指女性从有规律周期性月经的育龄期过渡至月经停止、卵巢功能衰老的阶段。这一阶段包括绝经前、后的一段时间,起点和终点定义均不明确,故曾试图取消该名词,而建议采用定义较明确的围绝经期(peri-menopause)或绝经过渡期(menopausal transition)。围绝经期和绝经过渡期的起点均为相邻月经周期长度变化 ≥ 7 天,且在 10 个周期内重复发生 2 次,终点分别为绝经后 1 年或末次月经(见本节"生殖衰老分期")。然而习惯成自然,人们更倾向于用更年期来描述该时期,故又恢复使用该名称,所以不同文章中可见不同的用法。更年期常会出现一些伴随症状,这些与更年期相关的症状被称为"更年期综合征"。其中月经紊乱详见第九章第五节"绝经过渡期无排卵型 AUB-O",本节将重点介绍更年期相关的一些症状。

二、生殖衰老分期

从临床和科研角度来讲,对生殖衰老进行准确的分期都是重要的。2011 年发表的"生殖衰老研讨会 +10(stages of reproductive aging workshop+10,STRAW+10)"分期系统是目前公认的生殖衰老分期的"金标准"。该分期系统依据月经周期变化,并结合内分泌指标及窦卵泡计数将女性生殖衰老分为生育期、绝经过渡期和绝经后期 3 个阶段,每个阶段又进一步划分为早期和晚期;生育期还增加了峰期,用阿拉伯数字 –5~+2 表示;生育期晚期和绝经后期早期进一步细分为 2~3 个亚阶段,采用阿拉伯数字后加英文字母 a、b、c 表示,故整个生殖衰老分期由 10 个特定亚阶段构成(图 21-1)。

生殖衰老分期系统的主要标准是月经周期长度改变。进入绝经过渡期早期(–2)的标志是月经周期长短不一(即月经紊乱),10 次月经周期中有 2 次或以上发生邻近月经周期改变 ≥ 7 天;进入绝经过渡期晚期(–1)的标志是月经周期 ≥ 60 天,且卵泡刺激素(follicle-stimulating hormone,FSH)≥ 25U/L。绝经后期早期的 +1a 阶段为最终月经(final menstrual period,FMP)后的 1 年,+1a 结束方能明确绝经;+1b 为 +1a 后 1 年;在 +1a 和 +1b 阶段,激素水平仍然波动较大;进入 +1c 阶段,FSH 稳定升高,雌二醇持续维持在低水平。+2 期为绝经后期晚期,此阶段女性健康问题更多体现在各种组织器官退行性改变导致的各种疾病,包括骨质疏松症、心脑血管疾病、认知功能障碍等。在生殖衰老的不同时期症状具有阶段性特征,潮热出汗最常见于绝经过渡期晚期和绝经后早期,绝经生殖泌尿综合征在绝经后发生率逐渐升高。

需注意的是,STRAW+10分期系统适用于大多数女性,但不适用于多囊卵巢综合征、子宫内膜切除或子宫全切术后等特殊情况,这些情况下应采用内分泌指标和窦卵泡计数等支持标准确定其生殖衰老分期。

初潮

最终月经(0)

分期	−5	−4	−3b	−3a	−2	−1	+1a	+1b	+1c	+2
术语	生育期				绝经过渡期		绝经后期			
	早期	峰期	晚期		早期	晚期	早期			晚期
					围绝经期					
持续时间	可变				可变	1~3年	2年(1+1)		3~6年	余生
主要标准										
月经周期	可变到规律	规律	规律	经量周期长度轻微变化	邻近周期长度变异≥7天,10个月经周期内重复出现	月经周期长度≥60天				
支持标准										
内分泌 FSH AMH 抑制素B			低 低	可变* 低 低	↑可变 低 低	↑≥25IU/L** 低 低	↑可变 低 低		稳定 极低 极低	
窦卵泡数			少	少	少	少	极少		极少	
描述性特征										
症状					血管舒缩症状		血管舒缩症状			泌尿生殖道萎缩症状

*在周期第2~5天取血

**依据目前采用的国际垂体激素标准的大致预期水平

图 21-1 生殖衰老研讨会分期 +10 系统

三、更年期综合征症状与评价量表

(一)常见更年期症状

约 80% 女性经历过至少一种更年期症状的困扰,常见症状包括潮热出汗、乏力、易激惹、焦虑抑郁、睡眠障碍、肌肉关节疼痛和泌尿生殖系统症状等,严重影响女性生活质量与身心健康。本节主要介绍血管舒缩症状、情绪改变和睡眠障碍,其他伴随症状包括泌尿生殖系统的萎缩性改变、骨量下降、性功能下降等,会在相关章节介绍。

1. 血管舒缩症状　血管舒缩症状(vasomotor symptom,VMS),包括潮热和盗汗,是更年期最常见的症状。其特点为患者突然感到发热,特别是脸、颈及胸部,继而出现出汗、面部潮红、寒战、焦虑等症状。一次发作可持续 1~5 分钟,频率及持续时间因人而异。夜间 VMS 严重者常影响睡眠。据报道,超过半数美国女性 VMS 持续 7 年以上,而在中国女性中,VMS 持续中位时间为 4.5 年。VMS 的频率和程度与 BMI、吸烟、种族、社会经济地位等因素相关。

VMS 的病理生理机制尚不十分清楚。曾认为雌激素缺乏会导致 VMS,但生育晚期雌激素水平未明显下降时也会出现 VMS,因此雌激素缺乏并不是 VMS 的根本原因。研究发现雌二醇波动与多种细胞因子、激素和神经递质的释放有关,其中去甲肾上腺素可导致下丘脑体温调节中枢热中性区缩窄,超过热中性区之外的温度变化会引发 VMS。支持这一结论的是手术绝经的女性 VMS 症状较自然绝经女性更重,前者体内雌激素水平急剧下降,可能是导致 VMS 的原因。近期研究发现,下丘脑中的 Kisspeptin/神经激肽 B/强啡肽信号系统参与 VMS 的产生,并对雌激素波动敏感。如果没有雌激素的抑制,神经激肽 B 和 Kisspeptin 的表达增加。有证据表明,神经激肽 B 在健康的绝经前妇女中会诱发潮热。

2. 情绪改变　是精神神经的变化,表现为焦虑不安或情绪低落、失眠、不能自我控制等症状。情绪问题在更年期女性中不容忽视。来自北京协和医院的一项针对中年女性的大型前瞻性队列研究——协和生殖衰老队列研究(Peking Union Medical College Hospital Aging Longitudinal Cohort of Women in Midlife,PALM)显示,中国女性焦虑和抑郁症状的患病率在绝经过渡期分别为 7.0% 和 18.2%。然而关于情绪与绝经状况的相关性有不同的研究结果。有些研究提示抑郁、忧虑或激动与绝经状况不相关,也有些研究提示情绪受更年期影响。有国外学者报道绝经过渡期抑郁症状风险较高,绝经后较低。PALM 研究则显示中国女性绝经后早期焦虑与抑郁的患病率有所增加,但这种变化并没有统计学意义。在围绝经期和绝经后期新发的抑郁症并不比一生中其他时间更多,但有抑郁症病史者在此期间更易复发。研究显示教育水平、健康状况、生活压力和肥胖等其他因素与抑郁症有关,更年期症状(如血管舒缩症状和睡眠障碍)与情绪改变的相关性比与绝经状态本身更强。

其他情绪改变症状如情绪不稳定、烦躁、易激动在更年期亦很常见。女性在此时期往往会面对衰老、疾病、青春期的子女或年迈的父母,离婚或丧偶以及职业变更的压力,导致烦躁、易激、焦虑和抑郁等。也有学者认为雌二醇水平波动导致压力激素释放,从而造成情绪改变。

3. 睡眠障碍　是自主神经失调的表现,除此以外,尚可有心悸、头痛、头晕、易疲劳等,也有的表现为记忆力减退或注意力不集中等。睡眠质量随着年龄增长而下降,更年期症状可能加剧睡眠障碍。睡眠障碍是更年期女性寻求医疗帮助的首要原因。美国一项大型、多中心的女性健康研究(the Study of Women's Health Across the Nation,SWAN)显示,46%~48%的更年期女性伴有睡眠障碍,而绝经前这一比例为 38%。睡眠障碍包括入睡困难、早醒、睡眠浅等,睡眠障碍在更年期较为常见。睡眠障碍会导致多种不良影响,如生活质量、工作效率下降,焦虑、抑郁和心血管疾病的患病率升高等。

许多研究表明绝经阶段和睡眠障碍之间存在相关性。导致更年期女性失眠的机制是多方面的，包括激素变化、VMS、情绪改变、压力、肥胖、健康状况不佳等。有研究表明雌激素可以减少睡眠潜伏期和觉醒次数，但尚不清楚具体机制。中～重度的 VMS 女性出现频繁夜间觉醒的风险更高。焦虑抑郁亦会导致睡眠障碍，而失眠又会引起情绪波动，形成恶性循环。有证据表明更年期女性控制昼夜节律系统的褪黑激素分泌的减少，可能是导致睡眠障碍的原因。另外，因上呼吸道阻塞导致的睡眠呼吸障碍（sleep-disordered breathing，SDB）在绝经女性及其伴侣中也很常见。在女性中，SDB 通常与 BMI 升高以及雌孕激素水平下降有关。

（二）绝经症状评分法

更年期症状复杂多样，因此常采用量表来综合评估更年期症状严重程度。更年期症状评估量表包括 Gerald Greene 量表、女性健康问卷、改良 Kuppermann 评分法（Modified Kupperman Index，MKI）、绝经症状等级评分表（Menopause Rating Scale，MRS）、绝经特定生活质量表（Menopause-specific Quality of Life，MENQOL）等。目前国际上常采用 MKI、MRS 和 MENQOL 问卷评估更年期症状，具体评估方法如下。

1. MKI 评分　MKI 由 13 个项目组成，分为躯体症状、心理症状和泌尿生殖系统症状（表 21-1）。总分 = 症状评分 × 症状指数，从 0 到 63 分不等。根据改良 K 评分，可以将更年期症状分为轻、中、重度，但目前尚无统一的标准，以 0~6、7~15、16~30 和 >30 划分是比较广泛接受的标准。

表 21-1　改良 Kupermann 评分表

症状	症状指数	程度评分				
		无（0）	轻（1）	中（2）	重（3）	症状评分
潮热出汗	4	无	<3 次 /d	3~9 次 /d	≥10 次 /d	
感觉异常	2	无	有时	经常有刺痛、麻木、耳鸣等	经常而且严重	
失眠	2	无	有时	经常	经常且严重，需服安眠药	
易激动	2	无	有时	经常	经常不能自控	
抑郁	1	无	有时	经常，能自控	失去生活信心	
眩晕	1	无	有时	经常，不影响生活	影响生活与工作	
疲乏	1	无	有时	经常	日常生活受限	
肌肉、骨关节痛	1	无	有时	经常，不影响功能	功能障碍	
头痛	1	无	有时	经常，能忍受	需服药	
心悸	1	无	有时	经常，不影响工作	需治疗	
皮肤蚁走感	1	无	有时	经常，能忍受	需治疗	
性交痛	2	无	有时	经常，能忍受	影响生活	
泌尿系症状	2	无	有时	经常，不影响生活	影响生活与工作	

2. MRS 评分　MRS 由 11 个项目组成,分为 3 个分量表,即出汗 / 潮热、心脏不适、睡眠问题、关节和肌肉问题,归类为躯体植物症状;抑郁情绪、易怒、焦虑和身心疲惫,归类为心理症状;性问题、膀胱问题和阴道干燥,归类为泌尿生殖系统症状。严重程度分为无(0 分)、轻度(1 分)、中度(2 分)、严重(3 分)和非常严重(4 分)。总分范围从 0 到 44。0~4、5~8、9~15 和 ≥16 将更年期症状分为无 / 最小、轻度、中度和重度。

3. MENQOL 评分　MENQOL 问卷由 4 个领域的 29 个项目组成:血管舒缩、身体、心理社会和性功能。女性评估在过去一个月内是否经历过这些症状。评分范围从 1 分(无症状或感觉)到 8 分(极度困扰),严重程度越来越高。每个领域得分是该领域中项目得分的平均值。症状的严重程度分为无(1 分)、轻度(>1 分但 ≤5 分)或中度 / 重度(>5 分)。

四、更年期综合征的治疗

1. 生活方式管理　女性进入更年期后会出现各种身体及心理改变,首先要使女性认识并了解更年期,以乐观的心态面对。同时鼓励健康生活方式,包括均衡膳食、适当锻炼,补钙并增加日晒时间,预防骨质疏松。若更年期出现月经紊乱,处理见第九章"异常子宫出血 - 绝经过渡期无排卵型 AUB"。

2. 绝经激素治疗　更年期症状表现多样,如潮热、出汗、失眠、急躁、情绪波动;全身与腰背酸痛、腿抽筋;记忆力减退、阴道干涩、反复泌尿系感染等。这些症状影响女性身心健康,体现在家庭、工作与生活等各个方面。为了帮助女性更平稳舒适地度过更年期,可辅助药物治疗。国际绝经学会(International Menopause Society,IMS)建议采用绝经激素治疗(menopausal hormone therapy,MHT)这一术语指代包括雌激素、孕激素及联合方案的治疗方法。2018 年中国绝经管理与绝经激素治疗指南肯定了 MHT 的最佳适应证是治疗 VMS、GSM 和预防绝经相关的低骨量及骨质疏松症。同时,MHT 还可改善情绪及代谢,且对心血管系统有一定保护作用。

(1)MHT 的适应证与禁忌证

1)MHT 的适应证为:①缓解绝经相关症状:主要表现为血管舒缩障碍如潮热、盗汗、睡眠障碍等,以及情绪心理方面障碍,如疲倦、激动、烦躁、焦虑、紧张或心境低落等;②改善泌尿生殖道萎缩:表现为阴道干涩、疼痛、排尿困难、性交痛、反复发作的阴道炎、反复泌尿系统感染、夜尿、尿频和尿急;③预防绝经后骨质疏松症:用于患有绝经后骨质疏松症的女性或有骨质疏松症的危险因素如低骨髓的女性。

2)MHT 的禁忌证为:已知或怀疑妊娠;原因不明的阴道出血;已知或怀疑患有乳腺癌;已知或怀疑患有与性激素相关的恶性肿瘤;患有活动性静脉或动脉血栓栓塞性疾病(最近 6 个月内);严重肝肾功能障碍;血卟啉症、耳硬化症;现在患有脑膜瘤(禁用孕激素)。

(2)MHT 的基本原则:MHT 是一种医疗措施,因此启动 MHT 应当在有适应证、无禁忌证,并且患者本人有主观意愿的情况下尽早进行。其次,不同的年龄和不同疗法启动治疗其获益是不一样的。如对于年龄<60 岁或绝经 10 年内、无禁忌证的女性而言,MHT 用于缓解

血管舒缩症状、减缓骨量丢失和预防骨折的受益 / 风险比最高。不过,尽管适时应用 MHT 对心血管有保护作用,但是不推荐仅为预防心血管疾病而采用 MHT 治疗。对于早发性卵巢功能不全(POI)患者在排除禁忌证后也建议行激素补充治疗。治疗方案应具体化,需根据患者不同的治疗需求、收益风险评估、相关检查结果、个人偏好和治疗期望等因素来选择激素的种类、剂量、配伍、用药途径和使用时间。

(3)常见 MHT 用药方案及适应证

1)单孕激素方案:天然孕激素(微粒化黄体酮)或合成孕激素(地屈孕酮、醋酸甲羟孕酮、左炔诺孕酮、屈螺酮等),适用于绝经过渡期早期,用于调节月经周期。

2)单雌激素方案:天然雌激素(如 17β- 雌二醇、戊酸雌二醇、结合雌激素),适用于已切除子宫或先天性无子宫的女性。

3)雌孕激素序贯方案:适用于围绝经期或绝经后早期、仍希望有月经样出血的有子宫女性,可采用雌、孕激素单方制剂进行配伍,也可以采用雌二醇 / 雌二醇地屈孕酮片的复方制剂。由于序贯方案配伍较为复杂,采用雌激素和孕激素的单方制剂配合应用容易发生错服或漏服,因此建议采用复方制剂。

4)雌、孕激素连续联合方案:适用于绝经后期、不希望有月经样出血的女性,可采用复方制剂雌二醇 / 屈螺酮片,也可用雌激素单方制剂配伍孕激素。

5)替勃龙:口服后在体内代谢后在不同组织产生雌激素、孕激素和雄激素样活性,可有效改善情绪和性欲减退,不引起月经样出血,适用于绝经后女性。

6)经皮雌激素:避免了肝脏首过效应及消化道反应,发生静脉血栓、心血管事件的风险较口服显著降低。有子宫者需配伍使用孕激素,方法同上。

7)经阴道雌激素:普罗雌烯阴道胶丸、雌三醇乳膏、结合雌激素软膏,可有效改善 GSM。

8)左炔诺孕酮宫内系统(levonorgestrel intrauterine system,LNG-IUS):在 5 年内持续缓慢向宫腔释放 LNG,可用于围绝经期的月经调整和 MHT 的子宫内膜保护。

(4)MHT 安全性:目前 MHT 的风险关注焦点主要在于乳腺癌。在本章第六节有专门内容阐述此问题。简言之,MHT 与乳腺癌关系复杂,MHT 引起的乳腺癌风险很小,治疗结束后风险逐渐降低。乳腺癌风险增加主要与 MHT 中添加的合成孕激素有关,并与孕激素应用的持续时间有关。天然孕激素和选择性雌激素受体调节剂优化了对代谢和乳腺的影响。与合成孕激素相比,微粒化黄体酮或地屈孕酮导致乳腺癌的风险可能更低。

总之,MHT 用药前应与患者充分沟通,治疗过程中应定期随访,评估风险和利弊。只要受益大于风险,鼓励坚持规范用药,并根据症状变化与个体意愿调整 MHT 方案。

3. 更年期综合征的非性激素治疗

(1)植物雌激素:植物雌激素(phytoestrogen)是在一些植物中发现的、天然的、与雌二醇结构和功能类似的物质,有较弱的雌激素活性。主要分为 4 类:来自大豆及其产物的异黄酮、来自大麦和富含油质植物的木脂体、来自一些水果和蔬菜的类黄酮以及来自豆类的芽胞和紫花苜蓿的香豆雌酚类。

植物中的雌激素在被吸收之前需要经过肠道微生物群的发酵和代谢,才能发挥其一定的雌激素活性。植物雌激素对雌激素受体的结合力很弱,不到雌二醇结合力的 1%,其活性约为内源性雌激素的千分之一,但摄入富含异黄酮的饮食后,其浓度远远高于内源性雌激素的浓度,高浓度的异黄酮可产生较强的雌激素活性。

植物雌激素只有在人体内达到足够高的浓度时才会对健康产生影响,其对更年期症状的改善缓慢而轻微。目前国际国内尚无将植物雌激素作为药品上市的产品,均按保健品销售和推广,但在提纯植物雌激素用作保健食品时,其含量变化甚大,很难准确评价其剂量与效果、副作用之间的关系,仍需进行大量而长期的人体研究以证明其临床作用,明确其利与弊。

(2)中医药(traditional chinese medicine,TCM):中国医学认为女性在绝经期前后,肾气渐衰,天癸将竭,冲任二脉亏损,精血不足,生殖能力降低以致消失,脏腑失于濡养,阴阳失调而致本病。在此之中,肾虚为致病之本。肝肾乙癸同源,肾阴不足,水不涵木,肝阳上亢;心肾水火相济,肾精不足,肾水不能上济心火,则致心肾不交;脾肾先后天之本,互相充养,肾虚阳衰,火不暖土,则致脾肾阳虚证候。一般认为,更年期综合征以虚为主,肾虚为本,涉及心、肝、脾脏,并认为女性"阴常不足,阳常有余",临床以肾阴虚居多。治疗上应治本与治标相兼顾。补肾为本、调肝为标、化瘀相辅。

研究发现,补肾药物能使丘脑 - 垂体 - 肾上腺皮质轴受抑大鼠模型子宫雌激素受体含量增加,接近正常水平,且能提高雌激素与雌激素受体的亲和力;可使更年期综合征患者白细胞雌激素受体含量及血浆雌二醇水平明显增高。临床应用较多的如逍遥丸等,在缓解更年期症状方面是有效的。其他的中医治疗包括针灸、按摩理疗、药膳等也可用于辅助治疗更年期综合征,减轻患者的症状。

(3)植物药:黑升麻是一种草本植物,在欧洲广泛用于缓解更年期症状。从黑升麻中提取的植物药可有效缓解女性更年期症状,如潮热、出汗、睡眠障碍、抑郁、情绪不稳、性功能障碍等。该植物药没有雌激素活性,其作用机制尚不明确,目前认为它可能是一种神经递质调节物,不通过雌激素受体发挥作用,因而对卵泡刺激素、黄体生成素、E_2、催乳素无影响,而是直接作用于神经中枢,或直接作用于 5-HT$_7$ 受体或通过对绝经后女性大脑 μ- 鸦片受体直接作用而发挥作用。

(4)高压电位:高压静电治疗仪,输出电压 0~30kV 连续可调,患者静坐绝缘椅上,双足踏在踏板上,治疗时间每次 15 分钟,电压 15~20kV,每日一次,15 次为一疗程,疗程间隔 3~5 天。对更年期症状多、病程长、疗效慢的患者,可适当增加疗效时间和电压,但每次不宜超过 20 分钟和 25kV,增加最好从第二疗程开始,每次增加 1 分钟和 1kV 为宜,过早过快患者会产生不适,使其丧失治疗信心。高压静电场是通过全身神经 - 体液反射等间接进行治疗,对更年期引起的以自主神经系统功能失调为主的综合征有较好的调整、改善和治疗作用。正确合理的选用可提高疗效,是帮助女性顺利度过更年期的有效方法。

高压静电场作用于全身可降低大脑皮质的兴奋性,加强抑制过程,改善睡眠,抑制头晕、心悸,对机体的理化变化产生影响,使生理功能得到改善。自主神经对静电敏感性较强,对因卵巢功能失调引起的自主神经系统的一系列症状具有调整补益的作用,并具有稳定情绪、调整血压、增进食欲的作用,静电场可提高氧合血红蛋白的含量和还原作用,对改善机体状况和各系统生理功能有一定作用。

(5)其他治疗

对更年期症状严重、又有雌激素应用禁忌的患者,可考虑使用镇静剂与抗抑郁等药物。

1)镇静剂:适用于严重失眠的患者,可改善精神及体力状态。一般于睡前服药;可选用地西泮 10mg;艾司唑仑 1~2mg,酒石酸唑吡坦 5~10mg 等。如果日间表现烦躁不安,精力不支但又不能安静休息者,亦可日间分次服药,剂量减半。

2)可乐定:是一种中枢活性的 α_2- 肾上腺素能激动剂,可用于降血压药和治疗血管舒缩症状。作用机制是稳定下丘脑调温中枢,也可能直接作用于周围血管,阻滞血管扩张而减少潮热发生。0.1~0.2mg,一日 2 次,可使潮热降低 30%~40%。为避免副作用,初始用量为 0.05mg,一日 2 次,逐渐增加至 0.1mg,一日 2 次。副作用包括头晕、低血压、头痛、便秘和口干等。

3)抗抑郁药:选择性 5- 羟色胺再摄取抑制剂和 5- 羟色胺去甲肾上腺素再摄取抑制剂(如盐酸氟西汀、盐酸文拉法辛等),有研究报告显示它们可使潮热频率降低 10%~40%,改善症状所需的时间比可乐定更短。其副作用包括嘴干、暂时性恶心和食欲轻度下降等。

此外,通过呼吸调整和放松训练亦可减少 40% 的更年期症状。

(田秦杰　徐　苓　范宇博　陈　蓉)

第二节　绝经泌尿生殖道萎缩症状

绝经后随着卵巢功能的下降,机体发生一系列变化,雌激素缺乏对生殖系统的影响最为明显,较早即出现萎缩性改变。泌尿道与下生殖道在胚胎发育过程中是同源的,雌激素受体在女性泌尿道、阴道上皮组织以及盆底的支撑结构中都广泛存在。此外,也有研究表明,下尿路对雌激素的作用敏感。因此在泌尿道系统方面以下尿路影响最为明显,常见尿路感染发病率上升,并常出现萎缩性尿道炎、尿失禁、尿道口肉阜等疾病。这种绝经过渡期及绝经后期妇女因雌激素和其他性激素水平降低引起的生殖道、泌尿道萎缩以及性功能障碍等症状和体征,称为绝经泌尿生殖综合征(genitourinary syndrome of menopause,GSM)。国外数据显示,绝经 1 年的妇女 GSM 患病率为 64.7%,绝经 6 年患病率高达 84.2%。需要引起临床医护人员的关注。

一、生殖道萎缩

绝经后较早就可能出现生殖道萎缩,表现阴道萎缩,外阴阴道疼痛、瘙痒、干涩、烧灼、刺激、性生活障碍,反复发作的萎缩性阴道炎等。黏膜变薄抵抗力低,易受损伤而出现炎症,阴道分泌增多,有时有血性分泌物、伴有臭味。绝经之前阴道 pH 值为 3.5~4.5,由于阴道上皮细胞含有丰富的糖原,有大量的乳酸杆菌。乳酸杆菌将糖原转化为乳酸,这种含有高浓度的乳酸环境不利于致病菌的生长。同时乳酸杆菌可竞争性与阴道上皮受体黏附以防止致病菌与上皮细胞的结合,并可产生 H_2O_2、细菌素及细菌素样物质,抑制其他细菌的生长。绝经后阴道黏膜萎缩,鳞状上皮层次减少,糖原含量下降,乳酸杆菌明显减少,故阴道 pH 值上升,有利于致病菌的繁殖。

治疗的根本措施必须使阴道黏膜上皮增厚脱落而消除炎症。雌激素是唯一的能使阴道上皮从底层增殖达表层而脱落的性激素。雄激素亦能使阴道黏膜上皮增殖,但只能增殖至中层,不能达到表层。孕酮能使脱落的阴道上皮堆积皱褶,不能使黏膜增厚。联合阴道保湿剂或润滑剂有助于快速、有效缓解症状。

仅仅为治疗 GSM 局部症状时,推荐局部症状局部治疗。治疗老年阴道炎局部用小剂量雌激素即足以使阴道上皮增殖而暂时治愈。含低剂量雌激素(雌二醇、结合雌激素)的阴道栓剂、霜剂、阴道环、凝胶均可有效缓解阴道症状,但雌二醇可有少量经阴道全身吸收、长期使用可能导致子宫内膜增厚,需要定期检测子宫内膜厚度、加用孕激素保护内膜。在使用芳香化酶抑制剂的乳腺癌患者中,应与肿瘤科医生商议使用雌激素治疗的安全性。放药时可放置在阴道下 1/3 处而非上 1/3 处,可更好缓解 GSM 症状,同时减少阴道深处的吸收。

现在多局部使用含有雌三醇或普罗雌烯的制剂。雌三醇主要作用于雌激素受体 β,而对 α 受体亲和力低。β 受体主要存在于阴道和尿道,故雌三醇对泌尿生殖道的症状改善效果好,但对子宫和乳腺、肝脏等 α 受体较多的组织影响很小。如雌三醇乳膏或栓剂 0.5mg,每晚阴道放药 1 次,连用 2 周,以后每周 2~3 次维持。普罗雌烯是雌二醇的二醚氧化物,有独特的低极性分子结构,不能通过阴道黏膜,保证了其严格的局部作用。如普罗雌烯软胶囊或乳膏 10mg,每晚阴道放药 1 次,连用 10 天。雌三醇与普罗雌烯阴道局部吸收良好,全身吸收极少,即使对有雌激素使用相对禁忌的患者也可短时间应用。临床上已证实局部使用雌激素后阴道的乳酸杆菌值可恢复至正常水平。若有明显的细菌性炎症,可加用抗生素消除炎症,如氯喹那多 - 普罗雌烯制剂,除有普罗雌烯直接作用于阴道上皮细胞雌激素受体,促进上皮细胞增生修复从而重建阴道微生态外,还含有 200mg 氯喹那多,后者可与各种致病菌表面的金属离子(Fe、Cu、Mn、Zn)发生螯合作用,产生的螯合物使致病菌的酶失活,治疗效果好、复发率低。阴道内使用 DHEA 或奥培米芬(ospemifene)也有一定的缓解 GSM 的作用。需要注意的是,老年性阴道炎虽易于治疗,但由于基本病变是阴道萎缩,停用局部用药后,老年阴道炎症状仍可能复发,必要时应全面考虑,是否需全身用药。全身补充雌激素而能维持阴道上皮健康将较少地发生老年性阴道炎。

二、泌尿道萎缩(包括盆底疾病)

(一)尿路感染

是绝经后妇女的重要健康问题,随着年龄的增长,多种原因促使复发性尿路感染

(urinary tract infections,UTI)的发病率上升,这些因素包括绝经后卵巢功能下降,使尿路-生殖系统解剖结构发生改变;长期暴露在污染的环境下,免疫功能的下降等。

女性随着年龄增长尿路感染的发病率也增长,有报告 65 岁后菌尿的发病率达 10%~20%,是绝经期前的 30 倍,是同龄男子的 2 倍。绝经后尿路感染的复发率明显上升,>55 岁妇女的尿路感染复发率高达 53%,而年轻女子仅 30%。绝经后尿路感染的致病菌与年轻女性不同,年轻女性尿路感染的致病菌 90% 是大肠埃希菌,而绝经后尿路感染的致病菌,大肠埃希菌仅占 75%,变形杆菌、克雷伯菌、肠杆菌、沙雷氏杆菌、假单胞菌属及肠球菌等更为常见,且双重感染的机会增加。

绝经后的尿路感染诱因中性交已不是一个重要因素。有多种学说解释绝经后尿路感染发病率的上升,如绝经后细胞介导的免疫功能下降;存在尿路梗阻性病变;神经功能异常,尿路上皮的感受性增加等。目前认为性激素的失调能引起阴道-尿道解剖结构及阴道菌丛的改变,可解释大多数绝经后尿路感染患者的发病机制。

绝经后,卵巢功能衰退,雌激素下降,使阴道-尿道及膀胱三角区黏膜萎缩,由于女性阴道-尿道、膀胱三角区的胚胎发育起始于同一泌尿生殖窦,故女性尿道与阴道一样含有丰富的雌激素受体,当雌激素缺乏时不但引起阴道萎缩,同样也会使尿道及膀胱三角区黏膜萎缩,黏膜下胶原减少,使膀胱排尿功能损害,造成排尿后残余尿增加,尿道的关闭压下降,易发生尿失禁。而膀胱的残余尿增加及尿失禁促使发生尿路感染。绝经后阴道 pH 值的上升近来被认为是尿路感染发病率上升的重要原因之一。

绝经后发生急性尿路感染的临床症状可能缺乏典型的急性肾盂肾炎或急性膀胱炎的症状。随着年龄的增大,不典型症状的机会越多,如急性肾盂肾炎可能仅感全身不适,食欲下降,少有发热与周围血白细胞计数上升,严重者会出现精神状态改变、恶心、呕吐、腹痛、休克等症状;急性膀胱炎时少有尿频、尿急、尿痛,而常见有排尿烧灼感、尿失禁或控尿能力减退,故易延误诊断。明确尿路感染后,还应排除相关的合并症,如有否存在尿失禁、子宫下垂、阴道膨出、萎缩性阴道炎、尿道炎等。

绝经后急性尿路感染目前有较多的敏感抗菌药物可以在短期内控制病情。对有复发危险的尿路感染者局部的雌激素应用是有效的。

(二)萎缩性尿道炎

在绝经后由于卵巢萎缩,雌激素降低及老年的退行性变,使阴道变得干燥,充血。同样这些改变可发生在尿道,有称为老年性尿道炎。有报告萎缩性尿道炎在绝经后有 37% 的发病率。由于阴道缩短,牵拉尿道口向下移位。尿道口黏膜外翻,易误诊为尿道肉阜。

绝经期妇女可有膀胱刺激症状(排尿烧灼感、尿频、尿急)、压力性尿失禁等,伴有阴道、外阴痒及有分泌物。检查可见阴道黏膜干燥、苍白、尿道口黏膜潮红,触痛,尿道口下唇外翻,尿道口与阴道口距离缩短。

根据体检可发现尿道口改变,尿常规正常或有少许红细胞及白细胞,尿培养阴性。萎缩性尿道炎发生于阴道雌激素过低者,可采用阴道涂片法测定阴道的雌激素。

萎缩性尿道炎用雌激素局部治疗有很好的疗效。如雌三醇软膏或普罗雌烯,每晚阴道放药一次,连用 2 周,以后每周 2~3 次维持。

(三) 尿失禁

不能由意志控制的漏尿称为尿失禁。尿失禁发病率极高,任何年龄及性别均可发生,尤其是女性及老年人。美国 1994 年对 1 300 万人群的调查发现尿失禁的发生率为 10%~35%。我国 1998 年重庆和北京两地的抽样调查显示其发生率接近 30%。尿失禁可以是一种独立的疾病,也可以是一种疾病的一个症状或体征。可分为女性压力性尿失禁、急迫性尿失禁、充盈性尿失禁和混合性尿失禁等。老年化所产生的雌激素缺乏,尿道黏膜及黏膜下血管的萎缩,使得尿道黏膜闭合作用丧失,以及尿道固有括约肌的张力减弱等因素造成老年女性易发生压力性尿失禁。

压力性尿失禁的药物主要有两类,一是雌激素类药物,另一类为 α-肾上腺受体激动剂。由于尿道和膀胱三角富含雌激素受体,雌激素可使尿道黏膜、黏膜下血管丛及结缔组织增生,增强尿道阻力,从而加强尿道的封闭机制。另外,阴道雌激素治疗可增加尿道周围和膀胱颈区域的血管数量和血供,可减少逼尿肌收缩的频率和幅度、促进逼尿肌松弛。配合盆底锻炼、宫颈托或手术,可改善胶原合成、增加阴道上皮厚度。人膀胱颈和尿道近段 α-肾上腺受体占优势,当其受刺激时可以使平滑肌收缩,提高尿道括约肌的功能,从而有利于控尿。有研究显示,雌激素与 α-肾上腺受体激动剂合用比单用雌激素效果更好。与压力性尿失禁相比,雌激素治疗对急迫性尿失禁的效果更稳定。两项大型研究发现,全身使用 MHT 或单纯的雌激素治疗均可增加压力性尿失禁的发生率。而阴道用雌激素可减少尿失禁发生率(RR 0.74;95% CI:0.64~0.86)和膀胱过度活动。

(四) 尿道肉阜

尿道肉阜是位于女性尿道口良性红色草莓样、富含血管的肿瘤样组织,但并非是真正的肿瘤,又名尿道肉芽肿,或血管性息肉。它是女性较常见的良性疾病,大多发生在绝经后的妇女。

尿道肉阜的真正病因尚不十分明确,可能与慢性炎症、雌激素严重低落有关。雌激素水平低落时,不能维持尿道黏膜的完整,特别是阴道萎缩,并向内回缩,同时将尿道口向内牵拉,使尿道黏膜暴露,易受刺激而发生肉阜。

肉阜多位于尿道口的下唇,可直接看到,表面光滑,淡红色或深红色,隆起,当有感染时,可有分泌物,易出血,触之柔软而疼痛,一般仅 0.5~1cm。大者呈环状,环绕尿道口。有的有蒂,有的呈丛状。尿道柔软,不增粗,不变硬。

尿道肉阜目前主要采用雌激素软膏外用,效果良好。如有老年性阴道炎,也可应用雌激素阴道栓,每晚一次,塞入阴道内,持续 10~20 天,以后每隔 1~2 周应用雌激素栓一次至完全治愈。

如雌激素治疗无效,可采用电灼或切除。电灼或冷冻适用于小的肉阜,但复发率较手术切除者高。手术切除可在局部浸润麻醉下进行,应将其基底部切除。切除后要彻底止血,并将黏膜用 3-0 肠线间断缝合,防止回缩及尿道狭窄。

(五) 性功能下降

全身性激素治疗或阴道局部用雌激素可有效治疗 GSM,并可通过增加润滑、改善血流、增加阴道组织的感受而改善性生活不适(详见第二十二章女性性功能障碍内容),但其对性欲、性唤起和性高潮的好处尚不确定。如果需要全身使用雌激素改善性欲,推荐经皮吸收而非口服性激素,因为口服雌激素可增加 SHBG 的浓度而减少睾酮的游离活性。MHT 可改善绝经后女性的性交困难。

(田秦杰)

第三节　绝经与骨质疏松症

绝经后骨质疏松症(postmenopausal osteoporosis,PMO)是老年女性发生骨质疏松性骨折的主要原因,随人均寿命的延长,已成为日益严重的公共卫生问题。其发生和处理涉及多学科,是医学界妇产科、内分泌科、骨科、老年科、营养科、肾科、胸科、免疫科及放射科等多学科共同关注的问题。绝经后骨质疏松症的发生与伴随着绝经的雌激素不足明显相关。大量资料证明,以雌激素补充为核心的绝经激素治疗(menopausal hormone therapy,MHT),可以有效地维持并提高骨密度,降低骨质疏松性骨折的危险。MHT 成为预防 PMO 的首选一线治疗。但关于 MHT 本身的益处和风险评价在过去的 10 多年内经历了很大的变化。本章将从基本概念出发,结合生理情况下性激素和绝经对骨量的影响,介绍 MHT 对 PMO 及骨折的影响,最后在简述目前 MHT 的主要观点的基础上就如何采用 MHT 防治 PMO 的细节以及其他用于 PMO 防治的药物作具体介绍。

一、基本概念简介

1. 骨的新陈代谢——破骨 - 成骨偶联　骨组织由骨重建单位(bone remodeling unit,BRU),即骨的基本多细胞单位(basic multicellular unit,BMU),通过破骨 - 成骨的偶联活动新陈代谢,自我更新、重建(图 21-2)。BMU 被激活后,总是从破骨细胞吸收旧骨开始,然后成骨细胞形成新骨,完成一次骨转换(bone turnover)。单位时间内出现 BMU 的数量称为激活率。在每个骨转换过程中,如形成的骨多于被吸收的骨,则骨组织量会增加,即骨代谢处于正平衡状态,这种情况发生在骨峰量形成前的青少年。当形成的骨与被吸收的骨相当时,可以维持骨组织量,即骨代谢处于平衡状态,如在达骨峰量前后约 20 余年内。若新骨不能填满旧骨被吸收后留下的凹陷,骨代谢出现负平衡,骨组织量则减少。当 BMU 进行负平衡活动时,激活的 BMU 数愈多,骨转换愈强,骨组织丢失则愈多。伴随着绝经,雌激素总量减少,进而血雌激素浓度明显下降以至缺乏时,会发生这种情况:骨转换频率增多,并且在每次骨转换中,破骨都多于成骨(失偶联),这是发生绝经后骨质疏松症的基本病理基础。

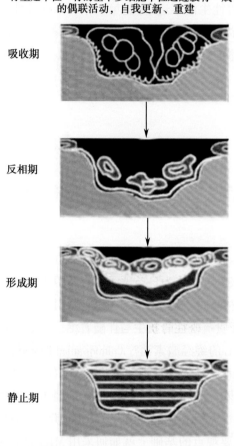

图 21-2　通过破骨 - 成骨的偶联活动进行骨组织新陈代谢

2. 绝经后骨质疏松症　绝经是卵巢内有功能的卵泡耗尽、合成雌激素能力降低致使子宫内膜萎缩,而不能来月经的最终结果。生育期约长 30 年,围绝经期平均大约 5 年,而绝经后期至生命终止,按目前我国女性的预期人均寿命,大约还要经历 30 年以上。绝经后女性长期处于低雌激素水平下,大量女性受到骨质疏松症的困扰。骨质疏松症是一种全身性疾病,患有此症时,患者的骨量低和骨组织微结构受破坏,因而骨脆性增加并易于骨折,这是一种以骨强度下降、骨折危险性升高为特征的骨骼系统疾病。2018 年,国家卫生健康委疾控局抽样选取我国 11 个省份 44 个县(区)的 2 万余人,开展了首次中国居民骨质疏松症流行病学调查,发现骨质疏松症已经成为我国 50 岁以上人群的重要健康问题,中老年女性骨质疏松问题尤为严重。调查显示,我国 50 岁以上人群骨质疏松症患病率为 19.2%,其中男性为 6.0%,女性为 32.1%。65 岁以上人群骨质疏松症患病率达到 32.0%,其中男性为 10.7%,

女性为 51.6%。通过文献检索和国际比较发现，我国女性患病率水平（50 岁以上为 32.1%）显著高于欧美国家（美国 50 岁以上女性骨质疏松症患病率为 16.5%，加拿大为 15.8%）。此外，我国低骨量人群庞大。骨密度降低程度介于同性别、同种族健康成人的骨峰值均值 1~2.5 个标准差者称为低骨量人群。调查显示，我国 50 岁以上人群的低骨量率高达 46.4%。另外，居民对骨质疏松症认知仍普遍不足。40~49 岁骨质疏松症患者的患病知晓率为 0.9%，50 岁以上患者的患病知晓率也仅为 7.0%。50 岁以上人群中，接受过骨密度检测的比例仅为 3.7%。患病率高、认知不足且疏于检查，大部分居民在骨量下降初期没有采取及时的防控措施，而在出现疼痛、脊柱变形和骨折等情况后才发现自己患病，因此延误了骨质疏松症防治的有利时机。

绝经后骨质疏松症属于 I 型原发性骨质疏松症。与 II 型（老年性骨质疏松症）相比，其特点是：①伴随绝经的骨加速丢失；②绝经早期骨加速丢失以松质骨为主。绝经和年龄增长是妇女骨丢失的两个重要独立因素。女性和男性在达到骨峰值后，随年龄增长骨均缓慢丢失；但女性特殊的是，从将要绝经，即绝经过渡期晚期开始，在增龄影响基础上，因绝经而发生骨的进一步加速丢失持续约 10 年左右。为此女性的骨组织要比男性多丢失 15%~20%，女性一生约丢失松质骨 50%，而男性约丢失 30%，因此女性较早、较多地发生骨质疏松症。对绝经后女性的骨健康而言，尤其在绝经过渡期晚期和绝经后早期，绝经较增龄更重要。并非所有绝经后女性都会发生 PMO。根据骨密度的改变，估计 35% 的白人绝经后女性有骨质疏松症，白人女性一生的骨折危险为 40%。对我国女性，尚缺乏确切、可信的资料。发生 PMO 危险因素有：低体重、吸烟、过度饮酒、咖啡和碳酸饮料等、缺乏体力活动、饮食中缺乏钙与维生素 D、光照少、既往骨折史、合并有影响骨代谢的疾病或应用影响骨代谢的药物、绝经前的长期闭经以及绝经较早等；此外还有遗传因素，如人种、骨质疏松症家族史、携带致骨质疏松敏感的基因变异（基因多态性）等。在各类骨质疏松症中，绝经后骨质疏松症最常见，其临床表现和处理明显区别于其他类骨质疏松症。

PMO 的临床表现：疼痛、脊柱变形和骨折是骨质疏松症的三大典型表现。对 PMO，在绝经早期即可有全身酸痛与不适；骨密度在绝经早期下降明显，尤其是椎体和前臂桡骨部位；无其他原因引起骨快速丢失；骨代谢指标显示骨转换增强，骨吸收相对更强；其他生化检查正常；胸腰椎椎体的变形较早发生，X 线可显示有椎体双凹变、楔形压缩等，身高变矮；较早发生骨折的部位是桡骨远端和胸、腰椎体。

PMO 的诊断标准与其他类型的骨质疏松症相同。目前仍采用 WHO 推荐的标准，即基于双能 X 线吸收测量法（DXA）的测定结果：骨密度值低于同性别、同种族健康成人的骨峰值不足 1 个标准差属正常；降低 1~2.5 个标准差之间为骨量低下（osteopenia，骨量减少）；降低程度 ≥ 2.5 个标准差为骨质疏松（osteoporosis）；骨密度降低程度符合骨质疏松诊断标准同时伴有一处或多处骨折时为严重骨质疏松（severe osteoporosis）（资料来源：WHO：Guidelines for preclinical evaluation and clinical trials in osteoporosis，1998，Geneva）。目前通常用 T 值（T-score）表示，即 T 值 ≥ −1.0 为正常，−2.5 < T 值 < −1.0 为骨量减少，T 值 ≤ −2.5 为骨质疏松。测定部位的骨矿密度对预测该部位的骨折危险价值最大，如髋部骨折危险用髋部骨密

度预测最有意义。DXA 骨密度测定值受骨组织退变、损伤、软组织异位钙化、成分变化以及体位差异等影响会产生一定偏差,也受仪器的精确度及操作的规范程度影响。因此,应用 DXA 测定骨密度要严格按照质量控制要求(参考国际临床骨密度学会 ISCD 的共识意见)。临床上常用的推荐测量部位是腰椎 1~4 和股骨颈,诊断时要结合临床情况进行分析。超声的结果不能作为诊断骨质疏松症的标准。任何一种诊断方法均可能有漏诊或过度诊断,从而导致临床治疗的不足或过度。因此,临床实践中将 WHO 推荐的以 DXA 为检测手段的诊断标准用于 PMO 诊断时,应特别注意结合 PMO 的临床表现;考察影响 DXA 测定值的因素,不能仅依靠骨密度值,需要结合病史和 X 线检查,而且要注意排除其他病因,以作出恰当诊断、给予合适的处理。

对无条件测定 BMD 者,可分析其危险因素来决定是否开展骨质疏松症的防治。临床上评估骨质疏松风险的方法较多,这里推荐两种敏感性较高又操作方便的简易评估方法作为初筛工具。

(1)国际骨质疏松症基金会(International Osteoporosis Foundation,IOF)骨质疏松症风险一分钟测试题

1)您是否曾经因为轻微的碰撞或者跌倒就会伤到自己的骨骼?

2)您的父母有没有过轻微碰撞或跌倒就发生髋部骨折的情况?

3)您经常连续 3 个月以上服用"可的松、泼尼松"等激素类药品吗?

4)您的身高是否比年轻时降低了(超过 3cm)?

5)您经常大量饮酒吗?

6)您每天吸烟超过 20 支吗?

7)您经常患腹泻吗(由于消化道疾病或者肠炎而引起)?

8)女士回答:您是否在 45 岁之前就绝经了?

9)女士回答:您是否曾经有过连续 12 个月以上没有月经(除了怀孕期间)?

10)男士回答:您是否患有阳痿或者缺乏性欲这些症状?

只要其中有一题回答结果为"是",即为阳性。

(2)亚洲人骨质疏松自我筛查工具(Osteoporosis Self-assessment Tool for Asians,OSTA):此工具基于亚洲 8 个国家和地区绝经后妇女的研究,收集多项骨质疏松危险因素并进行骨密度测定,从中筛选出 11 个与骨密度具有显著相关的风险因素,再经多变量回归模型分析,得出能最好体现敏感度和特异度的两项简易筛查指标,即年龄和体重。计算方法是:[体重(kg)－年龄(岁)]×0.2。结果评定如表 21-2 所示。

表 21-2　OSTA 结果评定

风险级别	OSTA 指数
低	>-1
中	-1~-4
高	<-4

这些评估方法,可为没有应用 DXA 设备地区绝经后妇女骨质疏松症风险提供参考,但不能代替骨量测定。

另外还有世界卫生组织推荐的骨折风险预测简易工具(WHO Fracture Risk Assessment Tool,FRAX)可用于计算 10 年发生髋部骨折的概率及任何重要的骨质疏松性骨折发生概率。

PMO 的处理:发生 PMO 的主要原因为雌激素缺乏,因此 MHT 是首先要考虑选择的治疗。MHT 除可以预防骨丢失外,还有改善全身器官功能的整体益处,这是任何其他预防骨质疏松症药物所不及的。因此当有 MHT 的适应证、无禁忌证,为预防 PMO,尤其在绝经早期应首选 MHT。其他药物还有双膦酸盐、选择性雌激素受体调节剂、降钙素、低剂量氟化物、间断应用甲状旁腺激素等,在权衡利弊、知情同意后也可选用。辅助措施有补充钙、维生素 D 和运动等。

二、性激素影响女性一生骨量的改变

1. 性激素影响骨峰值和骨丢失的速度　性激素是机体内环境的一个稳定因素,它除了保持女性第二性征和生育能力等生殖功能外,还参与调节全身各器官系统的生理功能,即非生殖功能。比如,对于骨骼关节肌肉系统,已明确雌激素是影响骨代谢和骨骼生长发育的一个基本激素。各种病理情况缺乏雌激素,都是骨质疏松症发生的危险因素(表 21-3)。

表 21-3　绝经后妇女患骨质疏松性骨折的危险因素

- 年长·雌激素缺乏 *
- 体重低 - 早绝经(45 岁以前)或切除双侧卵巢
- 骨密度低 - 绝经前长期闭经(1 年以上)
- 骨折史·长期低钙摄入
- 骨质疏松症家族史·酗酒
- 矫正后仍有视力缺陷·痴呆
- 吸烟·营养不良
- 体育运动不足·摔倒史

注:* 正在接受绝经激素治疗的妇女不在此范围内。

部分摘自 Osteoporosis prevention,diagnosis,and therapy.NIHConsensus Statement,2000,17(1):1-45.

女孩在青春早期,卵巢开始分泌低量雌激素,当血雌二醇(E_2)在 20pg/ml 时,即可刺激长骨生长,身高增长加快,成骨多于破骨,骨量增多。于 20~25 岁左右骨量达峰值,并维持 20~25 年左右,直至绝经前。性激素不足会影响骨量的积累(骨量的峰值)。在北京协和医院的一个研究中,对患有卵巢功能早衰的青年妇女,以定量计算机层面扫描法(QCT)评估腰椎松质骨(L_{2-5})的骨量,其腰椎松质骨(L_{2-5})骨矿含量的峰值只有正常月经对照组的 75% 左右(表 21-4)。

表 21-4　各年龄段高促卵泡激素继发性闭经组与正常月经对照组 TBMD* 的比较（mg/cm^3, X ± SD）

年龄 / 岁	对照组		继发性闭经组			P 值
	例数	TBMD	例数	TBMD	比对照组减少的百分比 /%	
18~	11	190 ± 27	5	145 ± 28	23.7	< 0.05
25~	16	202 ± 24	12	152 ± 20	24.8	< 0.01
30~	14	198 ± 23	15	143 ± 28	27.8	< 0.01
35~	25	194 ± 32	32	150 ± 31	22.7	< 0.01
40~	13	185 ± 28	14	145 ± 34	21.6	< 0.01
45~51	22	183 ± 29	3	119 ± 9	35.0	< 0.05
合计	101	192 ± 28	81	145 ± 26	24.5	< 0.001

注：*QCT 法测腰椎 2~5 松质骨骨量。

进入绝经过渡期，骨转换增强，骨吸收相对更增强，骨丢失加快。一个对临床病例的截面观察资料（北京协和医院）显示，在 41~50 岁的同龄妇女中，围绝经期者腰椎松质骨（L$_{2-5}$, QCT）的丢失比月经正常者快 2.5 倍左右，绝经后组则快 3.5 倍左右（表 21-5）。该研究同时显示无论是皮质骨或者是松质骨，均在绝经头 3 年内丢失速度最快，丢失骨最多。从骨峰值期至 71 岁，皮质骨共丢失了峰值骨量的 30.1%，而在绝经头 3 年内即丢失了 21.4%，占总丢失量的 2/3；同期腰椎松质骨共丢失了峰值骨量的 53.7%，而在绝经头 3 年内即丢失了 41.5%，占总丢失量的 3/4。这种骨丢失情况与国内外其他类型研究得出的结果一致。绝经即低雌激素对松质骨骨量的负面影响要高于对皮质骨骨量的影响。绝经最初 5 年内腰椎松质骨骨量平均每年下降 2.8%~6.3%。与同龄自然绝经者相比，人工绝经妇女的骨量丢失更快，其骨量与年长 5~10 年的自然绝经者相当。曾有报道人工绝经妇女在术后 1 个月内，骨丢失可高达 9%。

表 21-5　同年龄妇女不同月经状况骨量的下降率 /%

	桡骨 BMC**		腰椎 BMC***	
	下降*	年降率	下降*	年降率
41~45 岁				
正常月经（n=18）	2.8	0.56	6.4	0.64
围绝经期（n=16）	8.1	1.63	23.6	2.36
绝经后（n=11）	11.8	2.36	29.1	2.91
46~50 岁				
正常月经（n=16）	9.4	0.94	7.7	0.51
围绝经期（n=34）	9.5	0.95	25.1	1.67
绝经后（n=19）	11.7	1.17	33.1	2.21

注：* 与峰值比较下降的百分数（%）。

** 单光子吸收（SPA）法测右桡骨远端 1/3 处骨矿含量，主要反映皮质骨骨量。

***QCT 法测腰椎 2~5 松质骨骨密度。

体内雄激素血浓度的峰值在 20~25 岁之间,推测青少年期逐渐升高的雄激素也参与了其骨量峰值的形成。在长达近 30 年的成熟期有周期性改变的高雌激素及高孕酮水平,推测这种高浓度的雌、孕激素共同参与了骨量峰值的维持。

2. 绝经影响骨代谢 绝经使骨丢失加快是由于骨组织负平衡代谢的增强所致。当绝经引起骨代谢负平衡增强时,骨组织平均每日可丢失钙达 50mg。在组织水平上,骨组织形态计量学和骨丢失的研究已证实了这种骨代谢的负平衡。从骨代谢生化指标看,破骨和成骨指标均升高,但前者更明显。北京协和医院的一个研究中,以空腹晨 2 小时尿钙 / 肌酐(Ca/Cr)和 I 型胶原降解物 / 肌酐(TYPE I /Cr)作为骨吸收指标反映破骨活动;以血清碱性磷酸酶(ACP)和骨钙素(OC)作为骨形成指标反映成骨活动。对从 20 岁至 80 岁之间,每岁 5 名共 305 名健康妇女进行检测,其中绝经前 158 名,绝经后 147 名。绝经后组骨吸收指标 Ca/Cr 和 TYPE I /Cr 分别比绝经前组升高了 56.6% 和 45.9%;而骨形成指标 ALP 和 OC 分别只升高了 41.8% 和 27.7%。在绝经头 3 年内是骨丢失最快的阶段,尿钙排量最多,反映在破骨的骨吸收指标上,其升高也最明显。在北京协和医院的另一研究中,<30 岁月经正常的青年妇女空腹晨 2 小时尿 Ca/Cr 为 0.06 ± 0.004(mg%/mg%,$X \pm SD$);绝经 1~3 年组最高(0.19 ± 0.01),是青年妇女的 3 倍,显著高于闭经<1 年(0.14 ± 0.01)($P<0.05$)和绝经>3 年(0.11 ± 0.006)($P<0.01$);闭经<1 年组又高于绝经>3 年组($P<0.05$)。

北京协和医院的另一研究结果指出,人工绝经的妇女在切除双卵巢的第 3 天,空腹晨 2 小时尿 Ca/Cr 即开始明显升高,在术后第 7 天已达最高值,比术前高 2 倍多($P<0.01$),较已经自然绝经的妇女在切除双卵巢后的变化更明显;后者空腹晨 2 小时尿 Ca/Cr 在术后第 7 天开始上升,约在术后 18 天达最高值,比术前高近 2 倍。手术立即终止卵巢来源的性激素使骨吸收的生化指标上升更快,对骨代谢的影响更大,与人工绝经妇女术后骨丢失更多是一致的。

从骨的生物力学角度考虑,外力通过骨应变来影响骨细胞的代谢活动。外力包括肌力,决定了骨结构与骨量,使骨强度适应运动负荷。什么是骨应变呢? 当骨受到外力负荷时,骨形态将发生适应性改变,这就是骨应变。在骨形态改变的同时,内部产生相应的力,即应力。当应力与外力负荷平衡时,变形停止。当在外力负荷的作用下,若骨的变形一旦冲破极限则将破坏骨形态而引起骨折。在外力作用下,骨细胞探测到周围应变强度的改变,即发出信号来调整骨代谢活动:破骨和成骨。当外力的变化达到某种水平(阈值)时引起相应的骨代谢活动。雌激素是一种非力学因素,通过影响应变阈值来影响肌力与骨量之间的关系。这种影响在不同的生理阶段有不同,在青春期,增多的雌激素降低了骨应变的阈值,即较小的应力可以启动成骨和破骨的骨代谢活动,前者占优势,使骨量增加;在绝经期,降低的雌激素,抬高了骨重建的阈值,在相同的外力下,却不能启动成骨占优势的骨代谢,仍然是破骨大于成骨,引起骨丢失。

由于骨吸收相对多,骨量减少,在组织形态上,皮质骨变薄,松质骨的骨小梁变薄断裂,多孔性增强,局部微骨折,损害了骨结构和降低了材料的生物力学性能,骨质量受损,导致骨强度降低,抗骨折能力减弱而易骨折。与妇女绝经相伴的雌激素迅速降低作为一个重要的病因,通过这样的过程,最终使妇女发生绝经后骨质疏松症。该阶段雄激素总量的减少和孕激素的缺乏可能对绝经后骨质疏松症的发生也有一定的作用。与男性相比,由于 50 岁左右绝经,妇女骨丢失较早、较快且较严重,因此女性发生骨质疏松性骨折较早,发生率也较高,出于其重要的临床意义,绝经后骨质疏松症成为单独一类,在骨质疏松症的研究史中较早、较广泛地受到重视。

3. 雌激素影响骨代谢的机制 在三类性激素中,目前对雌激素影响骨代谢的机制,了解较清楚。

(1)组织学水平上,雌激素(E)能抑制骨转换,增加骨强度。骨组织计量学中活化频率是反映骨转换频率的指标,雌激素能降低骨转换频率。使用雌激素 2 年时骨活化频率下降约为 52%。一项实验证明大剂量雌激素具有促骨形成的作用。该研究对 22 名老年(平均 65.4 岁)绝经妇女给予 ET 随访 6 年,利用骨组织活检评价雌激素对成骨的影响,结果发现骨小梁体积增加 46.9%,厚度增加 18.4%,骨小梁数及骨壁厚度也增加,表明雌激素能够增加松质骨体积,具有骨形成作用。但是本研究所用雌激素为大剂量,治疗第 6 年时体内平均雌二醇水平为 1 077pmol/L。

(2)在细胞水平,雌激素直接和间接影响破骨细胞和成骨细胞的生成和功能。

雌激素能抑制破骨细胞和成骨细胞的前体分化,降低骨重建的速度;促进破骨细胞的凋亡,而抑制成骨细胞凋亡。雌激素对成骨细胞和破骨细胞的直接作用很大程度上依赖于雌激素受体的表达。雌激素的两种受体 ERα、ERβ 均可在成骨细胞及其前体中表达。多数研究表明破骨细胞前体可以表达 ERα,随着破骨细胞的成熟,ERα 表达下降。由于不同研究组所用的实验方法不同、研究对象年龄不同,ER 尤其是 ERβ 能否表达于成熟破骨细胞尚有一定争议。但是大量试验研究表明雌激素对于成熟破骨细胞存在直接影响,能够直接促进破骨细胞凋亡。研究已指出雌激素可能通过影响免疫系统细胞——淋巴细胞产生炎性细胞因子的产量间接作用于破骨细胞。当雌激素不足时,可使淋巴细胞分泌的炎性细胞因子,如 GM-CSF、M-CSF、IL-1、IL-6、TNF-α 增多,破骨细胞分化增强,细胞增多。

E 还能抑制其他细胞因子的产量和功能,如 RANKL(Receptor Activator of Nuclear factor Kappa-B Ligand 核因子 Kappa B 配体的受体激活子)等。OPG/RANKL/RANK 是破骨细胞发育的关键调节因子,RANK 出现在破骨细胞及其前体表面,RANK 的配体——RANKL 在成骨/基质细胞的表面表达,当 RANK 和 RANKL 结合后,激发一系列细胞内信号,使破骨细胞前体成熟,激活破骨功能,并防止破骨细胞凋亡。骨保护素(osteoprotegerin,OPG)也可由成骨细胞系合成。OPG 是一种可溶性分子,是 RANKL 的假受体,可与 RANKL 结合,阻碍其与 RANK 的结合,因而可抑制破骨细胞的分化成熟。有研究证实了 OPG/RANKL/RANK 参与绝经后雌激素缺乏相关的骨量丢失。雌激素能够抑制 RANKL 表达,升高 OPG 表达。绝经后未接受雌激素治疗组,其成骨细胞 RANKL 表达明显增加,并与骨吸收指标直接相关。这是雌激素抑制破骨细胞前体分化成熟的一条重要途径。

有 PMO 的绝经后妇女,其体内 IL-1、TNF-α、IL-6 水平明显高于无 PMO 的绝经后妇女。

降低 IL-1 和 TNF-α 可以防止卵巢切除所引起的骨量丢失。IL-6 是刺激骨吸收的细胞因子,雌激素不仅能抑制成骨细胞合成 IL-6,也可以拮抗 IL-6 的受体。缺乏 IL-6 的转基因鼠在卵巢切除后不会发生骨质疏松症。这些细胞因子对破骨细胞系有多种作用,包括诱导破骨细胞分化和成熟,刺激静止的破骨细胞活动以及抑制破骨细胞凋亡。这些作用又通过 RANKL 作用放大。

E 也促进下列细胞因子的表达,如 OPG、TGFβ、IGF-1 和 IGF-2 的表达。TGFβ 能够诱导破骨细胞凋亡,进而发挥骨保护作用。当雌激素缺乏时,很可能是多种细胞因子协同作用引起骨吸收增强。

雌激素对成骨细胞的直接作用之一是抑制成骨细胞凋亡,延长其生存时间,维持骨吸收和骨形成之间的平衡。

综上,目前认为雌激素治疗骨质疏松症主要是通过作用于成骨细胞或其前体,调节其产生多种蛋白因子,以旁分泌的形式抑制破骨细胞分化,减少破骨细胞数目及活性;抑制成骨细胞凋亡,延长其生存时间。

(3)E 在分子水平的作用途径:雌激素通过促基因效应下调局部细胞因子(IL-1,M-CSF,TNF-α,RANKL 和前列腺素 E_2)的表达与活性。选择性雌激素受体调节剂(SERM)的出现促进了人们对雌激素作用机制的认识。一般认为 SERM 可以通过三条相互影响的途径发挥作用:①ERα 与 ERβ 的表达形式:不同靶细胞表面 ERα 与 ERβ 的同源二聚体和 / 或异源二聚体表达模式不同。ERα 多数发挥激活作用;ERβ 与 ERα 形成异源二聚体而抑制 ERα 激活某些基因表达。他莫昔芬和雷洛昔芬作用于 ERα 时发挥雌激素样作用,作用于 ERβ 则产生抗雌激素效应。②构型:不同配体(雌激素、SERM)与雌激素受体结合后可引起不同构型改变,从而产生不同的雌激素作用。③辅助调节因子:目前已发现有 20 多种雌激素受体的辅助调节因子,包括辅助激活因子和辅助抑制因子,雌激素受体与不同配体的结合可募集不同的辅助激活因子和辅助抑制因子。不同细胞中两类辅助调节因子的数量不同,其比例也不同。SERM 诱导雌激素样效应时,主要募集辅助激活因子;而诱导抗雌激素作用时,主要诱导辅助抑制因子。通过辅助调节因子影响雌激素受体 - 配体与雌激素受体反应组件(EREs)的结合。越来越多的证据表明雌激素还能通过非经典的促基因效应发挥作用,这种作用可在几秒到几分钟内出现。而经典的促基因效应通常出现在雌激素作用 30~60 分钟后。目前发现雌激素可通过细胞膜结合型雌激素受体或其他膜受体如 GPR30,激活下游复杂的信号分子,改变胞质蛋白的功能,影响基因转录,从而调节细胞功能。研究较多的是雌激素通过非促基因途径对成骨细胞和骨细胞凋亡的影响。

1)雌激素诱导破骨细胞凋亡。主要是通过间接途径,诱导成骨细胞表达 OPG、TGFβ 等,促进破骨细胞凋亡。

2)雌激素能够通过非促基因效应使成骨细胞和骨细胞产生抗凋亡的作用。雌激素与雌激素膜受体或其他膜受体结合后,能够激活细胞内信号分子活性。调节下游转录因子如 E1k1、C/EBPβ(NF-1L6)、CERB 和 c-fos/c-jun 等的活性,通过这些转录因子调节基因转录,雌激素的抗凋亡作用依赖这些下游基因的转录。

三、骨质疏松症和肌肉衰减的关系

骨骼肌减少症（sarcopenia）常伴随着年龄增长或继发于其他疾病出现，以肌肉力量、功能和质量衰减为特征，它与骨质疏松症具有相似的病理生理机制，并且两种疾病的发生都与年龄显著相关。研究认为骨质疏松和肌肉衰减之间的相互作用可能会加速个体疾病的进展，因为两者共存与较高的跌倒、骨折、残疾和死亡率相关，这提示骨质疏松和肌肉衰减可能需要同时进行管理和干预。目前尚无针对骨骼肌减少症的全球共识定义，因此不同定义导致了世界范围内患病率估计的差异，从 3% 到 30% 不等。

1. 骨质疏松与肌肉衰减的相关性　1998 年，一项研究评估了 2~87 岁的男性和女性全身骨量与体重之间的关系，结果表明骨量与肌肉质量密切相关。在一项对厄瓜多尔女性的研究中发现，与单纯患骨质疏松症患者相比，骨质疏松合并肌肉衰减患者的骨量损失更大。SarcoPhAge 研究发现，老年人肌肉力量的下降与脊柱和髋部骨密度呈正相关。同样，一项针对日本女性的大型研究表明，相对骨骼肌指数与腰椎和髋部的 BMD 呈正相关。骨质疏松与肌肉衰减关联的分子机制还不是很清楚。目前，肌细胞因子（从肌肉释放，如肌肉抑素或虹膜蛋白）和骨因子（从骨骼释放，如骨钙素）被认为是肌肉与骨骼之间的关联机制。肌生成抑制蛋白和 Wnt-β-catenin 信号通路已经被广泛研究，通过控制成骨细胞活动和肌肉再生来调节肌肉 - 骨骼串扰。

2. 骨骼肌减少症的诊断和评估　骨骼肌减少症的诊断是通过测量肌肉数量来确认的，例如双能 X 射线吸收测量法。当肌肉力量不足并伴有肌肉数量减少和体能下降（即步态速度减慢）时，即可诊断为严重的骨骼肌减少症。

近年来，临床上更强调将肌肉力量作为骨骼肌减少症的主要参数。目前，最广泛使用的骨骼肌减少症的定义是由欧洲老年人肌肉衰减工作组（EWGSOP2）提出的，EWGSOP2 诊断算法使用年轻健康成年人的标准握力作为参考值，将与平均参考值相差的 –2 或 –2.5 个标准差作为诊断界限。

此外，临床中还有骨骼肌减少症风险的评估工具。SARC-F 是一项五点自我评估问卷，其操作方便且特异性较高，因此是骨骼肌减少症最常用的简易评估方法（表 21-6）。

表 21-6　SARC-F 问卷评分方法

项目	问题	评分
力量	搬运 10 磅重物是否困难？	无困难 =0
		偶尔困难 =1
		经常困难或不能 =2
行走	步行走过房间是否困难？	无困难 =0
		偶尔困难 =1
		经常困难或不能 =2

项目	问题	评分
起身	从床上或椅子起身是否困难?	无困难 =0
		偶尔困难 =1
		经常困难或不能 =2
楼梯	爬 10 层楼梯是否困难?	无困难 =0
		偶尔困难 =1
		经常困难或不能 =2
跌倒	过去一年内跌倒次数?	无 =0
		1~3 次 =1
		4 次及以上 =2

注: SARC-F 评分 ≥4 需要进一步的全面检查以评估骨骼肌减少症风险。

3. 激素对肌肉和骨骼的影响　性激素对肌肉和骨骼有多种影响,绝经后女性的雌二醇水平急剧下降,这对肌肉和骨骼的进一步下降具有重要影响。研究表明,绝经后激素补充疗法能够同时提高骨骼和肌肉质量。

生长激素和胰岛素生长因子 -1 除了对肌肉的合成代谢作用外,对成骨细胞也有积极的影响。最近的一项荟萃分析表明,生长激素补充治疗可能有助于治疗 PMO,它可以预防骨折的发生,但不会增加 BMD。

四、性激素疗法预防绝经后骨质疏松症的证据及影响因素

1935—1941 年,Albright 和 Reifenstein 提出性激素可预防骨质疏松症。

1986 年,结合雌激素在美国获其食品和药品监督管理局(FDA)的批准用于预防 PMO。

什么样指标的改变可成为 MHT 预防 PMO 的证据? 预防 PMO 的目的在于能预防今后的骨折,那么能提供证据的直接指标应该是骨质疏松性的骨折,但 PMO 是慢性疾病,任何一种抗骨质疏松症的措施,临床上尚不能于短期内获得骨折率明显下降的证据,因此常用代理指标。

目前对雌激素类药物,美国 FDA 接受以骨密度(bone mine density,BMD)作为这类药物长期临床试验结果的替代指标。其他一些指标,如骨代谢生化指标尚不足以成为替代指标。有建议采用血 $17\beta\text{-}E_2$ 水平作为替代指标,不同研究者提出了血 $17\beta\text{-}E_2$ 应达到 40~90pg/ml 等不同水平,才能预防绝经相关的骨快速丢失,但是美国 FDA 目前不接受血 $17\beta\text{-}E_2$ 作为预防 PMO 的替代指标。

1. MHT 对骨密度的影响　一项荟萃分析回顾了 1999 年之前全部 ET/HT 的研究,共有 310 个,但符合要求仅有 52 个;其中 30 个为双盲研究,22 个为非双盲研究。研究又分治疗性和预防性,治疗性研究是指被研究的妇女在基线时已有骨折史。结果表明,与安慰剂组

相比,HT 2 年后所有部位的 BMD 均有显著性升高;与预防性研究比较,治疗性研究 HT 组 BMD 的升高更显著;与小剂量雌激素(相当于 0.3mg 结合雌激素)相比,大剂量组(相当于 0.9mg 结合雌激素)BMD 的升高更显著。与安慰剂组比较,小剂量 ET/HT 组 BMD 的升高: 在脊柱平均为 3.9%,前臂 3.1%;股骨颈 2%;大剂量组 BMD 的升高:在脊柱平均为 8.0%,前臂 4.5%;股骨颈 4.7%。

在这项荟萃分析之后,又有 11 项新的随机双盲研究,研究对象共有 3 400 名妇女,年龄 45~60 岁,这些研究显示 BMD 的增加与上述荟萃分析的结果一致。

在单用结合雌激素的研究中,脊柱 BMD 的变化为,0.3mg 组上升 3.8%,0.625mg 组上升 4.9%,呈现有剂量 - 反应关系。

与单用结合雌激素相比,结合雌激素与甲羟孕酮联合应用组脊柱 BMD 进一步升高 1%, 但对髋部的 BMD 没有影响。

在上述荟萃分析中,对包含所有其他类型在内的雌激素,按剂量分组。大剂量组包括: 2mg $17\beta E_2$+NET、100μg E_2 经皮贴,中剂量组包括: 1mg $17\beta E_2$+NET、50μg E_2 皮贴、0.625mg 结合雌激素;中 ~ 小剂量组包括: 37.5μg E_2 皮贴、0.45mg 结合雌激素;小剂量组包括: 0.5mg$17\beta E_2$+NET、25μg E_2 皮贴。结果显示,与安慰剂组相比,上述各组剂量从大到小,脊柱 BMD 分别升高 7.9%、6.4%、3.3% 和 3.9%;髋部分别为 4.6%、3.7%、3.0% 和 2.4%;股骨颈分别为 4.1%、3.2%、2.3% 和 2.7%。与基线相比,上述各组剂量从大到小,脊柱 BMD 的增加,分别为 5.5%、4.4%、2.4% 和 1.9%;髋部分别为 3.2%、2.6%、2.2% 和 1.3%,股骨颈分别为 2.5%、1.6%、1.7%、0.5%。由于 ET/HT 对脊柱 BMD 的影响超过对近端髋部的影响,作者建议应该根据对股骨颈的影响来确定最小剂量。

国内一些研究的结果相似,如绝经近期低骨量妇女每日用 1.0mg 或 1.5mg 戊酸雌二醇(E_2V)与 2mg 甲羟孕酮(MPA)1 年,相对于对照组,腰椎骨密度 L_{2-4}(DEXA 法)增加 5%, 1.5mg 组增加 6.2%。

几项随机双盲安慰剂平行对照的临床研究报告指出,雌激素治疗(ET)也能明显增加老年妇女(平均年龄>70 岁)的骨密度。其中一个报告显示,相对于安慰剂组,0.625mg 结合雌激素组椎体骨密度增加 6.6%,总髋增加 3.1%,股骨颈增加 3.2%;同一研究中的另一组, 每日服用阿仑膦酸钠 10mg,骨密度的增加与结合雌激素相似。另一个研究中,每日用结合雌激素 0.3mg,同时加足量钙和维生素 D 组,椎体骨密度增加 3.5%,而钙加维生素 D 组却下降 0.35%。另一个研究报告,每日 0.25mg E_2 加 1 200mg 元素钙及 1 000U 维生素 D 组,平均 E_2 水平为 26pg/ml,而钙加维生素 D 组,血 E_2 为 9pg/ml,调整后的骨密度,相对于后组(对照组),前组椎体 BMD 增加 2.7%,股骨颈增加 1%,表明很低剂量雌激素 + 足量钙和维生素 D 能维持骨量,但对骨折的影响尚不了解。

2. 性激素对预防骨折的作用　美国妇女健康干预研究(WHI)是一项大规模随机对照研究,观察 ET/HT 对大致健康的中、老年妇女预防慢性病的作用。结果显示 HT(结合雌激素加甲羟孕酮)能降低骨质疏松性骨折。在 5.6 年的研究期间,HT 组发生骨折(包括肋骨、颅骨、指骨、趾骨、胸骨和颈椎)733 例(8.6%),安慰剂组为 896 例(11.1%),骨折率降低了 24%，风险比 (hazard ratio, HR) 为 0.76 (95% CI: 0.69~0.83)；在 HT 开始的最初几个月内即显出效果，以后持续存在。前臂骨折率下降了 29% (HR, 95% CI: 0.59~0.85)，髋骨降低 33% (HR 0.67, 95% CI: 0.47~0.96)。每日口服钙超过 1 200mg 和体重指数 <25 的妇女，髋骨骨折危险分别降低了 60% 和 50%。临床椎体骨折率下降了 35% (HR 为 0.65, 95% CI: 0.46~0.92)。而评估其他抗骨质疏松症药的疗效是采用临床与非临床骨折的总和。据报告，非临床椎体骨折数平均约为临床椎体骨折数的 3 倍。因此仅用临床骨折率，可能低估了 HT 的作用。按年龄、体重指数、吸烟、跌倒史、个人既往和家族骨折史、钙总摄入量、既往 HT 史、BMD 以及总的骨折危险评分进行分层分析，结果均一致，即这些因素都不影响 HT 降低骨折的效果。WHI 的 ET 部分显示 ET 对降低骨折的效果与 WHI-HT 部分相似。其他一些较长期的研究显示 ET/HT 2~5 年后非椎体骨折率降低了 38%~71%，髋骨骨折平均下降了 31%。一项研究表明，只有在绝经 5 年内开始，且正在接受 HT 者，才能在髋骨骨折方面受益 (HR 0.29%, 95% CI: 0.09~0.92)。总之已有足够证据表明 ET/HT 能非常有效地降低各部位骨折，而且对没有 PMO 危险因素的正常妇女也有效。

当停用 ET/HT 后的最初几周内骨吸收可再度加快，对一些低骨量的妇女这可能会导致其后 1~3 年内发生 PMO。

3. 性激素防治骨质疏松症的影响因素

(1) 剂量：前述的证据已经表明，对骨密度影响肯定是大剂量优于标准剂量、标准剂量优于小剂量。其实，对于潮热出汗、阴道萎缩等角度，也存在如此的剂量效应。但是考虑到 MHT 对妇女健康的总体影响，尤其是对乳腺的影响(剂量增加，乳腺癌的风险增加)，因此需要选择能兼顾妇女总体健康的剂量，既可以有效缓解各种症状的不适，又能保证对骨骼的良好作用，同时还不增加乳腺癌的风险。

长期以来，国内通常选用低剂量 MHT。国内的研究显示，使用国外 1/4~1/2 的剂量即对防治骨质疏松有良好的作用。替勃龙(7- 甲基异炔诺酮, Tibolone)被称为一种组织选择性雌激素活性调节剂，在体内其代谢产物兼有雌、孕及雄激素活性，能有效缓解更年期症状。临床应用于绝经后妇女，因其孕激素活性，有子宫者不必再加用孕激素；乳腺不适症状较少；对骨也有良好的作用。何方方等报告，每日使用半片(1/2 量)替勃龙可显著增加骨量，隔日使用半片(1/4 量)可维持骨量。国外的研究也显示，每日使用半片(1/2)与 1 片的替勃龙，对骨密度的效果类似；1/4 剂量的替勃龙能维持骨密度，但 1/8 剂量不足以维持骨密度。邢淑敏比较结合雌激素 0.625mg、0.3mg 对绝经早期妇女骨密度的影响，结果发现 0.3mg 组妇女用药第 1 年骨密度增加 2.7%，第 2 年增加 0.7%，提示低剂量雌激素可预防绝经早期妇女的骨丢失。长期小剂量 MHT 对骨密度的影响近来也有报道。葛秦生等的研究显示，长期(5 年以上)小剂量 MHT 组妇女腰 2~4 的椎骨密度比对照组高 9.1% (P=0.005)，股骨颈部位无明显差异。长期小剂量 MHT 组妇女与对照组相比，发生骨关节痛人数(71.4% $vs.$ 89.7%)、身高下降人数(93.7% $vs.$ 100%)以及身高下降幅度(2.0cm $vs.$ 3.5cm)方面，两组间差别统计学上有显著性意义(P=0.001)。提示长期小剂量激素疗法亦可提高绝经后妇女骨密度，使身高下降减慢，减少骨关节疼痛。但骨折发生率激素组与对照组无显著差异(P>0.05)。

(2)使用时机和使用时间长度：MHT 保护骨骼的疗效不但和雌激素剂量相关,还和雌激素的使用时机和使用时间长度直接相关。绝经早期甚至于围绝经期时使用疗效最好,用药时间应在 5~10 年以上,否则难以达到降低髋部骨折风险的目的。当然,从防治骨质疏松的角度来讲,MHT 可开始于绝经后任何时期,而且长期使用 MHT,但考虑到 MHT 对年老妇女心血管的影响,目前仍建议在绝经过渡期或绝经早期启动 MHT,而对 60~65 岁以上未曾采用 MHT 的妇女可考虑其他治疗骨质疏松的方法,MHT 已非首选。针对特殊的 MHT 人群,如老年人(>70 岁),必要时要合用其他治疗骨质疏松的药物。

五、ET/HT 用于 PMO 防治的建议

美国妇产科学会(ACOG)致力于研究 HT 对妇女健康全方位作用的特别专家组(Task Force on Hormone Therapy),将其综合分析的结果以 *Obstet Gynecol* 专刊于 2004 年 10 月发行。其中,关于 HT 和骨质疏松专题,特别专家组结论:

1. 中等剂量 ET/HT 是预防绝经后骨丢失的一种有效的抗骨吸收药。

2. 为保护骨应该连续应用 HT,停止 HT 后将再次出现骨的快速丢失,骨折率增加。

3. HT(如使用结合雌激素每日 0.625mg)可以减少骨折,即使对那些没有骨量减少或骨质疏松症的妇女也有效;对预防骨折,HT 也许是最有效的抗骨吸收药。研究显示小剂量的 ET/HT 也能维持骨密度。

4. 在治疗中应定期进行评估,使骨密度稳定。

5. 需要时,应优先选择双膦酸盐或 SERMS。

6. 已有的 ET/HT 与其他抗骨吸收药联合应用的短期和长期研究资料尚不足以支持推荐这种联合应用。

7. 为预防骨丢失,对没有危险因素的妇女,当其椎体、股骨颈、粗隆间或总髋的 BMD 的 T 值<-2.0(DXA),应开始治疗;对有危险因素的妇女,当 T 值在 -1.5 与 -1.99 之间时,也应开始治疗。对没有引起骨丢失继发原因的妇女,最有预测价值的危险因素是既往骨折史、早绝经、体重<125 磅,年龄>60~65 岁。

8. 在 ET/HT 时,应采用最低的有效剂量。

9. 对于有与早绝经有关的骨量减少或骨质疏松症的妇女,应用 ET/HT、SERMS 或双膦酸盐均合适。应就这些药物的利/弊与每位妇女进行讨论,以便在完全知情的情况下作出决定。

10. 对有绝经症状,如:潮热、阴道干燥,以及生活质量出现不良改变的妇女,首选 ET/HT 也许是恰当的。

11. 对所有妇女应建议应用足量的维生素 D 和至少 1 000~1 500mg/d 的钙。

12. 应该评估停止 ET/HT 后对骨密度的影响。

北美绝经学会(NAMS,2006)的建议是:全身 ET/EPT 最初目的是治疗中~重度的绝经期症状(如血管运动症状和阴道萎缩)。由于在 WHI 研究中,对 50~70 岁的绝经后妇女,全

身标准剂量的 EPT 5.6 年与明显增加的乳腺癌、脑卒中、心血管疾病及血栓有关;经历过子宫切除的妇女单独 ET 治疗 6.8 年,脑卒中和深部的静脉血栓发生率显著增加;而总的静脉血栓和肺栓塞没有明显增加,65~79 岁的绝经后妇女平均治疗 4 年,那些应用 EPT 治疗的妇女痴呆发生率明显增加,但是单纯用 ET 的妇女平均治疗 5.2 年,痴呆的发生率没有显著变化;因此推荐应用 ET/EPT 最低有效剂量并缩短使用时间来达到治疗目的。但尚无低于标准剂量并 ET/EPT 与骨折关系的证据。基于 ET/EPT 对骨质疏松症的效果,NAMS 指出仍可考虑全身 ET/EPT,对那些需要治疗者应评估其利与弊,也需要考虑其他选项治疗。启动 ET/EPT 的最佳时间和持续的最佳时间尚未确定。

国际绝经协会(IMS,2013)的建议是:MHT 能有效预防绝经引起的骨转换加速和骨丢失。MHT 可以降低包括椎体和髋部在内的所有骨质疏松相关骨折的发生率,甚至对非骨折高危的女性也有预防作用。对于具有骨折危险因素且 60 岁以下或绝经 10 年以内的绝经后女性,MHT 可以考虑作为预防和治疗骨质疏松症相关骨折的一线方法。考虑到 MHT 长期应用风险可能超过潜在的获益,所以不推荐 60 岁以后单纯为预防骨折而开始使用 MHT。MHT 尽管在停药后仍有对骨折的部分保护作用,但对骨密度的保护效应在治疗停止后会有不同程度的下降。如果评估患者在停止 MHT 之后仍存在骨折的风险,则应该服用其他的保护骨骼药物。

在中华医学会妇产科学分会绝经学组(简称绝经学组)关于 MHT 的指南中指出,PMO 是 ET/HT 的三大适应证之一,其用药禁忌证、慎用证、抉择、药物、方案、启用时机、疗程和监测可参见绝经学组最新发表的《绝经期管理与激素补充治疗临床应用指南(2012 版)》。概括起来,目前对绝经与 MHT 的基本观点包括:

1. 绝经是一种雌激素缺乏状态,但绝经后的机体衰老包括雌激素缺乏和年龄增长两方面原因,所以对于绝经后妇女的管理应该从适度锻炼、饮食调节、心理状况调整和激素补充治疗等多个方面综合进行,激素补充只能解决与雌激素缺乏有关的问题,应作为绝经后管理综合措施的一个方面。

2. 激素补充治疗作为一种医疗措施,有其应用的适应证、禁忌证和应用原则及流程,应该遵从这些原则和规范进行。

3. 激素补充治疗应尽早开始,在治疗窗口期启动具有较大益处;所谓的窗口期就是最适合治疗的时间,对 MHT 而言就是 60 岁以前或者绝经 10 年以内;但如果早期未用而到年龄偏大才开始使用,将不再具有多种益处,甚至可能增加某些风险。

4. 不同药物具有不同的作用,特别是孕激素。由于在美国用于绝经相关激素补充治疗的孕激素类药物较为单一,因此得出的结果也与世界其他地区有明显不同。根据国际绝经学会的最新立场声明,乳腺癌风险增加主要与雌激素治疗中加入的孕激素有关。微粒化黄体酮或地屈孕酮与口服或经皮雌激素联合应用可能比人工合成的孕激素乳腺癌风险更低。

鉴于 PMO 的发生过程隐蔽,建议对有 PMO 危险因素者尽早启用 HT。鉴于发生 PMO 还有多种危险因素,应尽可能及早控制这些危险因素。在预防 PMO 的措施中,不可忽视健康的生活方式,合理补钙和维生素 D 以及适量运动。

　　具体来讲,对围绝经期妇女,建议如下。

　　1. 对有更年期潮热、出汗、睡眠障碍等症状的妇女,如无使用 MHT 的禁忌证,应首选 MHT 治疗。有条件者应测量 BMD 水平和骨代谢指标。

　　如 BMD 水平和骨代谢指标均正常,可短期使用较大剂量 MHT 控制和缓解症状后,维持在小剂量的 MHT,定期随诊,长期使用,每 2~3 年监测 1 次 BMD 变化情况。

　　如骨量降低,也可开始 MHT 治疗,并可辅助其他非雌激素疗法,包括钙片、活性维生素 D 等;如有使用 MHT 的禁忌证,或 MHT 足量治疗后骨代谢指标仍提示骨转化率处于高水平,应考虑换用其他的非雌激素疗法,包括双膦酸盐类、选择性雌激素受体调节剂等。每年监测 1 次 BMD 变化情况。

　　已诊断为骨质疏松症的妇女,除 MHT 外,有明显骨痛症状的妇女,可选用降钙素缓解疼痛,并适当合用上述非雌激素疗法,包括加用氟化物等刺激骨形成。

　　如有使用雌激素禁忌证者,可选用中成药或植物药缓解更年期症状,以非性激素疗法预防及治疗骨质疏松症。

　　2. 对无症状的围绝经期妇女,有条件者应测量 BMD 水平和骨代谢指标,如骨代谢指标提示骨转换率高,BMD 提示低骨量,如无使用 MHT 的禁忌证也应建议 MHT,适度考虑加用其他的非雌激素疗法。

　　MHT 的方案选择(包括剂量、用药途径、配伍、用法)与患者的年龄、症状表现、治疗要求、肝肾功、血脂水平等密切相关,详见相关章节。这里做一简单总结,一般来讲,对症状轻、年龄大的患者 MHT 以小剂量、持续用药为宜;对症状重、年龄小的患者 MHT 可以从较大剂量开始,待症状控制较满意后逐渐减少剂量,维持在较小剂量而无明显症状的状态。就剂型而言,口服制剂使用方便,但有肝首过效应;而经皮吸收的贴剂,由于可避开肝首过效应,适用于有胃肠道、肝胆胰疾患及与肝代谢有关的疾病,如严重高血压、糖尿病、血栓病史的患者;已行子宫切除的妇女,用雌激素时不必加用孕激素(目前认为当雌激素与孕激素合用时对心血管、神经系统和乳腺均有不良的作用)。有子宫的妇女,采用序贯治疗的,孕激素使用时间应达到 10~14 天,以便足以抑制子宫内膜的增生。采用雌、孕激素序贯疗法,阴道出血率高但较规律,适应于年龄较小、绝经早期、愿意有周期性阴道出血的妇女;而雌、孕激素每日联合使用,适用于年龄较大、绝经时间长、不愿有周期性阴道出血的妇女。潮热、多汗、睡眠障碍多是雌激素缺乏的表现,要注意适当增加雌激素的剂量;精力不佳、乏力、性欲下降等可能更多与雄激素缺乏有关,除补充雌激素外,可根据个体情况适当加用雄激素(如采用替勃龙)。

六、绝经后骨质疏松症的非性激素治疗

　　前面详细介绍了 MHT 对 PMO 的防治。对于有 MHT 禁忌或已不宜采用 MHT 妇女,可选择其他防治 PMO 的方法,或在使用 HT 的过程中,必要时可辅助其他防治 PMO 的方法。

(一) 一般处理

包括生活指导、支持治疗、对症处理和护理、康复治疗。应从社会 - 心理 - 生物医学模式出发,全方位关怀患者的身心健康,去除不良生活习惯,方可获得最佳预防效果和治疗效果。

1. 生活指导　应提高患者对骨质疏松症的正确认识,应戒烟、忌酒、注意综合营养和劳逸,适当增加体力活动和体育锻炼,增加肌力和运动协调性,祛除骨质疏松症致病因素和危险因素。

2. 必要时可考虑给予消炎镇痛剂和肌肉弛缓剂减轻患者疼痛。

3. 对骨折卧床患者应加强护理,以促进康复,防止并发症。

4. 对骨折病情已稳定者,应尽早进行康复训练。

5. 采取措施防止发生骨折,如采用髋关节增强器等。

(二) 药物治疗

2002 年美国国家骨质疏松基金会(NOF)推荐开始药物治疗的指征是:女性 BMD 的 T 值 $\leqslant -2\,SD$;或者女性 BMD 的 T 值 $\leqslant -1.5\,SD$,但是伴有 1 个以上骨折危险因子。

防治药物可以分为骨吸收抑制剂及骨形成刺激剂两大类,近年来又增加了既能抑制骨吸收又能刺激骨形成的药物。但不论使用骨吸收抑制剂还是骨形成刺激剂,均应给予钙和维生素 D 治疗。

基础治疗:钙及维生素 D

钙及维生素 D 属于骨质疏松症防治的基础治疗。两者都有抑制骨吸收的作用,但作用较弱,不能代替其他骨吸收抑制剂的应用,因此,只用于基础防治。钙和维生素 D 的联合治疗,可以升高 BMD 大约 2%~10%,但是骨折率却降低 30%~50%。绝经后 5 年以上者,供钙对于 BMD 的影响最明显。钙能够降低骨转换率,也能减慢骨丢失,因此对于骨质疏松症的预防十分重要。

药物钙包括两大类:碳酸钙含钙 40%,餐中服药在酸性环境钙吸收率最大。枸橼酸钙含钙 21%,服药不管餐中和餐前均有效。提倡空腹服药以避免药物和食物成分的相互损害吸收率。

钙最常见的副作用有便秘、胀气、排气、抽筋,每剂钙量不宜超过 500mg 元素钙,以便增加吸收率。有肾结石病史的在补钙前应测 24 小时尿钙,过量补钙可加重泌尿道结石病。在脱水或低血容量时可发生高钙血症。有些钙剂含碱,如又食用乳制品较多易发生乳碱综合征,是高钙血症的重要病因之一。碱中毒时过高的钙摄入可引起肾钙沉着症并损害肾功能。

维生素 D(VD)是活性 VD_3 的前体,经肝 25- 羟化酶和肾 1α- 羟化酶作用而激活,通过不同的靶组织受体而发挥不同的生理作用,可促进肠钙吸收和肾小管钙的再吸收,对骨吸收和骨形成有双向调节促进作用。老年人因日晒和活动减少,维生素 D 的缺乏在冬季甚为明显。肾 1α- 羟化酶活性降低易产生 VD 缺乏,肠钙吸收减少加重骨质疏松症。

VD 有增加钙在胃肠道的吸收、促进肾脏对钙的再吸收、直接抑制 PTH(甲状旁腺激素)的分泌、促进骨细胞分化、降低老年妇女跌倒风险的作用。维生素 D 能够保证小肠最大限度吸收钙,因此对于骨质疏松症的预防和治疗十分重要。老年人往往由于合成障碍而缺乏。大多数患者需要每天400U,存在骨质疏松症的老年人需要每天800U。最多每天摄取维生素D不超过2 000U。更高的剂量能够引起高血钙和高尿钙。

目前市场上除维生素D外,还有一些高效价的活性维生素D。如阿法骨化醇(1α-羟基维生素D_3)是VD_3的一种较重要的活性代谢物,它可改善VD代谢异常引起的各种症状。口服后由肠道迅速吸收,口服0.25~1.0μg/d。骨化三醇[1,25$(OH)_2D_3$]是VD_3生物活性最强的代谢产物,可增强骨代谢的调节作用,能促进肠和肾小管吸收钙并对钙有直接作用。不需要经肝和肾羟化,可用于肾功能不全和慢性肾衰竭患者。骨化三醇0.25μg/d抑制骨吸收是安全的,大剂量激活骨形成常需短期和冲击给药。

1. 骨吸收抑制剂　骨吸收抑制剂主要有以下几类。

(1)雌激素类:详见前面所述。

(2)双膦酸盐类:双膦酸盐类(bisphosphonates)可直接抑制成熟破骨细胞,同时亦作用于前体细胞,减少破骨细胞分化并影响其与骨表面的结合过程。双膦酸类药物是近20年来发展最为迅速的抗代谢性骨病药物,可用于治疗骨质疏松症、恶性肿瘤骨转移引起的高钙血症、骨痛和变形性骨炎等。

双膦酸盐类的分子骨架是P-C-P,焦磷酸盐则是P-O-P,两者相似,所以双膦酸盐类P-C-P能够以化学吸附力量附着在骨表面。它直接作用于游移来的破骨细胞,抑制其细胞分化和作用,促进其凋亡。口服双膦酸盐类吸收量很少,尽管空腹服药,也仅仅1%~5%被肠道吸收。因此应空腹单独给药,大杯水送服,不宜用牛奶和果汁送服,服药后多活动,服药30分钟后再进食,有食管炎或消化性溃疡者应慎用。血浆半衰期为1小时,肾脏清除40%~80%的肠道吸收量,所余20%~60%的肠道吸收量被骨摄取而且半衰期很长,其表面的新骨形成更加延缓其代谢,直到骨重建更新期内破骨细胞能够直接接触双膦酸盐P-C-P时又能发挥作用。据报告,85岁患者应用阿仑膦酸钠,疗效也并不明显下降。

双膦酸盐类是现有最强的骨吸收抑制剂,可分成非含氮双膦酸盐和含氮双膦酸盐两类,两者作用机制不一样,前者如羟乙磷酸钠(etidronate disodium),商品名为依磷、邦特林,0.2g每日2次,服2周,停11周,周期用药。后者如阿仑膦酸钠(alendronate),70mg/周或10mg/d连用3个月。现也有每3个月或每年用一次的双膦酸盐,如埃本膦酸盐、唑来膦酸盐等,以增加妇女的依次性,达到治疗的满意效果。

(3)降钙素类:降钙素(calcitonin)是强有力的骨吸收抑制剂,可抑制破骨细胞介导的骨吸收,降低骨折发生率,还有中度中枢性镇痛作用,对癌性骨痛也有效,相对安全、副作用少,但药价贵,长期应用有"逃逸现象"。适用于治疗伴有骨痛,或已发生骨折的骨质疏松症患者。经为期5年的前瞻性、双盲的对照研究显示,应用鲑鱼降钙素200U/d鼻喷,提高BMD的效果不如双膦酸盐类药物,但也能明显降低椎体的骨折发生率。现已应用的降钙素类制剂有鲑鱼降钙素和鳗鱼降钙素,前者有肌内注射及鼻喷两种剂型,后者仅可用于肌内注射。此类药物的止痛作用,对干扰、打破因疼痛而制动对骨质疏松症造成的恶性循环很有意义。

鲑鱼降钙素的作用较人降钙素强20倍,注射用量50U/次,3次/周,不良反应有食欲减退、恶心、呕吐等。亦有喷鼻剂,常用 100~200U 每天 1~2 次;治疗绝经后骨质疏松症有较好疗效,不良反应比注射液轻。鳗鱼降钙素经改变其结构以乙烯基代替天然产物的双硫键,注射液常用剂量 10U/ 次,2 次 / 周或 20U/ 次,1 次 / 周,可迅速改善自发性疼痛及运动疼痛,皮下给药,至少 6 个月以上。不良反应主要有潮热和轻度恶心,多数在用药后 1~2 周自行消失,睡前用药可减少副作用。

(4) 选择性雌激素受体调节剂(selective estrogen receptor modulator,SERM):目前,应用于防治绝经后骨质疏松症的选择性雌激素受体调节剂,有盐酸雷洛昔芬(raloxifene hydrochloride)。它对骨骼及血脂的作用与雌激素相似,但对子宫及乳腺没有影响,此点与雌激素不同。在有关研究中,平均年龄为 62 岁的绝经后妇女,应用盐酸雷洛昔芬 60mg/d,连续 5 年,腰椎及髋部的 BMD 有所增高,腰椎的骨折率降低;且子宫内膜不增厚,无不规则阴道出血发生,乳腺癌的发生率也未见增高,反而有预防其发生的作用,其安全性良好。但有加重更年期症状的副作用。

(5) 抗 -RANKL 抗体(anti-RANKL body):Rank 是破骨细胞表面上的受体,RANKL (receptor activator of nuclear factor kappa B ligand) 与 RANK 结合后,刺激破骨细胞的形成和活性,从而启动骨吸收。骨保护素(osteoprotegerin,OPG) 是 RankL 的可溶性受体,它可与 RankL 结合并抑制破骨细胞的形成和活性,从而抑制骨吸收。地诺单抗(Denosumab,狄诺塞麦)是 RankL 的抗体,可像骨保护素一样与 RankL 结合并抑制骨吸收。地诺单抗可每 6 个月给一次。研究显示,其作用机制独特,效果与现有的双膦酸盐效果类似,且作用强大,并可增加患者的依次性,现正进行大规模的临床研究。

2. 骨形成促进剂

(1) 氟化物(fluoride):氟是人体骨生成和维持所必需的元素之一,可促进骨形成,与钙盐配伍适用于长期治疗。氟化钠是用于治疗绝经后骨质疏松症的第一个骨形成剂,咀嚼片每片含有氟 5mg 和钙 150mg,口服 3 片 /d,使用后能显著提高骨密度,体内氟主要经肾脏排泄,肾功能不全者应严格限制氟的摄入。用于治疗骨质疏松症的历史已长达 40 年,但大剂量使用后虽然可以增加骨密度,但骨折的发生率也随之增加,同时还有一些胃肠不适的副作用。

(2) 甲状旁腺激素(parathyroid hormone,PTH):PTH 是体内钙平衡的主要调节者,传统观念认为它能够促进骨吸收。然而,近年来一些学者发现 PTH 不仅是调节钙平衡的激素,而且在促进骨形成中也起一定的作用,小剂量间歇性注射 PTH 可刺激成骨细胞及骨小梁的增长。研究比较了连续性和间歇性给予 PTH 的异同,发现两者均可增加髂骨骨量,但连续性给药时骨吸收速度明显增加。这同时解释了用 PTH 治疗骨质疏松症需间歇性给药的合理性。

特立帕肽(teriparatide)是利用基因工程重组技术合成的人甲状旁腺素衍生物,其氨基酸结构与天然人甲状旁腺素 N 末端 34 个氨基酸完全相同,两者对 PTH/PTHrP 受体有着相似的亲和力,激活成骨细胞相同的信号通道,对骨产生相同的作用。2002 年 FDA 批准 teriparatide 治疗骨质疏松症,这是 FDA 批准的第一个治疗骨质疏松症的骨形成促进剂,推荐每天 20mg 皮下注射。它不仅可以治疗女性绝经后骨质疏松症,还用来治疗男性性腺功能减退导致的骨质疏松症。

临床常用 hPTH(1-34)400U/d,皮下注射,可与雌激素补充疗法同时应用于绝经后妇女,使椎骨、髋部和总骨密度增加,减少骨折率。PTH 还用于治疗皮质激素诱导的骨质疏松症及老年性骨质疏松症。

绝经后骨质疏松妇女联用 PTH 与雌激素比单用雌激素对提高骨密度有更大的效应,这种结合的优势效应体现在脊柱和股骨这两个最容易发生骨折的部位。过量使用糖皮质激素引起的骨质疏松患者联合使用 PTH 与雌激素可以控制骨质疏松症的发展,在骨吸收抑制剂的存在下,PTH 显著地促进了骨形成,并持续到停药后至少一年。

(3)生长激素(growth hormone,GH):生长激素对于骨量的生长和维持是非常重要的。老年人与年轻人相比,GH 分泌量降低,其骨骼特点类似于生长激素缺乏患者的骨骼状态。rhGH 不仅促进了骨形成而且促进了骨吸收。

(4)胰岛素样生长因子-Ⅰ(IGF-Ⅰ):随着基因工程技术的发展,大量重组人胰岛素样生长因子(rhIGF-Ⅰ)已从实验研究阶段进入临床应用阶段。但在其治疗骨质疏松症时可能存在着明显的毒副作用,如致肿瘤危险性和促进糖尿病并发症出现等。目前认为短期间断用药是可行的,其疗效评价、毒副作用等问题尚需长期深入探究。

(5)他汀类药物:他汀类降脂药是一种 HMG 辅酶 A 还原酶抑制剂,最初用来降低血脂,近来有研究表明它有骨形成效应,而且还能有效地减少骨折的发生率。它可通过增加骨形态形成蛋白-mRNA 基因表达,促进骨形成,增加骨密度,恢复微结构,增加其强度,洛伐他汀是最有效的。老年妇女服用他汀类药物降低胆固醇的同时,髋骨骨密度明显增加,且髋骨骨折的危险性降低。但目前上市的他汀类药物被用作全身骨刺激剂是不理想的,因其主要作用于肝细胞的 HMGCoA 还原酶,和肝组织相比,他汀类药物在其他组织中的分布浓度非常低,而如果要用于骨质疏松症的治疗,则需作用于骨骼。如能找到一种作用于骨骼的他汀类药物或开发新的制剂以解决药物在肝脏中的代谢问题,作为一种骨形成代谢药,他汀类药物值得进一步研究。

(6)Dentonin(DTN):Dentonin(DTN)是一种新发现的源于人类的小肽,能快速促进新骨的生成,它对成骨细胞的增殖、分化、矿化及骨基质的合成都有较强的促进作用。在临床前毒性研究中表现出了较为安全的特点,目前该药已经进入Ⅰ期临床实验阶段。可能会成为一类治疗骨质疏松症的新药物。

3. 骨形成促进剂与骨吸收抑制剂联合治疗 抑制骨吸收并刺激骨形成类药物:主要有以下两类。

(1)锶盐(strontium ranelate):30 年前即被建议用于骨质疏松症治疗。大剂量的锶(占膳食含量 115%~310%)损害骨矿化,导致"锶软骨病"。短期小剂量锶治疗可短暂地减弱破骨细胞活动,长期补充诱导骨形成。锶盐由有机酸及两个稳定的非放射性锶原子构成。氯化锶 S12911 由法国一家药物公司合成,2g/d 用于绝经后妇女 2 年,可增加腰椎骨密度。体外试验证实,锶盐可抑制破骨细胞活性,且其作用与剂量相关。同时,它可通过成熟的成骨细胞,增加胶原蛋白及非胶原蛋白的合成,加强成骨前细胞的复制,刺激骨原细胞及胶原、非胶原蛋白在成骨细胞中合成的复制。随机、双盲的对照研究显示,应用锶盐 2 000mg/d,2 年后患者的腰椎 BMD 可增加 2.9%,并可降低 41% 的新发生骨折率;骨组织计量学显示,无骨矿化缺陷发生。最常见的不良反应是腹泻,但治疗 3 个月内可自然消失。

(2)四烯甲萘醌(menatetrenone):是维生素 K_2 的一种同型物,它可介导一些骨蛋白质,尤其是骨钙蛋白的谷氨酸残基的羧基化过程。羧基化的骨钙素与矿化组织内的羟磷灰石结合,可起到促进骨矿化的作用。

(林守清　陈　蓉　彭雅婧)

第四节　激素补充治疗与心血管疾病

一、心血管疾病的流行病学

心血管疾病(cardiovascular disease,CVD)随年龄增长而加重、增多,流行病学调查显示绝经后死于心血管疾病的占绝经后妇女死亡率之首,46% 的美国妇女死于心血管疾病,死于冠心病、脑卒中、周围血管疾病的妇女几乎是死于所有癌症妇女的 2 倍,约占绝经后妇女死亡原因的 30%。女性一生有 23% 死于心肌梗死的危险性,远大于乳腺癌 4% 的死亡危险性。生育年龄妇女患心血管疾病者比男性少,绝经后妇女患心脏病则远比男性多,而且绝经后 CVD 的发生率是同年龄未绝经妇女的 2~3 倍,提示性激素在心血管疾病的发生中扮演着重要的角色,雌激素类似于一把“保护伞”,可能对绝经前妇女心血管系统有保护作用。

冠心病(coronary heart disease,CHD)是中老年妇女最常见的死亡原因。45~64 岁妇女的冠心病患病率是 7 名妇女中有 1 名;超过 65 岁的,患病率是 3 名中有 1 名。很多妇女可以没有 CHD 的临床症状,却有动脉粥样硬化病灶,且死亡率随年龄增加而增加。35~44 岁男性与女性的 CHD 比率为 5∶1,而超过 75 岁,男性与女性的比率为 1.5∶1。虽然 CHD 的发病率在绝经期增加,但病理改变是逐渐形成而不是突然发生的。

在 35~45 岁,大多数妇女的动脉有脂肪条纹或小的动脉硬化斑块,当冠状动脉粥样硬化斑块进展活跃时(45~55 岁)也是雌激素缺乏越来越明显的时期。到了 65 岁,冠状动脉粥样硬化斑块开始变成复杂斑块(动脉硬化斑块坏死、钙化、炎症及血管新生)以及有些斑块倾向破裂。现经常将粥样斑块相关的心血管疾病称为动脉粥样硬化性心血管疾病(ASCVD),日益引起人们的关注。

二、激素治疗与心血管疾病

心血管疾病病因中最重要的是动脉粥样硬化的改变。动脉粥样硬化是一个缓慢而复杂的病理过程,与脂质浸润、血管内皮受损、血小板黏附聚集、炎性细胞浸润、氧自由基损伤、血管平滑肌增殖迁移、局部血栓形成等多个环节有关。

血管壁由内向外可分为内膜、中膜及外膜三层，内膜主要为内皮细胞，中膜为平滑肌细胞为主，外膜则是一层较薄的结缔组织。内皮细胞分布于全身各个组织器官，可能是人体最广泛存在的组织细胞，它是重要的旁分泌-自分泌器官。内皮细胞在维持血液流动状态、调节血管张力、调节物质交换、参与代谢调节、防止血小板聚集和血栓形成及内分泌功能等方面有特殊临床意义。内皮细胞产生的舒张因子包括：一氧化氮（nitric oxide，NO）、前列环素及内皮细胞超极化舒张因子等，其中最重要的是 NO。内皮细胞产生的收缩因子包括：内皮素、血管紧张素、血栓素等。正常情况下，内皮细胞所分泌的收缩因子和舒张因子处于一定的平衡状态，使血管维持一定的张力。

有关动脉粥样硬化机制有多种学说，一般认为是血管内皮细胞功能改变以及损害引起内皮细胞的剥离、血浆脂质成分的浸润、巨噬细胞的浸润、内膜平滑肌细胞增殖。现代观点认为血管内皮受损、血管内皮功能失调是促发动脉粥样硬化发生发展的最重要的始发因素。这主要与内皮细胞损伤后，内皮素、血管紧张素等促动脉粥样硬化物质分泌增多及促血栓形成有关。目前已知引起内皮细胞损伤的危险因素主要包括吸烟、炎症、高脂血症、高血压、糖尿病、机械性介入等。其中以高脂血症的研究较为深入，高脂血症时，过氧化的低密度脂蛋白（low-density lipoproteins，LDL）可以损伤血管内皮，破坏内皮的正常功能，影响体内凝血-抗凝系统的平衡，并参与粥样斑块的形成。内皮细胞功能失调时，缩血管物质分泌增多，舒张血管因子分泌减少，导致外周血管阻力增加，血压升高。同时，升高的血压会进一步加重血管内皮细胞的损伤，从而形成一个恶性循环。

MHT 在防治心血管疾病中的作用一直是争论的焦点。许多基础研究发现，雌激素减少冠心病发生及死亡危险可能与其延缓形成动脉粥样斑块作用有关。

ERT/MHT 的有益作用主要通过以下两条途径起作用：一方面，作用于肝细胞，促进合成胆固醇代谢酶，增加低密度脂蛋白胆固醇（low-density lipoproteins cholesterol，LDL-C）分解代谢，降低 LDL-C，减少胆固醇运送至动脉壁；增加高密度脂蛋白胆固醇（high-density lipoproteins cholesterol，HDL-C）的合成，升高血 HDL-C，增强从动脉壁转运出胆固醇的能力。此作用约占心血管保护效应的 25%~50%，仅能部分解释 ERT/MHT 减少心血管危险的正性效应。另一方面，ERT/MHT 可能是通过对血管内皮细胞的直接或间接保护作用，刺激血管内皮释放舒张因子，并抑制缩血管物质的生成。扩张血管，降低血管阻力，增加血流；抑制血管平滑肌的增殖，抑制形成泡沫细胞，抑制内皮合成黏附因子，抗血小板聚集和白细胞附着，从而抑制动脉粥样斑块形成，并减少斑块脱落的危险。这可能是绝经后 MHT 妇女心血管危险减少的重要因素。

一些资料表明雌激素能直接和间接影响血管功能和结构。血管细胞和心脏含雌激素受体。雌激素与心血管系统的雌激素受体结合引起重要的改变。动物模型的实验资料表明，雌激素改进内皮功能，抑制 LDL 氧化、内膜的增厚、血管平滑肌细胞的迁移和增生，从而预防或抑制动脉粥样硬化的产生。雌激素通过对血脂和葡萄糖代谢的作用而起到抗动脉粥样硬化的作用。给予雌激素可恢复内皮依赖的血管扩张及/或利用一氧化氮（NO）。MHT 能有效地降低高胆固醇血症的绝经后妇女的血管壁内膜和中膜的厚度。

(一) 血脂

胆固醇、甘油三酯及其他脂类为疏水性物质，不能被转运，不能直接进入组织细胞，必须结合特殊蛋白质—载脂蛋白、极性类脂(如磷脂)组成亲水性的球状分子才能在血液中运输，并进入组织细胞，为机体提供营养物及类固醇激素前体并修复细胞。这种球状分子复合物为脂蛋白。LDL 是首要导致动脉粥样硬化斑块的因子，经过氧化或其他化学修饰后的 LDL 具有更强的致动脉粥样硬化作用，一方面脂质浸润，另一方面引起内皮细胞损伤，使血小板黏附在内皮下胶原，血小板的不可逆聚集并释放生长因子，使平滑肌细胞转移到血管内膜并在此增殖，巨噬细胞成为泡沫细胞以及合成结缔组织后，促进了动脉粥样硬化形成。有研究发现，LDL-C 每升高 1%，心血管疾病的发生率升高约 2%。脂蛋白 a 即 Lp(a)与纤维蛋白溶酶原对抗，并抑制纤维蛋白溶解因而促进凝血形成，Lp(a)增加伴冠心病增加，它是动脉粥样硬化的独立危险因子。高密度脂蛋白(HDL)被认为是一种抗动脉粥样硬化的血浆脂蛋白，是冠心病的保护因子。有研究发现，HDL-C 每降低 1%，心血管疾病的发生率升高 3%。甘油三酯是能量的一大来源并储存于脂肪组织，甘油三酯增加 HDL 分解，并与心血管危险因素如胰岛素抵抗、肥胖及糖尿病等有关。非常高的甘油三酯水平能导致威胁生命的急性胰腺炎。高胆固醇血症是冠心病的主要危险因素，但不是唯一的危险因素，甘油三酯血症在肥胖及糖尿病患者常见。甘油三酯的升高也是心血管疾病的危险因子。甘油三酯水平与 LDL 水平呈正相关而与 LDL 微粒大小负相关。

大的横断面研究表明，除了年龄增长外，绝经本身伴有总胆固醇、LDL 脂蛋白胆固醇及甘油三酯升高，增加了心血管疾病的危险。另据报道 45 岁以后，男性胆固醇水平趋于平稳而妇女则逐步升高，到了 55 岁，妇女胆固醇水平超过男性。总胆固醇的增加来自于 LDL-C 水平、极低密度脂蛋白及脂蛋白 a 的增加；LDL-C 的氧化也加强。高密度脂蛋白(HDL-C)水平也随着时间的推移而降低，但这些改变很小，相对于增加的 LDL-C 而言，意义不大。

雌激素治疗能改善绝经后妇女的血脂情况。不同的雌激素方案，不同的给药途径对脂代谢有不同的作用。最近资料表明，雌激素治疗和某些 MHT 可改善 2 型糖尿病妇女的血糖控制及 HDL 和 LDL，甘油三酯不增加或少量增加。

(二) 凝血功能

凝血功能异常也是造成心血管事件常见原因之一。静脉血栓形成的 3 个基本因素，包括血管壁损伤、血流缓慢(淤滞)及血凝增加。现代研究已肯定血管壁内皮细胞损伤是深静脉血栓栓塞形成的发病原因，但它不如在动脉血栓形成中那么重要。血流缓慢无疑是深静脉血栓栓塞形成的重要因素。目前认为血凝增加是静脉血栓栓塞发病原因中最有意义的部分，而它在动脉血栓栓塞形成中所起的作用可能小些。

关于 MHT 对凝血功能的影响，现有资料明确提示常规剂量的口服雌激素(17β- 雌二醇 2mg 或结合雌激素 0.625mg)单独或联合孕激素可增加活化凝血指标的水平，使自然抗凝血水平下降,而低剂量雌激素对活化凝血的指标的影响很小。故有一个关于雌激素阈值的假设,此阈值可诱导凝血活化并促使血栓形成。迄今为止,临床上关于口服 MHT 对血栓形成危险的资料均来自采用高剂量雌激素。低剂量雌激素可能伴有非常低甚至无血栓形成的危险。经皮雌激素给药不伴有凝血因子的活化,可能由于经皮给药缺乏肝脏的首过效应,故不增加静脉血栓栓塞的危险性。

心脏及雌 / 孕激素补充研究(Heart and Estrogen/Progestin Replacement Study,HERS)中,静脉血栓在 MHT 组高于安慰剂组,超过的危险性为每 1 000 妇女一年增加 3.9 例。HERS 也证明,在服用阿司匹林的妇女中,静脉血栓减少 50%,说明采用简单而经济的办法可以减少静脉血栓的发生。护士健康研究(Nurses' Health Study,NHS)显示,最近应用 MHT 者与从未应用者比较,其相对危险性为 2.1,与 HERS 试验的结果相似。肺栓塞是一种很少见的疾病,估计从每年 10 万名接受 MHT 的妇女中,新增 5 例肺栓塞。

妇女健康启动(Women's Health Initiative,WHI)雌 / 孕激素联合用药的中期研究报告发现肺栓塞相对危险为 2.13,绝对风险为每 10 000 妇女一年增加 18 例;脑卒中相对危险为 1.41,绝经风险为每 10 000 妇女一年增加 8 例。WHI 单用雌激素组 7 年的结果报告肺栓塞相对危险性为 1.34,脑卒中相对危险为 1.39。

英国的百万妇女研究(Million Women Study,MWS)结果发现,静脉血栓栓塞增高与 MHT 有关,在开始用药的第 1 年静脉血栓栓塞的发生率最高。详细分析发现,在最初 6 个月的 MHT 中,静脉血栓栓塞的相对危险性几乎增加了 5 倍,一年后下降至零增长,且这一过程并不呈剂量依赖。总之,无静脉血栓栓塞高危因素的妇女采用 MHT,所增加的静脉血栓栓塞危险是很小的,但既往有静脉血栓栓塞历史的妇女则不可或需慎重采用激素补充治疗。

(三) 糖尿病

环境、人类行为与生活方式的改变加上遗传因素,使世界上的糖尿病的患病率逐年升高。胰岛素敏感性下降与绝经有关。有报告从绝经开始受损的葡萄糖耐量试验的危险每年增加 6%。雌激素治疗增加绝经后妇女的胰岛素敏感性,而某些雌、孕激素方案可降低胰岛素敏感性,但临床资料有限。

HERS 评价了 MHT 对空腹血糖水平的影响及在 4 年随诊中伴发的糖尿病。结果显示空腹血糖水平在安慰剂组明显升高,但在接受 MHT 妇女中没有改变。糖尿病的发病率在 MHT 组为 6.2%,安慰剂组为 9.5%,在 MHT 组相应减少 35% 的发病率。此发现与护士健康研究(NHS)的观察结果一致。HERS 结果显示,糖尿病妇女比非糖尿病妇女的冠心病危险增加 5 倍。75% 糖尿病患者死于心血管疾病。糖尿病患者存在有心脏病的危险因素,如高血糖、高胰岛素血症、高脂血症、高血压等。绝经后妇女由于卵巢萎缩、雌激素水平降低、雄激素水平相对升高,胰岛素抵抗的发生率明显升高。而胰岛素抵抗又是 2 型糖尿病发病的关键因素。

此外,WHI 研究也提供了糖尿病可预防的新见解。在雌、孕激素治疗组,在随诊的第一年,空腹血糖和空腹胰岛素的改变表明积极治疗的妇女与对照组比较,胰岛素抵抗明显下降。提示连续联合激素补充治疗降低 2 型糖尿病的发病率。此研究进一步肯定了在 HERS 中的观察。HERS 和 WHI 均显示,采用 MHT 的妇女较少发展为 2 型糖尿病。但此结果是否有利于糖尿病妇女采用 MHT,尚有待进一步阐明。需要寻找最佳和低剂量的 MHT。有糖尿病危险的妇女需改变生活方式如限制饮食、参加体育活动等。

(四) CRP 改变

C 反应蛋白(C-type reaction protein,CRP)因最初发现其能与肺炎球菌细胞壁 C- 多糖结合而得名。它是一种非糖基化的聚合蛋白,其生物学特性主要表现为识别和激活某些影响炎症和防卫机制的物质,尤其是识别和结合异构者,如损伤的细胞膜、细胞核、细菌等。近年来,心脏病学家在研究动脉粥样硬化、冠心病机制以及冠心病预防的临床试验中发现,多种炎症细胞、炎症介质参与了动脉粥样硬化和血栓形成。动脉粥样硬化的早期病变为脂纹,病变主要由巨噬细胞及淋巴细胞形成,为纯炎症病变。典型的炎症标志物 CRP 激活内皮细胞,增加黏附分子及细胞因子,抑制 NO 合成酶的表达及其生物利用度,而具有致动脉粥样硬化作用。血清 CRP 水平升高是冠心病发生的独立危险因素,而且它独立于血脂、血糖、血压与性别。

雌激素对心脏的保护作用表现在对脂质和脂蛋白、内皮功能和炎症方面。但最近发现,炎症指标 C 反应蛋白在结合雌激素应用中增加。这可能是口服后的首过效应,而经皮给药避免了肝脏首过效应,不增加反而降低 C 反应蛋白,对于高风险的女性可选择经皮吸收的雌激素。

观察性的研究显示应用雌激素的绝经后妇女通常比不用 ERT/MHT 的死亡率低。有人提出 ERT 应用者的低死亡率可能是由于她们比不用者的生活方式更为健康,这一现象通常被称为"健康应用者效应"。但经过对各种因素的调整后,随访 12 年发现,研究开始时用雌激素的妇女各种原因的死亡率确实低于从未应用雌激素的妇女,风险比(RR)为 0.82。并且雌激素的这一效应与体重指数(body mass index,BMI)有关。ERT/MHT 的绝经后妇女冠心病的发生率低,雌激素应用与冠心病死亡的反比关系在体瘦妇女(BMI<22kg/m²)中最显著,冠心病的死亡危险随 BMI 增加而增加,随雌激素应用而减少。然而在最重的妇女中(BMI ≥ 30kg/m²)应用雌激素不能减少这种危险。这一点可以部分解释 HERS 的结果。

WHI 研究是在美国进行的大规模、多中心、前瞻性、随机、对照的临床调查,是近年来影响最大的临床研究。设计包括 164 500 绝经后妇女,年龄 50~79 岁,随机对照试验分为规定的低脂饮食组、MHT 组及补充钙及维生素 D 组等三个组成部分。WHI 开始于 1992 年,计划在 2007 年完成。目标是 48 000 妇女在规定低脂饮食组,27 500 在 MHT 组(其中 15 126 有子宫的绝经后妇女参加雌、孕激素试验组,12 347 无子宫绝经后妇女参加单用雌激素组)以及 45 000 妇女在钙与维生素组。该研究主要基于绝经后雌激素治疗能降低冠心病(CHD)的危险而设计的。WHI 对 27 500 名健康绝经后妇女进行雌、孕激素联合治疗(对保留子宫者)及单纯雌激素治疗(对切除子宫者)的大规模研究分别在平均5.2年及6.8年随诊后提前结束。提前结束的原因是雌、孕激素联合治疗早期增加心血管疾病及浸润性乳腺癌,呈现负面的综合健康指标。而单纯雌激素治疗使脑卒中增加。2002年7月及2004年4月分别公布了此两项研究结果。单纯雌激素治疗在减少CHD、乳腺癌及增加结肠癌的发病方面与雌、孕激素联合治疗的结果相反。两种治疗方案结果的差异可能与孕激素有关,特别是与WHI方案中的醋酸甲羟孕酮有关。

WHI发现的问题和提出的建议是值得认真研究和考虑的。但它的结论也仅限于0.625mg CEE+2.5mg MPA的连续用法和年龄较大、较胖和其他与纳入对象类似特征的妇女,不能随意扩展到其他剂量、摄入方式、剂型的MHT。分析认为,WHI研究对象的纳入标准不符合临床MHT妇女的选择标准,它是由统计学家、生物流行病学家和科学家设计的,而对临床病例的选择关注甚少,所选病例不能代表常用MHT的妇女。例如,为了保证研究对象分组的随机性和双盲性,纳入对象主要为没有明显绝经后症状的妇女,纳入对象的年龄偏大,平均63.3岁,范围在50~79岁;其中50~59岁的占33%,60~69岁的占45%,70~79岁的占21%。>60岁的占66%;>70岁的占21%,其中2/3为首次使用MHT。与实际临床应用MHT的患者年龄较轻,症状较多不符。随着年龄增加,CVD、血栓和肿瘤的发生自然增加,并有相对高的以往的粥样硬化的存在,其中6.9%在用他汀类,19%在使用阿司匹林。这些都可能严重影响WHI的结果。

结合这些结果,目前激素治疗已不作为预防CHD的策略。但在WHI研究中,雌、孕激素治疗对CHD的负面影响并未在50~59岁较年轻的妇女中观察到,也未在单纯雌激素治疗组中发现,而且在年龄50~59岁的妇女中采用单纯雌激素治疗可使CHD减少44%(95% *CI*:0.3~1.03),几乎达统计学意义。

(五) 长期小剂量间歇性性激素治疗(HT)

在多年的临床实践中,我们发现应用低剂量雌激素,心血管疾病的发生未见明显增加。小剂量激素治疗始于1964年我国对口服避孕药的临床研究,从而形成1967年在中国上市的口服避孕药中的孕激素仅为原始剂量的1/4,并已被全世界采纳,并且对口服避孕药中雌激素的减量工作现在仍在继续进行,这一做法也被成功移植到MHT、药物流产和体外受精-胚胎移植中。不仅避免了副作用,而且减少了费用,节约了资源。

1996年起,北京协和医院多个临床科室和中国医学科学院基础研究所,从临床存在的问题设计研究方法,开展了雌激素对心血管及神经系统基础与临床的综合研究,以便解释和解决临床存在的问题。动物实验证明,雌二醇能改善血脂代谢,减轻高脂血症,改善血液流变学,进而减少动脉粥样硬化斑块形成,从而减少心血管疾病的发生。进一步研究发现雌激素可通过增加血管内皮一氧化氮(NO)的产生而有效扩张血管,减少心脏的血流动力学负荷,并抑制血管收缩物质的生成。因此雌激素可通过改善绝经后妇女内皮的血管扩张和阻力,协助预防动脉粥样硬化的发展进而减少冠状血管疾病的危险。一旦动脉粥样斑块形成,将难于治疗,因此预防显得更为重要。而且应从较年轻、尚未形成动脉粥样硬化改变的绝经后妇女开始预防。

　　孙梅励、葛秦生等对性激素的心血管作用进行探索,采用了体外基础研究和临床研究两种方法。体外基础研究的材料为人脐动脉环(human umbilical artery rings,UAR)和人脐静脉内皮细胞(human umbilical vein endothelial cells,HUVEC)。选择 NO 作为观察指标来研究性激素对血管内皮的作用。方法是应用不同浓度的性激素即生理浓度 10^{-9} mol/L、药理浓度 10^{-7} mol/L 和毒理浓度 10^{-5} mol/L 的 17β- 雌二醇、孕酮和睾酮刺激 UAR 或 HUVEC,观察 UAR 舒缩变化、HUVEC 释放 NO 水平变化和内皮细胞损伤的炎症指标之一即组织因子 mRNA 表达和其蛋白质合成的作用。其次,应用非生理剂量 10^{-3} mol/L 和 10^{-4} mol/L 同型半胱氨酸(Hcy),10^{-6} mol/L 5- 羟色氨(5-HT)和 10^{-6} mol/L 血管紧张素 II(Ang II)引起脐动脉内皮或脐静脉内皮细胞受损。在内皮受损前,先加入上述不同浓度的性激素,测定培养液中的 NO 水平,反映哪种浓度的性激素对内皮有保护作用。第三,观察不同浓度雌二醇和孕酮对由 10^{-6} mol/L Ang II 引起的 HUVEC 的组织因子 mRNA 和其蛋白表达的影响。研究有以下发现。

　　1. 小剂量 10^{-9} mol/L 雌二醇通过释放 NO,血管舒张和减少炎症因子等途径,对血管起保护作用,并改善高浓度(10^{-3} mol/L 和 10^{-4} mol/L)同型半胱氨酸和 10^{-6} mol/L 血管紧张素 II 对 HUVEC 的损伤,随着雌二醇浓度增加,保护血管的作用减弱。

　　2. 10^{-9} mol/L 的孕酮和睾酮未见刺激 HUVEC 释放 NO 和 UAR 的舒张作用。随着孕酮浓度增加,单独或与 10^{-6} mol/L 血管紧张素 II 联合应用,均能促使组织因子的高表达,且有叠加作用,加重了脐静脉内皮损伤作用。

　　此外,小样本前瞻性临床研究发现,单用戊酸雌二醇 1mg/d3 个月组,受试者血清 NO 水平比用药前明显升高($P<0.05$)且与血清雌二醇水平呈正相关。在联合雌孕激素组,血脂、血 NO 和 Ang II 水平与治疗 3 个月前比较,未见统计学差异。该研究结果同样显示小剂量戊酸雌二醇增加 NO 水平,降低血胆固醇含量,从而对心血管有保护作用。但是,同样剂量的戊酸雌二醇,因加入醋酸甲羟孕酮 2mg/d 却未见上述有益的变化,说明孕激素影响小剂量戊酸雌二醇对心血管的保护作用。在临床上,观察了两组患者,一组为切除子宫的绝经后妇女,每日单用雌激素;另一组为有子宫的绝经后妇女,每日合用雌激素加孕激素,结果发现前一组治疗对心血管有良好的作用(NO 上升、血管紧张素 II 有下降趋势),后一组则无明显的改变。初步说明为预防子宫内膜癌的发生,加用相对高浓度的孕激素,抵消了雌激素对 NO 与血管紧张素 II 的良好作用,产生对血管不利的作用。最近,刘冰等对雌激素和孕酮对人脐静脉内皮细胞组织因子 mRNA 表达影响的研究结果进一步证明低剂量的雌激素对内皮细胞有保护作用,随着雌激素浓度的增加,这种保护作用逐渐减弱,低剂量孕酮对内皮细胞无保护作用,高剂量孕酮对内皮细胞有损伤作用。近年来的多项研究又发现,雌激素对血管的良好作用不仅受雌激素剂量和浓度的影响,而且受不同类型孕激素的影响较大,天然黄体酮与地屈孕酮对雌激素在血管的作用拮抗较小,而合成孕激素(如甲羟孕酮)的拮抗作用较强;天然黄体酮与地屈孕酮不增加或很少增加心血管不良事件的发生,而合成孕激素,如甲羟孕酮、炔诺酮、醋酸环丙孕酮增加绝经后的心血管不良事件。

(六) 性激素治疗时机

WHI 试验的连续联合用药组中年龄在 50~59 岁的妇女中,没有增加心血管疾病的危险,在仅用雌激素的试验中,降低 44%,几乎达统计学意义。此发现提示,在了解雌激素的作用中,动脉粥样硬化的期别起关键作用。有人发现在粥样硬化的动脉中不能测到雌激素受体,说明雌激素介导的血管扩张在这些动脉中的作用很少。在开始缺乏雌激素的绝经早期,雌激素治疗对心血管起保护作用,那时动脉壁仅存在脂肪条纹及小斑块。而老年绝经后妇女的亚临床动脉粥样硬化已达到复杂的斑块期,此时采用雌激素治疗对心血管无效甚或有害。

妇女在绝经后 2~3 年接受 HT 不增加所有原因引起的死亡率且与不用激素治疗的人比较,对心脏有益,见表 21-7。

表 21-7　采用结合雌激素(CEE)或安慰剂治疗 50~59 岁妇女的冠脉事件病例数

冠脉事件	CEE(n=1 673)	安慰剂(n=1 673)	危险性(95% CI)
冠心病(心肌梗死或冠心病死亡)	21	34	0.63(0.36~1.08)
冠状动脉搭桥手术(CABG)或经皮冠状动脉介入(PCI)	29	52	0.55(0.35~0.86)
心肌梗死、冠心病死亡、CABG 及 PCI	42	65	0.66(0.44~0.97)
心肌梗死、冠心病死亡、CABG、PCI 及心绞痛	46	70	0.66(0.45~0.96)

围绝经期或绝经早期开始雌激素或激素治疗可使动脉粥样硬化斑块稳定,避免进展。此方案是基于大量的实验证据,如低密度脂蛋白氧化下降,降低动脉粥样硬化形成;降低可溶性炎症标志物;降低平滑肌细胞增殖及改进血管内皮使血管舒张。由于激素治疗对动脉粥样硬化期别的影响不能在妇女身上试验,故采用动物模型研究。以猴子作模型,在手术绝经前,猴子无动脉粥样硬化,术后立即开始雌激素治疗,平均可抑制 70% 的动脉粥样硬化。如让猴子在手术绝经前发展为中度动脉粥样硬化,在卵巢切除后立即开始雌激素治疗,则对冠状动脉粥样硬化抑制程度从 70% 降为 50%。如果猴子绝经前无动脉粥样硬化,手术切除卵巢绝经,但推迟 2 年(相当于人类生命的 6 年)开始雌激素治疗,则观察不到对冠状动脉粥样硬化进展的抑制。

在动脉壁上的雌激素受体在雌激素调节动脉粥样硬化的发展上起重要作用。有学者证明在粥样硬化的动脉壁上测不到雌激素受体。有人报告在冠状动脉硬化的标本中,雌激素 α 受体基因表达大幅度下调。在冠状动脉中的雌激素受体表达及活性下降,可能是激素治疗对具有复杂动脉粥样斑块患者无保护作用的原因之一。此外,雌激素对血管舒张的作用在有进展危险的血管疾病妇女中也有所降低。

据此,国际上提出 MHT 的"治疗窗口"概念,即在绝经 10 年之内或 60 岁之前开始MHT,其对心血管的益处大于弊端。激素治疗在绝经过渡及围绝经期开始得越早,对心血管系统有保护作用,但如在绝经后 10 年开始治疗,错过了治疗窗,对心血管无益处,甚至有相反效果。

观察性研究和对一些研究根据年龄或绝经年限,包括 WHI,进行了重新分析,提示 MHT 在治疗窗口期开始治疗的益处大于风险,可减少总病因死亡率(*RR* 0.70;95% *CI*: 0.52~0.95),并且不增加脑卒中但增加 VTE 的风险(*RR* 1.74;95% *CI*: 1.11~2.73),在较年轻的女性中 CVD 的发生率更低。但目前的结论还不一致。一些新的研究发现在较年轻女性开始雌激素治疗,也未减少亚临床动脉粥样斑块的进展。但累计的数据分析显示,50~59 岁女性单独使用结合雌激素可显著减少心肌梗死的发生风险(*HR* 0.60;95% *CI*: 0.39~0.91)和冠心病的发生风险(*HR* 0.65;95% *CI*: 0.44~0.96),总的死亡率下降(*HR* 0.79;95% *CI*: 0.64~0.96)。但在绝经后 10 年或 60 岁以上开始 HT 时,脑卒中和静脉血栓性疾病的风险增加,但对冠心病与总死亡率没有变化。

此外要鼓励健康食物的摄入包括低饱和脂肪,含量高的多种非饱和脂肪酸特别是所谓 Ω-3 系列。食物应富含纤维、适当量的维生素和抗氧化物。已知维生素 C、E 和几种雌激素一样具抗氧化作用,而抗氧化有心脏保护作用。鱼类如鲑鱼含不饱和脂肪酸。多种不饱和脂肪酸的重要作用是降低甘油三酯,稳定心率。HERS、HERSII 以及 WHI 研究均提议要联合雌激素和健康食品。并补充低剂量的阿司匹林来降低早期血栓形成的危险。

近来对脱氢表雄酮(dehydroepiandrosterone,DHEA)的研究是激素补充治疗的另一个热点。人类来自肾上腺网状带细胞的 DHEA 的合成与释放随年龄呈线性下降。在绝经后妇女的早期(50~55 岁)和晚期(60~65 岁)每天补充口服 DHEA 25~50mg,循环的性激素、性激素结合球蛋白(sex hormone-binding globulin,SHBG)、β- 内啡肽、促性腺激素、生长激素(growth hormone,GH)和胰岛素样生长因子 -1(insulin-like growth factor-Ⅰ,IGF-Ⅰ)可达到绝经前的妇女水平,可显著改善老年人的生活质量。

总的来讲,ERT/MHT 的益处可能更多表现在预防 40~60 岁相对健康的绝经后妇女患心血管疾病的危险。其防治心血管疾病的效果与接受 MHT 妇女的年龄密切相关。因此 MHT 尚不是防止妇女心血管疾病再次发作的一线治疗方法。MHT 的治疗以小剂量、持续、长时间、个体化用药为宜,并不断有新的药物和用法出现。

综上所述,尽管多项大型临床研究的结论有冲突,但有一些共同点,即为了达到防治心血管疾病的目的,应注意以下内容。

1. 对于健康的有更年期症状的妇女,应在绝经早期、动脉粥样硬化未形成或形成的早期(绝经 10 年之内、年龄 <60 岁 "治疗窗口期")即开始 MHT,MHT 对 CVD 和总死亡率好处更多,而 VTE 和脑卒中的增加更少;错过 "窗口期" 后使用 HT 的 CVD、VTE 和脑卒中的风险增加。

2. 目前 MHT 未被列为心血管保护的一级与二级防护措施,使用 MHT 前应考虑个人与家族 CVD、脑卒中、VTE 的风险。

3. 长期使用小剂量雌激素对防治心血管疾病有效,而大剂量雌激素对心血管疾病有害,且雌激素对心血管系统的作用与雌激素的剂型有关,经皮吸收的雌激素更好。

4. 孕激素对心血管系统多有不利作用,因此切除子宫的妇女使用雌激素时不需要加用孕激素;如有子宫、需要加用孕激素时,建议使用天然孕激素或地屈孕酮。

5. MHT 对心血管系统的良好作用在肥胖和年龄大的妇女中不明显。

(田秦杰)

第五节　绝经与认知功能下降

随着医疗技术发展,人类预期寿命不断延长。人口老龄化进程加快,人类生产生活方式和疾病谱不断发生变化。根据联合国世界卫生组织估计,到 2030 年,全球将有近 12 亿绝经后女性。由于卵巢功能衰退、衰竭,中年女性步入更年期。内源性雌激素波动性下降导致一系列绝经相关症状。更年期女性常主诉记忆力明显下降或认知功能减退。绝经后生存质量下降将严重影响中老年女性的身心健康。绝经健康管理是针对中老年女性的全方位长期健康管理策略。本节将围绕绝经与认知功能障碍进行阐述。

一、性激素对认知功能的影响

(一)内源性雌激素与阿尔茨海默病

尽管国外有许多研究报道绝经激素治疗(MHT)是 AD 的保护因素,但目前关于内源性雌激素与阿尔茨海默病(Alzheimer's disease,AD,早老性痴呆)关系的研究尚无明确结论。北京协和医院洪霞等以人群为基础,对 115 例女性 AD 患者和符合匹配条件的 1 041 名健康对照组进行了系统的调查。结果表明,初潮年龄越早、自然绝经年龄越晚,患 AD 的危险性越小。由于绝经造成雌激素水平明显下降,因此自然绝经年龄是一个与体内雌激素水平密切相关的特征,也是衰老的一个生物学指标。初潮年龄越早和绝经年龄越晚,表明高雌激素水平在体内保持的时间越长,因此提示内源性雌激素水平高可能是预防 AD 的保护因素。此外,该研究纳入的 AD 病例均于绝经之后发病,其绝经与发病的时间间隔为 28.96 ± 8.62(9~52)年,提示长期内源性雌激素的缺乏是导致 AD 发病的一个持续效应。但未发现口服避孕药、卵巢切除术对 AD 发病有显著影响。

(二)雌激素受体 α 在认知减退中的重要作用

有学者通过研究短期雌激素治疗对认知的远期影响,发现雌激素受体 α 对海马体认知功能的重要作用。在灵长类动物模型中,对去势雌猴进行 11 个月的周期性雌激素给药。停药 1 年后,受试雌猴的记忆力改善作用持续存在。提示雌激素对大脑认知功能的保护作用在停止给药后,通过某种机制持续作用。另有研究人员对 10~11 月龄小鼠卵巢切除后分两组研究:一组连续 40 天短期雌二醇给药(约相当于人类 3.5 年),另一组长期持续给药。短期给药组在结束给药后 7 个月内,小鼠的海马体八臂迷宫功能持续处于改善状态;与未停药长期雌激素给药组小鼠相比,短期给药组小鼠的八臂迷宫测试结果无明显差异。提示在失去卵巢功能后,雌激素短期给药与持续给药的认知功能保护作用无差异。进一步研究发现,短期给药组治疗结束 8 个月后,通过免疫印迹法检测小鼠海马体内雌激素受体 α(estrogen receptor α,ERα)持续处于高水平表达;无论短期给药还是持续给药,雌激素受体 β(ERβ)表达没有变化。

在前述动物实验基础上,人群研究中发现了 ERα 水平对大脑认知功能和大脑结构的影响。无论男性或女性,阿尔茨海默病(AD)患者的大脑额叶皮质中全长 66kD ERα 水平与认知测试结果正相关,提示 ERα 与调节 AD 患者的认知功能相关。经过年龄校正后,AD 女性患者中海马体 CA1 和 CA2 区域神经细胞核内 ERα 蛋白的表达水平降低、ERα 编码基因 *Esr1* 的 mRNA 表达降低。ERα 的编码基因 *Esr1* 多态性是 AD 风险因素之一。一些学者认为,*Esr1* 多态性与 APOE 多态性相互作用影响认知功能。

二、性激素治疗与老年性痴呆的基础研究

(一) 雌激素与神经突触的关系

中枢神经突触可塑性与学习记忆密切相关,而突触丢失正是 AD 患者脑的重要特征。据报道,与学习记忆密切相关的脑海马体区域,神经的突触棘数目和密度对雌激素浓度非常敏感,它随动物周期中雌激素的水平波动而变化。雌激素增高可诱导海马产生新的突触和树突,这个现象已被多个实验室所证实。突触素(synaptophysin)是位于突出前囊泡内的一个 38kD 的糖蛋白,属突触终末特异性标志物,能准确反映神经元突触数量的变化。Murphy 发现向大鼠海马神经元培养基加入雌激素后,神经元突触素的密度明显增加。笔者团队的实验也证实,给去卵巢鼠补充苯甲酸雌二醇 35 天后,海马突触素含量由原来对照的 67% 上升到 105%。大脑组织广泛分布着雌激素受体,现已发现雌激素的重要作用是与脑内多种神经营养因子(通常叫做神经营养家族)及其受体共同调节神经系统的发育、分化、存活和突触可塑性。电生理实验表明,17β- 雌二醇能提高海马 CA1 区的动作电位,在加入雌二醇 2 分钟即能激动兴奋性突触后电位。由于如此短的时间内不可能诱发细胞内受体合成的转录机制,因此推测雌激素可能通过特异性膜受体短暂的(几秒或几分钟)即时效应,这对调整神经元的活性具有重要的实用意义。雌激素不仅与神经营养家族共同发挥作用,其本身亦具有神经营养因子的特性。Green 培养一种含雌激素受体的神经成纤维瘤细胞系 SK-N-SH,发现培养基不加血清则 90% 以上的细胞死亡;而以雌激素代替血清加入后,细胞存活良好。当加入 10~100 倍剂量的雌激素受体拮抗剂 tamoxifen 后,仍可有 1/3 的细胞存活良好,进一步说明,雌激素对神经细胞的营养作用可能有直接或间接(受体介导)这两种途径。

(二) 雌激素与胆碱能神经元和神经生长因子的关系

由胆碱能神经分泌的乙酰胆碱(ACh)是一种经典的兴奋性神经递质,其合成、分泌、代谢及受体功能状况对学习记忆及认知功能的正常发挥有重要影响。Gibbs 报道在大鼠动情周期中,合成 ACh 的胆碱乙酰化酶(choline acetyltransferase,ChAT)mRNA 水平随其性周期的变化而发生改变。海马的 CA1 区是掌管学习记忆的重要部位,也是 AD 患者脑明显受损的部位。卵巢摘除会有 CA1 区神经元树突的减少,给予雌激素后可逆转。海马 CA1 区在排卵前 12 小时,由于血中雌激素增加可致树突增加 35%,但排卵后受黄体激素作用而减少。雌激素可作用于胆碱能神经元,使神经生长因子(nerve growth factor,NGF)和脑源性神经营养因子(brain-derived neurotrophic factor,BDNF)增加,这些营养因子均可提高胆碱能神经元功能,修复受损的神经元。Singh 报道去卵巢(ovariectomy,OVX)导致大鼠回避反应减少和空间记忆减退,大脑皮质和海马对合成 ACh 的原料——胆碱的高亲和力摄取减少,ChAT 活性降低。经补充雌激素后上述变化逆转。近年研究表明,在基底前脑胆碱能神经元内,雌激素受体与神经营养因子的受体位于同一位点,它们可通过协同作用共同调节神经元的存活、分化、再生,提示中枢胆碱能系统受神经营养因子和雌激素的双重调节,因此不难理解雌激素长期缺乏必将影响胆碱能神经元的生长与存活。很早已知,AD 患者脑内 ChAT 活性减低,胆碱能受体结合活性下降。目前治疗 AD 的药物仍以乙酰胆碱酯酶(acetylcholinesterase,AChE)抑制剂为最活跃的开发领域。随着对 AD 致病机制的更多了解,作用于不同靶位的联合用药将会日益增加,雌激素属于被考虑的成分之一。

(三) 雌激素与 β 淀粉样肽沉积

β 淀粉样肽(β-amyloid peptide,Aβ)在脑内的沉积是 AD 的重要病理特征,为此人们将 Aβ 视为 AD 的罪魁祸首。其实 Aβ 是淀粉样肽前体蛋白(amyloid protein precursor,APP)的正常代谢产物,具有重要的生理意义,只有在病理条件下 Aβ 形成聚集或老化后才有毒性。通常 APP 的分解由 3 种酶催化,其中由 α 分泌酶作用产生可溶性 APP(sAPP),对神经元有保护作用;而在异常情况下,各种致病因子可使另外两种分泌酶 β 和 γ 分泌酶加强协同作用,产生不溶性 Aβ,在内外因子的作用下聚集形成不溶性纤维丝沉积在脑内,成为典型的老年斑而致病。雌激素可以促进可溶性 α 分泌酶的分泌,使 APP 加工为非淀粉样蛋白,从而防止产生毒性的 Aβ 片段。试验中以生理浓度的雌激素处理原代培养的大鼠、小鼠和人胎脑皮质神经元,可见培养基中 sAPP 的释放增多,Aβ 相对减少,其效应与雌激素剂量呈良好正相关。由于此过程未见 APP mRNA 及蛋白表达的显著变化,估计雌激素的作用不涉及转录和转录后加工过程。近年有实验证明,雌激素的这种促 α 分泌酶活性是通过激活 MAPK(mitogen activated protein kinase,丝裂原活化蛋白激酶)信号通路实现的。

(四) 雌激素与抗氧化、抗自由基延缓衰老

Aβ 的毒性作用之一是能和神经元表面相互作用(脂类过氧化作用),产生反应性氧化物

(reactive oxygen species,ROS)。ROS 损伤膜蛋白的功能,影响离子稳态平衡,膜去极化并通过谷氨酸受体——N- 甲基 -D- 门冬氨酸(N-methyl-d-aspartic acid,NMDA)受体通道使 Ca^{2+} 内流。ROS 和 Ca^{2+} 进一步促进 DNA 和脂类的损害,最终导致细胞死亡。近年研究发现,雌激素是膜磷脂过氧化反应的天然抗氧化剂。雌激素的羟基能够捐献出一个氢原子从而清除氧自由基的毒性,所以雌激素可以有效防止 Aβ、谷氨酸、H_2O_2 等诱导的神经元氧化死亡,有利于神经细胞轴突延长,而其他甾体激素如孕激素、醛固酮、皮质醇都无此作用。Green 等报道,鼠神经细胞系 HT-22 缺乏雌激素受体,在该细胞培养基中加入 Aβ 后 50%~60% 的细胞死亡,若同时加入 17β 或 17α- 雌二醇,细胞死亡数与雌激素剂量呈反比。若加入谷胱甘肽,雌激素的保护作用可提高 400 倍,提示雌激素和抗氧化剂联合应用可能在 AD 的治疗中效果更好。Andrea 等发现,乙酰胆碱酯酶与 Aβ 可形成复合物,其细胞毒性超过单独的 Aβ,这可能由于该复合物会产生更多的自由基之故。雌激素对其细胞毒性有明显的对抗作用,效果类似于神经生长因子,认为其作用机制与抗氧化和清除自由基功能有关。另外,从神经内分泌系统调控整体衰老的机制入手,发现衰老模型中 DNA 氧化损伤标志物 8-OXOX-dG 阳性细胞数增加,相反,DNA 损伤碱基切除修复蛋白 MTH1 及 DNA 修复蛋白 BDNF 的表达均明显降低,而雌激素具有明显的逆转上述变化的作用。此外,雌激素可保护小鼠海马区神经干细胞的增殖,有利于衰老细胞的更新、延缓组织衰老,提示雌激素在保护成熟神经元的同时,对维持新生细胞的功能也具有意义。

(五) 雌激素与维持细胞内钙平衡

现代神经生理学认为,学习记忆是随时间而改变的神经过程,而细胞内的信息系统是高度动态的,受细胞外信号及内部各种反馈调控的影响。其中,作为胞内重要信使分子 Ca^{2+} 的作用就非常复杂和多样化,它被认为处于多种细胞信使传递途径的中心位置。在正常条件下,由于胞内、外钙浓度差异悬殊(1:10 000),任何打破这种差异的因素都可使胞内钙激增而导致细胞损伤甚至死亡。目前有关雌激素对心血管的保护机制已有定论,其中一部分与雌激素的钙拮抗效应有关。在神经系统,Morlry 有实验证明,雌激素通过一种快速的非基因机制使神经细胞内的 Ca^{2+} 快速释出,此过程不受细胞外 Ca^{2+} 浓度和拮抗剂的影响。用 1μmol/L 的 17β- 雌二醇可显著抑制由谷氨酸诱发的海马神经元胞内 Ca^{2+} 的升高,并明显对抗由 Aβ 引起的胞内钙离子失衡。在原代培养海马神经元中,雌激素可激活 Ca^{2+} 依赖分子如 PKC 和钙调素,此外,还能通过与谷氨酸受体(如 NMDA 和 AMPA 受体)相互作用而抑制胞内 Ca^{2+} 上升。

为维持胞内 Ca^{2+} 的恒定,脑内还有一类能与 Ca^{2+} 结合的蛋白,被称作钙结合蛋白,其中的成员如 calbindin D28K(CaBP)、parvalbumin(PV),它们是神经元 Ca^{2+} 的缓冲剂,调节或介导 Ca^{2+} 参与一些生理功能,如神经信号转导、突触形成、递质释放等。有报道 AD 患者大脑皮质、海马的 CaBP 和 PV 阳性神经元数目减少、纤维密度降低,说明钙结合蛋白的表达水平与 AD 发病之间有重要关系。我们采用免疫组化方法检测了去卵巢 5 周后的雌性大鼠脑内结合蛋白的表达,结果显示其 CaBP 和 PV 阳性神经元数目在海马颗粒层明显减少,突触密度降低,神经纤维紊乱、弯曲。而同时补充雌激素5周的去卵巢鼠与正常鼠间无明显差异。

有人推测绝经后妇女由于体内雌激素水平降低,使神经细胞内钙平衡失调,Ca^{2+}内流并堆积,通过激活蛋白酶而诱发神经退行性变,从而引起认知功能下降。当采用MHT时,由于雌激素有钙拮抗作用,即缓解了神经元的退变过程。

(六) 雌激素与调节载脂蛋白E(ApoE)的表达

载脂蛋白E(ApoE)是由星形胶质和小胶质细胞产生,对膜修复和突触可塑性具有重要作用。雌激素促轴突生长的一个可能机制就是通过上调ApoE的表达实现的。它还可与低密度脂蛋白结合,在胆固醇和甘油的运输、代谢中担当重要角色。迄今已知AD发病涉及多个基因和环境因素,在已发现的具有潜在的危险基因中,仅ApoE的变异始终与AD发生的复杂遗传模式有关,并已有大量研究报道了ApoE与AD的密切关系。Marz等最早通过ApoE基因多态性和AD相关组织学改变的关系研究,使用分级系统评估AD患者的病程进展和认知功能的下降,发现神经纤维改变和Aβ沉积与ApoE基因量存在明显的正相关。ApoE基因有4个外显子,对其多态分析表明,由于128和158两个位点的突变导致其异构体产生,其中以ε-2、3、4最为常见,主要在胶质细胞、星形细胞和肝细胞中表达。ε-2、3的表达能维持tau蛋白(一种细胞骨架相关蛋白)的稳定性,是防止AD发病的保护因素;而ε-4的表达产物则可引起tau蛋白的异常磷酸化,促成AD病理特征之一的纤维缠结的形成。因此ε-4的表达是AD发病的危险因素,其持有者的发病率是非痴呆对照组的2~3倍。由于雌激素作为核转录因子可能影响ApoE表达,减少ε-4的表达产物,从而减轻AD的病理损伤。这个机制可能涉及雌激素信号通路。通过雌激素结合核雌激素受体(ESR1,ESR2)的经典分子生物学机制,雌激素在基因组水平的多种效应增加。随后雌激素受体与靶基因的雌激素反应元件(ERE)结合,从而改变基因表达的反式激活作用。目前对ApoE与性别之间的相互作用是否由雌激素受体依赖的机制发生仍不甚清楚,然而这一机制极有可能,因为在包括受AD影响的脑区均有ESR1和ESR2发现。最近,有报道认为 ESR1 基因是AD的可能危险因素。有人对绝经期妇女用MHT后第4周发现ε-4被显著抑制。

(七) 雌激素作用的靶基因及其选择性受体调节剂

目前已知,雌激素发挥其神经保护作用的主要靶基因主要有三类: ①神经营养因子及其受体,如NGF、BDNF、NT3(神经营养蛋白)。雌激素受体与神经营养因子的共定位提示雌激素与这些细胞存活的调控子之间可能有相互作用。②凋亡相关蛋白,如Bcl-2、Bcl-X_L、Seladin-1和Caspase。在Bcl-2和Bcl-X_L基因的启动子区含有特异性DNA应答元件(ERE),在体外,雌激素可以上调它们的转录。雌激素通过诱导特异的Caspase抑制子抑制Caspase活性。③骨架蛋白,如微管相关蛋白(MAP)、Tau和GAP-43。Tau的过磷酸化是AD的病理机制之一,GSK-3β激酶参与了Tau过磷酸化,而雌激素可以抑制该酶的活性。

雌激素主要通过其受体(ER)发挥作用,而ER_a和$ER_β$两种亚型的发现,使人们对雌激素的作用方式产生了全新的认识,并为研究开发选择性ER调节药物(selective estrogen receptor modulator, SERM)开辟了新途径。目前认为雌激素主要通过 ERE 路径调节基因转录,而 SERMs 通过 AP-1 路径调节基因转录,最终引起各不相同的临床效应。例如雷洛昔芬(raloxifene,第二代 SERM)是一种混合的弱雌激素样(激活 ER_a)和抗雌激素(ER_β)药物,它对骨骼肌和心血管有雌激素样增效作用,对子宫和乳腺有抑制作用。体外实验表明它与雌二醇一样可促进 PC12 神经细胞突起的生长,临床观察它对神经内分泌有很好的调节作用,而且耐受性好,不会增加乳房痛和癌变危险。在中枢神经系统,两种 ER 亚型的特异性作用尚不十分清楚,在大脑皮质、垂体、下丘脑两者都有表达,而在小脑表达的是 ER_α,海马表达的是 ER_β。值得注意的是,一些天然的植物雌激素也能发挥 SERMs 作用,如异黄酮在 ER_β 富集的组织(如:骨骼、脑、血管系统和卵巢)通过调节基因转录发挥选择性临床作用。可以预见,对 ER 亚型作用机制的深入探讨,将为未来临床的 ERT 设计出选择性强和更加安全的药物。近年,我们观察到广泛存在于谷类、豆类、蔬菜等植物中的 α-玉米赤霉醇(α-zearalanol,α-ZAL)对 AD 小鼠模型认知行为有明显改善作用。α-ZAL 能通过提高脑内抗氧化和降低脂质过氧化拮抗 Aβ 和 NO 的神经毒性,它具有高效、安全、代谢快、无体内残留、无组织增生等优点而有可能在未来在对绝经后妇女的脑保护方面发挥积极作用。

三、生殖衰老过程中认知功能的变化

(一) 绝经与脑功能改变

自然绝经的更年期女性经常主诉以语言记忆力、工作记忆和执行功能为代表的认知功能下降。主观认知减退(subjective cognitive decline, SCD),是个体主观上自己感觉记忆和认知功能下降而客观检查没有明显的认知功能障碍的状态。一些学者认为主观认知减退、轻度认知障碍、痴呆是一个疾病谱的系列进展过程。主观认知减退可能是潜在的轻度认知障碍前期。自然绝经女性中,SCD 主要表现为语言记忆功能下降,同时也是 AD 的风险因素。

国外的多项队列研究如美国女性健康研究(Study of Women's Health Across the Nation, SWAN)、宾州卵巢衰老研究(Penn Ovarian Aging Study, POAS)、Avon 父母与子女队列研究(Avon Longitudinal Study of Parents and Children, ALSPAC)和 Women's Interagency HIV Study(WIHS)的研究结果均提示,女性从育龄期步入绝经过渡期开始,语言记忆功能显著下降。这些研究中,女性在围绝经期及绝经后期认知功能减退是育龄期的 3 倍。绝经后女性主观认知减退(SCD)发生率约 62%~70%。SWAN 研究提出,更年期女性主观认知减退由育龄期约 31% 上升至绝经过渡期的 41%~44%,并且在绝经后期仍然持续在 41%。POAS 研究中发现,更年期血管舒缩症状与自我评价的认知下降有相关性,但这种患者主观评价与客观评估的认知力水平不符合。语言记忆功能、注意力或工作记忆、活动执行速度、语言表达流畅性是绝经过渡期最常见的认知功能减退类型。这些认知功能变化在月经周期中也存在,提示性激素变化对大脑功能的影响。针对亚洲女性的队列研究相对少。其中,中国台湾省金门女性健康研究(KIWI)提示,除了语言表达流畅性下降外,没有发现绝经前后其他方面认知功能的显著差异。

对于手术绝经的女性而言,目前已有充分循证证据支持手术绝经更容易发生一系列认知功能下降,主要包括语言记忆、语义记忆、动作执行速度等认知功能的显著下降。在随机对照研究中,雌激素治疗后,语言记忆功能得到改善,提示雌激素对绝经后女性认知功能的改善作用。神经影像学研究发现,对手术绝经女性进行雌激素治疗后海马体和前额叶的语言记忆相关区域有改善。自然绝经后的卵巢组织仍然会产生极少量性激素,因此手术绝经与自然绝经女性在绝经后认知功能变化上不尽相同。

在动物实验中,绝经后卵巢切除组的认知功能表现优于育龄期卵巢切除组。这个结果与手术绝经或卵巢功能早衰女性在绝经后早期发生认知障碍的临床观察研究结果一致。由此推测,女性大脑功能变化的关键窗口期发生在更年期,过早绝经(例如手术绝经或卵巢功能早衰)打破了这个窗口期,导致这部分患者更易发生认知障碍。

研究发现绝经相关症状对认知功能有协同影响。更年期潮热出汗症状与语言记忆下降相关;更年期情绪症状与语言记忆、动作执行速度下降、视觉搜索查询功能下降相关。但是,也有一些研究发现绝经相关症状与认知功能之间没有显著相关性,在对血管舒缩症状、睡眠障碍、焦虑抑郁情绪等进行校正后,绝经过渡期认知功能下降持续存在。

(二) 老年痴呆的性别差异

阿尔茨海默病(AD)是一种病因未明的原发性退行性大脑疾病,具有特征性神经病理和神经生化改变,它起病隐匿而发展缓慢并逐渐加重。一些来自不同时期、不同类型的分析性和实验性流行病学研究结果表明,雌激素缺乏可能与 AD 发病存在联系。

大量流行病学研究显示,男女 AD 的患病率存在明显差异。早在 1982 年芬兰的 Source 就报道了女性在 65 岁之后,AD 的患病率明显高于同龄男性 1.5~3 倍。为排除男女年龄构成的影响,1987 年 Jorm AF 报道对世界各地区的 AD 患病率年龄标化后作对比,发现 55 岁以上各年龄段患病率女性仍然显著高于男性。1997 年 Fratiglioni 在瑞典对 ≥ 75 岁人群的调查中发现,在 75~79 岁、80~84 岁、85~89 岁和 ≥ 90 岁的 4 个年龄段组,女性的 AD 发病率(%)分别为 1.04、3.36、6.13 和 7.47,而男性为 0.62、1.37、1.23 和 1.50,表明高龄女性的发病率明显高于男性,且在 ≥ 75 岁组的女性每增加 5 岁,发病率即增加 1 倍,女性 ≥ 90 岁组发病率是 75~79 岁组的 7.2 倍,而同比男性为 2.4 倍,上升得较平缓。据北京协和医院张振馨教授 1997—1999 年在北京城乡进行的痴呆患病率调查结果,北京地区 55 岁以上居民(5 743 人)中 AD 年龄标化患病率,在 75~79 岁、80~84 岁、85~89 岁和 ≥ 90 岁的 4 个年龄段组,女性的 AD 发病率(%)分别为 5.9、13.5、20.6 和 37.9,男性为 4.1、6.1、21.6 和 20.0,仍然女性高于男性。另有调查资料表明中国 AD 的男女患病率比例为 1:3.7,而日本东京的调查显示其男女患病率之比为 1:3.0。上述结果似乎表明,女性绝经后由于体内雌激素水平急剧下降和长期处于低水平状态,使其罹患 AD 的危险性高于男性(血管性痴呆),提示 AD 发病可能与绝经后雌激素水平降低有关。进一步研究发现,脑内特定神经元可表达雌激素受体,其在脑内的分布与 AD 病理学变化的部位相一致。

其实,女性脑内 ER 数目与男性相似没有性别差异,但女性 AD 患者认知障碍要比同龄男性重,这与女性绝经后雌激素水平明显降低(甚至低于同龄男性)有关。男性由于可以继续产生睾酮,后者在脑内芳香化酶的作用下可转变为雌激素。

四、绝经激素治疗对认知功能的影响

(一) MHT 对大脑结构的影响

MHT 对大脑结构和功能的影响研究聚焦于前额叶皮质(PFC)。PFC 占人类大脑体积的 30%,在过去数十年间,科学家们进行了一系列 PFC 相关的神经影像学研究。早期的核素显像研究发现,相比于对照组,绝经后接受 ET 或 EPT 激素治疗的患者额上回(SFG)、额中回(MFG)、额下回(IFG)、前扣带回(ACC)、额内侧回的体积增加。Erickson 等人研究发现,激素治疗的 PFC 体积增大与年龄、激素使用时间有关。ET 或 EPT 方案的用药>10 年组相比,用药<10 年组大脑特异区域(IFG 和 ACC)灰质体积增大,而且执行功能测试表现更好;相反,用药超过 10 年增加了前额叶大脑退化程度。这些研究提示,绝经后 MHT 治疗对 PFC 的神经保护效应可能取决于 MHT 治疗持续时间。另有研究提示 ET 和 EPT 治疗比安慰剂组或绝经前女性的 ACC、SFC、额内侧回、眶额叶皮质(OFC)、SFG、MFG 和 IFG 的体积缩小。尽管这些研究之间结果不一致,总体提示 MHT 对不同区域结构产生保护或损害影响。

(二) MHT 对大脑功能的影响

记忆功能:一项 ET 与功能性 MRI(fMRI)的随机对照研究中发现,绝经后女性接受治疗后 SFG 和 MFG 区域语言工作记忆的语言存储功能增加,语言工作记忆的检索能力增加。进一步有研究对 MHT 对前额叶记忆功能研究,ET 组比对照组在空间相关记忆任务时 fMRI 的 SFG 和 ACC 区域的活动增加。EPT 治疗比对照组在执行视空间工作记忆任务时 fMRI 腹外侧 PFC 活动增加。

注意力和执行功能:ET 治疗绝经后女性进行干扰物处理测试过程中,SFG、额内侧回、ACC 区域活性增加。EPT 治疗绝经后女性通过任务转换测试评价认知控制能力,发现 MFC、IFG、ACC 和中间扣带回活动增加。

(三) MHT 开始时机对认知功能的影响

研究人员在卵巢切除绝经小鼠术后即刻、3 个月、10 个月后开始单纯雌激素(ET)或雌孕激素(EPT)治疗。12 个月后,术后即刻和早期开始 ET/EPT 小鼠的认知功能相对好,术后晚期始 ET/EPT 小鼠的认知功能无改善。术后尽早开始激素治疗对小鼠的注意力功能改善。

在两种不同方式诱导的卵巢毒性药物(ovatoxin 4-vinylcyclohexene-diepoxide,VCD)绝经过渡期和卵巢切除绝经期的模型动物中。Ovx 组中,绝经后卵巢切除组的认知功能表现优于育龄期卵巢切除组。这个结果与手术绝经或卵巢功能早衰女性在绝经后早期发生认知障碍的临床观察研究结果一致。由此推测,女性大脑功能变化的关键窗口期发生在更年期,病理性过早绝经(例如手术绝经或卵巢功能早衰)打破了这个窗口期,导致这部分患者更易发生认知障碍。

(四) 雌激素对认知功能的影响

2010 年，WHI 研究中关于记忆的研究（Women's Health Initiative Memory Study，WHIMS）发表，评价了 65 岁及以上高风险人群中性激素治疗对认知障碍和整体认知功能的影响。该研究药物方案为结合雌激素（CEE）+ 甲羟孕酮（MPA），WHIMS 结果提示性激素治疗后痴呆风险增加，对以往性激素治疗能改善认知的观点提出了挑战。在此后的其他研究发现，与口服 CEE 相比，女性在更年期口服雌二醇（E_2）在语言记忆测试中表现更好。

Rodent 研究评价不同雌激素对动物模型认知功能的影响。在 Ovx 小鼠中，E_2 比 CEE 发挥更好的认知功能改善。多数学者认为，雌激素认知功能的不同研究结果取决于绝经方式是自然绝经还是手术绝经。在卵巢毒性药物诱导的 VCD 小鼠中，E_2 治疗与学习能力改善和记忆力下降同时相关。CEE 对手术绝经的 Ovx 小鼠的空间工作记忆有改善作用，但对卵巢毒性药物诱导的 VCD 小鼠工作记忆有损害作用。

雌激素给药途径研究方面，Kronos 早期雌激素预防队列研究（KEEPS Cog）发现，无论经皮 E_2 或口服 CEE 对记忆功能均无明显影响。值得注意的是，KEEPS Cog 中的两种周期性给药方案都包含微粉化孕酮，这可能会影响研究结果；在该研究的周期性方案中，雌激素治疗与雌孕激素治疗期间的认知功能评估结果没有显著差异。

北京协和医院葛秦生教授从 20 世纪 60 年代起倡导 ERT 小剂量个体化应用，其取得的良好临床治疗效果早于国外报道 10 年。2008 年以来，团队发表了"绝经后妇女长期低剂量激素替代疗法的研究"的系列文章。目的是从影像学角度比较观察低剂量补充性激素对脑海马的影响。研究选绝经后 50~87 岁协和医院在职或退休职工 182 人，分为 MHT 组和对照组，前者 4~33 年间服药为常规剂量 1/2~1/4。用酶联免疫法测血浆中雌二醇（E_2）、孕激素（P）和睾酮（T）水平；血液白细胞提取受试者 DNA 后用 PCR 法测定其载脂蛋白 E（ApoE）基因型；筛选出 AD 易感基因型（ApoEε3/ε4）持有者，采用磁共振成像（MRI）技术，比较两组间脑海马体积占全脑容量百分比的大小，并进行统计分析。结果显示 MHT 组（83 例）与对照组（99 例）相比，前者 E_2 水平在各个年龄段均明显高于对照组（$P<0.05$）；两组间 P 和 T 水平未见明显差异（图 21-3）。MRI 结果显示，对照组（83 例）脑海马体积随年龄增加呈垂直下降趋势，MHT 组（70 例）仅 60~65 岁年龄段有所下降，但两组间总海马体积之和差异无统计学意义。两组间 ApoE 亚型分布相当，无明显差异。而对被筛选出具有相同 AD 易感基因 *ApoEε4* 的持有者（MHT 组 14 例，对照组 11 例）脑部海马 MRI 进行分析统计的结果，发现 MHT 组的左、右海马体积及其和均大于对照组（0.406 ± 0.028 *vs.* 0.369 ± 0.031），具有明显差异（$P<0.05$），详见图 21-4 及表 21-8。结论：经长期低剂量 MHT 组的被试者血中保持有较高 E_2 水平。在两组人群 AD 易感基因完全相同的条件下，MHT 组海马体积明显大于对照组，说明长期低剂量 MHT 疗法可防止海马的萎缩，这对保护大脑功能、防治和延缓老年痴呆具有重要的临床意义。

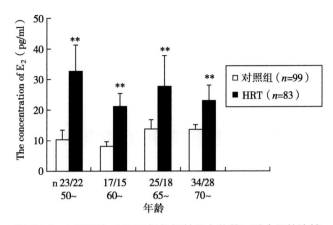

图 21-3　对照组与 MHT 组各年龄段血浆雌二醇含量的比较

表 21-8　两组 *ApoE ε4* 等位基因携带者海马体积与全脑体积之比值

组别（*n*）	右脑	左脑	全脑
对照组（11）	0.186 ± 0.016	0.183 ± 0.016	0.369 ± 0.031
MHT 组（14）	0.203 ± 0.011	0.202 ± 0.017	0.406 ± 0.028
P 值	0.009 7	0.008 3	0.004 6

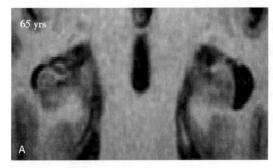
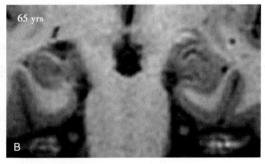

图 21-4　对照组（A）和 MHT 组（B）*ε4* 等位基因携带者脑海马 MRI 图像的比较
后者接受小剂量 MHT 12 年。

（五）孕激素种类对认知功能的影响

对于保留子宫的患者，MHT 必须包含用于拮抗雌激素对子宫内膜作用的足量足疗程的孕激素。不同种类的孕激素还与雄激素、糖皮质激素和盐皮质激素受体发生不同程度的作用。在 Ovx 小鼠模型中，MPA 或醋酸炔诺酮单独给药会降低记忆力，左炔诺孕酮增加记忆力。有趣的是，E_2 和左炔诺孕酮同时给药时，对记忆功能的保护效应消失。这与 WHI 人群队列研究中 CEE+MPA 显著增加痴呆风险，而 CEE 仅轻度增加风险（无统计学意义）的研究结果符合。MPA 对大脑持久不可逆的影响，包括加重谷氨酸诱导的兴奋性毒性损伤，降低雌激素对海马体神经细胞的保护作用、改变海马体和内嗅皮质的谷氨酸脱羧酶 GAD65/67 的表达。

天然孕激素导致健康女性认知障碍和"母性健忘症"有关。孕酮可损害幼龄和老年 Ovx 小鼠的认知能力,削弱周期性 E_2 激素治疗对中年大鼠空间记忆的保护作用,并降低 E_2 对大脑内嗅皮质生长因子的增加效应。由于采用的孕激素和测试的认知类型不同,导致各种研究之间可能不甚相同。

五、科学、全面看待绝经健康管理中的认知问题

基本健康状况是不容忽视的中年女性认知功能的重要影响因素,包括体重指数、合并症(如高血压、糖尿病)、神经退行性疾病家族史、婚姻及生育情况,都会影响中年女性的认知功能。此外,认知功能还受社会文化背景、种族、受教育程度、收入情况等环境因素影响。

绝经对心血管、骨骼、认知会产生持续不良影响,需对更年期女性开展定期全面健康管理,包括每年健康体检、推荐合理饮食、增加社交脑力活动、健康锻炼。MHT 是针对更年期女性的医疗干预措施,需要遵循适应证并排除禁忌证前提下,个体化选择 MHT 方案。

MHT 与认知功能下降、AD 风险的关系近 20 多年来一直存在争议。在基础研究和临床研究方面存在差异,临床研究在观察性研究与设计性研究方面也存在差异。目前认为,MHT 与 AD 风险存在非常重要的时效关系,在"治疗窗"期开始使用 MHT 可能具有神经保护作用。>60 岁或绝经 10 年以上才启用 MHT 会对认知功能产生不利影响,增加痴呆风险。

不推荐对于没有 MHT 适应证的女性仅仅为了预防 AD 而启动 MHT。绝经后尽早开始 MHT 可能使女性获得雌激素对认知的保护,可能对降低阿尔茨海默病和痴呆风险有益。手术绝经的女性尽早使用 MHT 对认知功能保护效应相对明确。

在诊疗更年期女性认知功能下降时,同时应全面考虑大脑功能退行性改变即机体衰老本身对认知功能的影响。对于轻度认知功能下降甚至合并痴呆患者,需要多学科诊治提出更合适患者的个体化治疗方案。

(罗　敏　左萍萍　葛秦生)

第六节　绝经激素治疗与乳腺癌

一、乳腺癌的流行病学及危险因素

乳腺癌(breast cancer,BC)是严重威胁女性健康的女性最常见恶性肿瘤之一,发病率位居女性恶性肿瘤的首位。根据世界卫生组织国际癌症研究机构发布的 2020 年全球最新癌症负担数据,乳腺癌已成为全球第一大癌症(新发 226.1 万),占所有新增癌症患者的 11.7%。中国女性的乳腺癌发病高峰年龄为 45~55 岁,与西方国家有所不同,比欧美女性早 10~20 岁,

故中国女性乳腺癌发病高峰与围绝经期部分重叠,而且致密性乳腺的比例高。

几十年来的流行病学研究已明确一些生活方式及环境因素是乳腺癌发病的危险因素,包括年龄增长、家族史、初潮早、绝经晚、肥胖、饮酒、绝经激素治疗等。其中,部分危险因素不可控制,比如年龄是乳腺癌风险的主要决定因素,种族因素方面,白种人乳腺癌发生率高,黑种人死于乳腺癌更多,亚洲人、西班牙人、印第安人危险性低。研究发现,乳腺部位接受放疗的女性危险性增加;直系亲属患有乳腺癌则风险升高,如一级亲属患乳腺癌,患乳腺癌的风险增加2~3倍,如有2个一级亲属患乳腺癌或乳腺癌的诊断在45岁前,则得乳腺癌的患病风险进一步增加。雌激素与乳腺癌的发生有关,给予多种动物外源性激素均能诱导乳腺肿瘤的发生。暴露于内源性或外源性雌激素的持续时间或强度是乳腺癌的主要危险因素之一,12岁前初潮与50岁后绝经的女性,乳腺癌风险轻度增加,循环中雌二醇水平增加程度能预测绝经后女性日后发生乳腺癌的风险,未生育或35岁以后首次生育的女性乳腺癌风险增加40%。还有部分乳腺癌的危险因素是可以人为控制的,如肥胖、高脂饮食、饮酒均增加乳腺癌风险,而体育锻炼降低乳腺癌风险;妊娠年龄越早及哺乳时间延长能降低发病风险;雌孕激素治疗轻微增加乳腺癌风险。

二、绝经激素治疗与乳腺癌风险

绝经是一种人体自然现象,但也会引起诸多症状,严重影响女性的生活质量,并增加多种老年慢性病的发病风险。绝经激素治疗(menopausal hormone therapy,MHT)是治疗绝经相关症状最有效的方法,从20世纪40年代诞生至今,MHT已有70余年历史。MHT疗效确切,但很多女性担心激素的副作用,听激素色变,MHT在中国的使用率尚不足2%。关于乳腺癌的风险在最近的10余年成为众矢之的。本节重点阐述MHT在健康的围绝经期和绝经后妇女中使用对其乳腺癌风险的影响。

关于MHT与乳腺癌的关系近几十年来争议不断,早在2002年,妇女健康倡议(Women's Health Initiative,WHI)进行的随机对照试验发现MHT应用者乳腺癌发病风险增加,进而导致全球范围内MHT应用显著减少。其他研究,如百万妇女研究、护士健康研究、法国E3N研究等,也得出了类似结论。但近期研究表明,雌孕激素治疗(estrogen progestogen therapy,EPT)、单雌激素治疗(estrogen therapy,ET)和替勃龙治疗对乳腺癌发病风险的影响不尽相同。但总体上,国际绝经学会(The International Menopause Society,IMS)及北美绝经学会(The North American Menopause Society,NAMS)最新的指南均指出,与使用激素治疗相关的乳腺癌风险很低,每年使用激素治疗的女性中,每1 000名女性中增加不到1例的额外病例,其风险类似于每日两杯酒精饮料、肥胖和低体力活动等可改变的风险因素的风险。MHT对乳腺癌风险的影响可能取决于MHT用药选择(类型、剂量、使用时间、方案、给药途径)、此前暴露情况和个人特征(如本身是否有乳腺癌的高危因素如肥胖等、是否具有一些特定基因变异)等。接受不同方案的MHT,包括ET、EPT和结合雌激素(CEE)联合巴多昔芬治疗等,对乳腺组织的影响可能存在潜在差异,乳腺癌的风险可能存在差异。

（一）药物选择对乳腺癌风险的影响

针对不同妇女，有不同的 MHT 方案，既有经典的以雌激素补充为核心的、雌激素加孕激素（EPT）或单用雌激素（ET）方案，也有被称为组织选择性雌激素活性调节剂的替勃龙或一些新的方案。不同 MHT 方案的乳腺癌风险有较大差异。

1. **单用雌激素与雌孕激素治疗** ET 适用于已经切除子宫的妇女。WHI 研究中的一个分支对 10 739 名已切除子宫的绝经后妇女单用 CEE 或安慰剂，最初的结果在 2004 年的 *JAMA* 杂志上发表，当时报告单用 CEE 的乳腺癌风险比（hazard ratio，*HR*）是 0.77（95% *CI*：0.59~1.01），研究者当时的结论是单用雌激素不增加乳腺癌风险。到了 2012 年在 *Lancet* 杂志上发表了该研究延长随诊的结果：中位随诊 11.8 年，与安慰剂组相比，单用雌激素治疗组乳腺癌风险降低（*HR* 0.77，95% *CI*：0.62~0.95），因乳腺癌本身所致的死亡率更低（*HR* 0.37，95% *CI*：0.13~0.91），在发生乳腺癌后的全因死亡率也更低（*HR* 0.62，95% *CI*：0.39~0.97）。2020 年，*JAMA* 杂志发表了 WHI 研究经过 20 年中位随访的结果（包括干预和干预后随访），仍提示与安慰剂组相比，ET 治疗的女性乳腺癌发病率降低（*HR* 0.78，95% *CI*：0.65~0.93）。因此，WHI 研究团队得出的结论是 ET 降低乳腺癌风险。此外，护士健康研究的更新数据显示，子宫切除的女性使用 0.625mg CEE 高达 20 年未增加乳腺癌风险。但同样是单用雌激素，有些研究中得出了不同的结果。在英国进行的百万妇女研究的 *HR* 1.30（95% *CI*：1.21~1.40），即 ET 仍然增加了乳腺癌风险。法国 E3N 研究中 ET 的结果也是增加了乳腺癌风险（*HR* 1.29，95% *CI*：1.02~1.65）。关于所使用雌激素的类型，临床前数据表明，与雌二醇相比，CEE 对隐匿性乳腺癌生长的影响可能较小，但也有临床数据显示没有差异。

在 1970 年以前只用雌激素的时代，MHT 的乳腺癌风险并没有受到关注；从 20 世纪 80 年代以来，因为要保护子宫内膜，对有子宫妇女采用 EPT 方案，乳腺癌的风险逐渐受到重视。EPT 方案适用于有子宫的妇女，关于 EPT 与乳腺癌风险相关性的研究结论相对一致，均认为 EPT 增加乳腺癌风险。WHI 研究的 EPT 分支在 16 608 名有子宫的绝经后妇女中进行，该组采用 CEE 加醋酸甲羟孕酮或安慰剂，结果 EPT 显著增加了乳腺癌发生率（每年 0.42% *vs.* 0.34%，*HR* 1.25，95% *CI*：1.07~1.46），淋巴结阳性率更高（23.7% *vs.* 16.2%，*HR* 1.78，95% *CI*：1.23~2.58），乳腺癌死亡率更高（每年 0.03% *vs.* 0.01%，*HR* 1.95，95% *CI*：1.00~4.04）。经过 20 年的干预及干预后随访，WHI 研究中 EPT 组乳腺癌发病率仍升高（*HR* 1.28，95% *CI*：1.13~1.45）。

至目前为止，在同一项研究中，EPT 的乳腺癌风险总是大于 ET，WHI 研究、百万妇女研究以及 E3N 中均是如此。2019 年 9 月，*Lancet* 发表了一篇荟萃分析，汇集了世界范围内关于 MHT 与乳腺癌发病风险的证据。该荟萃分析共纳入了 1992 年 1 月 1 日~2018 年 1 月 1 日的 58 项流行病学研究，其中前瞻性研究 24 项，回顾性研究 34 项；共纳入 143 887 例乳腺癌患者，424 972 名健康对照者。据该研究统计，108 647 例绝经期女性发生乳腺癌，平均发病年龄 65 岁；其中 55 575 例（51%）曾经使用过 MHT。该研究结果表明，除了阴道雌激素外，各种类型的 MHT 使用者与从未使用者相比，乳腺癌发病风险都增加，EPT 方案与 ET 相比，乳腺癌发病风险显著较高。

关于乳腺癌的类型，ET 及 EPT 均与所有乳腺癌组织类型的风险显著相关。EPT 与导管和小叶乳腺癌风险相关：导管乳腺癌的 HR 1.51（95% CI：1.28~1.78）；小叶乳腺癌的 HR 1.38（95% CI：1.20~1.60）。至于口服途径与经皮途径应用雌激素对乳腺癌风险的影响，研究尚不充分，现有的数据显示，口服和经皮雌激素给药途径之间的乳腺癌风险并无差异。

2. 孕激素与乳腺癌风险 考虑到 ET 的乳腺癌风险低于 EPT，那么很自然就产生了以下问题：是否孕激素增加了乳腺癌风险？不同孕激素的乳腺癌风险是否一致？在法国进行的一项著名的研究——E3N 研究很好地回答了这两个问题。E3N 研究比较了采用不同种类孕激素配伍的 EPT 时乳腺癌风险的差异，经过约 8.1 年的随访，结果发现，不同种类孕激素的乳腺癌风险差异很大，雌激素 - 天然孕酮 HR 为 1.00（95% CI：0.83~1.22），雌激素 - 地屈孕酮为 1.16（95% CI：0.94~1.43），雌激素 - 其他孕激素为 1.69（95% CI：1.50~1.91），即采用天然孕酮或地屈孕酮的配伍，乳腺癌的风险明显低于含其他合成孕激素的方案。在芬兰进行的一项研究与 E3N 研究得到了完全类似的结论。因此近年来关于孕激素的品类效应得到了广泛认可。如果条件许可，应尽可能地选择乳腺癌风险低的孕激素。

孕酮与乳腺癌关系的生理学机制，可能与孕酮对乳腺组织具有促有丝分裂的作用，而对子宫有抗有丝分裂的作用。乳腺钼靶 X 线研究表明，EPT 相较于 ET 或者安慰剂更能增加乳腺密度。组织学研究提示持续应用孕激素能够促进细胞增殖和增加乳腺的腺体组织比例。增殖增加被认为能够促进乳腺癌的发生发展。

3. 替勃龙与乳腺癌风险 替勃龙与经典的以雌激素补充为核心的 MHT 不同，其本质上是一种单一化合物（7- 甲基异炔诺酮），在体内代谢后的不同代谢产物具有雌激素、孕激素和弱的雄激素活性。更特殊的是，该药在不同组织中具有组织选择性。在乳腺中替勃龙的羟基代谢产物在磺基转移酶的作用下结合一个硫酸根，生成硫酸盐的形式，而这种硫酸盐形式是没有生物活性的，从而显著降低了乳房压痛的产生，同时也不会增加乳腺密度。在细胞及动物实验中显示替勃龙可抑制乳腺导管及腺泡发育。根据 LIFT（the long-term intervention on fractures with Tibolone）研究的结果，替勃龙（1.25mg）显著降低乳腺癌的发生率（年发生率 0.09% $vs.$ 0.28%，HR 0.32，95% CI：0.13~0.18，P=0.02）。

4. 新方案与乳腺癌风险 巴多昔芬（bazedoxifene，BZA）是一种选择性雌激素受体调节剂（selective estrogen receptor modulator，SERM），它对子宫内膜有强烈的拮抗作用，因此不需要添加孕激素。雌激素和巴多昔芬的组合被称为组织选择性雌激素复合物（tissue-selective estrogen complex，TSEC）。目前，没有足够的数据评估 TSEC 等新疗法（包括 BZA+CEE）的乳腺癌风险。在 2 年的临床试验数据中，与安慰剂相比，BZA+CEE 组的乳腺密度、乳痛或乳腺癌发病率没有变化。

（二）MHT 治疗时间长短的影响

Fournier 等研究了 MHT 治疗时间长度与乳腺癌发生风险的关系，结果表明雌激素加合成孕激素方案使用 2 年内的乳腺癌相对风险为 1.36（95% CI：1.07~1.72），使用 6 年以上相对风险为 1.95（95% CI：1.62~2.35），可见该方案随使用时间延长乳癌发生风险增加（P=0.01）。2019 年 $Lancet$ 发表的荟萃分析显示，乳腺癌发病风险随着治疗时间延长而持续增加，停止 MHT 之后，乳腺癌发病风险增加持续至少 10 年；该风险高低取决于既往 MHT 持续时间，MHT 少于 1 年的乳腺癌发病风险增加极少。2018 年发表的一项包含了 2 项 RCT 和 23 项队列研究的荟萃分析的结果也认为，全身性 MHT（包括 ET 或 EPT）与乳腺癌风险增加相关，并且随着 MHT 的使用时间增加，乳腺癌的发病风险也稳定增长；终止 MHT 后，乳腺癌风险下降。

（三）MHT 启动时机的影响

近 10 余年"窗口期"理论已被广泛接受，即绝经 10 年以内、60 岁以前的女性进行 MHT 获益更多、风险更小。"窗口期"理论主要是基于对心血管的影响，为减少心血管疾病，建议从绝经近期开始启动 MHT。近几年来从乳腺癌的角度，发现了一个与"窗口期"有所矛盾的现象。百万妇女研究中，单用雌激素治疗，如果在绝经 5 年后开始，几乎不增加乳腺癌风险（RR：1.05），而绝经后立即治疗则风险增加（RR：1.43），尤其是在比较瘦的妇女中更明显；添加孕激素后乳癌风险较单雌激素增加，但仍存在上述规律，即绝经 5 年后 EPT 乳癌相对风险是 1.53，绝经后即 EPT 的乳癌风险是 2.04。Jordan 首先提出了"gap"假说，理由是长期雌激素缺乏状态可使乳癌细胞转变成易于受雌激素诱导发生凋亡，建议绝经 5 年作为患者雌激素补充间隙以利于发挥雌激素诱导乳癌细胞凋亡的作用。相反，绝经早期开始雌激素治疗，可能增加雌激素受体阳性的肿瘤细胞的生长。

德国的 Mueck 教授也发表了相关文章，认为除了 MHT 启动时间外，其他机制也可能降低乳癌发生甚至有抗癌作用。比如，特别是在营养均衡和经常锻炼的妇女中，雌激素代谢过程中抗肿瘤的酶类上调，可能产生具有保护性的雌激素代谢产物。也有研究认为大剂量和小剂量雌激素均有抗肿瘤作用，与绝经后时间长度无关。并且激素依赖性肿瘤发生的最重要机制是激素刺激已有的乳癌细胞增生。此外，必须考虑到，任何在雌激素暴露早期启动的生物机制所带来的临床影响都需要一段很长的时间才能观察到。因此，对于这个时间差的假说还需要更多的调查和研究来证实。总的来说，以现有的资料，绝经激素治疗时间窗与乳腺癌的关系尚不明确。

（四）乳腺癌幸存者与绝经激素治疗

MHT 与乳腺癌幸存者的乳腺癌进展相关，尤其是在激素受体阳性的患者中，乳腺癌复发风险显著增高（HR 1.8，95% CI：1.15~2.82，P=0.010）。因此，原则上不建议对乳腺癌幸存者进行全身性激素治疗，乳腺癌应被视为 MHT 的禁忌证，建议使用其他干预方式替代 MHT 来减少绝经相关症状。一项包含了 4 个 RCT 研究的荟萃分析：与对使用非激素治疗或安慰剂的对照组相比，MHT 显著增加了乳腺癌复发的风险（HR 1.46，95% CI：1.12~1.91，P=0.006）。一项替勃龙的临床双盲研究显示，替勃龙不建议应用于乳腺癌幸存者，服用替勃龙后乳腺癌发病率增加了 1.4 倍。

存在严重的泌尿生殖系统症状的乳腺癌幸存者,首选阴道润滑剂和保湿剂等非激素治疗,但如果在试用非激素治疗后仍然存在严重症状,可以在咨询肿瘤科医生的情况下考虑使用低剂量阴道 ET 或 DHEA［普拉睾酮(prasterone),一种脱氢表雄酮］、口服澳贝米芬(ospemifene,一种选择性雌激素受体调节剂)。但目前关于阴道用雌激素造成的循环雌激素水平少量增加是否刺激残留乳腺癌细胞的生长仍然是一个未解的问题。

既往所有指南均不建议乳腺癌幸存者接受全身性 MHT,但 2022 年最新发表的 NAMS 指南中指出,如果雌激素缺乏症状严重且非激素治疗效果欠佳,可在咨询肿瘤科医生后选择在充分了解风险和益处后进行激素治疗。在有乳腺癌病史的女性中进行的几项观察性研究表明,与非使用者相比,乳腺癌复发的风险或中性效应降低,死亡率下降。但这些观察性研究中的一个混杂因素是,乳腺癌复发风险低的女性比高风险女性更有可能选择激素治疗。对该建议我们仍应持审慎的态度。

三、患者本身因素的影响

(一) 肥胖

从乳腺癌的自身风险看,肥胖本身是乳腺癌的危险因素。但 MHT 时妇女的肥胖程度对乳腺癌风险的影响则与妇女所处的阶段和乳腺癌的类型有关。Munsell 等曾对此进行了专门的荟萃分析,以体重指数(body mass index,BMI)>30kg/m^2 作为肥胖标准,以 BMI <25kg/m^2 作为正常标准,结果发现,雌激素受体(ER)阳性的乳腺癌发生率在绝经前的肥胖妇女中的 OR 为 0.78(95% CI: 0.67~0.92),绝经后的 OR 为 1.39(95% CI: 1.14~1.70),即 MHT 时发生受体阳性乳腺癌的风险,在绝经前体重正常妇女高,在绝经后则是肥胖妇女高;对于 ER 阴性的乳腺癌,则不论处于哪个阶段,肥胖均不影响其发生率。

(二) BRCA1/2 阳性患者及有乳腺癌家族史患者 MHT 的建议

BRCA1/2 阳性的妇女患乳腺癌和卵巢癌的风险明显增加。为减少这两种肿瘤的发生,建议在患者完成生育后行预防性双侧卵巢切除(bilateral prophylactic oophorectomy,BPO),该措施可预防 90% 的卵巢癌和 50% 以上乳腺癌的发生。而 BPO 将使妇女立即面临手术带来的绝经。

Timothy 等前瞻性研究了 462 例 BRCA1/2 阳性的患者,结果表明 BPO 使乳癌风险降低(HR 0.40,95% CI: 0.18~0.92),BPO 后无论采用哪种 MHT 方案均不改变 BPO 后乳癌风险降低的结论。观察性证据表明,使用 MHT 不会进一步增加有乳腺癌家族史的女性、因 BRCA1 或 BRCA2 基因突变而行卵巢切除术或接受过良性乳腺活检的女性患乳腺癌的相对风险(中度证据),因此,在无禁忌证的情况下,应考虑进行 MHT 以减轻过早绝经带来的相关健康风险。但对这类人群,MHT 的方案应个体化,优先选择那些有证据表明不会增加乳腺癌风险的方案。

有研究显示,子宫全切术后的女性,仅使用 CEE 与安慰剂组相比,乳腺癌的风险显著降低,因此对于这类人群单用雌激素治疗是缓解血管舒缩症状的一线治疗。

四、分析及总结

目前,关于 MHT 与乳腺癌的风险尚无明确结论,不同研究的结果有一定是矛盾的。分析其原因,可能与 MHT 致乳腺癌的绝对影响较小有关。研究结果是增加风险的,其 *HR* 值基本都在 1.0~2.0;研究结果是减少风险的,其 *HR* 值基本都在 0.5~1.0 之间;从流行病学研究的证据看,0.5~2.0 之间的影响都是比较弱的影响,要得到明确结果,需要大样本、长期随诊以减少Ⅰ型和Ⅱ型统计误差。另外,MHT 的乳腺癌风险与很多因素有关,如用药的方案和具体的药物尤其是孕激素、MHT 启动时机和持续时间、患者是否肥胖等。WHI 的受试者绝大多数超重或肥胖,这可能会影响其乳腺癌的基础风险,所以 WHI 研究的结果就无法可靠地外推至更年轻和非肥胖的女性。又如 WHI 研究中的药物单一,使用结合雌激素加醋酸甲羟孕酮导致的乳腺癌相关风险,也无法外推到其他药物上。WHI 研究中有很多受试者是曾经用过 MHT,只是在入组前经过 3 个月的短暂洗脱期,这些曾经用过 MHT 者与在入组前没有用过 MHT 者的乳腺癌风险是完全不同的。要想真正回答 MHT 对乳腺癌发生的影响这个问题,在实验设计时需做到上述各个方面均匹配。至少目前还没有一项研究可以满足上述的所有要求。

总之,MHT 相关的乳腺癌风险问题复杂且尚未明了。EPT 方案的风险高于 ET 方案,所增加的乳腺癌患病风险主要与雌激素应用时配伍的孕激素有关,并与应用的持续时间有关。源于 MHT 的乳腺癌发生风险很低,并且在停止用药后乳腺癌发生风险会下降。作为临床医生,在给予患者 MHT 时,应充分全面告知患者 MHT 的获益和可能风险,在充分知情的基础上,由患者作出选择。

(唐瑞怡　陈　蓉)

第七节　绝经后出血

一、定义

绝经后出血(postmenopausal bleeding,PMB):是指更年期妇女末次月经一年后发生的生殖道出血,以子宫出血多见。WHO 中绝经后子宫出血是指由于卵巢卵泡活性丧失后,导致月经永久停止后的子宫出血。随着女性寿命的延长及妇女对自身健康的重视度提高,激素补充治疗(MHT)日趋广泛,其中有一部分出血与用药有关,这类绝经后妇女使用激素治疗过程中的非预期子宫出血称为突破性出血(break-through bleeding,BTB)。绝经后出血是中老年妇女常见的症状之一,也可能是部分妇女生殖系统恶性肿瘤的征兆。因此应加以关注,既要防止漏掉疾病的早期发现而延误病情,又要防止过度处理、增加女性痛苦。

二、绝经后出血发生率

自然绝经 1 年内每年每 1 000 名女性当中有 400 名女性出现出血,而绝经后 3 年每年每 1 000 名女性当中只有 42 名女性出现出血。可以看出随着绝经时间的延长,自然出血的机会减少,绝经后出血总的发生率约为 12%,其中 4%~24% 可能有子宫内膜癌或癌前病变,要引起足够的重视。

三、绝经后出血高危因素

目前研究认为未产、肥胖、高血压、糖尿病、无对抗的雌激素应用、乳腺癌选择性雌激素受体调节剂(SERM)使用、遗传因素如 Lynch 综合征均为 PMB 高危因素。

四、绝经后出血常见原因

在 1995 年发表的一项前瞻性多中心研究,根据组织学和发生概率排序,PMB 的病因顺序是:子宫内膜萎缩(59%)、良性息肉(12.4%)、子宫内膜癌(10.1%)、子宫内膜增生(9.9%)、残余子宫内膜活动(6.8%)和其他罕见原因(8.8%)。

(一)良性疾病

是绝经后阴道出血的主要病因。炎症与宫腔占位性病变最常见。绝经后的老年妇女卵巢功能衰退,雌激素水平降低,阴道壁萎缩、黏膜变薄,上皮细胞内糖原含量减少,阴道内 pH 值增高,局部抵抗力降低,致病菌容易入侵繁殖而引起炎症、感染后,萎缩的阴道黏膜可发生斑点状剥脱,形成溃疡灶,同时渗出增多,呈脓性、脓血性,甚至少量阴道流血,这是老年性阴道炎导致 PMB 的原因。同样由于老年妇女雌激素水平低下,子宫内膜萎缩变薄,局部抵抗力下降,而宫颈管无黏液堵塞,不能防御上行感染,因此子宫内膜易受细菌感染,感染后造成子宫内膜表浅血管破裂出血,这是子宫内膜炎所致 PMB 的原因。慢性宫颈炎中以宫颈息肉、宫颈内膜炎最常见,绝经后宫颈息肉质软而脆,易出血,宫颈内膜炎是黏膜及黏膜下组织充血、水肿、炎性细胞浸润而引起的血性白带。绝经后子宫内膜息肉、黏膜下子宫肌瘤也是引起绝经后出血的常见原因,常因息肉表面、肌瘤表面有血管增生及组织坏死而发生出血。良性疾病引起的出血量通常较少,有时表现为血性分泌物或咖啡色分泌物。

(二)内分泌因素

是引起绝经后阴道出血的常见原因。绝经后卵巢功能衰退,雌激素水平降低,子宫内膜萎缩变薄,腺体变细,腺管堵塞,形成腺体囊肿,压力大时破裂出血。另外,绝经早期卵巢内残存的少量卵泡自发分泌雌激素,低剂量的雌激素长期积累而无孕激素拮抗,子宫内膜发生增生甚至过度增生,达到一定程度后便出现不规则脱落出血,此时出血量可稍大,甚至与既往月经量相当。来源于肾上腺分泌的雄烯二酮在腺外组织转化为雌酮,激素水平出现波动时也可发生出血。

(三) 恶性肿瘤

是引起绝经后出血的重要原因,包括:外阴、阴道、宫颈、子宫及输卵管、卵巢的恶性肿瘤及阴道壁、宫颈、子宫内膜的癌前病变。恶性肿瘤由于肿瘤浸润局部血管和本身组织的坏死崩解,从而造成出血。宫颈癌及癌前病变常表现为接触性出血、排液等,液基薄层细胞学检查(TCT)及人乳头瘤病毒(HPV)联合检测可筛查出绝大多数患者的宫颈病变。子宫内膜癌及子宫内膜不典型增生表现为阴道出血、排液,部分具有雌激素分泌功能的卵巢癌也会造成子宫内膜增厚、脱落、出血。

(四) 宫腔内异物

可导致绝经后出血,如久置未取的宫内节育器,绝经后子宫宫腔体积变小,原有的宫内节育器发生异位、嵌顿、变形甚至穿孔,使子宫内膜发生受损而出血,且宫内节育器本身也可引起非特异性子宫内膜炎,导致出血。

(五) 特殊药物

也可导致绝经后出血,如雌激素、草药、植物雌激素、他莫昔芬、抗凝剂等。部分妇女绝经后服用了具有预防衰老的药物或者保健品,这些药物中多含有雌激素,会导致少量雌激素累积,进而导致子宫内膜受到刺激,发生脱落出血,这类人群只需要停用药物,出血症状就可消失。他莫昔芬是一种选择性雌激素受体调节剂,是一种有效的广泛应用于治疗乳腺癌的辅助性内分泌药物,它的抗雌激素作用用于治疗乳腺癌,而其雌激素作用可能引起子宫内膜增生及子宫内膜癌等,出现出血症状。

(六) 其他部位出血

除生殖道出血之外,还要排除一些非妇科疾病导致的出血,如泌尿系感染或肿瘤,肛门、直肠等疾病引起的出血,需要仔细询问、体检,包括一些必要的辅助检查。

五、PMB 的诊断

(一) 病史

询问是否真正绝经(停经 1 年、伴有雌激素下降或波动的相关更年期症状),有无 PMB 危险因素,有无外伤、出血是否与性生活有关,既往疾病史,出血相关情况(出血时间、出血次数、出血量等),有无其他伴随症状(发热、疼痛、膀胱与肠道症状、出血前 2 周有乳房胀痛等),

是否使用外源性性激素、抗凝药物等。

(二) 体格检查

目的是确定出血部位,寻找出血原因。查看外阴皮肤是否完整,阴道黏膜颜色,阴道黏膜有无裂伤,宫颈是否光滑,有无赘生物,子宫大小及双附件区有无包块,需完善宫颈 TCT、HPV 的筛查除外宫颈病变,并除外尿道、肛门、直肠等部位出血。

(三) 辅助检查

1. 性激素六项测定 是了解是否真正绝经、雌激素是否符合绝经后水平的重要参考指标。如雌激素升高,同时没有伴有 FSH 的显著升高(<40U/L),提示体内有雌激素来源,可以解释出血的原因,但需要分析雌激素的来源。如雌激素不高,同时伴有 FSH 的显著升高(>40U/L),提示体内缺乏雌激素,暂时可除外内分泌原因,分析其他出血原因。

2. 经阴道或经腹超声

(1)检查子宫内膜厚度(endometrial echo complex,EEC/Endometrial thickness,ET): 有资料显示,EEC<4mm 时子宫内膜癌的阴性预测值>99%,EEC<3~5mm 时子宫内膜癌的阴性预测值 97.9%~90.3%。另有研究表明,EEC<3mm 时内膜癌风险<0.4%; EEC<4mm 时内膜癌风险<1.2%; EEC<5mm 时内膜癌风险<2.3%。其局限性在于既往有子宫肌瘤、腺肌病、刮宫手术等会影响内膜测定的准确性。如果测定不确切,可考虑灌注盐水(SIS)或宫腔镜检查,比单独依赖 ET 的厚度更有价值。

苏格兰校际学会提出: 不用 MHT 的,停用 MHT 超过 1 年的,使用连续联合 MHT 的患者,EEC<3mm 属于正常; 使用序贯 MHT 方案的,MHT 有不规则出血的,EEC<5mm 属于正常。美国妇产科学会提出: EEC>4mm 有不规则出血的应给予评估,未提及是否使用 MHT。另一项 6 000 例的研究显示,EEC<5mm 内膜癌风险 4%,与是否 MHT 无关。

值得注意的是,当超声提示内膜不规则、不完整、回声不均时应进一步检查; 较厚的 EEC 常提示内膜的病变风险增加,如内膜息肉、内膜增生、内膜癌; 有数据统计,Ⅱ型子宫内膜癌 17% 的绝经后出血患者内膜≤4mm; 使用 MHT、内膜增厚比不使用 MHT、内膜增厚的妇女癌变风险低。

(2)检查有无宫腔积液: 以往认为,宫腔积液可能是恶变的体征,现在认为可能与宫颈粘连有关。如果积液是无回声的,并且内膜厚度<3mm,则考虑内膜是良性的; 如果积液是有回声的,并且内膜厚度在于 3~4.5mm,则内膜有风险,需要进一步评估; 绝经后妇女有出血,虽然积液是无回声的,并且内膜厚度<3mm,但仍可有宫颈管癌的风险。

(3)检查宫腔内外是否存在占位性病变、宫内节育器位置等: 绝经后妇女子宫内膜息肉、黏膜下子宫肌瘤、宫颈(管)息肉、宫内节育器、卵巢及输卵管肿瘤等,超声检查均可明确提示。对于 PMB 合并盆腔包块患者,不能排除卵巢、输卵管肿瘤者,需手术进一步探查。

3. 子宫内膜活检

(1)盲刮: ①诊断性刮宫: 不再是首选方法,但敏感性好于内膜活检器,有 50% 漏刮率,在没有宫腔镜时,仍可作为一线选择,但可能漏掉恶变的息肉,可配合术中超声;②内膜取样器:如 Pipelle 内膜刷,方便、痛苦小、费用低,子宫内膜癌(EC)检出率为 97.1%~99.6%,只占取样腔体的 4%,如果病变占宫腔的 50% 以下,盲刮会漏诊。

(2)宫腔镜检查加诊刮:较盲刮更好,目前更为推荐,对于诊断不明确,或仍有出血,或超声内膜反复厚于 5mm,可考虑宫腔镜检查加诊刮。

宫腔镜检查的指征:①子宫内膜在超声检查中不能充分显示;②持续性异常子宫出血(AUB);③可疑结构性改变或局灶性病变 - 定点;④盲刮获取的标本不足或无法诊断。

宫腔镜检查的特点:①检查的同时,定点,高选择取活检、治疗;②诊断器质性改变更准确,如子宫内膜息肉、黏膜下子宫肌瘤;③但对诊断不典型增生和子宫内膜癌不准确,必须送病理;④不影响内膜癌的预后。

绝经后女性诊断性宫腔镜检查指征:①无症状患者子宫内膜增厚>10mm 或子宫内膜厚度>4mm 同时伴有 PMB,如子宫内膜增厚>11mm,患 EC 可增高 4.7 倍;②无临床症状,超声检查时偶然发现异常,如子宫内膜血管分布增多、子宫内膜回声不均或宫腔积液等,仅在子宫内膜厚度>4mm 的情况下,无症状的子宫内膜积液,提示病理性内膜;③复发性 PMB;④超声检查或造影发现可疑的局灶性子宫内膜病变。

六、绝经后无症状子宫内膜增厚的处理

绝经后妇女平均子宫内膜厚度为 2.98mm(95% CI: 2.56~3.41mm),未使用 MHT 的绝经后无症状妇女 77.1% 的子宫内膜厚度 <4mm,仅 8%>8mm。因此目前不推荐把子宫内膜厚度作为评估 EC 的方法,子宫内膜厚度>4~5mm 不是内膜活检的指标,而是评估 EC 的可能风险的指标。无症状的子宫内膜厚度 ≥11mm 与有出血和子宫内膜厚度 ≥5mm 的风险差不多,EC 风险分别是 6.7% 和 7.3%,所以子宫内膜厚度 ≥11mm 无症状应当取活检(Smith-Bindtman 等),也有把子宫内膜厚度>10.5mm 作为进一步检查的截断值(Ozelci 等)。其他研究认为 ET>8mm 是进一步检查的最佳截断值,但总的子宫内膜厚度值,不如有 AUB 症状的准确和预测价值高。

如果仅是子宫内膜增厚,而无出血、流液、白带增多症状,并且超声下无息肉或超声下息肉直径<18mm;或有症状,但内膜厚度<4mm,界限清楚,是可以随诊观察的,研究发现,以上无症状患者行宫腔镜检查,发现 58% 为宫腔内粘连。但超声下有息肉的恶变率增加2.6%~3.9%,更倾向于更积极地处理。

因此 2018 年美国妇产科学会(ACOG)推荐:没有症状、偶尔发现、子宫内膜厚度 ≥4mm,没有高危因素,可以随诊,不取活检;子宫内膜厚度 ≥11mm 没有症状的 EC 风险是子宫内膜厚度 5~10mm 的 3 倍;子宫内膜厚度 4~11mm 无症状,风险不大;如有高危因素,更积极活检。2018 年加拿大妇产科学会(SOGC)也提出,将无症状子宫内膜增厚定义为没有出血、超声子宫内膜厚度>5mm,应配合其他超声阳性发现,再转给妇科肿瘤医生:如子宫内膜厚度 ≥11mm 无症状,结合其他超声发现(如血管增加、内膜回声不均、有积液);结合危

险因素和病史(使用 MHT、三苯氧胺,绝经晚)需要更积极处理。

七、绝经后激素治疗对绝经后出血的影响

据研究统计,绝经后激素治疗(MHT)中单用雌激素的子宫内膜癌风险增加 5 倍,补充孕激素后,此风险消失。许多因素可能影响其风险,包括雌激素的剂量以及孕激素的剂量、用药途径、用药方案。序贯用药孕激素每月应使用 10~14 天。有研究表明,孕激素尤其是人工合成孕激素引起乳腺癌风险增加,可长周期使用孕激素(6 个月一次),但长期使用此方案 EC 风险会增加,连续孕激素用药如宫腔放置左炔诺孕酮宫内缓释系统没有 EC 风险的增加。综上所述,对于子宫内膜癌而言,MHT 治疗中连续用药比序贯用药更加安全。

MHT 使用过程中的少量出血主要来自子宫内膜中新生的微血管受损。正常情况下,约 50% 的患者会在连续联合雌孕激素用药 6 个月内出现突破性出血,但 6 个月后不再出血,这种情况反映了子宫内膜对治疗的适应过程,而并非内膜病变的发生,随着绝经时间的延长,出血逐渐减少,不用过度干预,严密观察即可。绝经后异常出血可见于下列两种情况:第一,连续联合雌孕激素治疗:早期不出血、用药 6 个月后开始出现出血;出血已经停止,之后再次出血;第二,周期序贯雌孕激素:非预料的出血;按期出血,但出血量大、出血时间长。以上这些情况,需要超声或活检再次评估,对于反复出血的,3%~4% 有恶变的风险,必要时重复评估。

此外,需排除一些其他因素导致 MHT 患者的异常子宫出血,如患者依从性差,没按药物使用说明用药,或服药期间出现漏服,导致激素水平波动,或出现停用孕激素后的撤退出血;口服药物胃肠道吸收不好,导致血中激素浓度不稳定,引起突破性出血;绝经后女性常伴有一些基础疾病需要口服药物治疗,与 MHT 药物之间相互影响,药理效应发生改变,可加强或削弱 MHT 药物的药效从而引起出血;若患者自身凝血功能异常或患有肝脏疾病使药物代谢出现异常也有可能导致异常出血;要引起注意的是与妇科相关的疾病,如子宫内膜癌、子宫或宫颈息肉、子宫肌瘤、宫颈炎或阴道炎等,均需排除。最值得关注的是子宫内膜癌。

八、三苯氧胺的使用与 PMB 和绝经后子宫内膜增厚的关系

三苯氧胺(tamoxifen)是一种非甾体 SERM 药物,但在子宫内膜发挥弱的雌激素作用,与枸橼酸氯米芬类似。它可降低乳腺癌的复发,但增加 3~6 倍的子宫内膜癌风险,且与治疗的剂量和时间有关,使用 5 年以上,风险增加 4 倍,并与级别和期别相关。服用三苯氧胺后子宫内膜厚度以每年 0.75mm 速度递增;服用三苯氧胺 5 年后,平均子宫内膜厚度 12mm(6~21mm);停止服用三苯氧胺后每年按 1.27mm 速度变薄,有出血的需要检查,定期活检帮助不大。

三苯氧胺确实增加子宫内膜厚度,它可造成内膜下腺体的增生,但没有不典型变化。因此三苯氧胺使用引起的内膜厚度增加通常不需要进一步的不必要的、花费的和潜在损伤的

侵入性检查。绝经前妇女通常使用三苯氧胺不增加风险,不需额外处理。目前国外指南通常不推荐对没有症状的绝经后患者进行监测。如有子宫内膜增厚可考虑换用托瑞米芬,可减少绝经后妇女 EC 风险。

绝经后使用三苯氧胺,无症状的,EC 与内膜厚度关系不大,不鼓励定期筛查。用药前有息肉的患者,EC 与非典型增生风险有所增加,建议用药前治疗。如有出血症状,建议尽快宫腔镜检查、活检。经阴道超声检查子宫内膜厚度阈值以 8mm 为标准(中国抗癌协会肿瘤内分泌专业委员会,2021)。使用三苯氧胺的妇女容易合并内膜息肉,建议宫腔镜检查,切除息肉和诊刮;对于定期有出血、已除外宫颈、宫颈管、子宫内膜病变的,可以每年定期活检;无症状的不需要常规监测子宫内膜厚度。

九、子宫内膜癌相关的风险

子宫内膜癌(endometrial carcinoma,EC)是发生于子宫内膜的一组上皮性恶性肿瘤,好发于围绝经期和绝经后女性,是最常见的女性生殖系统肿瘤之一。子宫内膜癌根据发病机制和生物学行为特点可分为:雌激素依赖型(Ⅰ型)和非雌激素依赖型(Ⅱ型)。Ⅰ型子宫内膜癌占 90%,绝大部分为子宫内膜样癌,少部分为黏液腺癌;Ⅱ型子宫内膜癌占 10%,包括浆液性癌、透明细胞癌等。

有研究表明,绝经后 EC 的发生率为 0.7%,但有高危因素的患者 EC 的风险明显增加;绝经后女性 AUB 的发生率为 4%~11%,其中患 EC 的风险为 10%~15%,出血年龄越大,EC 风险越高;对反复出现的绝经后出血,EC 的风险增加;当绝经后妇女子宫内膜厚度超过 11mm,EC 的风险可增高 4.7 倍,即使没有 PMB,也应检查;遗传性非息肉性结肠直肠癌(Lynch syndrome)引起 EC 的终生风险达到 42%~60%,若已明确有此风险,对于年龄较大的女性来说,切除子宫是有价值的;肥胖、高血压、内源性或外源性高雌激素血症均为 EC 高危因素。

对于不使用 MHT 的绝经后出血女性来说,EC 的风险为 4.9%~11.5%;60 岁以上、绝经10 年后出血的患者,EC 风险增加,60 岁平均为 13%,60~64 岁高峰;使用三苯氧胺的妇女EC 的风险每年>10%。使用 MHT 的绝经后出血女性,EC 的风险每年 0.02%~0.05%。

2014 年美国绝经后子宫出血研究的临床推荐值得借鉴,内容如下。

1. 自发的绝经后出血应首先采用子宫内膜活检(EB)或经阴道超声(TVUS)检测子宫内膜的厚度。

2. 使用 TVUS 或盐水灌注超声(SIS)检测时,应当给予患者一份有矢状面或横切面的超声照片。

3. 没有 EB、TVUS 经验的医务人员应进行转诊。

4. 有自发性绝经后子宫出血,内膜厚度>4mm 者应进一步内膜活检。

5. TVUS 上看到明确的子宫内膜积液,则 EEC 应减去积液的厚度。

6. 存在透声液体时,内膜≤3mm 也应当处理,合并绝经后出血,应考虑到宫颈癌,并加以排除。

7. 有持续、自发的绝经后出血需要进一步评价宫腔局部病变,包括宫腔镜下检查,即使 EB 未能发现内膜增生,并且与内膜厚度无关。

8. 如果门诊不能进行手术检查,或者 TVUS、SIS 不确定,则需入院行麻醉下刮宫(D&C)

9. 手术室做 D&C 时,应同时进行宫腔镜检查,并备有可去除局部病变,如内膜息肉的工具。

10. 对已有的子宫内膜癌,宫腔镜不影响其长期与短期的预后。因此可以用于绝经后妇女的诊断,即使怀疑有恶变。

11. 仅仅特殊的使用 MHT 的出血妇女需要评估内膜。用药即可出现出血或淋漓不尽,与用药剂量、方案、配伍有关,个别与刚用药有关。

12. 在开始使用 MHT 前 6 个月之内,一般不需要常规评估使用连续 MHT 方案的出血或淋漓不尽的内膜,超过 6 个月,建议评估,但内膜增生或癌变的机会仍然很低。

13. 使用未对抗雌激素的妇女患内膜增生与癌变的风险高很多,需要适当的内膜评估。

14. 使用周期性雌孕激素治疗的女性可能会有不确定的孕激素撤退性出血,调整好孕激素剂量和使用时间后可以不进行内膜的评估。

15. 周期性使用孕激素,撤退性出血之外的出血为异常出血,需要适当的评估。

16. 可以将 EEC 的标准用于使用 MHT 相关出血的妇女,但假阳性的机会要大很多。

17. 对使用三苯氧胺的出血妇女建议首先考虑内膜活检,因为在这类患者中,TVUS 对内膜癌既不敏感也不特异。

18. 使用三苯氧胺进行内膜活检后,仍然持续出血的妇女,应采用 SIS 和宫腔镜检查,备治疗镜。

19. 使用三苯氧胺反复出血的妇女,如果内膜活检与宫腔结构是正常的,应每年重复 EB 一次。

20. 绝经后出血可以是宫颈管癌变的一个症状。因此,如果绝经后出血找不到内膜原因时,应当考虑适当的评估患者宫颈的方法,包括 TCT、阴道镜检查和宫颈管搔刮。

(田秦杰)

参考文献

1. 中华医学会妇产科学分会绝经学组. 绝经管理与绝经激素治疗中国指南(2018). 中华妇产科杂志, 2018, 53 (11): 729-739.

2. 田秦杰, 徐苓, 沈铿, 等. 黑升麻制剂治疗妇科恶性肿瘤术后绝经相关症状的初步研究. 生殖医学杂志, 2011, 20 (3): 167-172.

3. 绝经生殖泌尿综合征临床诊疗专家共识专家组. 绝经生殖泌尿综合征临床诊疗专家共识. 中华妇产科杂志, 2020, 55 (10): 659-666.

4. 中国抗癌协会肿瘤内分泌专业委员会. 乳腺癌内分泌辅助治疗相关子宫内膜病变管理指南 (2021 年版). 中国抗癌协会肿瘤内分泌专业委员会中国实用妇科与产科杂志, 2021, 37 (8): 815-820.

5. 中华医学会骨质疏松和骨矿盐疾病分会. 中国骨质疏松症流行病学调查及 "健康骨骼" 专项行动结果发布. 中华骨质疏松和骨矿盐疾病杂志, 2019, 12 (4): 317-318.

6. LI J, LUO M, TANG R, et al. Vasomotor symptoms in aging Chinese women: findings from a prospective cohort study. Climacteric, 2020, 23 (1): 46-52.

7. TANG R, LUO M, LI J, et al. Symptoms of anxiety and depression among Chinese women transitioning through menopause: findings from a prospective community-based cohort study. Fertil Steril, 2019, 112 (6): 1160-1171.

8. NUDY M, CHINCHILLI VM, FOY AJ. A systematic review and meta-regression analysis to examine the "timing hypothesis" of hormone replacement therapy on mortality, coronary heart disease, and stroke. Int J Cardiol Heart Vasc, 2019, 22: 123-131.

9. EL KHOUDARY SR, AGGARWAL B, BECKIE TM, et al. American Heart Association Prevention Science Committee of the Council on Epidemiology and Prevention, Council on Cardiovascular and Stroke Nursing. Menopause transition and cardiovascular disease 56 risk: implication for timing of early prevention: a scientific statement from the American Heart Association. Circulation, 2020, 142: e506-e532.

10. KILPI F, SOARES ALG, FRASER A, et al. Changes in six domains of cognitive function with reproductive and chronological ageing and sex hormones: a longitudinal study in 2411 UK mid-life women. BMC Womens Health, 2020, 20 (1): 177.

11. MAKI PM, SPRINGER G, ANASTOS K, et al. Cognitive changes during the menopausal transition: a longitudinal study in women with and without HIV. Menopause, 2021, 28 (4): 360-368.

12. WEBER MT, RUBIN LH, SCHROEDER R, et al. Cognitive profiles in perimenopause: hormonal and menopausal symptom correlates. Climacteric, 2021, 24 (4): 401-407.

13. MAKI PM, SPRINGER G, ANASTOS K, et al. Cognitive changes during the menopausal transition: a longitudinal study in women with and without HIV. Menopause, 2021,, 28 (4): 360-368.

14. MAKI PM, WU M, RUBIN LH, et al. Hot flashes are associated with altered brain function during a memory task. Menopause, 2020, 27: 269-277.

15. KOEBELE SV, MENNENGA SE, Poisson ML, et al. Characterizing the effects of tonic 17β-estradiol administration on spatial learning and memory in the follicle-deplete middle-aged female rat. Horm Behav, 2020,, 126: 104854.

16. The 2022 Hormone Therapy Position Statement of The North American Menopause Society Advisory Panel. The 2022 hormone therapy position statement of The North American Menopause Society. Menopause, 2022,, 29 (7): 767-794.

17. CHLEBOWSKI RT, ANDERSON GL, ARAGAKI AK, et al. Association of Menopausal Hormone Therapy With Breast Cancer Incidence and Mortality During Long-term Follow-up of the Women's Health Initiative Randomized Clinical Trials. Jama, 2020, 324 (4): 369-380.

18. MUNRO MG. Investigation of Women with Postmenopausal Uterine Bleeding; Clinical Practice Recommendations. The Permanente Journal, 2014, 18 (1): 55-70.

19. FAGIOLI R, VITAGLIANO A, CARUGNO J, et al. Hysteroscopy in postmenopause: from diagnosis to the management of intrauterine pathologies. Climacteric, 2020, 22 (4): 360-368.

20. The 2020 genitourinary syndrome of menopause position statement of The North American Menopause Society. Menopause, 2020, 27 (9): 976-992.

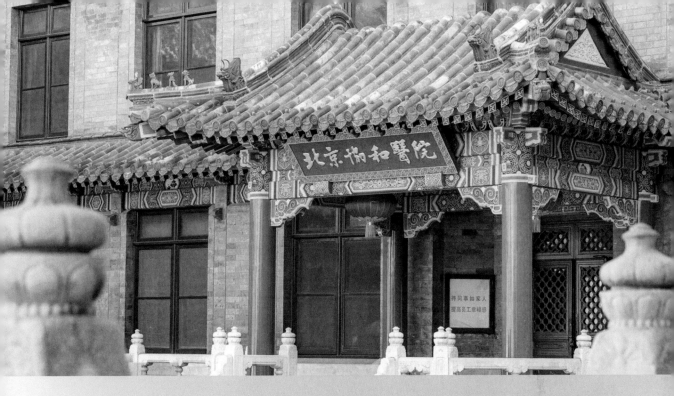

第二十二章

女性性功能障碍

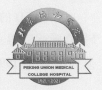

世界卫生组织(WHO)对性功能障碍(sexual dysfunction,SD)的定义是：个体(男人或女人)不能参与自己期望的多种方式的性行为。女性性功能障碍(female sexual dysfunction, FSD)是指女性个体不能参与她所期望的性行为、在性行为过程中不能或难以得到满足,并造成人际关系紧张,是一种与年龄相关、渐进性发展的严重影响女性生活质量的常见和多发疾病,日益引起人们的重视。早在远古时代的《内经》中就有"榆晓""阴萎病"的描述,以往也将其称为"女性性冷淡",但因每个名词的含义不确切且含有贬义,如今已经统一称为 FSD。

对于绝大多数家庭来说,和谐满意的性生活是健康生活方式的完整且不可分割部分。人群中的性问题广泛存在,与健康状况和社会心理因素相关,并可影响到与配偶的相互关系。发生在男性身体上的勃起功能障碍(erectile dysfunction,ED)影响到男性及其配偶的生活质量,研究者给予了大量的关注。但是有效治疗 ED,重新建立起男性满意的勃起,却并不一定能够重新建立与配偶满意的性关系,这是因为女性也可能存在性功能障碍,或者由于男性的 ED 带来了女性的性问题,并增加了人们对女性性功能和性功能障碍的研究热情。

FSD 虽然不是威胁生命的疾病,但可能会伴随女性一生,产生心理困扰并导致整体生活质量降低。社会观念和医学研究的进步,带动了性医学的发展,当然包括对女性的性问题探索的深入,相关的研究结果和新闻报道不断出现在医学刊物和新闻媒体,女性患者在与医生讨论性问题时也比以往更加自然和容易。Berman 等(2003)的调查结果显示,有性问题的妇女中有 42% 的人会寻求妇科医生帮助,而没有寻求帮助的女性中也有 54% 的人表示她们乐于接受帮助。

一些流行病学调查结果显示,成年女性中有 18%~76% 承认存在性功能障碍,但是却从来也没有引起她们的经治医生的注意。对女性的性功能障碍的研究起步较晚,研究较少,有待深入研究,并提倡多学科之间的通力合作。

第一节　女性性功能障碍的分类

对于性医学诊断和分类方法主要来自于两个最著名的疾病分类系统,包括疾病和统计的国际分类(International Classification of Diseases and Statistics,ICD)和精神疾病的诊断和统计手册(Diagnostic and Statistical Manual of Mental Disorders,DSM)。一直以来,为了更好地反映对疾病的现代科学认识以及更加准确地指导临床实践,国际上的学术团体组织多学科专家及性学专家对 FSD 的定义、含义、分类系统不断地进行解读和修订。

尽管 FSD 的分类方法较多,但基本上都是依据性反应周期来划分,均包括了性欲障碍、性唤起障碍、性高潮障碍和性交疼痛,其中以性欲障碍最为常见。比较普遍采用的分类标准包括 1990 年 WHO 的第十个国际疾病分类(International Classification of Diseases

10th Revision，ICD-10）、1998 年美国泌尿系统疾病基金会（American Foundation for Urologic Disease，AFUD）分类、1994 年美国精神病学协会的第 4 版《精神疾病障碍与统计手册》（*Diagnostic and Statistical Manual of Mental Disease Forth Edition*，*DSM-4*）分类、2013 年第 5 版《精神疾病障碍与统计手册》（*Diagnostic and Statistical Manual of Mental Disorders Fifth Edition*，*DSM-5*）分类。而 2019 年最新推出的 ICD-11 似乎备受推崇。2021 年，Parish 等在对第四届性医学国际咨询（International Consultation in Sexual Medicine，ICSM）、妇女性健康研究国际学会（International Society for the Study of Women's Sexual Health，ISSWSH）、世界性健康协会（The World Association of Sexual Health）以及世界卫生组织（World Health Organization，WHO）的相关信息和证据进行总结后，对 FSD 的诊断和分类达成了相关的共识，即 ICD-11 性功能障碍的诊断和分类是基于国际上对 FSD 的当代科学证据及临床实践确定的，可以作为临床试验的终点，并可以为治疗 FSD 提供特异的治疗结果。

一、FSD 分类的发展过程

对 FSD 的分类研究发展是一个曲折和复杂的过程，受到了各种各样的因素影响，包括文化、教育、地理、人种、信仰、科学进步等，而且是一个不断发展完善的过程。

1966 年，Masters 和 Johnson 首次将女性的性反应划分为连续的四个时期，即：兴奋期、平台期、高潮期和消退期。1979 年，Kaplan 认为性欲（sexual desire）是女性性反应的重要环节，提出女性性反应的三期模式，即：性欲期、性唤起期和高潮期。近年来，有学者提出女性的性活动通常并非开始于性欲，而是在性唤起后产生性欲，而后的性唤起与易感应型性欲共存并相互加强，最终达到高潮。

当今对 FSD 的分类正是基于上述对女性性反应的基本认识模式而完成。

1990 年，WHO 的 ICD-10 将 FSD 分为 7 类，包括性欲减退或缺失、性厌恶、生殖器反应缺失、性高潮障碍、非器质性阴道痉挛、非器质性性交疼痛、性欲亢进。

1994 年，第 4 版的美国 *DSM-4* 将 FSD 分为 4 类，即性欲障碍、性唤起障碍、性高潮障碍和性交疼痛；2003 年，对 *DSM-4* 进行修订后，将 FSD 分为 5 类，即性欲或性兴趣障碍、性唤起障碍（包括主观性性唤起障碍、生殖器性唤起障碍及联合性唤起障碍）、性高潮障碍、性交疼痛和阴道痉挛、持续性性唤起障碍。

1998 年，AFUD 的性功能健康教育委员会也提出了性欲、性唤起及性高潮的性功能三期模式，并建议使用新的 FSD 分类法，即心理性性欲障碍、器质性性欲障碍、性唤起障碍、性交痛、非接触性阴道痉挛和性高潮障碍。

2000 年，AFUD 再次提出了新的分类方法，将 FSD 分为心理性或器质性的性欲障碍、性唤起障碍、性高潮障碍和性交疼痛，并增加了非接触式性交痛。

2013 年，*DSM-5* 将 FSD 分为女性性兴趣 / 性唤起障碍（female sexual interest/arousal disorder，FSIAD）、女性性高潮障碍（female orgasmic disorder，FOD）、生殖器 - 盆腔疼痛 / 插入障碍（genito-pelvic pain/penetration disorder，GPPD）、物质或药物引起的性功能障碍四种类型。

DSM-5 分类的最大改变是将 *DSM-4* 修订版中性欲减退功能障碍（hypoactive sexual desire disorder，HSDD）和性唤起障碍（female sexual arousal disorder，FSAD）合并为一个新的类别，即 FSIAD。但是，Lee 等（2022）认为，这种合并是不妥当、不准确的，并将会对治疗这类障碍的有效性判断上带来不利。

2019 年首次推出，并在 2022 年开始应用的 ICD-11，将 FSD 分为 4 类，包括性欲低下障碍、性唤起功能障碍、性高潮障碍、性交疼痛疾患。Parish 等（2021）认为，性医学出现在 ICD-11 目录中非同小可，其重要性不言而喻，这是第一个包含与性健康相关的特殊章节。但是，作为一个全球使用的科学工具，ICD-11 分类标准完全使用和被接受，还需要数年时间。

总之，尽管对 FSD 的分类进行了广泛探索和不断完善，但是仍然没有实现完全的统一，不同的时期，不同的机构和学者，以及不同研究目的，使得各种分类方法广泛使用。广为接受的女性性功能障碍的基本分类包括：性欲障碍（包括性欲低下、性厌恶与性欲亢进）、性唤起障碍、性高潮障碍、性交痛性障碍（包括女性痛性交媾困难、阴道痉挛和非接触性性交痛）。每个患者可以仅表现出上述性功能障碍中的某一种，也可以同时具有多种障碍。该分类系统还可以将 FSD 区分为多个亚类，例如终身性的（lifelong）/ 获得性的（acquired）、普遍性的（generalized）/ 境遇性的（situational）、器质性的（organic）/ 精神心理性的（psychogenic）/ 混合性的（mixed）。尽管国际上出现过多种对女性性反应周期而进行的分类，但目前一般以 1998 年 AFUD 的分类为标准。

二、FSD 的基本分类方法

（一）性欲障碍

性欲障碍包括性欲低下（hypoactive sexual desire，HSD）和性欲亢进两种。

1. 性欲低下　　性欲低下（HSD）是指缺乏或减少对性生活的主观愿望，包括性梦和性幻想。Kaplan 将性欲低下定义为持续性、加重性地缺乏性欲，并成为夫妻一方或双方痛苦的根源。

性欲低下可以是独立的性问题，也可以继发于其他的性问题。性欲低下既可能是全面的并包容了所有形式的性表达，也可能是境遇性的和限于某个性伴侣或某种特定的性活动方式。个体通常不会主动发起性活动，只是在伴侣的发动之下才不情愿地参与性活动。即使是在性表达机会遭到剥夺时也没有挫折感，也缺乏寻求性刺激或减少挫折的机会。任何事物都有两面性，性欲低下实际上是反映了配偶双方在性需求方面的差异，一方的性欲低下可能反映出对方的过度需求，双方可能都在正常的性欲范围内，但却可能位于性欲高低的两个极端。部分患者仍然可以保持着对性刺激做出反应而获得充分的性兴奋和高潮的能力。

由于性格（温柔多情）和性功能（带有被动性）的特点，女性的性功能明显不同于男性。由于夫妇间存在着性欲的差别，部分夫妇间的性欲差别甚至可能会很大，如果夫妇双方对这种差异都能接受并很好地协调，对夫妻生活没有产生负面影响或内心冲突，这种差异就不会成为问题；如果夫妻一方或双方意识到因缺乏性欲而觉得生活中缺少了什么重要成分，并影响到夫妻关系时，性欲低下才成为问题或困扰，需要面对。

性欲低下可能是最常见的 FSD,常表现为性欲望减退和性厌恶,患者经常表现为对性的反应能力下降而拒绝与性伙伴的性接触,并导致显著的个人痛苦或人际关系困难,难以与他人建立稳定的性关系,且容易出现婚姻不满意和婚姻解体。

对于男性性欲低下目前尚无精确的量化标准,而对女性性欲的研究刚刚起步,尤其是性欲低下与否尚无明确的量化标准。马晓年等将性欲低下区分为 4 个等级:Ⅰ级:性欲较正常情况减弱,但可接受配偶的性要求;Ⅱ级:性欲本来正常,但在某一阶段后出现减退,或只在特定境遇下才出现性欲减退;Ⅲ级:性欲一贯低下,每月性活动不足 2 次,或虽然超过 2 次,但系在配偶压力之下的被动服从;Ⅳ级:性欲一贯低下,中断性生活 6 个月以上。

性欲低下的原因很多,主要包括精神心理因素、生理因素(内分泌功能紊乱等)、内外科疾病及化学药物等的影响,以心理因素为主。任何破坏女性激素内环境的因素,例如自然绝经、手术或药物诱发的绝经、内分泌疾病、营养过剩与过度肥胖、化学因素(某些降压药、镇静剂、酒精、嗜烟、大麻等)等,都可以导致女性的性欲低下。社会心理因素主要包括:错误的信念和信息(不了解阴蒂的作用及男女性反应差异)、对性的消极态度(认为性是肮脏、丑陋和淫秽的)、婚姻冲突(婚姻中非性部分的问题导致性不和谐)、心理冲突(心理困惑)、恶劣的生活方式(工作紧张而充满压力、分居、居住环境差、酗酒、嗜烟等)、缺乏性交流和性技巧贫乏、年龄老化等造成的不良心理因素等。

性厌恶(sexual aversion)是指持续地、反复地恐惧性生活,经常回避与异性发生性关系,并因此而造成个人的极大痛苦,是由精神心理问题引起的一类性功能障碍。主要原因包括身体曾经受到虐待或受性虐待以及儿童时期受到过性伤害,属于性欲低下的一个特殊类型或亚型。也有学者认为应该将性厌恶与性欲低下区别对待。根据严重程度,可将性厌恶区分为 4 个级别,即Ⅰ级:只发生在特定环境下,只是针对特定的人或特定的性活动方式;Ⅱ级:对性持强烈的反感态度,从无主动的性要求,但尚可被动接受;Ⅲ级:不仅从态度上,而且在行为上也极力排斥、回避任何性活动;Ⅳ级:不仅从态度上与行为上极力排斥,而且还会出现病态性的躯体反应,如恶心、呕吐、心悸、气短及周身冷汗等。

2. 性欲亢进(hypersexuality)　如果性欲始终保持特别旺盛状态,远超出正常水平,无论白天或黑夜均有性交要求,甚至每天多次有性交要求,而且对性交时间的要求也较长,否则性欲将不能得到满足,就是所谓的性欲亢进。性欲亢进者的性要求强烈,甚至为达到目的而表现为不分场合、不避亲疏的程度,其性兴奋表现为过多、过快、过剧,甚至通过拥抱、接吻、触摸等方式也能产生强烈的性高潮;如果达不到要求,则出现一系列不适症状,包括浑身难受、头昏、失眠、四肢无力、发呆等。

(二) 性唤起障碍

性唤起反应包括盆腔血管充血、阴道润滑和扩张、外生殖器肿胀。女性的性唤起障碍(female sexual arousal disorder,FSAD)是指女性持续性反复不能达到或维持足够的性兴奋,影响阴蒂充血膨胀和阴道分泌减少,并因此而造成极大的痛苦和人际关系的困难。性唤起障碍可以导致性交痛、性回避、婚姻或性关系障碍等。

女性的性唤起障碍可以划分为 4 个级别,即 I 级:女性在性活动中可以有正常的性生理反应,以往也有性快感,但目前性快感减退或在某些特定的境遇下性快感缺失,可有阴道润滑不足或反应较慢的表现;Ⅱ级:女性一直具有性快感中度缺失,经常有阴道润滑不足或反应过慢;Ⅲ级:过去曾具有正常的阴道润滑等性生理反应,但目前性兴奋反应缺失,阴道润滑不足或严重不足,常伴有性快感缺失;Ⅳ级:一直缺乏性兴奋期的性生理反应,阴道润滑不足或严重不足,性快感严重缺失。

性唤起障碍患者可能在主观上缺乏性兴奋,也可能在客观上缺乏阴道润滑、生殖器充血肿胀不够或其他的躯体反应缺乏,常由于性刺激不够所导致,以致性兴趣难以被唤起,不能产生性兴奋,并常伴有性欲低下和性高潮障碍。有些女性即使出现性高潮反应,也会宣称缺乏性快感和性满足。虽然这类患者也可能同时存在性高潮障碍等现象,但问题的关键是主要集中在性唤起和性兴趣上,有些人一经唤起,在适当的性刺激下可以顺利进入性高潮期;而性高潮障碍者的性兴奋很容易被唤起,也产生性兴奋,并能够达到平台期,但难以达到性高潮。因此有学者解释性唤起障碍时认为,这种女性在心理上缺乏对性爱的感受,生理上不能产生性兴奋反应,表现为阴道润滑液的缺乏或丧失、阴蒂和阴唇充血减少、阴蒂和阴唇敏感性降低、阴道平滑肌不能松弛而使阴道不能膨胀扩展,不能形成高潮平台。

性唤起障碍者的上述表现可能继发于心理因素,但多数患者存在解剖和病理学基础,如阴道与阴蒂的血流减少、手术等造成盆腔损伤或用药等。

(三) 性高潮障碍

1. 定义　女性性高潮障碍又称无性高潮(female orgasmic dysfunction,FOD; anorgasmia),是指患者在性生活过程中虽然已经达到兴奋期,但却持续或反复地出现难以达到性高潮、延迟达到性高潮、不能达到性高潮或缺乏欣快感的一种情形或状态。女性性高潮障碍患者的性高潮能力确实低于按她的年龄、性经验和她所接受性刺激应该达到的水平,患者往往仅有低水平的性快感,因此很少或很难达到性满足,并可影响体像、自尊或关系满意度,引起显著的痛苦和人际关系困难。性高潮障碍多数是终身性的,因为人类一旦获得性高潮之后很少会丢失这种能力,除非由于交流差、人际关系冲突、有性创伤经历或某些疾病及药物等。

2. 分类

(1)普遍性和境遇性:性高潮障碍可以区分为普遍性(generalized)和境遇性(situational)两类。前者是指患者在任何情形下都不能达到性高潮;后者则是在某种情形下可以达到性高潮,但换一种环境却不能达到性高潮。境遇性性高潮障碍患者往往存在性欲和性唤起障碍,主要包括以下三种情况:①性交时能达到性高潮,但自慰(masturbation,手淫)时不能达到性高潮,这种情况的患者很少寻求医疗帮助;②自慰(手淫)时能达到性高潮,但性交时不能达到性高潮,这种情况在临床上较常见;③随机性,即在自慰或性交时至少有一次性高潮,但出现的次数极少且患者本人的性需求极少。

(2)原发性和继发性:根据病因分类,性高潮障碍也可以区分为原发性和继发性两类,前者是指在性行为体验中从来没有过性高潮,多继发于精神创伤或性虐待,也可能是由于性知识的学习障碍而尚未识别或体验过性高潮;后者是指曾经有过一段时间享受过性高潮,以后即缺乏性高潮,不能以自己所推崇的方式达到性高潮,很可能与交流障碍或人际关系紧张有关,或是年龄或身体状况改变等所引起的性紧张度降低,也可能继发于疾病、药物、手术或损伤,医学或生理因素也是重要的促成因素。

3. 病情分级 根据高潮障碍的严重程度,性高潮障碍可区分为 4 个级别。

Ⅰ级:既往有过性高潮史,但目前性高潮缺失。

Ⅱ级:在足够强度和时间的有效刺激下,女性在性兴奋反应出现 20 分钟以上,但仍难出现性高潮,表现为性高潮延迟。

Ⅲ级:从未获得过性高潮,甚至于在具有性高潮障碍的同时还具有性欲低下、性唤起障碍和性感缺失,呈现全程性的性功能障碍。

Ⅳ级:从未获得过性高潮,并经过多种治疗方法仍然没有改善,属于难治性的性高潮障碍。

4. 影响因素 除了生理和病理因素外,女性的性高潮能力在很大程度上受到特定文化和性价值观念的影响,性高潮障碍者普遍缺乏必备的性经验,且难以与配偶或其他女性深入探讨性问题,通常都可能自发地抑制所有感知到的可能导致性高潮的美好感受,总是希望不付出努力地通过丈夫的行动带给自己性高潮(而这种努力恰恰是女性达到性高潮的必备条件),并因此而在无形中忽视或破坏了性反应周期向性高潮阶段的发展。因此,女性的性高潮障碍可以由器质性因素(破坏调节性高潮反射的脊髓中枢的退行性疾病和肿瘤、糖尿病、内分泌疾病、酗酒、药物等)、心理因素所引起,或由两者共同引起,主要原因还在于心理因素,生理因素的存在并不排除引起性功能障碍的心理和社会因素。研究发现,会阴切除、阴道切开和重建手术者易伴发性高潮障碍;但糖尿病、盆腔肿瘤等慢性疾病患者更容易损害性反应的唤起阶段,而性高潮能力却相对完整;盆腔肌肉强度一般不影响女性的高潮能力,阴道大小及阴道口的位置高低似乎与高潮能力无关。

(四) 性交痛性障碍

女性的生殖器性交痛(genital sexual pain,GSP),也叫做性交痛性障碍(sexual pain disorder,SPD),包括(女性痛性)交媾困难(dyspareunia/vaginismus)、阴道痉挛(vaginismus)和非接触式性交痛,是常见主诉,可以影响到各个年龄段人群,被严重低估且绝大多数没有接受过正规治疗。这种性功能障碍的基本特点是插入困难和盆底肌肉张力增强,如果以疼痛作为主要问题,则诊断为(女性痛性)交媾困难;如果以恐惧性地回避性交和肌肉不随意收缩为主要问题,则诊断为阴道痉挛,但是在临床实践中这两种情况常同时存在。性交痛性障碍都伴有精神心理因素,有原发性和继发性,又有普遍性和境遇性之分,还包括器质性和心理性同时存在的混合性障碍。交媾困难与阴道痉挛可互为因果并形成恶性循环。Fugl-Meyer KS(2013)学者认为,由于 GSP 的病因复杂,对其认知存在较大差异,其诊断和治疗应该采用综合的躯体 - 心理的多学科方法来完成。

1. 交媾困难

(1)定义:(女性痛性)交媾困难是在没有明显器质性疾病存在的情况下,持续反复出现的与性交有关的(会阴和下腹等部位)生殖器疼痛,可以区分为浅交痛和深交痛。前者是指阴茎刚插入阴道外口时就出现的疼痛,因此阴茎难以达到前庭及进入阴道,严重时出现性交不能,常见于前庭炎、阴道干燥和萎缩;后者则是指性交过程中和/或性交后出现的疼痛,可能继发于子宫内膜异位症、肛提肌群痉挛或其他原因。

(2)发病率:交媾困难是自发就诊的最常见的性功能障碍之一,但实际发生率还不清楚,主要在于一些女性的观念问题,她们宁愿忍受而不愿意主动就医。

(3)病因:引起交媾困难的原因既包括疾病因素,例如阴道外口瘢痕、阴道前庭炎、阴道萎缩或阴道感染、子宫内膜异位症、盆腔淤血综合征、便秘等,也包括生理性因素(卵泡发育、成熟与破裂等)和心理性因素(心理压力过大或夫妻关系紧张等),或者它们共同起作用。例如被强奸后的女性,既可造成阴道外口的撕裂伤,引起瘢痕组织外翻,又可造成严重的心理创伤。个别情况下的夫妻双方性器官发育不匹配也是造成交媾困难的原因。患者最初的疼痛经历可能会引起一系列后续问题,例如随后频发性交痛、回避性生活、夫妻感情不睦,甚至可产生其他类型的性功能障碍。

(4)症状分级:根据疼痛的范围和严重程度,可将交媾困难划分为4个级别:即Ⅰ级:性交时的不适感和疼痛轻微;Ⅱ级:性交插入或抽动时阴道的浅部疼痛;Ⅲ级:性交时阴道深部疼痛,或疼痛在性交结束后仍然持续存在;Ⅳ级:性交疼痛严重甚至性交不能进行,且性交疼痛的症状存在时间较持久。

2. 阴道痉挛

(1)定义:阴道痉挛是以持续反复出现的由试图插入阴道所诱发的阴道外口1/3处骨盆肌肉的不随意性痉挛为特征的心理生理综合征,又称性交恐怖综合征。年轻女性多见,尤其是具有消极性观念者和具有性虐待或性创伤历史者。引起肌肉群痉挛性收缩与性高潮过程中的节律性收缩截然不同,这种反应可能非常强烈,以至于阴茎不能插入而无法完成性交,即使勉强插入,也会造成女方出现强烈的疼痛,甚至连常规的妇科指诊也无法进行。阴道痉挛可见于从开始有性活动到老年阶段的任何年龄段妇女,发病率较高。

(2)症状分级:阴道痉挛可以区分为4个级别。

1)Ⅰ级:痉挛的发生仅限于会阴部肌肉和肛提肌群,或痉挛仅在特定的境遇下发生。

2)Ⅱ级:痉挛不仅限于会阴部,而且包括整个骨盆的肌群,或痉挛在多种境遇下均会发生。

3)Ⅲ级:臀部肌肉也发生不随意痉挛,整个臀部可不由自主地抬起,频繁发生痉挛,性交很难完成。

4)Ⅳ级:患者双腿内收并极力后撤整个躯体,甚至出现大喊大叫等惊恐反应,多是对伴侣或医生的靠近和预感所引发的原发性痉挛反应,性交往往从未完成过。阴道痉挛的发生与试图插入的方式无关,无论是配偶的阴茎,还是配偶的手指,或进行妇科检查时医生的手指,均可引起阴道的痉挛。

（3）病因：促成阴道痉挛发生的诸多不利因素包括，遭遇强奸、长期忍受性交痛或强烈的反性家庭环境。阴道痉挛是对强烈的恶性刺激的条件反射，这种反射一旦建立就会持续起作用，即使在最开始阶段的消极因素已经消除后，这种反射仍然存在。值得注意的是，女性不能随心所欲地产生这种反射，阴道痉挛是以自主的非随意的方式而发生的，而性反应（性欲、性快感或性高潮等）能力可能并未受到损害。这种性问题可能仅限于影响性关系的发展和维持现有性关系方面，例如新婚阶段的阴道痉挛可能造成婚姻失败和不育。

3. 非接触式性交痛　非接触式性交痛是指反复或经常出现非性交引起的刺激而导致的疼痛，主要是由于不良的精神心理因素和以往的不良性刺激相关，相关研究报道较少。

（五）绝经期性功能障碍

绝经期后的 50 岁以上的女性称为老年女性，卵巢功能衰退所引起的女性激素变化，可以引起阴道干燥，阴蒂和小阴唇色素沉着，大阴唇抬高变扁平，阴蒂容易受激惹而受伤，阴道黏膜上皮变薄使尿道与膀胱失去解剖上的垫护作用，经受不住较长时间的性交而使尿道与膀胱受激惹，可产生类似"新婚膀胱炎"的尿道不适和排尿异常症状，使性生活不协调，导致性唤起障碍，但性交的感觉一般不受损害。此外，绝经期 FSD 患者在达到性高潮时，阴道收缩次数可以有所减少、强度下降；发生子宫痉挛状态时，下腹部常可感觉到疼痛。

第二节　女性性功能障碍的流行病学

流行病学是研究人类疾病分布及其发病相关因素的学科，可将其区分为两大类，即描述流行病学和分析流行病学。描述流行病学通过对人群、地域、时间来描述疾病的发病率、患病率、死亡率及流行情况；分析流行病学则是寻找致病的危险因素，以用于指导对疾病的预防和治疗。对疾病的流行病学研究非常重要，尤其是对于 FSD 的研究，这不仅在于其发病率高、影响深远，更是由于其特点所决定，即与饮食、环境、生活方式、精神心理状态、宗教信仰、人际关系及社会进步程度均密切相关。

一、女性性功能障碍的发病率

尽管认为女性的性功能障碍是一个具有普遍性的健康问题，有关 FSD 的发病率方面仍然存在着一些矛盾结果，使得相关研究结果无法进行比较，这可能是由于性问题的敏感性，每个研究者所使用的评估系统或标准的不同，或对 FSD 定义的不同所致。Laumann 等（1999）的临床流行病学调查发现，女性性功能障碍的发病率很高，大约 43% 的妇女受到影响。根据年龄组的不同，FSD 可能影响到 22%~93% 的女性。根据美国的统计资料显示，约 30%~50% 的成年女子患有性功能障碍。据美国非临床来源的资料估计，18~59 岁女性中

FSD 的发生率为 27%~33%。Fisher 等(1999)报道,加拿大育龄(18~44 岁)妇女 39% 存在性欲问题。Goldmeier 等(1998)报道在泌尿生殖门诊患者中 FSD 的发生率约 20%。Addis 等(2006)随机选择 2 109 例 40~69 岁(平均 55.9 岁 ± 8 岁)女性进行问卷调查,结果发现多数中老年女性可以有满意的性生活,仅 33% 存在性问题。50~74 岁的美国女性中约有 970 万人主诉有阴道润滑度减少及性高潮缺乏。英国的 Mercer 等(2003)调查结果显示,在近 2 年内,有 53.8% 的妇女至少有一种以上且持续 1 个月以上的性功能障碍。Zheng 等(2020)调查 18~39 岁的青年女性性功能,认为半数(50.2%)的青年澳大利亚女性存在与个人压力相关的性问题,1/5 女性存在至少一种以上的 FSD。

国内早期的研究结果显示,FSD 的总发生率已经达到 70% 左右。Xin 等(2000)对国内 540 名 23~55 岁健康女性进行女性性功能简明指数(Brief Index of Sexual Function for Women,BISFW)评定,发现性生活不满意、达到性高潮困难、每月性交少于 2 次者分别为 55.5%、39.7% 和 31.8%。金宗兰等(2021)对中国 23 个省、4 个直辖市、2 个特别行政区和 5 个自治区 14 306 名 18~69 岁有性生活史的女性进行随机横断面调查,结果调查人群中 FSD 总发生率为 53.17%(7 606/14 306),其中性欲望障碍和性满意度障碍的发生率较高,分别为 46.17%(6 605/14 306)和 46.97%(6 720/14 306),认为中国 FSD 发病率较高,影响女性的生活质量及心理健康。焦伟等(2019)对上海地区女性医务工作者性功能障碍现况调查发现,FSD 的总体发生率为 63.7%,并且以性欲低下和性满意度低为主,各维度出现相关问题的比例依次为性欲低下 58.4%、性满意度低 58.2%、性唤起困难 52.5%、性高潮障碍 47.3%、阴道润滑困难 45.4%、性交疼痛 45.1%,分析其原因可能与年龄大小、学历高低以及是否处于围绝经期、夜班周期频繁及精神压力大有关。金凤羽等(2017)对北京及周边地区围绝经期女性性功能现状调查分析,FSD 的总体发病率为 84.1%,性欲障碍,性唤起障碍、阴道润滑、性高潮、性交痛和性满意度的发生率分别为 95.5%、69.8%、60.7%、66.9%、69.5% 和 69.2%,认为影响围绝经期女性性功能的主要因素有年龄、绝经、激素补充、经济水平和身体健康状况。

美国国立卫生研究院(NIH)的 Laumann 等(1999)发表的调查结果是被最广泛引用且具有权威性的,他们对 1 749 名女性和 1 410 名男性(18~59 岁)的性健康及生活质量评估的研究发现,女性较男性容易发生性功能障碍(分别是 43% 和 31%),其特点与年龄相关,呈现进行性发展态势,性欲低下最常见(51%),其次是性唤起障碍(33%)和性交痛(16%)。Oksuz 等(2006)对 518 例居住在土耳其首都(Ankara)的 18~55 岁女性进行女性性功能指数(Female Sexual Function Index,FSFI)问卷调查来筛查 FSD,根据 FSFI 总积分(<25)结果诊断 48.3% 存在 FSD,其中性欲问题占 48.3%,性唤起问题占 35.9%,润滑问题占 40.9%,高潮问题占 42.7%,满意度问题占 45.0%,性交疼痛问题占 42.9%,最重要的危险因素包括年龄、吸烟、饮食等生活方式的改变、更年期和婚姻状况。Rosen 等(1993)对来到健康中心接受检查的女性调查,发现有 14% 的人在半数以上的性生活中缺乏润滑作用,52% 的人偶尔存在性问题,例如在半数以上的性交中存在阴道干燥。Tavolia 等(2021)对 162 例接受妇科诊治的伊朗更年期女性的研究结果表明,46% 具有 FSD,而且在这些 FSD 妇女中具有较高的焦虑和抑郁发生率。

由于宗教和封建传统意识的影响,对女性的性功能障碍研究起步较晚且研究较少,远远落后于对男性性功能障碍的研究,现存的一些流行病学调查结果也可能对女性性功能障碍的实际发生情况有所低估。

二、女性性功能障碍的相关因素

根据美国健康和社会调查署的一项资料分析表明,女性性功能障碍通常与年龄、教育、生理、情绪和健康状况不佳等因素有关,同时也受到各种假性老化生理因素的影响。Nyunt等(2005)研究了 29 例性欲低下的更年期前(18~45 岁)女性,结果认为单纯具有性欲丧失的原因与夫妻关系问题、抑郁、心理因素、配偶性功能障碍等有关。Cayan 等(2004)的调查发现,老龄化、低下的教育程度、失业、慢性疾病和更年期是 FSD 发生的高危因素。Madbouly 等(2021)研究发现预测 FSD 的主要风险因素包括:年龄超过 40 岁,社会经济条件差,对性伙伴的性能力不满意。根据现有的资料认为,FSD 的危险因素主要包括年龄、性淫乱/性虐待/性传播疾病史、抑郁、低下的教育程度、身心愉悦状况、一般健康状态、生活方式和性经验。

(一) 年龄因素

年龄老化是 FDS 的首要危险因素,女性的性功能状态会随着年龄的逐渐老化而呈现衰退趋势,卵巢功能的衰竭和雌激素水平的急剧下降,与 FSD 密切相关。年龄因素在 FSD 研究中是必不可少的,年龄对各种类型的 SFD 的影响不尽相同,但是女性性功能开始减退的年龄并没有确切答案。

年龄是引起女性生理改变的主要生物学原因,随着老龄化和更年期的到来,血清雌激素和雄激素水平下降,器官功能逐渐减退(盆底肌肉收缩力降低、神经传导速度减慢、血管弹性降低)、腺体分泌不足、性敏感度下降,绝大多数妇女将经历不同程度的性功能变化,主要表现为:性欲缺乏、性活动频度减少、阴道润滑不足与性交痛、性反应性降低、性高潮困难等。普遍认为,女性年龄>40 岁后容易发生阴道润滑和性高潮障碍,年龄>50 岁后性交痛发生率增加。Avis 等(2000)发现,更年期可能仅与性欲低下有关,而不会造成其他方面的性功能改变。Oksuz 等(2006)对 518 例 18~55 岁女性进行 FSFI 问卷调查,其中 18~30 岁女性的 FSD发生率 41%,31~45 岁女性的 FSD 发生率 53.1%,46~55 岁女性的 FSD 发生率 67.9%,更年期是其危险因素之一(OR 1.7,95% CI: 2.7~10.2)。但 Laumann 等(1999)的调查结果提示,年龄偏小(18~39 岁)者也存在 FSD 的高发情况。此外,老年人更容易罹患许多慢性疾病,从而造成整体健康状况下降,也对性功能产生显著的不良影响。因此,Ceagarcia 等(2021)建议妇产科医生应该在日常门诊工作中与患者讨论其性问题,尤其是对于老年人和绝经期妇女,此外还应该加强妇产科医生对 FSD 诊断和治疗方面的训练。

(二) 局部与整体健康和情感状况

女性躯体的整体健康状况不佳者,可因女性更年期、体质虚弱、疼痛、疾病、关心存活、体像（body image）问题、不育等而对性欲有不良的影响，并为多个调查结果所证实。

1. **女性更年期**　绝经是老龄化的一个显著特征，绝经对女性性功能的影响是渐进性的，可能会因为性反应能力下降、性交频度减少、阴道润滑不足、性交痛等而影响性功能，但其对女性性功能的确切影响尚无定论。一些疾病和手术不仅会引起女性性反应能力的生理基础改变，同时也会带来焦虑、紧张、抑郁以及在性活动中的不自信，进而可以对性功能造成不利影响。

叶俊彤等（2021）的调查结果发现，年龄、绝经和抑郁情绪是 FSD 的重要影响因素，在 841 例经产妇女中，女性盆底功能障碍（PFD）有 603 例（71.4%），FSD 有 518 例（61.6%）；其中性欲障碍 285 例（33.9%）、性交痛 292 例（34.7%）、性唤起障碍 137 例（16.3%）、性高潮障碍 190 例（22.6%）；PFD 患者中 FSD 有 397 例（65.8%），并因此认为 PFD 患者有较高的 FSD 患病率，慢性盆腔痛与 FSD 密切相关。李致远等（2021）调查甘肃省 6 个地区 25 个社区村镇的 5 870 名女性，认为 FSD 的危险因素为年龄>45 岁、绝经。

2. **疾病及健康状况不佳者**　Addis 等（2006）的调查结果认为，健康状况不佳者 FSD 多发；Halle-ekane 等（2021）也发现，健康状况不佳是女方发生 FSD 的独立危险因素。

黄青会等（2017）证明，糖尿病 FSD 的发生率较高，年龄、BMI、HbA1c 是其主要危险因素。由于糖尿病所引发的神经病变和使用胰岛素类型的不同，Zamponi 等（2020）强调指出 1 型糖尿病妇女的 FSD（36.4%）显著高于健康对照组（5.2%）。

Lin 等（2022）证明，FSD 发病率达到 43.7%，且与妇科肿瘤生存患者的抑郁有关，最常见的性欲下降和性唤起障碍，而子宫内膜癌存活的患者，在有效的治疗后，发生 FSD 的概率较低。Dandamrongrak 等（2021）报道了在泰国女性妇产科肿瘤存活者中有较高的 FSD 发生率，达到 89.6%。

Loh 等（2020）的系统综述和荟萃分析证明，多囊卵巢综合征患者发生 FSD 的风险（35%）显著高于一般人群（29.6%），尽管总的 FSFI 评分并没有显著差异，但是女性多囊卵巢综合征患者更容易发生性交困难和缺乏性快感。Tian（2021）等采用中国版本的女性性功能指数（FSFI）评估中国女性多囊卵巢综合征（polycystic ovary syndrome，PCOS）患者的性功能，结果发现 PCOS 与发生 FDS 的较高风险相关，本组的 1 000 例患者中有 80% 与其相关。

Walton 等（2021）综述了外伤性骨盆骨折对 FSD 的影响，认为尽管外伤性骨盆骨折发生率低，但是多发生于青年女性，对 FSD 具有较大的影响，而且容易被医生所忽视，应该给予关注，并需要多学科协作。

Ricoy-Cano 等（2022）荟萃分析了女性纤维性肌痛综合征（fibromyalgia syndrome，FMS）患者的性功能状况，认为 FMS 患者的 FSD 及其他的性问题非常严重，主要表现在性交痛发生率较高，性欲望和性满意度较低。

3. **肥胖**　Coelho 等（2021）发现肥胖是 FSD 的危险因素。ASCI 等（2021）发现，较高的内脏脂肪含量指数（visceral adiposity index，VAI）与 FSD 的亚组评分过低有关。Nazarpours 等（2021）研究 231 例更年期女性（平均年龄 52.53 岁 ± 5.32 岁）的 5 年内的性功能问题，发现更年期的生理改变导致的体像变化，尤其是那些不愉快的体像改变会对女性的性功能产生显著的不良影响,应该纳入到对更年期女性心理健康的监测和随访中。Faubion 等(2020)对 6 688 例因更年期相关性健康问题前来诊所咨询的女性展开研究,发现超重及过度肥胖与性活动减少有关,女性的 FSFI 评分低,表现在多个变量上,包括性唤起、润滑、满意度、高潮、疼痛、较高程度的性压抑,但是经过多变量分析发现,这些一般是由其他因素介导的,包括年龄、教育水平、育龄期、药物滥用、情绪障碍,这些因素均可以影响女性的体重和性功能。

4. 焦虑和抑郁　Coelho 等(2021)发现抑郁是 FSD 的危险因素。Bhambhavni(2021)调查在新冠感染流行期间美国女性吸食大麻者的性功能情况,发现这部分人群发生 FSD 的概率增高,是与焦虑和抑郁症状相关的。Reddy 等(2020)对 135 例抑郁症患者及 135 例健康对照研究发现,临床上的抑郁症患者的性功能障碍的发生率是比较普遍的,采用亚利桑那性经验(Arizona Sexual Experiences,ASEX)评分分析达到 46.66%,而健康对照组仅为 8.89%;采用 FSFI 评分分析达到 40%,而健康对照组仅为 11%。

5. 与性伴侣的关系　虽然 FSD 对男性伴侣的性功能是否产生一定的不良影响,两者间还缺乏牢固的关联和大样本资料证实,但是两者之间的性功能肯定是会彼此影响的。Chew (2021)等在纳入 26 项研究的荟萃分析中发现,女性 FSD 患者中的男性伴侣发生性功能障碍的风险增加 3 倍。Khalesi 等(2020)发现 FSFI 的各个亚类评分较低的更加容易损害伴侣的性满意度和整体满意度。不育症也会导致 FSD,Wang 等(2022)调查结果表明,在不育夫妻中,FSD 的发生率(58.6%)显著高于已经生育组(50.3%),并强调同时关注不育夫妻中的男性性功能障碍问题,两者的性功能障碍发生率具有相关性。

(三) 生活与饮食习惯

长期大量的吸烟和饮酒对性功能有一定的负面影响。

研究发现,女性酒精中毒者约 30%~40% 存在性兴奋困难。

Oksuz 等(2006)的问卷调查证明,吸烟(*OR* 2.4,95% *CI*: 6.8~18.1)和饮食(*OR* 1.2,95% *CI*: 1.9~5.5)是 FSD 的危险因素。Ju 等(2021)的研究发现,主动吸烟是 FSD 的高危因素,而且被动吸烟也对女性的性功能有不利影响,在中国女性吸烟还是比较少见的,但是丈夫吸烟的影响不可小觑。只有 Cayan 等(2004)的调查没有发现吸烟对 FSD 的发生有不良影响。

(四) 文化教育程度

女性受教育程度是衡量其发展和社会参与力的基础,是评价女性社会和经济地位的重要标志。文化和教育水平明显决定女性对相关知识的接受程度和性问题的观念。同时,文化教育程度还决定患者在选择治疗手段过程中主动参与决策的能力以及疾病的预后。

目前多数的流行病学调查结果发现,女性的受教育程度越高,FSD 的发生率越低。李致远等(2021)调查甘肃省 5 870 名女性,认为高中及以上的受教育程度是保护因素。Laumann 等(1999)的调查结果就提示教育程度差者容易发生 FSD,这与 Halle-ekane 等(2021)的结论一致。但 Addis 等(2006)的调查结果发现 FSD 多发生在具有大学和大学以上学历者。Echeverry 等(2010)调查结果发现,接受初中教育的女性发生 FSD 的危险性是接受大学以上教育女性的 2.9 倍,这可能与接受高等教育的女性更加注重性意识和性权利,更加能够勇于表达自己的诉求和不满。

(五) 社会经济状况

FSD 是一个复杂的问题,涉及生物 - 心理 - 社会因素,而社会经济状况(socioeconomic status,SES)必然会在一定程度上影响到 FSD 的发生和发展。Kim(2022)从美国国家具有代表性的数据库(National Health and Nutrition Examination Survey)中获得了 2007—2016 年期间的 20~59 岁女性经济信息和性相关资料,结果发现具有较低性活动频度的 FSD 妇女与较为低下的 SES 相关。Reda 等(2020)对埃及妇女性功能的研究结果发现,教育程度低下的患有严重哮喘的无业女性的生活质量低下,且 FSD 发生率较高。

(六) 婚姻生育状况

Cayan 等(2004)的调查未能发现婚姻状况对 FSD 的发生有不良影响,但是 Oksuz 等(2006)的问卷调查证明,婚姻状况(OR 0.8,95% CI: 1.5~3.2)是 FSD 的危险因素,Laumann 等(1999)的调查结果也证实成年未婚女性的 FSD 较多。Fisher 等(1999)报道加拿大育龄(18~44 岁)妇女中已婚者和未婚者性欲问题发生率分别为 21% 和 53%。

Cayan(2004)等认为,多子女是 FSD 发生的主要危险因素。李致远等(2021)调查甘肃省 5 870 名女性,认为分娩次数 ≥3 次是 FSD 的危险因素。在有效避孕措施问世以前,女性的精力主要被多次生育、抚养子女、处理繁杂家务等占据,女性还会因为害怕妊娠而减少性交频度。

口服避孕药及宫内节育器等避孕措施可以让女性对生育具有自主权、减少孕产数量、降低 FSD 的发生,有效避孕成为 FSD 的保护因素(Ishak IH,2010),并可以降低女性性欲障碍的发生。Oindi 等(2019)的研究却没有发现生育状态与 FSD 发生率的关联,低生育力类型也与性功能障碍无关(不育组的 FSD 发生率为 31.2%,正常生育组为 22.6%,两组间无显著性差异),而采取激素避孕者却容易发生 FSD。

(七) 以往的不良性经历

Halle-ekane 等(2021)发现,有过性侵史是女方发生 FSD 的独立危险因素。Figueira 等(2021)的研究也发现,遭遇性侵害和性暴力的女性容易发生 FSD,与那些未遭遇性侵害者相比,遭遇性侵害和性暴力的女性,其性驱动力低下(39.6% vs. 52.3%)、性唤起减少(48.8% vs. 61.3%)、性伴侣发生外遇的比例高(19.0% vs. 9.25%)。

(八) 配偶性能力及两性关系的影响

男性配偶是否患有性功能障碍对 FSD 的发生有重要影响。许多丈夫有 ED 的女性伴侣主诉有某种形式的性功能障碍,主要表现为高潮障碍和性欲低下,并导致性满意度下降(Jiann BP,2009)。Safarinejad(2006)的调查发现,女性认为自己出现 FSD 的原因依次为性伴侣技巧问题(87%)、性伴侣的性功能障碍(82%)、两性关系不和睦(72.3%)、个人躯体疾病(66.4%)、对个人身体和性敏感地带知识的缺乏(49.3%)、生殖系统和妇科疾病(42.6%)。Greenstein 等(2006)分析了男性伴侣有 ED 的 113 例女性的性功能状态,结果发现 51 例(45%)女性自认为性功能状态良好,而其他的 62 例(55%)女性均有不同程度和种类的符合国际诊断标准的性功能障碍,其中 40 例(40/62,65%)同时有多种性功能障碍,包括 35 例(56%)性欲低下、23 例(37%)性唤起障碍、39 例(63%)性高潮障碍、19 例(31%)交媾困难、3 例(5%)阴道痉挛,未见到主诉为性厌恶和非接触性性交痛病例。因此,要想获得治疗 FSD 的满意结果,应该将男性与女性的性功能障碍作为一个整体来评价和治疗,并且最好在同一个性医学诊室内完成。

女性更容易把性与情感联系在一起,良好稳定的两性关系与女性的性健康密切相关。亲密融洽的两性关系是女性性功能的保护因素,而两性关系不和睦、常常有矛盾和冲突、相互之间缺乏信任和亲密行为,都显著地影响女性的性反应,甚至超过了激素水平变化和年龄等的生理因素。在性生活过程中,男性伴侣的负面情绪会造成女性的苦恼,这个作用远远超过了女性自身的性反应,女性与配偶在日常生活和性生活中的情感亲密程度是 FSD 的强有力的预测因素。

(九) 其他

不同种族之间 FSD 的发生率不同,认为与文化背景有关。亚洲文化中对性比较传统和保守,并将性与生育紧密挂钩,因此中国女性的性欲障碍和性交痛的发生率远远高于西方的白人女性。职业因素也值得关注,Safdar 等(2019)对新加坡的 18~70 岁的 330 名健康工作者进行问卷联合调查,FSD 的发生率达到 56.0%,但是发现护士发生 FSD 的风险性较少。

第三节　女性性功能障碍的病因与发病机制

随着对男性的性功能和勃起功能障碍(ED)研究的不断深入,尤其是在分子生物学机制上的探索,也推动了对 FSD 的研究。初步结果显示:女性性器官的解剖结构及生理反应机制类似于男性,阴蒂勃起过程与男性阴茎勃起相似,但 FSD 的发病机制较男性更为复杂。

一、女性性功能的调节

目前对女性性功能的研究已经取得了一定的进展,认为女性性功能的调节涉及中枢和外周神经系统以及众多的神经递质,任何改变女性精神状态、神经传导、生殖系统血流、血管反应性及性激素水平的疾病或药物都可以影响女性的性功能,并导致性功能异常,主要表现为性功能低下,极少数人表现为性欲亢进。但是具体的病理生理学及分子生物学调节机制还不完全清楚。普遍认为,调节女性性反应的中枢神经内分泌机制是一个兴奋和抑制因素相互平衡的动态过程,参与该过程的多种因素在维持平衡中起到关键作用,其中雌激素、盆底肌肉功能和关节活动度至关重要。

女性的性兴奋反应表现为阴蒂勃起,阴道充血,滑液分泌,阴道、会阴、盆底肌肉节律性收缩或不随意痉挛性收缩,其中阴蒂勃起是女性性反应的重要标志。阴蒂含有丰富的神经末梢,对触摸和挤压感觉敏感,是女性重要的性感受体和性传感器,足够的性刺激能引起阴蒂勃起和性高潮,是一个由生物因子及激素调控神经血管的生物活动,而阴蒂的勃起功能障碍可能导致女性的性兴奋障碍。阴蒂的勃起与男性阴茎勃起十分相似,不同点在于阴蒂缺乏白膜下层及静脉丛,不能像阴茎海绵体窦那样压迫白膜下静脉丛使其回流受阻,因而阴蒂的勃起不如阴茎坚硬。

(一) 神经调节

1. 全身调节 女性的性调控中枢主要集中在下丘脑,最低级中枢则在 S_{2-4} 段侧角。大脑皮质的边缘系统,如海马缘是管理性功能的高级中枢,内分泌和自主神经中枢,也是促性腺激素释放激素产生的部位,均与性欲和性唤起有关。在性刺激下,这些部位兴奋后的电信号经交感神经的腹下丛(L_{1-3})和副交感神经的盆腔丛(S_{2-4})和体神经的阴部神经传导到生殖器官,可以直接(或通过神经递质)引起阴蒂的动脉扩张、海绵体平滑肌松弛和海绵体窦扩张,阴蒂动脉血流灌注增加并勃起,阴道的长度和宽度扩展,便于性交。动物实验证明,破坏下丘脑前 1/3 区域,则动物将失去性交行为。

2. 局部调节 对阴蒂勃起组织和阴道平滑肌局部调节机制的研究,主要集中在神经递质方面,其中比较有代表性的递质是一氧化氮(nitric oxide,NO),NO- 环磷酸鸟苷(cGMP)(NO-cGMP)信号通路在阴蒂的勃起过程中发挥着重要的调控作用。免疫组织化学研究发现,人阴道组织神经纤维含有神经肽 Y(neuropeptide Y,NPY)、血管活性肠肽(vasoactive intestinal peptide,VIP)、一氧化氮合酶(nitric oxide synthase,NOS)、降钙素基因相关肽(calcitonin gene-related peptide,CGRP)和 P 物质等递质,均参与了阴道松弛和分泌过程的调控。

(1)非肾上腺素能 / 非胆碱能神经递质:众多的研究结果表明:非肾上腺素能 / 非胆碱能(non-adrenergic non-cholinergic,NANC)神经可调节阴蒂和阴道平滑肌的松弛,功能性的 NO-cGMP 通路参与女性性反应中的生理机制;而具有与 NO 类似功能的其他 NANC 神经递质,如血管活性肠肽(VIP)也存在于人阴道组织内,进一步证明 NANC 神经参与了阴蒂和阴道平滑肌舒张的调节。

大量的实验依据证明:性刺激时,阴蒂海绵体内副交感神经、NANC 神经末梢及内皮细胞内的 NOS 催化 NANC 的 NO 的合成与释放,并刺激三磷酸鸟苷(guanosine triphosphate,GTP)转化为 cGMP,cGMP 的增加与蓄积可作为第二信使,导致细胞内的钙离子浓度下降,使阴蒂海绵体平滑肌松弛。NO 供体硝普钠和左旋精氨酸具有增强离体的兔阴蒂海绵体平滑肌的松弛作用,但被 NOS 抑制剂左旋硝基精氨酸所抑制。这一理论模式为 PDE-5 抑制剂西地那非治疗 FSD 提供了依据。

磷酸二酯酶(phosphodiesterase,PDEs)是水解环核苷酸(cAMP 和 cGMP)的酶家族,在调节第二信使信号转导通路中起关键作用。PDEs 对 cAMP 和 cGMP 具有不同的特异性,在体内的不同部位作用也不同。近年来,在对阴道及阴蒂平滑肌张力和血管平滑肌松弛神经调节的研究中发现,硝基氧化物供体(硝基铁氰酸及 L- 精氨酸)可以松弛兔海绵体平滑肌。研究证实,人阴道内组织及阴蒂海绵体平滑肌组织中均有 5 型磷酸二酯酶(phosphodiesterase 5,PDE-5)的分布和表达,而 PDE-5 能够降解环鸟苷酸(cGMP),其作用可被 PDE-5 的特异性抑制剂西地那非(sidenafil,PDE-5 抑制剂)抑制,它抑制该酶 50% 活性的浓度为 3.9nmol/L,明显低于抑制其他 PDE 所需要的活性浓度。西地那非可在体外诱发雌兔阴蒂和阴道平滑肌的松弛,作用呈剂量依赖性,同时可刺激体外培养的阴蒂和阴道平滑肌细胞内 cGMP 表达,在器官池(organ bath)中可使兔阴蒂平滑肌松弛,提示 NO 是一个潜在的阴蒂海绵体和阴道壁平滑肌阻抗的启动物,但是它对松弛 NANC 神经受体的作用尚不清楚。

内生的血管活性肠肽(VIP)作为 NANC 递质,在阴蒂及阴道平滑肌松弛反应中具有重要作用。研究发现,阴蒂及阴道组织中含有的 VIP 可引起血管及非血管平滑肌松弛、增加盆腔及阴道的血流、改善阴道的分泌及润滑作用。体外实验证明,VIP 可产生类似 NO 的松弛作用,诱发阴蒂和阴道平滑肌松弛,并具有剂量依赖特点。

(2)肾上腺素能 α_1 和 α_2 受体:人阴蒂和阴道平滑肌细胞内均存在 α_1a- 和 α_2a- 肾上腺素能受体。动物实验证明,外源性去甲肾上腺素(α_1 和 α_2 受体激动剂)对阴道平滑肌具有剂量依赖性收缩作用,而选择性 α_1- 和 α_2- 受体拮抗剂却能抑制平滑肌的收缩作用,表明 α- 肾上腺素能递质在女性的性唤起反应中也起一定的生理作用。

(3)多巴胺:多巴胺(dopamine,DA)是中枢神经系统中重要的神经递质,通过多巴胺受体(dopamine receptor,DR)、阿片样肽受体的介导,在尾状核、豆核、伏隔核区黑质及边缘系统中发挥生理作用,例如性爱的需求满足的驱动。DA 在性中枢中的分布广泛,但主要集中在下丘脑,较低级的中枢则在 $S_{2\sim4}$ 段侧角。当主要性欲中枢(丘脑下前内侧区)的 DA 能神经元兴奋时,便会产生性欲。弓状核、前室周核、黑质的 DA 能神经元兴奋,可引起结节漏斗区肽能内分泌神经元释放大量的促性腺激素释放激素(gonadotropin-releasing hormone,GnRH),并经垂体门脉到腺垂体嗜碱细胞释放黄体生成素(luteotropic hormone,LH)、卵泡刺激素(follicle-stimulating hormone,FSH),致使雌二醇(estradiol,E_2)、孕酮(progesterone,P)水平增高。阿朴吗啡是 DA 受体(D1 和 D2)激动剂,使用后可明显提高人的性欲。

(4)P 物质:P 物质广泛分布在外周和中枢神经系统中,可调节垂体内的 LH、促甲状腺激素(thyrotropic-stimulating hormone,TSH)、催乳素(prolactin,PRL)、生长激素(growth hormone,GH)的分泌及下丘脑内促黄体生成激素释放激素(luteinizing hormone-releasing hormone,LHRH)、促甲状腺素释放激素(thyrotropic releasing hormone,TRH)、促生长激素(somatotrophin,SOM)的分泌。研究发现,P 物质对卵巢的孕酮和雌激素生成具有明显的抑制作用,而雌性大鼠使用 P 物质抗血清可刺激促性腺激素的释放。因此,P 物质可能作为一种抑制性调节肽在大鼠的不同动情周期中调节下丘脑促性腺激素释放激素(GnRH)或垂体 LH

的分泌,从而调节大鼠在正常性周期中的性激素水平和生殖功能。

(5) 神经肽 Y:神经肽 Y(NPY)广泛分布于中枢神经系统,在下丘脑-垂体-卵巢轴中,并在子宫体、子宫颈和阴道等部位分布较多,在子宫角和卵巢分布中等,生殖管道内 NPY 阳性纤维呈串珠状弯曲走行。体外研究表明:NPY 可促进 GnRH-LH 峰的产生。L-精氨酸可促进 NPY 和 GnRH 释放,形成 NO→NPY→GnRH 的关系,而 NPY 反义寡核苷酸可抑制 L-精氨酸介导的 GnRH-LH 峰。NPY 不仅在紧张性 GnRH 脉冲式释放中起作用,对发情前期 GnRH 峰也有作用,NPY 能促进生殖期内的甾类激素对 GnRH 分泌作用,因此在 NPY 和雌激素之间可能存在正反馈关系。

(二) 内分泌调节

1. 雌激素与孕激素 尽管雌激素在维持女性性功能中的作用还存在争议,但普遍认为雌激素(尤其是雌二醇)对女性的性功能具有重要的调节作用,可以维持女性的性反应,防止盆腔动脉出现粥样硬化等。雌二醇(E_2)水平影响中枢及周围神经细胞的功能及神经信号转导,例如阴道的一氧化氮合酶(NOS)可受雌激素的调控,老年及手术去势可以使雌鼠阴道 NO 水平降低,阴道壁纤维化增加,而补充雌激素则增加 NOS 表达,恢复阴道黏膜功能,减少细胞凋亡。雌激素可降低阴部神经区域的感觉阈值,实验动物体内注入 E_2 后,鼠阴部神经分布区域的触觉受体增加。切除卵巢的动物和人,在性欲降低的同时,各级性中枢兴奋性降低,外生殖器感觉迟钝、神经末梢萎缩或消失。给绝经后女性补充雌激素可恢复阴蒂及阴道的功能特性,并接近于绝经期前的水平。此外,雌激素可通过血管松弛作用,来改善阴道、阴蒂和尿道的动脉供血。

大脑、脊髓相关部位,尤其是下丘脑有 E_2 与孕酮(P)的受体存在,E_2 与 P 可增加大脑和脊髓内性中枢的兴奋性,促进脑功能发育,促进女性会阴、外生殖器神经末梢的发育和敏感性。值得注意的是,尽管 E_2 与 P 是保持女性基本性欲所必需的性激素,但是两者处在正常水平时,大量给予 E_2 及 P 并不能立即出现性欲亢进,可见人类的性欲主要为心理性。

2. 雄激素 女性合成雄激素的 25% 来自卵巢、25% 来自肾上腺、其他的 50% 来自外周组织。雄激素在 FSD 中的调节作用是独立影响因素,还是与雌激素发挥协同作用,目前尚不清楚。尽管更年期后的女性卵巢仍然可以分泌雄激素,但从 30 岁~更年期阶段的女性睾酮水平逐渐降低,更年期女性的睾酮水平仅相当于 30~40 岁时期的 1/2,而雌激素的缺乏进一步加剧了睾酮的缺乏。因此,更年期后的女性比更年期前的女性更容易被诊断为雄激素不足(androgen insufficiency),而且雄激素补充治疗的资料也多源于更年期后的人群。

雄激素能增强阴道近端 NOS 活性,减弱精氨酸酶活性;使电刺激阈值降低和加强血管活性肠肽(VIP)引起的阴道平滑肌松弛反应。因此,女性的性欲、性唤起、生殖道感觉及性高潮与血清睾酮水平密切相关,近年来还提出了女性雄激素不足综合征(androgen insufficiency syndrome in women)的概念,足见雄激素对女性的性功能具有重要的调节作用。但是,至今还没有建立女性性功能相关的雄激素水平正常范围,许多测量手段的不敏感也妨碍了对雄激素的相关研究,还需要进行更多高质量的研究为临床提供可靠依据。

(三) 其他调节

雌鼠注入 GnRH 可提高性欲、排卵并引起交媾动作；而毁坏丘脑下的 GnRH 神经元，则性欲丧失、卵巢萎缩。前列腺素 E_2(PGE_2)注入可引起雌性动物出现臀部抬高等交媾动作，DA 注入侧脑室引起动物的性欲亢进，5-羟色胺(5-hydroxytryptamine，5-HT)注入则起抑制作用。P2Y2 受体在阴道和宫颈组织中有表达，P2Y2 受体激动剂可增加雌激素缺乏时阴道的湿润度。

二、女性性功能低下的常见病因与发病机制

完美的性生活依赖于良好的情绪、与性伴侣的关系亲密、高水平的生活质量和身体健康，而对各个环节产生不良影响的各种因素均可对女性性功能造成不良影响。因此，女性FSD 的病因比较复杂，包括器质性和心理性两方面因素，常常同时存在多种因素或异常，甚至可以同时在起作用，例如性欲低下就可能同时涉及多种生理、病理、心理和社会因素，包括精神状态不能放松、婚姻关系差、缺少亲密感情等。任何干扰或阻断女性性反应过程的因素均可引起 FSD，主要包括血管因素、神经因素、内分泌因素、精神心理因素和药物等。医生应该在充分检查明确病因后，分清主次，采取有针对性的综合治疗措施，才能获得满意的治疗效果。

(一) 心理和社会因素

认知模式经常与心理问题相关，但是在有关性问题方面的研究尚少见。女性的心理状况明白无误地反映出其所接受的教育和训练，而女性的性观念、性行为等都受到心理和社会的双重影响，是从儿童期起形成的性观念的翻版。因此，对于 FSD 来说，无论是否存在器质性因素，心理和社会因素始终起着决定性的作用，性观念、情感及心理失调是 FSD 的主要原因，并且较男性 ED 表现得更加突出，这一点已经被广泛认同。因此，情绪以及与配偶关系的问题明显会影响女性的性唤起能力。有关自尊问题、身体形象与生殖器官发育异常问题以及与配偶关系问题，均可以影响女性的性反应。Oliveira 等(2013)评估了早期不恰当的模式对性功能的不良影响，结果发现 FSD 患者存在明显的早期的不恰当应对模式，包括自主性与表现能力受到损害、过于依赖或功能不全、容易受伤害和危险。此外，对于不良的性事件反应方面，FSD 患者在功能不全、自我贬低以及孤独寂寞方面的问题较多。

亲昵行为是女性性反应的强大驱动力。女性通常初期的性感觉可以加强情感的密切，这将作为强烈的刺激来驱动性欲，进而因需要增进亲密感而乐于提高性唤起。因此，缺乏亲昵行为可能是 FSD 的原因之一。

此外，抑郁及其他的心理障碍(压抑、强迫观念、行动紊乱、焦虑等)也与女性的性功能障碍密切相关。

(二) 神经因素

造成男性勃起功能障碍的神经性因素，也同样会造成女性的性功能障碍。脊髓损伤、中

枢神经系统病变(癫痫等)、周围神经系统病变(多发性硬化等)、糖尿病性神经病变等,均可导致女性的性功能障碍。性唤起障碍多与大脑皮质海马区性功能高级中枢功能异常有关。

Sipski 等(2001)对不同水平和程度的脊髓损伤女性的性反应周期进行了系统的研究,结果发现,影响到脊髓段的完全性上运动神经元(高位脊髓完全性)损伤的女性,往往会丧失心理性的阴道润滑现象,导致阴道干涩;低位脊髓完全损伤则不能获得性高潮;而不完全(或部分性)损伤的女性,则可保留这两种性反应。因此,脊髓损伤的女性较正常女性难以达到性高潮。有关脊髓损伤影响女性性功能的具体机制还不完全清楚,深入加以探讨将有助于认识女性的性唤起和性高潮的神经生理学。

(三) 内分泌因素

雌激素水平不足容易造成阴道萎缩、pH 值升高、易并发生殖道感染,最终可导致阴道润滑度降低及性交疼痛。因此,任何可引起女性雌激素和雄激素水平降低的因素都可能引起FSD。导致女性内分泌性的性功能障碍的最常见因素包括:下丘脑 - 垂体轴功能不全、手术去势或药物性绝经、卵巢功能早衰、长期服用避孕药等。常见症状包括:性欲降低、阴道干涩、性交痛及性唤起障碍。

体内雌激素(主要是雌二醇)的水平可以影响神经系统的细胞功能。给动物模型注入雌二醇后,可通过加宽阴部神经的触动受体的分布区域而直接影响阴部的感觉阈。女性绝经期后出现的循环内雌激素水平下降,多数女性会因此而出现性功能改变,例如性欲低下、性交频度减少、性交时因阴道内干燥而引起性交痛,使性反应减少而不易引起性高潮。通常认为,雌二醇水平降低至 50pg/ml 以下时,发生 FSD 的概率明显增高。给绝经期后的女性补充雌激素,可以恢复阴蒂及阴道的震动感觉阈值,同时还可以保护阴部血管,防止盆腔动脉及小动脉出现粥样硬化与舒张小血管的作用,进而增加阴道及尿道的动脉血流,维持女性的性反应。阴道内一氧化氮合酶(NOS)是促使产生一氧化氮(NO)的酶,也受到雌激素的控制。女性绝经期或双侧卵巢切除后均可减少阴道 NO 水平,并出现阴道壁的纤维化和阴道黏膜细胞的凋亡。

尽管女性激素低下也与 FSD 关系密切,但在 Bachmann(2002)的综述性文章中认为,雌激素缺乏似乎仅会与"机械性"的性交困难相关,例如降低阴道的润滑和生殖系统血流,却不会影响性欲,而雄激素(主要是睾酮)是女性维持性欲的主要激素,血清睾酮水平降低可引起女性的性欲减退和性反应能力低下。Bachmann 等(2003)认为,雄激素水平低下和女性性欲低下都是女性雄激素不足综合征的表现,但是在诊断这个综合征时有关雄激素水平的临界值范围还没有一致性意见,对于维持女性性欲所需的最低雄激素水平值的意见也不统一。有学者提出,睾酮水平低下(总睾酮<20pg/ml,游离睾酮<0.9pg/ml)与性欲低下、性唤起障碍、性高潮障碍有关,患者可出现阴毛减少、皮肤变薄、全身自我感觉下降。已经明确的可以导致更年期前女性的雄激素水平降低的疾病或异常包括:垂体功能低下、肾上腺皮质功能减退、糖皮质激素治疗、卵巢功能衰竭、卵巢切除、口服雌激素补充治疗、口服避孕药或特发性因素等。Basson(2001)报告,寻求治疗 FSD 的女性中有 25% 存在雄激素缺乏。Guay

等(2002)发现接近 75% 的更年期后的性欲低下的女性体内的雄激素水平比正常范围低下。其他一些小样本的研究报告结果也提示雄激素水平与性欲状况密切相关。但是 Nyunt 等(2005)研究了 29 例性欲低下的更年期前(18~45 岁)的女性雄激素水平,并以 12 例健康者为对照,结果认为单纯具有性欲丧失的女性似乎与雄激素水平无关。

(四)血管因素

具有正常的外生殖器血运对维持女性的正常性功能具有重要作用(Dirim A,2011),而性刺激时阴道或阴蒂的血流异常(阴道充血和阴蒂勃起供血不足综合征)是女性 FSD 的常见原因。全身性或局部损伤引起的生殖器官血供不足均可引起 FSD。前者包括高血压、高胆固醇血症、高血脂、糖尿病、心脏病、吸烟等;后者包括任何导致髂腹下动脉或阴部动脉损伤的骨盆骨折、骨盆钝性伤、手术伤及阴部挤压伤等。阴蒂和阴道血管功能不全综合征就与髂腹下动脉或阴部动脉粥样硬化所引起的生殖器血流减少直接相关。尽管心理性和其他器质性因素也可以导致阴蒂和阴道充血不足,但动脉供血不足是必须首先考虑的因素。盆腔动脉供血不足可以导致阴道壁和阴蒂平滑肌纤维化,其最终结果是引起阴道干燥和性交痛。此外,骨盆骨折损伤髂腹下动脉或阴部动脉、挫伤、手术破坏或长期会阴受压(长时间骑自行车等),均可使阴道、阴蒂血流减少而出现性功能障碍的症状。

(五)疾病

器质性疾病或混合病因也是 FSD 的重要原因。例如,一些慢性疾病或全身性疾病可影响神经内分泌调节和血流动力学变化,诱发性功能障碍。土耳其的 Cayan(2004)调查发现,慢性疾病使 FSD 的发生风险增加 2 倍,可能与疾病影响身体健康和活动能力、增加不适,并造成性活动过程困难有关。

1. 糖尿病 Mezones-Holguin 等(2008)发现,在糖尿病和健康人群中的 FSD 发生率分别为 75% 和 31%。糖尿病损伤血管和神经,对女性性功能的影响主要是性高潮缺乏,有报道发生率约 30%。DISTASI 等(2022)总结了糖尿病女性 FSD 的现象,并深入论述了潜在的发病机制、诊断和治疗。

2. 心血管疾病 高血压及其治疗药物可导致男性的性功能障碍,但类似情况对女性性功能的影响却很少研究。Okeahialam 等(2006)调查了新诊断为高血压(未接受治疗)的 44 例女性中有 13.6% 诊断为 FSD,诊断为高血压并采用噻嗪类利尿药物(thiazides)治疗的 29 例女性中有 17.2% 诊断为 FSD,而在无高血压的 43 例对照组的女性中仅有 4.7% 诊断为 FSD,结果认为高血压者更容易患 FSD,甚至于未经过抗高血压药物治疗的患者也如此。De Franciscis 等(2013)的研究结果也认为高血压显著影响女性的性功能,在其划分的三组患者(血压正常组 220 例、高血压未接受治疗组 240 例、高血压接受治疗组 80 例)中,FSD 的发生率在高血压组患者中显著高于其他两组,并建议医生要认识且妥善治疗高血压患者中的 FSD。

3. 盆底手术 膀胱和尿道与阴道的解剖紧密关系使得人们对下尿路的功能障碍与性

功能障碍产生了极大的兴趣。Poad 等(1994)回顾性分析 66 例接受盆底手术治疗的女性性功能状况,发现有 10 例患者首次出现交媾困难,盆底手术后 29% 发生性欲低下、38% 润滑度降低、18% 生殖系统敏感性降低。

Tunuguntla 等(2006)综合分析了阴道手术治疗对女性性功能的影响,认为阴道手术后女性发生性功能障碍的病因还不完全清楚,但从现有的文献资料看,(对有临床症状的阴道狭窄患者进行后壁修复)阴道手术后的阴道长度与性功能没有相关性,性活跃女性的性功能似乎也不会被阴道手术所影响;尽管个别的性功能积分指标(性交疼痛等)可能有改变,尿失禁患者的悬吊手术对全面的性功能状态没有明显的不良影响。

值得注意的是,经过自然孔道的内镜手术(natural orifice transluminal endoscopic surgery, NOTES)对患者生活质量、性功能的影响存在争议。Linke 等(2013)对接受 NOTES 治疗一年后的性活跃女性进行了研究,结果证明经阴道途径的手术安全且具有较高的满意度,不会对女性的性功能产生不良影响。

4. 慢性盆腔疼痛综合征　Paice 等(2003)在慢性盆腔疼痛综合征患者中发现 73% 的患者存在疼痛相关的性功能障碍,2/3 的患者因为慢性盆腔疼痛而减少了性生活频度。2010年,ter Kuile 等对 154 例慢性盆腔疼痛患者的性功能进行研究发现,患者的性欲障碍、性交痛发生率高于正常组,而性交痛多直接导致性满意度降低,患者因为惧怕疼痛而引起性欲下降,并因为长期疼痛引起的情绪障碍(焦虑、抑郁)而进一步加重了对性功能的不良影响。

5. 肿瘤　近年来,人类肿瘤发生率有增加的趋势,这类患者的生活质量,尤其是性功能值得关注。女性癌症患者在诊断和治疗过程中主要关注疾病对一般健康状况的影响及对性功能的不利影响,而大量的相关研究证实了癌症可能是影响女性性能力最为严重的因素,但是遗憾的是与性功能相关的问题一直被忽视,在许多国家没有开展对其性问题的广泛咨询。Frechette 等(2013)对绝经期后的女性早期乳腺癌患者的研究发现,内分泌治疗乳腺癌尽管随着时间的延长使得一些妇科临床症状增加,但是患者的性功能却没有显著下降,即使在治疗 6 个月后的研究,FSD 的发生率也没有发现显著改变。Cheya(2021)研究了马来西亚 14例已婚女性乳腺癌患者的预后,以及治疗方法对女性乳腺癌患者性行为及性健康的影响,提出强调关注性健康,将有助于改善存活者的全面体验。Lubián López 等(2021)观察到在绝经期乳腺癌女性中有较高频度的芳香化酶抑制剂的治疗使用,导致了较高频度的 FSD,这进一步降低了患者的生活质量,加剧了患者的焦虑和抑郁,值得关注。

6. 其他　外伤或炎症可影响女性的性敏感性及性高潮。骨性关节炎、系统性红斑狼疮、风湿性关节炎等疾病使关节纤维化、躯体活动受限而影响性活动。

(六) 药物

任何能改变女性精神状态、神经传导、生殖系统血流和性激素水平的药物都可能导致女性的性欲减退和性功能低下,特别是抗精神病和抗抑郁药可导致性欲减退、性高潮障碍和性满意度降低。具有代表性的药物包括:镇静安眠药、抗癫痫药、三环类抗抑郁药、毒品等。

5- 羟色胺(5-serotonin)在中枢神经系统中广泛分布,当 5- 羟色胺含量或功能降低时,性欲或性行为可显著增强(Olivier B,2011),而临床上治疗抑郁症的选择性 5- 羟色胺再摄取抑制剂(selected serotonin reuptake inhibitor,SSRI)则对性功能具有显著的不良影响。Williams 等(2006)对来自法国和英国的 502 例成年抑郁症患者并至少使用 3 个月以上的 SSRI 类抗抑郁药或 5- 羟色胺 - 去甲肾上腺素再摄取抑制剂(serotonin-norepinephrine reuptake inhibitor,SNRI)类抗抑郁药者进行性功能评估,结果与以往文献报告的相似,26.6% 的法国抑郁症患者和 39.2% 的英国抑郁症患者被诊断为抗抑郁药物诱发性功能障碍(其中男性出现性功能障碍者占男性总人数的 34.2%,女性占 32.5%),认为抗抑郁药物无论对男性还是女性均可以诱发性功能障碍,并对患者的生活质量、自尊、情绪及与性伴侣的关系产生不良影响。Hatta 等(2013)研究采用 SSRI 类药物治疗严重抑郁症患者的性反应周期(sexual response cycle,SRC)变化,发现药物可以导致包括高潮在内的性驱动(性欲、性唤起、润滑及高潮)出现高度的重叠状态。在抗抑郁药物诱发性功能障碍中,药代动力学基因的遗传多态性具有一定的作用。Zourková 等(2013)对 18 例女性神经性厌食伴焦虑障碍者 *MDR1 G2677T/A* 基因多态性的研究发现,采用帕罗西汀治疗该等位基因携带者,将会表现出高潮障碍。

(七) 产后

产后 FSD 是指产前性功能正常,在产后性活动中,由于参与性活动的器官、组织、神经及激素水平等发生了变化而导致的性功能障碍。女性产后的一段时间内具有较大的特殊性,部分女性在产后 6~7 周即可恢复性生活,但约半数以上的女性会存在各种性问题,并可以持续一年时间,甚至更久。

Barrett 等(2005)的随访结果表明,产后 3 个月时间的性功能障碍及各种性问题的发生率高达 83%,随着产后会阴和盆底损伤的修复,产后性功能逐步改善,产后 6 个月降至 64%,但仍然明显高于孕前,部分女性可以长期存在性问题。

女性产后普遍存在性健康问题,包括性欲障碍、性高潮障碍、性交痛等。女性的产后性功能障碍受到多种因素影响,包括分娩方式、激素水平、神经因素、心理因素、躯体疾病及药物等。与自然分娩和剖宫产相比,阴道助产更加容易引起包括 FSD 在内的产后盆底功能障碍性疾病;会阴侧切分娩的女性产后性欲、性高潮及性满意度、性交痛及阴道润滑差的发生率显著升高。

三、女性性欲亢进的常见原因与发病机制

(一) 性激素分泌紊乱

女性性欲亢进最主要的原因是内分泌失调。如果大脑或下丘脑的性欲中枢过度活跃,垂体前叶促性腺激素(垂体 LH 分泌瘤)或性腺的雄激素分泌过多(睾丸的间质细胞瘤或增生),都会导致性欲亢进。颅内某些肿瘤可引起青春期前儿童性早熟或成年人的性欲亢进。垂体生长激素分泌瘤,早期可反射性引起腺体分泌过多的生长激素,晚期则表现为性欲减退

或丧失。

(二) 疾病与药物

甲状腺功能亢进(简称:甲亢)也可表现出多种形式的性功能和性行为的紊乱。大约10%~20%的甲亢患者早期有性欲亢进表现,特别是轻度甲亢患者,而大多数甲亢患者则表现为性欲减退,血清睾酮水平降低,甚至睾酮储备功能降低。

精神病患者中也可有一些性欲亢进的表现,如躁狂症者,由于精神失调导致对性兴奋抑制能力下降,无论男女,约有65%的人会出现性欲亢进倾向,常表现为情感高涨、欣快,动作过多,思维奔逸和冲动行为等症状。Cheon 等(2013)报道2例因女性精神分裂症患者,因接受抗精神病药物阿立哌唑治疗而诱发性欲亢进,表现为频繁出现性欲和极强烈的性要求,并认为其神经-化学机制在于阿立哌唑部分地激动了具有高亲合作用的 D2 受体。

(三) 社会精神因素

少数患者与社会精神因素有关,她们对色情小说、淫秽录像等特别感兴趣,反复接受大量的性刺激,导致性欲亢进。

第四节 女性性功能障碍的诊断

FSD 的初始评估多在门诊开展,门诊病史和检查的全面评估是该病确立诊断和明确病因的关键环节。FSD 的准确诊断同样需要采用多种形式的评估和测定方法,包括详细地询问病史、全面的体格检查和辅助检查,最终采取综合性的判断方法来帮助诊断。否则,在缺少必要的诊断检查项目时,治疗的有效性和满意度将成为一种"随机事件",很难得到保障。

值得关注的是,FSD 的诊断并不一定意味着女性的性反应系统本身存在功能障碍,绝大多数 FSD 女性仍然可以进行性行为,只不过其过程中及感受中存在某些(部分或全部)不完美或缺陷。由于 FSD 只有少数是由于器质性疾病引起,在精神心理因素与生理因素同时存在时,前者的作用更加显著。所以对 FSD 的诊断需要全面考虑性、医学、生物、心理、社会、历史等诸多方面的因素,并加以综合分析,目前尚缺乏统一的诊断标准。

根据患者的主诉诊断 FSD 并不困难,但要进行具体客观的评价并查明病因却非易事,性反应过程中女性的主观感觉很难客观评判。女性的性反应远不如男性的性反应那样容易观察,在许多情况下,女性性反应所发生的一些变化连女性自己也难以察觉,更难以做出客观定量分析,因此给诊断带来相当大的难度。此外,通过某些性功能障碍的诊治,可能发现以往没有关注过的问题,甚至在某些情况下可能会发现威胁生命的疾病或异常存在。此外,如果患者在诊治期间有性伴侣,则需要对双方均进行评估,以更全面地了解问题所在。

一、病史采集

由于心理和社会因素对女性性功能的影响巨大,对情绪、感情或夫妻关系方面的评价非常重要。许多女性,尤其是中老年女性以及具有某种传统文化背景者,不太愿意主动向医生提供相应的信息,往往需要医生的一再询问或启发,或者以委婉而间接的方式提出问题,或者以填写问卷的形式,才可能获得必要的信息。有时可能需要进行再次预约诊治,毕竟期望全面了解病史往往是很花费时间、耐力和精力的。

有证据表明,患者对性问题的关注有时并没有引起医生的足够重视,甚至可能是有意回避了,并因此而导致了对疾病的延误诊治。Burd 等(2006)对妇产科医生、家庭医生、内科医生、儿科医生和外科医生发出 131 份调查问卷,试图找到医患沟通之间让医生感觉到不舒服的项目,结果回收 78 个(59%)问卷,69 个(88%)医生回答询问了患者的性生活史。医生普遍感觉不愿意询问 18 岁以下及 65 岁以上患者的性问题。医生性别也对问病史产生一定的影响,男医生在询问患者性问题时对男女患者感觉到不舒服的分别占 19% 和 50%;而女医生询问性生活史时对男女患者感觉到不舒服的分别占 35% 和 12%。结论认为,尽管多数被调查的医生会主动询问患者的性生活史,但当他们的患者与自己的性别不同时,或者患者的年龄过小或过大时,会让医生产生极大的不舒服感并可能因此而采取回避态度,因此不仅需要教会医生如何询问性生活史,还要考虑到医生和患者之间性别的影响。

由于缺乏有关性欲频率或程度的客观评估指标以及缺乏正常范围资料,性欲低下的判断还主要由患者自己(或家属)陈述,由医生根据其年龄、人格特征、人际关系的决定因素、生活背景和文化环境等因素综合判定。当性欲低下与其他性功能障碍同时存在时,则情况较为复杂,需要明确性欲低下是否只是对其他性功能障碍的一种适应性反应,此时需要了解完整的性历史和疾病史,否则将难以确定哪种性功能障碍是原发的或继发的。

询问病史时需要了解患者求医的原因和目的。是自己主动求医,还是伴侣要求的? 是否已经引起夫妻双方的关系紧张? 是否只是想通过医生来澄清某些问题,以确定自己目前的性能力是否正常? 是否有寻求正规治疗的意愿? 等。基本的病史包括:患病、手术、妇科、产科、心理、性生活和社会因素等。

(一) 一般情况

在询问性功能状况时比较重要的是亲昵状况、性经历、性知识水平、性生活氛围和性伙伴的性功能状况,性取向也要关注。如果患者陈述有被性虐待史,则需要进一步了解性虐待的细节,例如患者何时从性虐待中恢复、以往的治疗经过等,患者是否有复发性的抑郁病史、滥用药物史、自我伤害或放荡史、是否不能相信别人(尤其是曾经伤害过自己的人、同性别的人)等。

性功能障碍对患者个人的健康状况的影响及其严重程度应该进行定量分析。性心理测试可以了解患者是否存在性心理障碍。

患者的不良嗜好,例如吸烟、酗酒、使用药物等情况也非常重要。一般健康状况和健康感觉也应该评估。

(二)患病及用药情况

由于一些医疗问题可能影响性欲、性唤起和高潮等,当前存在的全部疾病必须给予充分描述,但在现有的知识中,疾病对性功能的不良影响常被忽视,因此疾病与性功能障碍的精确关系还不十分清楚,许多现有的资料多是根据男性的相关研究所获得,而男性如果存在明确的性功能障碍应该对女性也有一定的影响。

精神疾病中的抑郁、焦虑和其他常见问题是鉴别诊断和伴随疾病的组成部分,同时要评估患者的性关系问题和潜在的精神压力,例如抑郁、焦虑、厌食等,这也是判断最终是否有必要采用精神疗法或与性治疗联合进行。性骚扰和性创伤也可造成性功能障碍。神经系统疾病中的多发性硬化、脊髓损伤、糖尿病等,可以通过损害性唤起和性高潮来影响性功能。由于供应阴道和阴蒂血液的血管硬化,心血管疾病与女性的性唤起障碍有关。妇产科疾病,如子宫内膜异位症、子宫肌瘤、感染、脱垂、尿失禁等应该重视,剖宫产、外阴撕裂、外阴切开等可能提示局部潜在的去神经病变或成为性交困难的原因。盆底损伤或肿胀可能是局部血流减少和疼痛的重要原因。

以往手术史需要明确。盆底手术史对性功能的影响还存在争议。尽管多数报告显示,子宫切除后可以改善性功能,但仍然有一些患者在手术后存在性感觉减少、润滑作用受损、阴道变化等不良后果。卵巢切除者的性功能障碍可能是继发于雌激素和雄激素的降低。一些手术修复治疗,例如经后部阴道缝合术的膀胱悬吊可能与手术后的性交困难有关。尽管比较少见,手术后的阴道狭窄(后部阴道缝术时的提肌整形或阴道黏膜的过度修剪)可造成性交困难或性交痛。

同时要了解患者是否服用了影响性欲和性功能的药物,例如 β- 肾上腺素能受体阻滞剂、中枢神经系统抑制剂和抗胆碱能药物,尤其是选择性的 5- 羟色胺再摄取抑制剂(SSRI)类药物对女性的性功能具有较大的影响。此外,还需要了解是否存在影响下丘脑 - 垂体 - 性腺轴功能或导致女性性激素缺陷的疾病、药物或治疗手段,例如化疗或双侧输卵管 - 卵巢切除术,这些疾病、药物或治疗手段均会影响女性的性功能。由于这些情况与心理因素无直接关系,单纯药物治疗多可奏效。

(三)既往史

既往史应该包括负面的抚养史、受打击和伤害史、(身体、性方面、情绪等的)创伤史、以往的人际关系情况、种族和宗教因素等。

(四)客观评估

由于临床和基础研究都需要有效地、多层面地客观了解女性的性功能状况,因此研究者应该建立起性功能障碍的客观评估系统,针对性欲、性唤起、性高潮、交媾困难和性伙伴关系等进行客观评分,以问题的形式来描述疾病的本质,并可以将彼此的研究结果进行综合分析和比较。

近年来,国内外出现了一些客观评价女性性功能的问卷量表可以采纳或借鉴。1994年,国际女性性功能调查简明指数(Brief Index of Sexual Function for Women,BISFW)问世。1999年,Kaplan等制定了女性性功能的客观评分系统,包括患者在4周内经历的性交次数、性欲强度、性高潮次数、阴蒂感觉及性交不适等9个问题,共45分,分数越高则性功能状况越好。Rosen等(2000)提出女性性功能指数(FSFI)。马晓年等(2001)设计完成了国内的女性性功能自我评定问卷。Derogatis等(2002)提出的女性性痛苦评分(female sexual distress scale,FSDS),用来评估性问题带给女性的痛苦。Symonds等(2005)提出女性性生活质量问卷(sexual quality of life-female,SQOL-F),用来评价FSD对女性性生活质量的影响。任何问卷的应用前提都是应该具有较高的有效性和敏感性,而目前应用较多且为多数学者普遍接受的问卷是Rosen等提出的FSFI,具有简明、方便使用和有效等特点,主要用于对性唤起障碍、高潮障碍和性欲低下的诊断,在此予以重点介绍。

FSFI问卷(表22-1)询问患者近4周内的性感觉和性反应。Meston等(2003)进一步对这个问卷的可靠性、趋同有效性和辨别有效性进行了验证,认为它可以敏感和可靠地将性唤起障碍与其他类型的性功能障碍加以区分。尽管相关研究结果仍然需要进一步证实,FSFI问卷还可以在临床实验研究中用于治疗效果的评价。值得注意的是,FSFI问卷对性经验、性知识、性态度或人际关系并不能提供任何信息,它不是设计来取代诊断方法的,它不能替代临床上对性生活史的详细评价。在填写问卷时需要了解:性活动可以包括拥抱、前戏、手淫或自慰以及阴道性交;性交的定义为阴茎插入或进入阴道;性刺激包括来自于性伴侣的前戏、自我刺激(自慰)或性幻想;性欲望或性兴趣是指想要有性体验的感觉、感觉到接受性伴侣的性要求、想要或幻想性交。

表 22-1 女性性功能指数(Female Sexual Function Index,FSFI)

问题	回答选择
1. 在过去的4周里,您感到有性欲望或对异性有性兴趣的频率如何?	5= 总是有或几乎总是 4= 大多数时候(超过1/2的时间) 3= 有时(大约1/2的时间) 2= 较少(不到1/2的时间) 1= 几乎没有或没有
2. 在过去的4周里,您怎样评价性欲望或性兴趣的等级(或水平)?	5= 非常高 4= 高 3= 中等 2= 低 1= 很低或没有

问题	回答选择
3. 在过去的 4 周里,进行性活动或性交时,您感受到性唤起"性兴奋"的频率如何?	0= 没有性行为 5= 几乎总是或总是 4= 大多数时候(超过 1/2 的时间) 3= 有时(大约 1/2 的时间) 2= 较少(不到 1/2 的时间) 1= 几乎没有或没有
4. 在过去的 4 周里,您在性行为或者性交时,性唤起(性兴奋)的程度(或水平)如何?	0= 没有性行为 5= 非常高 4= 高 3= 中等 2= 低 1= 很低或几乎没有
5. 在过去的 4 周里,您在性行为或者性交时,对性唤起(性兴奋)有足够的自信吗?	0= 没有性行为 5= 非常自信 4= 高度自信 3= 中度自信 2= 低度自信 1= 非常低或没有自信
6. 在过去的 4 周里,您在性行为或者性交时,有多少次对性唤起(性兴奋)感到满意?	0= 没有性行为 5= 总是或几乎总是 4= 大多数时候(超过 1/2 的次数) 3= 有时(大约 1/2 的次数) 2= 较少(不到 1/2 的次数) 1= 几乎没有或没有
7. 在过去的 4 周里,您在性行为或者性交时,经常感到阴道湿润吗?	0= 没有性行为 5= 总是或几乎总是 4= 大多数时候(超过 1/2 的次数) 3= 有时(大约 1/2 的次数) 2= 较少(不到 1/2 的次数) 1= 几乎没有或没有
8. 在过去的 4 周里,您在性行为或者性交时,阴道湿润的困难程度?	0= 没有性行为 1= 极度困难或根本不能 2= 非常困难 3= 困难 4= 稍有困难 5= 没有困难

续表

问题	回答选择
9. 在过去的 4 周里,您在性行为或者性交时,有多少时候您觉得能够保持阴道润滑(湿润)一直到性活动结束?	0= 没有性行为 5= 总是或几乎总是能 4= 大多数时候(超过 1/2 的次数) 3= 有时(大约 1/2 的次数) 2= 较少(不到 1/2 的次数) 1= 几乎没有或没有
10. 在过去的 4 周里,您维持阴道润滑(湿润)一直到性行为或性交结束的困难程度如何?	0= 没有性行为 1= 极度困难或根本不能 2= 非常困难 3= 困难 4= 稍有困难 5= 没有困难
11. 在过去的 4 周里,当您受到性刺激或性交时,达到性高潮的频率有多少?	0= 没有性行为 5= 总是或几乎总是能达到 4= 大多数时候(超过 1/2 的次数) 3= 有时(大约 1/2 的次数) 2= 较少(不到 1/2 的次数) 1= 几乎不能或不能
12. 在过去的 4 周里,当您受到性刺激或性交时,达到性高潮的困难程度如何?	0= 没有性行为 1= 极度困难或根本不能 2= 非常困难 3= 困难 4= 稍有困难 5= 没有困难
13. 在过去的 4 周里,您在性行为或者性交时,达到性高潮的能力满意吗?	0= 没有性行为 5= 非常满意 4= 比较满意 3= 满意和不满各占 1/2 2= 不满意 1= 非常不满意
14. 在过去的 4 周里,您在性生活过程中,与丈夫 / 性伴侣的感情亲密度满意程度怎么样?	0= 没有性行为 5= 非常满意 4= 比较满意 3= 满意和不满各占 1/2 2= 不满意 1= 非常不满意

续表

问题	回答选择
15. 在过去的 4 周里,您对您和丈夫(或性伴侣)的性关系满意吗?	5= 非常满意 4= 比较满意 3= 满意和不满各占 1/2 2= 不满意 1= 非常不满意
16. 在过去的 4 周里,您对性生活的整体满意度如何?	5= 非常满意 4= 比较满意 3= 满意和不满各占 1/2 2= 不满意 1= 非常不满意
17. 在过去的 4 周里,在阴茎插入阴道时,有多少次您感到阴道不适或疼痛?	0= 没有尝试性交 1= 总是或几乎总是 2= 大多数时候(超过 1/2 的次数) 3= 有时(大约 1/2 的次数) 4= 较少(不到 1/2 的次数) 5= 几乎没有或没有
18. 在过去的 4 周里,在阴茎插入阴道后,您感觉阴道不适或疼痛的频率?	0= 没有尝试性交 1= 总是或几乎总是 2= 大多数时候(超过 1/2 的次数) 3= 有时(大约 1/2 的次数) 4= 较少(不到 1/2 的次数) 5= 几乎没有或没有
19. 在过去的 4 周里,您在阴茎插入过程中或结束后感到阴道不舒服或疼痛的程度如何?	0= 没有尝试性交 1= 非常严重 2= 比较严重 3= 中度 4= 低 5= 非常低或没有

　　每个人的 FSFI 的 6 个分项积分和全部积分可以通过下面的表格(表 22-2)计算出。将 6 个分项积分分别乘以调节因子,就得到该分项的最后得分,相加就得到总积分,并将其记录在右侧栏目内。

表 22-2　FSFI 的积分换算与记录表

分项	问题	积分范围	调节因子	最小积分	最大积分	积分
性欲望	1,2	1~5	0.6	1.2	6.0	
性唤起	3,4,5,6	0~5	0.3	0	6.0	
阴道润滑	7,8,9,10	0~5	0.3	0	6.0	
性高潮	11,12,13	0~5	0.4	0	6.0	

续表

分项	问题	积分范围	调节因子	最小积分	最大积分	积分
性满意度	14,15,16	0(或1)~5	0.4	0.8	6.0	
性交痛	17,18,19	0~5	0.4	0	6.0	
	FSFI 总分范围			2.0	36.0	

Wiegel 等(2005)在对 568 例女性混合性性功能障碍研究中验证了 FSFI 的交叉有效性,并初步确定了 FSD 诊断的临界积分标准。他们发现 FSFI 的总积分和 6 个分项得分的内部可靠性从较好到非常好,混合样本的 Cronbach α 值>0.9,性功能障碍和非性功能障碍者的 Cronbach α 值>0.8。辨别有效性分析证明了总积分和各个分项得分在鉴别正常女性和 FSD 者方面的能力。在敏感性和特异性综合考虑以及 CART 流程的基础上,Wiegel 等(2005)认为将 FSFI 总积分的临界值确定在 26.55 是最合适的,可以有效区分女性是否患有性功能障碍。根据这个标准,在交叉有效性样本中的 70.7% 的 FSD 患者和 88.1% 的性功能正常女性可以被准确分类。在诊断是否患有 FSD 时,如果将润滑项得分结合起来分析,将使诊断的特异性稍微提高(从 0.707 到 0.772),但是敏感性也稍微降低(从 0.881 到 0.854)。

Ismail 等(2021)依据 500 名埃及妇女 FSD 的研究(其中 339 名妇女存在 FSD,占 67.8%),建立了一个新的评分系统,可以评估 FSD 的严重性,并区分为 5 个级别,即重度、中度、轻中度、轻度和没有,是对 FSFI 的互补和完善,尤其适用于对重症患者的评估。

二、体格检查

尽管在多数情况下的体检不会对性功能障碍的病因、疾病种类和病情给出明确且重要的参考信息,但详细而全面的体格检查一直是性功能状况评价的重要组成部分,尤其是对每个患者的局部检查可能更加重要。对合并慢性疾病的患者进行全身检查还可以全面了解病情,帮助选择治疗措施,并可对重要脏器进行监测和保护,例如心电图、血压、呼吸功能等。

由于生殖系统的局部检查具有私密性特点,因此要求体检应该有明确的指征和目的性,确保患者的隐私,体检结果可信,并在体检过程中尽量让患者保持舒适和自然状态。

有学者提出了生殖系统检查的适应证:①交媾困难者,尤其是性交痛和阴茎插入困难者;②诊断为阴道痉挛者,经过治疗后对阴茎插入的恐惧减轻,但痉挛无缓解甚至加重者;③对性唤起障碍者,即使检查结果是阴性的也有必要进行;④神经性疾病影响到盆底神经的患者,应该详细进行生殖道神经功能检查;⑤具有盆腔创伤史的女性;⑥任何可能存在的对生殖系统具有潜在影响的疾病者;⑦对获得性或终生性的性高潮障碍者,尽管多方面检查均可能正常,也有必要接受生殖道检查;⑧需要进行生殖道分泌物病原体分析以排除性病的患者。

由于神经、血管等方面的病变均可引起 FSD,所以应该对患者进行详细的全身检查,主要了解患者的一般健康状况和是否合并其他疾病,尤其是疾病对盆底神经等可能产生的影响。检查包括轻微的触摸、压力、疼痛、温度敏感性、直肠和阴道的紧张度、直肠和阴道的自主收缩、球海绵体反射等。

体格检查的重点应该放在评价外生殖器部位,可以提供最有利的诊断和治疗信息,包括阴蒂和前庭大腺。指诊难以进行或观察到明显的阴道口收缩,有时甚至因为收缩时间过长和程度过于严重而出现疼痛,均有助于阴道痉挛的诊断。

应该对盆底进行仔细检查,注意感染和组织萎缩征象。一旦发现脱垂或盆底异常的迹象,则应该深入分析。根据盆底检查时肌肉的舒张、收缩程度,可以将盆底肌肉的张力进行分级。神经系统的筛查可以发现感觉异常。

如果患者主诉疼痛,重现疼痛非常重要,可使用棉签在前庭附近来探及疼痛及其分布图(范围)。将两侧阴唇分开后,可用棉拭子轻触前庭、外阴、处女膜和小前庭腺部位。局部触痛和红斑可能提示局部存在外阴前庭炎,需要进行治疗。评价提肛痉挛、骨盆内脏器肿块或触痛可以通过手指内诊发现。此时,由于可发现阴道外 1/3 的不随意收缩,可能观察到阴道痉挛的存在,甚至可以严重到阻止窥器插入的程度。外阴切开术后的瘢痕和以往的手术切口可能是触痛的位点,是由于阴道狭窄、瘢痕或神经功能障碍所致。

三、实验室检查

FSD 的诊断需要包含一些必备的实验室检查项目,主要包括血常规、尿常规、肝功能、肾功能、血糖、血脂等,尤其是生殖内分泌激素测定非常重要,有助于 FSD 的病因诊断、病情诊断、鉴别诊断以及后续的治疗参考。

如果怀疑存在激素水平异常,则应该测定血清性激素水平,主要包括卵泡刺激素(FSH)、黄体生成素(LH)、睾酮(T)、催乳素(PRL)、雌二醇(E_2)、甲状腺素(T_3 和 T_4)、促甲状腺素(TSH)等,可以明确是否存在内分泌性的 FSD。当更年期状态不能确定时,应该测定 E_2、FSH 和 LH。硫酸脱氢表雄酮(dehydroepiandrosterone sulfate,DHEAS)反映了肾上腺雄激素分泌状况,可能提示肾上腺功能缺陷或低下,成为选择 DHEA 补充治疗的依据。TSH 可能提示甲状腺功能障碍。分析雄激素水平应该测定总睾酮、游离睾酮、生物可利用睾酮和性激素结合球蛋白(sex hormone binding globulin,SHBG)。

四、女性性功能的客观评估

以往对女性性功能的评估多集中在对于文化和教育等因素方面,仅有为数不多的定量客观方法来评估其生理状况,在施行性刺激的前后分别予以测量,且应用有限。对女性的性反应评价主要包括生殖道血流、阴道酸碱度(pH 值)、阴道平滑肌松弛度(顺应性)及生殖道(阴道/阴蒂)震动感应阈值等。尽管这些检查对科学研究有一定的价值,但它们对于评价和诊断 FSD 并不是必需的项目,况且上述诸多检查由于需要特殊仪器设备,结果的可重复性及其诊断价值等问题,往往在临床上并不是普遍开展。

判断性兴奋期阴道的充血程度和性反应的常用方法有：性刺激前后的（双功能多普勒超声测定并记录）女性生殖器血流动力学改变；阴道内的压力/流量变化可以用顺应性测量仪测定；阴道 pH 值是阴道润滑的间接指标，可通过数字式 pH 测量探头测量。还可以通过检测生殖器官感觉缺乏来辅助诊断 FSD，可在性刺激前及观看 15 分钟性刺激录像和使用震动器后测量阴蒂和阴唇震动阈值，用标准的生物震感阈值测量器记录。

以往主要通过测量女性的性兴奋期阴道充血和内径胀大程度来评估女性的 FSD，最常用的技术是光敏体积描记法（photoplethysmography），该方法适合于中低度性兴奋期（性唤起的初期和中期）的测定，所测定的值只是估计值，并非绝对值。但这种方法容易出现误差，例如因运动而产生伪迹，故不适用于性反应的高潮期研究。况且，它也不能提供可靠的解剖生理信息，因此在临床上的应用受到一定限制，已经基本上被综合性的评价方法所取代，包括详细的病史采集、体格检查和性激素水平测定。

彩色超声可测定阴蒂、阴唇、尿道、阴道和子宫血液流速（最大收缩期流速）和静脉池（舒张期末流速）。Styles 等（2006）研制了一个新的非侵袭性的仪器：激光多普勒灌注图像（laser doppler perfusion imaging，LDPI）来测量性唤起阶段的外阴血流的改变，结果认为 LDPI 可以检测到性唤起过程中外阴血流灌注改变，可用于 FSD 的诊断和评价治疗效果。

Gruenwald 等（2020）比较了定量感觉检测（quantitative sensory testing，QST）来分析其在女性性高潮障碍（FSOD）及其他 FSD 女性中的作用，证明 QST 与阴蒂震动刺激（vibratory clitoral stimulation，VCS）直接相关；与对照组相比，FSOD 患者对刺激阴蒂相对不敏感，但是对阴道刺激比较敏感。

五、鉴别诊断

鉴别诊断非常重要，不仅可以帮助医生确定患者是否真正存在 FSD，还有助于对疾病的分类，判断病情的严重程度，并对合理选择治疗方案有指导意义。

（一）性欲障碍、性唤起障碍的鉴别诊断

在诊断性欲障碍和性唤起障碍时，首先都应该排除任何可以作出的其他疾病诊断。例如，某些曾经有过精神创伤的女性，在未与性伙伴建立起亲密的情感关系以前，很难维持较高水平的性渴望和性欲，这是一种对情感关系的恐惧，并不属于严格意义上的性欲低下。

（二）性高潮障碍的鉴别诊断

在诊断高潮障碍时，首先要确定性高潮障碍的真伪。由于一些小说和电影等商业化渲染的不良影响，使得部分女性可能没有识别出自己的性高潮存在，或者错误地对性高潮寄予过高的期望，并因此而产生不切实际的想法和期待。因此，评估女性的性高潮障碍时需要明

确：患者的情况是属于高潮缺乏、延迟或快速消退？手淫或性交的性刺激强度是否足够？是否存在信任危机或不安全因素？是否存在性交恐惧？是否担心怀孕等负面因素影响？患者或双方是否渴望了解女性的性反应情况？明确这些问题不仅有助于鉴别诊断，还可帮助选择治疗方案。

尽管女性高潮障碍的原因主要是心理性的，在评价可能存在的影响性能力的心理因素之前，必须首先评价生理、疾病和药物的影响。此外，由于女性在激发高潮的刺激类型或强度上存在广泛的差异，诊断性高潮障碍要十分谨慎，由专业医生作出诊断，并做好鉴别诊断，除外其他可能作出的任何诊断。

（三）性交痛性障碍的鉴别诊断

对交媾困难和阴道痉挛的患者，要鉴别疼痛的性质（和体验）、对疼痛的恐惧程度（精神心理因素）以及患者所做出的回避反应，并注意以往的生殖道损伤、性虐待、生殖道黏膜情况、盆底情况以及性伴侣的情况。单纯的性回避、子宫内膜异位症或阴道炎等器官性因素，均可引起阴道痉挛或阻止插入，有时甚至在原发性疾病等问题得到有效解决后仍然存在阴道痉挛。应该通过必要的病史采集、专科体检和实验室检查来明确。

在医学问题与阴道痉挛并存的情况下，诊断应该表述为：阴道痉挛（因某种因素所致）；如果存在精神障碍，则不诊断阴道痉挛。

六、诊断小结

当患者的病史、体格检查、心理评估、诊断实验等全部初始检查进行完毕后，患者应该回到诊室来讨论病情。此时，患者的性伙伴可以在场或不在场，主要决定于患者的要求和病情的需要。

医生应该向患者提供详细检查结果的回顾，并对问题的性质和可能的病因给予解释和说明。根据 ICD-10/ICD-11 和 / 或 AFUD 的分类系统，患者可能被确定为其中的某一类异常或同时具有多种类型的异常，例如性欲低下、性唤起障碍、性高潮障碍或性交痛性障碍。由于许多类型的 FSD 之间的病因往往有重叠，且往往有症状上的并存，重要的是要确定到底是什么问题让患者最痛苦，并有针对性地在治疗过程中给予充分考虑。

由于女性的性征容易受到多方面的影响，当患者 FSD 的病因是性生活相关的环境因素所致时，医生经常会陷入难以给性功能障碍下确切定义的困境，虽然外界因素（环境等）的作用更为重要，但患者仍然主诉性功能障碍的存在，此时在作出诊断时，需要包括每一诊断的具体环境描述。

第五节　女性性功能障碍的治疗

随着对女性性反应和性功能障碍认识的不断深入,FSD 的治疗有很大的进步,在对患者的性反应进行综合评估基础上,给予患者及其配偶持续的性教育,改变可逆病因,同时进行个体化的针对性治疗,主要是借鉴诊治男性 ED 的成熟经验,是由于西地那非等治疗尝试增加了患者寻求医疗帮助的热情。由于健康观念认知的差异,使得 FSD 患者的临床就诊率较低,加之医务人员对诊断、治疗的经验相对匮乏,因此在女性性功能障碍的规范化治疗方面仍存在很大不足。

考虑到 FSD 的较高发病率及有很多不同的亚型,而且其发病涉及多因素和多病因,包括生物学因素、精神心理因素、环境因素及人际关系等,FSD 的治疗还是比较困难的。尽管药物和非药物治疗方法似乎成为了主要的手段,但是目前对于治疗的模式、治疗周期、治疗过程中的频度和强度均没有一个公认的"金标准"。据此,Lara 等(2022)认为,FSD 的管理和治疗需要多学科通力合作,涉及跨学科的多种方法。Chanmekun 等(2022)认为,对于 FSD 的干预,要普及相关知识,打破社会-文化的壁垒,改善临床方案的设计。美国妇产科医师协会(ACOG)多次发布相关临床管理指南,即《女性性功能障碍管理指南》,以便不断地规范该领域。

经常采用的治疗措施包括个体化的性心理治疗、性行为调整、机械治疗和药物治疗、手术治疗等,有望改善或治愈 FSD。通常首先尝试简单、方便、无创或微创的方法,因此心理咨询、行为疗法和非药物治疗往往被优先选择。恰如其分地给患者介绍治疗的风险和利益是启动治疗过程的先决条件。由于 FSD 的病因复杂多样,精神心理因素、人际关系因素及个体的性适应能力等都在疾病康复过程中起一定的作用,因此单独依靠医学处理往往不能解决患者的全部问题,需要多方面考虑,走综合治疗的道路。

在制订治疗方案时,要综合考虑包括医药、性、社会心理等诸多方面的情况。在选择治疗方法方面,还要遵循以患者为中心的原则,即有意识地采纳患者的观点,遵从患者的意愿、感受、期望和价值观,要求医生深切体会患者的切身处境,换位思考,以患者的角度看待疾病的治疗,在决策过程中充分提供一个支持、理解和宽容的氛围。一些患者在做出治疗决策前可能会保持一种观望态度和犹豫不决,此时的医生不应该在某种特定的治疗措施选择上充当权威或决断角色,而应该明确告诉患者现有的治疗措施有哪些可以选择,包括医疗措施和非医疗措施,以及每种治疗方法的可能优缺点,以及患者需要承担的风险,鼓励患者积极参与选择治疗方法的决策过程,并制订出个体化的治疗方案。

在循证医学盛行的今天,每一个患者都有权利得知自己的健康状况以及循证基础上现有的诊断和治疗方法,以便使自己能够积极地参与诊断和治疗的决策过程。显然,在医学飞速发展的当代,FSD 的诊断和治疗方法正在逐渐增多,甚至让医生和患者都应接不暇,所以应该尽量使患者主动从其中进行选择,做出符合自己特殊需求的最佳决策。因此,对患者及其配偶的性健康教育也应该作为治疗策略的关键因素。由于不同的患者在信息选择和决策制定过程中存在许多不同之处,即使对于同样的疾病和病情,患者最终所选择和得到的治疗方法可能都不会相同,具有个体化趋势的显著特点。

一、一般治疗方法

(一) 心理治疗

1. 一般心理治疗　由于 FSD 的发生明显与心理抑郁和性满意度损害有关,提示心理因素和认知具有重要作用,采取积极的心理干预措施是必然选择,并且在 Frühauf 等(2013)的荟萃分析(跨度达 30 年中的 20 项随机对照研究)中证实了是有效的治疗选择。单纯的器质性因素或心理因素往往都不足以引起性功能障碍,而它们的共同作用则容易导致性功能障碍的发生,即使是对于那些器质性性功能障碍患者,也不意味着心理问题可以被忽视,心理问题往往是其原始病因和恶化因素,心理治疗在解决 FSD 时也大有可为。此外,如果不积极处理心理因素,单纯设计治疗性功能障碍的器质性因素的医疗措施,也不太可能完满地解决性困难和性满足问题。

情绪及其相关的因素可以影响性冲动,如自尊心过重、与丈夫关系紧张、缺乏与丈夫在性活动中的默契等,都要由心理疏导来消除和改善。此外,心理失常患者,如压抑、强迫观念、行为紊乱、治疗抑郁症的 SSRI 类药物等,均可以减少女性的性欲及性唤起,降低女性生殖器的敏感性,导致女性缺乏性高潮。因此,应该邀请精神科医生配合治疗,对患者进行心理分析,解除疑虑,推进认知疗法、行为疗法、暗示疗法及性感集中训练。Bradford 等(2013)在治疗 FSD 的临床实验中发现,安慰剂也具有一定的疗效。所以针对 FSD 的治疗研究特别需要加强研究设计的过程与方法学的规范化,并因此而避免得出并不恰当的结论,同时也提醒临床医生在工作中不能忽视患者的精神心理因素以及安慰剂的作用。

此外,适当的体格检查和实验室分析也很重要,可以让患者体会到医生负责任和专业性强的感觉,并了解自己的身体健康状况,建立患者战胜疾病和获得完全康复的自信心。

然而,有效的心理干预研究太少了,相关资料还比较缺乏。

2. 性心理治疗　绝大多数 FSD 患者合并性心理异常,性心理治疗在 FSD 的治疗中起着十分重要的作用。对患者及其配偶进行必要的性知识的普及教育非常重要,可以改善夫妻间的情感交流并减少紧张关系,同时可以让患者感觉到其他有类似经历的患者的康复过程,建立自己康复的基本感觉和自信心。让患者熟悉性生活的各个过程、自身的解剖结构和基本功能是大有帮助的。同时告知患者的目前状况,并告诉患者即将采用的治疗方法及其期望目标。

性心理治疗的主要方式是通过咨询来完成的,这种咨询最好在诊室内单独进行,杜绝其他患者围观或旁听等现象,尊重患者的隐私,当然最好患者及其配偶均在场,采取从容不迫的方式进行问诊,给患者充裕的陈述时间,一般在 10~30 分钟,但不宜超过 45 分钟。Silva 等

(2021)的荟萃分析结果表明,性咨询教育计划的开展,有助于改善更年期女性的FSD,防止FSD造成的不良心理和社会后果,并具有简单、易于操作、容易被接受、资源投入少的优势。McCabe等(2013)发现对于FSD的治疗,也可以采取互联网的现代模式开展,并认为与伴侣感情良好且保持情感亲密者特别适合于这种模式。

(二) 性行为疗法

Coelho等(2021)发现,活跃的性活动是维持女性性功能的保护因素,所以应该积极鼓励FSD患者参与性活动,并接受性行为治疗。性行为疗法治疗女性的性心理障碍疗效较好,但治疗时间较长,患者往往难以坚持。

(三) 生活方式的调整和体育锻炼

生活方式的调整也十分必要,健康的饮食、适度的睡眠和体育锻炼可以促进身体健康和性健康。通过生活方式的调整来对抗或预防某些已知的危险因素,例如高血压、高血脂、糖尿病、吸烟、酗酒、滥用药物等,也是治疗FSD的重要组成部分。

加强体育锻炼对于提高女性的性欲和性能力十分重要。女性的性肌锻炼对老年人的治疗更为重要。所谓"性肌"是肛提肌群作用范围最广的肌肉群,性肌锻炼可以增强阴道功能,提高性生活质量,如经常作提肛运动、迪斯科、扭秧歌舞、健美操等,均能起一定预防、保健和治疗作用。Kim等(2013)采用瑜伽治疗41例FSD伴代谢综合征患者,经过12周治疗后获得了性功能的显著改善。Maseroli等(2021)的研究发现,运动对FSD患者的性功能改善是有益的,主要是通过心理因素和脏器功能来实现的,并与性功能改善和阴蒂血管生成、性焦虑降低、减少女性生殖唤起障碍(FGAD)及缺乏运动相关的性欲障碍(HSDD)的概率有关,但是过度的运动则不利于整体的性功能和性满意度的改善。

(四) 减肥

对于性活动比较活跃的女性,减肥可以改善她们的生活质量,但是关于减肥是否会对肥胖女性的性功能有所改善的研究尚少见。Aversa等(2013)研究发现,多学科方法治疗女性肥胖似乎要优于传统的单纯减肥门诊的效果,并可以是肥胖女性的性功能在许多方面获得改善,其机制可能与持续地改善内皮功能和胰岛素抵抗有关。

(五) 针灸与生物反馈治疗

针灸、盆底生物反馈电刺激及盆底肌肉锻炼等康复手段是治疗产后女性性功能障碍的有效方法。

Khamba等(2013)采用针灸疗法治疗因抗抑郁药物诱发的FSD,显著改善患者的性欲望和润滑,认为针灸在治疗SSRI及SNRI类药物对性的不良影响方面具有潜在的作用,特别适合应用于整合医学、互补与替代医学领域。邱少红等(2019)治疗62例FSD患者,认为腹针联合电刺激-生物反馈治疗,能增强盆底肌纤维力,促进产后盆底功能恢复,改善产后性功能,提高患者性生活质量。潘玲佩等(2021)对 106 例产后女性性功能障碍(PFSD)患者随机选择,分别予以盆底肌肉锻炼和盆底生物反馈电刺激,治疗后两组女性性功能量表(FSFI)中,性高潮、性欲、性唤起、阴道润滑度及性交满意度评分均提高,总有效率占 94.34%,明显高于盆底肌肉锻炼组的 79.25%($P<0.05$),生物反馈电刺激组的盆底综合肌力 ≥ Ⅳ级占 77.36%,明显高于盆底肌肉锻炼组 41.51%($P<0.05$);性交痛评分降低的 FS-FI 量表各维度评分优于盆底肌肉锻炼组($P<0.05$),而两组的不良反应发生率差异无统计学意义($P>0.05$),认为与盆底肌肉锻炼相比,盆底生物反馈电刺激可提高 PFSD 盆底综合肌力,改善性功能,效果突出,性生活质量及安全性高。谭元霞(2020)、刘霞(2018)、黄丽霞等(2018)的相关研究也均证明,生物反馈电刺激联合心理干预治疗 FSD 能有效改善膀胱的生物学功能,提高盆底肌力,有效缓解产后 FSD 患者的焦虑与抑郁程度,从而提高性生活质量。

(六) 机械治疗

随着电子技术的进一步发展,将先进的计算机辅助治疗的虚拟技术引入到性治疗领域,是 FSD 治疗的一个突破。让患者戴上一个特定的头盔,穿上特定的布满传感器的治疗衣,在特定的治疗场所中按照计算机所设定的程序去体验各种性感受,部分患者的性问题将得到相应解决。

冯晓等(2018)的研究发现,激光可以通过无创的方式增加阴道胶原蛋白来治疗尿失禁、绝经泌尿生殖综合征(genitourinary syndrome of menopause,GSM)患者的阴道萎缩、阴道松弛综合征等,从而达到治疗 FSD 的目的。有学者尝试阴蒂负压吸引治疗,可以改善阴蒂的局部血液循环,有助于 FSD 的康复。Díaz-Ruiz 等(2022)对脊髓损伤导致的 FSD 患者,采用生殖器官震动刺激或经皮胫神经刺激来改善其唤起障碍和高潮障碍。Lou 等(2022)的随机对照研究发现,经阴道部分性的 CO_2 激光治疗,是一个相对安全且有效的改善阴道黏膜状态方法,可以有效地改善处在性活跃期的 FSD 患者的性功能,且没有发生任何严重的不良事件。

(七) 药物治疗

由于基础与临床结合研究的不断进展,临床上已经逐步开展对女性性功能障碍的药物治疗,尤其是局部润滑剂和阴道湿润剂有助于阴道干燥和性交困难的治疗,许多研究者还将治疗男性 ED 的药物用于女性,并取得了初步疗效。常用的治疗药物可以区分为激素类药物,如雄激素、雌激素、缩宫素等;非激素类药物,如氟立班丝氨、奥培米芬、布雷默浪丹、精神活性药物、中草药等。虽然一些药物已被 FDA 批准或正在进行临床试验,但除了目前广泛使用的激素补充治疗外,其他的药物治疗还都处在早期临床试验阶段。

目前关于药物治疗 FSD 的基本认识是:激素治疗和补充睾酮可以有效地改善更年期女性的性欲,雌、雄激素和选择性雌激素受体调节剂(奥培米芬,ospemihene)可以改善性交痛,氟立班丝氨(flibanserin)可以改善更年前期妇女的性欲并降低性欲相关的痛苦,布美兰肽(bremelanotide)注射液可以有效改善性欲、性唤起和高潮评分。但是对于精神活性药物、

5 型磷酸二酯酶(phosphodiesterase type 5,PDE-5)抑制剂、缩宫素(oxytocin)、草药、替勃龙(tibolone)治疗 FSD 的循证医学证据仍然存在争议。

值得注意的是,医生和患者都需要客观了解目前治疗方法的局限性,治疗应遵循综合性的治疗原则,并应该整体全面改善女性性功能障碍。所以,在处方任何治疗药物之前,都要仔细进行心血管疾病、血栓类疾病和乳腺癌风险方面的彻底检查和评估,排除禁忌证。

1. 激素类药物

(1)雌激素补充治疗:雌激素补充治疗(estrogen replacement therapy,ERT)可以单独使用或与孕酮联用,适用于绝经期女性,无论是自然绝经还是手术或药物绝经患者。ERT 除了可缓解更年期综合征的症状外,还可增强阴蒂的敏感性、提高性欲、减轻或消除性交痛。局部使用 ERT 可恢复阴道的润滑作用,消除性交时尿频、尿急症状及局部灼热感。ERT 可以对 FSD 具有轻中度的改善作用,尤其适用于具有闭经症状患者的疼痛症状或者闭经后 5 年内的早期患者。但是,由于药物制剂质量的不确定性,还难以确定合成的类固醇激素、雌激素以及选择性雌激素受体调节剂(selective estrogen receptor modulators,SERMs)单独使用及联合使用在改善 FSD 方面的作用。可选择口服雌激素制剂,例如结合雌激素 0.625mg/d。雌激素霜可以经皮涂抹,例如经皮吸收的爱斯妥凝胶涂敷 1.25~2.5g/d。雌二醇伊尔贴片局部贴皮肤 3~7 天更换一次。阴道雌二醇环(vaginal estradiol ring)可在局部释放小剂量的雌二醇,尤其适用于乳腺癌患者,或那些不能使用口服制剂或经皮途径给药者。其他性激素还有替勃龙,有效成分是 7-甲基异炔诺酮(2.5mg/片),含有雌激素、孕激素和微弱雄激素的三种激素活性,可作为全面的性激素补充药物,能够稳定任何原因引起的卵巢功能衰退所致的下丘脑-垂体系统功能状态,每天服用 2.5mg 可改善血管舒缩症状,如潮热、多汗等,抑制骨质丢失,刺激阴道黏膜,对抗组织凋亡与萎缩,并可增加阴蒂的敏感性和性欲,减轻性交痛,对性欲与情绪也有良好的作用。还可以使用欧维亭软膏 2.5mg/d,挤入阴道内,可改善阴道干燥及性交困难。

由于人们认识到,女性性功能的改变部分与雌激素水平下降有关,与 $E_2 < 50pg/ml$ 直接相关,因此许多专家感觉到,补充雌激素可显著改善相关症状,在治疗绝大多数的更年期后的 FSD 患者时首先就应该使用 ERT,但是研究结果表明,全身性的单纯补充雌激素并不足以治疗有临床症状的 FSD,雌激素治疗可增加性激素结合球蛋白(SHBG)水平,降低生物可利用睾酮,容易加剧雄激素水平的缺乏。因此,近来的治疗态度已经发生了一定的转变,患者不希望开始启动或接受不是十分必要的 ERT。对于阴道萎缩(烧灼感、干燥、疼痛等)造成的性交困难,更倾向于使用全身吸收较少的阴道制剂(霜剂或片剂)局部治疗。对性欲和性高潮减退的更年期女性,ERT 可以在雄激素治疗之前先期使用,或与雄激素联合使用。

(2)雄激素:雄激素在女性病理生理过程中起重要作用,年龄相关的卵巢与肾上腺雄激素产生量的减少可能影响到女性健康。雄激素的相对缺乏对于绝经前后的女性可以诱发性功能、性欲、一般健康状况、精力的损害,并可以产生认知障碍。尽管雄激素缺乏是 FSD 的主要原因之一,一些研究也显示补充雄激素可能改善 FSD,例如经皮途径补充睾酮,但是对女性进行的雄激素补充治疗仍然存在争议。由于 FSD 可能是多种病因的共同作用所致,因此

Papalia 等(2006)认为,应该对 FSD 患者认真地筛查病因,雄激素治疗仅应该给予那些临床和生化(激素)分析结果都提示 FSD 是由于雄激素缺乏所致者。

虽然 FDA 还没有批准对女性性功能障碍的睾酮治疗,但是正在进行广泛的临床研究评估睾酮对性欲低下及其他性功能障碍的治疗作用。初步结果表明,睾酮在治疗性欲方面获得了成功,例如性欲低下的绝经前、绝经后女性在接受睾丸激素治疗后可获得性欲的显著改善,增强阴蒂的敏感性,增加阴道的分泌物。睾酮同时也增强卵巢切除术后女性的性欲。对于存在雄激素缺乏症状和体征的围绝经期患者做出补充雄激素治疗决策的主要依据是临床判断,联合使用雌激素可能获益,并应做好随访工作,包括疗效和副作用。使用睾酮的近期不良反应包括痤疮、多毛、月经不规律等,长期不良反应包括雄性脱发、多毛症、嗓音变化、阴蒂肥大等。由于睾酮可转化为雌激素,有乳腺癌病史的女性不能应用。

由于认识到低循环水平的脱氢表雄酮(dehydroepiandrosterone,DHEA)与女性性欲低下及其他的性功能障碍有关,Saltzman 等(2006)采用 DHEA 治疗女性雄激素不足的患者,结果发现,对肾上腺功能低下患者进行的 DHEA 产生了良好的效果,但对肾上腺功能正常(包括更年期前及更年期后雄激素水平低下的)患者的治疗效果却不十分理想,认为采用 DHEA 治疗雄激素不足的 FSD 患者还需要探讨。尽管有一些证据支持,但是 Pluchino(2013)等认为,无论是经阴道途径还是口服途径,额外补充 DHEA 的有效性仍然存在着争议。

替勃龙(tibolone)是一种合成的固醇类激素,含有雌激素、孕激素和雄激素,已经在欧洲使用 20 多年,对女性的性功能具有积极作用,可能成为将来治疗 FSD 的选择药物,目前正在进行随机、对照实验研究,现有的证据还不足以支持替勃龙在改善性功能方面的作用。

2. 作用于 NO-cGMP 通路的药物 该类药物主要包括 PDE-5 抑制剂和左旋精氨酸(L-arginine)。尽管 PDE-5 抑制剂是美国 FDA 批准的治疗男性 ED 的药物,但也有将其用于治疗 FSD,主要是在治疗 5-羟色胺再摄取抑制剂(SSRI)类药物诱发的性功能障碍。已有研究证实,一氧化氮(NO)和血管活性肠肽参与维持阴道黏膜的完整性,并促进阴蒂及阴道壁的血管充血和平滑肌松弛,促进其润滑,提高性唤起(Murtaggh,2010)。

(1)西地那非(sildenafil):为选择性 PDE-5 抑制剂,能抑制 cGMP 的降解。cGMP 是 NO 介导的阴蒂和阴道平滑肌松弛反应的第二信使。单独使用西地那非或与其他血管活性药物合用治疗 FSD 是有效的,可改善 FSD 患者的主观症状,有利于改善年轻女性的性唤起;可增加阴道润滑和阴蒂敏感性,对于绝经后期性欲低下女性可改善性唤起,相关的临床实验正在进行。精神病学研究发现,使用西地那非还可消除由 SSRI 类药物诱发的 FSD。但在 Basson 等(2002)完成的大样本、多中心双盲研究没有能够证明西地那非的治疗有效性,其远期疗效还有待长期的临床观察。

(2)他达拉非(tadalafil):也是 PDE-5 抑制剂,Ashton 等(2006)将他达拉非(20mg)在性交前用于治疗因抗抑郁药物诱发的 FSD 患者 3 例,结果发现他达拉非可以逆转抗抑郁药物诱发的性功能障碍,疗效持续存在(5~11 个月)且耐受性良好。但由于研究例数较少,FSD 也存在自然改善的可能,而且缺乏安慰剂对照研究,结论的可靠性还有待大样本、双盲和安慰剂对照研究来验证。

（3）左旋精氨酸（L-arginine）：是合成 NO 的前体物质，在 NOS 的作用下分解为 NO 和左旋瓜氨酸，而 NO 可介导血管和非血管平滑肌的松弛反应，在治疗男性 ED 方面的初步观察显现出一定疗效，该药物在女性性功能障碍治疗方面的临床试验正在进行，并发现 L- 精氨酸等 NO 供体药物可增强阴道平滑肌松弛反应。

3. α_1- 受体阻滞剂　酚妥拉明（phentolamine）为非特异性 α_1- 肾上腺素能受体阻滞剂，能引起阴蒂海绵体和血管平滑肌舒张，已经有口服制剂，正在用于男性 ED 的治疗。对绝经期女性性功能障碍的研究结果表明，酚妥拉明可增加阴道血流量，提高患者的性兴奋。其他的 α_1- 受体阻滞剂，如哌唑嗪、特拉唑嗪、多沙唑嗪等同样具有舒张平滑肌和动脉管壁作用，可慎重地尝试用于治疗 FSD。

4. 多巴胺受体激动剂　由于性功能与下丘脑及附近神经核的传导物质多巴胺有明显关系，阿朴吗啡（脱水吗啡）是多巴胺受体（D1 和 D2）的激动剂，在治疗帕金森病时发现可改善患者的性欲与性唤起能力。该药物属于短效制剂，毒副作用少，患者的耐受性良好，可与其他药物联合使用。

5. 中草药与植物药　Waynberg 等（2000）使用含银杏树叶的草药合剂治疗 202 例性欲低下的女性患者，其中的 131 例在服药后自述性欲、性交、性幻想及对性交的满意度均提高，初步显示了祖国医学在治疗 FSD 中的重要作用。对某些动物和人类的研究发现，西红花具有一定的催欲作用，Kashani 等（2013）的研究证明，西红花似乎可以安全有效地改善 SSRI 类药物（氟西汀）诱发的 FSD，包括性唤起、润滑和性交痛。

某些自然产物和植物药对 FSD 具有良好的作用。Sha'ari 等（2021）系统综述了现有的自然产物在治疗 FSD 中的作用，初步证据提示刺蒺藜和红参可能是 FSD 的有效补充治疗选择。

6. 基因治疗　基因疗法是指在基因水平上对疾病进行人工干预，将特异的基因转入到宿主体内，从而达到改善、治疗或根治某种疾病或病理状态的目的。由于性器官位于体表且血液循环也相对缓慢，所以 FSD 是适合于进行基因治疗的理想对象。与平滑肌舒张有关的神经递质或酶类等，都将可能成为基因治疗的对象，包括 NOS、转染的媒介物或载体。

7. 其他药物　抗抑郁药物是常见的对性欲和性唤起具有不良影响的药物。对于因抗抑郁药物引起的性功能障碍的治疗包括：首先选择使用疗效较好且副作用较少的药物（丁氨苯丙酮，也称之为安非他酮，bupropion；奈法唑酮，nefazodone），根据疗效进行调整，将药物剂量控制在有效的最小剂量，然后调换使用其他的抗抑郁药物，间断使用药物并配合药物解毒剂。其他的选择是加入安非他酮或丁螺环酮（busipirone）。将抗抑郁药物调换到一种对性功能影响比较温和的药物，例如安非他酮或奈法唑酮，可能改善患者的药物不良反应，患者的顺应性增强，但是也可能降低了药物的抗抑郁效果。

安非他酮为选择性去甲肾上腺素和多巴胺再摄取抑制剂，临床上作为抗抑郁和戒烟药使用。Razali 等（2022）检索了相关文献并系统地总结后，发现安非他酮在改善性欲方面几乎可以达到 3 倍以上的效果，且在使用较大剂量（每日 300mg）时的效果较好。认为安非他酮对女性性欲低下障碍（HSDD）具有潜在的治疗作用。但是，Barton 等（2022）在为期 9 周的随机对照 2 期试验中,观察两种药物剂量(每日 150mg 和每日 300mg)的安非他酮治疗 230 例女性肿瘤存活者的性欲变化,结果发现其疗效与安慰剂组无差别。

(八) 手术治疗

由于体像问题或一些尴尬的疾病及治疗手段,可能间接或直接影响到女性的自尊、自信及性反应,均可以导致较高频度的 FSD,例如肥胖、尿失禁、乳腺肿瘤及手术切除乳腺等,而对其进行相应的手术治疗,可能部分或全部恢复其性功能。

1. 减肥手术　由于肥胖的发生率较高,且对女性的性健康具有一定的不利影响,因此一些学者认为减肥手术可能会改善 FSD。Loh 等(2022)荟萃分析了减肥手术对改善 FSD 的作用,认为是可以改善性功能的,并可以降低 FSD 的发生率,尤其是对于 40 岁以下的女性。

2. 盆底手术　Poad 等(1994)回顾性分析 66 例接受盆底手术治疗的女性性功能状况,发现在 23 例手术前就有性交困难的患者中,有 12 例在手术后获得完全恢复。

排尿障碍,尤其是尿失禁,在女性(尤其是多产女性)中具有一定的发生率,并影响性功能,具有较高的 FSD 发生率。因此,改善排尿障碍的相关手术,可能会改善 FSD。Tunuguntla 等(2006)的综述性文章认为,缺陷性的特异性后壁阴道修补术(colporrhaphy)(避免肛提肌折术)可以改善性功能。尽管个别患者的性功能积分指标(性交疼痛等)可能有改变,尿失禁者进行的悬吊手术对全面的性功能状态似乎没有明显的不良影响,但某些患者由于从无节制的尿失禁完全缓解中体验到了性功能状态的全面改善。

3. 乳房整形手术　形体不够完美,尤其是性器官的缺陷是导致 FSD 的重要原因。乳房切除术后女性的 FSD 发生率较高。Neto 等(2013)对比分析了单纯进行乳房切除手术治疗患者的性功能,并与那些乳房切除手术后进行了乳房重建患者进行比较,结果观察到了乳腺切除术对患者的性功能具有显著的不良影响,后者性功能的显著改善,其可能原因是作为一种形体美,重建手术恢复了患者的自尊感。

二、各种性功能障碍的治疗对策

前述的多种疗法适用于各种类型性功能障碍的一般治疗,例如心理调整、改善内分泌环境、治疗原发性疾病等,但是对于各种不同类型的性功能障碍,仍然有自己独特的治疗方法,况且每个 FSD 患者的病因、病情和临床类型都不尽相同,因此应该采取个体化的治疗方法才能获得最佳的治疗效果。

(一) 性欲障碍

1. 性欲低下　由于性欲是明显受到内在因素与外部环境影响的,主要是受到精神心理和雄激素水平控制,所以对患者及其配偶进行的性咨询和性治疗是最为有效的方法。但是在所有的性功能障碍中,人们对性欲低下的理解最为困难和浅薄,因此它的治疗最为困难,疗效也多不确定。

通过与患者进行深入的交谈和认真分析,挖掘出患者内心深处的矛盾和冲突,然后再决定治疗突破口。首先要纠正患者的错误观念,消除患者的精神顾虑。让患者了解人类性欲的特点和年龄老化所带来的生理改变,做好心理调整,同时进行性健康相关检查。鼓励患者充分地自由表达自己的畏惧、悲痛、焦虑和其他不愉快情绪,有助于清除其各种不利的思想干扰和各种消极影响。

在对性问题建立正确的认识并获得身体健康检查报告后,借助于详尽的解释工作,必要时对严重的心理困惑可一而再、再而三地重复以加深印象,让患者得到精神支持和安慰,并给予积极的鼓励。最好把直接建议减少到最低限度,告诉患者不必过分地将注意力集中在表现能力上,这样容易诱发和加重焦虑情绪,而应集中精力于提高自身和对方的乐趣上,寻找及消除性欲低下原因的过程本身就能促进性欲的重新浮现,让患者自己发现问题所在则更有意义,让她感觉到自己的不利情况是可以改变的,是大有希望的,并提出多种可能的解决办法供其自由选择,帮助患者解决许多实际问题,患者的精神顾虑多可因此而明显减轻或消除,有利于性欲的恢复,这时患者的种种心理压力将会荡然无存。

阅读或观看一些具有直接性描写的书刊和影视节目来调动和唤醒浪漫的性情或性幻想,也不失为一种有效的辅助治疗手段,有助于缓解性欲减退,且一般不会造成挫败感等负面效应。

对于确实存在内分泌激素水平紊乱的患者,适当补充雌激素、雄激素等可能有益(详见相关部分)。Shifrin 等(2000)采用 300μg 经皮睾酮治疗更年期子宫切除和卵巢切除患者,可以改善心理健康和性功能,但是未能排除安慰剂效应。Lobo 等(2003)对更年期后女性使用 0.625mg 的口服雌激素 16 周治疗性欲低下,部分患者合并使用 1.25mg 的甲基睾酮,合并使用者的治疗效果较好。Davis 等(2003)发现,给绝经前、围绝经期及绝经后的女性补充雄激素(可以同时进行 ERT 或不进行 ERT),可以改善她们的性生活,尤其是性欲望。也有研究者使用 DHEA 来改善患者的性欲。van Anders 等(2005)采用 100mg 的环戊丙酸睾酮每月肌内注射(连续治疗 3 个月)对更年期前及更年期后的女性进行治疗,设立对照组,通过治疗前后唾液睾酮水平测定和性欲问卷进行疗效的对比观察,结果治疗组的性欲基线值降低并显著地增加了性欲,提示即使是对于睾酮水平在正常范围的女性补充睾酮,仍然可以有效地改善性欲。

睾酮联合雌激素来提高绝经后女性性欲方面也显示了良好的效果。例如甲基睾酮(methyltestosterone)与雌激素联合使用,可以提高绝经期女性的性欲,增强阴道润滑作用,消除性交痛,还可以保护心血管。阴道表面使用甲基睾酮可治疗阴道表皮苔藓。甲基睾酮用于绝经前女性,可以提高性欲或消除阴道痉挛,但利弊权衡还存在争议。研究报道,阴道表面使用 2% 睾酮霜可提高阴蒂的敏感性,增强阴道的润滑作用,提高性欲,不良反应类似于口服给药,包括体重增加、阴蒂肥大、面部毛发增多和高胆固醇血症。

Simond 等(2022)采用患者整体改善表现(the Patient Global Impression of Improvement, PGI-I)方法评估,关键性的重点指标是满意的性事件(satisfying sexual events,SSE)、女性性功

能指数的欲望范围(desire domain of the Female Sexual Function Index,FSFI-d)、压力相关的性欲降低(distress associated with decreased sexual desire,FSDS-R13),结果发现更多的患者认为氟班色林具有一定的临床使用价值,与安慰剂比较 SSE 改善的有效率高(29.8% *vs.* 22.9%;*P*=0.015),FSFI-d(38.9% *vs.* 26.3%;*P*=0.0001),重点结果的 *OR* 值比安慰剂组高 2~2.4 倍,进一步支持其在改善性欲方面是有益的。

在进行一段时间努力改善性欲的尝试失败后,或者预感到自己处理患者没有把握或经验不足时,医生可以为患者转诊,寻求上级医生的帮助,或者请相关专家会诊或联合诊治。患者在感觉治疗效果不佳或对医生有不自在的感觉时也可以另外选择医生,寻求其他的医生诊治。

性伴侣对女性的性欲低下可能要负有部分责任,男性在女性性欲低下康复过程中也应该有所作为。让性伴侣认识到问题的性质和可能原因,增进与妻子的交流,给患者希望与支持,但要避免消极悲观情绪或向患者施加压力。男子应该调整好对自己的认识,要认识到人无完人,多看自己的长处和成就,并经常保持愉悦的心情和良好的性兴趣;不要认为自己是一个彻底的失败者,对女性没有吸引力、性无能,否则男性也将因此而难以享受到健康的性欲。毕竟此时双方需要的都是同情、支持和体贴,而不是猜忌、奚落和指责,否则将只能进一步伤害对方的自尊与自信,使问题恶化,并因此而无形中伤害了自身的利益。此外,男性不仅要摆脱自己的被动地位和消极情绪,还要积极地帮助伴侣一起超越其心理障碍。

2. 性厌恶　性厌恶的治疗方法与性欲低下相似,但需要更加持久,难度更大,并应该从创伤性的性经历入手解决严重的心理冲突。

3. 性欲亢进　如果经过系统检查确证,患者的性欲亢进与患者所患的精神分裂症、脑和垂体肿瘤等有因果关系,应该接受相应专科诊治。

经过检查没有发现明显的器质性疾病,则应采取对症支持疗法。例如,合理安排生活节奏,夫妇适当分居一段时间以减少性刺激,并将更多的精力用于学习和工作,是克服性欲亢进的有效方法。

对于更年期内分泌失调者,可先使用镇静剂,消除其病态妄想,减少其激起冲动的因素,例如试用氯氮䓬、地西泮片、佐匹克隆、氯丙嗪等。上述办法无效时可以考虑进行激素治疗。对于性激素水平紊乱患者的治疗,当然主要采用激素治疗,主要是对抗过高水平的性激素作用。可选择己烯雌酚 5mg/d,连续服用一段时间,一般持续 1~2 个月。因药物具有明显的副作用,需要在专科医生的指导下进行,并遵循疗程不宜过长、定期检查肝肾功能等原则。

(二) 性唤起障碍

女性的性唤起障碍(female sexual arousal disorder,FSAD)可以影响到各个年龄段的女性,并可以对情感健康产生严重的不良影响。而针对这种异质性病因疾病的治疗相当具有挑战性,并引起了广泛的重视,有许多方案涌现,一些作者尝试使用治疗男性 ED 的药物来改善女性的性唤起,但实际效果并不理想,都没有能够在有效性和安全性上得到证明。许多宣称治疗有效的研究,往往入组的研究病例数过少且随访时间过短,研究结果的可信度有限。与男性性功能障碍的治疗相似,这些治疗方法多将改善局部血液循环作为治疗改善性唤起的主要机制,但是对于女性来说,改善血流、润滑度以及充血程度并不一定会与女性的性唤起改善有关。这可能是由于性欲低下患者的生理方面往往是健康的,并且在性刺激后生殖道可以有正常的充血反应,因此缺乏主观的性唤起才是她们苦恼的关键,而不是因为生殖道不能充血。目前临床和研究中经常使用的药物包括:左旋精氨酸、Zestra、前列地尔、Avlimil、西地那非和 Eros 机械治疗等。

1. 左旋精氨酸 左旋精氨酸的局部使用已经广泛市场化,用来治疗女性的性唤起障碍。近年来出现的一些左旋精氨酸的膏剂已经可以有商品出售,它们可以在性生活前外阴处局部使用,其中含有的薄荷醇可能有一定的刺激性,其安全性和有效性还未见到报道。

2. Zestra Zestra 是一种市场化的女性按摩油,主要成分是琉璃苣的种籽油、晚樱草花油、当归提取物、锦紫苏(coleus)提取物、抗氧化剂抗坏血栓棕榈酯、α- 生育酚、自然芳香物。性生活前在外阴使用 0.4~1ml。20 例女性使用后,与安慰剂组比较,Zestra 可以改善健康人和 FSD 者的性欲、性唤起、性感觉、愉悦程度和获得性高潮的能力。

3. 前列地尔 前列地尔是局部使用的扩张血管药物,主要成分是前列腺素 E_1(prostaglandin E1,PGE_1),经尿道给药治疗男性 ED 有一定疗效。临床观察 8 例女性使用后,与对照组比较,可以改善主观和生理性唤起,副作用包括阴道刺痒、灼热和疼痛。目前正在进行类似的方法阴道给药治疗女性的性功能障碍的 II 期临床研究,研究的目的是探讨其治疗 FSD 的有效性。

4. Avlimil Avlimil 每天使用 1 次的片剂可以治疗 FSD,主要成分是洋苏草叶、红色红莓叶、葛根提取物、红色三叶草提取物、辣椒胡椒、甘草根、月桂果、达米阿那叶、拔地麻根、姜根、黑升麻类药草根以及一些固型剂。未经过同行评议的网络文章认为该药物具有改善性欲望、性唤起和性高潮的作用。可能具有一定的副作用,并可能与其他的药物有相互影响。

5. 西地那非 西地那非在治疗 FSD 方面的结果存在争议,表明西地那非治疗 FSAD 没有明确的疗效。近年来的一项 781 例女性研究结果显示,西地那非治疗性唤起障碍时,在主观评价润滑度、感觉或性愉悦方面没有显著疗效。实际上,女性可能并不十分了解发生在生殖器上的改变,或者这些改变并不足以改善性唤起。

6. 阿片受体阻断剂 Orri 等(2013)采用一种选择性、高亲和性的 mu- 阿片受体阻断剂 CP-866,087 治疗绝经前的 FSAD,但是需要女性的积极配合,那些同时能够积极参与性活动的患者更加容易创造出有益于症状改善的良好氛围。

7. Eros 治疗 Eros 治疗方法是美国 FDA 批准的第一个非药物性的治疗 FSD 的器械,是依靠电池操作的手控制仪器,可以放在阴蒂上。仪器具有一定可调整的轻微的负压吸引作用和低水平的震动感觉。每周使用 3 次以上,每次 5 分钟。使用 Eros 治疗可以增加阴蒂血流以及阴道和骨盆血流。小样本的非盲法研究显示,可以显著改善性唤起障碍者的性唤起、高潮和全面的满意度。该仪器的出现,为那些不愿意使用药物或激素治疗的患者提供了一种新的选择。

(三) 性高潮障碍

治疗性高潮障碍是对医生的最艰难考验。

首先要区分这种性功能障碍是原发的还是继发/境遇性的。原发性的性高潮障碍治疗上是最困难的,往往需要接受必要的性治疗才能获得疗效。Pereira 等(2013)分析了相关的临床研究结果认为,性治疗可能让性高潮障碍患者获得满意结果。对于确实存在激素缺乏的患者,可使用雌激素或雄激素治疗来改善性高潮障碍。机械设施,如 Eros- 阴蒂治疗仪器、负压真空装置、Zestra 等,也可能使部分患者获益。

1. **性知识学习和心理调治**　部分原发性的性高潮障碍者(或者性感受很弱者)很可能是由于性知识的学习障碍而尚未识别或体验过性高潮,她们往往缺乏快乐的感受、没有性幻想、没有肉体感觉,或者是由于家庭和社会因素以及心理因素所致。因此,通过性知识的学习她们可能很容易地克服这一缺陷,并在治疗过程中感受到儿童阶段过于严厉的家庭教育妨碍了她们对性的感悟。另外一些原发性的性高潮障碍者,可以有强烈的感受,通常可以达到平台期,对性的感觉意识也很强,性反应的探索一直处在高水平阶段,但是仍然难以攀登到性反应的顶峰,多与预见的失败、回避性高潮反应、畏惧性反应中的失控等心理因素有关,需要接受心理咨询和调治。

2. **加强局部刺激并增加肌肉张力**　由于盆底肌肉松弛可能是性高潮微弱或无性高潮的原因,因此进行盆底肌肉锻炼或生物反馈疗法,在性生活中刻意地增加刺激强度可以改善性高潮障碍,鼓励(那些尚没有尝试过的)患者探索自我刺激的康复过程。同时要告诉患者,每次性交没有能够获得性高潮反应,并不意味着本次的尝试失败,而对阴蒂的直接刺激可能比性交更加容易出现性高潮。

有些女性在性生活过程中可能阴蒂的高潮已经达到,但是还没有达到阴道高潮,患者的主观感觉总是功败垂成,而成功也往往在于再坚持一下的努力中。对于这种情况,可以让女性在临近性高潮时通过绷紧全身肌肉、用力屏气等办法来促进性高潮的到来,毕竟性高潮是肌肉高度紧张后的突然松弛,有意增加其紧张度是有好处的。

对于境遇性的性高潮障碍,例如手淫时有性高潮而与性伴侣性交时却无性高潮,治疗的重点是协调与性伴侣的关系问题,尤其是女性对性伴侣的信任度和安全感是最重要的,同时要求性伙伴了解女性性功能的特点,认识到女方需要他的协助,并在女方的指引下进行性交。

3. **性高潮后的爱抚**　一些女性可能在达到性高潮后的超敏状态阶段,尽管还有性要求,而肌肉松弛后的机体却难以正常做出反应,女性可因此而出现强烈的缺憾和烦躁不安的感觉,在经过一段时间的努力没有效果后可以放弃,此时通过与伴侣的拥抱和爱抚可逐渐恢复平静,最终平稳度过本次性经历,使得失望感和烦躁感得以减轻或消失。

4. 难治性的性高潮障碍的可能原因 通过性知识教育、加强刺激强度和延长刺激时间仍然不能达到性高潮者,需要重新审视问题的症结所在,重新调整治疗方案和策略。分析性高潮障碍难以康复的可能原因包括如下四个方面。

(1)与长时间大剂量的某些药物限制了性反应的发生。

(2)过分的紧张和焦虑,使患者的注意力完全集中在性高潮上,影响了对性生活所带来的感觉和感受的悉心体验。

(3)性刺激强度不够或不充分。

(4)身体素质差,导致机体的性反应能力低下。

(四) 性交痛性障碍

外阴疼痛、性交困难、阴道痉挛的女性患者的性功能大多受到一定程度的限制,有经验的生理治疗学家经常可以发现,患者存在骨骼肌和神经系统的异常,并可以为损伤或疾病引起的性交痛性障碍患者提供一系列的办法来恢复功能、改善可动性、缓解疼痛、防止或限制永久性的躯体残疾。

对于确实存在明确病因的患者,当然应该首先治疗原发疾病。但是,治疗外阴和盆底因素引发的性交疼痛是比较复杂的,涉及多学科的协作和多种治疗手段,例如性心理疗法中的认知行为治疗与夫妻性教育是治疗的重要组成部分。Pereira 等(2013)认为性治疗可能获得满意结果。盆底物理治疗有助于缓解提肌痉挛。部分患者还可选择手术治疗。Juang 等(2006)采用腹腔镜子宫骶骨神经部分切除术(laparoscopic uterosacral nerve ablation,LUNA)治疗 12 例原发性的深部交媾困难患者,在手术后 3 个月随访时 3 例非常满意、5 例满意、2 例不确定、1 例不满意、1 例非常不满意;手术后 12 个月随访 2 例非常满意、4 例满意、4 例不确定,其他同前。结论认为半数患者对 LUNA 治疗效果满意,但还需要进一步探讨该治疗方法的必要性和有效性。

外阴前庭炎是常见的引起(女性痛性)交媾困难的病因之一,治疗方法包括阴道肌肉电生理反馈、盆底理疗、行为认知疗法,避免使用香皂、香水、局部雌激素等,对慢性疼痛者可采用药物治疗。有人采用三环类抗抑郁药治疗外阴前庭炎引起的疼痛,其依据是推测疼痛是来自于神经痛。外科手术治疗方法包括:前庭切除术、前庭成形术、外周纤维切除术。尽管前庭切除术在缓解疼痛中的作用可能要优于行为治疗和理疗,但手术失败将产生一系列不良后果,包括阴道痉挛、外阴痛、性交困难等,建议选择手术治疗时要慎重,并做好对患者及其性伙伴的知情同意工作。

尽管人们已经对骨盆底的表面肌电图(surface electromyogram,sEMG)生物反馈进行过比较深入的研究,将生理方法用来治疗性交痛性障碍的 FSD 患者还仅仅是近年来的事情,它的作用还没有被多数的医生、精神专科医生和公众所认识,但是却显现了良好的效果和应用前景。生理治疗方法在治疗交媾困难中的典型研究例证是针对于外阴痛和外阴前庭炎综合征(vulvodynia and vulvar vestibulitis syndrome,VVS)。VVS 是更年期前的女性交媾困难的主要原因之一,在触摸前庭和局部检查时出现严重的疼痛。Rosenbaum 等(2005)在总结两个回顾性分析报告时指出,生理治疗可以使71%的患者的症状显著改善(Bergeron,2002;Hartmann 2001),展示了良好的应用前景。还有一些研究比较了针对VVS的认知行为疗法(cognitive behavior therapy,CBT)与手术治疗,将CBT、生物反馈与家庭训练和手术比较。Rosenbaum等(2005)认为到目前为止,联合的多学科治疗方法的有效性仍然需要验证,许多治疗方法的具体方案仍然不成熟或缺乏,生理治疗、生物反馈、盆底的康复等治疗手段之间的疗效差异原因还不清楚。

阴道痉挛治疗包括心理教育、行为认知疗法、性治疗、使用阴道插入剂等,但均缺乏科学的疗效证据。阴道痉挛的治疗目标是逆转引起痉挛的条件反射,可以让患者在家庭内使用阴道扩张器逐步扩张阴道。具体方法是:夫妻共同参与,在妻子的监视和控制下,将涂有消毒润滑油的扩张器插入阴道。选择扩张器可由最小号开始,逐步加大到相当于阴茎直径大小。一旦较大的扩张器能成功地插入阴道,可将其在阴道内保留几个小时。采用这种方法就可以使阴道痉挛逐渐减轻,直至消失,女方也在此过程中学会适应阴道内放置东西。阴道扩张作为一种脱敏方法,有助于阴道痉挛的治疗,疗效目标以阴茎能够插入为主,但是能够同时联合性治疗,并观察到性愉悦的改善则更可取。

(五) 未成年期遭遇性虐待所致 FSD 的处理

帮助患者认识到过去的性虐待与现实FSD的关系,尤其是在性和信任方面容易受到伤害的认识,并建立进行性生活创伤的治疗是必要的举措。

主要治疗方法包括:提倡在女性的控制下进行性活动;学会在性生活过程中的精神和身体放松;选择身心俱佳状态下进行性生活;帮助患者与性伙伴之间建立语言和非语言的交流,一旦感觉到不适或恐惧时,即可通知对方停止性刺激;鼓励患者探索在最小的恐惧感状态下和最大的控制感之间寻找性生活的健康平衡状态。

(六) 女性产后 FSD 的处理

女性产后的性功能障碍受到多种因素影响,积极寻找引起产后性功能障碍的高危因素并加以干预,是改善女性产后性健康状况的根本措施。

三、随访 / 随诊

随访/随诊在FSD治疗过程中具有重要的作用,可以了解某一特定的治疗方法的疗效、副作用、药物剂量和种类是否需要调整、患者及其配偶的满意度,判断配偶是否也存在性功能问题,评估患者的整体健康和社会心理功能是否健全,是保证治疗效果的重要举措。例如老年女性出现性问题时,她们的配偶也多年事已高,男性ED等性功能障碍的发生情况也有增加的趋势,如不能很好地解决,将会影响FSD的治疗。

第六节　展　　望

由于封建观念和宗教色彩的影响,FSD 常被忽视,远不如以往对男性性功能障碍的关注程度,甚至对女性性反应的基本生理过程和变化也缺乏系统研究,尤其是对中老年女性的性生活给予的关注更加不足,治疗就更无从谈起。许多医生并不知道 FSD 也是患者病史的重要组成部分,并且可能与其他躯体和 / 或精神疾病的发生、发展及转归密切相关,这可能与工作繁忙或缺乏必要的培训有关,但是也与态度有关。因此,有必要建立 FSD 的诊断和治疗流程或指南来指导临床工作,并加强对相关知识和理念的推广。

尽管男性和女性的性器官无论是在胚胎发生和解剖学方面都有许多相似之处,男女性的性反应也很接近,但 FSD 在许多方面还是明显不同于男性,有自己的独特之处,因此不能简单地将处理男性性功能障碍的诸多方法完全照搬来处理女性的性问题。此外,在治疗FSD 过程中需要性医学专家、心理医生、精神科医生、妇产科医生及全科医生的通力合作,同时还要配偶的积极参与和密切配合,全面改善女性的性功能。

坚信随着医学科学技术水平的不断发展,随着全社会对女性生活质量关注程度的不断加强,对女性性反应生理学和药理学的更好认识,对 FSD 的基础与临床研究的不断加强,必将在临床治疗水平上有大的飞跃,造福 FSD 患者。

(李宏军)

参考文献

1. 冯晓, 龚晓明. 激光治疗女性性功能障碍. 实用妇产科杂志, 2018, 34 (6): 415-417.

2. 黄丽霞, 谷玉红, 房桂英, 等. 生物反馈电刺激联合心理干预对产后女性性功能障碍的治疗效果分析. 中国现代医学杂志, 2018, 28 (10): 73-77.

3. 焦伟, 史朝亮, 王阳赟, 等. 上海地区女性医务工作者性功能障碍现况调查. 中国男科学杂志, 2019, 33 (2): 36-40.

4. 金凤羽, 阮祥燕, ALFRED O. MUECK, 等. 北京及周边地区围绝经期女性性功能现状调查分析. 首都医科大学学报, 2017, 38 (4): 509-514.

5. 金宗兰, 陈萍萍, 陈梅霞, 等. 中国女性性功能障碍现状及影响因素分析. 中国公共卫生, 2021, 37 (11): 1616-1620.

6. 潘玲佩, 倪旭红, 朱敏. 盆底生物反馈电刺激和盆底肌肉锻炼治疗产后女性性功能障碍的疗效. 中国妇幼保健, 2021, 36 (9): 2022-2025.

7. ASCI R, BOLAT M S, DÜNDAR C, et al. Impact of a high visceral adiposity index on female sexual dysfunction in sexually active women？Results of a cross-sectional study. Int J Clin Pract, 2021, 75 (10): e14611.

8. CEA GARCÍA J, MÁRQUEZ MARAVER F, Rubio Rodríguez MC. Cross-sectional study on the impact of age, menopause and quality of life on female sexual function. J Obstet Gynaecol, 2021 28: 1-8.

9. CHEW PY, CHOY CL, SIDI HB, et al. The Association Between Female Sexual Dysfunction and Sexual Dysfunction in the Male Partner: A Systematic Review and Meta-Analysis. J Sex Med, 2021, 18 (1): 99-112.

10. DISTASI V, MASEROLI E, VIGNOZZI L. Female Sexual Dysfunction in Diabetes: Mechanisms, Diagnosis and Treatment. Curr Diabetes Rev, 2022, 18 (1): e171121198002.

11. FIGUEIRA JR, LARA LAS, ANDRADE MC, et al. Comparison of Sexual Dysfunction in Women Who Were or Were Not Victims of Sexual Violence. J Sex Marital Ther, 2021, 47 (6): 621-630.

12. GRUENWALD I, LAUTERBACH R, GARTMAN I, et al. Female Sexual Orgasmic Dysfunction and Genital Sensation Deficiency. J Sex Med, 2020, 17 (2): 273-278.

13. HALLE-EKANE GE, TIMTI LF, TANUE EA, et al. Prevalence and Associated Factors of Female Sexual Dysfunction Among Sexually Active Students of the University of Buea. Sex Med, 2021, 9 (5): 100402.

14. KIM JI, ZHU D, DAVILA J, et al. Female Sexual Dysfunction as Measured by Low Sexual Frequency is Associated With Lower Socioeconomic Status: An Analysis of the National Health and Nutrition Examination Survey (NHANES), 2007-2016. J Sex Med, 2022, 19 (1): 90-97.

15. LOH HH, YEE A, LOH HS, et al. Sexual dysfunction in polycystic ovary syndrome: a systematic review and meta-analysis. Hormones (Athens), 2020, 19 (3): 413-423.

16. LOU W, CHEN F, XU T, et al. A randomized controlled study of vaginal fractional CO_2 laser therapy for female sexual dysfunction. Lasers Med Sci, 2022, 37 (1): 359-367.

17. MASEROLI E, RASTRELLI G, DI STASI V, et al. Physical Activity and Female Sexual Dysfunction: A Lot Helps, But Not Too Much. J Sex Med, 2021, 18 (7): 1217-1229.

18. SHA'ARI N, WOON LS, SIDI H, et al. Beneficial effects of natural products on female sexual dysfunction: A systematic review and meta-analysis. Phytomedicine, 2021, 93: 153760.

19. WANG Q, GENG H, LU C, et al. Association between the international index of erectile function-15 and female sexual function index in Chinese infertile couples. Andrologia, 2022, 4; e14360.

20. ZHENG J, SKIBA MA, BELL RJ, et al. The prevalence of sexual dysfunctions and sexually related distress in young women: a cross-sectional survey. Fertil Steril, 2020, 113 (2): 426-434.

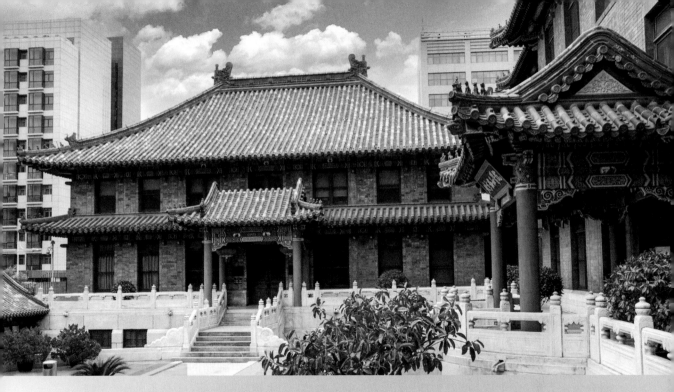

第二十三章

具有分泌激素功能的卵巢肿瘤

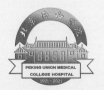

第一节 具有分泌激素功能的卵巢肿瘤的分类

卵巢肿瘤是女性生殖系统中常见的肿瘤,也是种类最为繁杂的,良、恶性质及临床表现各异。有一部分肿瘤具有分泌激素的功能,又被称为功能性肿瘤,这些由于肿瘤导致的某些激素过度产生通常会影响女性生殖内分泌功能,有的会影响其他内分泌腺体功能,临床上表现为丰富的与激素异常相关的某些典型的症状或体征,也可伴有激素不相关的全身症状,如胸腔积液、腹腔积液等,肿瘤切除后症状可消失或减退。这些内分泌激素大多为肿瘤细胞本身所分泌,少部分来自于肿瘤间质,尚有个别肿瘤组织可将患者血中其他激素代谢转化为雌、雄激素,而出现内分泌功能紊乱。血浆内异常激素水平的测定常为诊断提供依据。

根据 2020 年 10 月出版的 WHO 肿瘤分类第 5 版中女性生殖肿瘤的部分,目前卵巢肿瘤分为六大类:①上皮 - 间叶肿瘤;②性索 - 间质肿瘤;③生殖细胞肿瘤;④杂类肿瘤;⑤瘤样病变;⑥转移性肿瘤。具有内分泌功能的卵巢肿瘤大多来自于卵巢的性索 - 间质肿瘤。很少一部分来自卵巢生殖细胞肿瘤、上皮源性肿瘤及其他肿瘤。自 2004 年第 4 版开始,WHO 肿瘤分类系统中将卵巢性索 - 间质肿瘤分为纯性索、纯间质和混合性三类,见表 23-1。

表 23-1 卵巢性索 - 间质肿瘤分类(2020,WHO)

纯性索肿瘤	成年型颗粒细胞瘤
	幼年型颗粒细胞瘤
	Sertoli 细胞肿瘤
	环状小管性索肿瘤
纯间质肿瘤	纤维瘤
	富细胞性纤维瘤
	卵泡膜细胞瘤
	黄素化卵泡膜细胞瘤
	纤维肉瘤
	硬化性间质瘤
	Leydig 细胞瘤
	类固醇细胞肿瘤
	恶性类固醇细胞肿瘤
	印戒细胞样间质肿瘤
	微囊性间质瘤

续表

混合性性索 - 间质肿瘤	支持 - 间质细胞瘤（Sertoli-Leydig 细胞瘤）
	高分化
	中分化 伴或不伴异源性成分
	低分化 伴或不伴异源性成分
	网状型 伴或不伴异源性成分
	性索肿瘤
	男性母细胞瘤

根据分泌的激素不同导致特异的临床表现可大致判断卵巢肿瘤的类型。

1. 高雌激素表现　可表现为青春期前幼女性早熟；育龄期女性月经紊乱、异常阴道出血，可伴有子宫内膜增生甚至子宫内膜癌、绝经后女性表现为绝经后阴道出血等。肿瘤来源可能为：①卵巢颗粒细胞瘤：是最常见的引起高雌激素表现的卵巢肿瘤，发病年龄多在40~50 岁，也可发生在绝经后，约 5% 为幼年型颗粒细胞瘤，见于青春期前女孩；②卵泡膜细胞瘤：多发生在绝经后女性；③少见于上皮来源的黏液性囊腺瘤，畸胎瘤、绒癌、Brenner瘤等。

2. 高雄激素表现　患者最初表现为去女性化，如月经稀发、闭经，而后出现多毛、痤疮、胡须、声音变粗、阴蒂增大等男性化症状，肿瘤来源可能为：①卵巢支持间质细胞瘤（sertoli-leydig cell tumor）：大多患者在 30 岁以下，这种肿瘤至少 1/3 的患者出现明显的男性化表现；还可表现为高雌激素或无功能。②纯间质细胞瘤（leydig cell tumor）：患者多为绝经后女性，3/4 的患者会出现男性化表现。③少见原因：如畸胎瘤、绒癌、纯支持细胞瘤（sertoli cell tumor）等。

3. 其他激素异常表现　①甲状腺素升高，甚至出现甲亢症状：卵巢甲状腺肿（struma ovarii），属于单胚层畸胎瘤；②库欣综合征：类固醇肿瘤。

第二节　具有分泌激素功能的卵巢肿瘤

一、卵巢颗粒细胞瘤

颗粒细胞瘤（ovarian granulosa cell tumor）是卵巢性索 - 性腺间质肿瘤中最常见的肿瘤，也是最常具有高雌激素表现的卵巢肿瘤，约占性腺性索 - 间质肿瘤的 40% 左右。属于低度恶性，临床有晚期复发特点。在所有的卵巢恶性肿瘤中，颗粒细胞瘤大约占 2%~5%。

（一）分型

根据其病理组织形态，分为成人型颗粒细胞瘤（adult type granulosa cell tumor，AGCT）及幼年型颗粒细胞瘤（juvenile type granulosa cell tumor，JGCT）两种。成年型占 95% 以上，约

5% 发生于初潮前,30% 左右发生于育龄妇女,其余大部分发生于围绝经期及绝经后妇女。幼年型少见,多发生在 20 岁以下,30 岁以上罕见,Young 等总结 125 例幼年型颗粒细胞瘤,发病年龄:44% 发生在出生后至 10 岁以下,34% 发生在 10~19 岁,19% 发生在 20~29 岁。虽然两者发病年龄有显著的不同,但是确切的诊断依据仍然是肿瘤的病理组织形态变化,而不是发病年龄。

(二) 临床表现

大约有 3% 左右的颗粒细胞瘤无明显症状,偶然被发现。绝大部分患者临床均有症状,主要为内分泌紊乱及腹部包块引起。

1. 雌激素刺激症状 若肿瘤发生在青春期前,多数表现为性早熟。此类性早熟为肿瘤刺激引起,为外周性性早熟,又称假性性早熟(pseudo-precocious puberty)。临床可出现乳房增大、阴阜发育、阴毛腋毛生长、内外生殖器等异常发育,甚至出现无排卵性月经。另有的出现身高、骨龄过度超前发育,而精神及思想发育不同步的不协调症状。

肿瘤发生于生育期妇女,由于肿瘤分泌的雌激素引起子宫内膜增生性病理变化,随体内雌激素水平的波动子宫内膜出现不规则的脱落,所以临床上有 2/3 左右的患者会出现月经过多、经期延长等不正常阴道出血症状。少部分患者亦可出现持续闭经,或间有不规则出血。颗粒细胞瘤患者其子宫内膜癌的风险是正常人的 10 倍。颗粒细胞瘤也易合并子宫肌瘤,更加重了阴道的不规则出血症状。

肿瘤发生于绝经后妇女时,绝经后出血是典型的临床症状,还会出现乳房胀、乳房增大。在此年龄组患者中,发生子宫内膜增生性病变、癌前病变及癌的概率较育龄组妇女为高。合并子宫内膜癌的患者,年龄多在 50 岁以上。

2. 腹部包块 卵巢颗粒细胞瘤平均直径 10~12cm,一般为中等大小,于妇科盆腔检查中可以摸到,而于腹部不容易触及。若患者自己扪到下腹包块,并以此为主诉就诊,其肿瘤往往已较大,可有腹胀、饱满感、排尿困难等其他症状。当肿瘤生长快,包膜破裂或肿瘤发生扭转时,常出现有急剧的腹痛症状。

3. 极少数囊性颗粒细胞瘤可能会出现男性化征象。

4. 体征 通过腹部检查或妇科盆腔检查可以触及附件实性或囊实性包块,一般为中等大小,表面光滑,边界清楚,可以活动。直肠子宫陷凹处多数无结节感。育龄妇女子宫可以增大或合并子宫肌瘤,而绝经期妇女,因肿瘤激素刺激,阴道黏膜光滑、红润,子宫亦不萎缩。当肿瘤大或有腹腔积液时,可以出现明显的腹部增大、膨隆及偶尔合并胸腔积液。

(三) 辅助检查

1. 影像学检查 MRI、CT、B 超等检查方法通常可发现来自单侧卵巢的非纯囊性占位、多房有分隔,伴有实性成分(图 23-1),与卵巢上皮性癌不同,通常无腹腔积液及腹膜或大网膜受累,可同时发现合并有子宫肌瘤、子宫内膜增厚或息肉样改变。

2. 激素及肿瘤标志物检查 血清雌激素、抗米勒管激素(AMH)、抑制素(inhibin)可作为颗粒细胞瘤的肿瘤标志物。肿瘤破裂累及腹膜或发生广泛腹盆腔转移,或伴有胸腔积液、腹腔积液时 CA125 会升高。

3. 针对子宫内膜的检查　对合并有异常子宫出血或绝经后阴道出血,影像学提示有子宫内膜增厚、内膜息肉或宫腔占位等情况,应在切除卵巢占位之前行诊刮或宫腔镜检查获得内膜病理后制订后续手术治疗方案。

(四) 诊断

卵巢颗粒细胞瘤是临床特征较为明显的肿瘤。发现附件包块,伴有明显的雌激素刺激引起的内分泌紊乱症状,术前作出判断并不困难。术中冰冻病理检查亦能获得较高的确诊率。

组织学诊断:成人型颗粒细胞外观呈圆形或卵圆形(图 23-2)、囊实性,切面粉黄色(图 23-3),镜下胞质少,细胞核有核沟,为典型的"咖啡豆"样外观;核异型性与核分裂可发生但不常见,可能围绕中央空腔呈小簇状或菊形团样排列形成 Call-Exner 小体。幼年型颗粒细胞肿瘤由频繁核分裂的未成熟颗粒细胞构成,呈巨滤泡型或囊性型模式,而 Call-Exner 小体和"咖啡豆"样核则不常见。

第 5 版 WHO 分类显示,超过 90% 的成人型颗粒细胞瘤(AGCT)含有 *FOXL2* 基因突变,在分别为 60% 和 30% 的幼年型粒层细胞瘤(JGCT)中可以检测到 *AKT1* 和 *GNAS* 基因的激活改变。

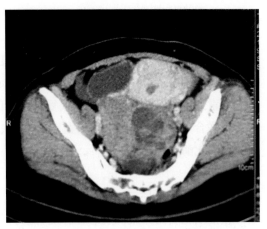

图 23-1　CT 可见子宫右后方非纯囊性占位、多房有分隔

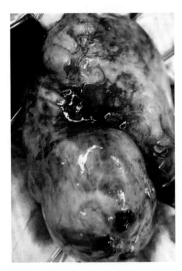

图 23-2　卵巢成人颗粒细胞瘤外观

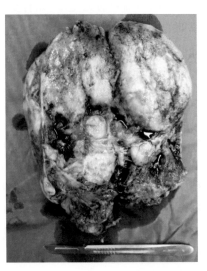

图 23-3　卵巢颗粒细胞瘤的切面

（五）治疗

1. 手术治疗　手术是颗粒细胞瘤最重要的治疗手段。术前影像学及术中探查均未发现卵巢外病变的临床Ⅰ期患者，尚未生育及年轻育龄女性，可仅行患侧附件切除；保留子宫和对侧附件，也无需切除腹膜后淋巴结。但术前要关注子宫内膜厚度，必要时术中同时行宫腔镜下诊刮获得内膜病理，如合并子宫内膜增生或早期内膜癌，要求保留生育功能者应在术后药物治疗，进入内膜病变的处理流程进行治疗和随诊。对于已完成生育近绝经或绝经后女性，应行子宫加双侧附件切除。必要时术前应了解子宫内膜状态，如术前诊刮发现合并子宫内膜癌，需按照子宫内膜癌后的手术范围。

临床Ⅱ期以上：均应施肿瘤细胞减灭术，切除全子宫、双附件、大网膜、腹主动脉旁、腹膜后淋巴结及肉眼所见的转移瘤。

复发肿瘤的手术治疗：对复发患者应以积极的态度，在合适的时间争取再次手术，手术目的在于清除肿瘤，延缓复发，延长生存。

2. 辅助治疗　卵巢颗粒细胞瘤属于低度恶性肿瘤，对化疗不如上皮源性卵巢恶性肿瘤敏感，因此早期肿瘤术后化疗是否获益并无定论。通常ⅠA期可不化疗。对于初治有复发高危因素如包膜破裂及Ⅱ期以上或复发术后的颗粒细胞瘤患者可采用化疗。化疗方案推荐紫杉醇联合卡铂治疗，3~6个疗程。反复多次复发者可根据情况选择局部放疗、全身激素治疗如芳香化酶抑制剂等。

（六）随诊和预后

颗粒细胞瘤为卵巢低度恶性肿瘤，因为其有"晚期复发"之特征，长期随诊更为必要。

建议术后每3~6个月随诊一次，每次随诊应询问有无异常阴道出血，盆腔及腹部查体有无包块；如盆底、直肠子宫陷凹、侧穹窿等处出现的增厚、结节要十分警惕，需了解有无复发病灶出现。可检测血清雌激素、AMH、CA125作为筛查肿瘤有无复发的肿瘤标志物。可采用腹腔和盆腔超声筛查有无复发，如有复发可采用MRI、CT等进一步明确。

早期的卵巢颗粒细胞瘤复发晚，预后佳。肿瘤已有卵巢外播散、实性、直径>15cm、瘤细胞核分裂象多是影响预后的重要因素。

二、卵巢卵泡膜细胞瘤

卵巢卵泡膜细胞瘤（thecoma of ovary）是良性的卵巢性索-间质肿瘤。65%~80%发生在绝经后女性，主要表现为高雌激素引起的绝经后阴道出血或查体发现盆腔包块。有男性化表现的极为少见。卵巢肿瘤通常为单侧，5~10cm中等大小，可发生扭转而出现腹痛症状。影像学表现为位于一侧附件区的低回声实性占位，边界清楚。

大体检查肿瘤呈实性，质硬，圆形或卵圆形肿块，切面黄色。显微镜下检查：瘤细胞圆形或短梭形；细胞核圆或卵圆；胞质丰富，均匀或有空泡形成，界限不清。HE染色浅淡，脂肪染色阳性，可见丰富的脂滴。瘤细胞排列成束，互相交叉，细胞束呈螺纹状或相互吻合的小梁状,这种穿叉排列的细胞束间,由纤维结缔组织间质分隔,并常见玻璃样变。

治疗上:绝经后患者应行全子宫双附件切除术。具有阴道出血症状影像学提示内膜增厚者,应在术前诊刮除外子宫内膜癌,若伴随有子宫内膜癌时,则应根据子宫内膜癌的诊治流程进行后续治疗。对青春期及未生育年轻患者,可行患侧附件切除。若子宫内膜有增生性病变甚至不典型增生,可行内分泌治疗并定期诊刮,争取在严密监测下解决生育问题。

良性泡膜细胞瘤预后良好,仅有个案报道有复发。

三、卵巢纤维瘤

卵巢纤维瘤(fibroma of the ovary)是最常见的卵巢性腺 - 间质肿瘤。多发生于 40 岁以上的中老年妇女,肿瘤为良性,通常无症状,查体时发现。极少一部分有内分泌功能,临床上可有月经紊乱、绝经后出血。卵巢纤维瘤可伴发腹腔积液,偶亦有胸腔积液发生,为其特征性的表现,肿瘤切除后胸腔积液、腹腔积液消失,被定义为麦格综合征(Meig's syndrome)。

大体检查:肿瘤多为单侧,2~10cm 不等,圆形、肾形或分叶多结节状。表面光滑,包膜完整,实性,质地坚硬。切面实性,编织状结构明显,灰白或粉白色,偶见出血或囊性变。显微镜下检查:瘤细胞长梭形,胞质少无脂滴。细胞排列紧密,呈编织状或席纹状。胶原纤维丰富,可伴有广泛的玻璃样变。瘤细胞无不典型形状,亦无核分裂象。

对绝经前女性可行患侧附件切除。绝经后女性可行全子宫双附件切除。良性肿瘤,切除后胸腔积液、腹腔积液自行消失,预后极佳。

四、卵巢支持 - 间质细胞瘤

卵巢支持 - 间质细胞瘤(sertoli-leydig cell tumor,SLCT)是少见的一类性索 - 间质肿瘤,占卵巢肿瘤不到 1%,但是最常见的导致男性化表现的肿瘤。平均发病年龄为 25 岁。5% 在青春期前发生,10% 在 45 岁以后发生。

(一) 临床表现

这类肿瘤成分复杂,功能多样,临床表现差异化。年轻的患者多表现为高雄或无内分泌功能,50 岁以上的患者大多表现为高雌激素的症状。

1. **高雄激素表现**　SLCT 中约 30%~60% 的肿瘤产生雄激素,这部分患者平均年龄较小,多在 20 岁以下,临床出现去女性化与男性化的系列症状。临床上以闭经、多毛、声音变粗、出现喉结、阴蒂增大等男性化表现为特征。血清睾酮浓度往往显著升高,远远 > 7nmol/L(200ng/dl)。

2. **高雌激素表现**　约占 10%~20%,以绝经后阴道出血、晚绝经等雌激素增高症状为表现,此类患者年龄较大。

3. 尚有少数人无内分泌变化(约占 30%~40%),以盆腔包块、腹部胀痛、急腹症为表现,部分患者伴有腹腔积液。

(二) 组织病理

1. 大体所见 肿瘤大小差异巨大,可以小到2cm,也可大到20~30cm,98%只累及单侧卵巢,通常为囊实性,卵巢外受累少见。

2. 显微镜下表现 差别巨大,因而又分为高、中、低分化,以及是否伴有异源成分及网状结构。高分化肿瘤为良性,通常肿瘤<10cm,临床绝大多数表现为高雄激素的症状和体征;中分化肿瘤大约10%无内分泌功能,70%高雄表现,20%高雌激素表现;而低分化肿瘤通常肿瘤巨大,可自发破裂并伴有肿瘤外扩散,至少1/3的低分化肿瘤无内分泌功能。具有异源成分和网状结构者提示预后不良。北京协和医院妇产科的资料,具有异源成分及网状结构者肿瘤巨大>10cm(100%);40%有高雄激素表现,60%无内分泌表现;20%为中分化,80%为低分化;Ⅰa期只有40%,ⅠC期占40%,Ⅱ期以上达20%,60%的患者出现复发、转移。

3. 分子特征 该肿瘤可分为3个不同的分子亚型:① *DICER1* 基因突变型:年轻女性,肿瘤呈中~低分化,可以伴有网状或异源性成分;临床表现多无内分泌表现。② *FOXL2* 基因突变型:绝经后女性,肿瘤呈中~低分化,不伴有网状或异源性成分;临床症状以高雌激素表现为主。③ *DICER1* 或 *FOXL2* 基因野生型:中年女性,肿瘤多呈高分化,不伴有网状或异源性成分,高雄表现居多。

(三) 诊断

若患者有严重的男性化表现和异常升高的睾酮水平,结合卵巢占位,应该考虑到卵巢SLCT的可能,不过卵巢SLCT的术前诊断很困难。即使是术中,冷冻诊断的准确性也不高,冷冻准确率低或与该病发生率低、病理科大夫经验不足有关。对于部分有高雄表现患者,卵巢占位不明显的情况下,超声、CT等影像学诊断技术有时也难以发现卵巢肿块,需要内分泌科、泌尿外科和妇产科多学科合作,除外肾上腺占位的情况下腹腔镜下探查,或取卵巢静脉血检测睾酮水平的方法定位肿瘤。

(四) 激素分泌功能与预后

SLCT无内分泌表现者病理多为低分化,含有网型、异源成分,自发破裂概率较高,使其更趋向于恶性生物学行为。北京协和医院的72例SLCT患者中,无内分泌表现的16例在各年龄段分布较平均,但肿瘤径线较大(2/3的肿瘤>10cm),肿瘤破裂及卵巢外受累概率高(ⅠC期占50%,Ⅱ期以上超过10%),且全部为中~低分化,7例复发患者中除2例为高雄表现,其余5例均为无内分泌功能者,3例死亡患者也均为无内分泌表现者。究其原因,细胞组织分化程度则是按支持细胞呈管状分化的程度和原始性腺间质所占的比例所分级,低分化细胞多以增殖增生为表现,内分泌功能不成熟,所以,无内分泌表现型的恶性倾向可能是细胞低分化的一种综合表现形式。

（五）治疗

1. 高分化 SLCT　是良性肿瘤,治疗原则是行患侧附件切除即可。

2. 其他类型支持间质细胞瘤　对年轻未育妇女,经术前评估和术中仔细探查,临床分期为 I 期,可行患侧附件切除,术后随诊。对中老年,无生育要求妇女,行全子宫双附件切除术。

3. 手术中发现有肿瘤播散、转移或复发的患者,应行肿瘤细胞减灭术,以切净肿瘤为目的,术后应辅以铂类为基础的联合化疗。

五、卵巢甲状腺肿

（一）临床表现

卵巢甲状腺肿（struma ovarii）属于最常见的卵巢单胚层畸胎瘤,大约占畸胎瘤的 3%,峰值发病年龄为 50 岁,卵巢甲状腺肿多无特异性,临床表现与其他卵巢肿瘤相比无差别。多数患者为常规查体时发现盆腔包块,大约 5%~8% 的卵巢甲状腺肿患者会出现甲状腺功能亢进的临床表现。此外,卵巢甲状腺肿患者常合并腹腔积液,其发生率为 17%~33%,产生的机制不明确,但术后可迅速消退。

（二）诊断

卵巢甲状腺肿通常 5cm 左右的卵巢囊实性占位,单侧居绝大多数。5%~15% 的卵巢畸胎瘤中可以见到甲状腺组织成分,但是只有当甲状腺组织成分超过肿瘤组织的 50% 时,才能诊断为卵巢甲状腺肿。其恶变率很低,约 5% 恶性卵巢甲状腺肿的诊断采用甲状腺癌的诊断标准。恶性卵巢甲状腺肿,应该对甲状腺进行全面的评估,排除甲状腺原发性肿瘤的转移。

（三）治疗及预后

对于良性卵巢甲状腺肿,附件切除或肿瘤剔除是安全可行的,预后良好。

六、卵巢类固酮细胞瘤

卵巢类固酮细胞瘤（ovarian steroid cell tumor）归类于卵巢性索 - 间质肿瘤中的单纯间质肿瘤。可发生在任何年龄,但育龄期多见,中位发病年龄 40 岁左右。临床表现 50% 以上有男性化症状,如多毛、痤疮、阴蒂肥大、闭经等。8% 出现高雌激素引起的月经过多、绝经后出血、子宫内膜增生等。6% 伴有库欣综合征,25% 无内分泌症状。患者血中睾酮、雄烯二酮、雌二醇、皮质醇均升高,尿中 17- 酮、17- 羟皮质类固醇升高。手术后内分泌症状缓解,肿瘤复发时症状可以再次出现。

跟其他卵巢性索 - 间质肿瘤一样,大多肿瘤位于单侧卵巢,实性,界限清楚,分叶或结节状,肿瘤大小悬殊,直径平均8.5cm(1.2~45cm),切面呈黄色、橘红或红棕色,胞质内含脂褐素颜色会更深。镜下肿瘤细胞呈片巢索柱状或不规则排列,间质较少。

大多为良性,40%的肿瘤为恶性,恶性的病理诊断标准为:肿瘤直径>7cm;核分裂象>2/10HPF;细胞核有中~重度不典型;肿瘤有出血、坏死。由嗜酸性细胞和透明细胞两种细胞构成。

对于良性肿瘤,可行患侧附件切除或全子宫双附件切除。恶性肿瘤应行肿瘤细胞减灭术,术后辅以化疗或放疗,并定期随访。

七、卵巢间质细胞瘤

卵巢间质细胞瘤(leydig tumor)同卵巢类固酮细胞瘤一样归类于卵巢性索-间质肿瘤中的单纯间质肿瘤,只是更多见于绝经后女性,肿瘤体积通常<5cm,3/4以上的患者出现高雄激素的临床表现,高雄症状严重,往往肿瘤切除后声音低沉、出现喉结等症状也不容易消退。

(一) 临床表现

间质细胞瘤发病年龄为4~84岁,平均发病年龄61岁,多见于绝经期妇女。虽然肿瘤直径从1~15cm不等,但是绝大多数<5cm,平均直径2.4cm。临床盆腔检查难以发现,有时甚至B超检查亦可能未被查出,所以一般不出现包块、腹胀、不适等盆腔压迫症状。大约80%表现为男性化,10%为雌激素影响表现,其余为无功能或雌雄激素均有升高。有个别患者出现高血压、糖尿病与皮质醇增多症状。

(二) 病理表现

1. **大体检查**　肿瘤直径多数<5cm,多为单侧,无包膜,与周围卵巢组织界限清楚。实性,质软。切面棕黄、橙或黄色,呈鱼肉状,可有出血斑。肿瘤结节或位于卵巢系膜内的卵巢门部,或位于卵巢髓质区内。

2. **显微镜下检查**:瘤细胞圆形或多角形,大小一致。细胞核大,位于中央,染色质稀疏,可有一个或多个嗜碱性核仁。胞质丰富,嗜酸性颗粒状或空泡状,常常在胞质中见到棕色脂色素。有些瘤细胞的胞质内、细胞核内可找到长形的、大小不一的Reinke结晶。

(三) 治疗及预后

治疗以手术为主。年轻患者,经术中仔细探查,证实肿瘤仅累及一侧卵巢,可行患侧附件切除术。中老年妇女,以全子宫双附件切除为宜。卵巢间质细胞瘤绝大多数为良性肿瘤,手术切除后预后良好。术后患者内分泌异常症状迅速消退,但男性化症状往往消退不完全。

(曹冬焱　朱燕宁)

参考文献

1. ALJENAEE K, ALI S, CHEAH SK, et al. Marked hyperandrogenicity in a 60-year-old woman. Endocrinol Diabetes Metab Case Rep, 2017, 2017: pii: 17-0075.

2. CASTRO BGR, DE PÁDUA SOUZA C, DA CUNHA ANDRADE CEM, et al. Ovarian Sertoli-Leydig cell tumors: epidemiological, clinical and prognostic factors. Rev Bras Ginecol Obstet, 2019, 41: 440-448.

3. GUARINO A, DI BENEDETTO L, GIOVANALE V, et al. Hy-perandrogenism in a postmenopausal woman: a rare case of ectopic adrenal cortical gland. Gynecol Endocrinol, 2017, 33: 185-187.

4. HANLEY KZ, MOSUNJAC MB. Practical Review of Ovarian Sex Cord-Stromal Tumors. Surg Pathol Clin, 2019 Jun, 12 (2): 587-620.

5. HORTA M, CUNHA TM. Sex cord-stromal tumors of the ovary: a comprehensive review and update for radiologists. Diagn Interv Radiol, 2015, 21: 277-286.

6. KEUCHI T, KOYAMA T, TAMAI K, et al. CT and MR features of struma ovani. Abdom Imaging, 2012, 37: 904-910.

7. KRAEMER B, GRISEHKE EM, STAEBLER A, et al. Laparoseopie excision of malignant struma ovarii and 1 year follow-up without further treatment. Fertil Steril, 2011, 95: 2124-2129.

8. KURMAN RJ CM, HERRINGTON CS, YOUNG RH. Classification of tumours of the ovary//WHO Classification of Tumours. Lyon: IARC, 2014, 6: 44-56.

9. PRAT J. FIGO Committee on Gynecologic Oncology. Staging classification for cancer of the ovary, fallopian tube, and peritoneum. Int J Gynaecol Obstet, 2014, 124: 1-5.

10. OUESLATI H, MEZGHENNI S, HSAYOUI N, et al. Strumaovarii clinical presentations of an uncommon tumor. Inter J Case Repo Images, 2012, 3: 10.

11. SCHULTZ KAP, HARRIS AK, SCHNEIDER DT, et al. Ovarian sex cord-stromal tumors. J Oncol Pract, 2016, 12: 940-946.

12. SCHULTZ KAP, HARRIS AK, FINCH M, et al. DICER1-related Sertoli-Leydig cell tumor and gynandro-blastoma: clinical and genetic findings from the International Ovarian and Testicular Stromal Tumor Registry. Gynecol Oncol, 2017, 147: 521-527.

13. THRALL MM, PALEY P, PIZER E, et al. Patterns of spread and recurrence of sex cord-stromal tumors of the ovary. Gynecol Oncol, 2011, 122: 242-245.

14. TING GUI, DONGYAN CAO, KENG SHEN, et al. A clinicopathological analysis of 40 cases of ovarian Sertoli-Leydig cell tumors. Gynecologic Oncology, 2012, 127: 384-387.

15. YANG, NI, GUI, TING, CAO, DONG-YAN, et al. A single-center retrospective long-term analysis of 80 cases of ovarian Sertoli-Leydig cell tumors. Chinese Medical Journal, 2021, 134 (19): 2373-2375.

16. YOUNG RH. Ovarian sex cord-stromal tumours and their mimics. Pathology, 2018 Jan, 50 (1): 5-15.

17. 曹冬焱, 毕晓宁, 沈铿. 抗苗勒氏管激素在妇科肿瘤领域的应用前景. 山东大学学报 (医学版), 2018, 56 (5): 8-1234.

18. 曹冬焱, 杨妮. 恶性卵巢性索- 间质肿瘤的辅助治疗. 中国实用妇科与产科杂志, 2017, 33 (4): 364-367.

19. 王永学, 潘凌亚, 黄慧芳, 等。卵巢甲状腺肿 68 例临床分析. 中华妇产科杂志, 2014, 49 (6): 451-454.

20. 杨妮, 曹冬焱. 卵巢支持间质细胞肿瘤的预后及保留生育功能治疗的预后及相关因素. 山东医科大学学报, 2018, 56 (5): 8-12.

实用女性
生殖内分泌学

Practical Female
Reproductive Endocrinology

3RD EDITION

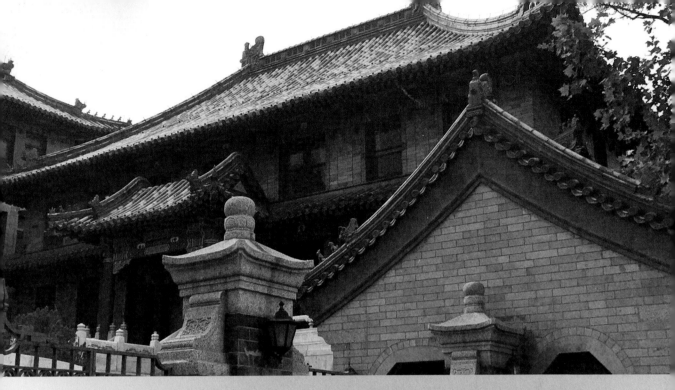

第二十四章

激素类避孕药的临床应用

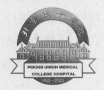

激素避孕药主要是指甾体避孕药,大多数是由人工合成的孕激素和雌激素配伍而成的避孕药,少数为单方孕激素制剂。

1956 年,美国 Pincus、张明觉等利用人工合成的孕激素作为抑制排卵的避孕药获得成功。当时发现如果只有孕激素,突破性出血发生率较高,避孕药中加入雌激素成分,控制了突破性出血,提高了避孕效果。避孕药的问世改变了整个节育技术和计划生育的形势,计划生育又是生殖健康的重要组成部分。避孕药在临床应用已有 60 多年。目前世界上应用甾体避孕药的人数约 1 亿人,已成为世界范围内主要的避孕措施之一。发达国家 14~35 岁的育龄妇女约 10%~30% 采用避孕药避孕。我国选用避孕药的妇女约占育龄妇女中 3% 左右。现代口服避孕药效果好、安全、可逆,还有避孕以外益处,值得推广,尤其是未婚有性生活青年和婚后暂不生育的妇女更为适用,以避免非意愿妊娠。

我国于 20 世纪 60 年代和 70 年代相继研制成功第一代孕激素——炔诺酮、甲地孕酮和第二代炔诺孕酮(18- 甲基炔诺酮)、左炔诺孕酮等。雌激素药物有乙炔雌二醇(炔雌醇)、戊酸雌二醇、乙炔雌二醇环戊醚(炔雌醚)等。

甾体避孕药的发展较快,大致总结如下。

1. 减少激素剂量 我国自 20 世纪 60 年代研制成功炔诺酮和甲地孕酮避孕药后,国内老一辈专家们进行了多次减量研究,将复方炔诺酮片由原先每片含炔诺酮 2.5mg 和炔雌醇 0.05mg,分别减量为 0.625mg 和 0.035mg(1/4 剂量);复方甲地孕酮片由原先每片含甲地孕酮 4.0mg 和炔雌醇 0.05mg,分别减量为 1.0mg 和 0.035mg(1/4 剂量),能达到与全量相同的避孕效果。为此,国际公认我国首创了低剂量的短效口服避孕片,我国比西方国家提早近七、八年使用低剂量的口服避孕药。以较小剂量达到避孕效果,更主要为减少副作用,减少对碳水化合物、蛋白、脂肪三大代谢的影响,从而减少对心血管、内分泌和肿瘤的影响。女性体内雌激素和孕激素分泌水平随女性生理周期呈周期性变化,为模拟女性生理周期激素分泌水平变化,研制了按周期变化将一个周期雌孕激素分成 3 个阶段,三种剂量配方,依序服用的低剂量左炔诺孕酮三相片。左炔诺孕酮的剂量比单相复方左炔诺孕酮避孕片减少 40%,保持可靠避孕效果、周期控制和不规则出血率更低,副作用低,耐受性好,对糖脂代谢基本无影响。

2. 改变用药途径及剂型 如研制复方长效口服避孕药、避孕针,如长效混悬剂和微囊避孕针等和各种缓释系统达到缓慢恒定释放微量避孕药,激素经过皮下组织、皮层、阴道黏膜或子宫内膜等途径吸收,如皮下埋植剂、贴皮剂、阴道药环、含孕酮宫内节育器,使用简便,避免经过胃肠和肝脏系统,并可达到长效作用,又可减少每日释放药物剂量,提高了安全性。为了避免漏服,改变复方左炔诺孕酮避孕片为 21+7 片,即在 21 片活性避孕药后加服 7 片无活性的药片。因哺乳期口服复方甾体避孕药中雌激素对乳汁的质和量都有影响,而且药物可经乳汁被婴儿吸收,对婴儿生长发育有一定影响。国际上又有单方孕激素避孕药的研究如左炔诺孕酮片,每片 75μg,每月总量比短效避孕药低,作用为增加宫颈黏液的黏稠度,服药后 48 小时起效,适用于哺乳期妇女,避孕效果略低于短效避孕药,国内无此产品。

3. 高效孕激素的合成 如合成第二代孕激素左炔诺孕酮,其活性明显强于第一代孕激素炔诺酮,抑制排卵作用强,可减少用药剂量和副作用。更新一代的孕激素如去氧孕烯、孕二烯酮和诺孕酯等,人们称它们为第三代孕激素。上述新一代孕激素与炔诺酮相比,它们活性强,抑制垂体促性腺激素分泌及抑制排卵作用强,对脂代谢影响低。用药对象血中高密度脂蛋白胆固醇的比值较高,故不增加缺血性心脏病的发生率,还可能有保护作用,目前尚在临床观察。还可使血中性激素结合球蛋白(sex hormone-binding globulin,SHBG)保持在高水平,较多的 SHBG 可与游离的内源性雄激素相结合,改善由雄激素引起的症状。而第四代孕激素是指具有抗雄激素作用的新型制剂,包括屈螺酮(螺内酯类似物)、地诺孕素和醋酸环丙孕酮,屈螺酮结构与螺内酯相似,具有孕激素、抗雄激素及抗盐皮质激素的作用。环丙孕酮可竞争性结合皮肤毛囊雄激素受体,其抗雄激素活性更高一些。各种孕激素活性比较见表 24-1。

表 24-1 各种孕激素活性比较

	孕激素	雌激素	雄激素	抗雄激素	抑制排卵 mg/d	内膜转化 mg/ 周期
孕酮	+	–	–	±	300	4 200
炔诺酮	±	+	±	–	0.5	100~150
左炔诺孕酮	+	–	+	–	0.05	6.0
去氧孕烯	+	–	+	–	0.06	2.0
孕二烯酮	+	–	+	–	0.03	3.0
屈螺酮	+	–	–	+	2	40-60
环丙孕酮	+	–	–	++	1	20

注:+ 有效;– 无效;± 作用较小。

4. 抗孕激素化合物的合成 如米非司酮,与孕酮受体有很强的结合力,从子宫受体水平干扰孕酮作用,是一种具有抗孕酮活性的激素,现已用于紧急避孕及抗早孕,有望开发更多其他用途。

第一节 短效避孕药

一、避孕药的组成和种类

短效口服避孕药自 20 世纪 50 年代末问世以来,至今是世界上使用最广泛的一种避孕药。它主要由人工合成的雌、孕激素组成的复合制剂,国际上有少数单方孕激素制剂,国内无此产品。我国曾经用过的短效口服避孕药有复方炔诺酮、复方甲地孕酮、复方避孕片 0

号、复方炔诺孕酮(18- 甲基炔诺酮)避孕片、复方左炔诺孕酮避孕片、复方左炔诺孕酮三相片和进口的复方去氧孕烯避孕片、复方孕二烯酮避孕片、复方醋酸环丙孕酮、屈螺酮炔雌醇片,各种药物名称、成分和剂量、剂型见表 24-2。其中复方避孕片 0 号因配方无依据而被淘汰,复方炔诺孕酮避孕片被活性强一倍的复方左炔诺孕酮避孕片所替代。按正规方法服药、坚持使用,避孕成功率按妇女年计算达 99.95%,若以服用失败的妊娠 Pearl 指数计算,一般为 0.03%~0.5%。因需每天服药,常会因漏服或不规则服药引起使用失败,使用失败率约 6%~8%。

表 24-2 复方短效口服避孕药

名称	剂量 /mg		剂型
	雌激素含量	孕激素含量	
1. 复方炔诺酮避孕片 (口服避孕片 1 号)	炔雌醇 0.035	炔诺酮 0.625	片
2. 复方甲地孕酮避孕片 (口服避孕片 2 号)	炔雌醇 0.035	醋酸甲地孕酮 1.0	片
3. 复方避孕片 0 号	炔雌醇 0.035	炔诺酮 0.3 甲地孕酮 0.5	片
4. 复方炔诺孕酮片	炔雌醇 0.03	炔诺酮 0.3	片
5. 复方左炔诺孕酮避孕片 (复方左炔诺孕酮 21+7 片)	炔雌醇 0.03	左炔诺孕酮 0.15	片
6. 复方左炔诺孕酮三相片 第一相(黄色 1~6 片) 第二相(白色 7~11 片) 第三相(棕色 12~21 片) 特居乐三相片(进口)	炔雌醇 0.03 炔雌醇 0.04 炔雌醇 0.03	左炔诺孕酮 0.05 左炔诺孕酮 0.075 左炔诺孕酮 0.125	片
7. 复方去氧孕烯避孕片 (进口)	炔雌醇 0.03	去氧孕烯 0.15	片
8. 复方孕二烯酮避孕片 (进口)	炔雌醇 0.03	孕二烯酮 0.075	片
9. 复方环丙孕酮避孕片 (进口)	炔雌醇 0.035	环丙孕酮 2	片
10. 屈螺酮炔雌醇片 (进口)	炔雌醇 0.03	屈螺酮 3	片
11. 屈螺酮炔雌醇片 (进口)	炔雌醇 0.02	屈螺酮 3	片

二、作用机制

短效口服避孕药通过多途径作用达到避孕目的。

1. 抑制卵巢排卵　雌、孕激素负反馈抑制下丘脑释放促性腺激素释放激素(gonadotropin releasing hormone,GnRH),减少垂体分泌卵泡刺激素(follicle stimulating hormone,FSH)和黄体生成素(luteinizing hormone,LH),同时直接影响垂体对 GnRH 的反应,不出现排卵前 LH 峰,阻碍卵子的成熟和排卵。

2. 改变宫颈黏液的理化性质　孕激素使宫颈黏液少而黏稠,拉丝度减少,不利于精子的穿透和获能。

3. 改变子宫内膜组织的形态和功能,不利于受精卵着床。孕激素成分干扰雌激素效应,子宫内膜增殖变化受抑制;孕激素作用使腺体及间质提前发生类分泌期变化,造成子宫内膜腺体变小,分泌不良,血管稀少,间质退化,致密层萎缩,不适于受精卵着床。随着继续服药,内膜腺体退化萎缩,分泌衰竭,呈无功能状态。

4. 改变输卵管的蠕动速度,使受精卵的运行和子宫内膜的发育不同步。雌、孕激素的持续作用,改变了输卵管正常的分泌活动与肌肉运动,改变受精卵在输卵管内的正常运行速度,影响同步性变化,从而干扰受精卵的着床,达到避孕目的。

三、选择对象的医学标准

以往惯用适应证和禁忌证(相对禁忌证和绝对禁忌证),为了指导正确使用避孕药和减低不良反应特别是严重不良反应,1996 年世界卫生组织编写出版了"避孕方法选用的医学标准",将服务对象分为 4 级。1 级(适用)指避孕方法的使用不受限制;2 级(慎用)指使用避孕方法的益处一般大于使用方法的危险;3 级指理论上或已证实的危险通常大于使用方法的益处;4 级指使用避孕方法对健康有不可接受的危险。见表 24-3。

表 24-3　世界卫生组织(WHO)公布的常见疾病情况的 COC 使用指南,日内瓦,第 5 版,2015 年

分类		COC			
		1级	2级	3级	4级
年龄	初潮 ~20 岁	√			
	20~40 岁	√			
	>40 岁		√		
肥胖	BMI ≥ 30		√		
吸烟	年龄<35 岁		√		
	≥35 岁,吸烟<15 支 /d			√	
	≥35 岁,吸烟>15 支 /d				√

续表

分类		COC			
		1级	2级	3级	4级
血栓	病史				√
	急性血栓				√
	目前使用抗凝剂				√
	家族史		√		
	长期制动				√
	已知的凝血因子突变				√
乳腺	良性疾病/家族史	√			
	乳癌			√*	√
高血压	妊娠期高血压史		√		
	适当控制的血压			√	
	血压升高(收缩压140~159mmHg,舒张压90~99mmHg)			√	
	未控制的血压升高(收缩压≥160mmHg,舒张压≥100mmHg)				√
糖尿病	妊娠糖尿病史	√			
	无血管病变糖尿病,胰岛素依赖或非依赖		√		
	有血管病变,包括神经、肾脏、视网膜			√	√
	糖尿病>20年			√	√

注:*既往有,但近5年无复发证据。

我国通常将其分为三类,即适用(1级)、慎用(2级)和禁用(3级和4级),又按个人特征和生育史、心血管、神经、生殖、内分泌、消化系统、感染以及药物相互作用分别介绍如下。

1. 适用

(1)个人情况和生育史

1)年龄:理论上对青春期初潮后使用低剂量避孕药的顾虑尚未得到科学证实。建议对月经初潮推迟、月经不规则或有闭经史者,以不选用为宜。

2)产次:未产妇或经产妇均可使用,对新婚妇女拟生育以前和未婚经常有性生活的妇女较为适宜选用。

3)产后:产后≥21天不哺乳的妇女。

4)流产后:早孕、中孕流产或感染性流产后可立即开始服用。

5)肥胖体重指数<30kg/m²(体重/身高²)。

6)异位妊娠史、先兆子痫史、盆腔手术史。

(2)心血管系统:静脉曲张、缺铁性贫血、小手术后无需长期卧床者。

(3)神经系统:轻度头痛、癫痫史或未用抗癫痫药时。

（4）生殖系统

1）阴道流血：不规则出血、月经量多或伴点滴出血。

2）慢性盆腔炎：对患有性传播疾病的妇女，使用复方口服避孕药能减少慢性盆腔炎的危险，但不能预防人类免疫缺陷病毒（human immunodeficiency virus，HIV）或性传播疾病。

3）痛经：可缓解疼痛。

4）子宫内膜异位症：不会加重内膜异位症，可减轻其症状。

5）良性肿瘤：良性乳腺疾病或有乳腺病家族史不影响应用；似乎不会使子宫肌瘤增长，但需定期随访；良性滋养叶细胞疾病；卵巢囊肿。

6）恶性肿瘤：子宫内膜腺癌、卵巢癌、恶性滋养细胞肿瘤，卵巢癌家族史不伴有其他高危因素。

（5）感染

1）性传播疾病：对现在患或3个月内患有化脓性宫颈炎或有危险因素（多个性伙伴或对方有多个性伙伴）的妇女。使用低剂量复方口服避孕药可能减少慢性盆腔炎的危险，但不能预防HIV或性传播疾病。也适用于HIV感染高度危险、HIV阳性和艾滋病患者。

2）其他感染：结核预后不受避孕药影响，但如使用利福平时能降低避孕药的效果；肝炎病毒携带者肝功能正常者；疟疾；血吸虫病无并发症患者。

（6）内分泌系统：孕期糖尿病，甲状腺疾病。

2. 慎用

（1）个人情况和生育史

1）年龄>40岁，若临床上无心血管疾病的危险因素，可使用至绝经，建议加强体格检查。

2）母乳喂养：产后>6个月，有可能会减少奶量，此时婴儿已添加辅食，影响不大，哺乳妇女应慎用，最好选用其他无雌激素避孕药或其他避孕方法。

3）吸烟：年龄>35岁的吸烟<15支/d妇女慎用，因吸烟本身为增加心血管疾病的危险因素，该危险随年龄增加和吸烟数量的增加而增加。

4）肥胖：体重指数>30kg/m²。避孕药可影响脂代谢。

（2）心血管系统

1）高血压：血压<140/90mmHg或有妊娠期血压升高史，目前测量血压正常者，可在定期监测血压下使用，因曾有妊娠期高血压史，其心肌梗死和静脉栓塞危险性比无此病史的妇女大。

2）深部静脉血栓/肺栓塞家族史：某些深部静脉血栓/肺栓塞家族史的危险因素是有遗传的。

3）深部静脉血栓/肺栓塞与大手术相关的危险性取决于术后不能活动的时间。如无需长期卧床者则不必术前停药。

4）表浅血栓静脉炎。

5）已知高血脂：应根据高血脂的类型、严重程度和是否存在其他危险因素来决定选用对血脂影响较小的复方短效口服避孕药或禁用。

6）心脏瓣膜病无并发症者：使用复方短效口服避孕药，将进一步增加动脉血栓形成的危险,无其他高危因素必须使用时可在严密监护下慎用。

7) 镰状细胞疾病可影响血液凝固、黏滞度、疼痛性危象的发生率和严重程度。

(3) 神经系统

1) 非偏头痛:轻或重度头痛不存在其他卒中危险因素,如年龄 >35 岁、高血压、高血脂和吸烟等可继续慎用。

2) 偏头痛:没有局灶性神经症状,年龄 <35 岁。

(4) 生殖系统

1) 原因不明的阴道流血:确诊前可慎用,若怀疑妊娠或有潜在盆腔恶性肿瘤等情况,必须先明确诊断。

2) 宫颈上皮内瘤样病变(cervical intraepithelial neoplasia,CIN):可能有促进宫颈上皮内瘤样病变进展为浸润性病变的顾虑,特别是长期使用者。

3) 宫颈癌:等待治疗期间可慎用。

4) 乳腺疾病:应尽快明确诊断,在确诊包块前可慎用。

(5) 内分泌系统:糖尿病:糖耐量可能会有轻度降低,有可能增加糖尿病所致血管病变和动脉血栓形成的危险。

(6) 消化系统

1) 无症状胆道疾病或有症状胆囊已切除可慎用,因对胆道疾病有微弱的影响。

2) 胆汁淤积症史:与妊娠有关的胆汁淤积症史可能预示应用复方短效口服避孕药可能使相关的胆汁淤积症危险增加。

3. 禁用

(1) 个人情况及生育史

1) 吸烟:年龄 ≥ 35 岁且吸烟 ≥ 15 支 /d 者不能服用。

2) 母乳喂养:产后 6 个月内哺乳者。产后 3 周内,血液凝固和纤维蛋白溶解均尚未恢复正常。不管哺乳与否,有增加产妇血栓形成的危险。产后 <6 周内,对新生儿的危险性有所顾虑。产后 6 周 ~6 个月前服用复方短效口服避孕药会减少乳量,缩短哺乳期,对婴儿成长不利。

3) 妊娠或可疑妊娠。

(2) 心血管系统

1) 高血压:血压 >140/90mmHg 禁用或停用。

2) 深层静脉栓塞 / 肺栓塞:现患或有过去病史者禁用;大手术后需长期不活动者,术前 3 个月应停药。

3) 现患或曾患缺血性心脏病、脑血管意外史或卒中等有潜在血管疾病者。

4) 高血脂:根据高血脂类型、严重程度及有否其他危险因素来评定。

5) 心瓣膜病:有肺动脉高压、房颤、亚急性细菌性心内膜炎史者,避孕药是增加动脉血栓最危险的因素之一。

(3) 神经系统:偏头痛:有局灶性神经症状或无局灶性神经症状,但年龄 ≥ 35 岁,均增加卒中的危险性。

(4)生殖系统

1)乳腺癌：现患、可疑或曾患妇女,有可能使病情恶化。

2)已知或可疑激素依赖性肿瘤。

(5)内分泌系统：糖尿病：伴有肾脏、视网膜、神经病变等并发症,伴有其他血管病变或患糖尿病20年以上的妇女。

(6)消化系统

1)胆囊疾病：正患有症状的胆囊疾病或正在药物治疗中禁用。

2)胆汁淤积症史。

3)病毒性肝炎急性期或肝功异常、肝硬化、肝肿瘤。

(7)药物相互作用：影响转氨酶代谢的某些抗生素,如利福平和灰黄霉素和某些抗惊厥的药物(苯妥英钠、酰胺咪嗪、巴比妥酸盐、朴痛酮),与复方短效口服避孕药相互作用,对身体无害,为防减低避孕效果,需要增加激素剂量。

四、用法

1. 国产短效避孕片的服法

(1)复方炔诺酮片、复方甲地孕酮片和复方左炔诺孕酮片：月经规律妇女从月经来潮的当天算起,第5天内开始服药,每晚定时服1片,连服22天,无需采用其他避孕措施。停药7天,一般在停药后3~5天内有月经样少量出血称撤退性出血。从第8天开始服下一周期的避孕药,服法同上。最好在临睡前服药,以减少副作用,防止漏服。闭经者如能确认未怀孕,可随时开始服药,但在服药最初7天内应禁欲或采用其他避孕措施。停药7天未有撤退出血者,排除早孕后,在停药第8天晚开始服下一周期的避孕药,方法同上。如连续2~3个月无撤退出血来潮,应检查原因,再决定是否继续服药。

(2)复方左炔诺孕酮三相片和复方左炔诺孕酮21+7片的服法：月经来潮第1天起开始服药,每晚定时服1片。三相片先服黄片6天,再服白片5天,最后服棕片10天,连服21天后,停药7天,停药期间会有月经样少量出血。停药第8天按上述顺序,开始服下一个周期的避孕药。21+7片在月经来潮第1天,服用标有相同星期日期的淡黄色药片,按箭头方向服完21片活性药片(有避孕药)后,接着服7片淡粉色无活性药片(无避孕药),在服无活性药片7天内,一般会有月经样出血,服完7天无活性药片后,接着开始服下一个周期的避孕药。以上两种药在停药7天或服无活性药片7天内,无月经来潮者,排除早孕后,从停服药或服完无活性药片7天后,次日开始服下一周期避孕药,方法同上。如连续2~3个月无月经样出血,应检查原因,再决定是否继续服药。

2. 进口避孕药的服法 服药前一个月未使用甾体激素避孕药时；第1个服药周期,于月经来潮第1天开始,取出标记相应星期日期的药片服用(如月经来潮的第一天为星期二,则取出背面标有星期二的药片服用,复方去氧孕烯避孕片和复方孕二烯酮避孕片均为白色活性药片),然后,按箭头方向每天定时服 1 片,连服 21 天。复方去氧孕烯避孕片需停药 7 天,停药期间会有月经样少量出血。以后无论是否月经来潮,均于停药第 8 天开始服下一周期避孕药。复方孕二烯酮避孕片则不需停药而接着再服红色无活性药片 7 天,每日 1 片,服完 28 片白色和红色药片后,无论是否月经来潮,均于次日开始服下一周期的复方孕二烯酮避孕片。屈螺酮炔雌醇片于月经的第 1 天起,每日一次,一次 1 片,连续服用 21 日,停药 7 日后重新开始服药。

3. 漏服短效复方避孕药的处理

(1)如漏服 1 片未超过 12 小时,应立即尽快补服 1 片,当晚仍需按常规服药 1 片,以后继续按时服用,无需采用其他避孕措施。

(2)如漏服超过 12 小时或漏服 2 片及以上时,除立即补服 1 片外,剩余药片数在 7 片及以上时,可继续照常服药,同时需用安全套等屏障避孕法最少 7 天,或采用紧急避孕方法,防止意外妊娠。若剩余药片不足 7 片,可在常规服完本周期药片后紧接着服用下个周期的避孕药。

(3)如在月经来潮 5 天后开始服药,服药最初 7 天内应禁欲或采用其他避孕措施。

(4)漏服无活性药片不管几片,照常继续服药。

4. 更换复方口服短效激素避孕药

(1)由服用一种甾体激素类避孕药改为服用另一种复方口服短效激素避孕药时,如原来一直坚持正规使用激素避孕药或确认未怀孕,则可马上开始服用另一种激素类避孕药,无需等到下次月经。

(2)如原来使用长效避孕针或皮下埋植剂,应在预期下次注射针剂的时间或取出皮下埋植剂的当日开始服用,无需采用其他避孕措施。

(3)如由非激素避孕方法[不包括宫内节育器(intrauterine device,IUD)],如在月经来潮 5 天后开始服药,服药最初 7 天内应禁欲,如有性生活,应同时采取屏障法避孕。

(4)由 IUD 更换复方口服短效激素避孕药时,在月经来潮 5 天内开始服药,无需采用其他避孕措施,可同时取出 IUD。如在月经来潮 5 天后开始服药,建议在下个月经周期取出IUD。

5. 使用持续时间
健康、不吸烟且体重正常的妇女可一直使用至绝经年龄,不需要每隔一段时间不服药。间断用药反而在重新用药的初期增加血栓的风险。

五、短效复方口服避孕药的优缺点

1. 优点

(1)安全、正确服用后,避孕效果好。可逆、停药后,育龄妇女生育能力很快恢复。

(2)无论育龄妇女已生育与否,皆可使用。不影响性生活。

(3)能减少卵巢癌、子宫内膜癌、乳腺良性肿瘤的发生。

(4)能减少宫外孕、功能性卵巢囊肿和盆腔感染的发生率。

(5) 月经周期规律,减少经期出血,缩短经期,使痛经减轻,治疗月经失调,预防和减少缺铁性贫血。

(6) 有改善痤疮、多毛和脂溢性皮炎等作用。

2. 缺点

(1) 每个月需服药 21~28 天,易漏服。

(2) 服药早期部分妇女有类早孕反应、点滴出血或突破出血、体重增加、乳房胀痛及情绪变化等副作用。

(3) 长期服用,发生静脉血栓栓塞等心血管疾病的危险增加。

(4) 患高血压、年龄>35 岁的吸烟女性服药后,患心、脑血管疾病的危险增加。

(5) 与其他部分药物同时服用,可降低避孕效果。

(6) 不能预防性传播疾病(包括艾滋病)。

六、副作用及其处理

副作用的发生与雌、孕激素种类和剂量有一定关系,不同妇女对各种激素的反应亦不一样,更换制剂可能减轻副作用。

1. 类早孕反应 少数妇女在服药的初期,有轻度的恶心、食欲缺乏、头晕、乏力、嗜睡、呕吐等类早孕反应,多由雌激素引起。常在头 1~2 周期发生,继续服药以后即可自行改善。

(1) 症状轻者,无需处理,随服药时间延长,可自行缓解。

(2) 症状较重者,可服维生素 B_6 10mg 每日 3 次,共 3~5 天。

2. 点滴或突破性出血 一般发生在服药初期,表现为点滴出血或月经样突破出血。出血常见的原因为漏服、不定时服,服药方法错误或药品质量受损;个别妇女体内激素平衡受到避孕药的影响,不能维持子宫内膜的完整性,可在医生检查指导下作如下处理。

(1) 出血发生在前半周期:提示雌激素剂量不足,加服炔雌醇 0.005~0.010mg(1~2 片),与避孕药同时服到该服药周期结束。

(2) 发生在后半期:表明孕激素剂量不够,加服孕激素或短效避孕药 1 片(即每次服 2 片短效避孕药),到该服药周期结束。

(3) 出血量多如月经量或出血发生在最后几片药时(已服满 18 片药),可以停药,当作月经来潮,在出血第 5 天开始服下一周期避孕药。

(4) 如果连续 2 个周期发生出血,而且出血时间较固定,可于每次出血前 2 天开始,每天加服炔雌醇 1 片(0.005mg),到该服药周期结束,预防出血。如果出血时间不固定,可以从服药开始,每天加服炔雌醇 1 片(0.05mg)连服 22 天。一般连续加服 3 个周期。

3. 月经量减少或停经 一般停药后自行恢复正常。月经过少或闭经,系因子宫内膜受抑制。处理如下。

(1) 月经量减少,一般不处理。如月经量过少,可每日加服炔雌醇 1 片(0.005mg),连续 22 天,与避孕药同时服到该服药周期结束。

（2）停药后第 7 天内月经仍未来潮,应先排除早孕,然后在次日晚服下一周期避孕药。

（3）如果连续 2 个周期发生停经,应排除妊娠,停药观察,通常由于雌激素不足,内膜萎缩所致。大多数停药后内膜可以自然恢复而且月经复潮。

（4）闭经 3 个月以上,应停药,排除妊娠,等月经恢复;很多女性的月经会在停药 30 天内恢复月经及生育力,如仍未行经,可采用以下方法治疗:肌内注射黄体酮 20mg,每天 1 次,连续 3 天;或每天口服甲羟孕酮 10mg,连续 7 天。一般停止治疗后一周内月经来潮。治疗前可进行盆腔超声检查,如子宫内膜厚度超过 6mm,94% 使用孕激素后有撤退性出血。如子宫内膜较薄,可采用雌、孕激素人工周期治疗 2~3 个月。停服避孕药期间,应采取其他避孕措施。经上述方法治疗,月经还未复潮者,应进一步检查闭经原因。

4. 皮肤褐斑　5%~8% 妇女服用避孕药后,面颊部出现蝶形斑或雀斑,与雌激素引起的色素沉着有关。停药后色斑多能自行减弱,不影响健康。

5. 体重增加　少数妇女在长时间服用短效避孕药后,体重会增加,不影响健康,若体重增加明显可以停药观察,告诉患者控制进食量、适当增加锻炼。

6. 乳房胀痛　一般不需处理,随服药时间延长,症状可自行消失。

7. 其他　极少数妇女服药后发生精神抑郁、头昏、乏力、性欲减低、皮疹、皮肤瘙痒等。可停药观察,酌情对症处理。

七、注意事项

1. 服药前应进行常规体格检查,了解有无口服避孕药的禁用及慎用情况,进行必需的知情选择。

2. 服药妇女应每年定期随访体检、妇科检查、宫颈涂片,发现异常及时停药。

3. 采用月经第一天开始服用避孕药的妇女,第一次撤退出血往往会提前 4~5 天,继续服药后的撤退出血一般在 28 天左右,出血量较少。

4. 服药期间若出现下肢肿胀疼痛、头痛、偏头痛等情况,应警惕血栓栓塞性疾病或其他血管疾病。对于择期大手术的妇女,手术前至少停药 4 周。

5. 若有视力障碍、复视、视神经乳头水肿、视网膜血管病变等情况,应立即停药作进一步检查。

6. 服药期间避孕失败而妊娠,建议终止妊娠。

7. 避孕药应保存于儿童不易拿到的阴凉干燥处,以防误服。

8. 避孕药片受潮、磨损、过期,均不宜服用。

八、安全性

自 20 世纪 60 年代复方短效口服避孕药问世以来,对人类健康有关的安全性,受到国内外学者的广泛关注。对以下各方面的研究主要来源于对短效口服避孕药的调查研究,可供其他类型激素避孕药参考。

(一) 代谢方面

1. 糖代谢

(1) 对糖代谢的影响：多数学者认为雌激素不是避孕药中影响糖代谢的主要成分，主要是与孕激素成分和剂量有关。孕激素在低剂量时对糖耐量无影响，若剂量较大则可有糖耐量低减表现。不同配方的复方口服避孕药中，甲地孕酮一般对糖代谢无明显影响；异炔诺酮或炔诺酮则取决于其中雌激素及孕激素剂量和使用时间。部分妇女的糖耐量低减和胰岛素分泌增加有关，在停用后能恢复正常。含左炔诺孕酮（LNG）的复方制剂对糖代谢影响最明显，一般短期应用即出现一定比例的糖耐量异常，随使用时间延长，异常率有上升趋势。总之，复方口服避孕药对糖代谢有一定影响，对有糖尿病家族史或有糖尿病倾向的妇女，应慎用复方避孕药，特别是含 LNG 的配方。

(2) 甾体激素避孕药对糖代谢影响的机制：目前尚未完全清楚，一般认为有以下可能的途径。

1) 肾上腺糖皮质激素：由于雌激素可引起皮质醇结合球蛋白（corticosteroid-binding globulin, CBG）增多，使总皮质醇及其有生物活性的游离皮质醇上升。雌激素还降低皮质醇在肝脏内的降解，减低其清除率。孕激素能置换与 CBG 结合的皮质醇，而使游离皮质醇水平增加，导致糖生成作用增强，糖耐量减退。

2) 色氨酸代谢加强：雌激素能诱导色氨酸氧化酶的合成，从而加强色氨酸代谢。色氨酸分解需要维生素 B_6 的辅酶形式磷酸吡哆醛参与，因而维生素 B_6 需要量增加。服用复方口服避孕药可造成维生素 B_6 缺乏，黄尿酸盐及苯二酚氢醌盐积聚，引起糖耐量减退。加用维生素 B_6 有可能逆转甾体激素避孕药所引起的糖代谢异常。

3) 生长激素：可通过对垂体的作用而增加血浆生长激素水平，引起糖耐量减退。也有人认为生长激素分泌的增加是继发于胰岛素水平的增高。

4) 胰岛素受体：服药后，单核细胞与红细胞的胰岛素受体数减少。靶细胞中胰岛素受体数目与亲和力下降，可能是甾体避孕药引起糖耐量减退的重要原因之一。最近发现胰岛内有性激素受体存在，服药后血浆胰岛素水平增高是胰岛中 β 细胞对血糖反应的结果。

2. 脂代谢

动脉粥样硬化、心肌梗死、卒中等心血管疾病与脂代谢障碍有关系，因此，甾体避孕药对脂代谢影响得到关注。流行病学调查提示复方口服避孕药增加心血管疾病的发病危险，而血液中高密度脂蛋白胆固醇（high-density lipoproteins cholesterol, HDL-C）水平与心肌梗死、卒中等动脉栓塞性疾病密切相关。近来研究发现复方口服避孕药中的孕激素量及其效应对血脂的影响更为重要。在复方避孕药中增加孕激素剂量，则 HDL-C 水平就相应降低，而雌激素剂量则与 HDL-C 水平呈正相关。从临床观察，具有很强的孕激素受体亲和力而雄激素活性很低的第三代孕激素对脂代谢具有有利影响。总之，复方避孕药中雌激素可以使 HDL-C 升高，也可使甘油三酯升高，而抗雌激素作用强的孕激素，既可对抗甘油三酯的升高,但也伴有 HDL-C 降低的问题。因此,应根据不同的孕激素效应,很好地平衡复方口服避孕药中的雌/孕激素比例,使之能最大限度地发挥有利脂代谢影响而降低孕激素在血脂方面的不利因素。炔雌醇/屈螺酮用于临床的实验结果显示:服用者血清中甘油三酯及 HDL-C 水平不变,总胆固醇水平和 LDL-C 水平则分别下降 38% 和 14%,提示可能具有心血管保护作用。

(二)血凝及纤溶系统

1. 血小板的变化 服药妇女血栓烷 A_2(thromboxane A_2,TXA_2)增加及血小板聚集增加。前列环素(prostacyclin,PGI_2)为最强的抗血小板聚集剂和血管扩张剂,孕激素可防止由于雌激素引起的 PGI_2 水平降低。TXA_2 与 PGI_2 水平的变化对血栓形成起重要作用。引起血小板聚集还有其他因素,所以服药妇女发现血小板聚集增高,可能并不仅仅是雌激素和/或孕激素的作用。

2. 凝血因子的变化 服药妇女血浆纤维蛋白原浓度增加,这一增加具有激素的剂量依赖性关系。血浆凝血酶原、血凝因子Ⅶ、Ⅷ、Ⅸ、Ⅹ均有不同程度增加。

3. 抗凝系统的变化 服药妇女抗凝血酶Ⅲ(AT Ⅲ)浓度与活性明显降低。雌激素主要是通过降低 AT Ⅲ 活性,使凝血酶消耗减少而导致"血栓前状态"。据上海、中国香港的报告,服药后未见发生血栓栓塞疾病。中国台湾省的报告未发现服药增加卒中的死亡率。雌激素可以激活纤溶系统,服药妇女纤溶酶原活性增强,而纤溶抑制剂浓度降低,这样以抗衡促凝因子的增加。由此可见,雌孕激素在增加凝血因子的同时,也可能增强纤溶系统的活性。对止血系统有平衡作用。

总之,甾体避孕药中的雌孕激素类型、剂量、用药途径不同,对机体血凝有不同的影响,而机体在凝血与抗凝系统之间,总是产生一种平衡。目前使用低剂量的雌孕激素配方,对血凝的影响可减少至最小,从而降低栓塞危险。而且停药后可恢复正常。

(三)心血管系统的影响

对心血管系统的影响是使用甾体避孕药的主要顾虑。近 20 余年,甾体避孕药的含量、配方及使用范围都发生了变化,雌激素减为每片 20~35μg,孕激素剂量亦相应下降,且不断开发合成新的孕激素。在 20 世纪 90 年代后期探讨现用的第二代和第三代低剂量复方避孕药对心血管疾病的可能影响,认为含第三代孕激素的配方发生静脉血栓栓塞危险增高 5 倍,第二代增高 3 倍。服用含第三代孕激素的复方制剂中,发生急性心肌梗死的危险性略低于第二代,危险度分别为 1.4 和 1.9。低剂量雌激素不增加<35 岁妇女出血性卒中的危险性。服用复方避孕药部分妇女可引起血压升高。年龄、吸烟、肥胖、高血压及家族高血压史等均为心血管疾病的危险因素,特别是年龄>35 岁和吸烟者,同时服用避孕药需特殊关注。

屈螺酮炔雌醇片中的屈螺酮可对抗雌激素所致的血压变化,在临床应用中没有收缩压和舒张压明显改变的报道。说明屈螺酮炔雌醇片对心血管系统没有不良影响。

（四）与肿瘤的关系

1. 乳腺疾病

（1）乳腺良性疾病：多数文献报告能显著降低乳腺良性疾病的发病率，包括纤维腺瘤、慢性囊性乳腺病。但针对这一保护作用，也存在一些问题。比如使用期限不同是否有不同反应；组织细胞类型不同是否有不同反应；避孕药的类型、剂量不同是否有不同反应。

（2）乳腺癌：现在使用避孕药的妇女发生乳腺癌的危险有轻微增加（*RR* 1.24，95% *CI*：1.5~1.33），并在停药后 10 年内危险逐渐降低。停服药 10 年后，乳腺癌的危险与从未服药的妇女相同。服药妇女诊断乳腺癌比从未服药妇女临床期别更早。

2. 宫颈癌　至今无明确定论。较多的研究认为避孕药可增加宫颈癌发生的危险，随着使用时间的延长而危险增加。所以在使用期间要定期做宫颈细胞学涂片检查。避孕药增加宫颈癌发生危险的机制如下。

（1）激素的直接作用：宫颈上皮内有雌孕激素受体。避孕药中的甾体激素可能影响了宫颈组织的正常生理过程。可刺激宫颈增生，并且颈管内膜上皮比鳞状上皮含雌孕激素受体量为多，因之对宫颈腺癌的影响比鳞癌大。也可使浸润前病变加速进展，或对疱疹病毒或 HPV 感染起启动剂作用。

（2）通过间接影响：因为服药妇女多个性伴侣、性传播疾病危险的倾向。HPV 与宫颈癌的关系已被证实，有 HPV 感染发生 CIN（宫颈上皮内瘤变）相对危险高，避孕药可使宫颈外翻，使颈管内膜暴露致癌原而导致癌变。

3. 子宫肿瘤

（1）子宫内膜癌：服药妇女可减少子宫内膜癌的发生。即口服复方避孕药对子宫内膜癌有保护作用。停药后仍有保护作用。

（2）子宫肌瘤：不管宫腔有无复形，避孕药似乎不会使肌瘤增长，每年盆腔检查时加以关注。

4. 卵巢肿瘤

（1）良性卵巢肿瘤：避孕药对功能性卵巢肿瘤有保护作用，低剂量避孕药的作用可能减弱，有待积累更多的报告。

（2）卵巢癌：避孕药对卵巢癌有保护作用。尤其是对上皮性卵巢癌的主要四种组织亚型（浆液性、黏液性、子宫内膜样癌及透明细胞癌）均可降低危险，随使用时间延长而降低，使用 5 年约降低 50%。WHO 有关卵巢癌与口服避孕药关系的研究中指出，对发展中国家如中国应用避孕药，发生卵巢癌的危险性可降低 12%。

5. 肝脏肿瘤

（1）肝癌：口服避孕药与肝癌之间的关系仍有争议，认识不一致。有认为肝癌与长期服药有关。我国未进行肝肿瘤与避孕药关系的流行病学调查，鉴于我国是乙肝的高发地区，除对于肝炎活动期有肝功损伤列为禁忌外，乙肝患者即使肝功正常者最好不用口服复方避孕药。

（2）良性肝肿瘤：有报道避孕药增加肝腺瘤的发生，随服用时间的延长而增加，且潜在有发生破裂而大出血危及生命的危险。停服避孕药后,能自行恢复。局灶性结节型增生不发生肝破裂。

(五) 对子代的影响

近年来认识比较一致,认为临床应用的口服避孕药无明显的致畸作用,短效口服避孕药使用与出生缺陷之间没有联系。停药后生育力多立即恢复。根据流行病学调查,停药后妊娠对胎儿无影响,出生婴儿畸形发生率并不增加。现用的短效低剂量口服避孕药停药后即可妊娠,不用停药 6 个月,从优生角度而言,最好采用屏障避孕法 3 个月后再怀孕为好,一旦妊娠不必作人工流产。

九、进展

为进一步减低不良反应,国际上已再次降低复方口服避孕药片中炔雌醇的含量,如炔雌醇降至 20μg 的去氧孕烯炔雌醇片(含炔雌醇 20μg,去氧孕烯 150μg)。Harmonet 为炔雌醇 20μg 配伍孕二烯酮 75μg 的另一种更低剂量雌孕激素避孕药,已在国外上市。孕二烯酮已国产化,由其配方的避孕药通过临床验证后,即可上市。此外,又诞生了一种新的孕激素屈螺酮,屈螺酮是 17α- 螺甾内酯的衍生物,有强的孕激素活性,又有抗盐皮质激素的利尿作用。屈螺酮的抗盐皮质激素活性可以对抗炔雌醇对肾素 - 血管紧张素 - 醛固酮系统的作用,因而避免了水钠潴留。屈螺酮的这种特性在缓解与水钠潴留有关的症状时可能特别有用,如乳房触痛或肿胀,头痛,肿胀或体重增加等。由屈螺酮 3mg 和炔雌醇 30μg、屈螺酮 3mg 和炔雌醇 20μg 组成的避孕药均在我国上市。

最近开发了雌二醇 / 醋酸诺美孕酮(NOMAC/E$_2$),雌二醇 1.5mg/ 醋酸诺美孕酮 2.5mg 是第一个采用天然雌激素的单相口服避孕药,以 24/4 方案给药(24 活性片 +4 空白片)。醋酸诺美孕酮(Nomegestrol Acetate)是一种高选择性雌激素酶调节剂,19- 去甲 - 孕酮衍生物,半衰期为 46 小时,可抑制硫酸酶、17β- 羟基固醇水解酶,增强磺基转移酶活性,减少雌二醇的生成。体外实验显示,诺美孕酮可有效抑制子宫内膜增生,具有较强的抗促性腺作用,无糖皮质激素、盐皮质激素、雌激素及孕激素活性,同时还具有轻微的抗雄激素作用。依据其药理学特性,对于代谢、血管及凝血功能方面较传统口服避孕药具有更小的影响,避孕效果和安全性与其他单项片相似。

戊酸雌二醇 / 地诺孕酮,采用 26/2 方案给药,使周期控制得到改善,但缺乏撤药出血和阴道不规则出血发生率较高。

雌四醇(E$_4$),是一种正在研究用于避孕的雌激素,它是 EE 雌激素效应的 1/18,副作用降低,E$_4$+ 左炔诺孕酮或依托孕烯,E$_4$ 在 10~20mg 能抑制排卵和 FSH 及 LH 的释放。

2019 年性与生殖健康委员会(FSRH)的《激素联合避孕指南 2019 年版》中提到 COC 的 21+7 传统方案是为了模拟自然月经周期,诱发一次阴道出血,其实即便不停药的连续服用也不会降低其避孕效果,且能减少激素波动引发的相关症状,如偏头痛、心境改变等。相反连续方案对于排卵的抑制效果更为理想,不但能避免出血的麻烦,而且对于痛经、子宫内膜异位症、子宫腺肌病等患者来说,更为推荐连续用药方案。目前已上市的有24+4延长激素应用时间剂型,也有无间隔口服避孕药剂型研制。一般情况连续方案可选择持续使用激素药物,但突破性出血常见。也可以采用3个周期激素药片,之后停药4~7天,以此周期循环使用。

第二节　长效避孕药

一、长效口服避孕药

由长效雌激素乙炔雌二醇环戊醚简称炔雌醚(CEE)3.0mg,配伍速效强力的孕激素左炔诺孕酮6mg而制成。每月服1片,可避孕1个月。长效雌激素被胃肠道吸收后,储存在体内脂肪组织中缓慢释放,能抑制卵泡发育与排卵,起到长效避孕作用。孕激素可防止子宫内膜增生,促使其转化为分泌期后发生脱落,引起撤退性出血,模拟正常月经,并防止不规则出血。长效口服避孕药是20世纪70年代的产品,具有有效和服用方便的优点,但该药是以雌激素为主的避孕药,一片药中雌激素剂量为一个月短效避孕药总量的4.5倍,并在体内有较多蓄积,潜在有雌激素引起的各种危险性。2004年经国内外专家多次评审和论证,并经原国家人口和计划生育委员会批准不再列入"计划生育避孕药具政府采购目录"。

二、避孕针

长效避孕针剂分复方雌-孕激素长效避孕针剂和单纯孕激素长效避孕针剂两大类。

(一)复方雌-孕激素避孕针

1. 种类　复方雌-孕激素长效避孕针剂中所含的天然雌激素更接近生理,活性较低,相对剂量较大。对血压、出血和凝血、脂代谢和肝功能的影响甚微。非肠道给药,免除了肝脏的首过效应。长效避孕针有油剂、微晶悬浮液和微球微囊类等剂型,均为药物贮存于局部,缓慢释放后吸收,维持长效避孕作用。世界卫生组织的一项多中心对比性临床研究结果显示,复方己酸孕酮避孕针(避孕针1号,含戊酸雌二醇5mg,17α-己酸孕酮250mg)766例首月注射1针,复方炔诺酮庚酸酯避孕针(含戊酸雌二醇5mg和庚酸炔诺酮50mg)978例和复方醋酸甲羟孕酮避孕针966例,观察一年的妊娠率分别为6.3%、0.3%和0.4%;闭经率分别为0.9%、1.0%和7.0%;出血率分别为23.9%、11.1%和17.5%。以上结果说明国产复方己酸孕酮避孕针的妊娠率和出血率均较高。为此,未列入国家基本药物目录,亦未列入2004年版"计划生育避孕药具政府采购目录"。复方炔诺酮庚酸酯避孕针因销量少,目前国内市场上未有国产品。复方醋酸甲羟孕酮避孕针正在申报进口注册中。目前国内市场上仅有复方甲地孕酮避孕针，每支1ml含醋酸甲地孕酮25mg，17β-雌二醇3.5mg，适用于不能耐受或坚持服用口服避孕药者。避孕针剂的避孕效果随不同针剂和使用方法有所差异，首月注射2针，一般有效率达98%以上，成为可供女性选用的避孕措施之一。

2. 作用机制

(1)主要为抑制排卵，通过影响下丘脑-垂体-卵巢轴，抑制促性腺激素的分泌，使LH和FSH峰值消失，从而有效地抑制排卵。注射避孕针通过下丘脑或下丘脑以上水平的作用来影响促性腺激素的释放，而不影响它们的合成与贮存。

(2)宫颈黏液减少而黏稠，拉丝度变短，不利于精子的穿透。

(3)内膜腺体发育和分泌不足，糖原含量明显减少，局部可见局限性蜕膜反应和退行性变，严重干扰孕卵和内膜的同步关系，不利于孕卵着床和发育。

3. 选用的医学标准

(1)适用：同复方短效口服避孕药的选用标准。

(2)慎用：同复方短效口服避孕药的慎用，但有以下几点也可慎用：年龄≥35岁，每天吸烟<15支的妇女；现在并发胆囊疾患和药物治疗期间。

(3)禁用：同复方短效口服避孕药。

4. 用法　复方甲地孕酮避孕针，复方己酸孕酮避孕针和复方炔诺酮庚酸酯避孕针第一周期，从月经来潮当天算起的第5天，深部肌内注射2支，或在月经来潮的第5天和第15天，各肌内注射1支。以后均于月经来潮当天算起的第10~12天注射1支或按第二次注射日期计算，每隔30~31天注射一针。每月注射1针，避孕1个月。闭经者如能确认未怀孕，可随时开始注射，但在注射后最初7天内应禁欲或采用其他避孕措施。

5. 优缺点

(1)优点：长效、高效、可逆，用药方便、简单。避免了给药的首过效应和胃肠道副作用，可减少宫外孕、盆腔炎的发生率，减少贫血的发生率，减轻痛经症状等。

(2)缺点：用药初期常发生月经紊乱，是主要停药原因。肌内注射后，血中药物浓度上升快，过高浓度使肝脏负担加重，影响糖代谢，生育能力恢复较慢。须由医务人员注射，不能自己给药，需要每月注射。

6. 副作用及其处理

(1)类早孕反应：同复方短效口服避孕药。

(2)月经变化

1)月经周期缩短：月经周期少于20天，可在注射避孕针后，第10天加服短效口服避孕药1号或2号1~2片，连服4~6天；或每次注射2支复方长效避孕针剂，连用3个月后，改为每次注射1支。

2)经期延长：可与月经周期第5天开始口服短效避孕药1~2片，每天1次，连服到下周期注射避孕针时止；或在月经来潮前1周，注射黄体酮10mg，每天1次，连用3次，或口服甲羟孕酮10mg，每天1次，连服5天，预防经期延长。

3)阴道不规则出血：可口服短效避孕药1~2片，每日1次，连服4~5天；在月经后，注射针剂前出血者,口服炔雌醇,每天 0.010~0.025mg,直至该周期注射避孕针时止。

以上治疗方法均需加用一段时间的雌激素或雌孕激素药物,效果不满意,且失去单用避孕针比较简便的特点。

4)闭经:如连续 3 个月发生闭经,应停用,排除妊娠,等待月经恢复;或者在停药后采用以下方法治疗:肌内注射黄体酮 10mg,每天 1 次,连续 5 天;或肌内注射复方黄体酮 1 支(内含黄体酮 20mg,苯甲酸雌二醇 2mg),每天 1 次,连续 3 天;或口服甲羟孕酮 10mg,每天 1 次,连续 5 天。一般在停止治疗后一周内月经来潮。亦可做人工周期 2~3 个月,或于出血第 5 天口服枸橼酸氯米芬 50mg,每天 1 次,共 5 天,连用 3 个周期。若仍无来月经,可按照闭经原因作进一步诊治。

(3)过敏反应:有过敏者,应停药。

(4)其他:体重增加、头痛、下腹痛、痤疮、皮疹、精神抑郁、性欲降低、腰酸、心悸、潮红等症状偶有发生,应酌情处理。症状严重者应停用。

(二)纯孕激素长效避孕针

1. 种类　单纯孕激素长效避孕针有醋酸甲羟孕酮微晶混悬注射液(depot medroxy-progesterone acetate,DMPA,又称狄波 - 普维拉,甲羟孕酮长效避孕针)和炔诺酮庚酸酯注射液(NET-EN),国内仅有进口的醋酸甲羟孕酮微晶混悬注射液,每支含醋酸甲羟孕酮 150mg,避孕有效率 99.7%。适合哺乳期妇女和不能使用雌激素的妇女使用。

2. 作用机制

(1)抑制排卵:影响促性腺激素的释放,不影响促性腺激素释放激素的合成和贮存。卵巢有发育各阶段的卵泡,但缺乏黄体。

(2)子宫内膜腺体发育和分泌不足,糖原含量明显减少,并见局限性蜕膜反应和退行性变,干扰孕卵和内膜的同步关系,不利于受精卵着床和发育。

(3)改变宫颈黏液的理化性质,使宫颈黏液少而黏稠,拉丝度变短,不利于精子穿透。

(4)影响输卵管的蠕动,使受精卵和子宫内膜的发育不同步。

3. 选用的医学标准

(1)适用

1)18~45 岁无禁忌证、未产妇或经产妇均可使用。

2)哺乳妇女产后 6 周 ~6 个月可选用纯孕激素避孕药。对婴儿生长发育无影响。

3)非哺乳妇女产后即可安全使用。

4)流产后即可使用,早期流产、中期引产、感染性流产后均可安全使用。

5)异位妊娠史和盆腔手术史。

6)吸烟者。

7)静脉曲张、表浅静脉血栓和表浅静脉血栓史。

8)贫血如地中海贫血、镰状细胞贫血和缺铁性贫血。

9)良性乳腺疾病、良性卵巢肿瘤、子宫肌瘤、卵巢癌、子宫内膜癌和滋养叶细胞疾病,严重痛经和子宫内膜异位症,可缓解痛经。

10)盆腔炎性疾病或性传播感染包括 HIV 阳性和艾滋病。孕激素使宫颈黏液变稠,不利于细菌上行,降低盆腔炎危险。但对 HIV 和性传播感染无防护作用。

11)妊娠糖尿病史、结核、甲状腺疾病、血吸虫病和疟疾。

(2)慎用

1)18 岁以下者,担心醋酸甲羟孕酮会导致低雌激素作用。45 岁以上妇女使用有导致低雌激素作用,对停用后能否重新获得丢失的骨量有所顾虑,且近绝经期者,因可引起不规则出血而导致不必要的诊断性刮宫。

2)胆囊疾病、病毒性肝炎携带者,肝硬化代偿期。

3)体重指数 ≥ 30kg/m^2。

4)高血脂,宫颈上皮内瘤样病变、宫颈癌等待治疗期间。

5)影响转氨酶代谢的药物,常服用治疗癫痫或结核药物者,增加转氨酶活性,加快孕激素的代谢,影响避孕效果。

6)糖尿病:无血管病变的非胰岛素依赖性和依赖性糖尿病妇女。

7)高血压<159/99mmHg。

8)年龄>35 岁的吸烟妇女,深静脉血栓 / 肺栓塞和有心脏瓣膜疾病者。

9)轻度及重度头痛,偏头痛但无局灶性神经症状。

(3)禁用

1)产后 6 周内哺乳妇女,可能对新生儿产生不良影响。

2)妊娠或可疑妊娠。

3)高血压 ≥ 160/100mmHg。

4)存在多种动脉性心血管疾病的危险因素(如年龄大、吸烟、糖尿病和高血压)。

5)血管疾病:现患或曾患缺血性心脏病、脑血管意外史,对潜在低雌激素作用及降低高密度脂蛋白有顾虑。

6)严重偏头痛有局灶性神经症状。

7)乳腺癌患者,5 年内未复发,一般不推荐使用。

8)糖尿病有肾脏病变 / 视网膜病变 / 神经病变,其他血管病变的糖尿病患者或糖尿病超过 20 年的妇女。

9)良性或恶性肝脏肿瘤,重度肝硬化失代偿期。

10)原因不明的阴道流血。

4. 用法　第一周期,于月经来潮当天算起的第 5 天以内或产后第 6 周后的任一天,深部肌内注射 1 支,以后每 3 个月或 12 周注射 1 支,每注射 1 支,可避孕 3 个月。超过 14 周未注射者,必须排除妊娠后再注射。

5. 优缺点

(1)优点

1)长效、高效、可逆,注射一针,可避孕 3 个月。

2）避免了口服给药的首过效应和胃肠道副作用。

3）不影响母乳的质和量,适用于产后 6 周以后的哺乳期妇女。

4）可减少宫外孕、子宫内膜癌、卵巢肿瘤,减少贫血、盆腔炎的发生,减轻痛经症状。

（2）缺点

1）有月经改变和少数人体重增加等副作用,使用一年,约 1/3~1/2 发生闭经,是停药的主要原因。

2）生育能力恢复较慢。

3）由医务人员注射,不能自己给药。

6. 副作用及其处理

（1）月经变化

1）点滴出血,不需用药。可用维生素 C、K 或中药止血,或用炔雌醇 0.025~0.075mg,每天 1 次,连用 22 天治疗。

2）不规则阴道出血:应解释在第一次注射周期内大量出血或出血时间长是常见现象。如持续大量出血或出血时间长,应除外妇科疾病。如出血多,可口服炔雌醇 0.010~0.025mg,每天 1 次,连服 20~22 天;或服用复方短效口服避孕药 1~2 片,每天 1 次,连服 22 天;若口服无效时,苯甲酸雌二醇 2mg,肌内注射 q6h.~q8h.,血止后递减,以每 3 天减量 1/3 左右,共用 20 天,停药观察。

3）闭经:应排除妊娠,一般不需处理,对不能忍受闭经者,可使用炔雌醇治疗。任选一天开始服炔雌醇 0.025~0.075mg,每天 1 次,连服 7 天。

以上治疗方法均需加用雌激素,效果不理想,且失去单用孕激素特点的意义,如使用者难以忍受,可停止注射,帮助选择其他避孕措施。

（2）体重变化:少数人体重增加,一般不用药物处理。

（3）头痛:可对症处理。

（4）其他:下腹痛、痤疮、皮疹、精神抑郁、性欲降低、腰痛、心悸、潮红等症状偶有发生,应酌情处理。症状严重者应停用药。

三、缓释避孕系统

缓释系统避孕药是以具有控制药物缓慢释放功能的高分子化合物为载体,通过恒定、持续、低剂量地释放避孕药,达到长效避孕效果的一类避孕药具。常用的有皮下埋植剂、宫内缓释系统及阴道避孕药环,而微球和微囊缓释避孕针尚处于研究阶段。

（一）皮下埋植剂

1. 种类　国内使用的有左炔诺孕酮硅胶棒,皮下埋植的名称、成分、结构、剂型、1 年续用率,见表 24-4。

表 24-4 皮下埋植的名称、成分、结构、剂型、1 年续用率

名称	剂型	结构	左炔诺孕酮（mg/根）	有效期	1 年续用率 /%
皮下埋植剂 Ⅰ 型	6 根硅胶棒	长 34mm 直径 2.4mm	36	5	95.4
皮下埋植剂 Ⅱ 型	2 根硅胶棒	长 44mm 直径 2.4mm	75	3	95.8

2. 作用机制 通过多途径达到避孕目的。

(1)改变宫颈黏液，不利于精子穿透。

(2)对部分妇女可起到抑制排卵作用。恒定释放的低剂量左炔诺孕酮作用于下丘脑和垂体前叶，促性腺激素水平有所降低，但抑制不完全，卵巢中卵泡仍在活动，产生周期性的雌二醇。抑制黄体分泌孕酮，但不抑制分泌雌激素。即使在有排卵周期，孕酮水平也低，而且维持时间短，说明黄体功能不足或有未破裂的黄素化卵泡。即使 20% 有排卵，常伴有孕酮不足，不能使孕卵在子宫内膜上着床。

(3)改变子宫内膜形态和功能，不利于受精卵着床。

3. 选用的医学标准 适用、慎用和禁用基本上同纯孕激素避孕针。

4. 术前准备 应在县级医院或计划生育指导站以上的医疗单位进行植入、观察和取出。手术操作人员必须经严格的技术培训取得资格后方能开展此项手术。

(1)术前咨询：医师应向准备接受皮下埋植避孕法的妇女详细介绍其避孕效果、手术方法、副作用、优缺点、术后随访等的重要性，使其了解特点，作出选择决定，签署知情同意书。

(2)询问病史和体格检查：详细询问过去病史、月经史、家族史，进行全面体检，重点在盆腔和乳房。

(3)做血常规、盆腔 B 超、宫颈防癌刮片检查。

(4)放置时间

1)月经周期 7 天内，最好在月经期。

2)人工流产时，确认宫内物已完全清除。

3)完全哺乳闭经者，产后 6 个月内。

4)不完全哺乳产后闭经者或完全哺乳产后 6 个月后，须排除妊娠。

5)服避孕药者可在服药最后 1 片后 7 天内。

6)注射避孕针者，在下次注射前的任一天。

7)放置 IUD 者可先皮埋，7 日后再取出 IUD。

(5)手术器械、麻醉、埋植部位、手术步骤、术中注意事项、术后注意事项和随访等，参阅中华医学会编著的《临床诊疗指南与技术操作规范——计划生育分册》。

5. 优缺点

(1)优点

1)长效、一次植入，可避孕 3~5 年。无首过效应，生物利用度高。

2）剂量低,血药浓度比较稳定。

3）高效、年妊娠率<0.5%,安全、可逆,取出后,血中孕激素 96 小时清除,生育能力即可恢复。

4）手术方法较简单。

5）哺乳妇女,产后 6 周即可开始使用。

6）无雌激素的副作用。

7）拮抗雌激素对子宫内膜的抑制,抑制子宫内膜增殖。

8）可减少宫外孕、卵巢癌、子宫内膜癌的发生。可减少月经血量从而减少缺铁性贫血的发生。

（2）缺点

1）需手术放置,到有效期,又需手术取出。

2）月经紊乱或闭经等副作用是主要终止的原因。

3）体重>70kg 者,在使用 2 年后,避孕有效率略降低。

6. 副作用及其处理

（1）月经紊乱

1）月经频发、经期延长、月经周期点滴样出血,在使用第 1 年内较为常见,并无危害。随着植入皮埋时间的延长而好转,一般不需用药,处理以咨询为主或对症止血治疗,或在医生指导下用非甾体抗炎药（布洛芬 800mg,每日 3 次,共 5 日;或甲芬那酸 500mg,每日 2 次,共 5 日）或激素药物治疗（参照单方孕激素避孕针）,但不宜长期使用。如使用者难以忍受,可取出埋植剂,帮助选择其他避孕措施。

2）闭经:排除妊娠,未妊娠者,可继续观察,不需处理。闭经是正常的反应,无害,不影响身体健康,不影响生育。对不能忍受闭经者,可采用炔雌醇 0.05mg,连用 20 天,必要时取出埋植剂,月经即可恢复。

（2）头痛:轻者对症处理,重者取出皮下埋植剂。

（3）体重增加:加强体育锻炼,控制饮食。

（4）色素沉着、痤疮、性欲改变等,可对症处理。

（5）伤口感染,发生率 0.04%,严格无菌操作可预防。

（6）功能性卵巢囊肿发生率 10%,一般可至 5~7cm,多数无症状,在盆腔检查时发现,能自行消失,加强随访,如超过 2 个月不消失,可考虑处理,极少数需手术。

7. 皮下埋植取出　取出的条件、取出禁忌证、取出手术步骤、取出术中注意事项等,参阅中华医学会编著的《临床诊疗指南与技术操作规范——计划生育分册》。

8. 需警惕事项　皮下埋植剂放置后,如出现下列情况应立即取出。

（1）首次发生偏头痛型的头痛。

（2）反复发生异常剧烈的头痛。

（3）特发性颅内压增高、急性视觉失常。

（4）血栓性静脉炎或血栓栓塞症。

（5）长期卧床，未能下地活动。

（6）肝病。

（7）明显血压升高。

（8）意外妊娠，宫外孕可能时。

9. 进展 单根型 Implanon，长 4cm、直径 2mm，含依托孕烯 68mg，每天释放 67μg。能抑制排卵，可维持 3 年。取出后 30 天内 90% 妇女恢复排卵。临床观察 2 362 例妇女 73 429 周期中，无一例妊娠。主要存在问题是闭经和不规则出血，在我国已上市。此外，尚在研究 ST-1435 皮下埋植剂，它口服无活性，不影响脂蛋白，不与 SHBG 结合，能抑制排卵和增加宫颈黏液的黏稠度，更适合于哺乳妇女使用，我国正处于研发中。国外在研制生物降解型的皮下埋植剂 Capronor，我国尚在研制生物降解型的皮下埋植剂 Capro-F，都是为了到有效期后不必再取出。

（二）宫内缓释系统（IUS）

第一个含左炔诺孕酮（levonorgestrel，LNG）的宫内释放系统（intrauterine system，IUS）由人口理事会研发。这种避孕药具的避孕效果高，且可减少出血，缓解痛经，治疗多种原因引起的月经量过多，并在子宫肌瘤、子宫腺肌病、子宫内膜异位症、子宫内膜息肉、子宫内膜增生等多种疾病中使用，从而使得这些患者避免手术，有效期可达 5 年。LNG-IUD 含左炔诺孕酮 52mg，每天宫腔内释放 LNG 20μg，使得宫腔中形成高浓度的孕激素环境，对于子宫内膜产生明显的抑制作用，内膜萎缩。在放置后的几周后血清 LNG 水平平稳在 150~200pg/ml 之间。使用期间子宫肌层浓度与内膜浓度梯度>100，而血清浓度与内膜浓度梯度>1 000。所以左炔诺孕酮宫内缓释系统基本不影响排卵，月经周期各项生殖激素测定结果显示有排卵，仅少数无排卵或黄体功能不足。

LNG-IUS 发挥避孕作用的机制主要有以下 3 个方面：①LNG 使子宫颈黏液变厚，阻止精子通过子宫颈管进入子宫腔与卵母细胞的结合；②子宫内膜高浓度的 LNG 下调了内膜中 ER 和 PR 的表达，使子宫内膜对血液循环中的雌二醇失去敏感性，从而发挥强的子宫内膜增生拮抗作用，使受精卵无法着床；③可抑制精子在子宫和输卵管内的正常活动，抑制精子和卵母细胞的结合从而阻止受精。

LNG-IUS 在所有年龄段女性中的避孕有效性一致，无论是青少年、产后、人工流产后或是绝经过渡期均适用，在使用有效期内避孕失败率相似，且避孕效果不受依从性影响，避孕效果优于含铜宫内节育器，第 1 年比尔指数为 0.5/100 妇女年，与输卵管绝育术相当。

LNG-IUS 兼具单孕激素避孕药具和宫内节育器的特性，在生育期长期避孕及临床常见病症的管理方面有显著的优势。但因常见的一些不良反应，如不规则出血和闭经，而导致停用。所以放置前的咨询工作对于提高续用率尤为重要，帮助使用者轻松度过适应期。

不良反应如下。

（1）出血模式改变：大多数女性会出现可预期的月经模式改变，部分使用者在放置前 6 个月可出现不规则出血和点滴出血，一般量少无需处理，情绪焦虑较重者可选择 NSAID、

COC 或米非司酮等药物的调整。放置后 1 年部分使用者会出现闭经,为"药物性月经暂停",无需特殊治疗,取出后月经即可恢复。

(2)卵巢囊肿:放置后发生功能性卵巢囊肿,通常直径<5cm,多在盆腔超声时发现,无症状,放环后 6 个月内多见,观察 2~3 个月自发消失。如持续存在应评估是否为病理性卵巢包块。

(3)移位或脱落:以避孕目的放置,LNG-IUS 的累积脱落率与 Cu-IUD 相似,而导致移位或脱落的原因多因放置适应证为月经过多、子宫腺肌病或流产后立即放置时。故建议在放置后第 1 和 3 次月经后超声评估左炔诺孕酮宫内缓释系统位置,如出现下移,其末端仍在宫颈内口上方时,可尝试超声或宫腔镜上推复位,以缓解疼痛和不规则出血症状。

(4)体重变化:LNG-IUD 使用者体重变化差异很大,研究发现长期使用者,LNG-IUD 和 Cu-IUD 在 10 年后体重变化无显著性差异。

(三) 阴道环

1. 种类 阴道避孕环,是以高分子化合物制成的环型管为载体,通过在阴道局部,持续缓慢和恒定地释放有效避孕药入阴道,随后进入体循环。阴道环是一个类似面包圈形状的装置,由柔软、可塑和惰性的硅胶弹性体组成。国外使用的阴道避孕环有欧西硅胶避孕环、炔诺孕酮(18- 甲基炔诺酮)阴道环、释放左炔诺孕酮 - 雌二醇的阴道环(LNG+E_2 阴道环)等。国内仅有硅胶避孕环(又称上海甲硅阴道环),材料为空心硅胶环型管内置入药芯棒,环外周直径 40mm,断面直径 4mm,壁厚 0.8mm,含甲地孕酮 250mg,有效期 1 年,避孕有效率 97%,未列入 2004 年计划生育避孕药具政府采购目录。

NuvaRing 避孕环,每日释放 120μg 依托孕烯和 15μg 炔雌醇,每个周期包括 21 天带环和 7 天无环。已在国内进行临床试验。

2. 作用机制

(1)影响精子运行:孕激素可以改变宫颈黏液性状与成分,使之不利于精子通过。

(2)阻碍孕卵着床:持续的孕激素刺激使子宫内膜发生不利于孕卵着床的改变。子宫内膜表现为生长发育不良。

(3)合成孕激素可能对黄体有直接或间接的抑制作用。

(4)雌、孕激素避孕环对下丘脑 - 垂体 - 卵巢轴有抑制作用而影响排卵。

3. 选用的医学标准

(1)适用

1)有避孕需求,与单纯孕激素长效避孕针相同,无禁忌证的育龄妇女。

2)有一定的生理知识,能够自己放置。

3)有经济承受能力。

4)服用短效避孕药易漏服的妇女。

5)不愿意注射或注射不方便的妇女。

(2)慎用:与单纯孕激素长效避孕针相同。

（3）禁用

1）单纯孕激素长效避孕针相同的禁忌证。

2）阴道壁过于松弛，子宫脱垂者。

3）子宫颈糜烂，各种阴道炎或反复发作的泌尿系统感染者。

4）阴道环易脱落者，如重体力劳动者、习惯性便秘者。

4. 用法

（1）月经干净后，洗净双手，用酒精擦拭消毒阴道环，置入阴道穹窿部。每个月经周期放置3周后取出，造成月经样撤退性出血来潮，间隔一周后再放入，循环使用一年后，如需继续使用，换用一个新环。

（2）或于月经来潮第5天，用酒精擦拭消毒阴道环，然后用手指将其推至阴道穹窿或子宫颈上。无异常情况，不必取出，可连续放置1年，避孕1年。有时有阴道不规则出血，如脱落，可用酒精消毒后，再放入阴道深部。

5. 优缺点

（1）优点

1）安全、长效（一般有效期1年），起作用快，正确使用，避孕效果优于阴道杀精剂。

2）放置、取出方便，可由使用者自行放取。

3）阴道局部持续释放低剂量的避孕药对全身影响小。

4）对性生活无影响，如有影响，可取出，房事后立即放入。

（2）缺点

1）易脱落，尤其是在蹲位排便时。

2）可能引起月经变化和阴道分泌物增多。

3）不能预防性传播疾病（包括艾滋病）。

6. 副作用及其处理

（1）类早孕反应：一般症状轻，无需处理，随着使用时间长，可自行消失。

（2）月经改变：经期延长，周期缩短，经间不规则出血一般无需处理，严重者可加服炔雌醇片5~10μg，每天1次，到该周期末。

（3）阴道分泌物增多：可坐浴，局部消炎治疗。

7. 进展　新型阴道环。

（1）3月环（Progering）：智利秘鲁上市，含孕酮100mg/d。哺乳期使用，每3个月更换新环。

（2）NES（Nostorone）/炔雌醇复方阴道环：19-去甲基睾酮类，置入3周，取出1周，连续使用1年。

（3）醋酸乌利司他（UPA）：选择性孕酮受体调节剂，600~800μg/d，每3个月更换新环。

（4）双效阴道环：甾体激素（LNG）+抗反转录病毒药（ARV），每1个月或3个月更换新环。

(四) 避孕贴剂

国外研究的透皮贴剂是另一种恒定释放,且使用者可控制的避孕方法,它能将甾体激素通过皮肤释放入循环系统。从 20 世纪 80 年代早期即开始尝试甾体激素的透皮释放。随着基质技术的成功发展,使得通过皮肤释放雌激素和孕酮超过 7 天成为可能。诺孕酯和它的活性代谢产物诺孕曲明可以通过一种透皮贴剂释放,并维持活性超过 7 天。诺孕曲明不与性激素结合球蛋白(SHBG)结合,因此,雌激素诱导的 SHBG 升高不会影响血浆中诺孕曲明的分布。一种复合贴剂,Ortho Evra®/Evra®,每天释放 20μg EE 和 150μg 诺孕曲明,最近已在全世界作为一种避孕药具被批准使用。每周使用贴剂,共 3 周,随后 1 周不用。这种可逆的、使用者控制的透皮方法与复方口服避孕药(COCs)一样有效、安全,两者的周期控制也相似。该方法失败的概率为 0.4%~0.6%,总的年妊娠概率为 0.7%~0.8%。在临床研究中,已经报道贴剂使用的依从率将近 90%,超过 OC 使用的相关报道。副作用通常为轻~中度,为黏附局部反应、乳房症状、恶心、头痛和情绪改变,报告在使用贴剂的妇女中比 OCs 更多。透皮方法对孕激素特别有利,例如 NES(Nestorone ST1435),它口服无活性,但可以通过皮肤有效吸收,获得良好的全身生物利用度。目前正在研发一种 NES 透皮避孕凝胶。初步结果显示,它有很强的孕激素和抗排卵作用,使大多数受试者排卵受到抑制。在一项使用含 NES 0.3、0.6 或 1.2mg/d 的 NES 透皮凝胶的剂量探索研究中,观察到最后一天涂抹凝胶时,抑制排卵与剂量 - 疗效关系分别为 53%、64% 和 83%。我国已有单方雌激素贴皮剂,用于更年期妇女激素补充,有关避孕贴皮剂正在研究中。

第三节　紧急避孕药

一、定义和作用机制

(一) 定义

紧急避孕(emergency contraception)是指女性在无防护性性交或觉察避孕失败后 72 小时或延长至 5 天内,为防止意外妊娠而采取紧急补救措施。紧急避孕与常规避孕不同。常规避孕一般在性交前已开始规律使用,所用方法避孕有效率高,副作用小,对健康有利。而紧急避孕则是一种临时性措施,在性交后使用,只能对本周期中第一次无保护性性生活起保护作用,本周期中不应再有无保护性性生活。不能将它作为常规避孕。紧急避孕法有 2 种方法:一是口服避孕药;二是放置含铜宫内节育器。此处仅介绍口服紧急避孕药。

(二) 作用机制

1. 抑制或延迟卵泡发育和排卵。
2. 影响黄体功能。

3. 主要是改变子宫内膜的功能与形态,具有抗着床作用。

二、紧急避孕药

目前常用的紧急口服避孕药见表 24-5。

表 24-5　常用紧急口服避孕药

名　称	成分和剂量	剂型	用法	有效率 /%
1. 米非司酮	10mg 25mg	片剂 片剂	无保护性性交后或避孕失败后 120 小时内(越早越好)	80 ±
2. 左炔诺孕酮	左炔诺孕酮 0.75mg	片剂	无保护性性交或避孕失败后 72 小时内口服 1 片,间隔 12 小时再 服 1 片,共服药 2 片	60 ±
3. 雌孕激素 * （Yuzpe 法）	炔雌醇 0.1mg 炔诺酮 1mg 或左炔诺孕酮 0.5mg	片剂	性交后 72 小时内,服 1 次,12 小 时重复 1 次	60 ±

注: * 国内无此产品,可用复方短效口服避孕药来代替,如复方左炔诺孕酮每片含炔雌醇 0.03mg,左炔诺孕酮 0.15mg。性交后 72 小时内口服 4 片,12 小时后再服 4 片。

三、避孕效果计算方法

由于性生活可能发生在月经周期的任何时候,而妊娠与月经周期中哪一天同房密切相关。Dixon 等人于 1980 年统计,发生在月经周期某一天性生活时妊娠的概率见表 24-6。

表 24-6　性生活日与妊娠概率

性生活日	妊娠概率	性生活日	妊娠概率
−8	0.001	−1	0.173
−7	0.007	0	0.141
−6	0.025	1	0.091
−5	0.055	2	0.049
−4	0.104	3	0.019
−3	0.146	4	0.005
−2	0.169	5	0.001

注:表中 0 天为排卵日,负数为排卵前第几天,正数为排卵后第几天。

例如一个妇女月经周期规律,30 天为一周期,下次月经来潮前第 14 天为排卵日,即当前月经周期的第 16 天为 0。计算药物有效率时,是用观察到的妊娠数与预期的妊娠数相比,预期的妊娠数是用在月经周期某一天同房的妇女数乘以这一天妊娠的概率而得。

统计预期的妊娠数需要确切知道妇女是在月经周期的哪一天同房的,并且这些妇女的月经周期是规律的,而且假设当前月经周期的天数与通常的月经周期相同。然后,利用下面方式来计算有效率。

$$有效率 = (预期的妊娠数 - 观察到的妊娠数) \div 预期妊娠数 \times 100\%$$

四、适应证

1. 未采取任何避孕措施。

2. **避孕方法失败或使用不当**

(1) 避孕套破裂、滑脱或使用不当。

(2) 口服避孕药漏服 2 片或 2 片以上。

(3) 单纯孕激素避孕针注射时间延误 2 周以上,如(DMPA)。

(4) 雌孕激素复合避孕针注射时间延误 3 天以上。

(5) 阴道隔膜或宫颈帽放置位置不当、破裂、撕脱或取出过早。

(6) 体外排精失误,如阴道内或阴道口射精。

(7) 外用杀精子药起效前性交。

(8) 安全期计算错误,易受孕期禁欲失败。

(9) IUD 脱落。

3. 无可靠避孕方法的妇女遭受性暴力的伤害。

五、禁忌证

1. 已确诊妊娠。

2. 一个月经周期内进行多次无防护性性交者。

3. 在生殖道炎症或有严重全身性慢性疾病者,不能使用宫内节育器作为紧急避孕措施。

4. 有脑血管意外史、缺血性心脏病、血栓性疾病、严重偏头痛、肝脏疾病,慎用雌孕激素复合制剂。

5. 有宫外孕史者慎用宫内节育器。

六、优缺点

1. **优点**

(1) 是无保护性性交或避孕失败后可采用的避孕有效补救措施。

(2) 紧急避孕药服用方法简单,副作用很轻。

2. 缺点

(1)紧急避孕药仅对本次无保护性性交或避孕失败有补救作用,有一定的失败率,不能作为常规避孕方法。

(2)不能防止性传播疾病。

七、副作用及其处理

1. 恶心呕吐　以雌孕激素复合剂(Yuzpe法)较为明显,恶心50%,呕吐10%~20%,故不作为首选药,国内无此产品,必要时可用4片复方短效口服避孕药替代。轻者不需处理,呕吐发生在服药2小时内,应尽快补服同样剂量的药,并在服药前加服止吐药。

2. 月经改变

(1)月经周期缩短或延长:随用药的时期和药物而异,单方孕激素以月经周期缩短较为多见,米非司酮以月经周期延长较为多见,分别约占20%左右,70%左右妇女下次月经按期来潮。延长1周者应做妊娠试验,排除妊娠。

(2)子宫出血:少数妇女服药后会出现点滴样出血,一般不需处理,随时间延长可消失。

3. 其他　出现乳房胀痛、头痛、头晕、乏力等症状,也是Yuzpe法较为明显,其他药物一般较轻,无须处理。

八、注意事项

紧急避孕的咨询和筛选非常重要。

1. 服药前确诊未妊娠。

2. 不能终止妊娠。

3. 避孕有效率相对较低约为75%,妊娠率为2%,不能作为常规避孕方法反复、经常使用。

4. 应严格按照规定服药。

5. 服药后出现呕吐者,应尽快补服1次同样剂量的紧急避孕药。

6. 仅对本次无防护性性交或避孕失败有避孕补救的作用。

7. 服药后月经周期推迟1周者,应首先排除妊娠。

九、紧急避孕以后的避孕方法开始时间

1. **避孕套,杀精剂,**可立即开始。

2. **口服避孕药**　下次月经来潮的5天以内开始。

3. **注射避孕针**　下次月经来潮的5天以内开始。

4. **自然避孕法**　需要等待一个以上自然周期,以保证月经规律。

5. **埋植避孕** 下次月经开始 7 天以内。

6. **绝育** 只有在知情选择后进行手术。

7. **IUD** 下次月经后 3~7 天内放置。如果妇女愿意选择 IUD 作为长期避孕方法而又符合放置 IUD 条件,则可立即放置 IUD 作为紧急避孕方法,在完成紧急避孕需要后继续保留 IUD,作为长效避孕措施。

十、新型紧急避孕药

1. **埃拉(Ella)** 其药品名称为 ulipristal acetate,为一种醋酸盐。是黄体酮受体阻断剂 / 拮抗剂,其主要作用是抑制或延迟排卵。Ella 药效依赖于月经周期中给药时间。卵泡中期,抑制滤泡生成和降低雌二醇浓度;黄体生成素(LH)峰,可延迟卵泡破裂 5~9 天;黄体早期,不能明显延迟内膜成熟,但可使内膜厚度减少 0.6mm ± 2.2mm。

用法:无保护性生活后 120 小时内单次口服 30mg,月经周期内任何时间均可服用本品。

不良反应:腹痛、头痛、恶心、痛经、疲劳、头晕,但程度均为轻 ~ 中度。也可使部分妇女对下次行经时间或延后或提前,但经血量无明显变化。

2. **美洛昔康** 是一种非甾体抗炎药,能选择性抑制环氧合酶 -2(COX-2)。正常生理情况下,卵巢、子宫均存在大量 COX-2,体内 COX-2 参与合成的前列环素、前列腺素 E 在受精、卵裂、胚囊植入过程发挥作用,缺乏 COX-2 则出现多种生殖障碍。多项动物实验证实,非甾体抗炎药可阻断前列腺素的合成,进而抑制排卵,还有类似于未破裂黄素化卵泡综合征的效应。

用于短期紧急避孕、价廉、不良反应轻。

用法:预期排卵前 3 天开始,每日口服美洛昔康 30mg,连服 5 天可用于紧急避孕。

目前美洛昔康对排卵影响的临床试验数量少,尚需大样本随机对照试验,以进一步证实美洛昔康用于紧急避孕的机制、最佳剂量等。

3. **LNG 肠溶片** 是 LNG 口服片的改进配方,经肠道吸收,减少了恶心、呕吐副作用。Chen 对 LNG 肠溶片作为非处方用紧急避孕药进行Ⅳ期临床试验显示:避孕有效率 95.3%,失败率 0.2%;7.1% 受试者出现至少一种不良反应,包括恶心、呕吐、阴道出血、头痛头晕、口干、一过性胸闷、下腹痛、食欲缺乏、皮疹、疲劳感等,无严重不良反应。

此研究认为 LNG 肠溶片是一种有效、安全、可耐受的非处方用紧急避孕药,但需进行随机对照试验进一步比较其效果和不良反应。

第四节 抗孕激素药物

米非司酮(mifepristone)是一种强有力的抗孕激素药物,具有明显的终止早孕、中孕、抗着床和诱发月经等作用。法国米非司酮 1988 年首先在我国批准注册,米非司酮配伍卡前列甲酯栓用于终止孕≤7 周的药物。20 世纪 90 年代初我国自行研制开发成功国产全合成和部分合成两种米非司酮,经与法国米非司酮进行临床前动物的药效、药理和毒理学等实验和临床疗效和副作用等对比性试验,证实三种米非司酮性能均相似。现国产米非司酮已广泛应用于临床作为终止早孕和紧急避孕,并正在开发其他新的适应证。

一、米非司酮终止早孕的作用原理

1. **对子宫内膜的作用**　米非司酮是孕酮受体水平的抗孕激素,与孕酮受体结合阻断靶器官孕酮作用。改变孕酮受体与雌激素受体间的平衡,使孕酮失去活性,蜕膜化无法维持而出血,致使胚胎停止发育。

2. **对子宫平滑肌作用**　子宫自发活动通过孕酮和前列腺素之间平衡来调节,孕酮起安静子宫作用,前列腺素对子宫平滑肌起兴奋作用。前列腺素代谢过程中前列腺素脱氢酶最重要,其生物活性受孕激素控制。米非司酮竞争孕酮受体,使蜕膜中前列腺素脱氢酶活性下降,干扰前列腺素分解代谢,提高子宫肌层对前列腺素敏感性,不是增加前列腺素的合成。

3. **对子宫颈作用**　宫颈中胶原组织很丰富,孕酮抑制胶原分解,使宫颈紧闭。宫颈成熟受激素调节,雌激素能刺激妊娠妇女前列腺素的产生,孕酮则能抑制前列腺素的产生。米非司酮阻止了孕激素活性,使蜕膜细胞和子宫肌层前列腺素活性增强,增强子宫肌肉的收缩,前列腺素使胶原合成减少,分解增强,促使宫颈成熟、软化和扩张。

4. **对妊娠绒毛蜕膜组织的影响**　米非司酮使绒毛滋养细胞增殖下降,合体滋养细胞、蜕膜间质及腺上皮细胞凋亡增加。也有研究通过破坏蜕膜免疫微环境而引发流产等报道。

综上所述,米非司酮具有抗早孕的作用是多方面的。由于米非司酮继发的前列腺素作用较弱,只能起部分终止早孕的作用,当加用小剂量前列腺素后,使胶原分解增加、合成减少、宫颈软化、松弛和宫缩增强,有利于胎囊排出,米非司酮配伍不同前列腺素大大增进抗早孕效果。

二、米非司酮对女性内分泌的影响

1. **对早孕女性内分泌的影响**　人绒毛膜促性腺激素(human chorionic gonadotropin,β-hCG)、雌二醇和皮质醇在服药期呈上升趋势,孕激素缓慢下降或不降;孕囊排出后,四种激素均急剧下降。表明米非司酮主要作用部位不在卵巢和绒毛。米非司酮本身无雌激素、雄激素、糖皮质激素和盐皮质激素活性,也无抗盐皮质激素和抗雌激素活性,有微弱抗雄激素和抗糖皮质激素活性。

2. **对卵巢的影响**　随用药时间和剂量而异。在月经后至排卵前给药,可干扰正常卵泡发育,推迟雌激素和黄体生成素高峰而延迟排卵,或维持卵泡不破裂,甚至起到抑制排卵的作用。对激素分泌的影响与米非司酮的剂量、用药方案和用药时间有关。

3. 对垂体 - 肾上腺轴的影响 米非司酮是孕酮拮抗剂,亦是肾上腺糖皮质激素拮抗剂,以剂量依赖方式显示其抗糖皮质激素活性。低剂量米非司酮多次给药未显示有抗糖皮质激素活性。米非司酮 400mg 会抑制下丘脑 - 垂体 - 肾上腺轴的负反馈调节,从而导致促肾上腺皮质激素(adrenocorticotropic hormone,ACTH)和 / 或皮质醇、皮质酮水平代偿性一时性升高和昼夜分泌节律变化,对皮质醇的影响比 ACTH 更明显。米非司酮的相对结合力为地塞米松的 3 倍。

4. 对下丘脑 - 垂体系统等的影响 对下丘脑 - 垂体系统有一定抑制促性腺激素的分泌。对垂体 - 甲状腺轴影响不明显。绝经期妇女在接受雌激素时,加用小剂量米非司酮有类孕激素活性,大剂量时抑制内膜增生和分泌。

三、药物相互作用

米非司酮在体内主要由肝脏 CPY3A4 酶代谢,与酮康唑、伊曲康唑和红霉素等药物合用,可能增加血清米非司酮水平。与利福平、肾上腺皮质激素和某些抗惊厥药(苯妥英、苯巴比妥、卡马西平等)合用,可诱导肝脏药物代谢酶活性,因而降低米非司酮血清水平,故本品不宜与上述药物同时使用。亦不能与灰黄霉素、非甾体抗炎药和麻醉药合用。

四、临床效果

经过多年的临床试验证明米非司酮 150mg 分次服用配伍米索前列醇 600μg 是一种使用方便、口服有效、副作用小、价格低廉的药物流产方法。按常规使用完全流产率在 90% 左右,存在流产后出血时间长和出血量多的问题,仍未得到很好解决。有关米非司酮配伍前列腺素终止早孕的常规(包括适应证、禁忌证、接纳程序、用药方法、用药后观察、随访、注意事项和结果评定),请参考中华医学会编著的《临床诊疗指南与技术操作规范——计划生育分册》。

五、药物流产并发症的防治

1. 药物流产失败 国内外使用不同剂量米非司酮配伍不同前列腺素类衍生物,明显提高了完全流产率,但仍有约 2% 的失败率。

(1)原因

1)蜕膜靶水平上米非司酮含量不足或维持时间不够,不能有效抵消孕酮的作用。孕期越长,效果越差。失败率也随服药前 hCG 水平升高而增加。

2)孕酮受体的遗传变异:如孕酮受体第 722 位甘氨酸发生突变,就失去与米非司酮结合的能力。

3)血清 α_1- 酸性糖蛋白水平增加,使游离的米非司酮量减少。

4)药物代谢的个体差异,如身体肥胖的孕妇失败率较高。

5)前列腺素量不足或效力不高,或子宫对前列腺素反应性不强,不能引起有效宫缩。

6)年龄越大,孕次越多,失败机会也相对增加。

(2)诊断要点:在使用前列腺素当天监测有无胎囊排出,如未见胎囊排出者,应告知服药妇女留意日后有无组织物排出,如发现组织物,应送给医生确认。如无组织物排出,应在服药一周时,B超确诊宫内有否孕囊或残留物。

(3)处理原则:一旦明确诊断为药物流产失败,应以负压吸引术终止妊娠。如为宫内残留,出血不多,不愿进行刮宫者,可再观察一周。如出血多或宫内仍有残留者,应在预防感染情况下进行清宫术。

2. 不全药物流产 发生率约占 5% 左右,其中约有 1%~3% 病例需采取急诊刮宫或输液、输血等急救措施。

(1)原因:不全药物流产的主要原因为绒毛或滋养细胞残留,其主要表现为长期不规则阴道流血。

(2)诊断要点:对流产后出血 2 周以上,且流血量似月经量或多于月经量的病例,应进行 B 超诊断有否宫内残留,同时可配合血或尿的 hCG 定量或半定量测定来协助诊断,如定量 ≥ 1 250U/L,应适时进行清宫术,以免导致感染或大出血。

(3)处理原则

1)流产后即使已有孕囊排出,流血时间过长符合上述诊断者,也宜术前、术后给予抗生素并行清宫术,以防影响今后生育。

2)流产后任何时间发生大出血或休克者,在进行一般急救措施纠正休克后进行清宫术,术后给予抗生素预防感染。

3. 感染 流产后 2 周内,并发生殖器官炎症,以子宫内膜炎和附件炎多见。有报道因不全药物流产后 3 周刮宫的病理切片中近 60% 发现有炎症表现。

(1)原因

1)由于流产后流血时间过长,导致致病菌感染。

2)用药前不做盆腔或阴道清洁度检查,或原患有各种生殖道炎症,未经处理即使用流产药物。

3)因不全流产刮宫者,未严格执行无菌操作,器械、敷料消毒不严,或术后未注意外阴局部清洁或过早性生活,均可导致致病菌感染。

(2)诊断要点:流产后临床表现有下腹痛,可向大腿放射,疼痛程度随病情而异;发热,白带增多呈水样、黄白色、脓性或混有血,或伴有不规则阴道出血。体检时子宫体和/或附件区有压痛;白细胞总数和/或中性粒细胞增高,有以上 2 项指标即可诊断。

(3)处理原则:用流产药物前必须做盆腔或阴道清洁度检查,如患有各种生殖道炎症,必须先对症处理是至关重要的。

清宫术前宜先给予预防性抗生素,并严格执行无菌操作。病情严重者需选用广谱抗生素,亦可依据细菌培养和药物敏感试验选用敏感药物。

4. 异位妊娠误诊问题　异位妊娠使用药物流产后,可发生流产或破裂导致腹腔内大出血甚至休克,已有不少报道,应该引起高度警惕。

(1)原因:妇女停经≤40天内,临床难以确诊是宫内妊娠还是异位妊娠时,在未确诊是宫内妊娠时,即随意采用药物流产。

(2)诊断要点:在临床难以确诊是宫内妊娠还是异位妊娠时,应该先作B超检查来确诊为宫内妊娠后再采用药物流产。对使用前列腺素后未见绒毛排出,或流产过程中伴有剧烈腹痛或发生内出血休克者,应高度警惕异位妊娠,积极抢救,明确诊断,及时处理,以免延误病情危及生命。

(3)处理原则:药物流产前B超检查应列为常规,宫内有明确孕囊后再用药。或者使用前列腺素后未见孕囊排出者及时补做B超,以便尽早确诊。一旦确诊为异位妊娠,依据病情可进行手术或其他药物治疗,米非司酮治疗异位妊娠至今尚无依据。

5. 过敏反应　服用米非司酮后,少数妇女会有些类早孕反应,使用前列腺素后会有刺激子宫和胃肠道平滑肌收缩而致下腹痛、腹泻或呕吐等反应。米索前列醇会使少数妇女有短暂的发冷、寒战、手足发红、发痒或麻木的感觉,一般能自行恢复,重者可对症处理。但国内已有米非司酮或米索前列醇致过敏性休克和罕见并发症的报道。

(1)原因:是过敏体质者对某种药物的特殊反应。药物或代谢产物作为抗原与机体特异抗体反应或激发致敏淋巴细胞而造成组织损伤或生理功能紊乱。

(2)诊断要点:孕妇在服用米非司酮或米索前列醇后,短时间内出现畏寒、心悸、气短、胸闷、脉搏增快、微弱或触不清,四肢厥冷、皮疹、血压下降、水肿等过敏性休克征象。也有发生在第2次使用药物流产时。

(3)处理原则:应强调用药前咨询,对过敏体质或有药物过敏史者,应禁用流产药物。一旦发生过敏性休克,应积极进行抗休克和抗过敏治疗。

1)取头低臀高或平仰卧位。

2)持续吸氧。

3)1‰肾上腺素0.5~1ml皮下注射或静脉注射。必要时20分钟后可重复给药。

4)氢化可的松100~300mg或地塞米松20~40mg加入20%~50%葡萄糖80ml中静脉推注。

5)血压仍不回升者,可用多巴胺或间羟胺20~40mg加入5%葡萄糖200~500ml中静脉滴注,联合或交替使用。

6)静脉输液,补充血容量,常用复方氯化钠、代血浆或血浆、右旋糖酐40等,必要时输血。

7)给予以上处理,休克仍未纠正者,在补充血容量基础上可应用酚妥拉明扩血管药,以改善微循环,纠正休克。

8)依据过敏症状轻重和治疗效果,及时采取负压电吸引术或手术终止妊娠。

六、进展

自 20 世纪 90 年代初米非司酮在国内大量生产后,米非司酮配伍前列腺素终止早孕已在全国各地广泛使用。21 世纪初又增加了米非司酮作为紧急避孕的适应证。由于米非司酮应用在月经周期不同时间,其对女性内分泌的影响是不一样的,国内外学者试图利用米非司酮抗孕激素作用,开发一系列新型避孕方法和在妇科领域的治疗用药,现简要分述如下。

1. 米非司酮用于终止中期妊娠 自米非司酮配伍前列腺素终止早孕临床试验成功后,妇产科医师即在临床探索米非司酮配伍前列腺素终止中期妊娠的临床试验研究。使用方法与终止早孕类似,米非司酮剂量多数为 200mg,分 2 次服用,第 3 天加用前列腺素,多采用米索前列醇口服或阴道用药,每次 200~400μg,依据宫缩情况每 3~12 小时重复一次,直至流产,最多 3 次。至今已有上万例的数据说明米非司酮配伍前列腺素终止中期妊娠是安全、有效、副作用轻、操作简便、无创伤的一种药物终止中期妊娠的方法,值得在临床推广应用。由于所有临床资料都未取得国家食品药品监督管理局,按新药管理增加新适应证要求的批件,进行多中心随机对照性研究。未能对米非司酮配伍前列腺素终止中期妊娠的使用方法,取得充分的安全性与有效性的科学证据,为制定药物终止中期妊娠的常规提供依据。有关方面正在积极向国家食品药品监督管理局申报新适应证中,希望能早日批准。

2. 用于黄体期避孕 适用于一个周期内有多次无保护性生活或无保护性生活已超过 120 小时的补救措施。企图通过改变子宫内膜的作用,干扰受精卵着床,作为避孕失败的另一种补救措施。国外探索在黄体后期单用米非司酮作为事后避孕药的失败率在 1.6%~6.5% 之间。国内采用米非司酮配伍米索前列醇的方案,共 699 例,在预期月经来潮前 10 天内服米非司酮 100mg,48 小时后服米索前列醇 400μg,结果 25 例怀孕,妊娠率为 3.6%,略高于紧急避孕。妊娠危险性与服药前性生活次数呈正相关,差异有意义($P<0.05$)。结论认为此法对于有多次无保护性生活或无保护性生活超过 120 小时的妇女是一种可选择的补救措施。

3. 用于催经 催经是指在月经延迟 1 周内,采用药物或机械手段使月经来潮,也称调节月经。月经延迟 1 周内常不能除外早早孕病例,故又称催经止孕。国内共接受 720 例月经逾期 7 天内要求催经的妇女,第一天顿服米非司酮 150mg,第三天阴道放置米索前列醇 400μg,留观 1 小时,预约 10 天后随访。结果服药前已妊娠 492 例,月经延迟 227 例中有 222 例(97.8%)月经来潮,治疗后 1 周内来潮占 89%。71.6% 出血量与平时月经相似,少于或多于月经量分别占 10.4% 与 18.0%。结论认为此法是安全、有效的催经止孕方法,有利于缓解妇女对非意愿妊娠的焦虑。此方案尚在探索中,不能作为常规应用于临床。

4. 米非司酮用于避孕 以下各种方法均处于研究阶段,不能作为常规避孕应用于临床。

(1)间断给药法:每周口服米非司酮 25mg,可以阻断猴子周期中的 LH 和 FSH 峰,抑制排卵。但用于 9 名妇女的结果显示,4 名妇女有排卵,5 名妇女抑制了排卵,但月经周期延长 9~26 天,其中 4 名妇女在口服最后 1 片药后 6~18 天排卵。说明每周 1 次给药不能完全抑制排卵,不能用作常规避孕。

(2)每月1次给药法:国外经21名妇女在黄体早期即在LH+2天单次服用米非司酮200mg,连续12个月,共计124周期,结果1例妊娠。此法需准确监测排卵,临床难于应用。世界卫生组织曾在上海等2个中心使用在黄体晚期,即在预期月经日或前1天口服米非司酮600mg连续6个月,后因妊娠率高和对月经影响大而提前终止试验。

(3)连续用药法:每天服小剂量米非司酮能抑制排卵,在上海40名妇女和爱丁堡50名妇女进行试验,每天服用5mg和2mg,共4个月。结果大多数妇女有效抑制排卵,中国妇女效果更好,仅3位妇女出现排卵,且多数妇女伴有闭经。英国妇女效果较差,可能与个体差异有关。停药1个月后,所有妇女均恢复排卵。此研究结果不能证实小剂量米非司酮可作为常规避孕药,且对子宫内膜增生的影响尚存疑虑。

(4)序贯给药法:国外报道月经周期1~14天先给米非司酮25mg/d,以抑制或延迟排卵,然后第15~24天给甲羟孕酮5mg/d,以调整内膜控制出血。试验结果因未能完全抑制排卵而不能作为常规避孕药。

5. 米非司酮用于妇科疾病治疗

(1)治疗子宫肌瘤:子宫肌瘤是雌激素依赖性疾病,孕激素对子宫肌瘤起促进作用。人们考虑到米非司酮为强有力的抗孕激素药物,对子宫肌瘤可能有治疗作用。20世纪90年代初国外已有临床研究报道,从月经第1~3天开始服用,剂量25~50mg,连服3个月,确能使肌瘤体积缩小30%~60%,并伴有闭经。我国在未获得国家食品药品监督管理局批准米非司酮治疗子宫肌瘤新适应证情况下,已广泛使用于临床。用法与国外大致相似,剂量减至12.5mg、10mg甚至5mg均能有效缩小肌瘤,出现闭经、改善痛经和下腹坠胀,纠正贫血。停药后肌瘤大小和症状均会复发。在准备手术前用药,有利于手术切除。副作用主要为一过性肝功异常、胃肠道反应,停药后可恢复。小剂量未有抗皮质激素不良反应,但有子宫内膜增殖症和肌瘤快速生长为巨大肌瘤囊性变的报道。为此,建议在取得国家食品药品监督管理局批准米非司酮治疗子宫肌瘤新适应证后,对临床用药的方案、剂量、适应证、有效性、安全性和不良反应等取得科学依据后再在临床应用。

(2)治疗子宫内膜异位症和子宫腺肌病:与子宫肌瘤相似,治疗后症状和体征均有好转。同样米非司酮治疗子宫内膜异位症和子宫腺肌病的适应证尚未获得国家食品药品监督管理局批准,疗程6个月,临床试用更需慎重。

(陈蔚琳　刘欣燕　乌毓明　范光升)

第五节　激素避孕药具的非避孕临床应用

激素避孕药具即女性甾体激素避孕药具,包括口服避孕药、微球和微囊缓释避孕针、阴道避孕环、皮下埋植剂、避孕贴剂以及含甾体激素的宫内节育器。随着 20 世纪 50 年代口服避孕药的出现,避孕节育技术向前迈进了重要的一步。我国 1960 年开始试制成孕激素药物(甲羟孕酮),1963 年起研制成第一代甾体避孕药(炔诺酮等),并先后进行长效口服避孕药、避孕针和短效避孕药减量试验及剂型改革等大量研究。1967 年起在全国推广。由于长效口服避孕药中所含雌激素剂量大,副作用较明显,现已趋淘汰。目前临床应用的避孕药已含第二代、第三代和第四代的孕激素,并已引进国外的数种甾体避孕药。避孕药按配方分为雌孕激素复合制剂和单方孕激素制剂,其中雌激素包括合成雌激素[如乙炔雌二醇(简称炔雌醇,EE)、炔雌醇环戊醚(简称炔雌醚,CEE)] 及天然雌激素(戊酸雌二醇,17β- 雌二醇等)。孕激素大致可分为三类:①睾酮衍生物:如炔诺酮、左炔诺孕酮(LNG)、庚炔诺酮和第三代孕激素如孕二烯酮、去氧孕烯等;②孕酮衍生物:如甲地孕酮、甲羟孕酮(也称甲孕酮)、氯地孕酮、醋酸环丙孕酮(CPA)、己酸孕酮等;③螺内酯类:如屈螺酮(drospirenone,DRSP)。绝大多数甾体激素避孕药具含有孕激素以发挥避孕效应,同时含有雌激素稳定子宫内膜以减少不必要的突破性出血。

一、激素避孕药具的非避孕作用

甾体激素避孕药具的避孕作用已为大家熟知,其避孕效果毋庸置疑,随着技术的进步和研究的深入,其临床应用范围日益广泛,近年来越来越多地被用于非避孕领域,如调整月经周期(如多囊卵巢综合征所致的月经稀发,排卵期出血)、治疗月经过多、经前期综合征(premenstrual syndrome,PMS)、月经性偏头痛、治疗高雄激素血症相关症状(痤疮、多毛症)、改善盆腔痛(原发性,子宫内膜异位症相关)、用于激素补充疗法以改善围绝经期相关症状及骨密度,预防子宫内膜癌、卵巢癌及直肠癌的风险。药物对人体的作用从来都是多方面的,事实上一药多用或老药新用已成为临床用药的一大趋势。

1. 调整月经周期　青春期女性初潮后需要 1.5~6 年时间(平均 4.2 年)建立稳定的月经周期性调控机制。由于该时期下丘脑 - 垂体 - 卵巢轴(hypothalamic-pituitary-ovarian axis,H-P-O 轴)尚未成熟,FSH 呈持续低水平,虽有卵泡生长,但不能发育为成熟卵泡,合成、分泌的雌激素量未能达到促使 LH 高峰释放的阈值,故无排卵。此外,青春期少女正处于生理与心理的急剧变化期,情绪多变,感情脆弱,发育不健全的 H-P-O 轴更易受到内外环境的多因素影响,导致排卵障碍。生育期妇女既可因内外环境刺激,如劳累、应激、流产、手术和疾病等引起短暂的无排卵,也可因肥胖、多囊卵巢综合征(PCOS)、高催乳素血症等引起持续无排卵。

各种因素引起的无排卵均可导致子宫内膜受单一雌激素影响,达到或超过雌激素的内膜出血阈值,而无孕激素对抗,从而发生雌激素突破性出血,可分为低雌激素水平和高雌激素水平突破性出血两种类型。雌激素水平过低可无子宫出血,雌激素达到阈值水平可发生间断少量出血,内膜修复慢,出血时间延长,临床上表现为出血淋漓不尽;雌激素超过阈值水平并维持较长时间,可引起一定时间的闭经,因无孕激素参与,内膜增厚但不牢固,易发生急性突破性出血,血量汹涌,犹如"血崩"。无排卵也可导致雌激素持续作用后撤退出血,子宫内膜在单纯雌激素的刺激下持续增生,此时可因一批卵泡闭锁导致雌激素水平下降,内膜失去支持而形成雌激素撤退性出血。口服激素避孕药可以很好地控制月经周期和出血模式,是合并月经周期异常且有避孕要求的年轻女性的首选。此法开始即用孕激素限制雌激素的促内膜生长作用,使撤药性出血逐步减少,其中雌激素可预防治疗过程中孕激素的突破性出血。同时应注意口服避孕药潜在风险,不宜用于有血栓性疾病、心脑血管疾病高危因素及40岁以上吸烟的女性。最初的几个月可能会有点滴出血或突破性出血,一般坚持几个周期可自行好转,有时需加用雌激素治疗。对青春期女性,如有高雄激素表现,如多毛、痤疮等,影响患者的外观与心理,有治疗要求,也可使用 OC 3~6 个月,在调控月经紊乱同时,可缓解症状,但不主张长期使用,可间断使用,以便患者自己的生殖内分泌轴成熟。有时部分女性因考试或其他社会活动需要使月经提前或推后,也可考虑使用 OC。

2. 治疗月经过多　月经过多是一种常见的异常子宫出血。近年来多主张采用英国 NICE 月经过多诊断标准,即月经期失血量过多,以致影响女性的身体健康、情感生活、社会活动和物质生活等方面的质量,月经过多可以单独出现,也可以合并其他症状。这一概念更加全面、简单,易于及时发现和诊断,有助于及时治疗,预防相关的并发症。月经过多易反复发作,增加贫血的发生率,加重经济负担,影响患者的日常生活。原因多种多样,并可有多种病因混杂。对于无生育要求者可口服避孕药治疗,月经 5 天内开始,每天 1 片,连服21~28 天为一周期。也可于月经快干净时放置左炔诺孕酮宫内缓释系统(LNG-IUS),其治疗月经过多的机制可能为局部孕激素作用抑制子宫内膜增生,同时减少前列腺素产生,降低纤溶活性,对于 1 年以上不打算生育的女性,因 LNG-IUS 效价比高,被 NICE 推荐为首选。与手术相比,LNG-IUS 在治疗月经过多的效果上可替代经宫颈内膜切除术、热球内膜切除术和子宫全切术,同时避免了子宫全切术中因损伤卵巢血供而导致卵巢功能损伤可能,且可保留患者的生育功能,总体费用也较低。皮埋缓释系统也因为所含有的孕激素持续释放,作用于内膜,会有类似的减少月经量作用,对无法放置 LNG-IUS 的,可以考虑,但尚需更多的 RCT研究。

3. 治疗痤疮、多毛症和高雄激素血症　在高雄激素的影响下,女性可以有多毛、痤疮等男性化表现。多毛以阴毛和腋毛浓密为主,尤其是阴毛,分布呈男性型,甚至下延及肛周,上及腹股沟或腹中线。毛发也可分布于面部口周、乳周、下颌、大腿根部等处。多毛的程度与血雄激素升高并不平行。过多的雄激素转化为活性更强的双氢睾酮后,刺激皮脂腺分泌过盛,可出现痤疮。痤疮多分布在额部、颧部及胸背部,伴有皮肤粗糙、毛孔粗大,具有症状重、持续时间长、顽固难愈的特点。目前各种孕激素的不同雄激素活性是否有明显的临床影响仍不肯定。但理论上,所有的复方甾体激素避孕药具都有抗雄激素活性,因为其中的雌激素可以增加肝脏合成性激素结合球蛋白(SHBG)的水平,雌激素和孕激素抑制 LH 分泌从而使卵巢来源的雄激素生成减少,最终使血中游离的雄激素减少,达到改善痤疮、多毛症的治疗目的。一项关于 COC 对痤疮疗效的系统分析评价了 23 个试验,其中 5 个试验以安慰剂做对照,17 个以不同的复方口服避孕药做对照,1 个以抗生素做对照,结果显示无论是炎症性还是非炎症性的痤疮,COC 都可使其损害减轻。某些甾体激素避孕药含有抗雄激素活性的孕激素,如 CPA、氯地孕酮、屈螺酮或地诺孕酮,它们可以通过竞争外周的雄激素受体、直接抑制卵巢或肾上腺的雄激素合成,达到更好的对抗雄激素作用,其中 CPA 的抗雄激素活性优于后三者。所以对存在高雄激素血症和 / 或高雄激素表现的患者,采用短效口服避孕药时,首选含有抗雄激素活性的孕激素的口服避孕药,如复方醋酸环丙孕酮。痤疮治疗需用药3 个月,多毛治疗需用药 6 个月,但停药后高雄激素症状可能再恢复。青春期女孩应用避孕药前,应做好充分的知情同意。

4. 治疗月经性偏头痛　文献报道,8%~14% 的女性存在月经性偏头痛,其偏头痛只在月经期发作,月经周期的其他时间都不发作,很小一部分患者可能存在排卵期短暂加剧,其发病机制可能与激素波动有关。故对于有月经性偏头痛的女性,基本原则是尽量减少激素浓度的改变,或完全去除激素的改变。对于吸烟或 35 岁以上的月经性偏头痛患者,虽然脑血管事件很少发生,但一旦有脑卒中后果严重,故应选择低剂量雌激素复方避孕药或仅含单方孕激素的避孕药具。雌孕激素复方制剂推荐采用延长周期给药,以避免雌激素撤退。对于不存在这些危险因素的患者,还可选用"长周期"单相 OC 来实现减轻或防止偏头痛发作的目的。长效缓释的激素避孕药具(皮下埋置剂和左炔诺孕酮宫内缓释系统)可导致闭经,也可以选择。

5. 治疗痛经　痛经为月经期出现的子宫痉挛性疼痛,可伴腰酸、下腹坠痛或其他不适,严重者可影响生活和工作。痛经分为原发性与继发性两种,原发性痛经是无盆腔器质性病变的痛经,发生率占 36.06%,痛经始于初潮或其后不久,其可能的病因和发病机制为:①前列腺素(PGs)合成与释放异常:目前已知 PGs 可影响子宫收缩:PGF_2 可刺激子宫平滑肌收缩,节律性增强,张力升高;PGE_2 能抑制子宫收缩,使宫颈松弛。②子宫收缩异常:子宫平滑肌不协调收缩及子宫张力变化可使子宫血供不足,导致子宫缺血和盆腔神经对 PGs 高度敏感,从而降低理化刺激引起的疼痛阈值。③黄体退化时,孕酮合成减少,细胞内溶酶体释放磷脂酶 A,后者水解磷脂酶释放花生四烯酸。花生四烯酸通过环氧化酶途径生成 PGs。垂体后叶升压素也可能导致子宫肌层的高敏感性,减少子宫血流,引起原发性痛经。甾体激素避孕药具可通过抑制 H-P-O,抑制排卵、抑制子宫内膜生长,降低升压素和 PGs 水平,从而缓解痛经程度。OC 疗效可达 90% 以上。主要适用于要求避孕的患者。一项在青少年中进行的随机安慰剂临床对照试验显示,低剂量 OC 比安慰剂更能有效缓解月经相关疼痛(P=0.004),治疗 3 个周期后,低剂量 OC 的使用者疼痛水平降低(P=0.02),并且需要较少的止痛药物(P=0.05)。LNG-IUS 和皮下埋置剂也可通过降低子宫内膜前列腺素的合成率和经血内前列腺素的浓度而发挥疗效。

6. 治疗子宫内膜异位症和子宫腺肌病　子宫内膜异位症和子宫腺肌病是最常见的继发性痛经的原因之一。具有生长功能的子宫内膜组织(腺体和间质)出现在子宫腔被覆内膜及宫体肌层以外的其他部位时称为子宫内膜异位症。其临床表现多种多样,常见有痛经、慢性盆腔痛、性交痛、月经异常和不孕。其药物治疗中包括对症药物治疗和激素抑制治疗。其中 OC 是最早用于治疗内异症的激素类药物,其目的是降低垂体促性腺激素水平,并直接作用于子宫内膜和异位内膜,导致异位内膜萎缩。长期连续服用造成类似妊娠的人工闭经,称假孕疗法。目前临床上常用低剂量高效孕激素和 EE 的复合片,可缓解痛经和减少经量。可连续应用或周期应用,连续应用的疗效比较肯定。一般用法是每天 1 片,连续或周期应用至少 6 个月。副作用相对较轻,常见的有恶心、乳房胀痛、体重、情绪改变和点滴出血等。子宫腺肌病是指子宫内膜腺体和间质存在于子宫肌层中,伴随周围肌层细胞的代偿性肥大和增生,多发生于 40 岁以上经产妇。临床主要表现为经量增多和经期延长,以及进行性加重痛经。目前尚无根治本病的有效药物,OC 对症状较轻者有效。OC 具有价廉、方便、疗效满意、可长期使用,患者可以定期来月经等优点,可广泛用于子宫内膜异位症和子宫腺肌病的保守治疗与术后预防疾病复发的长期治疗。近年来,LNG-IUS 治疗该病取得了较好的疗效,对减少经量、缓解痛经疗效确切,5 年后需更换。有证据显示,LNG-IUS 不仅能缓解疼痛,还能减少位于盆腔和直肠阴道隔的子宫内膜异位病灶和位于子宫壁的腺肌病病灶。具有方便、疗效满意、避孕效果佳的特点。对子宫过大、放置 LNG-IUS 容易脱出的,可考虑皮下埋置含孕激素的皮埋制剂,对缓解痛经尤为明显,对减少出血亦有一定作用。

7. 治疗经前期综合征　经前期综合征(PMS)是指月经期周期性发生的影响妇女日常生活和工作、涉及躯体精神及行为的综合征,月经来潮后可自然消失。伴有严重情绪不稳定者称为经前焦虑性障碍(PMDD)。

关于 PMS 的病因和发病机制目前有以下几种学说。

(1)脑神经递质学说:研究发现一些与应激反应及控制情感有关的神经递质,如 5- 羟色胺、阿片肽、单胺类等,在月经周期中对性激素的变化敏感。雌、孕激素通过对神经递质的影响在易感人群中引起 PMS。

(2)卵巢激素学说:PMS 症状与月经周期黄体期孕酮的撤退变化相平行,因而认为黄体中晚期孕酮水平的下降或雌 / 孕激素比值的改变可能诱发 PMS。

(3)精神社会因素:临床上 PMS 患者对安慰剂的治愈反应高达 30%~50%,接受精神心理治疗者也有较好疗效,表明患者精神心理因素与 PMS 的发生有关。

(4)前列腺素(PGs)作用:PGs 可影响水钠潴留、精神行为、体温调节及许多 PMS 的有关症状。

综上,PMS 的病理生理存在多种因素的相互影响,卵巢激素是 PMS 的必要因素,但其本身不足以引起 PMS。除天然孕酮外,屈螺酮(DRSP)具有最强的抗盐皮质激素作用。对遭受 PMS 折磨的女性,如果希望避孕,可选择含 DRSP 的 OC。因为已有研究证实,含 3mg DRSP 和 30μg EE 的复合制剂(屈螺酮炔雌醇片)在减轻 PMS 方面比其他避孕药更为有效。一项前瞻性随机对照研究分别采用含 3mg DRSP/30μg EE 和 150μg LNG/30μg EE 的复合制剂,均证实对 PMS 是有效的,但含 DRSP 的制剂对于 PMS 的治疗效果明显优于后者。此外,含低剂量炔雌醇(20μg)的 OC 也有较好的缓解 PMS 的作用。

8. 降低癌症发病风险

(1)子宫内膜癌:强的流行病学证据表明,服用 COC 的妇女与从未服用者相比,其子宫内膜癌的发病风险降低 50%,且短期服用(少于 5 年)和长期服用(不超过 5 年)的效果类似,其降低子宫内膜癌发病风险的作用可持续长达 20 年之久。在过去使用过 OC 的妇女中,子宫内膜癌总的死亡率是明显降低的。有限的资料显示无论 COC 的配方和剂量如何,其降低子宫内膜癌风险的作用都存在,但也有研究显示 COC 中的孕激素活性越强,这种风险降低作用越明显。值得一提的是,与传统的 COC 相比,放置 LNG-IUS 的女性子宫内膜局部的孕激素浓度可超过几百倍,子宫内膜的高 LNG 浓度下调子宫内膜的雌激素和孕激素受体,使子宫内膜对血液循环中的雌二醇失去敏感性,从而发挥强力的内膜增生拮抗作用,对不伴不典型增生的子宫内膜增殖疗效显著。甾体激素避孕药具中的孕激素对子宫内膜有保护作用,故可降低子宫内膜癌发病风险。

(2)卵巢癌:一项关于 COC 和卵巢癌关系的资料再分析,包含了世界范围内 45 个流行病学研究,共有 23 000 个卵巢癌病例和 87 000 例对照,结果显示每一个 COC 使用者卵巢癌的发病风险下降了 27%,使用时间越长,风险下降越多,可达到每使用 COC5 年卵巢癌发病风险大约下降 20%。低剂量的 OC 对卵巢癌的发生也有保护作用。有人建议存在 *BRCA* 基因突变的妇女把服用 COC 作为对抗卵巢癌的化学保护措施。

(3)直肠癌:一项包含 6 个队列研究和 14 个病例对照研究的荟萃分析显示,服用 OC 的妇女直肠癌的发病风险降低了 18%,且最近服用 OC 者风险降低更明显,停药后不显示持续作用。全科医师皇家学院的口服避孕药研究也显示只有现在使用 COC 可以降低直肠癌的风险,过去使用过则没有这种益处,虽然这种差异没有达到统计学意义。

9. 预防或治疗卵巢囊肿 一些小样本的研究通过超声检查发现,甾体激素避孕药通过抑制排卵可以减少滤泡囊肿和黄体囊肿的发生。这些囊肿很少有临床意义,偶然发现后可能会导致不必要的重复超声检查。并非所有的卵泡活动都会被低剂量 OC 抑制,在使用 OC 的妇女中小的卵巢囊肿还是较普遍的。病例对照研究没有发现使用单相或三相 OC 的妇女功能性卵巢囊肿的发生率存在不同。理论上,甾体激素避孕药具可以抑制 FSH 的分泌和释放,因此也是促进较大的功能性卵巢囊肿自然消退的一种理想途径,对垂体分泌 FSH 的肿瘤有较好的效果。对部分型 17- 羟化酶缺乏型患者反复出现的卵巢黄素化囊肿,OC 是唯一有效、方便、便宜的治疗方法。

10. 对子宫肌瘤的作用 COC 对子宫平滑肌瘤形成和生长的确切影响还不清楚。病例对照研究显示 COC 对降低子宫肌瘤的风险没有影响。2 个大的队列研究发现曾经或正用 COC 与发生肌瘤的风险都无相关性。关于雌、孕激素治疗子宫肌瘤的资料有限,也许雌、孕激素在不刺激肌瘤长大的情况下可以控制出血症状。关于孕激素治疗子宫肌瘤的研究结果存在争议。一些小样本研究显示孕激素疗法可以使子宫肌瘤缩小,另外一些研究则发现单用孕激素或联合应用 GnRH-a 治疗期间,子宫肌瘤或子宫容积会增大。LNG-IUS 可以使子宫容积缩小,但对子宫肌瘤的大小影响较小或没有影响。也有多中心研究显示,使用 LNG-IUS 5 年后,子宫肌瘤进展减慢,子宫手术率降低。基于这些有限的资料,总体上看,COC 对子宫肌瘤的发展几乎没有影响,LNG-IUS 则对子宫肌瘤患者有较好的疗效。

11. 对骨量和骨折风险的影响 雌激素是骨吸收强有力的抑制剂。因为年轻女性不容易因为骨脆性增加而发生骨折,所以为了评价甾体激素避孕药对骨骼的影响会选择一些标记物替代,如骨密度(BMD)。但是 BMD 只能提供骨健康信息的一个方面,用它来预测服用激素避孕药的年轻女性未来发生骨折的风险的作用还未被证实。在青春期早期的研究显示,OC 长期使用可能减少骨峰值的水平。育龄期晚期的妇女服用 COC 可使 BMD 增加,应用时间越长(超过 10 年),对 BMD 的保护作用越显著。曾经有研究显示,在雌激素不足时应用 COC 可使随后的骨折风险降低。一项系统评价总结出以下两种观点的证据相当:一种是 COC 可使 BMD 增加,另一种是青少年及年轻女性使用 COC 后与不用者相比 BMD 降低。一项荟萃分析试图评价激素避孕对骨折风险的影响,结果发现没有随机对照试验以骨折作为结局,他们报道有 3 个观察性研究显示 COC 对骨折风险没有影响,有 3 个研究显示 COC 使用者的骨折风险明显增加,有 3 个研究发现 COC 对此有保护作用,这些研究大部分都没有详细说明 COC 的组成。一些研究表明用 DMPA 者 BMD 减低,且如果随后改为低剂量 OC 可使骨恢复延缓。

12. 治疗乳腺良性增生性疾病　多数文献报道显示具有强大孕激素效应的 OC,不仅可以减轻乳房疼痛这样的症状,通过乳腺超声证实它还可以减少乳腺良性增生性疾病的发生,如乳腺纤维腺瘤、慢性囊性乳腺病。长期用甾体激素避孕药是否增加乳腺癌的发生近年仍有争议,一项对 17 360 名芬兰妇女的研究表明,使用 LNG-IUS 与乳腺癌风险的增加无关,该结果是否适用于其他人群以及其他甾体激素避孕药具与乳腺癌发生的关系还有待进一步研究。

13. 缓解更年期症状　围绝经期指妇女从生育期的规律月经过渡到绝经的阶段,包括从出现与卵巢功能下降有关的内分泌、生物学和临床特征起,至最后一次月经后一年。围绝经期最早的变化是卵巢功能的衰退,卵泡对 FSH 敏感性降低。围绝经期妇女出现雌激素缺乏相关症状是自然和普遍的,早期主要是血管舒缩症状、精神神经症状和一些躯体症状,并可因稀发排卵或不排卵出现月经改变,如月经周期不规则,经期延长,经量增多,甚至大出血或出血淋漓不尽。血管舒缩症状主要表现为潮热、出汗,是血管舒缩功能不稳定的表现,也是绝经综合征最突出的特征性症状之一,此种血管功能不稳定可历时一年,有时长达 5 年或更长。精神神经症状主要包括情绪、记忆及认知功能症状,如激动易怒、情绪低落、不能自我控制、记忆力减退、注意力不集中、睡眠障碍等。避孕是围绝经期保健的一项重要内容,因为虽然围绝经期异常子宫出血以无排卵者为多,但有的围绝经期妇女仍可能排卵,故需坚持避孕,应避孕至月经停止 12 个月以上。针对这一类患者虽然周期性激素补充治疗可以调整月经改善围绝经期症状,但患者需额外避孕。而含天然雌激素的 OC 可为围绝经期妇女补充雌激素,用于缓解更年期症状,调整月经周期,同时提供良好的避孕效果,可谓一举多得。围绝经期女性不推荐大剂量 OC 来止血。

14. 在辅助生殖中的应用　随着辅助生殖技术的不断进步,OC 在 IVF-ET 促排卵周期中的应用日渐增多,具有以下优点。

(1)卵巢反应正常者:应用 OC 一方面是为了更好地安排工作,便于调整取卵和胚胎移植时间。标准的黄体期长方案一般在月经中期开始监测,排卵后一周开始给 GnRH-a,即使是排卵正常的患者,每一个周期的排卵时间也有波动,有时甚至无排卵,这不但增加了患者来院的次数和精神压力,也增加了医护人员的工作量。较多文献报道在 IVF 周期中,OC 联合 GnRH-a 与标准长方案相比,OC 预治疗组增加获卵数、减少卵巢功能性囊肿的形成、降低卵巢过度刺激的发生,且能较少地控制超促排卵的时间和缩短垂体抑制时间。一般从月经周期 2~5 天开始,每天一片,在服药 2~3 周的合适时间来院给 GnRH-a,然后在合适时间给予 Gn 启动,有利于工作安排。

(2)存在卵巢高反应性的患者:利用 OC 和 GnRH-a 对卵巢的双重抑制作用,可降低卵巢反应性、减少 OHSS 的发生,改善 IVF 结局。PCOS 是发生 OHSS 的高危因素之一,由于 PCOS 患者在促排卵过程中对外源性 Gn 的敏感性增加,表现为卵泡募集过多、血雌激素过高,存在发生 OHSS 的风险,使周期取消率增加,自然流产率也较高。OC 结合 GnRH-a 抑制 LH 的分泌可以使卵泡脱离高 LH、高雄激素的环境,有利于 PCOS 患者的妊娠结局。有报道在 IVF 处理中采用 OC 联合 GnRH-a 能显著提高 PCOS 患者的受精率和妊娠率,降低周期取消率和 OHSS 的发生率,从而改善妊娠结局。推测 OC 联合 GnRH-a 除了对垂体的有效抑制之外,还存在其他因子的潜在作用,如通过下调胰岛素样生长因子 1 而降低血管内皮生长因子的表达可能是其作用机制之一。

(3)卵巢储备功能低下或既往反应不良者:OC 预治疗在短方案周期可能改善 IVF 结局。卵巢储备功能相对较差或既往卵巢反应不良的患者,其较高的基础 FSH 水平刺激卵巢基质和颗粒细胞产生相对多的 E_2,使早卵泡期的卵泡发育较快。采用 OC 预治疗后可带来如下益处:通过对 H-P-O 轴的反馈抑制,降低内源性性激素水平,再利用 GnRH-a 的升调节作用,可能会募集到更多卵泡,且发育更趋同步性,减少单卵泡及早发 LH 峰的发生,从而降低周期取消率;卵巢储备功能相对较差的患者,其升高的内源性 FSH 水平抑制了始基卵泡上 FSH 受体的增加,导致卵泡不能募集而退化,OC 内的高效孕激素能负反馈抑制 FSH 的上升,上调 FSH 受体水平,有利于卵泡募集,从而改善卵巢反应性;由于 OC 的抑制排卵作用,用药期间不但使卵巢得到了一个休息机会,而且避免了 GnRH-a 升调节对前一个周期黄体的激活作用所带来的一些不良后果。

15. GnRH-a 的反加治疗 GnRH 是下丘脑分泌的十肽激素,是神经、免疫、内分泌三大调节系统相互联系的重要信号分子,在生殖调控中发挥重要作用。通过改变其第 6 位和第 10 位氨基酸可以得到 GnRH-a,一种 GnRH 类似物,已成为近年来应用最广泛的多肽类激素之一,其作用与天然的 GnRH 相似,但对 GnRH 受体亲和力强,对肽酶分解的稳定性好,半衰期长,效价是 GnRH 的 100 倍。作用机制为最初用药后 2~3 天可刺激垂体分泌 FSH、LH 一过性增加,随后下调垂体功能及敏感性,导致卵巢分泌的性激素减少,血雌、孕激素水平在 3~6 周下降到绝经妇女水平,造成暂时性药物去势及体内低雌激素状态而达到治疗目的。GnRH-a 可用于治疗真性性早熟、子宫肌瘤、EMT、子宫腺肌病等,在辅助生殖领域也较广泛。其主要副作用也与体内低雌激素状态有关,如血管舒缩症状和骨质疏松,推荐应用 GnRH-a 3 个月以上者需补充甾体激素,即反向添加治疗,其理论基础是"窗口学说"。根据不同组织对雌激素的敏感性不一样,可以将体内雌激素水平维持在不刺激子宫内膜生长且有不引起更年期症状和骨质丢失的范围(维持 E_2 在 30~50pg/ml),既不影响治疗效果,又可减轻 GnRH-a 副作用,延长治疗时间。COC 如"复方去氧孕烯避孕片"含雌激素 30μg,可用于反向添加治疗,每天一片。

16. 防治盆腔炎 观察性研究反复发现,COC 可降低盆腔炎的危险。1982 年美国的一个多中心病例对照研究显示,相对于未避孕的妇女,正在服用 OC 者发生盆腔炎的相对危险度(RR)为 0.5,95% CI 为 0.4~0.6。如果服用超过一年,初发盆腔炎的危险只有未避孕妇女的 1/3。其后进行的几项研究得出的结果类似。但是 OC 对盆腔炎的保护作用只有在服用超过一年时才发挥保护作用,既往服用也无保护作用。有流行病学资料显示,服用 COC 可使输卵管炎的发病率下降 50%~80%。对于已经感染衣原体的妇女,OC 可减少症状性 PID 的发生。COC 对盆腔炎的保护机制可能为:如果病原体是附着在精子表面或直接通过黏液播散入上生殖道,那么 COC 中的孕激素使宫颈黏液变稠厚是防止上生殖道感染的主要机制;如果病原体是通过细胞表面进行播散的,则黏稠的宫颈黏液并不能有效防止其进入上生殖道,此时,甾体激素可能是通过干扰衣原体进入细胞内而减少上行感染的发生;通过缩短经期和减少月经量,从而减少经血逆流入输卵管和腹腔;在孕激素的影响下子宫内膜变薄,从而不利于细菌的生长,对感染的敏感性下降;减少细菌性阴道炎的发生,从而减少多种病原微生物上行。此外,如果在服用 OC 期间发生盆腔炎,腹腔镜下可见炎症反应较轻微;患有衣原体性输卵管炎的妇女,服用 OC 较少发生肝周围炎、脾周围炎和结肠周围炎;服用 OC 的妇女衣原体抗体的指数明显比未服用者低。其具体保护机制不清楚。

17. 降低异位妊娠的发病率 理论上,所有的避孕方法都可通过防止妊娠而减少异位妊娠的发生。但 COC 服用者异位妊娠的发生率最低,风险可下降 90%,服用 COC 的妇女,患异位妊娠的风险为 0.005/1 000 妇女年,和采用输精管切除避孕法的妇女异位妊娠的发病率相当,但比使用避孕套、阴道隔膜、带铜 IUD 及行输卵管绝育的妇女发病率低。COC 首先是通过有效地抑制排卵和受精来显著减少异位妊娠的发生率。规律不漏服 COC 可使避孕的成功率达到 99.95%。虽然 COC 的新产品不断问世,减少了雌激素含量,更新了孕激素成分,但其避孕效果并无明显下降。高效的避孕效果使服用 COC 的妇女避免妊娠,自然也不发生异位妊娠。即使避孕失败,异位妊娠的发生率也很低。机制可能是通过减少盆腔炎的发生和减轻盆腔炎的炎症反应而避免异位妊娠。

18. 治疗子宫内膜增生 子宫内膜增生可发生于青春期、育龄期及绝经后女性。对于子宫内膜轻度增生,周期性应用孕激素为治疗的金标准。荟萃分析显示,LNG-IUS 治疗子宫内膜增生优于口服孕激素疗法,依从性好,可以在子宫内膜局部达到较高的 LNG 浓度。对于子宫内膜单纯性增生,口服孕激素组和应用 LNG-IUS 组的消退率分别为 89% 和 96%;对于复杂性增生,两者的消退率分别为 66% 和 92%;对于子宫内膜不典型增生,两者的逆转率分别为 69% 和 90%。96% 的患者子宫内膜逆转发生在使用 LNG-IUS 一年之内。但也有患者在使用 LNG-IUS 由子宫内膜不典型增生进展到了子宫内膜癌,故需严密监测,推荐治疗的前两年内定期行子宫内膜取样检查。也有患低度恶性子宫内膜癌的妇女为保留生育功能给予 LNG-IUS 得到成功治疗的报道。

二、激素避孕药具用于非避孕用途的注意事项

大部分 OC 含雌、孕激素两种成分，前者可稳定子宫内膜以减少突破性出血，后者可发挥避孕作用并促进子宫内膜向分泌期转化。对于存在雌激素应用禁忌的患者，可考虑应用单纯含孕激素的避孕药具。当把甾体激素避孕药的非避孕用途用于临床时，仍需考虑到 OC 的禁忌情况。对于因存在 1 型及 2 型糖尿病、心血管疾病、血栓栓塞风险、应用抗凝剂或先天因素所致的凝血功能异常、HIV 感染者、哺乳期妇女、慢性肾功能不全等禁忌不能口服 COC 或容易忘记服用避孕药的妇女，可以选择 LNG-IUS，因其血液循环中的孕激素浓度低到几乎无法测出，可以避免首过效应，对凝血、肝肾功能很少或几乎没有影响。

综上所述，甾体激素避孕药具除了其可靠的避孕作用外，因其所含雌激素与孕激素的类型不同还可发挥强效的孕激素样活性、抗盐皮质激素及抗雄激素的药理学活性，从而用于月经过多、痛经、PMS、月经性偏头痛、痤疮、多毛症、子宫内膜异位症、子宫腺肌病、子宫内膜癌、子宫肌瘤、骨质疏松等的治疗，只是证据等级不同。需要更多更新大规模的基础与临床研究。

（田秦杰　陈蔚琳　刘欣燕）

参考文献

1. 葛秦生, 连利娟. 生殖内分泌与妇科疾病诊治手册. 北京: 科学技术文献出版社, 2002.
2. LUUKKAINEN T. The levonorgestrel intrauterine system: therapeutic aspects. Steroids. 2000, 65: 699-702.
3. SIVIN I, MISHELL JR DR, ALVAREZF, et al. Contraceptive vaginal rings releasing Nestorone and ethinylestradiol: a 1-year dose-finding trial. Contraception, 2005, 71: 122-129.
4. ABRAMS LS, SKEE D, NATARAJAN J, et al. Pharmacokinetic overview of Ortho Evra/Evra. Fertil steril, 2002, 77: s3-s12.
5. ARCHER DF, BIGRIGG A, SMALL WOOD GH, et al. Assessment of compliance with a weekly contraceptive patch (Ortho Evra/Evra) among North American women. Fertil Steril, 2002, 77: s27-s31.
6. MASSAI MR, DIAZ S, QUINTEROS E, et al. Contraceptive efficacy and clinical performance of Nestorone implants in post partum women. Contraception, 2001, 64: 369-376.
7. GEMZELL-DANIELSSON K, MENG C. Emergency contraception: Potential role of ulipristal acetate. Int J Womens Health Year, 2010, 2: 53-61.
8. SNOW SE, MELILLO SN, JARIS CI. Ulipristal acetate for emergency contraception. Ann pharmacother, 2011, 45 (6): 780-786.
9. 董江萍. 2010 年美国 FDA 批准的紧急避孕药埃拉 (Ella). Drug Evaluation Research, 2010, 23 (5): 396-399.
10. 邓珊. 非甾体抗炎药对排卵影响的前瞻性随机对照临床试验. 实用妇产科杂志, 2002, 24 (2): 95.
11. CHEN QJ, XIANG WP, ZHANG DK, et al. Efficacy and safety of a levonorgestrel enteric-coated tablet as an over-the-counter drug for emergency contraception: a phase IV clinical trial. Human Reproduction, 2011, 26 (9):

2316-2321.

12. SCHINDLER. 激素避孕药在合并各种医学疾患妇女中的非避孕用途. 生殖医学杂志, 2009, 8 (18): 327-332.

13. 彭舟丽, 阮祥燕. 复方口服避孕药与盆腔炎和异位妊娠. 实用妇产科杂志, 2004, 20 (6): 326-327.

14. 郎景和, 冷金花, 邓珊, 等. 左炔诺孕酮宫内缓释系统临床应用的中国专家共识. 中华妇产科杂志, 2019, 54 (12): 815-825.

15. 复方口服避孕药临床应用中国专家共识专家组. 复方口服避孕药临床应用中国专家共识. 中华妇产科杂志, 2016, 50 (2): 81-91.

16. 程利南, 狄文, 丁岩, 等. 女性避孕方法临床应用的中国专家共识. 中华妇产科杂志, 2018, 53 (7): 433-437.

实用女性
生殖内分泌学

Practical Female
Reproductive Endocrinology

3rd EDITION

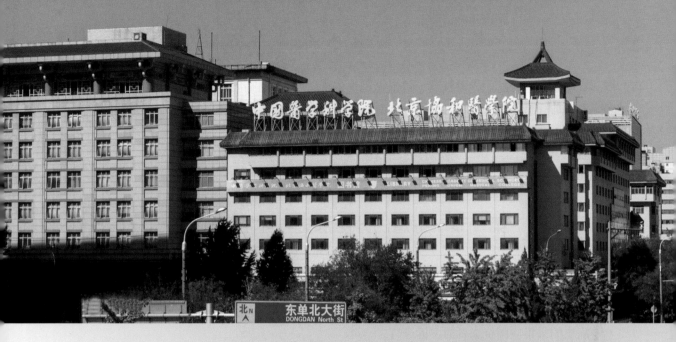

第二十五章

女性生殖内分泌疾病的诊断方法

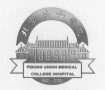

女性生殖内分泌疾病的诊断与其他疾病一样,仍是基于全面的病史询问、细心的全身与妇科检查、重点部位的线索提示和有针对性的辅助检查。通过详细询问病史,了解发病诱因,做好全身体格检查及妇科检查后,根据阳性体征,便可得出临床印象,然后根据病情需要进行必要的、有针对性的检查、化验,以便作出正确的诊断。了解患者问题所在、清楚问题的病理生理基础、了解患者的需求和要解决的问题、针对问题采用最佳的方案,评价治疗效果和预后。

第一节 生殖内分泌病史与体格检查

一、病史

病史的采集应围绕患者的主诉进行。

(一)一般内容

1. 年龄 女性生殖内分泌紊乱与疾病的发生与年龄有很大的关联。一个幼儿的内分泌紊乱可造成生长与发育的异常,而一个成年人发生的内分泌紊乱主要是激素代谢和生理功能的紊乱。不同的年龄可以常见不同的问题。

(1)出生后:外生殖器性别模糊,男女难辨,家属和医生难于决定按男孩或女孩抚养。病因复杂,外生殖器性别模糊的表现与患儿或孕母体内雄激素的作用有很大的关系。此外,宫腔内的激素环境改变也可导致外生殖器性别模糊。患儿如出现身长过短、呕吐、拒吃奶、电解质紊乱等,也应考虑有内分泌的异常,如21-羟化酶缺乏导致的先天性肾上腺皮质增生症、Turner 综合征等,需要进一步检查明确。

(2)青春期前:可表现为第二性征的提前出现和发育延迟,与神经-内分泌的调节异常和营养异常有关,可能与中枢神经系统的异常导致甾体激素的分泌改变或卵巢本身的异常以及其他病因或药物有关。临床表现为性早熟,或发育迟缓。判断是否存在性早熟或发育异常与年龄有很大关系,应了解正常女孩儿的生长、发育过程和规律。

(3)青春期:主要表现为发育迟缓与青春期月经紊乱。原发性闭经要寻找闭经的原因,排除发育异常,不耽误患者的诊断。青春期月经紊乱主要原因是因为下丘脑—垂体—卵巢轴尚未发育成熟、功能不协调而导致无排卵引起,可表现为毫无规律的月经紊乱和月经过多、过少、闭经,出现令人烦恼的痤疮、多毛等,以及伴随月经所出现的相关症状,如痛经、经前期综合征等,影响女性的生活质量。

(4)育龄期妇女:可有闭经、不育、异常妊娠、异常子宫出血、泌乳等,并有"带、血、块、痛"的相关问题,应全面考虑和检查,异常子宫出血的常见病因目前采用 PALM-COEIN 分类法,应努力做到病因诊断,其病因不仅仅是内分泌的问题。女性的生育潜能与年龄密切相关,保护生育力成为重要的目标,而卵巢功能的下降,将面临卵巢功能下降(DOR)、卵巢反应不足(POR)、早发性卵巢功能下降(POI)与卵巢功能早衰(POF)的风险,应积极应对,完成患者生育要求与维持女性生活质量。

(5)绝经过渡期(更年期):主要表现为特征性的潮热、多汗、睡眠障碍、情绪变化的更年期综合征。月经的改变也是更年期妇女典型特征和常见主诉,与孕激素缺乏与雌激素的波动性下降有关。

(6)绝经后:最常见的是潮热、多汗和睡眠障碍,以及泌尿生殖道萎缩、骨质疏松、心血管疾病与老年痴呆等引起的症状。此阶段是维持女性生活质量、预防相关老年性疾病的关键时期。

2. 职业　职业决定了个体的生活内容,如脑力劳动者精神过度紧张,体力劳动者如运动员或舞蹈演员比赛期或演出期的过度劳累均可影响月经周期,并与闭经等相关疾病有一定关系;而子宫内膜异位症多见于白领、记者与舞蹈演员。此外,是否有毒物、感染接触史,可能直接与不育原因有关。

3. 民族　不同的种族在遗传、环境、文化等方面的差异还是比较大的,表现在某些特征性体征会有差异,如东方人的多毛表现与西方人和中东国家的妇女会相差很大,在诊断方面需予以考虑。

(二) 主诉

最常见的就是月经紊乱、不育、白带异常、盆腔包块、腹痛等,此外还包括第二性征不发育、特殊体表异常、身高异常等,涉及性发育的改变、性与生殖的功能异常及卵巢功能性改变所引起的异常。了解发病的症状、发病的时间与当时的生活状况等,即能缩小进一步询问病史的范围,如主诉泌乳、闭经等,即可从泌乳或闭经进一步追问其他病史。

(三) 现病史

围绕主诉,详细了解发病经过与治疗经过,与以往正常情况相比,出现哪些异常改变。用过什么药、效果如何、有无副作用等详细经过,多听十分重要,既能了解病情,亦是深入体会病情,学习启发思考的好机会。如性发育过程的变化,主要表现为性早熟、与性别不符的体征变化与发育、青春期发育延迟或青春期发育不同步。对于性早熟,首先要明确是同性性早熟(雌激素分泌提前),还是异性性早熟(女性雄激素分泌提前导致男性第二性征的发育)。其次是了解变化的激素背景,女性患者是雌激素过多过早还是雄激素增加? 是下丘脑 - 垂体 - 卵巢轴的异常还是其他内分泌的来源? 雄激素过多是肾上腺、卵巢异常还是外周组织的异常? 要牢记性早熟的定义,以免与正常的青春期发育混淆。对于性早熟应与乳房早熟和肾上腺早熟(主要是单独的毛发过早出现,尤其是阴毛)相区分,乳房早熟仅有乳房的提前发育,可能更多是由于暂时的雌二醇增加所致。肾上腺早熟则主要表现为单独的性毛提前出现,可能系轻度的雄激素增加所致。对于青春期发育延迟需了解是否有第二性征的发育(>13 岁为界)、初潮的年龄(>15 岁为界)、乳房发育距初潮的时间(>2~5 年)。对于青春期发育不同步,应考虑相关激素的缺乏或靶器官对激素不敏感的存在。

在评价一个闭经妇女时,要注意了解和收集是否有青春期的发育标志、生长与发育的异常、饮食、锻炼、体重改变、环境与心理压力及生活方式的改变、使用的药物、系统疾病、雄激素增加的证据、泌乳、既往的妇科疾病与治疗操作、既往的生殖与性生活史、遗传病家族史、其他内分泌疾病的证据等。体检时不仅重视妇科的专科检查,也要注重全身的检查。

因此在病史采集过程中应当有目的地进行询问,以便在最短的时间内发现线索,并有针对性地进行求证,达到最终的正确诊断。

(四) 月经史

每次月经周期的过程包括卵巢内的卵泡发育,分泌雌激素,导致子宫内膜的功能层增殖;卵巢排卵后形成黄体,分泌孕激素增加,同时继续分泌雌激素,子宫内膜变为分泌期。如卵子未受精,内膜功能层在 2~3 天内脱落自宫腔内排出,表现为月经。一个正常有排卵的月经内膜已受孕酮的准备,出血时在 2~3 天内内膜大片脱落同时开始修复(前 3 天量多),约 4~7 天已完成修复。了解异常子宫出血的特征,可以从以往的正常月经入手,询问月经的具体变化,要从月经的四个特征来了解,包括月经的周期是否规律、频率、持续时间与出血量。根据 2022 年中华医学会妇产科学分会妇科内分泌学组的指南标准,正常月经是有规律的,变化在 7 天之内,间隔 28 天 ±7 天,出血时间约在 7 天以内(3 个"7"),出血量根据自我的感觉,推荐采用英国 NICE 指南的标准,即月经出血影响女性身体、情绪、社会活动,生活质量受影响,即称为月经过多。月经过少则定义为自觉经量较以往减少,点滴状。经血的 70% 来自血管出血,5% 来自细胞渗出,25% 来自静脉破裂回流,除血外约半数含有内膜组织碎片及组织液,其特征是不凝固。月经出血颜色常是中国女性关注的月经表现,但并没有作为国际公认的观察指标。

女性生殖内分泌疾病主要涉及月经的改变,因此月经史对诊断女性生殖内分泌疾病最为重要,而且常与妇科器质性疾病共存,需要鉴别。目前推荐使用国际妇产科学会(FIGO)有关非妊娠性异常子宫出血的 PALM-COEIN 分类系统,有助于记忆和诊断相关的病因。从初潮年龄、既往正常月经的情况问起,了解比较月经紊乱后的情况,包括出血持续时间、周期长短、经量以及有无痛经等。末次与前次月经具体日期与持续天数均需详细询问。若月经周期时长时短,在青春期可能属无排卵月经或多囊卵巢综合征。若月经量少、色黑,常见内膜损伤或性激素不足,常见于人工流产等宫腔操作或结核性盆腔炎或卵巢功能下降。对 40 多岁的妇女,可能属绝经前过渡期。若有不规则出血更应详细询问,包括曾经的用药史,最好记录在基础体温纸上,并参考月经或用药物的时间,便于分析出血原因。原发性闭经患者行人工周期,撤退出血如正常月经样可说明子宫内膜反应正常;若撤退出血量少,持续 1~2 天,可能内膜异常需进一步追究;若无撤退为无子宫内膜或已被病灶所破坏如内膜结核。以上只是举例说明了解月经需十分仔细,可从中引导、思考病变性质,达到正确诊断。

激素相关的子宫出血的原因,从机制和原因上分类如下。

(1)雌激素撤退出血(estrogen withdrawal bleeding):如月经中期排卵期出血和正常未怀孕

周期的月经来临。

(2) 雌激素突破出血(estrogen breakthrough bleeding)：如持续高水平的雌激素并缺乏孕激素拮抗引起的出血。

(3) 孕激素突破出血(progesterone breakthrough bleeding)：如孕激素与雌激素比例过高，雌激素不足引起的间歇性出血或口服避孕药引起的出血。

(4) 孕激素撤退出血(progesterone withdrawal bleeding)：如月经后期在雌激素作用的前提下，孕激素减少导致的正常月经出血。

异常子宫出血从表现上分类如下。

(1) 出血过多(heavy menstrual bleeding, HMB)：来月经时，出血量过多，影响女性身体、情绪、社会活动，生活质量受到影响。

(2) 出血过少(light menstrual bleeding)：月经量明显少于以往月经，点滴状。

(3) 月经过频或月经频发(frequent menstruation)：月经周期少于 21 天。

(4) 月经稀发(infrequent menstruation)：月经周期超过 35 天，少于 6 个月。

(5) 月经过长(prolonged menstruation)：月经出血超过 7 天。

(6) 月经过短(shortened menstruation)：月经出血少于 3 天，在近期的国内外标准中，已放弃该概念。

(7) 月经不规律(irregular menstruation)：指近 1 年的周期之间月经的变化范围 ≥ 7 天。

(8) 规律月经(normal/regular menstruation)：周期之间月经的变化范围 < 7 天。

(9) 无月经周期(absent menstrual cycle)：即闭经，必须除外妊娠或滋养细胞疾病。

(10) 经间期出血(inter-menstrual bleeding, IMB)：在两次正常有排卵月经之间的异常出血。

(11) 突破性出血(break-through bleeding, BTB)：常见于使用外源性雌、孕激素过程中的点滴出血。

(12) 功能性子宫出血(dysfunctional uterine bleeding, DUB, 简称功血)：以往将排除了器质性改变、考虑 AUB 系下丘脑 - 垂体 - 卵巢轴功能异常与子宫内膜局部异常，又找不到明确病因证据的，称为功血。由于不同地区的定义和所用诊断检查的资源不同，因此内涵不一致，国内外建议废用"功血"一词。

(13) 慢性 AUB(chronic AUB)：是指在过去 6 个月中的大多数时间(至少超过 3 个周期)，子宫体出血的量、规律性和 / 或时间异常，需要寻找病因和处理。

(14) 急性 AUB(acute AUB)：是指发生了足够严重的大量出血、需要紧急处理、以防进一步失血，可以单独出现，也可能发生在慢性 AUB 的基础上，以往临床称为大出血。

(五) 发育史

对与青春期和青春期发育过程相关的症状和体征的评价很重要。总的来讲，青春期伴随有以下变化。

(1) 骨骼、肌肉和内脏器官的生长，其特征为青春期的生长突增(growth spurt)。

(2)性别特异的变化,如男孩子的肩膀变宽、女孩的臀部变圆。

(3)身体的组成发生改变,如肌肉和骨骼的增加与脂肪的增加与下降。

(4)生殖系统的发育和第二性征。

生殖内分泌中第二性征是否发育有重要启示,如乳房、阴腋毛、身高等。原发性闭经患者乳房发育可说明卵巢有功能或有其他雌激素来源(如雄激素不敏感综合征来自雄激素的转换),乳房不发育说明缺乏雌激素刺激。

发育的异常可能有多种因素的参与,并有多种表现上的异常。

(1)提前:可见于生长激素、甲状腺激素、雄激素或雌激素的分泌增加,无论其来源于哪里。

(2)延迟:过量的肾上腺或外源的糖皮质激素会抑制生长发育,生长激素、甲状腺激素的减少也会导致生长延迟。

(3)与性别不符:女性在应有的时机没有出现女性第二性征;或出现阴蒂长大、嗓音低沉、喉结、皮肤色素沉着等。

对发育过程的观察与研究发现了这些发育过程的相互关联和顺序(图 25-1)。女性的青春期改变可分为特异的躯体发育阶段,包括阴毛的数量和乳房发育的程度。其他重要的内容包括初潮的年龄、身高增长最快的年龄及骨龄。在评价青春期疾病时,需要明确的是该患者是否在正常的生长发育范围,以及它们与生长突增和初潮的时间关联。

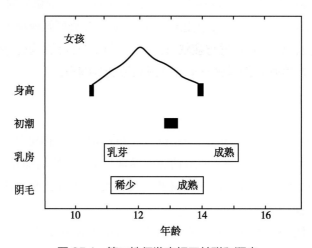

图 25-1　第二性征发育相互关联和顺序

1. 部位

(1)乳房:无乳房发育提示缺乏内源性性激素;有自动乳房发育提示有内源性性激素的作用。

(2)性毛(阴毛、腋毛):性毛的缺乏与体内性激素,尤其是雄激素的缺乏密切相关,可见于雄激素不敏感综合征、单纯性性腺发育不全和 17α- 羟化酶缺乏型先天性肾上腺皮质增生症、下丘脑 - 垂体性闭经治疗前。

(3)阴蒂:如有异常发育长大,提示女性体内有异常过高的雄激素长期作用,包括内源性的产生或外源性的摄入。

2. 时间与顺序

(1)发育提前:8 岁之前出现乳房发育,10 岁之前出现月经,称为性早熟。此外,性发育过程是一有序的过程,顺序的改变也提示体内内分泌的某种紊乱。

(2)发育延迟:青春发育比正常人群初现的平均年龄晚 2 个标准差以上时属青春发育延迟,一般临床 13 岁不发育,应进行检查。乳房发育出现后约 2~3 年应出现月经初潮,超过 5 年仍未来月经应进行检查。15 岁未现初潮为发育延迟,16 岁尚无初潮应诊断为原发性闭经。

(六) 婚育史

需了解是否初婚、再婚或未婚,有无子女? 孕次、产次与分娩经过是否顺利? 是阴道生产还是剖宫产? 生产时是否有大出血、休克? 产后是否有乳汁? 哺乳与否及哺乳时间等。计划生育措施与经过。宫腔操作次数,有无炎症史均与常见月经紊乱有关。需要时应了解性生活的频率、质量、满意度。

(七) 既往病史与家族史

既往有无类似症状的发生,与现病有无关系或遗传上有无关系。有无其他内分泌疾患史。生活中有无手术史或重大事件发生如亲人大病或不幸事件等。

一份详细的病史,从起因、经过与症状,已大致可提供诊断的依据。因此,问好病史在诊断中极为重要,有时在检查后仍需进一步补充或增添新的病史。

二、体格检查

(一) 生命体征

血压测定对于发现先天性肾上腺皮质增生症(CAH),如 17α- 羟化酶缺乏、11- 羟化酶缺乏有提示作用。下肢脉搏弱或摸不到提示可能有主动脉的狭窄,常见于性腺发育不全的患者。急性 AUB、急性腹痛时的生命体征检查对下步处理至关重要。

(二) 身高与体重

身高与体重对诊断内分泌疾病有特殊的意义,应当仔细测量和记录,尤其在儿童,应参照身高 / 体重与年龄的正常标准。因为生长的速度对于了解内分泌异常有很大的相关,因此应仔细地询问发育的过程。其异常可见于性早熟、生长激素异常、甲状腺功能异常或 Turner 综合征等患者。不同的身高即可区分不同的疾病,如身矮者应考虑 Turner 综合征、21- 羟化酶缺乏等,身高过高者应考虑是否有性腺功能低下或肢端肥大症。臂长的测定对于发现类宦官体型有帮助,后者可见于缺乏性激素的患者,性激素缺乏导致骨骺愈合延迟。体重过轻或过重对诊断神经性厌食或多囊卵巢综合征有参考价值。肥胖与排卵障碍和月经紊乱密切相关。简单的评估可使用体重指数（BMI）= 体重（kg）/［身高（m）］^{2} 指标。中国的标准定为：<18.5kg/m^2 为体重过低，≥24kg/m^2 为超重；≥28kg/m^2 为肥胖。

（三）皮肤

干燥还是油腻、色素改变、皮纹特征，有无痤疮、是否严重，黑棘皮征、皮肤咖啡样色斑等，分别见于不同的疾病。

（四）多毛

是体内雄激素活性过高的最常见表现。与体内分泌的雄激素量、雄激素在终末器官的转换、循环中的游离雄激素水平、代谢产物的清除速度及终末器官对雄激素的敏感度有关。寻找多毛原因属内分泌常规检查。我国妇女中多毛明显少于西方。存在种族差异，应对照于当地的种族特征来作出诊断。

毛发的特点有粗毛与细毛两类，均属多毛。但临床需鉴别下列表现。

1. **多毛（hirsutism）** 是指雄激素依赖性性征毛发过度生长，表现部位有上唇、下颌、耳朵、面颊、乳周、下腹部、会阴、肛周、大腿根部、后背、胸部和肢体近端毛发过多，多为恒毛（粗毛），详见第十四章多囊卵巢综合征。

2. **多毛症（hypertrichosis）** 为更均匀的、全身细毛增多，多为毳毛，不是由雄激素过多或不正常的雄激素代谢引起，而与遗传、特定的药物、物理刺激或恶性肿瘤相关。

3. **男性化（virilism）** 除具有多毛症外，还有雄激素过高所引起的更广泛的严重改变，如阴蒂增大、嗓音变粗、多毛快速出现或脱发明显，更可能是分泌雄激素的肿瘤所致。

目前较为通用的是改良的 Ferriman-Gallwey 评分系统（modified Ferriman-Gallwey scoring system，mFG）（图 25-2），对上唇、下颌、胸、上腹、下腹、上背、下背、大腿、上臂等共 9 个部位的毛发生长情况按照 0~4 分分别进行评分，表中 9 个部位的总分>6 或 8 分，则提示毛发过多，但该标准为女性白种人的，可能不完全适用于中国女性。国内专家发现将多毛症的诊断定义为 mFG>4 分更适合中国普通的育龄期女性人群。同时，由于 mFG 要评估全身九处毛发的分布情况，在日常的临床工作中实施起来较为烦琐，且有些部位比较私密，患者配合度较差，提出了适合中国人群的简化 mFG 评分，仅评估上唇、下腹和大腿三个部位的毛发分布情况，并将截点值设置为 2 分，即可诊断多毛症，特异性为 91.0%，敏感性高达 98.7%。另有育龄期 PCOS 患者的前瞻性随访观察研究，分析简化 mFG 评分的方式，将九部位简化为上唇、下腹、大腿和后腰，评分 ≥3 分诊断多毛症，准确性、敏感性和阳性预测值均可达 96%以上。

对临床上最常见的多毛表现，人们曾试图建立多种多样的鉴别诊断方法，但都不能完全可靠地达到目的。因此，对于多毛的鉴别诊断，目前仍是根据临床的症状与体征，建立一个初步的诊断，再通过实验室的证据来验证和纠正初步的诊断。需要鉴别高雄激素活性的来源，是来自于卵巢、肾上腺、外周组织或药物引起疾病的进展，甾体激素的测定对诊断极为重要;如仍不能明确诊断,可通过每天 2mg 的地塞米松抑制试验来验证肾上腺增生的可能性,在肾上腺增生中,24 小时尿皮质醇可快速下降至正常。如血睾酮超过 200ng/dl,应除外卵巢或肾上腺的肿瘤。必要时也可采用 ACTH 兴奋试验,如兴奋后血 17- 羟孕酮显著高于正常人,提示为迟发型先天性肾上腺皮质增生症。CT 和 MRI 对诊断有很好的帮助。在怀疑 Cushing 综合征和 CAH 时,可测定皮质醇和 17- 羟孕酮。

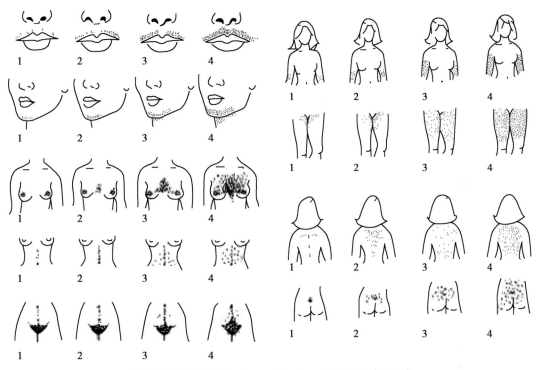

图 25-2　改良的 Ferriman-Gallwey 评分系统(mFG)

(五)乳房

乳房发育是女性对多种激素反应的重要标志。其发育程度、大小的变化、乳晕形成与否、乳晕色素的沉着均应进行评价。在没有妊娠的情况下,乳晕色素的沉着和蒙氏结节的存在可见于滋养细胞疾病、某些黄体化肿瘤和 Cushing 综合征等。乳房发育而乳头发育差,称为男子女性化乳房发育(gynecomastia),可见于雄激素不敏感综合征或其他性发育异常疾病。

乳房是否发育按 Tanner 发育分级(Tanner staging):见图 25-3。

Ⅰ级:青春期前,只有突起的小乳头。

Ⅱ级:乳晕稍增大,有小乳核。

Ⅲ级:乳核与乳晕均增大,乳房隆起。

Ⅳ级:乳晕突起于乳房之上,乳房更隆起。

Ⅴ级:乳晕退缩与乳房平,仅乳头突起。

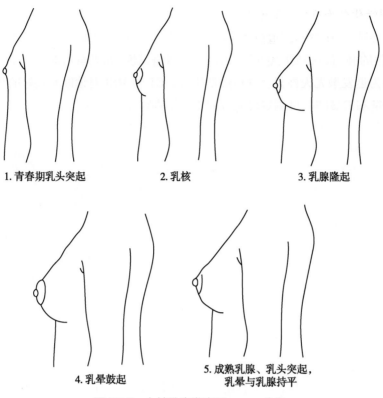

1. 青春期乳头突起　　2. 乳核　　3. 乳腺隆起

4. 乳晕鼓起　　　5. 成熟乳腺、乳头突起，乳晕与乳腺持平

图 25-3　女性乳房发育 Tanner 分级

乳头的距离，乳距过宽见于 Turner 综合征。发育的乳房应常规挤压有无乳汁，必须是乳白色奶样，透明清亮液体并非乳汁。

(六) 头部、胸部

检查头部时应寻找各种畸形特征如眼距宽、内眦赘皮、耳位低、有无多痣或突眼等。胸廓发育有无异常，有无桶状胸、漏斗胸。

(七) 腹部检查

腹部存在有可触及的包块和显著的压痛、反跳痛提示有急腹症，需紧急处理；注意腹股沟包块或疝的检查，对于发现和诊断多种性发育异常有很大的帮助。

(八) 外生殖器

外生殖器是一个对性激素敏感的标志性部位。其发育和改变的程度与雄激素和雌激素作用的时间有密切的相关性。出生后外生殖器的男性化，则更多提示有过多的雄激素作用，尤其是男性化肿瘤的发生。而雌激素对外生殖器的影响则主要是促进大小阴唇的发育，发育幼稚提示雌激素的缺乏。同时应注意阴毛的有无和分布特点。

检查外生殖器时需注意有无男性化表现，按 Prader 分级 (Prader classification) 的标准将不同程度的男性化分为五型(图25-4)。

Ⅰ型:阴蒂稍大,阴道与尿道口正常。

Ⅱ型:阴蒂较大,阴道口为漏斗型,但阴道与尿道口仍分开。

Ⅲ型:阴蒂显著增大,阴道与尿道开口于一个共同的尿生殖窦。

Ⅳ型:阴蒂显著增大,阴蒂基底部为尿生殖窦,类似尿道下裂,两侧大阴唇部分融合。

Ⅴ型:阴蒂似男性阴茎,尿道口在阴茎头部,两侧大阴唇完全融合。此型常误认为男性有隐睾与尿道下裂。

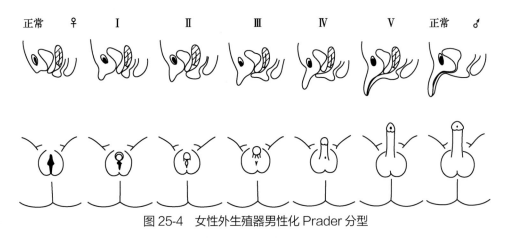

图 25-4 女性外生殖器男性化 Prader 分型

注意阴蒂大小,正常的阴蒂大小类似于铅笔上的橡皮擦。观察大阴唇是否融合及融合的程度,轻者仅会阴体稍高(或称为小阴唇融合),重者可融合至尿道口下方,甚至遮盖尿道口。两侧大阴唇内及腹股沟部位应检查有无肿块,如有可能为睾丸或卵睾。从外生殖器男性化的程度可以估计受雄激素影响的时间。大阴唇融合者提示雄激素的影响发生在胚胎生殖器形成的过程中,而在生殖器形成后雄激素仅使阴蒂肥大。

(九) 内生殖器

阴道检查除观察分泌物多少与性质外,应注意有无阴道畸形。阴道为盲端而乳房发育者应考虑对雄激素不敏感综合征或先天性生殖道发育异常。宫颈是否存在或是否正常。双合诊或三合诊检查时注意子宫发育大小,两侧有无肿块,或有无结节。

(田秦杰)

第二节 妇科内分泌的激素测定与功能试验

性激素的测定为内分泌领域增加了新的诊断途径,打开了内分泌学新的视野。诸多具有临床和生物学意义的化合物得以检测,极大地帮助了医生对内分泌疾病的理解、诊断和治疗。无论是生理过程(如性分化、青春期、月经周期、妊娠、绝经等)还是病理过程(如性发育异常、性早熟或性发育延迟、排卵障碍性异常子宫出血、病理妊娠、更年期综合征、高雄激素血症、高催乳素血症等)都需要激素的测定,而激素水平的变化也是药物和手术治疗的重要疗效和随诊指标,是临床诊疗不可或缺的工具之一。另外,高效、快捷的激素检测方法还开启了流行病学研究的大门,允许我们更好地了解性激素在许多疾病(如乳腺癌、子宫内膜癌以及男性前列腺癌)发病中的作用。

激素水平的测定一般抽取外周血进行,常用方法包括有放免法(radioimmunoassay,RIA)、免疫化学发光法(ICM)、酶免分析法(enzyme immunoassay,EIA)、化学发光免疫分析法(chemiluminescence immunoassay,CLIA)、酶联免疫吸附分析法(enzyme-linked immunosorbent assay,ELISA)、免疫放射分析法(immunoradiometric assay,IRMA)、荧光免疫分析(fluorescence immunoassay,FIA)、化学发光免疫分析(chemiluminescence immunoassay,CLIA),都是基于抗原抗体的免疫反应原理,间接通过检测标记于抗原或抗体的标记物来推算所检测激素的浓度。气/液相色谱-质谱法(gas/liquid chromatography-mass spectrometry,GC-MS 或 LC-MS)则是结合了气/液相色谱的分辨能力和质谱仪的高敏感度和特异性,重要的优点之一是在单一的血清或尿液样本中检测多种激素的能力,尤其是特别适用于大量结构相似的化合物的测定,是最强大的确定类固醇激素代谢缺陷的检测方法。在应用历史上,免疫测定法和质谱分析法并无前后差别,但质谱法被普遍认同将成为类固醇激素测量的"金标准",目前虽然它还只限于数量有限的机构和实验室,昂贵的仪器、相关的运行成本和高技术专业要求阻碍了小型实验室采用这种方法进行类固醇激素的高通量常规检测,但其特异性敏感性更高,更加快速和强大的性能越来越得到临床青睐。

一、常用的激素检测项目

1. 性激素六项　性激素六项是最常用的人为设定的"性激素医嘱套餐",医生如果想了解患者的卵巢功能,月经周期状态,都会开具这张检查申请单。性激素六项就女性而言,包括三种主要由卵巢分泌产生的性激素,雌二醇(E_2)、孕酮(P)和睾酮(T),还有垂体分泌的卵泡刺激素(FSH)、黄体生成素(LH)和催乳素(PRL)。

为了了解患者的卵巢储备功能或基本状态,通常建议在月经期第 2~4 天内采血,这时处于早卵泡期,通常不查 P 也是合理的,因为尚无成熟卵泡排卵,所以 P 通常是较低水平,但如果经期出血期间仍有一定的水平的孕激素水平,可能存在黄体萎缩不全的问题,或是水平较高,则要考虑是否合并类固醇合成途径中酶缺乏所致的罕见情况,如常见的 21-羟化酶所导致的先天性肾上腺皮质增生症(CAH)。对于经期的性激素六项,一般通过 FSH 和 E_2 的水平评估卵巢储备功能,根据 T 和 PRL 的水平排除有无高雄激素血症和高催乳素血症,LH 通常要结合 FSH 水平综合评估,在 PCOS 中常有异常增高(详见下文)。

月经稀发及闭经者,如尿妊娠试验阴性、阴道 B 超检查双侧卵巢无>10mm 卵泡,子宫内膜(EM)厚度<5mm,也可作为基础状态,而不必先用药来月经后再查激素水平。

最好检查前至少 1 个月内未用过性激素类药物,有助于了解患者自己的真实情况,避免药物的影响(雌孕激素治疗或促排卵治疗后复查了解激素的作用除外)。

除了月经期外,还可以在规律月经周期的第 21 天左右(或对于月经周期较长但规律的女性,取下次月经前 7 天左右)采血,此时为假定的黄体高峰期,E₂ 和 P 均应该有特征性表现,有助于了解是否有排卵、雌激素水平是否足够(排卵后雌激素的第二个峰值),结合 B 超测定的子宫内膜厚度,分析月经过少的原因。而 FSH 和 LH 的水平与卵泡期没有显著差异,T 和 PRL 水平也与月经周期关系不大,所以都不影响临床判断。

当患者完全没有规律的月经周期可循,或是长时间处于停经或闭经状态,则根据其就诊时间随时采血检测。不同病因导致的闭经还有不同的性激素特点,参见表 25-1。

表 25-1　不同部位疾病与卵巢功能变化的生殖激素变化

原发病灶	卵巢功能	E	P	T	FSH 或 LH	PRL
下生殖道或子宫	正常	—	—	—	—	—
卵巢	无功能	↓	↓	—	↑	—
垂体促性腺激素分泌障碍	无促性腺激素刺激	↓	↓	—	↓	—
下丘脑功能缺失	无促性腺激素刺激	↓	↓	—	↓或—	—
高催乳素血症	抑制	↓	↓	—	—	↑

注释:"—":水平正常 / 变化不大;"↓":水平降低;"↑":水平升高。

2. 其他有特定意义的雄激素及其前体

(1)硫酸脱氢表雄酮:几乎全部源自肾上腺,所以是肾上腺来源雄激素的标志物。青春期启动是从肾上腺活动开始的,所以青春期之前血清雄激素水平较低,青春期出现前 1 年或 2 年肾上腺雄激素水平开始增加。DHEAS 高于 0.8μg/ml 提示肾上腺功能初现。血清 DHEAS 的正常范围是 0.8~2.8μg/ml,>8μg/ml 则提示肾上腺肿瘤。另外,血清 DHEAS 已被建议用于自身免疫性卵巢衰竭的年轻女性的检测,以排除肾上腺缺陷。

(2)雄激素前体——17α-OHP:17α-OHP 作为类固醇代谢中间体,对于诊断肾上腺酶缺乏非常有用。健康女性的血清 17α-OHP 通常低于 1~2ng/ml,但雄激素过多症患者(大多数为 PCOS)也会有轻度升高的血清 17α-OHP 水平。典型的新生儿 21- 羟化酶缺陷患者的 17α-OHP 水平较高(50~200ng/ml),而大多数非典型的、迟发性 21- 羟化酶缺陷患者血清 17α-OHP 水平为 10~20ng/ml。血清 17α-OHP 高至 2~3ng/ml 并不代表肾上腺酶缺乏症,需要行 ACTH 刺激试验进一步鉴别(详见下文)。

3. 质谱法甾体激素谱

如前所述,质谱法甾体激素谱可以一次性检测图 25-5 中肾上腺甾体激素合成途径中的多种激素水平,最适合于经性激素六项和 DHEAS 检测初步锁定肾上腺来源高雄激素血症,可疑某种酶缺乏的病例。

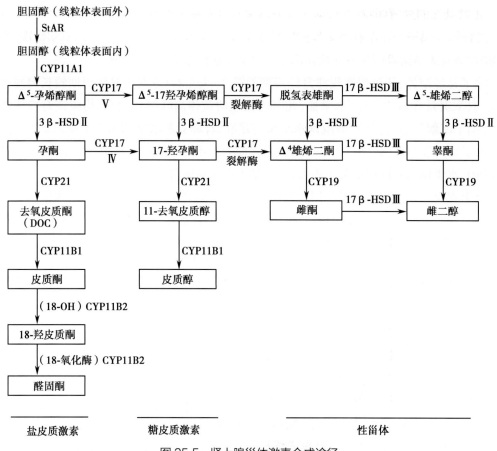

图 25-5　肾上腺甾体激素合成途径

4. 抗米勒管激素（AMH）　AMH 属于转化生长因子 -β（TGF-β）超家族,在男性的性分化中起着重要的作用。男性胚胎期的睾丸支持细胞分泌 AMH,诱导了米勒管的退化。而女性的 AMH 由窦前卵泡和小窦卵泡的颗粒细胞分泌产生,其数值在出生时几乎检测不到,到青春期之前逐渐增加,18 岁左右达峰值,然后在生育期的早期保持相对稳定,且随月经周期的时间波动不大,可以随时抽象检查。30 多岁时 AMH 水平开始下降,在围绝经期变得非常低。

检测 AMH 主要是为了评估卵巢储备功能,<0.4ng/ml 提示生殖预后不良;PCOS 的 AMH 通常高出 2~3 倍,>5ng/ml 是一个敏感的 PCOS 标注,但单独利用 AMH 诊断 PCOS 还有困难;AMH 还可用于区分性腺功能减退和青春期延迟,低水平的 AMH 见于特纳综合征和低促性腺功能减低症;另外,AMH 一旦水平极低或检测不到(通常 <0.05ng/ml),更年期会在 5 年内出现,但根据 AMH 准确的推算绝经年龄尚不可靠。

5. 人绒毛膜促性腺激素（hCG）　人绒毛膜促性腺激素（human chorionic gonadotropin,hCG）是一种糖蛋白激素,由 α 和 β 亚单位组成,主要由妊娠时的胎盘滋养细胞产生,妊娠滋养细胞疾病、生殖细胞肿瘤和其他恶性肿瘤如肺、肾上腺及肝脏肿瘤也可产生 hCG。此外,还有非妊娠、非肿瘤等垂体来源 hCG 的罕见情况。

正常妊娠的受精卵着床时,即排卵后的第 6 日受精卵滋养层形成时开始产生 hCG,约 1 日后能测到血浆 hCG,以后每 2 日翻倍或增加 2/3 以上,在排卵后 14 日约达 100mIU/ml,妊娠 8~10 周达峰值(50 000~100 000mIU/ml),以后迅速下降,在妊娠中期和晚期,hCG 仅为峰值的 10%。由于 hCG 分子中的 α 链与 LH 中的 α 链有相同结构,为避免与 LH 发生交叉反应,在测定其浓度时,常测定特异的 β-hCG 浓度。

hCG 的测定广泛用于诊断或排除妊娠,监控妊娠并发症(如自然流产、异位妊娠等)中滋养细胞活性。β-hCG 还用于妊娠早中孕期血清学筛查,和其他指标组合有助于筛查唐氏综合征等三体型异常胚胎。hCG 异常升高还鉴于滋养细胞疾病、非妊娠滋养细胞肿瘤和男性生殖细胞肿瘤,后者在妇科可见于性分化异常的患者。

二、卵巢激素的测定和解读

生殖内分泌激素中的雌、孕、雄激素均属于类固醇激素,其基本结构是环戊烷多氢菲环,就女性而言主要由卵巢分泌,少量由肾上腺分泌产生。雌二醇及睾酮在循环中大部分与性激素结合蛋白结合,少部分与白蛋白疏松结合,仅 1% 游离;孕激素及皮质醇与皮质醇结合蛋白结合。虽然激素的生物活性取决于游离形式的激素,但游离激素水平的检测需要特殊方法,临床上较少使用,免疫法测定的是激素的总浓度,即结合加游离部分。

1. **雌二醇** 雌激素包括雌二醇(estradiol,E_2)、雌酮(estrone,E_1)和雌三醇(estriol,E_3)。雌三醇是 E_2 和 E_1 的代谢产物。绝经前的雌激素主要来源于卵巢,分泌量取决于卵泡的发育和黄体功能。95% 的 E_2 是由卵巢内优势卵泡分泌的,早卵泡期血 E_2 较低,排卵前达峰水平为早卵泡期的近 10 倍,黄体中期虽有第二个高峰,但略低于排卵前。绝经后的雌激素主要是 E_1,基本上来自雄烯二酮的外周转化,E_2 则来自 E_1 的转化(表 25-2)。

表 25-2 血 E_2 参考值

测定时间	E_2 正常值(pg/ml)
青春前期	<20
卵泡期	20~80
排卵期	200~500
黄体期	60~200
绝经后	10~20

目前临床上通常仅常规检测 E_2 的水平来了解卵巢功能。生殖内分泌的各种疾病基本都涉及 E_2,是诊断治疗生殖内分泌疾病的重要激素。评估雌二醇的测定结果时应注意其测定的时机(月经周期的测定时间、年龄),其临床意义如下。

(1)E_2 为青春期启动及诊断性早熟的激素标志之一。

(2)E_2 是评价卵巢卵泡和黄体功能的重要参考激素指标之一,IVF 周期中用于动态监测卵泡发育、判断其成熟的重要指标,黄体期以及早孕期的 E_2 水平则与妊娠结局密切相关;也是避免 OHSS 时的重要参考指标。

(3) E_2 水平持续过高,可能存在分泌雌激素的肿瘤,如卵巢颗粒细胞瘤等。

(4) E_2 水平持续过低,结合 FSH 水平显著升高,则提示卵巢功能衰竭。

(5) PCOS 中 E_2 浓度来源于多个不同成熟期的卵泡,一般维持在早、中卵泡期水平,如能同时检测雌酮(E_1)则会发现其明显增多,形成 E_1/E_2 比率增高(正常 $E_1/E_2 \leqslant 1$),提示 E_1 的外周转化增加,为雄激素增加的间接证据。

(6) 分析月经量少、内膜薄的原因:在月经前 5~7 天时,与 P 测定和盆腔超声测定子宫内膜厚度同时进行。

2. 孕酮　循环中孕激素包括孕酮和 17- 羟孕酮,是含有 21 个碳原子的类固醇激素,主要来源于卵巢和胎盘,少量由肾上腺皮质分泌。卵巢黄体的卵泡膜细胞和颗粒细胞是合成孕酮的部位。孕酮是使增殖期子宫内膜转化成分泌期内膜,并撤退诱导月经所必需的,也是受精卵着床和妊娠维持所不可或缺的重要激素(表 25-3)。排卵前轻度升高的孕激素也参与诱导排卵,其水平高低与辅助生殖的结局有一定关联。

表 25-3　血孕酮正常范围

测定时间	P 正常范围(ng/ml)
卵泡期	<1.5
黄体期	>10~15
妊娠早期	20~40
妊娠中期	50~100
妊娠晚期	100~400
绝经后	<1

临床上检测 P 水平的临床意义如下。

(1) 判断有无排卵,P>3ng/ml 为排卵标准。

(2) 判断有无黄体功能不足:黄体中期 P<10ng/ml 可作为诊断黄体功能不足的标准,由于 P 值变化范围大(脉冲性分泌),故建议至少重复检测 3 个周期,可配合基础体温和同期子宫内膜活检同时进行。

(3) 对卵巢储备功能有一定筛选意义:月经周期第 10 天 P<1.1ng/ml,提示卵巢储备低下,生殖潜能差。

(4) 用于正常和异位妊娠的鉴别诊断:P<5ng/ml 高度提示异位妊娠,约 70% 宫内活胎的患者血清孕酮水平高于 25ng/ml,而只有 1.5% 异位妊娠的患者高于 25ng/ml。

(5) 无排卵情况下的持续高孕酮血症(P>3ng/ml),提示存在 21- 羟化酶缺乏等 CAH 疾病,需要进一步进行质谱法激素谱和相关基因的检测。

3. 睾酮　女性雄激素来源于卵巢、肾上腺和外周组织,大部分雄激素在一个以上的部位产生或代谢,所以评价女性雄激素过多时,通常要检测几种雄激素。女性血液循环中主要有四种雄激素,包括睾酮(testosterone,T)、雄烯二酮(androstenedione,A)、脱氢表雄酮(dehydroepiandrosterone,DHEA)和硫酸脱氢表雄酮(DHEA-S),其中睾酮活性最强,主要代表来源于卵巢的雄激素。此外还有活性更强的双氢睾酮,活性是睾酮的2~3倍,是外周雄激素发挥作用的主要激素类型。绝经前,卵巢分泌的T占循环中总量的25%;肾上腺分泌占25%;由雄烯二酮的外周转化占50%。绝经后妇女,肾上腺是产生雄激素的主要部位,产生的睾酮和雄烯二酮分别占循环总量的1/2和2/3。

在测量女性血清总睾酮时,主要使用传统的RIA或MS分析。在绝经前女性,约66%和30%的总睾酮分别与性激素结合球蛋白和白蛋白结合,游离部分通常不到总数的2%。利用T和SHBG水平计算游离睾酮指数(FAI)的方法相比平衡透析法定量游离睾酮对临床来讲更实用,FAI=T(ng/ml)×3.467/SHBG(mmol/L)×100。女性SHBG的正常范围是30~90mmol/L。T水平受月经周期和年龄的影响小,大致正常范围在0.2~0.5ng/ml,不同实验室采用不同试剂盒会有一定的参考值差异,均应在化验单上标出,评估时应参考当地的化验正常范围。

检测T水平的临床意义如下。

(1)PCOS患者T水平通常会轻度升高,通常<1ng/ml,且给予短效复方口服避孕药后可降至正常范围。

(2)T水平>2ng/ml提示卵巢肿瘤,因为正常范围上限的变异,通常结果超过正常上限2.5倍则需要警惕肿瘤。

(3)高雄激素血症还常见于先天性肾上腺皮质增生症,通常需要质谱法检测类固醇激素合成路径中的多种激素谱。

三、垂体激素的测定和解读

1. 卵泡刺激素(FSH)和黄体生成素(LH) FSH和LH是腺垂体分泌的两种促性腺激素,均为糖蛋白,在血中均以异二聚体的形式存在,由相同的α亚基和同源的激素特异性β亚基组成,受下丘脑GnRH和性腺性激素的调节。生育年龄妇女这些激素随月经周期出现周期性变化。

FSH作用于卵泡颗粒细胞上的受体,刺激卵泡生长、发育、成熟,并促进雌激素分泌。FSH在卵泡早期维持较低水平,随卵泡发育至晚期,雌激素水平升高,FSH略下降,至排卵前24小时出现低值,随即迅速升高,24小时后又下降,LH和FSH共同作用,引起排卵,黄体期维持低水平,并促进雌、孕激素合成。FSH的生理作用主要是促进卵泡成熟及分泌雌激素。

LH在卵泡早期处于低水平,以后逐渐上升,至排卵前24小时左右与FSH同时出现高峰,而且是较FSH更高的陡峰,24小时后最高值骤降,黄体后期逐渐下降。排卵期出现的LH陡峰是预测排卵的重要指标(表25-4)。LH的生理作用是促进女性排卵和黄体生成,以促使黄体分泌雌激素和孕激素。

表 25-4　血 FSH 和 LH 正常范围(mIU/ml)

测定期间	FSH	LH	备注
青春期前	<5	<0.1~3	FSH>LH
卵泡期	3~15	2~10	
排卵期	5~20	20~110	LH 增加 4~6 倍,FSH 增加 2~3 倍
黄体期	2~10	1~15	与卵泡期相近或略低
绝经后	20~150	10~60	FSH>LH

检测 FSH 和 LH 水平的临床意义包括:

(1)协助判断闭经的原因:根据促性腺激素的水平,闭经可分为 3 种类型,其中 FSH 及 LH 水平低于正常值的低促性闭经,提示病变部位在腺垂体或下丘脑;而 FSH 及 LH 水平均高于正常的高促性闭经,通常提示性腺功能衰竭或先天性发育不全。正常促性闭经以 PCOS 和高催乳素血症最多见。

(2)协助 PCOS 的诊断:50% 的 PCOS 患者 LH 升高,LH/FSH 比值增加。

(3)诊断性早熟:真性性早熟由促性腺激素分泌增多引起,FSH 及 LH 呈周期性变化;假性性早熟,FSH 及 LH 水平较低,且无周期性变化。基础 LH<0.1U/L 提示未有中枢性青春发动,LH>3.0~5.0mIU/ml 可肯定已有中枢性发动。凭基础值不能确诊时需进行促性腺激素释放激素(GnRH)激发试验。

(4)监测 LH 峰值,可以估计排卵时间及了解排卵情况,有助于不孕症的治疗及研究避孕药物的作用机制。

(5)偶有分泌促性腺激素的垂体肿瘤,表现为 FSH 和 LH 升高,可合并卵巢多发性功能性囊肿。

2. 催乳素　垂体催乳素(prolactin,PRL)是腺垂体催乳激素细胞分泌的一种多肽蛋白激素,受下丘脑催乳激素抑制激素(主要是多巴胺)和催乳激素释放激素的双重调节。此外,可能还存在其他一些因子如促甲状腺释放激素(TRH)、雌激素、5- 羟色胺等对其有促进作用。因为昼夜变化和饭后瞬时增加,一般以上午 10 时取血测定的结果较可靠,取血前安静休息 30 分钟以上。PRL 的主要功能是促进乳房发育及泌乳,以及与卵巢类固醇激素共同作用促进分娩前乳房导管及腺体发育。

女性非孕期 PRL 的正常上限为 20~30ng/ml。妊娠期间 PRL 自第 6 周开始增加,逐步升高至分娩时,可达 200~400ng/ml,产后非哺乳的情况下,2~3 周 PRL 恢复正常。绝经期女性的 PRL 由于雌激素的减少略有下降。

血液中存在的巨催乳素(macroprolactin)(PRL 单体 +PRL 自身抗体)或二聚体形式的 PRL(所谓 big-PRL)可导致检测的 PRL 水平升高而无生物活性,10% 的病例被误诊为高催乳素血症,为此应采用聚乙二醇沉淀法或凝胶过滤色谱法进行鉴别,避免误诊和不必要的药物干预。

检测 PRL 的临床意义如下。

（1）闭经、不孕及月经失调者，无论有无泌乳，均应测 PRL，以除外高催乳激素血症。

（2）垂体肿瘤患者伴 PRL 异常增高（通常 ≥ 100ng/ml）时，应考虑有垂体催乳素瘤。

（3）PRL 水平升高还见于性早熟、原发性甲状腺功能减退、卵巢功能早衰、黄体功能欠佳、长期哺乳、神经精神刺激、某些药物作用如氯丙嗪、避孕药、大量雌激素、利血平等因素；PRL 降低多见于垂体功能减退，如产后大出血继发的希恩综合征。

总之，内分泌激素的测定时间选择和结果判断，应密切结合测定的目的、内分泌激素的生理性变化周期和各个实验室的标准而综合判定。例如雄激素和催乳素随月经周期变化不大，因此需要了解这两种激素水平和改变时，则不必等月经的特殊时间。但是，催乳素是一应激激素，入睡后 60~90 分钟开始上升，睡醒后 1 小时内急剧下降，上午 9~11 时左右达低谷；进餐 30 分钟内催乳素分泌增加 50%~100%，尤其是高蛋白饮食；应激状态，如麻醉、手术、低血糖、性生活、运动时，催乳素有即刻短暂的增加。因此，测定催乳素应在空腹、安静、上午 9~11 点期间抽血做检查。而雌激素和孕激素的水平随月经周期的变化很大，LH 和 FSH 在排卵前后与平时相比，差异也很大，因此，在评价这些激素内容时，应详细了解测定时的月经周期状态。

根据需要和检测目的，选择检测的项目和时机，不是任何时候都要测全部六项，也不是什么检查都只能在来月经的第 2~4 天检测。反之，在我们评估一张性激素六项化验单时，要结合患者存在的症状与疾病，明白是月经周期的什么时间检查测定的，脑子里永远清楚铭记正常排卵周期中的激素变化曲线，并与看到的化验单比对、分析，综合六项检查结果，而不只是片面地看一项结果，对不能解释的结果要思考、分析原因，才能从一张性激素六项化验单中读出很多重要的信息，发现新的线索，必要时复查，来协助诊断。当然，也不必全信一张性激素六项化验单结果，因为测定本身也可能出现偏差甚至搞错，一定要清楚检查的目的和时机。此外，应注意激素测定值的单位，不要光看数字。以下为常用的测定单位换算方法。

（1）E_2：1pg/ml=3.67pmol/L。

（2）P：1ng/ml=3.18nmol/L。

（3）PRL：1ng/ml=21.2mIU/L= 44.4nmol/L。

（4）T：1ng/dl=0.0347nmol/L。

性激素检查在促排卵、辅助生殖中的作用也很重要，对于选择治疗的时机、预防并发症的发生十分关键，详见第十四章不育中的相关内容。

四、常用功能试验

内分泌功能试验可以反映内分泌腺功能状态，分刺激或兴奋试验与抑制试验。刺激试验观察被刺激的腺体的反应是否正常，而抑制试验则观察对功能升高的腺体能否被抑制。能刺激与被抑制说明有正常的正、负反馈功能。

1. GnRH 刺激试验（GnRH challenge test）　当闭经的患者经性激素六项提示为

低促性激素特征时,需要进一步区分病变部位系下丘脑还是垂体。促性腺激素释放激素(gonadotropin-releasing hormone,GnRH)是由下丘脑释放的,在外周血中的量很少,且半衰期短,故很难直接测定。于是采用人工合成的 10 肽 GnRH 刺激垂体,观察 FSH 和 LH 的变化,即 GnRH 兴奋试验来判断垂体的功能,若垂体功能良好,则 FSH 和 LH 水平均升高,提示病变部位在下丘脑;如垂体无反应或反应差,则提示病变部位在垂体。

【简化试验方法】空腹采血后,皮下注射戈舍瑞林 100μg,注射后 60 分钟再次采集静脉 2ml,分别测定促性腺激素的含量。

【结果分析】

(1)正常反应:LH 值的上升比基值升高 2~3 倍以上。

(2)活跃反应:刺激后 LH 值比基值升高 5 倍以上。

(3)无反应或低弱反应:即注入 GnRH 后 LH 值没有变动,一直处于低水平或稍有上升但不足 2 倍。

(4)除 LH 的增长倍数外,刺激后 LH 的峰值水平也是判断的重要参数,LH 峰值>6U/L 作为下丘脑 - 垂体 - 性腺轴功能开始启动的判断指标;而 LH 峰值>18U/L,作为性成熟女性下丘脑 - 垂体 - 性腺轴功能正常的指标。

【临床意义】

(1)用于鉴别下丘脑或垂体来源的促性腺激素缺乏:希恩综合征、垂体手术或放射治疗垂体组织遭到破坏时,GnRH 兴奋试验呈无反应或低弱反应;下丘脑功能减退则 GnRH 刺激试验为正常反应。

(2)鉴别促性腺激素依赖性性早熟(GDPP):刺激试验后,LH 明显升高至 10~15mIU/ml 以上。

(3)评估青春期延迟的患者:GnRH 兴奋试验呈正常反应。

(4)多囊卵巢综合征:GnRH 兴奋试验呈现活跃反应,LH 可升高 10 倍以上。部分患者可同时存在下丘脑功能障碍和多囊卵巢综合征的特点。

2. 氯米芬刺激试验　氯米芬又称克罗米芬(clomiphene),其化学结构与人工合成的己烯雌酚很相似,是一种具有弱雌激素作用的非甾体类的雌激素拮抗剂,在下丘脑可与雌、雄激素受体结合,阻断性激素对下丘脑和 / 或腺垂体促性腺激素细胞的负反馈作用,引起 GnRH 的释放。氯米芬试验最常用于卵巢储备功能的评估,但并不比月经第 2~4 天内单次检测 FSH 和 E_2 更有价值,而用于评估闭经患者下丘脑 - 垂体 - 卵巢轴的功能,鉴别下丘脑和垂体病变,或许有一定帮助,但临床已不常用。

【方法】月经来潮第 5 日开始每日口服氯米酚 50~100mg,连服 5 日,服药后 LH 可上调 85%,FSH 上调 50%。停药后 LH、FSH 即下降。排卵一般出现在停药后的第 5~9 日。如停药后 20 日不再出现 LH 上升为无反应。在服药第 1 日、3 日、5 日测 LH、FSH,第 3 周或经前抽血测孕酮。

【临床意义】

(1)中枢性闭经的鉴别:氯米芬试验无反应而 GnRH 兴奋试验有反应,提示为下丘脑病变。

（2）卵巢储备功能评估：氯米芬后有促性腺激素分泌的增加，并有排卵现象，相比抽血化验而言，用基础体温测定的方法对患者更微创。

3. 地塞米松抑制试验　地塞米松通过抑制 ACTH 可降低肾上腺来源的雄激素水平。

【方法】口服地塞米松 0.75mg q.6h.，经典方法是 5 日法，也可采用简化的 1 日法。因为 DHEAS 的半衰期长，所以，如果要对比用药前后 DHEAS 的变化，需要 5~7 天，然而评估 T 的抑制，3 天就够了。故可在用药前和服药后第 2 天和第 6 天分别取血检测 T。

【临床意义】

如果 T 下降 60% 以上，则提示肾上腺来源雄激素过多。

4. ACTH 刺激试验　ACTH 刺激试验通常用于皮质醇缺乏的诊断或用来发现轻度的肾上腺酶缺陷，适用于 17α-OHP 基线水平为 2~10ng/ml 的雄激素过多症成年女性。

【方法】检测最好在早晨 8：00~9：00 进行，0.25mg ACTH 静脉注射，分别在 30 分钟和 60 分钟后采血检测 17α-OHP 和皮质醇。

【临床意义】

如果 17α-OHP 峰值高于 10ng/ml 且比基线增加至少 5ng/ml，则诊断 21- 羟化酶缺乏。结合质谱法激素谱还有助于诊断其他罕见的酶缺乏性疾病。

5. GnRH-a 刺激和抑制试验　GnRH-a 通常用于下调垂体促性腺激素分泌，进而抑制卵巢激素分泌。然而在下调之前，GnRH-a 早发的激动作用可导致垂体和卵巢的刺激。一般用药后 1 周才进入抑制状态，故在用药后的不同时间点测量垂体来源的 Gn 和卵巢来源的 E_2 和 T 会有不同的变化。

【方法】一般在月经周期第 3~5 天的早上注射醋酸亮丙瑞林 500μg 或 1 000μg，用药后即刻和 24 小时分别采血检测 FSH 和 E_2。

【临床意义】

如果用药后 24 小时 FSH 升高，而 E_2 升高不足 20~30pg/ml，则考虑卵巢储备功能不良。

另一方面，临床上显著的高雄激素血症和高雌激素血症，可尝试 GnRH-a 抑制试验观察其反应，用药后至少一周以上或重复 2~3 个周期后再复测激素水平，不受 GnRH-a 抑制的激素水平高度提示与肿瘤相关。当然，能被抑制的也不能除外是肿瘤，还需要综合判断。

6. COC 抑制试验　COC 通过中度抑制性腺轴，使卵巢停止排卵，卵泡来源的雌激素水平处于早卵泡期水平，PCOS 患者轻中度升高的 LH 和 T 也会随之下降，而如果肾上腺或肿瘤来源的 T 或 LH 则不受其抑制，提示我们进一步探究激素的来源。COC 在临床上的经验性使用非常普遍，但也要意识到其药物机制的特点，评估预期的药物反应，而对于不符合常规的异常端倪则要及时追查。

7. hCG 刺激试验　hCG 是由胎盘合体滋养层细胞分泌的一种糖蛋白促性腺激素，与 LH 和 FSH 类似，也以 α 亚基和 β 亚基组成的异二聚体形式。这三种促性腺激素均通过两种 G 蛋白偶联受体发挥作用。其中，LH 受体（LHR）既可以识别 LH，也可以识别 hCG，而 FSH 受体只特异性识别 FSH。LHR 在睾丸间质细胞、卵泡膜细胞、颗粒细胞和黄体细胞中均有表达,FSHR 在颗粒细胞和支持细胞中表达。

【方法】肌内注射 hCG 5 000 或 10 000 单位或重组人绒毛膜促性腺激素 250μg,用药前和用药后 24 小时或更长时间间隔后分别采血检测 E_2、P、T 和 / 或 DHT。

【临床意义】

用于评估性腺的储备功能,适用于根据基础性激素六项无法判断性腺是否已经衰竭的患者。青春期及成年男性的血清 T 水平在用药后平均增加 100%(50%~200%),青春前期无反应或仅轻度增加。隐睾症注射 hCG 后血浆睾酮明显上升,而无睾症则不见上升或上升不明显,睾丸功能衰竭的患者反应低下。

在性发育异常患者的鉴别诊断中,hCG 刺激试验有重要的价值。hCG 刺激试验后:①睾酮和双氢睾酮均明显升高提示睾丸合成雄激素的能力正常,常见于雄激素不敏感;②睾酮明显升高而双氢睾酮无改变,睾酮 / 双氢睾酮之比明显上升时提示 5α- 还原酶缺乏;③睾酮水平无改变,但雄烯二酮和雌酮明显上升时为 17β- 羟类固醇脱氢酶缺乏;④睾酮及其前体物均无改变时为间质细胞发育不良或单纯性性腺发育不良;⑤孕酮显著升高而睾酮和雌二醇不升高者,见于 17α- 羟化酶缺乏;⑥<6 个月新生儿的基础睾酮值(>40ng/dl,正常应小于<15ng/dl)和 hCG 诱导的睾酮反应(>40ng/dl)提示存在睾丸的间质细胞。

8. hMG 刺激试验　hMG 是从绝经女性尿液中提取的促性腺激素,含有 FSH 和 LH 两种成分,两者的生物活性比为 1∶1,和 hCG 类似,也用于刺激性腺,通过比较用药前后性激素的水平变化幅度,来评估性腺的功能。在幼儿中反复注射 hMG 引起的雌二醇反应是存在卵巢组织的一个可靠指标。

9. 孕激素与雌、孕激素撤退出血　妇科内分泌功能试验中应用最多的是孕激素与雌、孕激素试验。停经或闭经的患者初次就诊,不了解卵巢的功能时,可选用孕激素试验亦即黄体酮试验:肌内注射黄体酮 20mg/d,3 天,或口服甲羟孕酮 6mg/d,5 天,或口服地屈孕酮 20mg/d,10 天,或口服天然孕酮 200~300mg/d,10 天,停药后观察有无撤退出血。有撤退出血说明子宫内膜曾受雌激素的准备,而加用黄体酮使内膜转为分泌期后脱落出血如月经样。若无撤退出血,说明子宫内膜未受雌激素的准备或内膜有病变而无反应,应随即采用雌激素与黄体酮的人工周期。人工周期每日 E_2 2mg × 21 天,后 10 天加甲羟孕酮 6mg/d 或地屈孕酮 10~20mg/d。再有撤退出血,说明在外源性的雌、孕激素刺激下子宫内膜能反应,提示患者缺乏雌激素与孕激素,子宫与生殖道无异常。若仍无撤退出血说明子宫无内膜、或内膜可能对雌激素反应不良或内膜有病变对外源性雌、孕激素无反应,需加大雌激素剂量,每日结合雌激素 2.5mg 或戊酸雌二醇 8mg,后 10 天加甲羟孕酮 6mg/d 或地屈孕酮 20mg/d,如再无出血,可诊断为子宫性闭经。

(邓　姗　田秦杰)

第三节　基础体温测定

卵巢功能特点是以一个月经周期为一个单位,周期中每天都在不断地变化,周期与周期之间也常有所不同。卵巢功能失调的患者需要根据周期不同的时间选择进行检查。基础体温(basal body temperature,BBT)亦随卵巢激素的改变而改变。卵泡期基础体温低,黄体期孕酮作用于下丘脑温度中枢,使基础体温维持在稍高的水平。在正常月经周期中卵泡期基础体温低,至黄体期体温上升,称为双相体温,代表有黄体形成。若月经周期内无黄体形成,体温持续在相对低的水平,称为单相体温。测量基础体温方法简单,由患者自己进行,能长期坚持了解卵巢功能的改变,已被广泛应用,成为女性生殖内分泌学检查、诊断、治疗和科研方法中,尤其在不育诊治、异常子宫出血中方便、简单而重要的检查方法之一。

一、测量与记录方法

人的体温受体内外多种因素的影响。在睡眠 6~8 小时后,无任何干扰因素,如起立、行动、进食等,立即测量舌下体温,是基础状态下较为稳定与准确的体温。夜班工作者可于睡眠 6~8 小时后测量。

温度可用摄氏或华氏记录,一般均以摄氏体温记录表格中每小格应为正方形,且边长不<3mm,画出的曲线清晰,易于识别。若小格高度<3mm,画出的曲线扁而不能反映黄体期的上升幅度。

附: 基础体温测量法说明

基础体温可间接反映妇女卵巢功能,所谓基础体温即于休息 6~8 小时后,尚未起床、进食或谈话前所测的体温。生殖期正常妇女基础体温于经期后稍低,排卵日可能更低或不低,排卵后由于卵泡产生黄体,基础体温升高,直至下次经期又复下降。

测定基础体温可以了解有无黄体及黄体功能,从而了解有无排卵及估计排卵日期。对卵巢功能失调及不育等患者的诊断治疗及观察疗效甚为重要。请按说明及医嘱正确执行下列各项。

1. 置备一摄氏体温表,掌握读表方法,务求精确。

2. 将温度表放于床旁,每晚临睡前将水银柱甩低。

3. 每晨醒后,即刻测量舌下体温 5 分钟。如能于每晨固定时间(5~7 时)测温更佳。测温前严禁起床、大小便、吸烟、进食、谈话等,测量后将体温记入本表内。

4. 如有性生活,应于表内注明。

5. 感冒、饮酒、迟睡、失眠等情形,往往影响体温,应于备注项内写明,以作参考。

---

6. 周期中如有短暂下腹隐痛、阴道点滴出血、白带突增、性感增强或其他异常情况,均应于备注项内注明。

7. 检查、治疗、服药开始及停止日期,应于备注项内注明。

8. 每一月经周期使用一表格,自表格之左侧开始记载,并以′表示经期开始,全页表格可供三次周期之用。若无周期即连续记载。

图表用下列方式记载。

·表示体温。

⊙ 表示该日有性生活。

′ 表示经期:量多时记录为"××",量少时记录为"、、"。

– 表示症状检查及治疗开始。

– 表示停止治疗或停药。

举例如图 25-6。

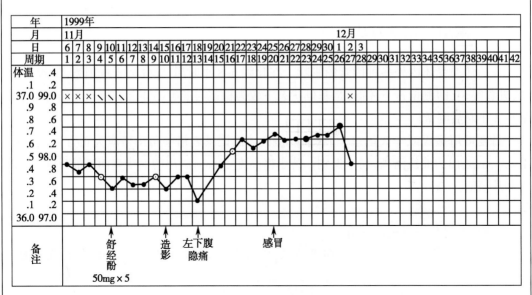

图 25-6　基础体温测量法说明

测量表上方应标明末次月经日期与下次月经第一日,这是一个月经周期的起始日期。从下次月经来潮前一日至体温上升日为该周期的黄体期。应标明起止日期与黄体期天数(图 25-6)。正常生殖期妇女卵泡期体温波动在 36.5℃上下,排卵日可达最低点,但并非每个周期都有最低点。黄体期上升 0.3~0.5℃,维持 12~16 天。这种前半段低、双相体温伴随月经者方能称为双相体温,若似双相而无月经来潮者不能作为双相体温。但在子宫性闭经而卵巢仍有排卵功能者除外。在卵巢有排卵功能而无子宫内膜或内膜已被病变破坏而无反应时,双相体温可以作为卵巢有黄体功能的证据。

二、基础体温的临床应用

(一)掌握排卵日

为避孕与不育需要掌握排卵日。单从体温改变只能粗略估计在体温上升前与后各 3~4 天可能排卵,但精子在宫颈内可存活 5~7 天,卵子一般存活 24 小时,治疗不育更需了解排卵的确切日期,排卵前一周到排卵后 2~3 天是容易受孕的时机。对照体温测定排卵前尿 LH 峰值(排卵试纸),峰值后 36 小时内排卵,较单从体温估计更为准确。从近排卵日开始测定尿 LH 可减少测定次数,抓住 LH 高峰日,能更准确地掌握排卵日期,增加避孕或受孕的机会。为不育患者及早知道怀孕的可能性,采取保胎措施避免流产(图 25-7)。

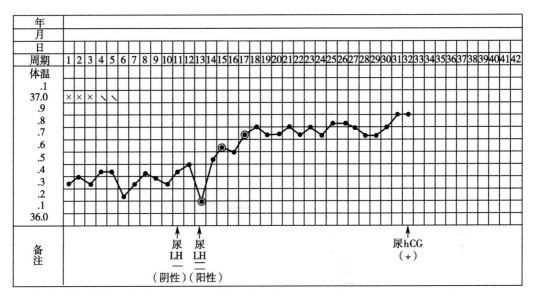

图 25-7 尿 LH 峰日及后 36 小时内性生活达到怀孕

(二)反映黄体功能及其准确性

基础体温不仅反映有无黄体,同时亦反映黄体功能。妇女的月经周期长短变异较大,卵泡期可长达数月,但黄体期相当稳定,均在下次月经前 12~16 天。若基础体温黄体期少于 10~12 天提示黄体功能不足。若反复多次黄体期少于 10 天,考虑黄体功能不足,需进一步检查。因单凭月经周期长短估计黄体期是不可靠的。若黄体期体温上升幅度不足 0.3~0.5℃亦属黄体功能不足。

测 BBT 对照子宫内膜检查与血孕酮测定反映黄体形成的准确率分别为 88.7% 与 96.7%。BBT 双相多数情况下已有排卵与形成黄体,但有时体温双相并不等于已有排卵,要注意排除药物引起的基础体温上升。如同样是孕激素,地屈孕酮不影响体温、不升高 BBT;而天然黄体酮与合成孕激素会影响体温中枢、升高 BBT。故要了解是否真的有排卵,使用

BBT 检测,如需使用孕激素,推荐使用地屈孕酮,不影响对结果的判断。有时卵泡未破而已有黄素化(luteinized unruptured follicle,LUF),基础体温亦可表现为双相,在腹腔镜下未见卵泡破口,卵泡液未流入腹腔。在正常周期的妇女中 LUF 的发生率约为 7%。正常生殖期妇女,黄体期长短亦不完全相同。正常黄体期为 12~16 天,少于 10~12 天时提示黄体功能不足,>20 天时应注意是否已早孕(图 25-8)。

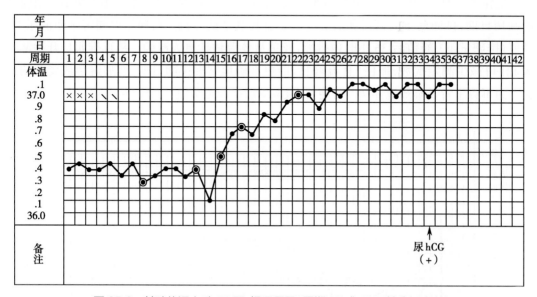

图 25-8　基础体温上升 22 天,提示早孕,周期 13 或 15 天性生活有效

黄体期末黄体退化与体温的关系亦尚无一致意见。生殖期年龄妇女多见典型的基础体温,月经来潮前一日或后 1~2 日下降,过早或延缓下降,提示黄体功能不足或黄体萎缩不全。

(三) 诊断早孕与推测预产期

为控制生育与在不育患者中诊断早孕十分重要。黄体期延长,基础体温不下降,早已被发现为早孕的现象。黄体期基础体温上升 20 天时即需进一步确诊是否早孕,体温升高、延长不降时需警惕怀孕的可能。月经失调的患者妊娠机会不多,流产可能亦较多,妊娠的早期诊断十分重要,可以及早采取必要的措施。但亦有报道黄体期最长 26 天并非妊娠。对于月经周期不准的妇女,产科在推测预产期时,可参考 BBT,结合性交时间作出较为准确的推测。

基础体温能否反映异常妊娠亦曾引起注意。有人认为妊娠时体温开始下降预示先兆流产,亦有在流产前数日发现体温已下降至卵泡期水平。应用体温下降的时期可以区别月经或流产,前者出血日或出血前后 1~2 天体温即下降,而后者在流产结束后方下降。有活跃绒毛存在时仍维持较高体温。

(四) 诱导排卵

在治疗无排卵的患者,以及无排卵异常子宫出血或不育患者诱导排卵时,需要了解治疗效果,是否已达到排卵十分重要,测量基础体温是简便而有效的方法,可长期测量。若用药后出现双相体温,患者自己从体温可以看到治疗效果,增加治疗信心。了解月经周期的变化可及时调整治疗措施,如采用克罗米芬诱导排卵时,若用 50mg/d×5 天无效,可改为 100mg/d×5 天。若出现双相体温,黄体期若正常,可继续用 100mg/d×5 天。用其他促排卵药物亦同样如此。诱导排卵时若无体温指导,则难以判断有无效果。

(五) 协助诊断出血类型

在不规则阴道出血的患者中,根据诉说的出血时间常难于区分出血与月经周期的关系。排卵障碍性异常子宫出血目前分为无排卵、稀发排卵与黄体功能不足三大类。应用基础体温测定可以了解月经周期全貌。在有排卵的出血患者中,尤其当患者周期长短不一时,什么时候是出血,什么时候是月经,没有基础体温的对照,常只能推测,因而不能准确地掌握出血与月经关系的规律。有排卵的黄体功能不足性子宫出血类型比较多:有在月经后出血,有在月经前出血,或在全周期中持续或不规则出血。有在月经中期出血,是排卵引起的出血还是凑巧在月经中期排卵的时间出血、实际根本没有排卵,有基础体温对照可以一目了然,再结合其他各项检查可以明确诊断并寻找不同类型的规律,并对治疗的选择有指导意义。

(六) 反映低热

某些低热患者自己并无症状,可能先反映在基础体温的曲线上,表现为卵泡期基础体温基线在 36.5℃ 以上,或黄体期体温高于 37.0℃。若黄体期体温高于 37.0℃ 即应视为有低热而需寻找低热的原因。在妇科内分泌患者中需考虑盆器结核与子宫内膜异位症,然后进一步确诊。正常黄体期基础体温均在 37.0℃ 以下,低热时因黄体期较卵泡期基础体温高,从而低热仅表现在黄体期。患者服避孕药或孕激素制剂时基础体温基线亦高,应注意区分。

(七) 疗效的观察

妇科内分泌治疗的特点在于掌握周期规律和了解治疗后所起调节或抑制的作用。多年来妇科内分泌治疗水平不能提高的原因之一在于不能准确掌握周期规律,单凭一般月经日期推算,不能长期系统地了解治疗后卵巢功能的反应。根据体温的观察可以协助掌握周期规律,通过体温的反应可以分析治疗后所起的作用,吸取成功与失败的经验,提高妇科内分泌治疗水平。当试用某些治疗方法时基础体温记录亦大有帮助。

应用排卵药物诱导排卵是否有效,必须有观察疗效的指标,无效需修改剂量或改用其他方法。基础体温测定可长期应用,由患者自己测量,简便,易行,是最能反映诱导排卵疗效的指标之一。同时患者可主动参加治疗的过程。

除诱导排卵需观察疗效外,有时不规则出血是否有病变或用药撤退出血,即便无体温记录而将出血标记在基础体温纸上,常有助于分析出血原因。如某些出血患者黄体撤退时,是撤退出血还是病变出血,难以区分,尤其出血时间较久,可用基础体温纸记录出血多少与时间可有助于诊断,是否采取等待观察或加用其他药物。

某些月经延长的患者,疗效较慢,不易被患者体会,可用记录确切日期,若出血日期不断减少,可使患者坚持治疗达到痊愈。

总之,基础体温测定在生殖内分泌疾病治疗中占有十分重要的地位,其缺点是影响体温因素多,有时波动大,反映的情况比较粗糙,并且通常是回顾性分析用,前瞻性指示效果较差,需配合其他检查,但重要的是看BBT的一个大的变化趋势,不必纠结于单日的体温变化,BBT测定仍是了解卵巢功能的基本方法之一。

第四节　宫颈黏液检查

一、宫颈的生理与病理改变

宫颈管长约3~4cm,宫颈管内膜有柱状上皮与纤毛上皮。月经后黏液量很少,混浊而黏稠,至排卵前约4~5天,在雌激素升高的影响下宫颈口开大,柱状上皮分泌大量稀薄透明的黏液,拉丝力长,在排卵前1~2天达高峰。这些黏液为糖蛋白,成条状平行排列,易于精子上游(图25-9),放在涂片上干燥后在低倍镜下可见大小不等的羊齿状结晶(图25-10)。颈管内腺体同时形成大小不等多个小囊。排卵后形成黄体,分泌孕酮。孕酮使分泌量减少变为黏稠,拉丝力短,黏液结构交叉排列,精子难以上游。在涂片上干燥后见大量椭圆形物体(图25-11),亦可夹有少量结晶。

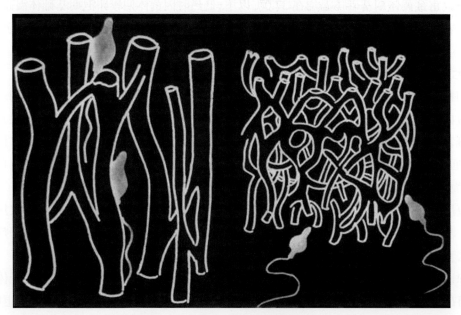

图25-9　精子在宫颈黏液中上游
左:雌激素影响下,透明的黏液精子易上游;右:孕激素影响下,黏稠黏液精子不易上游。

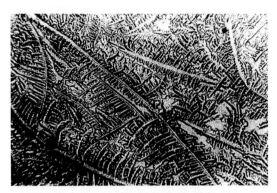

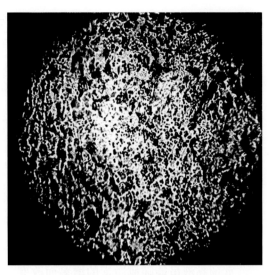

图 25-10 排卵期宫颈黏液羊齿状结晶　　　　　图 25-11 黄体期宫颈黏液

　　宫颈黏液在排卵期的特点是含有大量的水分约 95%~98%,尚有糖蛋白平行地排列在黏液内,使精子能顺管道上行。其他尚有无机盐如氯化钠及少量钾、镁、钙、铜、磷等。结晶的形成与蛋白、钠及钾有关。结晶现象在其他体液内亦有。在宫颈中由于它随雌激素的周期改变,在排卵期有特殊的表现与功能,使它在不育的临床工作中占重要的地位。

二、宫颈黏液检查

　　采取宫颈黏液时先用窥器暴露宫颈,用棉球轻轻擦去宫颈表面及外口周围的分泌物。用 1ml 空针连接无创伤性软塑料管进入宫颈管,或用钳夹黏液。放入颈管时,动作务必要轻,避免创伤出血。血液可影响结晶的形成而影响检查结果。进入宫颈外口后即吸取黏液,同时进入颈管,应保持在颈管内口之外。外口至内口深约 2.5cm。吸取黏液时保持负压直至取出颈管。取出时黏液管口外带出的黏液可用剪刀剪断,将少许黏液放玻璃片上测量拉力长度,排卵期拉力可长达 10~20cm。然后将黏液铺平于玻璃片上,放热源上烤干即可观察结晶的形态。结晶可分为三类:粗大的为Ⅰ型,细小的为Ⅲ型,介于两者之间的为Ⅱ型。一般Ⅰ型的黏液涂片中心为Ⅰ型结晶,两旁或黏液少的部位有Ⅱ型及Ⅲ型结晶;Ⅱ型的涂片无Ⅰ型结晶但可有Ⅲ型结晶;Ⅲ型的涂片全部为Ⅲ型结晶。以最大结晶衡量结晶水平。排卵后,宫颈腺体受孕酮影响多于雌激素而表现为椭圆形物体,有时夹有少许结晶。

　　从宫颈黏液在卵泡发育到排卵前的改变,在自动排卵或诱导排卵的周期中可以估计卵巢内卵泡逐渐成熟,分泌雌激素增多达排卵前期。宫颈黏液上述情况的改变,在不育患者中起着十分重要的作用。评价宫颈黏液可采用 Insler 评分法(表 25-5)。

表25-5　宫颈黏液评分表

	评分			
	0	1	2	3
黏液量	极少	少量黏液由宫颈口流出	透明的黏液由宫颈口滴下,很容易从宫颈管取出	大量黏液挂在宫颈口外
拉丝	<1cm	拉力为宫颈口至阴道口1/4距离>4cm	拉力为宫颈口至阴道口1/2的距离>8cm	拉力可从宫颈口至外阴口>10cm
结晶	无结晶形成主要为椭圆体	少量细小Ⅲ型结晶	中等量Ⅱ型结晶	Ⅰ型粗大结晶
宫颈	黏膜淡粉色外口仅能容一小棉棍,关闭	关闭	黏膜粉色,外口张开,容易的能容一棉棍伸入颈管	黏膜充血,外口大张开
总分	0~3分	4~7分	8~10分	10~12分

　　宫颈黏液虽能随雌激素的增多而改变,但并不与体内雌激素水平平行。如Ⅰ型结晶时的雌激素水平有很大的差别。在雌激素十分低落的闭经患者中,给予小量雌激素即能使宫颈黏液变稀薄,量多而出现Ⅰ型结晶,但并不代表已达排卵前期。临床一般不用宫颈黏液结晶衡量雌激素水平。在经前或闭经患者中有时可见宫颈口呈瞳孔样改变,即颈管内见到黏液透明如瞳孔样,说明宫颈黏液单受雌激素的改变。

　　若宫颈黏液异常可表现为量少与质黏稠、色黄及细胞多。这样的黏液将影响交媾后精子的活动与存活而造成不育。

第五节　阴道脱落细胞涂片细胞学检查

一、阴道脱落细胞分层

　　阴道上皮为鳞状上皮,细胞亦随卵巢激素周期的影响而周期地改变。生育年龄妇女阴道上皮细胞分为三层,见图25-12。

(一) 底层细胞

　　又可分为内底层与外底层。内底层为阴道上皮最底层的细胞,细胞呈圆形,约为多核白细胞的4~5倍,胞质深蓝色,核居中直径与胞质相等;外底层在内底层之上,细胞呈圆形或椭圆形,比内底层稍大,胞质增多约2~3倍于核的直径。

(二) 中层细胞

　　由外底层发展为中层细胞过渡到表层,进一步可分为小中层与大中层。细胞形态多样,呈船形,比外底层大,胞质量明显增多呈蓝色;亦有呈多边形大块,形似表层细胞,但核较小

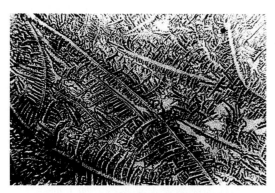

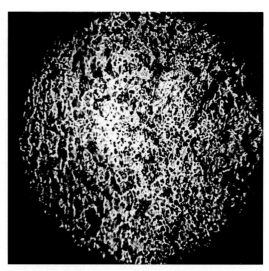

图 25-10　排卵期宫颈黏液羊齿状结晶　　　　图 25-11　黄体期宫颈黏液

　　宫颈黏液在排卵期的特点是含有大量的水分约 95%~98%,尚有糖蛋白平行地排列在黏液内,使精子能顺管道上行。其他尚有无机盐如氯化钠及少量钾、镁、钙、铜、磷等。结晶的形成与蛋白、钠及钾有关。结晶现象在其他体液内亦有。在宫颈中由于它随雌激素的周期改变,在排卵期有特殊的表现与功能,使它在不育的临床工作中占重要的地位。

二、宫颈黏液检查

　　采取宫颈黏液时先用窥器暴露宫颈,用棉球轻轻擦去宫颈表面及外口周围的分泌物。用 1ml 空针连接无创伤性软塑料管进入宫颈管,或用钳夹黏液。放入颈管时,动作务必要轻,避免创伤出血。血液可影响结晶的形成而影响检查结果。进入宫颈外口后即吸取黏液,同时进入颈管,应保持在颈管内口之外。外口至内口深约 2.5cm。吸取黏液时保持负压直至取出颈管。取出时黏液管口外带出的黏液可用剪刀剪断,将少许黏液放玻璃片上测量拉力长度,排卵期拉力可长达 10~20cm。然后将黏液铺平于玻璃片上,放热源上烤干即可观察结晶的形态。结晶可分为三类:粗大的为 I 型,细小的为 III 型,介于两者之间的为 II 型。一般 I 型的黏液涂片中心为 I 型结晶,两旁或黏液少的部位有 II 型及 III 型结晶;II 型的涂片无 I 型结晶但可有 III 型结晶;III 型的涂片全部为 III 型结晶。以最大结晶衡量结晶水平。排卵后,宫颈腺体受孕酮影响多于雌激素而表现为椭圆形物体,有时夹有少许结晶。

　　从宫颈黏液在卵泡发育到排卵前的改变,在自动排卵或诱导排卵的周期中可以估计卵巢内卵泡逐渐成熟,分泌雌激素增多达排卵前期。宫颈黏液上述情况的改变,在不育患者中起着十分重要的作用。评价宫颈黏液可采用 Insler 评分法(表 25-5)。

表 25-5 宫颈黏液评分表

	评分			
	0	1	2	3
黏液量	极少	少量黏液由宫颈口流出	透明的黏液由宫颈口滴下,很容易从宫颈管取出	大量黏液挂在宫颈口外
拉丝	<1cm	拉力为宫颈口至阴道口 1/4 距离 >4cm	拉力为宫颈口至阴道口 1/2 的距离 >8cm	拉力可从宫颈口至外阴口 >10cm
结晶	无结晶形成 主要为椭圆体	少量细小Ⅲ型结晶	中等量Ⅱ型结晶	Ⅰ型粗大结晶
宫颈	黏膜淡粉色外口仅能容一小棉棍,关闭	关闭	黏膜粉色,外口张开,容易的能容一棉棍伸入颈管	黏膜充血,外口大张开
总分	0~3 分	4~7 分	8~10 分	10~12 分

宫颈黏液虽能随雌激素的增多而改变,但并不与体内雌激素水平平行。如Ⅰ型结晶时的雌激素水平有很大的差别。在雌激素十分低落的闭经患者中,给予小量雌激素即能使宫颈黏液变稀薄,量多而出现Ⅰ型结晶,但并不代表已达排卵前期。临床一般不用宫颈黏液结晶衡量雌激素水平。在经前或闭经患者中有时可见宫颈口呈瞳孔样改变,即颈管内见到黏液透明如瞳孔样,说明宫颈黏液单受雌激素的改变。

若宫颈黏液异常可表现为量少与质黏稠、色黄及细胞多。这样的黏液将影响交媾后精子的活动与存活而造成不育。

第五节 阴道脱落细胞涂片细胞学检查

一、阴道脱落细胞分层

阴道上皮为鳞状上皮,细胞亦随卵巢激素周期的影响而周期地改变。生育年龄妇女阴道上皮细胞分为三层,见图 25-12。

(一) 底层细胞

又可分为内底层与外底层。内底层为阴道上皮最底层的细胞,细胞呈圆形,约为多核白细胞的 4~5 倍,胞质深蓝色,核居中直径与胞质相等;外底层在内底层之上,细胞呈圆形或椭圆形,比内底层稍大,胞质增多约 2~3 倍于核的直径。

(二) 中层细胞

由外底层发展为中层细胞过渡到表层,进一步可分为小中层与大中层。细胞形态多样,呈船形,比外底层大,胞质量明显增多呈蓝色;亦有呈多边形大块,形似表层细胞,但核较小为圆形。

(三) 表层细胞

为成熟的鳞状上皮细胞,体积大而扁平,呈多边形,胞质多而透明,呈红或绿色,核小或固缩,结构不清楚,染色深,称核致密表层细胞。

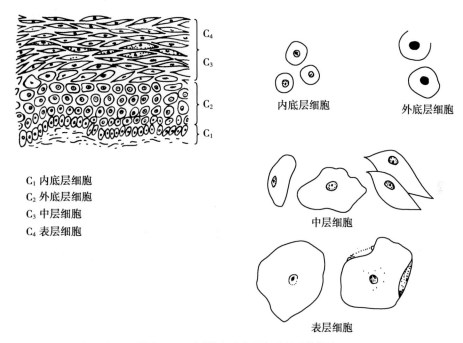

C₁ 内底层细胞
C₂ 外底层细胞
C₃ 中层细胞
C₄ 表层细胞

图 25-12　阴道上皮各层细胞及其排列

雌激素能使阴道上皮细胞增殖变厚,由底层细胞发展为中层细胞,最后为成熟的表层细胞。孕激素不能使阴道上皮细胞增殖,排卵后在雌激素准备的基础上,孕激素使细胞堆集边缘皱褶。雄激素能使底层细胞增殖变为中层细胞,但不能使中层进一步发展为表层细胞。唯独雌激素能使底层细胞发育至成熟的表层细胞,从而反映雌激素水平,但需注意有时是几种激素的混合影响。雌激素通过阴道黏膜的反应,需要 2~3 天的时间,是一种间接的了解,有一定的局限性。当阴道有炎症、子宫出血、性生活、冲洗及上药等时,均可影响阴道上皮细胞的反应而影响反映雌激素的结果。

二、阴道涂片采取法

采取阴道脱落细胞涂片的理想部位为阴道上段侧壁,该处受干扰少,细胞比较新鲜。阴道后穹窿的细胞可来自宫腔、宫颈,不能真实地反映阴道上皮细胞。未婚患者可用卷紧的盐水棉签,伸入阴道侧壁涂抹采取,防止棉花脱落在阴道内。取标本后将阴道上皮细胞均匀地涂平在玻片上易于计算,切勿来回涂抹以免细胞破坏。然后放入 95% 酒精或滴 95% 酒精及乙醚各半的混合液数滴固定,目前均采用巴氏(Papanicolaou)染色法,在显微镜下计数 100 个不同层的细胞。

三、临床应用

(一) 阴道细胞成熟指数

以往采用不同的细胞形态反映雌激素水平,如核致密指数、嗜伊红细胞指数(不包括绿色细胞)等,现已通用细胞成熟指数能较好地反映雌激素的不同水平。

阴道细胞成熟指数表示法:底层细胞数/中层细胞数/表层细胞数。当细胞数向左移为雌激素水平低落,向右移为雌激素水平上升,用"低落"与"影响"分为 7 级:表层细胞占 90% 以上为高涨。

(1) 表层细胞占 60% 以上 ~90% 为高度影响。

(2) 表层细胞占 15% 或 20%~60% 为中度影响。

(3) 表层细胞占 1%~15% 或 20% 为轻度影响。

(4) 以中层细胞为主,无表层细胞及少量底层细胞为轻度低落。

(5) 中层细胞与底层(外底层)细胞约各半为中度低落。

(6) 以底层细胞为主为高度低落。

根据不同情况,如雌激素低落者将底层细胞再分为内底层与外底层;或雌激素水平上升时将中层细胞分为小中层或大中层,更进一步地说明向左或向右的倾向。

偶有涂片内细胞既有表层又有中层或底层细胞,称为混合型涂片,需根据临床情况加以分析。当胞质破坏而只剩裸核,且涂片内合并大量的乳酸杆菌时,就不能区分是哪一级的雌激素影响,据临床观察可粗略估计在轻度影响水平。

(二) 正常值

女性一生中雌激素水平的改变同样反映在阴道细胞上。幼年与儿童期为低落水平,青春期逐渐上升至初潮可达中度影响。在生育期有月经周期时随周期而改变,月经前后表现为轻度影响或轻度低落,排卵期达中高度影响,绝经后雌激素低落,涂片细胞为底层细胞。

(三) 阴道细胞涂片的病理改变

当阴道涂片细胞与正常应有的雌激素水平不一致时(或低或高),应进一步分析其原因。如儿童阴道出血,阴道细胞表现中高度影响,应考虑为性早熟(真性或外源性);若低落,需寻找出血其他原因。生育期妇女黄体期阴道细胞应为细胞堆积皱褶,而表现为雌激素水平中高度影响时应疑为无排卵或经前综合征等,应进一步确诊;闭经患者不同的阴道细胞反映不同水平的卵巢功能;绝经后阴道细胞涂片应为低落,若为中高度影响时应疑有分泌雌激素的肿瘤等。

（四）治疗中的随诊

在真性性早熟儿的孕激素治疗中,定期行阴道涂片,随诊雌激素水平是否已降至低落水平并根据雌激素水平调整孕激素剂量。小儿取片无痛苦。

阴道脱落细胞检查方法简单,虽精确度不如血中的测定,但能反映一定的雌激素水平,且费用低,是内分泌临床的基本检查方法之一。若无激素测定的条件时,可采用阴道细胞涂片大致了解雌激素水平,但不能用以监测排卵。临床应用仍有它一定的地位。

第六节　宫腔镜检查和治疗

宫腔镜检查(hysteroscopy)是内镜检查的一种,可直接观察宫腔与内膜病变,并进行诊断与治疗。

一、宫腔镜检查的适应证及禁忌证

（一）适应证

1. 了解异常子宫出血或绝经后出血的原因　疑有宫腔息肉、黏膜下子宫肌瘤,子宫颈管癌、子宫内膜腺癌、绒癌、残存葡萄胎或胎盘残留等,经一般检查而不能确诊者。

2. 痛经、不育、习惯性流产并疑有子宫畸形或宫腔粘连。

3. 计划生育的应用　如处理迷失或残留的宫内避孕器,进行输卵管栓堵绝育。

4. 幼儿阴道内异物取出

5. 生殖道畸形诊治,如阴道斜隔的治疗。

6. 子宫内膜增生的定期活检或随诊。

（二）禁忌证

1. 盆腔急性感染。

2. 子宫出血较多或正值月经期,特殊情况,如紧急止血,可进行。

3. 妊娠期。

4. 患有严重的心肺血管疾病。

5. 近期有子宫损伤史,如子宫穿孔或剖腹取胎(取子)术后。

宫腔镜可诊断宫腔内疾病,不能显示宫腔外病变。B超检查可显示盆腔及子宫病变,但不能观察宫腔内微细病变及进行活检。两者联合应用,当膀胱充盈及膨宫液充满宫腔时,形成膀胱与宫腔双重透声窗,能清楚看到子宫的轮廓及宫腔全貌,在B超监视下行宫腔镜手术,手术成功率高,对黏膜下肌瘤,可了解其侵入肌层的深度,预防剔除肌瘤时子宫穿孔。

二、宫腔镜检的并发症及预防措施

宫腔镜检手术较小,并发症并不多见,但若未能很好掌握适应证及并发症,操作时大意或粗暴均可造成损伤,常见并发症如下。

(一) 子宫穿孔或损伤出血

常见损伤出血为颈管损伤出血;子宫穿孔虽不多见,但屡有报道。操作宜谨慎,子宫穿孔可以尽量避免。

子宫渗血多而面积较广时,可置入 30ml 的 Foley 尿管,球囊注水 10~30ml,机械性压迫止血,效果较满意,术后观察 5~6 小时视出血情况取出,一般放置 12~24 小时可充分止血。

在操作困难的宫腔镜检查中,在腹腔镜监视下进行更为安全。若术中可疑发生子宫穿孔时,应立即停止操作,密切观察,必要时行腹腔镜检查或开腹手术了解损伤情况。

(二) 术中及术后感染

在严格无菌操作下,一般可以避免感染。但有时生殖道炎症尚未控制或阴道有长时间出血未经抗感染治疗而进行镜检,将导致发生或引发感染甚至扩散。感染较重时可伴发腹痛、发热及白细胞升高,需选用敏感的抗生素控制感染。一般情况下可用广谱抗生素如头孢类,加上抗厌氧菌的药物如替硝唑、甲硝唑等及早控制感染。

(三) 腹痛

膨宫液体介质溢入腹腔引起腹痛,一般情况下不需处理,常于术后 1~2 小时自行缓解。若因膨宫液溢入腹腔较多,刺激较重,引起腹痛不能缓解时,可行后穹窿穿刺术将液体抽出减少刺激缓解腹痛。

但需指出,术后发生严重腹痛时,首先应排除子宫损伤的可能后方可按上述方法处理。

(四) 过敏反应

当选用的膨宫介质内有右旋糖酐成分如 32% 右旋糖酐时,有时可发生过敏反应。因此对有药物过敏史的患者,术前应先行膨宫液过敏试验。方法:以生理盐水稀释 5 倍,皮内注射 0.1ml,15 分钟后判断有无过敏反应。

(五) 气栓发生

使用液体膨宫介质时,在进入宫腔检查前,应细心排除气泡。在应用 CO_2 作为膨宫介质时,需警惕气栓的发生,特别是在有宫腔出血的患者,当出血较多,血管扩张时,应用 CO_2 气加压后可能进入血管而发生气栓,因此在宫腔出血较多时,禁行宫腔镜,出血本身将使视野模糊影响诊断；若必须行镜检时则应避免以 CO_2 气作为膨宫介质。

一旦气栓发生是十分严重的并发症，应立即停止操作并予以吸氧，请有关科室会诊，紧急处理。

（六）过度水化综合征

这是由于大量灌流液进入血液循环，导致血容量过多，电解质失去平衡引起的全身一系列症状。如急性左心衰竭、肺水肿、脑水肿、低钠血症，严重者可致死亡。一旦发现应立即停止手术，请有关单位协同抢救处理。预防方法：术中尽量采用低压灌洗，液体负欠量达1 000ml 时应停止手术，手术时间控制在 1 小时以内。

三、宫腔镜治疗术

（一）子宫内膜息肉

可用环状电极切除、取出。多发性息肉在全面刮宫基础上，再单个夹取息肉。也可旋切去除。

（二）子宫黏膜下肌瘤

1. 脱出宫颈口的肌瘤，瘤蒂位于颈管以上者，经宫腔镜定位后可用卵圆钳或弯血管钳挟蒂后扭下。

2. 位于子宫腔内的有蒂肌瘤，可在宫腔镜直视下用电切环、剪刀或金属套圈断蒂后取出。

3. 体积大，蒂宽或无蒂者，需作宫腔镜电切术，将其切碎后取出。

（三）宫腔粘连

多由宫腔手术、炎症或结核引起。分为内膜、肌纤维、结缔组织不同程度的三种粘连。宫腔内粘连以微型剪刀分离。较厚的粘连可电切分离，术后放置宫内节育器或球囊隔离3 个月，预防再次粘连，同时予以雌激素治疗 3 个月，促使内膜修复。然后取出避孕环、促进怀孕生育。

（四）子宫中隔

在腹腔镜监视下作宫腔镜电切或剪开中隔。术后预防粘连，方法同上所述。残留中隔<1cm 无明显临床意义。

（五）子宫内异物

宫腔内异物有宫内节育器及其断段、碎片、胎儿骨片、丝线结头、复孕术后输卵管内支架物、扩张宫颈口的海藻棒等。宫腔镜下定位，在直视下用相应的钳子或剪刀等取出异物。

（六）子宫内膜切除术或内膜消融术

对于月经量过多、已完成生育目标、不愿意切除子宫的患者,或者有其他疾病导致月经出血过多、无根治方法的患者,必要时可采用子宫内膜切除术或内膜消融术,去除子宫内膜,达到减少出血或闭经的目的。

（七）阴道斜隔切除术

对诊断明确的阴道斜隔患者,尤其是有梗阻症状的青少年患者,可采用经阴道的宫腔镜阴道斜隔切开、切除术,损伤小,不损伤处女膜。

第七节　腹腔镜检查

自 1953 年引入光导纤维冷光源腹腔镜检查(laparoscopy)以来,能有效且直接检查盆、腹腔内疾病,使妇产科范围内在诊断与治疗疾病中又开辟了一项先进的技术,目前已成为诊治妇科疾病中一项不可缺少的常规手术,而且仍在不断发展中。

一、腹腔镜技术在妇产科应用的适应证

1. 异位妊娠。
2. 子宫内膜异位症。
3. 妇科良性及恶性肿瘤。
4. 原发或继发性不孕。
5. 盆腔包块。
6. 不明原因下腹急性或慢性疼痛。
7. 妇科内生殖器炎症、药物治疗效果不佳的盆腔脓肿。
8. 妇科生殖内分泌和性腺疾患。
9. 内、外生殖器畸形。
10. 计划生育等。

二、腹腔镜手术的禁忌证

1. 严重的心血管疾患和心功能障碍。
2. 肺功能低下。
3. 弥漫性腹膜炎。
4. 凝血机制障碍或血液病。

5. 身体衰竭,大量腹腔积液。

6. 多次肠道手术或严重粘连手术史。

7. 有其他较严重的内科疾患如肝炎、甲亢、糖尿病等。

8. 腹部包块过大。

9. 各类疝气。

三、腹腔镜检技术在各种妇科疾患的应用

(一) 腹腔镜检技术在异位妊娠的应用

当临床诊断输卵管妊娠不十分明确时,腹腔镜直视下可立刻明确诊断,同时可进行手术治疗。治疗可采用输卵管切开取胎术或输卵管切除术。

(二) 腹腔镜检技术在子宫内膜异位症的应用

腹腔镜检查是诊断子宫内膜异位症的金标准。

1. 子宫内膜异位的浅表病灶可以切除或用电凝、激光、微波烧灼,并分离盆腔粘连。

2. **卵巢巧克力囊肿的处理**　穿刺囊肿确诊后,按卵巢良性囊肿作囊肿剥除术或切除术,如囊肿四周粘连,分离困难时,可将囊壁切除同时行开窗术。并自此窗口以激光或电凝烧灼留下的囊内壁。

(三) 腹腔镜在内分泌疾病中的应用

1. **腹腔镜下性腺分类**　在内分泌疾病范围,虽有激素测定了解卵巢功能,有时仍需直接观察性腺,腹腔镜下可将性腺归纳为以下 9 种性腺。

(1) 正常卵巢:外观粉白色,大小 3cm×2cm×1cm~4cm×3cm×1cm,表面稍不平,活检后显微镜下可见不同生育期的卵泡,有时有黄体。

(2) 条索状性腺:在卵巢部位有灰白色条状或稍突起的条索状纤维组织,长约 2~3cm,宽<0.5cm。多数两侧表现一致,亦有双侧不完全一致,表现各异。可见于 Turner 综合征、单纯性性腺发育不良等,活检见几个始基卵泡外,其他均为波浪式纤维组织。

(3) 小卵巢:小于正常卵巢,大于条索状性腺,体积<3cm×2cm×1cm,宽>0.5cm。显微镜下可见有少数发育的卵泡,其他均为波浪式纤维组织。

(4) 萎缩型卵巢:此类卵巢具有明显的外观特征,较正常卵巢小,白色,皱纹多,形成小分叶状,有时如核桃样高低不平,外缘有时呈锯齿状。常见于卵巢功能早衰和绝经后妇女,活检无始基卵泡、皮质极薄,仅见纤维组织,有时有片状血管玻璃样变。

(5) 硬化性多囊性卵巢:此类卵巢亦有外观特征,包膜灰白增厚,上有很多毛细血管,膜下有多个囊状滤泡。卵巢大小不一,比正常大或小,双侧并不一致,均属多囊卵巢综合征患者。亦可见于雄激素过多的 CAH 患者。

(6) 卵睾:此类性腺亦具有外观特征,在外观正常卵巢外侧远端表面有界限清楚发亮的

圆形灰色或紫色软组织突起。突起的直径0.2~1.5cm,突起部为睾丸组织。

(7)混合性性腺发育不全:腹腔镜下左侧条索状性腺,另一侧可为发育不全的睾丸,外观灰白色,表面光滑,比条索状性腺大,约1cm×1cm×1.5cm,符合混合性性腺发育不全。

(8)性腺肿瘤:性腺可呈条索状、小结节状或增大形成肿物。

(9)睾丸:腹腔镜下为白色、表面光滑、灰白色性腺,附近可有附睾与输精管。可位于腹腔,也可位于腹股沟、大阴唇内。

2. 性发育异常患者腹腔镜检查与治疗的指征

(1)真两性畸形的诊断与治疗:患者可用腹腔镜观察性腺,留取活检,送病理检查,切除与社会性别不同的性腺,保留与社会性别相同的性腺。

(2)含有Y染色体的、按女性生活的性腺发育异常患者因性腺发生肿瘤的风险增加,均应手术或腹腔镜下切除性腺。

(四)腹腔镜检技术在妇科肿瘤的应用

1. 良性卵巢肿瘤　对良性卵巢囊肿如单纯性囊肿、卵巢冠囊肿或囊性成熟畸胎瘤,可作囊肿剥出术。切开卵巢包膜2~3cm(注意不切破囊肿壁),由此处逐渐剥离囊肿,行囊肿穿刺,将囊液冲吸干净,取出并止血,卵巢切口一般不须缝合。对良性卵巢囊腺瘤,需作卵巢切除术时,可夹凝卵巢韧带后剪断,由正中向侧方一段段凝切卵巢系膜血管,直至游离卵巢后取出,并需探查对侧卵巢。

2. 恶性卵巢肿瘤　应根据大体外观或组织活检明确恶性肿瘤的诊断,并应鉴别卵巢原发癌或转移癌。了解卵巢癌的分期,根据临床分期、肿瘤种类及病理分化,确定术前是否化疗及手术方案。腹腔镜检尚可用于卵巢癌治疗过程中的病情监测。

3. 子宫肌瘤　腹腔镜下可行肌瘤摘除术或子宫全切术。浆膜下或浆肌层中小型肌瘤,用激光或电刀切下瘤蒂,或切开肌瘤包膜后,逐步剥离肌瘤后扭出,创面烧灼止血。如肌瘤较大且深,须缝合肌层。大肌瘤可经肌瘤钻粉碎取出。

如行子宫全切术,其步骤与剖腹手术不同之点在于主要韧带及阴道切口是经阴道处理。子宫动脉等血管则以双极电凝或缝扎处理。并以激光或电刀代替冷刀进行操作。切除子宫经阴道残端取出。其优点是手术切口小,干扰肠道少,术后恢复快。

(五)腹腔镜检在不孕中的应用

直接观察内生殖器外形及相互关系,周围有无粘连,镜下可分离粘连,并对病变活检或烧灼。对常见的子宫内膜异位症病灶或巧克力囊肿进行烧灼或剥除,增加妊娠概率。

了解卵泡发育及排卵情况,有无排卵裂孔,黄体或多囊卵巢,以便采取相应措施。

直视下了解输卵管通畅情况,观察输卵管形态,有无粘连及阻塞部位,并在可能范围内改善输卵管通畅度,必要时作输卵管伞端造口术。即自阴道通入亚甲蓝液,使阻塞的输卵管末端膨大,以激光、微波或电刀作X形切口,切开伞端,放出亚甲蓝液,确认通畅后,用低功率激光或电凝烧灼伞端附近浆膜面,使伞部收缩而外翻或细线缝合。对拟行IVF-ET的患者,因输卵管积水会影响 IVF-ET 成功率,可行积水端造口,近端切断或结扎,或患侧输卵管切除。

(六) 腹腔镜检技术在炎性疾患的应用

对于急性或慢性腹痛患者,腹腔镜下明确盆腔炎症的诊断后,慢性炎症可作粘连分离术,急性炎症可送细菌培养及活检,了解感染性质。如有脓肿形成可切开炎性包块排脓,冲洗并引流。

(七) 腹腔镜技术在生殖器畸形的应用

先天性无阴道伴周期性腹痛及包块,镜检可鉴别是子宫内膜异位症伴发卵巢巧克力囊肿,或为发育不良子宫内有积血。子宫造影诊断子宫畸形的病例,有时不能完全鉴别是纵隔子宫,双角子宫或双子宫时,须通过腹腔镜明确畸形类型,有助于制订子宫整形术的方案。

(八) 腹腔镜技术在计划生育的应用

腹腔镜下可完成输卵管绝育术、异位节育环取出术、子宫穿孔修补术等。

四、妇科腹腔镜手术常见的并发症及处理

(一) 血管损伤

有三种类型:腹壁血管损伤,腹膜后大血管损伤和脏器血管损伤。大血管损伤应立即开腹手术,修补血管;小血管损伤可用电凝、激光或局部压迫止血。

(二) 肠管损伤

可能机械伤或烧灼伤,如情况轻,可严密观察,保守处理,如有明显损伤者,应立即修补缝合或作部分肠切除术;如为气腹针损伤可观察,套管针损伤则将针留原位作标记进行肠修补。

(三) 膀胱或输尿管损伤

膀胱损伤,如破口不大,可置保留尿管,促使自行愈合;如为机械伤,术中常立即发生漏尿,需要缝合。输尿管烧灼伤常在术后 5~10 天出现腰痛、发热、漏尿症状,视病情插入输尿管导管保守治疗或开腹作修补手术。

(四) 心肌缺氧、心搏骤停

此并发症较罕见,但一旦发生十分危险。应停止麻醉,保持呼吸道通畅,急救措施为加压输氧,排空气腹,请有关科室协同抢救,如自体外或开胸作心脏按摩,心内注射肾上腺素等。

（五）气体栓塞

由于气体进入血管引起,亦属少见,一旦发生应停止气腹,使患者左侧卧位,抬高右肩,以免大量气体进入肺动脉,造成大面积的肺栓塞。以长针穿出右心气体,并加压给氧,同时请有关科室协同抢救。

第八节　子宫内膜活检与诊断性刮宫

子宫内膜在卵巢周期中受雌、孕激素的影响亦随之而改变。不同时期采取内膜,即可反映激素对内膜的不同影响,进而反映卵巢的周期功能。正常月经周期共分三期:卵泡期、黄体期与月经期。正常月经周期为 28 天,其中尤以卵泡期变异较大,月经周期延长主要是卵泡期延长。

一、子宫内膜活检

是以刮齿、负压小管或子宫内膜取样器进入宫腔刮取数条内膜或细胞作病理检查。

（一）适应证

1. **了解有无排卵、评估黄体功能**　了解有无排卵,在来经 12 小时内,内膜破坏尚少,反映晚期分泌期者为良好黄体功能;若为增殖期或单纯增生,为无排卵周期。若经前 1~2 天,内膜有中期分泌期内膜可能黄体功能不足。内分泌情况取内膜必须了解前次与下次月经出血日期、闭经及 / 或用药日期,否则难以评估内膜的结果。内膜病理报增殖期,只说明受雌激素影响,不说明其他情况。现多可通过基础体温测定了解排卵及黄体功能,不建议使用内膜活检评价排卵或黄体功能。

2. **了解出血原因**　卵巢排卵障碍性子宫出血,内膜检查有助于协助诊断,正常月经周期内膜经孕酮的改变后经期 3 天内内膜已大片脱落,月经延长时出血第 5 天取内膜若仍有晚期分泌的改变,可诊断为内膜脱落不全,但有时难以计算;出血第 5 天,有时经前出血 2~3 天,这样出血第 5 天仍可有分泌的内膜,按第 1 天出血少,第 5 天不应再有分泌的内膜。若月经出血延长,取内膜时,增殖期内膜欠佳,可能属内膜修复欠佳。现多配合宫腔镜检查,明确出血原因。

3. **绝经后出血**　多数绝经后出血是由于萎缩性子宫内膜炎,约占 60%~80%。其他尚有内膜息肉、内膜增生及子宫内膜癌,各占 10% 左右。取内膜活检可诊断出血的原因,以作为处理的参考。协和医院曾总结取子宫内膜活检诊断子宫内膜癌的阳性率为 88%。子宫内膜癌多为局灶性,故取内膜时如果能在不同部位多处取内膜,可能阳性率会更有所提高。如果所取内膜肉眼外观很像癌组织,则不必继续有过多操作,以避免发生子宫穿孔。现多使用带负压的小管(Pipette)进行绝经后女性内膜活检,痛苦小,可门诊进行。也可使用子宫内膜取样器刮取子宫内膜细胞或宫腔镜定位活检,可增加活检的阳性率和敏感性。

4. **盆腔结核疾病的诊断** 身体某些部位的结核如结核性腹膜炎、结核性盆腔包块、结核性盆腔炎,常常不能明确结核性质的诊断。而这些情况常合并结核性子宫内膜炎,取子宫内膜活检,如果病理诊断结核,可协助其他部位疾病性质的诊断。当然,病理未见结核,也不能除外结核性。但阳性结果可起到辅助诊断的作用。

5. **宫腔粘连** 月经少、痛经,疑有宫腔粘连时,可以探针探查宫腔有无粘连情况。如有粘连,可试分离之,并可同时取内膜送病检。现多使用宫腔镜代替盲刮。子宫内膜结核是引起宫腔粘连常见原因之一。

6. **子宫积脓** 子宫积脓是由于宫腔内液体引流不畅继发感染的结果。以探针探查宫腔,并分离粘连,使引流通畅。同时给抗生素控制炎症后,取内膜以排除宫腔恶性病变造成的分泌物过多所形成的感染。

7. **了解内膜对激素或药物的反应** 不同的自身激素或外用激素多少均对内膜有不同的反应,经常需与病理科专家探讨病理改变的意义,结合临床分析,将能更合理地进行治疗。

8. **取宫颈管内膜** 当宫颈巴氏涂片细胞学检查有异常,而在暴露于阴道的宫颈部分取活检未发现异常,应取宫颈管内膜活检作病检诊断。

(二) 禁忌证

1. 有滴虫、霉菌或其他急性阴道炎宫颈炎者。
2. 有急性或亚急性盆腔炎者。

(三) 方法

1. **取内膜的时间** 有周期的妇女什么时期取内膜,要看取内膜的目的。
2. 作盆腔检查,了解子宫的大小及位置以及宫旁情况。
3. 消毒阴道宫颈后,以双爪钳固定宫颈。
4. 以探针探宫腔了解宫腔深度及方向。
5. 以小刮齿顺子宫方向进入宫腔后,自子宫双角、前后壁及子宫底部各取内膜一块,标明位置后,置甲醛内固定,送病理检查。
6. 使用负压小管或子宫内膜取样器可在门诊进行,患者痛苦小,但细胞分析要求较高。

二、诊断性刮宫

诊断性刮宫是以刮齿或带负压的吸管进入宫腔,刮取或吸取宫腔全部内膜作病理检查。

(一) 适应证

1. **围绝经期异常子宫出血** 因血红蛋白低而不宜药物撤退止血时,可刮宫止血。并同时将刮出的内膜送病理检查,以诊断异常子宫出血的原因。

2. 绝经后出血 当临床疑子宫内膜癌而取内膜未能证实,需行诊断性刮宫,以取得宫腔全部内膜进行检查。因内膜癌病变常为局灶性,虽然一般情况下,多处取内膜可达到诊断目的,但偶然也可能有遗漏,现多配合宫腔镜检查进行。

3. 生育期异常子宫出血 如药物治疗无效,应考虑子宫器质性改变,如子宫内膜息肉、腺肌病、子宫肌瘤、内膜不典型增生或内膜癌的可能性。子宫内膜不典型增生常为局灶性,故须通过刮宫取得宫腔全部内膜进行病检,以了解有无内膜不典型增生,并诊断其病理分级。现可配合宫腔镜定位活检,排除子宫器质性改变或癌前病变。

4. 子宫内膜不典型增生药物治疗过程中的病情监测 诊断性刮宫所取得的内膜病检结果可反映药物治疗的疗效,可作为进行下一步治疗计划的参考。

5. 分段刮宫诊断 传统诊断子宫内膜癌的方法是分段刮宫,但近年来,发现假阳性率可达50%~80%。多数学者已不再应用此诊断方法。而是在手术时,将切下的子宫详细剖开检查,以获正确诊断。

6. 流产后持续性阴道出血 诊断性刮宫可了解有无不全流产,现多配合宫腔镜检查进行。

(二) 禁忌证

同子宫内膜活检一节。

(三) 方法

大部分操作步骤与取内膜活检相同。但有时以小刮齿不易取得宫腔全部内膜,故须以扩宫器将宫颈逐步扩张后,以较大刮齿(6号或7号)行宫腔搔刮或负压吸引清宫。

(田秦杰)

第九节 染色体检查

一、染色体

染色体(chromosome)是遗传物质的载体或者说是基因的携带者,是细胞遗传学的主要研究对象。在细胞有丝分裂中期,染色体容易着色并具有典型的形态,因而最便于分析和研究(图25-13)。这就是所谓的中期染色体。此时每条染色体由两条染色单体构成,并在着丝粒(centromere)处相连接。由于着丝粒的位置不同,可以将人的染色体分为形态不同的几类。一类是中部着丝粒染色体,着丝粒位于染色体的中部,这样,染色体被分为两个等长的部分称为染色体的臂。另一类是亚中部着丝粒染色体,着丝粒稍偏离中部,将染色体分成两个不等长的臂,短的称短臂,长的称长臂,分别以 p 和 q 表示(在核型分析中,通常将短臂置于上部)。第三类的近端着丝粒染色体,着丝粒位于靠近染色体末端的位置,这样的染色体有一个长臂和很短的短臂。有的染色体在长臂上有一个狭窄的部分叫次缢痕(secondary constriction);一部分染色体在短臂上有球状附属物叫随体(satellite),它们以随体柄和染色体的短臂相连接。

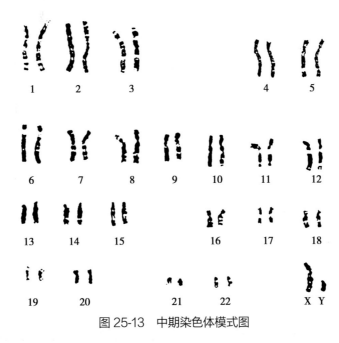

图 25-13　中期染色体模式图

二、染色体核型

一个体细胞的全部染色体通过一定的程序可在标本中显示数目和各染色体的形态特征,称核型(karyotype),可以通过显微摄影照相放大,并将染色体相片剪下,按其形态大小顺序依次配对,并根据国际会议规定的标准分组、编号排列,进行核型分析。Tjio 和 Levan 于1956年确定人类体细胞的染色体数目为 46 条。在人类正常核型中共 23 对染色体,其中1~22 对染色体是男女所共有的,称为常染色体,另一对染色体随男女性别而异,称为性染色体,女性核型为 46,XX,男性核型为 46,XY。核型中每对染色体,其一条来自父方的精子,一条来自母方的卵子,在形态结构、大小上基本相同,称为同源染色体,核型中不同对染色体,称为非同源染色体。

三、染色体带型、显带与显带染色体核型

20 世纪 60 年代末染色体研究技术有了新的突破,将染色体经过一定程序处理并用特

定的染料染色后,染色体上可沿着其长轴显出不同强度的荧光节段或不同深浅颜色的横纹,这样的节段和横纹称为染色体带,各号染色体带的形态不同,称带型,这种显示染色体带的过程称显带,按照带型进行染色体核型分析,称为显带染色体核型分析。由于各对染色体都有其特定的带状,因而显带染色体核型分析可准确地识别每一条染色体,这大大提高了核型分析的精确度,为临床上某些疾病的诊断和病因学研究提供了更有效的手段。

在显带染色体标本上,可见每条染色体仍由着丝粒将其区分为短臂(p)和长臂(q),其短臂和长臂均由一系列深浅相间或荧光明暗相间的带纹所构成,根据 1971 年巴黎会议的规定,染色体臂可由界标划分为若干区。界标包括染色体短臂和长臂的末端、着丝粒和某些带,每个区内都含有一定数量、一定排序、一定大小和染色深浅(或明暗)不同的带,区和带的命名是从着丝粒开始向臂的远端顺序编号,最靠近着丝粒的为 1 区,依次向远端连续编号为 2 带、3 带等。用作为界标的带被定为界标远侧段那个区的第 1 带。每一染色体带的命名,由连续书写的符号组成,如 1p36 表示第 1 号染色体短臂的第 3 区第 6 带。

由于染色体显带技术的不同可显示出多种带型,包括 Q 带、G 带、R 带、C 带等。Q 带是荧光带,染色体经过一定程序处理后用氮芥喹吖因(QM)或二盐酸喹吖因(QD)等荧光染料染色,染色后在染色体上出现明暗相间的荧光带纹,称为 Q 带,Q 带型鲜明稳定,但必须用荧光显微镜才能进行观察,此外荧光易于猝灭,标本不能长期保存,因此,Q 显带核型分析不能为一般实验室所用。G 带是 Giemsa 带(吉姆萨带),染色体经过一定处理后,用 Giemsa 染料染色所呈现的深浅相间的带纹,G 带型清晰,其带纹与 Q 带非常相似,基本上 Q 带的明带区为 G 带深带区,Q 带的暗带区为 G 带的浅带区。此外 G 带在普通显微镜下即可观察,标本可长期保存。R 带即反 G 带,染色体经一定处理后用 Giemsa 或荧光染料吖啶橙染色,其所显示的带纹与 Q 带和 G 带相反,即 Q 带的亮带(明带)或 G 带的深带处,在 R 带中却呈现为浅带,反之,Q 带暗带或 G 带的浅带处,在 R 带中却呈现为深带,由于 G 显带的染色体臂末端常常浅染,结构不清晰,R 带的分析,可弥补这一缺点而有助于研究该区中结构上的变化。C 带又称着丝粒带,染色体经过一定处理后用 Giemsa 染色,使染色体结构异染色质区(着丝粒区,1、9、16 号染色体的次级缢痕区,Y 染色体长臂远段)深染。

对性染色体的检查,除通过染色体核型图分析加以鉴定外,还可用检查性染色质的方法进行检查。在分裂间期的细胞核内,女性有 X 染色质,又称巴氏小体,其数目比 X 染色体的数目少 1。比如正常女性 X 染色体数目为 2,则巴氏小体的数目为 1,如 X 染色体的数目异常为 3,则巴氏小体数为 2,余类推。男性分裂间期细胞核内有一个可用荧光染色的 Y 染色质,又称 Y 小体。比如抽取怀孕妇女的羊水检查 X 及 Y 染色质,并培养羊水细胞进行核型图分析,可以达到预测胎儿性别及染色体畸变的目的。

四、染色体畸变

人类染色体数目和形态结构是相对稳定的,无数事实证明,染色体的数目以及染色体上基因的一定排列顺序和空间关系的完整性,对人体的正常发育是不可缺少的。虽然染色体数目、形态结构是相对稳定的,但也会改变,由于机体内、外环境因素的影响,可引起染色体数目和形态结构发生改变,这种改变称为染色体畸变(chromosome aberration),也就是指染色体异常。染色体畸变在常染色体及性染色体均可发生。由于染色体畸变,使基因在数量和位置上发生了改变,打乱了基因之间的平衡性,破坏了染色体的完整性,可引起疾病,由染色体畸变引起的疾病称为染色体病。

染色体畸变可发生在生殖细胞成熟过程的减数分裂中、受精卵的发育过程中或人的体细胞内。如果在减数分裂过程中发生了染色体异常,形成异常的精子或卵细胞,受精后则会发育成不正常的个体,如畸形儿,甚至导致流产或死胎。据新近统计资料报道 20 世纪 70 年代以来,随着染色体显带技术的广泛应用,在人类中已发现的染色体畸变近 500 余种,已确定或已描述过的综合征约 100 种,涉及常染色体或性染色体,在流产胎儿中染色体畸变率可高达 50%。

染色体畸变可分两大类:数目畸变和结构畸变。

(一) 染色体数目畸变

正常个体都具有恒定的染色体数,体细胞为二倍体(2n),性细胞为单倍体(n),如在此基础上发生染色体数目变化,均为染色体数目畸变。

1. 整倍体(euploid)　染色体数目以染色体组为基数成倍增加或减少,称为整倍体的变化,若体细胞中只有一个染色体组,则称为单倍体细胞,由这样的细胞组成的个体称为单倍体个体。若体细胞中具有 3 个或 3 个以上染色体组的细胞或个体细胞称为多倍体,包括三倍体(3n)、四倍体(4n)等。在人类单倍体胎儿或新生儿尚未见报道。多倍体亦较罕见,三倍体和四倍体多发现在自然流产的胚胎中,约占自发流产胎儿的 22/100。

有时可见假二倍体,染色体数目虽为二倍体,但某号染色体数目可能有增减,或染色体结构有异常,这样的细胞或个体称为假二倍体。如 46,XX,-14,+t(14q21p),此外还可见假三倍体、假四倍体等。

2. 非整倍体(aneuploidy)　是指在体细胞中比二倍体多或少一条或几条染色体的个体。这是人类最常见的一种染色体异常,如比二倍体数目多的称超二倍体,如比二倍体数目少的称亚二倍体。此外,可见超三倍体、超四倍体或亚三倍体或亚四倍体等,统称超倍体或亚倍体,这种超倍体或亚倍体在肿瘤细胞中常见。

如超二倍体中额外多一条染色体,使某号染色体有三条,称为某号染色体三体性(trisomy),如多一条 21 号染色体,就构成了 21 号三体性,其核型为 47,XX(XY),+21。还可见四体性、五体性等,但较罕见,三体性、四体性和五体性等统称多体性。在亚二倍体中,由于缺少了一条染色体就构成某号染色体的单体性,正常女性个体的体细胞内应有 2 个 X 染色体,如缺少一条 X,就称为 X 单体性,其核型为 45,X。

(二) 染色体结构畸变

染色体断裂是引起染色体畸变的基本原因,染色体断裂后其断裂端具有黏性,断端可与断端相接,形成异常染色体或无着丝粒的断片,断片容易丢失。

染色体结构畸变可分为下列几种类型。

1. 缺失(deletion,del)　指染色体部分缺失。可分为:①末端的节段发生一次断裂,使该染色体缺少远侧节段,这一现象称为末端缺失。用 p- 和 q- 分别表示短臂和长臂缺失。②中间缺失(intercalary deletion):某条染色体在着丝粒一侧的短臂或长臂内发生二次断裂,产生 3 个节段,中间节段缺失后,剩下 2 个节段在断面直接连接形成一条较短的染色体。

染色体各臂上的部分缺失即该臂上一部分遗传物质的丢失。临床症状表明,即使仅一小片段的丢失也可能引起胚胎畸形,从而产生相应的综合征。综合征的轻重与缺失节段上的遗传物质的性质和多少有关。

2. 倒位(inversion,inv)　一条染色体内发生二次断裂,形成上、中、下三个节段,中段旋转 180° 即上、下颠倒,然后和上、下二段重新连接,这样的结构改变称为倒位。倒位发生在同一臂内称为臂内倒位,若发生在长、短臂之间称为臂间倒位。

3. 易位(translocation,t)　某个染色体的断片从原来位置转移到另一染色体的新位置上,这一现象称为易位。主要类型如下。

(1)相互易位(reciprocal translocation,rcp):两条染色体各发生一处断裂,并交换其无着丝粒节段,分别形成两条新的染色体。新生儿中发生相互易位者约占 1~2/1 000。这种易位都保留了原有基因总数,只改变易位节段在染色体上的相对位置,对基因作用和个体发育一般无严重影响,因此称为平衡易位(balanced translocation),平衡易位者与正常人结婚所生育子女则可能从亲代接受一条易位染色体,从而造成某个易位节段缺失(部分单体)或多余(部分三体)破坏了基因之间平衡,引起胎儿畸形发育,促成自发流产。

(2)罗式易位(Robertsonian translocation,rob):又称为着丝粒融合,只发生在近端着丝粒之间,也是整臂易位的一种特殊形式。罗式易位发生频率约为 1/1 000 活婴。罗式易位保留了两条染色体的整个长臂,只缺少了两条缺臂。由于缺臂小,含基因不多,所以这种易位携带者,一般无严重先天畸形,智力发育正常。子代中接受罗式易位染色体遗传的概率约为 50%,可能形成单体性或三体性,引起自发流产。

(3)复杂易位:即三条以上的染色体相互交换其断裂片段,形成三条衍生染色体。

(4)插入(insertion,ins):某条染色体在两处发生断裂,其中段转移到同一染色体或另一染色体的断裂处,并借断面互相连接成一条衍生染色体。

(5)重复(duplication,dup):由于一条染色体的断片接到同源染色体的相应部位造成了染色体上的片段重复。染色体组内,任何额外染色体或额外节段的增加,都可以看成是有关部分的重复,例如多倍体、多体、部分多体等。

(6)等臂染色体(isochromosome,i):一条染色体的两臂在形态上和遗传上相同,并借 1~2 个着丝粒连接在一起,这样的染色体称为等臂染色体,这主要是由于染色体在着丝粒处横裂所造成的。

(7)环状染色体(ring chromosome,r):一条染色体的长臂和短臂,在两端附近各发生一次断裂,有着丝粒节段的两端借断面彼此连接,形成一个环形即为环状染色体。

（8）嵌合体（mosaic，mos）：指来自一个受精卵（合子）的具有两种或两种以上不同核型组成的个体称为嵌合体。

五、人类细胞遗传学命名的国际体制

由于应用染色体显带技术可以识别出染色体的微细结构异常，例如由于断裂、易位等而发生的染色体重排和形成衍生染色体等。为了在说明这些异常核型时，1977 年在斯德哥尔摩召开的国际会议上指定的"人类细胞遗传学命名的国际体制（1978），ISCN（1978）"中，提出了一个命名符号和缩写语体系（表 25-6），以便统一应用。

表 25-6　核型分析中常用符号和术语

符号、术语	意义	符号、术语	意义
A~G	染色体组的名称		在染色体和组的符号前表示染色体数目增加或减少；在染色体臂或结构的后面表示这个臂或结构的增长或缩短
1~22	常染色体序号	+ 或 −	
→	从…到…		
/	表示嵌合体	？	染色体分类或结构情况不明
ace	无着丝粒断片	mat	母源的
cen	着丝粒	min	微小体
chi	异源嵌合体	mn	众数
:	断裂	mos	嵌合体
::	断裂与重接	p	短臂
ct	染色单体	（ ）	内为结构畸变的染色体情况
del	缺失	pat	父源的
der	衍生染色体	Ph	费城染色体
dic	双着丝粒	prx	近侧端
dir	正位	psu	假
dis	远侧端	prz	粉碎
dmin	双微体	q	长臂
dup	重复	qr	四射体
e	交换	r	环状染色体
end	内复制	rcp	相互（易位）
f	断片	rea	重排
fem	女性	rec	重组（染色体）
g	裂隙	rob	罗伯逊易位
h	副缢痕	s	随体

符号、术语	意义	符号、术语	意义
I	等臂染色体	tan	串联易位
Ins	插入	ter	末端
Inv	倒位	tr	三射体
Mal	男性	tri	三着丝粒
Mar	标记染色体	var	可变区

六、正常核型和异常核型

1. 正常核型

46,XX——正常女性,46 条染色体,2 条 X 染色体。

46,XY——正常男性,46 条染色体,一条 X 和一条 Y 染色体。

2. 染色体数目畸变

45,X——45 条染色体,一条 X 性染色体。

47,XXY——47 条染色体,性染色体为 XXY。

45,XX,–C——45 条染色体,丢失了一条 C 组染色体。

48,XXY,+C——48 条染色体,性染色体为 XXY,多一条 C 组染色体。

47,XY+21——47 条染色体,性染色体为 XY,多一条 21 号染色体。

三倍体或多倍体细胞应清楚地标出染色体的数目,并作出进一步的说明。例如 69,XXY,染色体数 69,性染色体为 XXY,三倍体;92,XXXX——染色体数 92,性染色体 XXXX,四倍体。45,X/46,XY——具有两个细胞系的嵌合体。一个细胞系有 45 条染色体,有一条 X 染色体;另一个细胞系有 46 条染色体,性染色体为 XY。

七、染色体检查适应证

1. 家庭成员中有多个先天畸形者。

2. 根据症状和体征疑为唐氏综合征的小儿及其双亲,建议先做孩子的染色体检查,只有在 i21 时才需要做父母,因为父母可能是 45,XX(XY),+i21。

3. 多次自然流产的妇女及其丈夫。

4. X 染色体和 Y 染色体数目异常者。

5. 明显体态异常、智能发育不全,特别是伴有先天畸形者。

6. 有 Turner 综合征或 Klinefelter 综合征的症状及体征者。

7. 原发性闭经和长期不育者。

8. 外生殖器异常,男女性别不清者。

9. 各种具有标记染色体的恶性肿瘤。

10. 高促性腺激素性性腺功能低下患者。

第十节 分子生物学技术

一、SRY 在性发育异常诊断中的应用

近年来,由于分子生物学的飞速发展,发现睾丸的发生与 Y 染色体短臂末端 Yp11.3 的 *SRY*(sex-determining region of the Y chromosome)基因密切相关。人的 *SRY* 基因位于只含有一个外显子,没有内含子,转录单位长约 1.1kb,编码一个含 204 个氨基酸的蛋白质。由于 SRY 蛋白含有一个典型的 DNA 结合结构域,即高泳动类非组蛋白(high mobility group,HMG)盒保守序列,类似于已知的转录因子,所以推测 *SRY* 编码一个转录因子。*SRY* 的 HMG 域以一种序列特异的方式与 DNA 相结合,在双螺旋结构中引入一个尖锐的转折。有证据显示,性发育异常患者 HMG 域中的突变可分为两类:影响 DNA 结合和影响 DNA 弯曲的,提示这两种性质对于 SRY 蛋白行使转录调节功能来说都很重要。在成年小鼠的研究中发现提示,Sry 的功能是启动睾丸分化而不是维持睾丸存在。正常情况下,没有 *SRY* 的 XX 胚胎,原始性腺将自然发育成卵巢。有证据表明,将 *SRY* 基因导入雌性细胞系将导致睾丸的发生。

取外周血分离白细胞提取基因组 DNA,部分手术患者取皮肤及双侧性腺活检提取基因组 DNA。采用多重聚合酶链反应(multiple polymerase chain reaction,MPCR)扩增 *SRY* 基因的保守序列,并以 X 染色体的序列为扩增阳性内对照,扩增产物经琼脂糖凝胶电泳分析。结果正常男性和女性的 X 染色体阳性内对照条带均为阳性,男性 *SRY* 基因有扩增条带,而女性则无此条带。

北京协和医院 1995 年报道采用此法进行性发育异常患者的检测,并经开腹探查和性腺病理对照发现与 Y 染色体无关的性分化异常,如雄激素不敏感综合征、17α- 羟化酶缺乏症等,其外周血染色体 46,XY 有睾丸,与 *SRY* 基因扩增阳性一致;但当 *SRY* 检测涉及性分化异常时则规律并非如此。在真两性畸形和多种性腺发育不良的病例中可有多种变化(表 25-7)。

表 25-7 外周血性染色体与 *SRY* 以及性腺的关系

外周血染色体	外周血 SRY	性腺
XY	+	睾丸
XY	−	睾丸
XX	+	睾丸
XX	−	睾丸
XY	+	卵巢(已生育)

提示

(1)外周血有 Y 染色体,不一定有 *SRY* 基因,但性腺可有睾丸组织。

(2)外周血无 Y 染色体,可能有 *SRY* 基因,性腺有睾丸组织。

(3)外周血 *SRY* 基因阳性,不一定有睾丸,性腺可为卵巢或卵巢间质。

(4)外周血 *SRY* 基因阴性,也可能有睾丸。

SRY 基因检测的意义

(1)*SRY* 基因是睾丸决定因子的最佳候选基因。

(2)*SRY* 基因不是睾丸形成的唯一决定因素。

(3)外周血性染色体不代表性腺的性别。

(4)性发育异常患者,发现有标记染色体(+mar)或诊断不清时应检测 SRY,即使无 Y 染色体,如 SRY 阳性,亦应探查性腺。

所以在性发育异常的检查诊断过程中,除将外周血染色体检查作为常规外,有条件的应将 SRY 检查作为常规,可能时同时作性腺的核型和 *SRY* 检测,以辅助诊断,明确病因,并协助选择适当的治疗方案。

二、生物芯片技术在医学中应用

生物芯片(biochip 或 bioarray)是根据生物分子间特异相互作用的原理,将生化分析过程集成于芯片表面,从而实现对 DNA、RNA、多肽、蛋白质以及其他生物成分的高通量快速检测。主要是通过不同方法将生物分子(寡核苷酸、cDNA、基因组 DNA、多肽、抗体、抗原等)固着于硅片、玻璃片(珠)、塑料片(珠)、凝胶、尼龙膜等固相介质上,形成的生物分子点阵。在此类芯片的基础上,又发展出微流体芯片(microfluidics chip)或称微电子芯片(microelectronic chip)即为微缩实验芯片(lab-on-a-chip)。目前最常见的生物芯片是基因芯片(gene chip;又叫 DNA chip,DNA microarray),其中基因表达谱芯片的应用最为广泛,这种芯片可以检测整个基因组范围的众多基因在 mRNA 表达水平变化。为研究基因功能和基因遗传网络提供有力手段。表达谱芯片研究流程包括样本制备、荧光标记、杂交、芯片扫描、芯片图像处理和基因表达信息分析。基因芯片可以广泛用于基因分型、基因突变、基因表达谱、遗传作图、新基因寻找、疾病诊断及药物筛选。基因芯片(珠)技术可具有高通量、大规模、高灵敏度、高度自动化、快速高效等优点。基因芯片将人类和模式生物的生物学信息量进行集成化处理,使人类可以在分子水平探索健康和疾病的奥秘。

三、无创产前 DNA 检测诊断技术

直接抽取孕妇的外周血检测胎儿是否有异常一直是人们的梦想,这样既可以避免胎儿宫内感染的风险,又可以减少了孕妇流产的心理压力。科学家们也一直在不断地努力和探索,以往曾有研究显示,胎儿有核红细胞可以通过胎盘进入孕妇的外周血,可以作为检测胎

儿的一个标本来源,但其数量极少,DNA 的量很少;另外,单细胞测序技术目前也未成熟稳定,成本高,尚无法用于临床大规模检测。

1997 年,中国香港中文大学的 Dennis lo 发现怀孕妇女的外周血血浆和血清中存在游离的胎儿 DNA,其来源可能是由于正常生理和免疫反应引起的细胞溶解,也可能是在胎儿的发育过程中某些组织细胞凋亡后释放的 DNA,该研究结果在柳叶刀上报告后,成为无创产前 DNA 检测技术的科学基础。

研究发现,母体血浆中胎儿 DNA 含量丰富,含量是孕妇血液中胎儿细胞 DNA 的 970倍,占全部游离 DNA 含量的 3%~6%。含量有一定的变化规律,妊娠第 5 周开始可检出胎儿游离 DNA,随着孕周增加而增加。妊娠后血浆母源性 DNA 分子长度明显增加,而血浆胎源性 DNA 分子较母源性分子长度短很多,且呈现片段化特点,平均大小为 162bp,这一特点使得从母体外周血中分离胎儿 DNA 成为可能。分娩后胎儿 DNA 会在短时间内消失,平均半衰期只有 16.3 分钟(4~30 分钟),2 小时就无法检出,这将有利于采用孕妇血浆胎儿游离DNA 进行产前检测的方法不受孕妇是否生产过的影响,从而在同一产妇孕第二胎或孕第三胎时,仍然可以采用外周血取样方式进行检测。

其方法是在获得孕妇外周血后,利用两次不同速度的离心来分离获得血浆。对血浆DNA 进行提取和纯化,把血浆中的游离 DNA 序列通过 Hiseq 测序仪大规模并行测序(第二代测序技术,即高通量测序,该测序仪一次测序可同时检测数百甚至数千万条 DNA 片段)测出来,构建得到短片段 DNA 测序文库。然后与人类参考基因组序列进行比对,通过这个办法把这些片段一一精确定位到相应的染色体来源。然后通过统计分析的方法,对这些染色体中的序列进行统计学比较分析,最后得到是否存在染色体数量异常的情况。

以 21 三体的无创产前 DNA 检测为例了解无创产前 DNA 检测(noninvasive prenatal DNA testing,NIPT)分析的原理。假设在孕妇血浆中游离 DNA 中胎儿和母体基因组的比例是 10:100,那么对于 21 号染色体,胎儿和母体的比例应该是 10:100,但对于患有唐氏综合征的胎儿,他多出一条 21 染色体,因此就是 15:100。那么在血浆当中,21 号染色体的总体数量(母亲加胎儿)是要比正常情况下多的。并不需要分辨哪些是属于胎儿的还是母体的,只需要在总数上就可以判断是否异常。

目前 NIPT 的适应证如下。

(1)孕 12~24 周的单胎孕妇。

(2)错过产前诊断最佳取样孕周的孕妇。

(3)恐惧有创性产前诊断的孕妇。

(4)因个体原因,不宜进行产前诊断的孕妇(如习惯性流产孕妇,怀有珍贵胎儿孕妇)。

(5)核型分析时细胞培养失败的孕妇。

但该方法也有一定的局限性,包括:不适宜于孕双胎或多胎孕妇;不适宜于接受过外源DNA 治疗的孕妇:例如异体输血、器官移植、干细胞治疗、免疫治疗等;不适宜于本身患有染色体疾病的孕妇;有微缺失、微重复、易位型、嵌合型等染色体结构性异常目前不能作出准确判断;检测费用目前较昂贵,在一定程度上影响孕妇的接收度。因此,对于诊断阳性的孕妇,目前仍建议进行羊水穿刺,做细胞培养、染色体检查,作为最终诊断的"金标准"。但无创产前 DNA 检测技术大大降低了常规筛查检查假阳性的发生率,具有广泛的发展前景。

　　总之,通过采集孕妇外周血,提取出胎儿游离 DNA,采用新一代高通量测序技术,结合生物信息学分析手段,得出胎儿患染色体非整倍性疾病(21 三体、18 三体、13 三体、性染色体单倍体或多倍体)的风险率,便可准确判断胎儿是否患有染色体病。该方法最佳检测时间为孕早、中期,具有无创取样、无流产风险、高灵敏度,准确性高的特点。该方法也可用于某些妇科内分泌疾病的产前诊断,如 Turner 综合征、超雌、克氏综合征等。

(田秦杰　黄尚志)

参考文献

1. JEROME F. STRAUSS Ⅲ, ROBERT L. BARBIERI, ANTONIO R. GARGIULO. Yen & Jaffe's Reproductive Endocrinology. 8th ed. Philadelphia: Elsevier, 2019.
2. 葛秦生. 临床生殖内分泌学. 北京: 科学技术文献出版社, 2001.
3. 李诵, 于传鑫. 实用妇科内分泌学. 上海: 上海医科大学出版社, 1997.
4. 史轶繁. 协和内分泌和代谢学. 北京: 科学出版社, 1999.
5. 吴冠云, 方福德. 基因诊断技术及应用. 北京: 北京医科大学, 中国协和医科大学联合出版社, 1992.
6. MOORE WT, EASTMAN RC. Diagnostic Endocrinology. Toronto: BC Decker Inc, 1990.
7. 邓成艳, 孙爱军, 杨欣, 等. 女性性激素临床应用与病例解读. 北京: 中国医药科技出版社, 2021.
8. 郁琦, 邓姗. 协和妇科内分泌手册. 北京: 人民卫生出版社, 2018.
9. 杨冬梓. 生殖内分泌疾病检查项目选择及应用. 2 版. 北京: 人民卫生出版社, 2016.
10. 茅江峰, 伍学焱, 聂敏, 等. 曲普瑞林兴奋试验用于评价女性下丘脑- 垂体- 性腺轴功能研究. 中国实用内科杂志, 2012, 32 (04): 282-285.

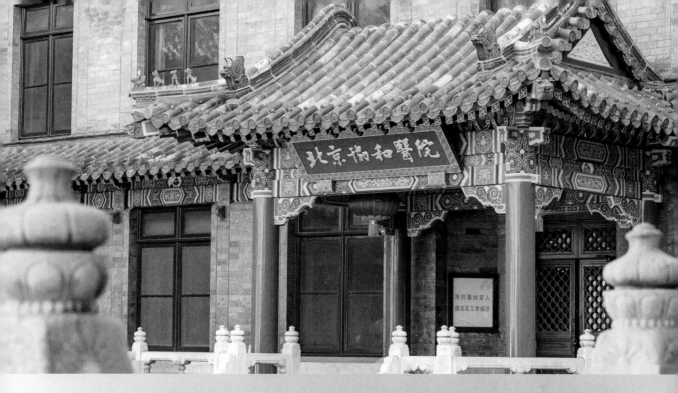

第二十六章

女性生殖内分泌疾病的处理方法

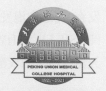

　　女性一生有许多独特的生理变化特点,其中周期性是特征之一。第一,下丘脑—垂体—卵巢分泌的激素呈脉冲性和周期性改变。第二,子宫内膜随卵巢激素的变化而呈周期性变化,在每个月经周期,会呈现随周期性的卵巢卵泡期—黄体期激素改变的子宫内膜的增殖期—分泌期改变;此外,妇女的一生一直处于动态的变化之中,其内分泌状态呈现出生后稳定—青春期紊乱—生育期稳定—过渡期紊乱—绝经后稳定的特征,其生物—社会—心理—身体也都处在变化之中。只有认识和牢记这些特征,才能明确治疗目标,更好地对患者进行调节和治疗。妇科内分泌的治疗通常以一个周期作为单位进行治疗和观察,药物治疗也是随正常月经周期而有所改变,治疗的最终目的是能恢复妇女的正常生理周期性。

　　妇科内分泌兼有内科和外科的性质,既需要有内科分析定位的逻辑辨证思维,强调寻找病因,做到病因诊断和治疗,例如闭经患者,就需要一步步分析引起闭经的部位与原因;性发育异常患者不仅要明确是性染色体、性腺与性激素的异常,甚至需要研究到基因突变。同时要有外科手术的技巧和手到病除的能力,如子宫肌瘤较大又需要激素补充治疗的患者就需要切除子宫或剔除肌瘤后再用药;性发育异常患者不仅要切除可能发生肿瘤或恶变的性腺,有外阴畸形的还需要进行保留血管神经的外科整形手术,但手术之前要明确病因诊断,了解预后,才敢切除该切的,知道切下来的是什么;不该切的不要随便切,尽量保留患者的生育潜能,以免后悔不及。不育患者需要腹腔镜和宫腔镜检查和手术,"上面"要切得肿瘤、剔得囊肿、卵管整形,"下面"要看得清息肉、切得掉黏膜下肌瘤、发现得了子宫内膜恶变。本书的第二十五章介绍了妇科内分泌疾病的各种诊断方法,本章将就临床常遇到的一些问题讨论处理妇科内分泌疾病的辨证思路和原则。

一、妇科内分泌的药物治疗

　　人类的内分泌系统通常维持在一种动态平衡的生理状态。任何激素的过多或缺乏均可导致内分泌的失衡,从而造成功能过强或不足,需要通过抑制或补充激素进行调整以便重新建立正常的动态生理平衡。中国传统医学对月经紊乱的治疗讲究辩证"调经",即是对自然正常周期的恢复。

　　激素治疗是生殖内分泌异常处理中最重要的治疗方法。有明确的用药指征,没有禁忌证,考虑慎用证,选择合适的激素种类,给予合适的剂量与配伍,采用适当的用药路径,定期随访,评估治疗方案的疗效、副作用与不足,调节剂量和用药方式。性激素是连续用药还是序贯用药,医师应根据患者的临床需求而调节激素的使用方法。停用性激素,如无紧急情况,也鼓励1~2个月内逐渐减量,避免突然停药引起的副作用。

　　妇科内分泌的药物分为两大类,一类是下丘脑-垂体-卵巢轴系统分泌的各种激素类药物,例如:下丘脑分泌的GnRH,脉冲性给药可刺激垂体、卵巢,分泌性激素促进第二性征发育,促进卵泡发育和排卵。垂体分泌FSH、LH,目前临床常用的相应药物有基因重组的单纯FSH、LH和HMG(包括FSH和LH);卵巢分泌雌激素、孕激素和雄激素,目前临床常用的天然雌激素有戊酸雌二醇、结合雌激素、17β-雌二醇等,孕激素有天然黄体酮(针剂和胶囊)、地屈孕酮、甲羟孕酮、甲地孕酮、左炔诺孕酮等,雄激素有安特尔、丙酸睾酮等。另一类是对抗这类激素的药物(拮抗剂),如抑制垂体促性腺激素的药物有促性腺激素释放激素激动剂(GnRH-a)和促性腺激素释放激素拮抗剂(GnRH-anta);对抗雌激素的有氯米芬、选择性雌激素受体调节剂(SERMs)、芳香化酶抑制剂、氟维司群(fulvestrant)、棉酚等,对抗孕激素的有米非司酮,对抗雄激素的有醋酸环丙孕酮、螺内酯、氟他胺等。

在临床实践中,应根据患者的要求、存在的问题、问题的潜在发生机制、手头现有的药物、药物的特点、患者的自身条件等方面,全面考虑患者的药物选择和使用方法,并在征得患者理解和同意下,开始用药,并定期观察、随诊,必要时进行适当的调整。

二、妇科内分泌的用药原则

1. 根据患者内分泌的状况,缺什么激素补充什么激素,或某种激素过高对患者造成不利影响则应利用药物对抗此种激素。如果不缺某种激素,也就不需要随意加用此种激素。例如同样是卵巢排卵障碍引起的异常子宫出血(AUB-O),在青春期,患者体内大多数都有一定的雌激素水平,多数是因为不排卵或黄体功能不足所致,故不需补充雌激素,可根据患者需要定期用孕激素撤退,一直用到 HPO 轴成熟,自己能很好排卵为止。而在围绝经期女性,除了卵巢功能逐渐下降、衰竭、对促性腺激素不敏感,导致不排卵或黄体功能不足之外,如患者出现更年期的血管舒缩症状和自主神经功能紊乱的症状后,如潮热、多汗、情绪波动、睡眠障碍等,提示有雌激素的波动与缺乏,则需要补充雌激素和孕激素,调整月经周期同时,可缓解相关的更年期症状。多囊卵巢综合征患者体内的雄激素过高,有雄激素过高所导致的高雄症状、影响女性健康时,可通过降低雄激素水平、对抗雄激素作用而达到恢复正常月经、缓解高雄症状的治疗目的。

2. 使用任何一种激素,应明确使用该激素的目的、机制。有些患者也许并不缺乏某种激素,但因为治疗需要,可利用这种激素的功能而加用此激素。例如,无排卵性卵巢功能障碍引起的异常子宫出血合并严重贫血的患者不适合应用黄体酮撤退时,为了止血,我们采用大剂量雌激素治疗,目的是利用雌激素使子宫内膜快速增殖、使原来不同步脱落的子宫内膜同步生长达到迅速止血的目的;或者在青春期或育龄期急性出血时,使用 2~3 片/d 口服短效避孕药或 5~15mg/d 大剂量炔诺酮,促使子宫内膜萎缩止血时,不是机体需要,而是要达到一定的治疗目的,达到目标后,要及时减量,希望以后能恢复正常生理状况。

3. 同一种药剂量不同,治疗效果不同,故应根据患者的需要选择药物的剂量。小剂量雌激素可诱导下丘脑—垂体功能,而大剂量雌激素会抑制下丘脑—垂体的功能,所以对低促性腺激素性性腺功能低下导致闭经的患者,可采用小剂量雌激素诱导治疗,达到恢复月经和排卵的目的;而对需要避孕的妇女,则依靠高效的雌孕激素避孕药来达到抑制下丘脑—垂体功能,从而抑制排卵。在需要鉴别是否子宫性闭经而行人工周期治疗时应用的雌孕激素剂量较大,目的是给予足够量的雌激素和孕激素,使子宫内膜发生应有的相应变化,停药后应该有阴道出血。而如果给药的剂量不足,停药后没有阴道出血则无法判断是雌激素低落还是子宫内膜无功能或无子宫。如果只是人工周期维持月经的话,只要用常规剂量能来月经即可。同样,对于子宫内膜不典型增生需要生育的患者则需要用大剂量的孕激素连续治疗使子宫内膜逆转,而生理剂量的孕激素则达不到这一治疗目的。

4. 激素的剂量问题　长期使用激素,能用小剂量解决问题则无需用大剂量。任何药物都是有副作用的,而副作用又是和剂量成正相关的,并且,剂量与经济花费多亦呈正相关。因此,在长期选择激素药物时应选择副作用相对小一些的激素药物,并应尽量选择小剂量或在使用相应药物控制症状后尽量选用小剂量维持。如应用氯米芬诱导排卵一般是从每日50mg开始;绝经后激素补充治疗时可以从标准计量的1/2开始,称为小剂量,药物的副作用会较小一些,患者的依从性可能会更好一些,嘱托患者随诊,观察2~4周的治疗效果,再根据患者的治疗反应,调整药物剂量,适当增减。有关的例子包括:1967年在我国上市的口服避孕药中孕激素的含量是当时世界使用剂量的1/4,但有类似的避孕效果,同时大大减少了原材料的供应紧张,也减少了恶心、乳房胀痛、血栓的风险等副作用。1990年将替勃龙(利维爱)引入国内进行激素补充防治骨质疏松时,剂量减为推荐剂量的1/4~1/2时,既达到了防治的目的,又减少了体重增加、乳房胀痛、出血等副作用,并减少了患者的花费,使患者能长期坚持用药,充分发挥了药物的良好作用。此外1992年引入米非司酮进行药物流产的研究中,将原来推荐的总量600mg减为150~200mg也取得了类似的效果,从而使药物流产副作用更小、更便宜。

5. 该用大剂量时,就需加量。例如,在一些先天性肾上腺增生(CAH)的患者,有些患者在到达青春期后需要诱导排卵,此时需加大氢化可的松剂量来抑制升高的雄激素和孕酮从而诱导排卵,实现妊娠的目的。在高催乳素血症的患者中,对于希望生育的妇女,大剂量溴隐亭(5.0~7.5mg/d)与小剂量(<5mg/d)治疗相比,妊娠的概率高、所需时间短。对于不需要生育的患者,亦建议先用较大剂量的溴隐亭将催乳素控制到正常后再逐渐减量,使催乳素维持在正常范围,恢复正常月经。

6. 治疗要个体化。人类作为一个群体,她们是如此的不同、存在着巨大的差异,成功的关键是为每一个个体提供最适合她的治疗。标准化、规范化治疗是前提,个体化治疗应是追求的目标。每个患者的病情和就诊目的不同,每种药物的作用不尽相同,每个人对各种药物的反应不同,因此要根据患者的具体问题和个体要求,制订出个体化的治疗方案。用药的时间也应根据患者的具体情况因人而异。

7. 定期随诊观察和调整用药。一种治疗是否有效、副作用如何,要通过定期随诊观察和随访来了解。一种治疗要有观察和观测的指标,例如促排卵治疗使用氯米芬调整月经期间,应采用简单的基础体温监测,了解用药效果,必要时调整治疗方案。在绝经妇女使用激素补充治疗的过程中,也应定期随诊和观察,并通过患者症状的改善和变化,了解治疗的效果和副作用,并定期进行相关的化验检查,及时调整剂量、配伍、剂型、适时加减配合其他的药物治疗,从而充分发挥药物的良好治疗作用,减少或避免药物的不良反应。从患者中学习,再应用到患者中去。

总之,作为妇科内分泌医生,要应当学会辨证思维的方法,寻找发病的原因、明晰疾病的病理变化、明了疾病的短期和长远后果,分清主次,既要知其然,更要知其所以然,对未来要有预见性,并不断修正和调整对患者的治疗方案。在处理临床问题之前,首先通过对患者全面的病史询问、体格检查及实验室检查,详细调查、了解并分析患者体内的内分泌状况,根据患者就诊的目的制订具体的治疗方案,并根据治疗目的选择相应的药物,这样治疗才能做到有的放矢,心中有数,才能使治疗更有效,并通过定期随诊观察和调整用药。

三、妇科内分泌的手术治疗

除了药物治疗外,对于妇科内分泌的其他一些问题,包括不育、性发育异常、异常子宫出血、分泌性激素的肿瘤等,需要手术进行诊断、治疗时,应在明确指征的情况下,合理选择手术时机、途径和方式,进行手术。对于内分泌治疗效果不佳,或没有达到预期效果的治疗,必要时也应考虑手术。如诊断卵巢排卵障碍引起的异常子宫出血的患者,黄体酮撤退未达到完全止血的效果,且淋漓出血、时间较长者、有内膜病变高危因素者(如肥胖、高血压、糖尿病、Lynch 综合征家族史等),在除外其他常见原因、不能除外子宫器质性改变时,需考虑诊断性刮宫或宫腔镜检查,并一定要将刮出物送病理检查,以防延误病情。

在我写这些经验总结的时候,我回忆起年轻时在中和医院跟随林巧稚大夫耐心守视产程的日日夜夜,她处理难产那种极其细致审慎的科学精神,令我终生难忘。她在每例产妇完成分娩后,总要进行反复思考、仔细琢磨和推敲,以找出哪些处理还有不够恰当之处,以便引以为戒,好在下次修正和改进,举一反三。她这种"省身自悟"的精神,对我的教育和影响十分深刻,使我学会并养成终身自我审查、自我纠正、自我提高的习惯。我也希望年轻大夫在未来的医学临床实践中,仔细体会和实践这种精神。

(葛秦生　何方方　田秦杰)

参考文献

1. 葛秦生, 徐苓, 王慧兰, 等. 高泌乳素血症与泌乳、闭经和垂体瘤间的关系及其处理. 中华医学杂志, 1984, 64 (9): 545-549.
2. 葛秦生. 我国女性生殖内分泌学的诊断与治疗进展. 中国现代医学进展, 1987,: 136-140.
3. 何方方, 孙爱军, 秦明伟, 等. 应用小剂量利维爱对绝经后妇女的防治效果和意义. 生殖医学杂志, 2000, 9 (2): 71-76.
4. 葛秦生. 女性生殖内分泌疾患的治疗特点. 生殖医学杂志, 2002, 11 (4): 195-197.
5. 田秦杰, 葛秦生. 绝经后激素补充疗法发展的辩证观. 生殖医学杂志, 2003, 12 (3): 131-133.
6. 葛秦生. 国内生殖内分泌领域中的低剂量激素治疗. 生殖医学杂志, 2003, 12 (4): 195-196.
7. 葛秦生. 绝经后低剂量激素补充疗法的临床应用. 生殖医学杂志, 2004, 13 (3): 129-130.
8. Qinsheng Ge, Qinjie Tian, Hung Tseng, et al. Development of low-dose reproductive hormone therapies in China.

Gynecol Endocrinol, 2006 Nov, 22 (11): 636-645.

9. 田秦杰. 异常子宫出血的新概念. 生殖医学杂志, 2020, 29 (3): 283-287.

10. 田秦杰, 常青, 吴洁, 等. 排卵障碍性异常子宫出血诊治路径共识专家组, 中华预防医学会生育力保护分会生殖内分泌生育保护学组. 排卵障碍性异常子宫出血诊治路径. 生殖医学杂志, 2020, 29 (6): 703-715.

11. 田秦杰, 吴洁, 徐丛剑, 等. 多囊卵巢综合征相关不育治疗及生育保护共识专家组, 中华预防医学会生育力保护分会生殖内分泌生育保护学组. 多囊卵巢综合征相关不育治疗及生育保护共识. 生殖医学杂志, 2020, 29 (7): 841-849.

12. 黄禾, TIFFANY TIAN, 田秦杰. 性发育异常性腺肿瘤患者术后生存质量评估研究. 生殖医学杂志, 2017, 6: 525-530.

中英文名词对照索引

A

B

H

K

W

X

Y